泌尿手术
学习笔记Ⅱ
Urological Surgery Learning Notes Ⅱ

名誉主编 金 杰 马潞林 张树栋
主 编 刘 茁 刘 磊 张洪宪
副 主 编 陈纪元 陈克伟 朱国栋

北京大学医学出版社

MINIAO SHOUSHU XUEXI BIJI Ⅱ

图书在版编目（CIP）数据

泌尿手术学习笔记. Ⅱ / 刘茁，刘磊，张洪宪主编. 北京 ： 北京大学医学出版社，2025. 2. -- ISBN 978-7-5659-3297-7

Ⅰ. R699

中国国家版本馆CIP数据核字第2025F6Q055号

泌尿手术学习笔记Ⅱ

主　　编：刘　茁　刘　磊　张洪宪

出版发行：北京大学医学出版社

地　　址：（100191）北京市海淀区学院路38号　北京大学医学部院内

电　　话：发行部 010-82802230；图书邮购 010-82802495

网　　址：http://www.pumpress.com.cn

E-mail：booksale@bjmu.edu.cn

印　　刷：北京信彩瑞禾印刷厂

经　　销：新华书店

责任编辑：王智敏　　**责任校对：**靳新强　　**责任印制：**李　啸

开　　本：850 mm×1168 mm　1/16　　**印张：**21.75　　**字数：**613千字

版　　次：2025年2月第1版　2025年2月第1次印刷

书　　号：ISBN 978-7-5659-3297-7

定　　价：155.00元

本书由

北京大学医学出版基金资助出版

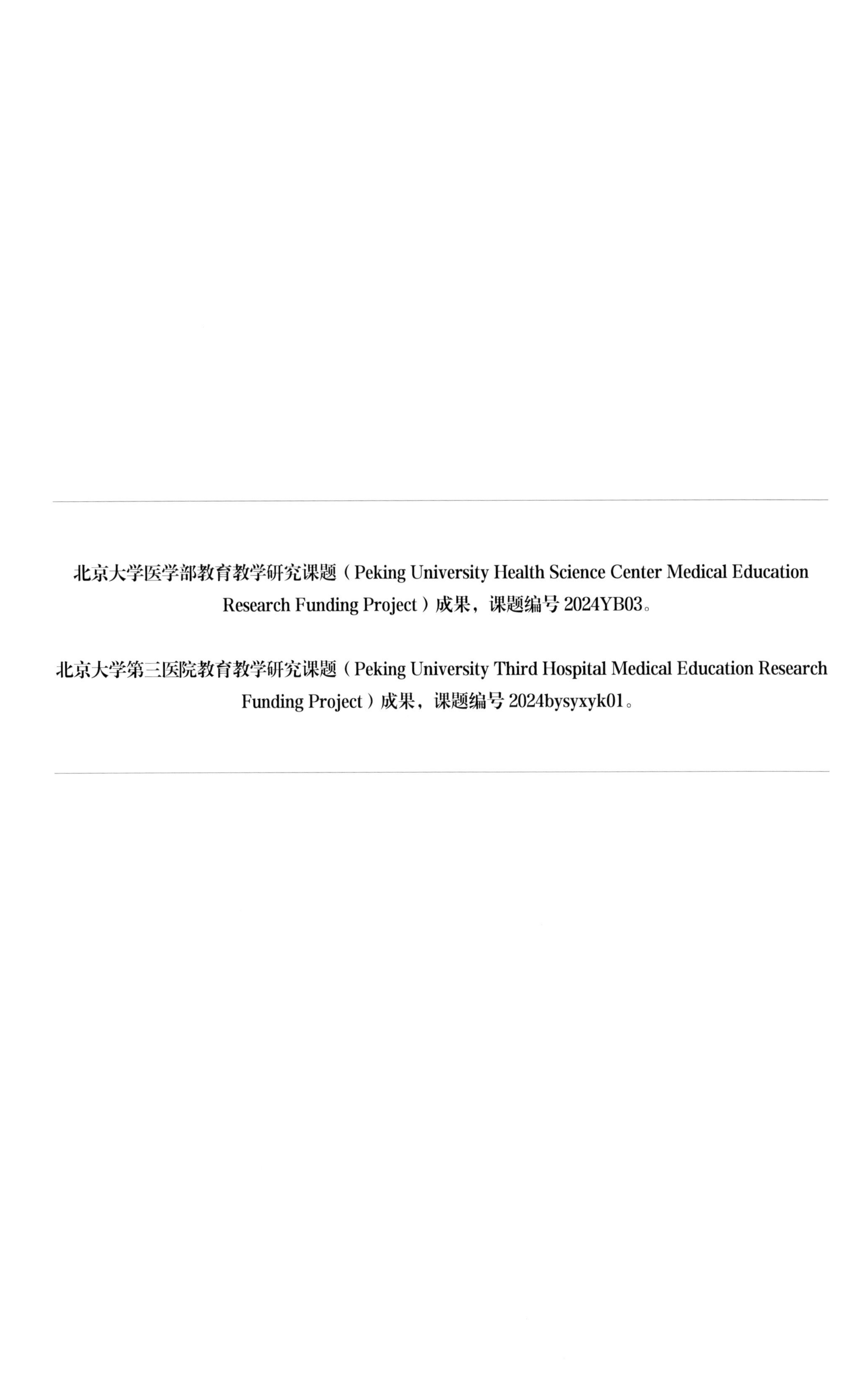

北京大学医学部教育教学研究课题（Peking University Health Science Center Medical Education Research Funding Project）成果，课题编号 2024YB03。

北京大学第三医院教育教学研究课题（Peking University Third Hospital Medical Education Research Funding Project）成果，课题编号 2024bysyxyk01。

编者名单

名誉主编 金 杰 马潞林 张树栋

主　　编 刘 茁 刘 磊 张洪宪

副 主 编 陈纪元 陈克伟 朱国栋

编　　委（按姓氏笔画排序）

马潞林（北京大学第三医院泌尿外科）
马 鑫（同心县人民医院泌尿外科）
王 丹（北京大学第三医院儿科）
王 凯（北京大学第三医院泌尿外科）
王国良（北京大学第三医院泌尿外科）
王洪岩（北京大学第三医院手术室）
方杨毅（北京大学第三医院泌尿外科）
卢 剑（北京大学第三医院泌尿外科）
田 雨（北京大学第三医院泌尿外科）
田晓军（北京大学第三医院泌尿外科）
邢文菲（北京大学第三医院手术室）
朱国栋（北京大学第三医院秦皇岛医院泌尿外科）
任燕群（北京大学第三医院手术室）
刘 可（北京大学第三医院泌尿外科）
刘 帅（北京大学第三医院泌尿外科）
刘 茁（北京大学第三医院泌尿外科）
刘 磊（北京大学第三医院泌尿外科）
刘余庆（北京大学第三医院泌尿外科）
刘春霞（北京大学第三医院泌尿外科）
李 新（北京大学第三医院泌尿外科）
李宇轩（北京大学第三医院泌尿外科）
杨 斌（北京大学第三医院泌尿外科）
肖春雷（北京大学第三医院泌尿外科）
吴芝莹（北京大学第三医院泌尿外科）
吴宗龙（北京大学第三医院泌尿外科）
张 帆（北京大学第三医院泌尿外科）
张 静（北京大学第三医院手术室）
张志鹏（北京大学第三医院普通外科）
张启鸣（北京大学第三医院泌尿外科）
张树栋（北京大学第三医院泌尿外科）
张洪宪（北京大学第三医院泌尿外科）
阿布都热依木江·艾力（北京大学第三医院肿瘤化疗与放射病科）
陈宇珂（北京大学泌尿外科研究所暨北京大学第一医院泌尿外科）
陈纪元（北京大学第三医院泌尿外科）
陈克伟（北京大学第三医院泌尿外科）
拓鹏飞（延安市中医医院|北京大学第三医院延安分院）
金 杰（北京大学泌尿外科研究所暨北京大学第一医院泌尿外科）
宗有龙（延安市中医医院|北京大学第三医院延安分院）
赵 勋（北京大学第三医院泌尿外科）
赵 磊（北京大学第三医院泌尿外科）
郝一昌（北京大学第三医院泌尿外科）
胡丹辰（西安交通大学第二附属医院皮肤科）
侯小飞（北京大学第三医院泌尿外科）
洪 鹏（北京大学第三医院泌尿外科）
郭 巍（延安市中医医院|北京大学第三医院延安分院）
唐文豪（北京大学第三医院泌尿外科）
唐世英（北京大学第三医院泌尿外科）
萧 畔（山东大学第二医院泌尿外科）

彭　冉（北京大学第三医院肿瘤放疗科）
葛力源（北京大学第三医院泌尿外科）
舒　帆（北京大学第三医院泌尿外科）
谢睿扬（北京大学第三医院泌尿外科）
强亚勇（延安市中医医院｜北京大学第三医院延安分院）
裴新龙（北京大学第三医院放射科）
魏　滨（北京大学第三医院麻醉科）

主编简介

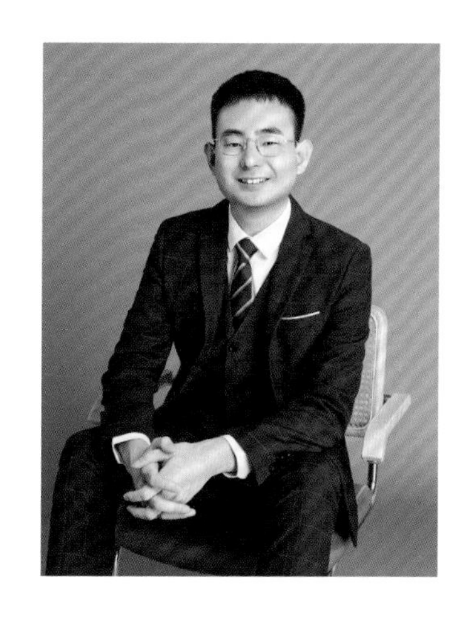

刘茁，中共党员，北京大学第三医院泌尿外科副主任医师，医学博士。现任中国医药教育协会泌尿外科专业委员会常务委员兼秘书长，中华医学会泌尿外科学分会青年委员会转化医学组、科学普及与传播学组委员，中国肾癌伴静脉癌栓诊疗协作组委员兼秘书，中国性科学理事会专家委员会委员，中国抗癌协会委员。

多年来一直从事泌尿系肿瘤、肾肿瘤、肾癌伴静脉癌栓相关临床与基础研究工作。作为第一作者或责任作者在 *Cell Death Discovery*、*World Journal of Surgical Oncology*、*International Journal of Urology* 等国际期刊发表 SCI 收录文章 28 篇，在《中华泌尿外科杂志》等中文核心期刊发表文章 36 篇。主持北大医学青年科技创新培育基金 1 项、2023 年度北京大学医学出版基金 1 项、北京大学第三医院 2022 年度院创新转化基金 1 项、北京大学第三医院 2023 年度临床重点项目 1 项、2024 年度北京大学第三医院雏鹰计划项目 1 项、2024 年度北京大学医学部教育教学研究课题 1 项、北京大学第三医院教学课题 1 项。获得实用新型专利 4 项。主编《泌尿手术学习笔记》（北京大学医学出版社出版）。

获得北京医学科技奖二等奖（2022 年）、吴阶平医学基金会第九届全国中青年泌尿外科医师临床科研技能大赛冠军（2023 年）、北京大学优秀青年医师奖（2024 年）、北京大学本科及长学制学生创新奖（学术类 2015 年）、北京大学医学部“优秀住院医师”称号（2017 年）、北大医学第二届创新转化大赛医疗器械组优秀奖（2023 年）、北京大学第三医院医务人员健康科普培训暨讲解创新大赛优秀奖（2023 年）。

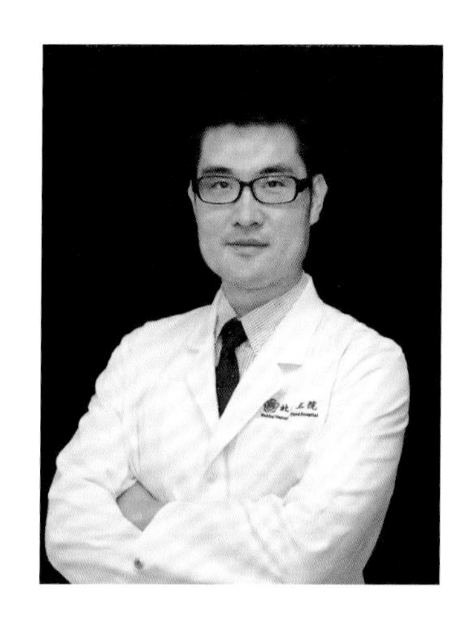

刘磊，北京大学第三医院泌尿外科主任医师，医学博士。中国医药教育协会泌尿外科专业委员会常务委员，中华医学会泌尿外科学分会感染与炎症学组委员，中华医学会泌尿外科学分会青年委员会微创组、科学普及与传播学组委员，第二届北京医学会泌尿外科学分会青年委员，北京医学会器官移植学分会青年委员，北京医学会泌尿外科学分会肾上腺学组委员。《现代泌尿外科杂志》责任编委会委员。2000 年考入北京大学医学部临床医学专业（七年制），2010 年博士毕业后留院工作至今。手术技术精湛全面，擅长各种疑难泌尿系肿瘤的开放、腹腔镜、机器人手术治疗；泌尿系结石方面，熟练掌握经皮肾镜、输尿管软硬镜等手术技术；擅长肾移植术以及肾静脉下腔静脉血管重建技术。发表论文 20 余篇，其中 SCI 收录 5 篇；参编、参译专著 10 部；获得专利 5 项，其中发明专利 2 项；主持基金 1 项。曾获北京大学第三医院优秀青年医师、优秀教师、优秀纵向班班主任、优秀共产党员、优秀党务和思想政治工作者奖项。

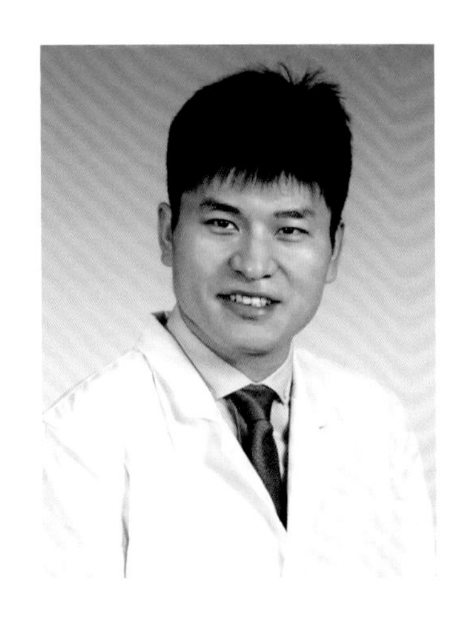

张洪宪，医学博士，北京大学第三医院泌尿外科主任医师，医疗主任。现为中华医学会泌尿外科学分会机器人学组委员，北京医学会器官移植学分会第二届青年委员会副主任委员，北京红十字会理事，北京医学会器官移植学分会第一届青年委员会委员，北京医学会泌尿外科学分会肾移植学组委员兼秘书，中华医学会泌尿外科学分会青年委员会转化医学组委员，中华医学会泌尿外科学分会青年委员会科学普及与传播学组委员，北京抗癌协会泌尿肿瘤分会青年委员，北京癌症防治学会泌尿肿瘤专业委员会委员，中国医学装备协会远程医疗与信息技术分会委员。从事泌尿外科工作10余年，擅长腹腔镜及机器人微创手术、泌尿外科疑难复杂手术。被评选为2015年度北京大学第三医院优秀青年医师，2015年北京大学医学部优秀教师，2020年北京大学第三医院优秀教师，北京大学第三医院优秀班主任及北京大学优秀班主任。《器官移植》杂志优秀审稿专家，《器官移植》杂志通讯编委。《吴阶平泌尿外科学》“肾移植篇”主编助理，参编《上尿路尿路上皮肿瘤诊断与治疗指南》《上尿路尿路上皮肿瘤患者指南》《泌尿外科微创手术图谱》（第2版），参译《坎贝尔－沃尔什泌尿外科学》（第9版）和《泌尿外科腹腔镜手术学疑难问题》，作为主译秘书组织翻译《辛曼泌尿外科手术图解》（第3版）及《泌尿外科手术并发症》。累计发表SCI收录及国内核心期刊论文30余篇。

序

摆在读者面前的这本图文并茂的著作《泌尿手术学习笔记Ⅱ》，其主编之一是泌尿外科青年医生刘茁。刘茁曾主编《泌尿手术学习笔记》，发表过多篇中英文学术论文，是一位有梦想抱负、执行力强、勤奋刻苦、具有开拓创新精神的优秀的青年医生。

刘茁是我2008级八年制博士学生。我和刘茁相识是在2013年，那时候我出泌尿外科专家门诊时他就经常主动过来学习。刘茁给我留下一个很深的印象，就是他对于泌尿外科医学知识总结归纳的浓厚兴趣。记得那个时候门诊来了一个阴茎皮角的患者。所谓阴茎皮角是一种阴茎上生长出来的良性疾病，发生率相对较低。我当时没有特意给这个年轻大夫留“作业”，他就自己主动结合具体病例去看书。他结合鲜活的案例，又回顾分析单中心一共6例相同诊断的病例经验，总结归纳出了该疾病的诊治特点和外科手术经验技巧，后来写了一篇中文文章，发表在《中国性科学》核心期刊上。这是刘茁从医以来发表的第一篇中文文章。再后来，刘茁表现出高超的文字驾驭能力和科研能力。他作为第一作者在国际期刊发表SCI收录文章28篇，发表中文核心期刊文章36篇。我读过他主编的第一部《泌尿手术学习笔记》，全书语言行云流水，逻辑条理清晰，可读性很强。我很高兴这位年轻的医生能够找到一种正确的适合自己的学习方法，并且把它当成一种习惯。做成一件事需要毅力，需要锲而不舍的精神。希望刘茁能够把好的习惯长期坚持下去。

2016年刘茁博士毕业后到北京大学第三医院泌尿外科工作，我们不时通过微信互通消息。今年春节前刘茁和我联系，并寄来新作书稿，说是第二部书稿《泌尿手术学习笔记Ⅱ》准备出版，希望我审校后能写一篇序。纵览全书，我认为本书有以下几个特点：第一，内容丰富。全书一共15章，内容涵盖肾上腺肿瘤、肾癌、肾错构瘤、肾囊肿、腹膜后肿瘤、前列腺癌、膀胱癌、阴茎癌、泌尿系结石、前列腺增生、精索静脉曲张、睾丸疾病、泌尿系体表肿物、泌尿系感染等，几乎覆盖了泌尿外科所有病种。与第一部相比，内容没有重复，而且素材时间跨度更大，内容体量更加丰富。第二，收录了大量珍贵的手术图片、手术示意图等，图文并茂，可读性强。此外，还配有42段高清手术视频，方便读者动态学习手术过程。第三，传统泌尿外科专著往往由业内资深专家编写，本书是业内少见的以青年医生视角介绍手术心得的著作，体现了青年医生学习成长的过程经历，有利于帮助泌尿外科青年医生扎实临床基本功，在手术学习过程中少走错路、弯路。本书聚焦青年医生术中常遇的手术难点，值得广大同行们品读。

“厚道与担当”是北大医学的传统，流淌传承在一代代北医人的精神世界中。从时间维度讲，“厚道”是对医生终其一生的要求，要把毕生努力奉献给医学，造福于患者；从空间维度讲，要看所做出的贡献是有益于一小部分还是大部分人。医学专著的价值就体现在通过知识传播帮助更多的医生提升水平，进而帮助更多患者。我国泌尿外科奠基人，同时也是北京大学泌尿外科的创建人吴阶平院士曾经说过：“三思方举步，百折不回头”。意思是任何事都要三思而后行，决定做了之后，虽然困难重重也要百折不挠。老一辈人言传身教，新生代也继承了前辈们刻苦钻研、迎难而上的学习精神。希望年轻医生们能够将这种学习精神不断传承下去；也希望刘苗能够继续丰富本书内容，结合实际病例扎实练习基本功，日积月累，服务患者，造福社会。

金杰

2024 年 2 月 11 日于北京

前　言

《泌尿手术学习笔记》(以下简称《学习笔记》)和这本书的第2部《泌尿手术学习笔记Ⅱ》(以下简称《学习笔记Ⅱ》)起源于高中时代的“错题本”。我生于北京大兴，初中在大兴七中读书。资质驽钝，才能平庸。好在为人勤奋，喜欢总结归纳。记录“错题本”的习惯是在读初二时养成的。我会将每次作业、测试、考试中的错题总结，分析归纳解题过程和思路，并在考前突击复习。后来在大兴一中读高中，记录“错题本”的习惯让我的名次从百余名提高到年级第7名，并曾跃居第2名，最终在2008年成功考入北京大学，就读八年制临床医学专业。我博士期间师从我国泌尿外科学界享有盛誉的泌尿外科学男科学专家——金杰教授。导师不但把渊博知识无私地传授给我，他一丝不苟、严谨求实的治学精神也启迪了我对泌尿外科手术学的认识。2016年就职于北京大学第三医院后，在临床工作中，我逐渐认识到每一台手术和每一道错题有相通之处，都需要进行总结分析，于是将“错题本”的习惯“移植嫁接”到手术学习上，希望达到触类旁通、举一反三的作用。

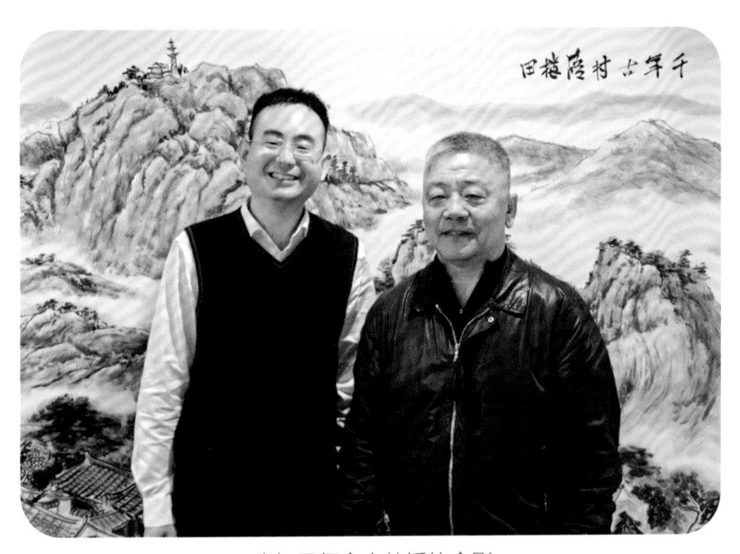

我与恩师金杰教授的合影

从微信公众号到第一本出版物。2021年12月31日我创办了一个介绍泌尿外科常见手术步骤、经验、心得体会等内容的新媒体微信公众平台——“刘茁手术学习笔记”。此微信公众号自创办至今发表短文200余篇，内容涵盖泌尿外科大部分常见病种，用户总数突破一万两千人。微信公众号的优势在于检索方便、学习效率高、费用低廉，缺点是内容分散、不够系统。于是我在2023年7月出版了《学习笔记》纸质版书籍。全书分为11章，包括肾癌、肾癌癌栓、肾上腺及腹膜后肿瘤、上尿路的尿路上皮癌、肾移植、前列腺增生、泌尿系结石、男科及其他。每一章分为2～17小节，每一节围绕一例患者的手术过程阐述手术心得体会。纸质版书籍的特色在于：化分散为系统，条理清楚；配有大量图片和手术视频；更适合青年医生和手术初学者。

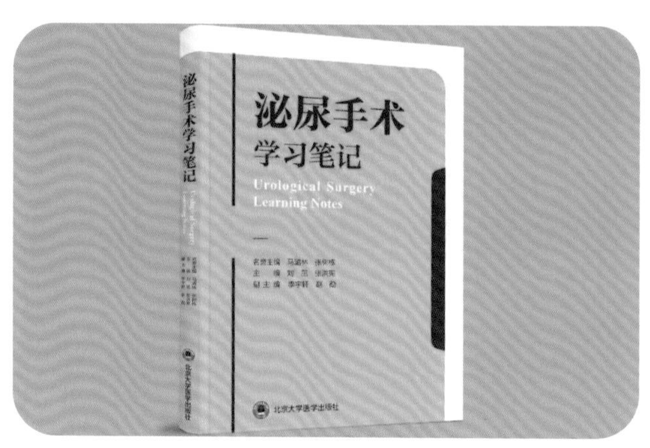

2023年7月第一部《泌尿手术学习笔记》出版

《学习笔记Ⅱ》内容丰富，视频图片等可视化素材体量大。《学习笔记》的素材选自 2021 年 12 月 31 日至 2022 年 7 月的病例，而本书素材则选自 2022 年 7 月至 2024 年 2 月的病例。《学习笔记Ⅱ》与第一部《学习笔记》名字虽然相似，但不是第一部的再版，而是选取了全新的主题、视角、病种或术式。与第一部相比，《学习笔记Ⅱ》的素材时间跨度更大，内容体量更加丰富。《学习笔记Ⅱ》收录了大量珍贵的手术图片、手术示意图等，图文并茂，增强了可读性。此外，《学习笔记Ⅱ》收录了 42 段高清手术视频，较《学习笔记》第一部的 30 段视频增加了 43% 的体量。

《学习笔记Ⅱ》更重基础病而非疑难病，更重基本功而非“冒险炫技”；更适合基层医院医生，更适合青年医生。以肾上腺肿瘤手术为例，腹腔镜肾上腺肿瘤切除术是泌尿外科腹腔镜手术的入门手术。《学习笔记Ⅱ》中肾上腺腺瘤内容体量较第一部增加了 57%。扎实的外科手术基本功对于泌尿外科青年医师成长至关重要。在肾上腺肿瘤章节中，我们总结了大量的适合初学者的操作技巧和步骤方法。此外，在笔墨分配上我们没有泛泛而谈，没有“撒胡椒面”，而是抓重点、解难点。我们更加聚焦青年医生术中常遇的手术难点，例如肾上腺肿瘤手术中如何处理紧贴的肾门血管，如何处理毗邻的下腔静脉，术中如何准确寻找微小腺瘤等。

《学习笔记Ⅱ》特色内容——经皮肾镜碎石等泌尿系结石手术。我们的目标是让泌尿系结石等泌尿外科常见疾病留在基层治疗。所谓分级诊疗是指按照疾病的轻重缓急及治疗的难易程度进行分级，不同级别的医疗机构承担不同疾病的治疗。以肾结石、输尿管结石为代表的泌尿系结石是发生率较高的常见病、多发病，将这类病留在基层治疗就是优化分级诊疗服务体系，有助于合理配置医疗资源，降低医疗费用负担，从根本上解决“看病难，看病贵”的问题。《学习笔记Ⅱ》中对于以输尿管软镜为代表的内镜手术治疗泌尿系结石有详细描述。此外，我们还聚焦结石手术的重点和难点。经皮肾镜碎石取石术虽然归类为三级手术，但其困难程度、手术风险等甚至比腹腔镜四级手术更高，是复杂手术中当之无愧的“无冕之王”。《学习笔记Ⅱ》从“零”开始的新手“菜鸟”笔记，到复杂的多通道经皮肾镜和二期经皮肾镜手术，由浅入深，层层解析。

《学习笔记Ⅱ》特色内容——前列腺激光剜除等前列腺增生手术。正如前文所述，《学习笔记Ⅱ》素材选自 2022 年 7 月至 2024 年 2 月的病例。这段时期包含了我在北医三院延安分院（延安市中医医院）泌尿外科任职学术主任的半年时光。我在 2023 年 1 月 2 日元旦假期后到达延安，于 2023 年 6 月 30 日结束并返回北京。延安可以说是我的第二故乡，三十三年来，延安是我除了北京待的时间最长的地方。北医三院延安分院就是基层医院的典型代表，男性前列腺增生就是基层医院最常见的疾病。《学习笔记Ⅱ》中前列腺增生这一章节，就得益于我在延安和郭巍主任总结的经验技术。书中对于前列腺增生的激光剜除手术有详细介绍，我们首创的“循环交替法”前列腺剜除技术尤其适合大体积前列腺患者。我把手术心得总结成了“‘HoLEP 交替法’治疗大体积前列腺增生的

热烈祝贺我院第二届十一次职工代表大会暨2023年工作会召开

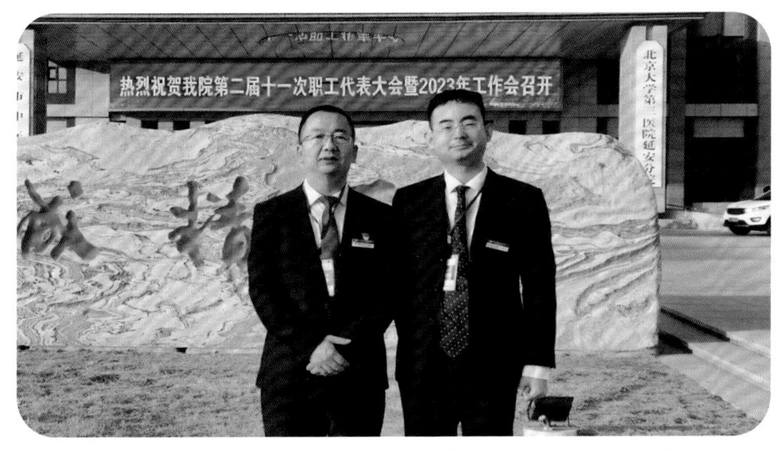

我与北医三院延安分院（延安市中医医院）泌尿外科郭巍主任的合影

心得体会”这一节，希望对广大读者能有切实的帮助。

《学习笔记Ⅱ》更注重手术哲学的思考与理解。本书的共同主编刘磊老师和张洪宪老师都是有思想、有学问、医德高、技术强的优秀外科医生，是我外科手术的导师和事业的领路人。2022 年全年以及 2023 年 7 月至今我有幸分别跟随张洪宪老师、刘磊老师学习泌尿外科手术。除了在微观上学习手术技巧的细节外，更从宏观上学到了手术哲学和原则。刘磊老师曾经对泌尿外科手术提出过“四项原则”和“两个目标”。“四项原则”包括**暴露充分、层次准确、解剖熟悉、操作合理**。“两个目标”包括**常规手术求优化，挑战手术求安全**。《学习笔记Ⅱ》中的章节就是以“四项原则”和“两个目标”作为战略纲要，并在技术技巧、操作手法、流程步骤等战术层面予以落实。读者在阅读过程中可以慢慢咀嚼，细细品味。

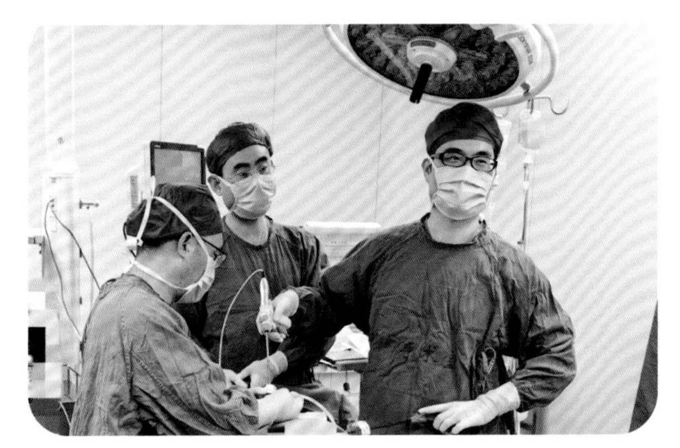

我与北医三院刘磊老师在手术台上

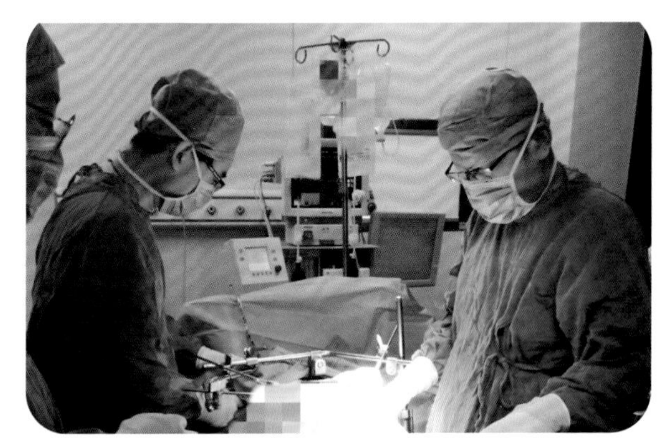

我与北医三院张洪宪老师在手术台上

《学习笔记Ⅱ》中的内容强调了“抓重点”和“融会贯通”的重要作用。所谓“将军赶路，不追小兔”，用于外科手术时就是要明确重点，不能顾及所有细节来追求万无一失，也就是要抓主要矛盾或者矛盾的主要方面。老师们也曾经在手术之余给我讲《列子·汤问》中纪昌学射“不射之射”的典故，从而启发我对于手术哲学的理解。说射箭手年轻时需要学习各种技巧，锻炼眼力、手力等技能。而炉火纯青的高手，不用弓箭，仅用射箭的姿势却能使苍鹰落地。比喻要达到某种最高境界，无须刻意追求具体技巧，而是将其融入自然之中，甚至是将其忘记。外科手术亦是如此。今天我们总结归纳“学习笔记”，就是为了终有一天能够把这些技巧技能形成肌肉记忆，融入血液；终有一天，我们也将忘记“学习笔记”中的“招数”，无招胜有招，造福我们的患者。

《学习笔记Ⅱ》中的内容强调了“实践”的重要作用。为了更好地理解经尿道手术、经皮肾镜手术和直视下腔镜手术的区别，书中引用了佛学“渐悟”与“顿悟”的概念。佛学有两个术语：一个叫“渐悟”，一个叫“顿悟”。渐悟如静坐参禅，经过内心空灵状态下长时间的思考而领悟，当年佛祖释迦牟尼就是在菩提树下参禅而渐悟佛理真谛的。而顿悟即有醍醐灌顶功效，豁然开朗，对于一件事或者一个道理因为某个因素或者原因突然领悟。顿悟需要的是特定的环境和因素。腹腔镜、机器人等手术学习好比“渐悟”的过程，通过观看视频并付出时间努力就能掌握。而经皮肾镜碎石手术学习好比“顿悟”的过程，更加看重一种手感，这种手感往往只可意会不可言传，需要通过实践过程体会领悟。经皮肾镜碎石术的关键在于B超引导下穿刺通道的建立，这是一种“非直视”下的操作。彻底领悟需要人的“顿悟”。

《学习笔记Ⅱ》中的内容强调了术者心境与情绪的重要作用。手术过程中医生的情绪稳定至关重要。手术医生（尤其是青年医生）容易在手术过程中出现焦躁、慌乱、紧张、愤怒等不稳定情绪，尤其在术中出血等紧急情况发生时表现更为明显。这对于手术安全、团队配合、术者健康等都有不利影响：焦躁、慌乱会冲击理智的头脑，降低术者思考能力，不利于手术安全；造成手术助手慌乱，团队配合力降低；手术医生在手术过程中情绪波动大，会造成身体皮质醇、胰高血糖素和肾上腺素等激素水平增加，长年累月如此还会影响健康。在手术紧急情况下，术者为了增强领导力和团队执行力，可以在情绪平稳的基础上加强沟通交流。术者要做到头脑清醒，“泰山崩于前而不惊”。即使心中有惊涛骇浪，也要沉着冷静，面不改色，做正确的决策，理智地指挥全局。情绪稳定是考察一个外科医生专业性的必要条件，合格的心理素质有时比任何手术技巧都重要。

“于高山之巅，方见大河奔涌；于群峰之上，更觉长风浩荡”。《学习笔记》的学习对象以北医三院泌尿外科资深专家为主。衷心感谢以**马潞林老师、张树栋老师、肖春雷老师、张洪宪老师、刘磊老师等**为代表的资深专家对《学习笔记Ⅱ》的无私帮助，尤其是他们对不计其数的手术问题的耐心解惑。诚挚感谢我的兄弟，感谢**陈纪元、陈克伟、朱国栋等**，和我团结一心，为了同一个梦想共同努力。

最后，由于水平有限，书中纰漏在所难免，恳请各位同道和读者不吝赐教，惠予批评斧正。

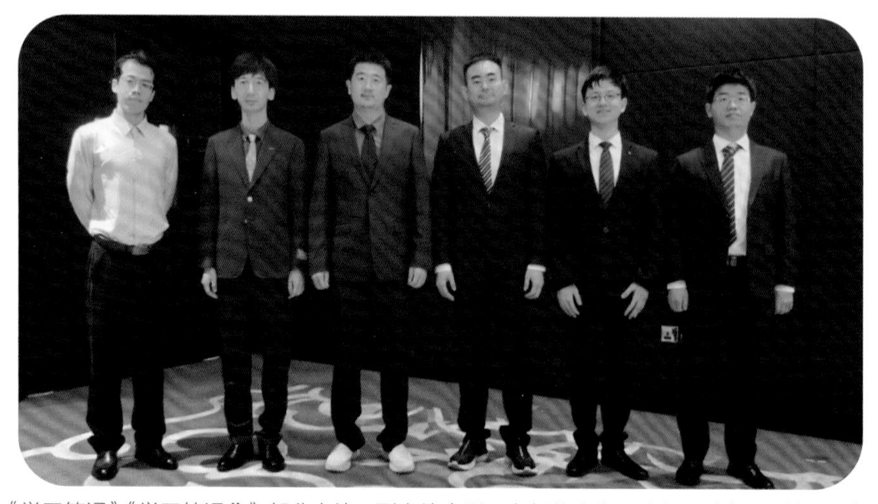

《学习笔记》《学习笔记Ⅱ》部分主编、副主编合影，左起依次为：陈纪元（《学习笔记Ⅱ》副主编）、陈克伟（《学习笔记Ⅱ》副主编）、朱国栋（《学习笔记Ⅱ》副主编）、刘茁（《学习笔记》《学习笔记Ⅱ》主编）、李宇轩（《学习笔记》副主编）、赵勋（《学习笔记》副主编）

刘茁

2024年2月10日
于北京大兴

目 录

视频资源获取说明

◆ 在使用本书增值服务之前，请您刮开右侧二维码，使用微信扫码激活。

* 温馨提示：每个激活二维码只能绑定一个微信号。

◆ 扫描对应页码中的二维码观看视频。

视频目录

第一章　肾上腺肿瘤手术学习笔记

第一节　一例后腹腔镜左侧肾上腺肿瘤切除术——初学者适用的简单入门技巧

一、病例介绍：患者，35岁女性，主因“体检发现左侧肾上腺占位3周”就诊。不伴随肥胖、痤疮、心悸、多汗、血压增高、四肢无力等。既往剖宫产术后。初步诊断左侧肾上腺腺瘤。

二、泌尿系增强CT提示左侧肾上腺可见结节影，大小2.2 cm×2.1 cm，增强扫描可见明显强化，诊断印象为左侧肾上腺结节，腺瘤可能（图1-1-1～图1-1-3）。

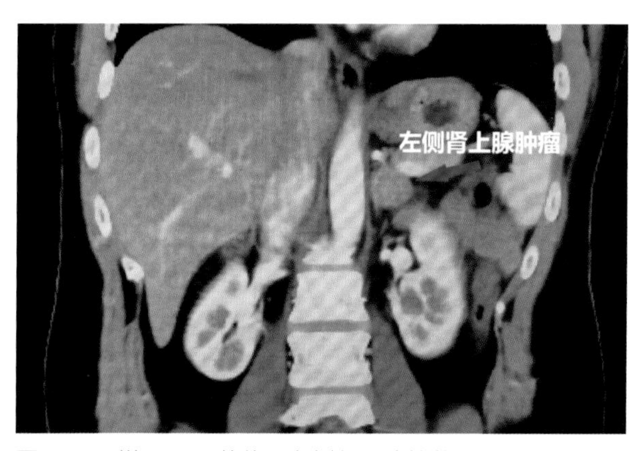

图1-1-1　增强CT冠状位示左侧肾上腺结节

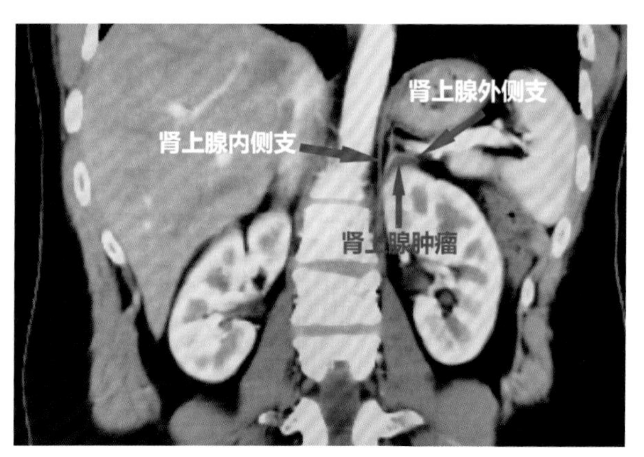

图1-1-2　增强CT冠状位示肿瘤位于左侧肾上腺内侧支与外侧支间

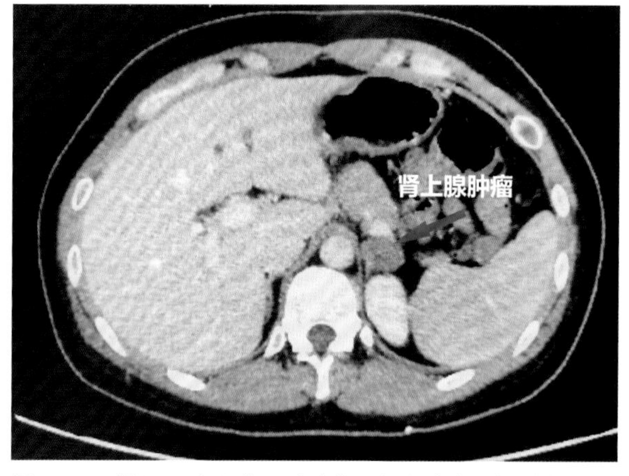

图1-1-3　增强CT水平位示肿瘤位于肾上腺内、外侧支之间

三、腹膜外脂肪的游离是后腹腔镜下肾上腺肿瘤切除术的第一步。在游离腹膜外脂肪时需要注意左手、右手的配合，并积极地调动左手。在图1-1-4中，在右手超声刀切割腹膜外脂肪时，左手弯钳没有起到足够的牵拉暴露作用，没有为右手创造张力，切割效率降低。

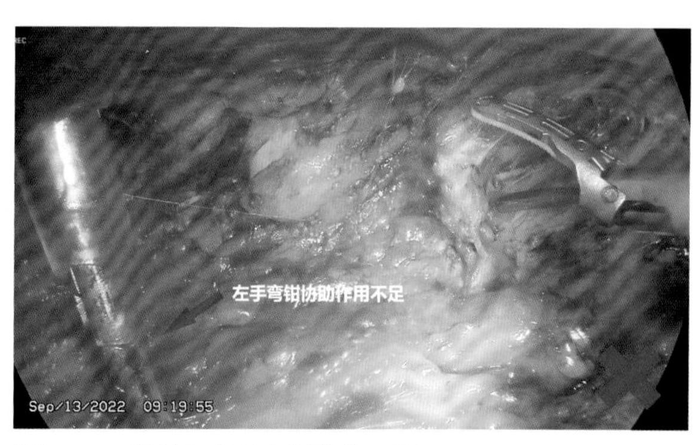

图1-1-4　腔镜下左手弯钳张力不足

四、在图1-1-5所示的正确做法中，左手提

拉脂肪，向左向下用力，将待切割的脂肪展平，为右手切割创造了张力，增加了切割的效率。

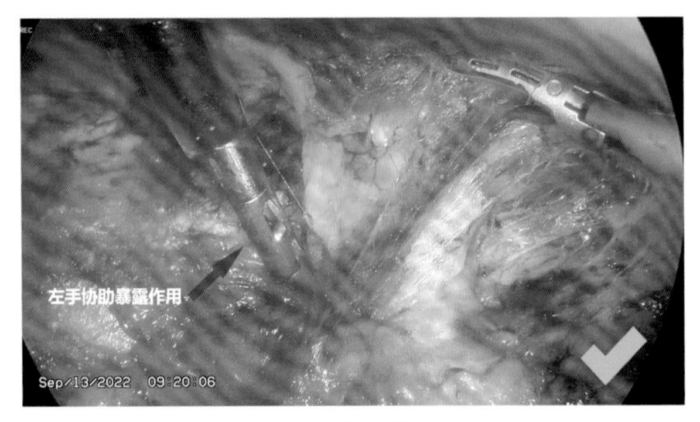

图1-1-5　腔镜下左手提拉脂肪提供张力

五、腹膜外脂肪的游离策略是“农村包围城市”。将腹膜外脂肪的右上角、左上角由外侧上方向内侧下方翻卷，将左下角、右下角由外侧下方向内侧上方翻卷，最终达到完全游离。其中左下角和右下角的游离是难点。初学者在“手眼”配合上可能不协调。此时超声刀刀杆与腹壁呈直角或钝角，镜头杆也与腹壁呈直角或钝角。操作器械可能不能“如意”地到达视野区域，需要体内和体外视野配合，将超声刀刀头引入术野中的腹膜外脂肪下角（图 1-1-6）。

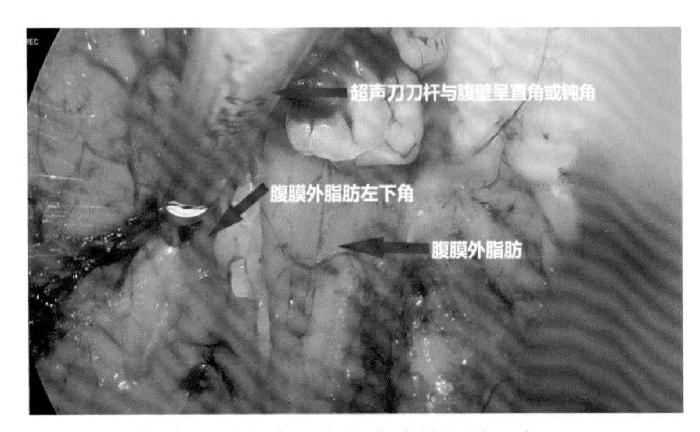

图1-1-6　超声刀引入术野中的腹膜外脂肪下角

六、在后腹腔镜手术中，游离腹膜外脂肪的下角、肾下极时，超声刀刀杆几乎与腹壁垂直或呈反张的钝角。术者的右手应该适应各种超声刀的位置，并演化出相应的抓持方式，以达到安全高效的技术操作水平（图 1-1-7）。在腹腔镜手术录像中，超声刀刀头的动作幅度小，但外景中超声刀刀柄的动作幅度较大。

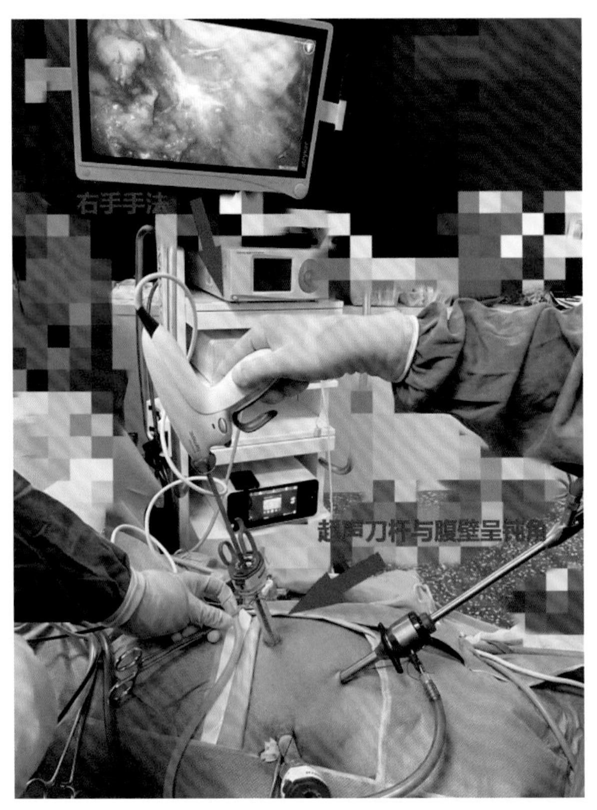

图1-1-7　术者手法示意

七、游离腹膜外脂肪后，下一步骤是切开侧椎筋膜。寻找到腹膜返折位置，在腹膜外脂肪位置的背侧旁开 2 个刀头位置下刀。超声刀刀头向下（即金属头在上、塑料头在下），在劈开侧椎筋膜时会更加顺手（图 1-1-8）。

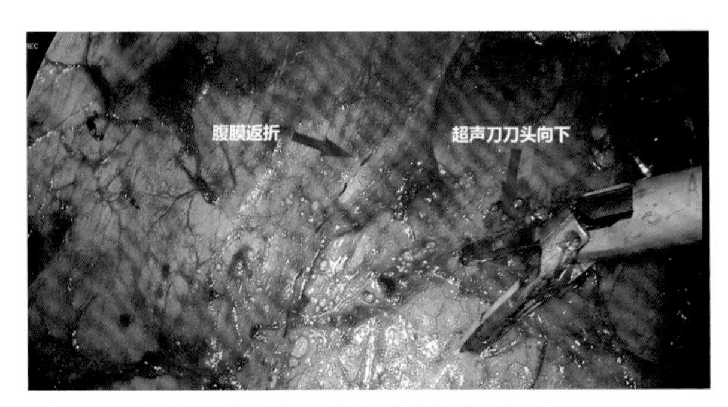

图1-1-8　超声刀引入术野中的腹膜外脂肪下角

八、在切开足够长度的侧椎筋膜后会暴露肾周脂肪层面，随后将游离层面转移至腰大肌表面层面。层面的游离在于左手弯钳的暴露。图 1-1-9 中左手弯钳的钳尖没有伸入到足够的腰大肌表面层面而是在肾周脂肪层面，这样钝性撑开后就会进入错误的肾周脂肪层面。

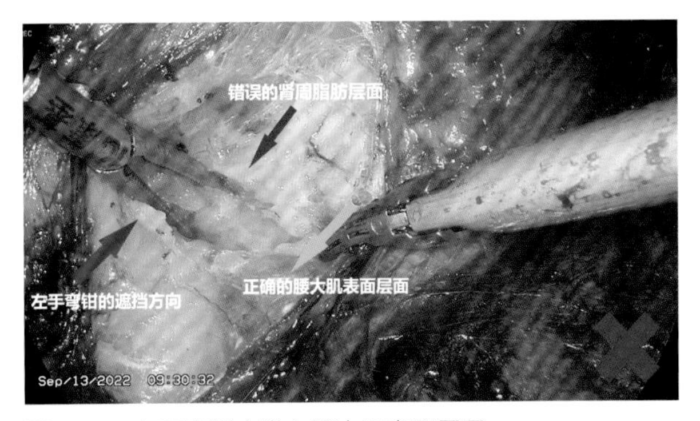

图1-1-9　左手弯钳未进入腰大肌表面层面

九、图 1-1-10 示左手弯钳钳头伸入到正确的位置，位于肾脏背侧解剖标志的腰大肌表面层面，左右手配合撑开后，可以钝性分开疏松结缔组织。

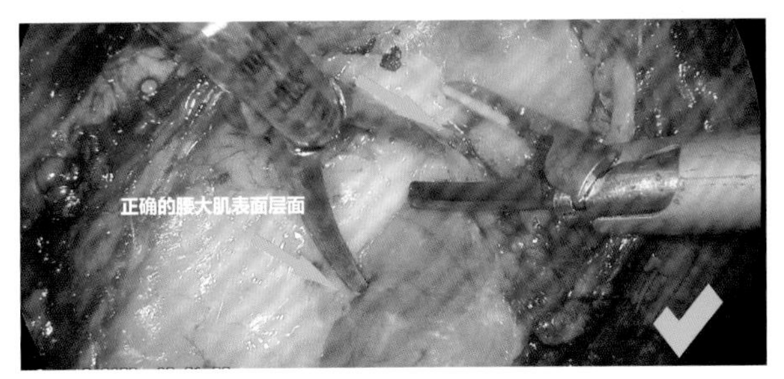

图1-1-10　左手弯钳进入腰大肌表面层面

十、左手向内侧推开肾周脂肪后，背侧空间被打开（图 1-1-11）。

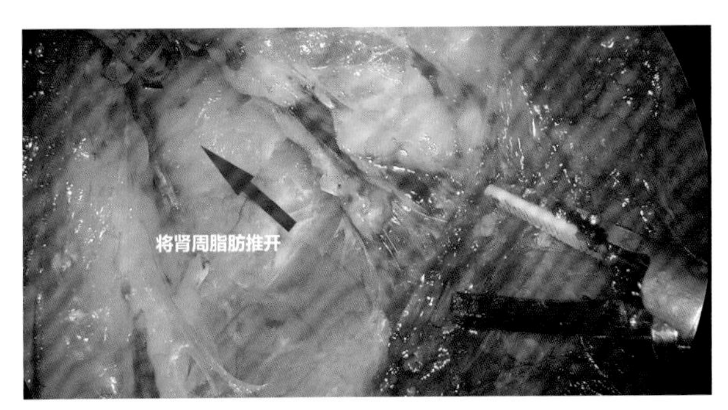

图1-1-11　肾周脂肪背侧空间显露

十一、为了游离肾脏背侧层面的肾上极位置，需要将左手弯钳由肾脏中心位置挪动到肾上极位置。高效的做法需要左手、右手倒手配合（图 1-1-12）。在左手离开前，右手先进行遮挡，左手离开后遮挡到肾上极位置后再解放右手。避免单手操作对于空间的丢失，降低操作效率。

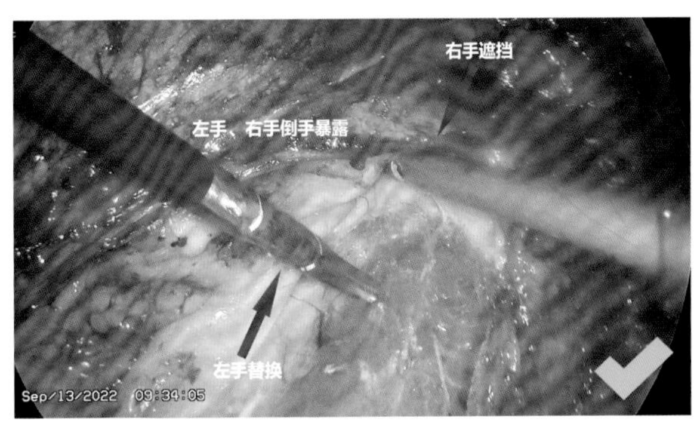

图1-1-12　左手与右手相互配合

十二、在游离肾脏背侧层面肾上极位置时，左手遮挡肾脂肪囊，右手采用“棍扫一片”的方式钝性游离疏松结缔组织（图 1-1-13），增加效率。对于后腹腔肾上腺肿瘤手术，背侧层面只需要游离肾脏中心和肾上极位置，而无须游离肾下极及输尿管。背侧游离后的下一步骤是游离肾脏腹侧层面。

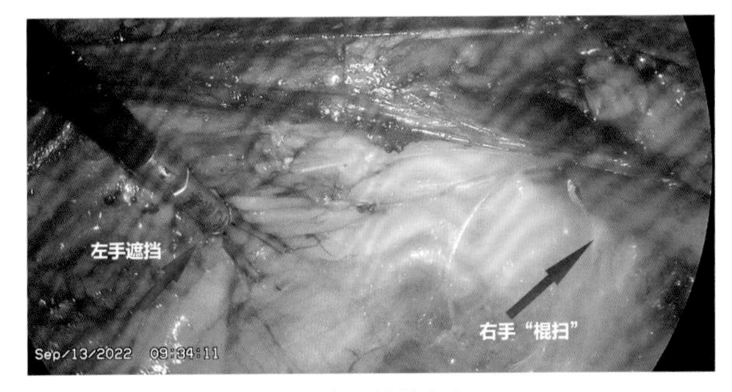

图1-1-13　右手钝性游离疏松结缔组织

十三、肾脏腹侧层面的寻找在肾下极位置较为容易。调整左手弯钳方向，左手弯钳的钳尖将腹膜向内侧遮挡，为右手超声刀创造张力，使肾下极的肾脂肪囊展平撑开（图 1-1-14）。右手超声刀的刀头闭合，向外钝性扒开脂肪，以寻找肾周脂肪与腹膜间的层面。

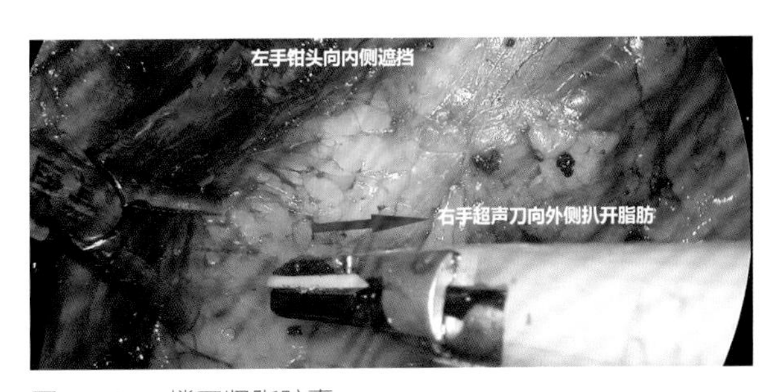

图1-1-14　撑开肾脂肪囊

十四、左右手配合后，钝性分开的肾周脂肪与腹膜间的白色区域，即为疏松结缔组织（图1-1-15）。左手、右手配合倒手，将层面由浅入深游离。

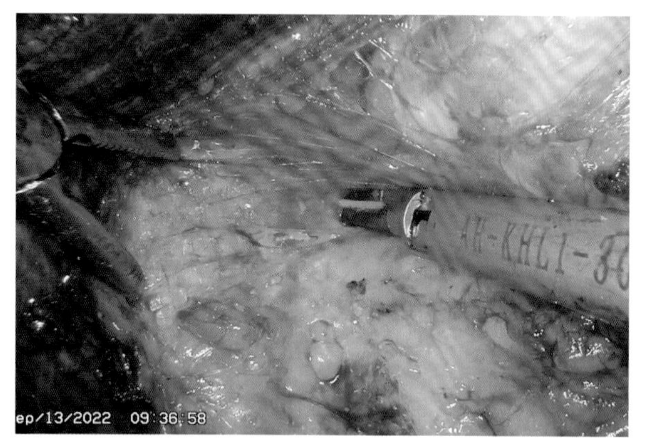

图1-1-15　肾周脂肪与腹膜间空间暴露

十五、在游离肾脏腹侧层面上，图1-1-16展示了一个技巧。左手弯钳向内侧遮挡腹膜，为右手创造空间。右手超声刀刀头夹闭组织，一边锐性切割，一边钝性地从足侧向头侧“棍扫一片”，增加效率。

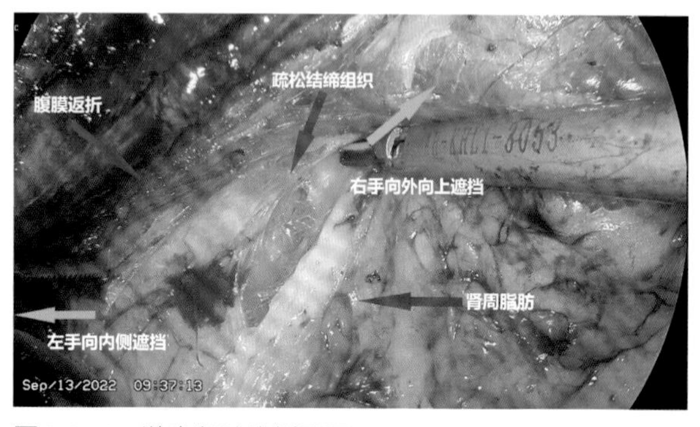

图1-1-16　游离肾脏腹侧层面

十六、在肾脏腹侧面游离时，要保持在肾脂肪囊与腹膜间的疏松结缔组织之间的正确层面，初学者容易误入肾周脂肪层面，将部分肾周脂肪留在腹膜“天花板”上。在腹侧面游离前期，左手的作用是向上遮挡腹膜，在腹侧面游离的后期，左手需要向下压挡肾脏。左手的位置和作用需要灵活机动。如图1-1-17，如果左手一直向上遮挡不随机应变，其作用有限。如图1-1-18，左手向下压挡肾脏，为右手创造张力。

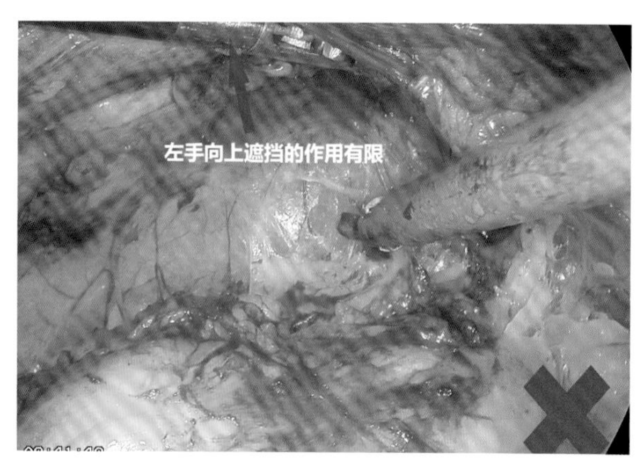

图1-1-17　左手未提供张力

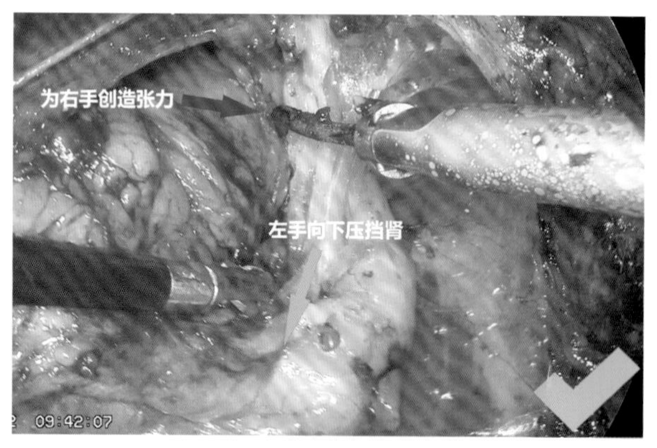

图1-1-18　左手为右手提供张力

十七、在游离肾上极层面时，左手弯钳需要向下压迫肾上极。需要注意左手力度，左手的作用是创造张力，但不能撕扯组织，以避免损伤脂肪组织中的血管造成出血（图1-1-19）。左手创造张力后由右手超声刀切开牵张的组织解除张力。手术就是不断创造张力和解除张力的过程。

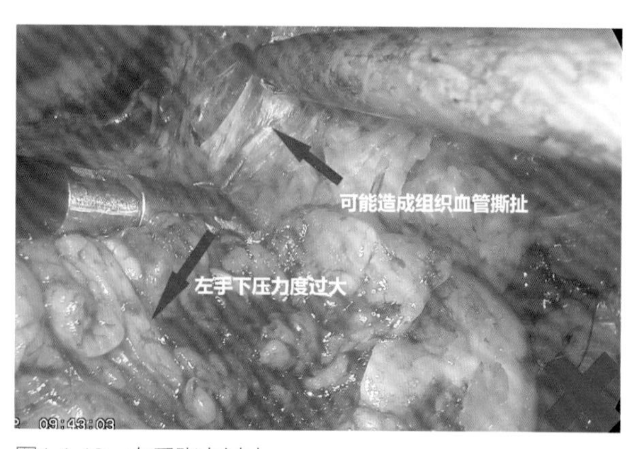

图1-1-19　左手张力过大

十八、在游离肾上极时，切开肾上极的肾脂

肪囊，达到肾被膜层面。由此肾上腺三大层面（肾背侧层面、肾腹侧层面、肾上极层面）均被游离出来。下一步需要将肾上极层面与另外两个层面打通。图 1-1-20 示左手弯钳向下压迫肾上极，右手将背侧的脂肪囊锐性切开，打通肾上极层面与肾背侧层面。

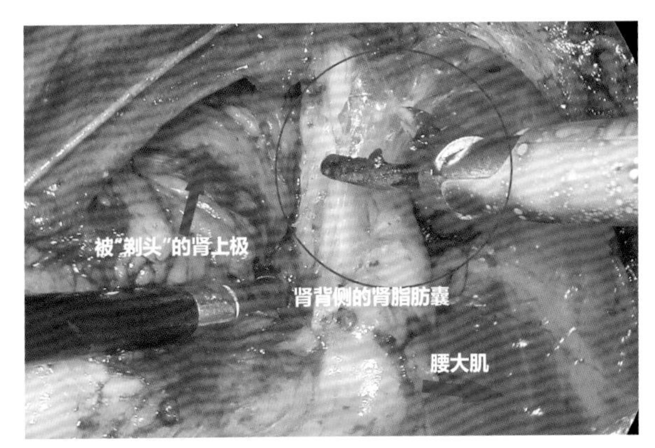

图1-1-20　肾上极与肾背侧层面被打开

十九、同法，打开肾上极层面与肾腹侧层面。三大层面打通的最终目的，是将肾脏从肾上腺脂肪团“卸载”下来，使肾上腺悬吊在“天花板”上（图 1-1-21）。将左手和右手彻底解放。保证左手或右手在无需压挡肾脏的情况下，能够两只手干活儿，游离肾上腺肿瘤。

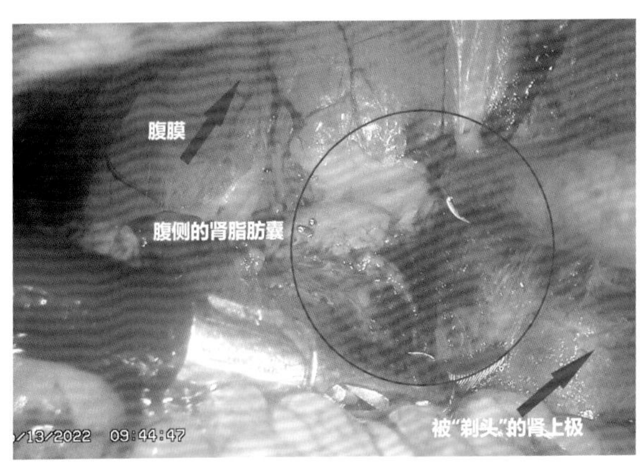

图1-1-21　肾上腺暴露

二十、在将三大层面打通后，需要进一步翻越肾上极，切割肾上腺与肾脏之间的连接。此时需要注意肾门血管的存在，避免损伤肾门血管。另外，由于肾上腺梳状血管存在，在切开脂肪时需要分束切断，避免出血（图 1-1-22）。

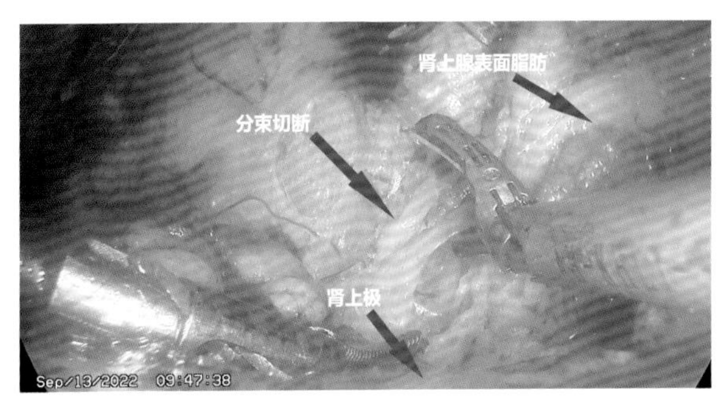

图1-1-22　分束切断脂肪

二十一、图 1-1-23 示肾上腺被悬吊在“天花板”上，肾上极自然坠落，双手被解放。

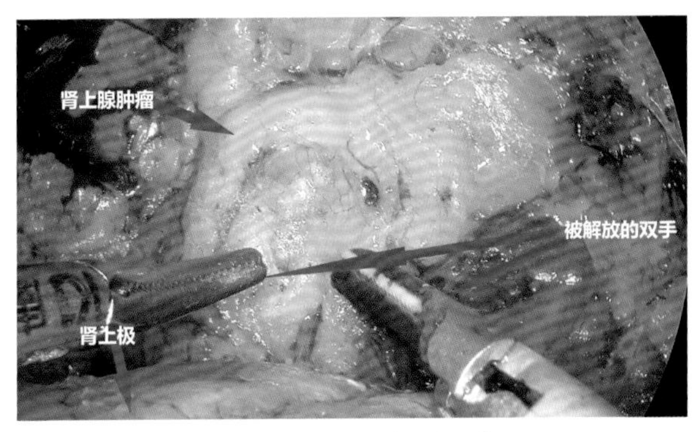

图1-1-23　肾上腺肿瘤被悬吊在“天花板”

二十二、在游离肾上腺肿瘤时，不能从肿瘤中间表面的脂肪切开，而是从肿瘤边缘切开脂肪（图 1-1-24）。

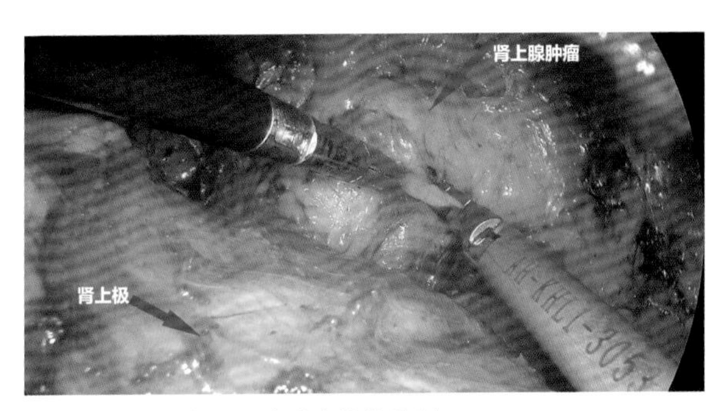

图1-1-24　游离肾上腺肿瘤边缘脂肪

二十三、在游离肾上腺肿瘤时，左手提拉具有重要作用。如图 1-1-25 所示，左手向下向内侧提拉肾上腺肿瘤表面脂肪，为右手创造张力。右手沿肿瘤边缘切割。在肿瘤与正常肾上腺组织交界处，采用血管夹夹闭，用剪刀切断，直至将肿瘤完整切除。

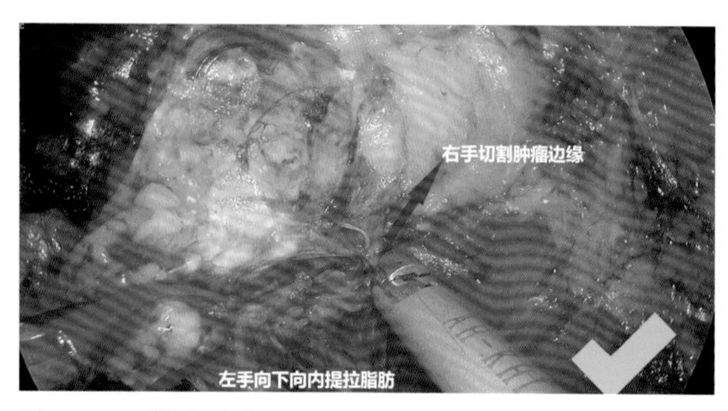

图1-1-25 游离肿瘤

二十四、图 1-1-26 示左侧肾上腺肿瘤的大体标本。

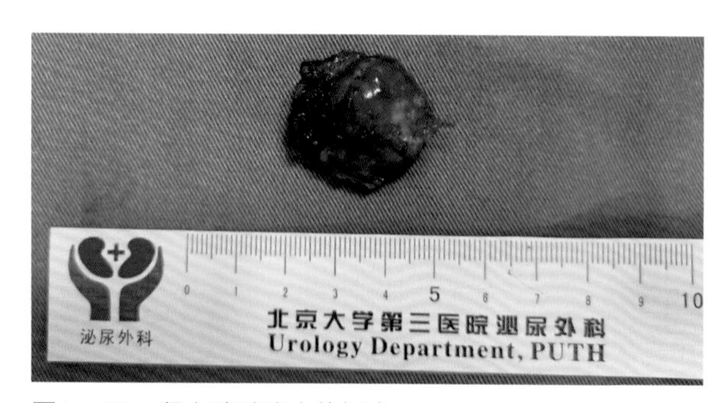

图1-1-26 肾上腺肿瘤大体标本

二十五、图 1-1-27 示肿瘤剖开所见，呈现金黄色。术后病理提示为肾上腺皮脂腺瘤。

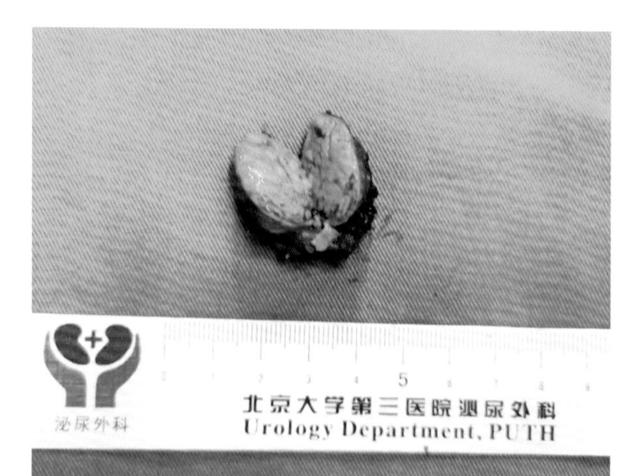

图1-1-27 肾上腺肿瘤剖面

视频1

（刘茁 陈克伟 魏滨 张洪宪 金杰 编写）

（刘茁 视频编辑）

第二节 后腹腔镜下右肾上腺腺瘤切除术——基本的腔镜下操作手法（初学者适用）

一、病例介绍：患者，29岁女性，主因“血压增高1年”就诊。1年前体检发现血压增高，最高244/130 mmHg，无明显头晕、头痛、乏力等表现。口服降压药物后血压控制不佳，为难治性高血压。查体表现为典型的满月脸、多血质外貌。身高163 cm，体重99.9 kg，体重指数为37.6 kg/m^2。实验室检查提示皮质醇节律紊乱、小剂量地塞米松实验未抑制。尿游离皮质醇、ACTH持续水平较低。初步诊断：右侧肾上腺腺瘤、继发性高血压、非ACTH依赖性库欣综合征。行后腹腔镜下右侧肾上腺肿瘤切除术。

二、肾脏增强CT提示右侧肾上腺可见结节状软组织密度，大小约2.7 cm × 1.5 cm × 2.4 cm，增强后可见强化（图1-2-1，图1-2-2）。诊断考虑右侧肾上腺腺瘤。

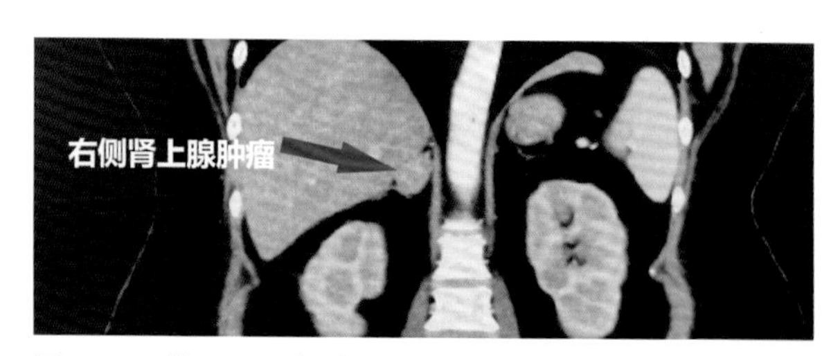

图1-2-1 增强CT矢状位示右侧肾上腺肿瘤

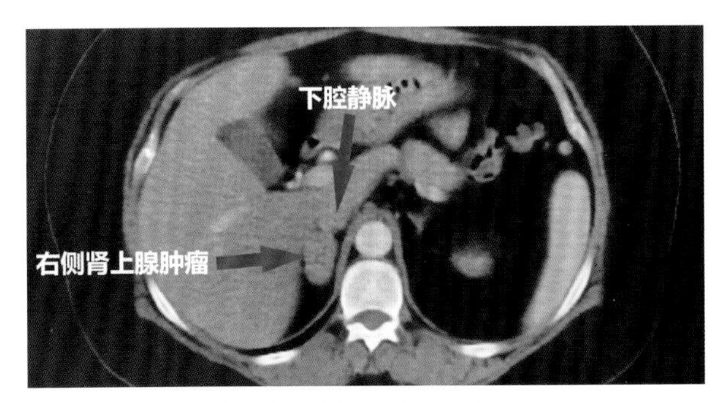

图1-2-2　增强CT水平位示右侧肾上腺肿瘤

三、在腹膜外脂肪的游离方面，本例患者有以下几个难点：①患者体型肥胖，腹膜外脂肪肥厚，对于初学者容易造成效率低下，手术进程缓慢；此外，脂肪较脆，钳夹后容易破碎。②皮质醇激素刺激造成多血质，游离过程中容易出血。③激素刺激造成腹膜菲薄，容易损伤造成后腹腔空间不足。在手术技巧上，左手弯钳距离右手超声刀较近，这样既可达到牵张暴露的效果，又可避免远距离拉扯造成脂肪被揉碎。左手弯钳在力度上要恰到好处，起到牵张效果即可，避免力度过大造成撕扯出血。右手超声刀下刀位置，选择右利手穿刺器正下方。在超声刀刀头深度上，仅半个刀尖做功，避免过深损伤脂肪下层的白色腹膜（图 1-2-3）。图 1-2-4 显示 2 s 后术中场景，可以看到脂肪下白色的腹膜层面得以显露。再沿着这一白色层面向两侧扩大战果。

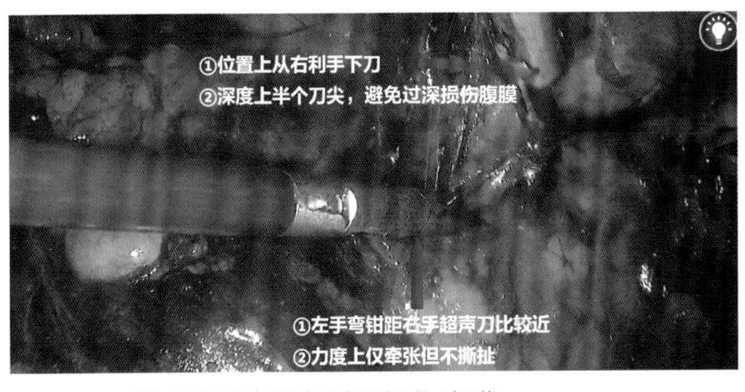

图1-2-3　超声刀刀尖避免过深损伤腹膜

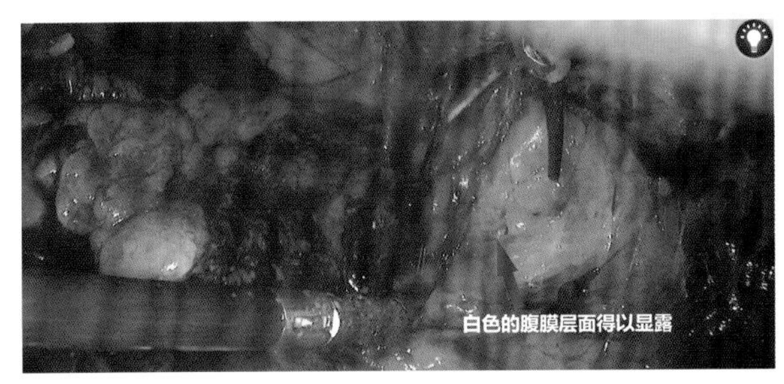

图1-2-4　显露白色腹膜

四、患者腹膜外脂肪肥厚、易出血，在操作过程中，左手弯钳始终距离右手超声刀较近，保证既能发力，又能避免揉碎脂肪（图 1-2-5）。如同双面胶贴纸一样，掀起一个边后一整张贴纸就能翻卷。在黄色脂肪层面与白色腹膜层面之间游离疏松结缔组织，在颜色交界处钝性或锐性切开（图 1-2-6），直到整团腹膜外脂肪得以翻卷游离。

白色腹膜同一层面的延伸
左手距离右手比较近，既能发力，也能避免揉碎脂肪

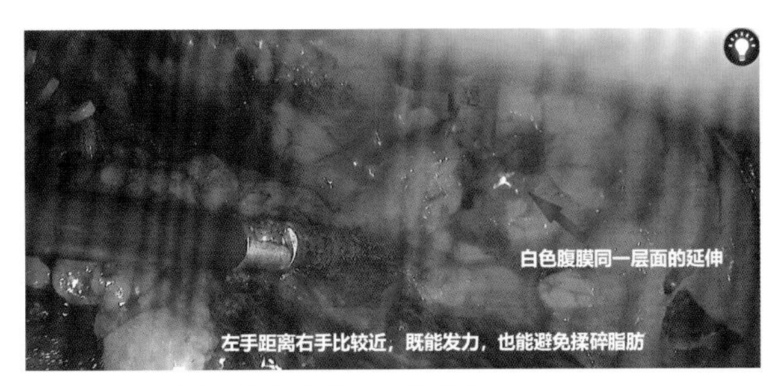

图1-2-5　弯钳与超声刀保持较近距离

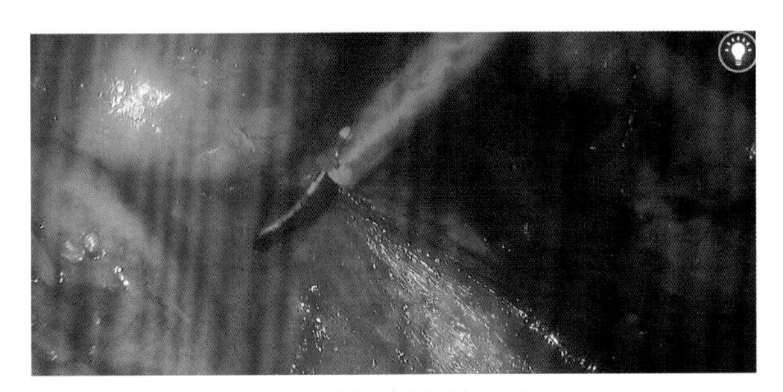

图1-2-6　游离脂肪与腹膜间疏松结缔组织

五、打开侧椎筋膜。游离腹膜外脂肪后，从头侧向足侧切开侧椎筋膜。如图 1-2-7 可见，侧椎筋膜切开后，其下方浅层的白色疏松结缔组织被显露。此时超声刀在较浅层面钝性游离疏松结缔组织时，需要注意刀头深度（图 1-2-8）。避免做深“捅”的动作，避免损伤其深方的生殖腺静脉、输尿管和下腔静脉。

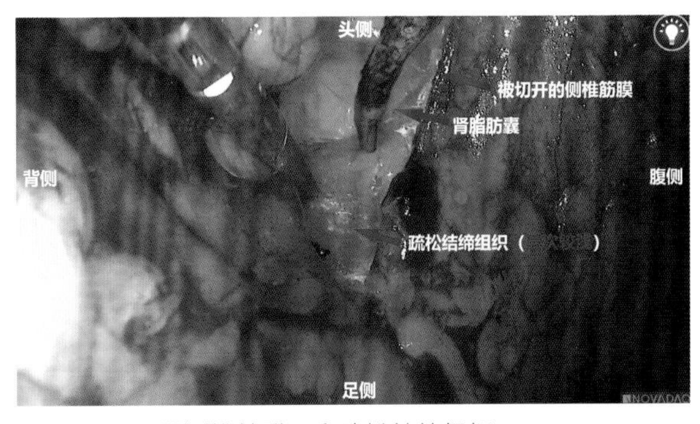

图1-2-7　暴露侧椎筋膜下方疏松结缔组织

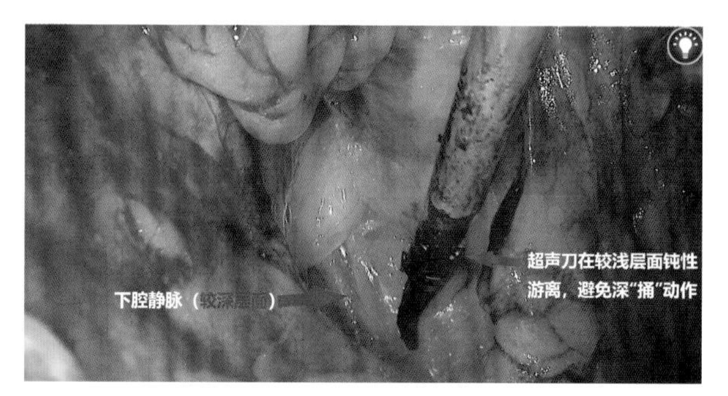

图1-2-8 浅层游离结缔组织

六、肾脏背侧层面的游离。图 1-2-9 ~ 图 1-2-15 的7张图片，是沿着腰大肌背侧层面锐性游离暴露出下腔静脉的过程。本例患者肾上腺肿瘤与下腔静脉关系密切，下腔静脉的游离有助于肾上腺肿瘤游离时对血管的保护。术者由浅入深采用超声刀锐性切开三层组织，直到暴露出下腔静脉。在操作手法上，避免刀头直对深方血管，而是使用保持刀头金属杆与血管走行方向平行的“挑切法”。

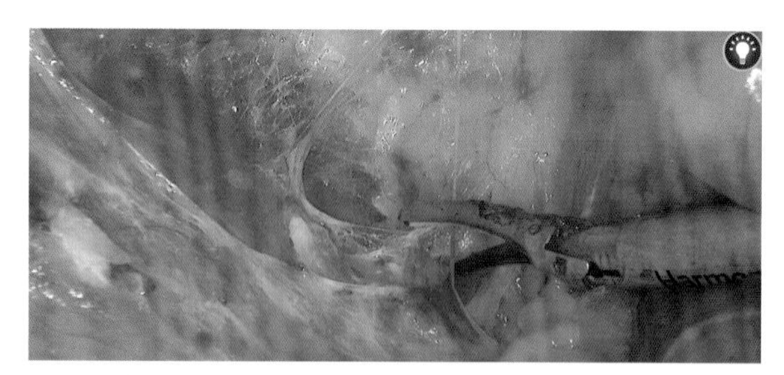
图1-2-9 锐性游离暴露出下腔静脉（1）

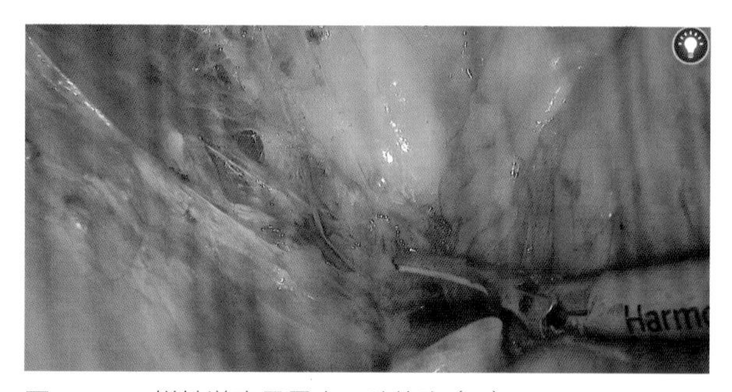
图1-2-10 锐性游离暴露出下腔静脉（2）

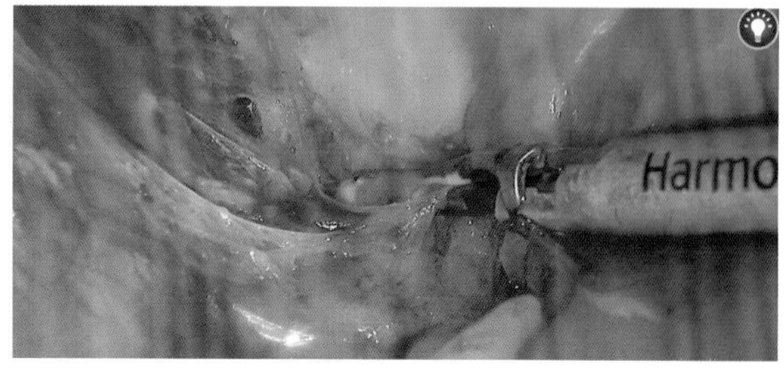
图1-2-11 锐性游离暴露出下腔静脉（3）

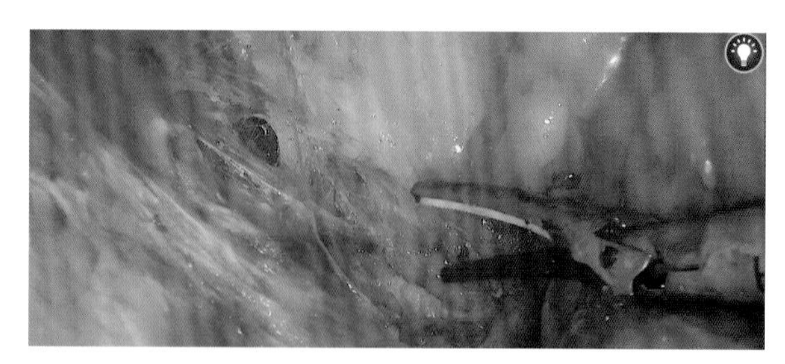
图1-2-12 锐性游离暴露出下腔静脉（4）

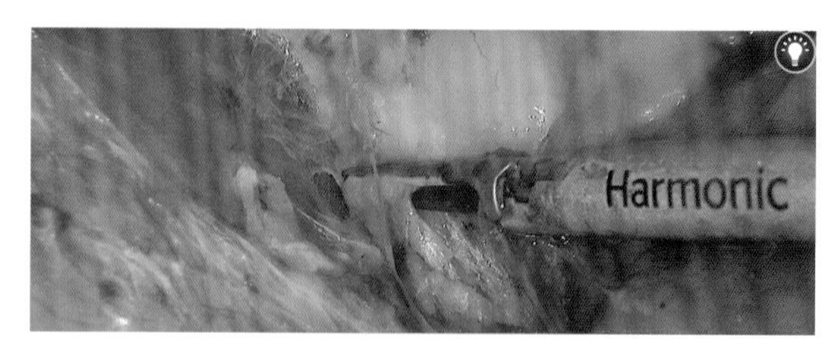

图1-2-13 锐性游离暴露出下腔静脉（5）

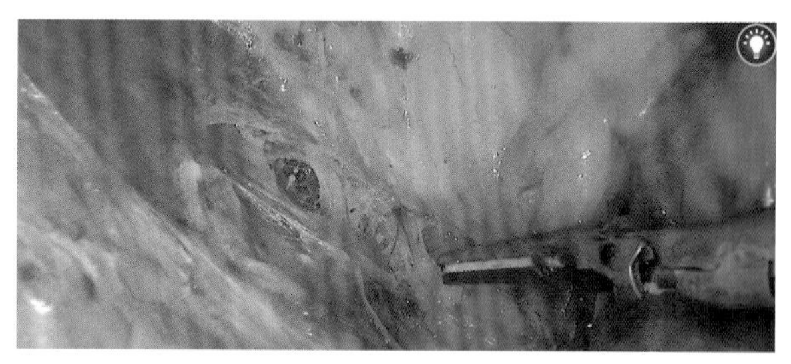
图1-2-14 锐性游离暴露出下腔静脉（6）

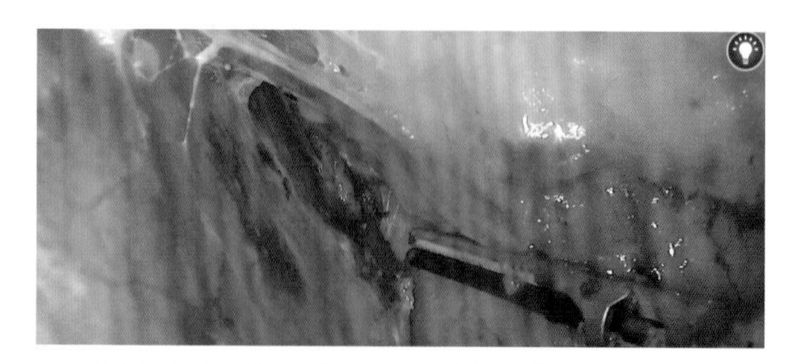
图1-2-15 锐性游离暴露出下腔静脉（7）

七、腹侧层面与背侧层面的汇合。图 1-2-16 示游离腹侧层面后，在肾上极腹侧与背侧汇合连通。后右侧肾上腺肿瘤被暴露（图 1-2-17）。

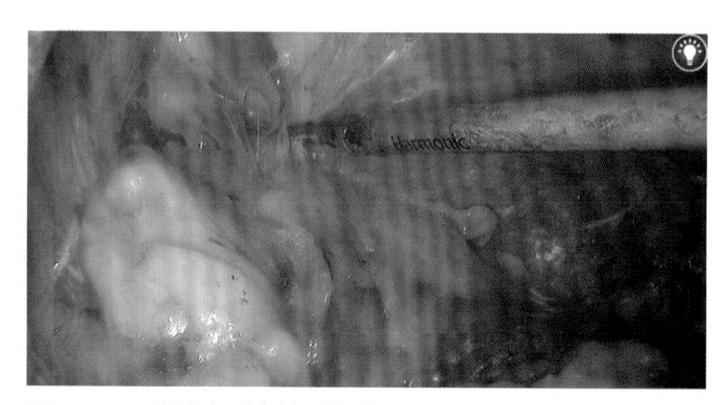
图1-2-16 肾上极背侧与腹侧相通

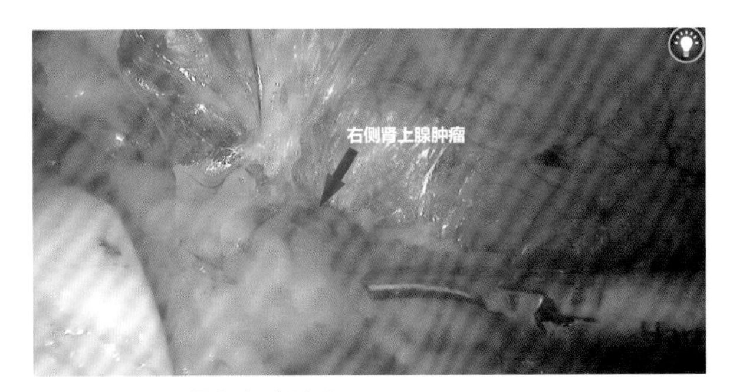

图1-2-17　暴露肾上腺肿瘤

八、在肾上极层面游离。将肾上腺悬吊在“天花板”上。肾脏下压后可以解放双手对肾上腺进行操作（图 1-2-18）。在肾上极层面切开脂肪过程中，会遭遇供应肾上腺的梳状血管，术中切断避免出血（图 1-2-19）。由于前述步骤充分游离下腔静脉，在游离肾上腺时可予以保护。

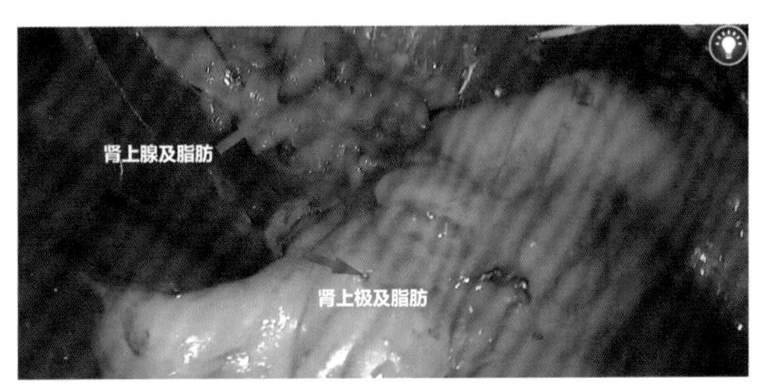

图1-2-18　悬吊肾上腺

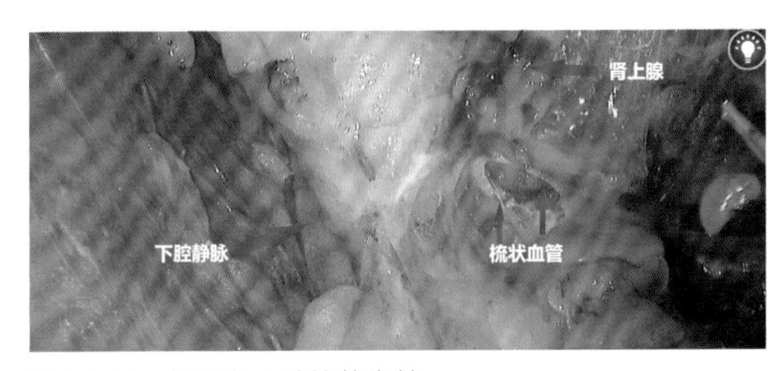

图1-2-19　切断肾上腺梳状血管

九、游离暴露肾上腺中央静脉。图 1-2-20 所示，从足侧向头侧方向，游离肾上腺肿瘤的下极。利用“天花板”的自然悬吊，采用下极上翻法游离肾上腺肿瘤。最后游离肾上腺肿瘤上极（图 1-2-21），使肿瘤完全游离。切除肾上腺肿瘤后充分止血。图 1-2-22 示切除后组织创面。图 1-2-23 示肾上腺肿瘤大体标本。图 1-2-24 示肿瘤切开后，剖面呈墨绿色，为皮质醇增多症的典型表现。

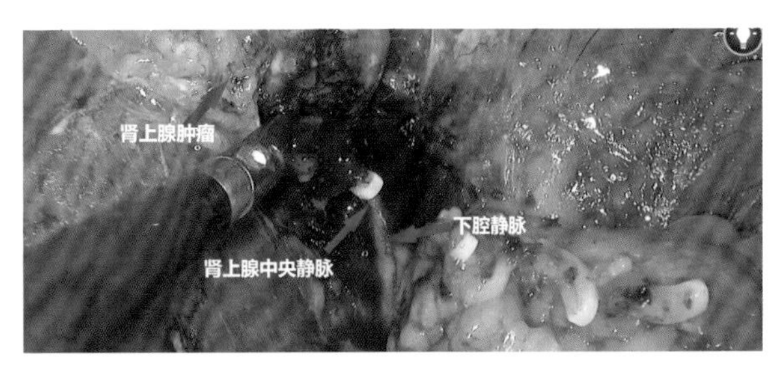

图1-2-20　下极上翻法游离肾上腺肿瘤

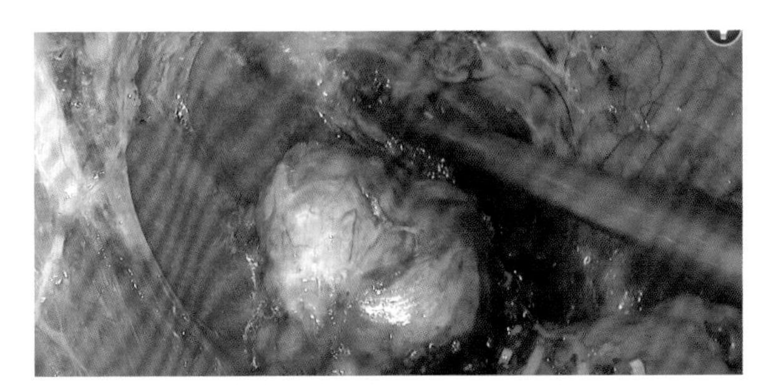

图1-2-21　游离肾上腺肿瘤上极

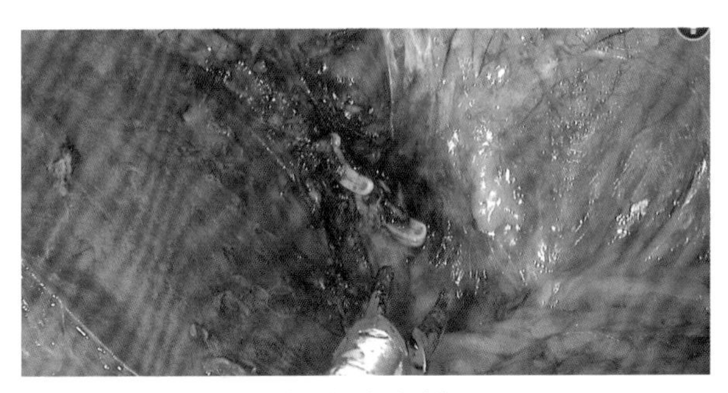

图1-2-22　肾上腺肿瘤切除后组织创面

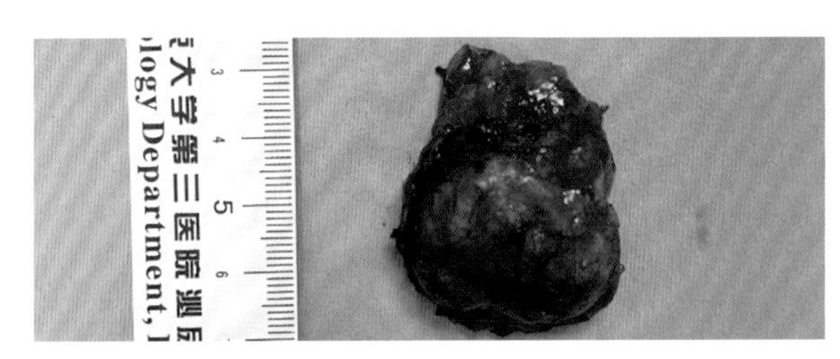

图1-2-23　肾上腺肿瘤大体标本

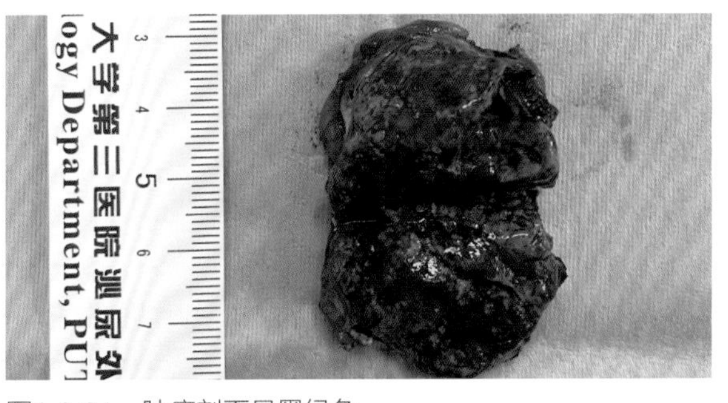

图1-2-24　肿瘤剖面呈墨绿色

（刘茁　张洪宪　编写）
（刘茁　视频编辑）

视频2

第三节　采用“掀房顶—铲地面”方法进行后腹腔镜右肾上腺腺瘤切除术

一、病例介绍：患者，73 岁女性，主因“血压增高20年，发现右侧肾上腺占位6年”就诊。既往高脂血症、骨质疏松症、乳腺结节术后、子宫肌瘤术后、重度阻塞性睡眠呼吸暂停。初步诊断为右侧肾上腺腺瘤。

二、完善肾上腺功能检查，结果如图1-3-1。

RAAS卧立位

6-27	肾素活性(ng/ml/h)	血管紧张素II(pg/ml)	醛固酮(pg/ml)	ARR
卧位	0.2	67.6	157.74	
立位	0.28	56.92	229.95	82.125
6-28				
立位	0.23	52.95	131.11	57.004

卡托普利抑制试验

立位	肾素活性(ng/ml/h)	血管紧张素II(pg/ml)	醛固酮(pg/ml)	ARR
8am	<0.1	54.08	146.23	+无穷
9am	<0.1	50.18	135.7	+无穷
10am	<0.1	52.98	146.79	+无穷

结果：不能抑制。

皮质醇/ACTH节律

6-27	8AM	16PM	0AM
皮质醇(ug/dl)	8.7	7.7	10.5
ACTH(pg/ml)	15.7	9.7	12.2
24小时尿游离皮质醇	241(ug/24hr)		

结果：皮质醇节律紊乱。

图1-3-1　肾上腺功能检查

三、血醛固酮与肾素活性比值（aldosterone/renin activity ratio，ARR）是诊断原发性醛固酮增多症的重要指标。ARR ＞ 25，高度提示原发性醛固酮增多症可能。其中血浆醛固酮＞ 15 ng/dl，肾素活性＞ 0.2 ng/（ml · h）计算 ARR 才有意义。

四、原发性醛固酮增多症目前主要有 4 种确诊试验：口服钠负荷试验、氟氢可的松试验、生理盐水试验及卡托普利试验。其原理在于：使用钠盐负荷和卡托普利（血管紧张素转化酶抑制剂）后对醛固酮分泌有抑制作用。对于非自主分泌醛固酮者，醛固酮分泌减低，而原发性醛固酮增多症则否。

五、患者皮质醇节律紊乱可能与重度阻塞性睡眠呼吸暂停、生活不规律等有关。肾素 - 血管紧张素 - 醛固酮系统（RAAS）检查提示醛固酮升高、肾素抑制，ARR 增高，卡托普利抑制试验不能被抑制。综合考虑原发性醛固酮增多症诊断明确。

六、泌尿系增强 CT 提示右侧肾上腺低密度结节，大小为 2.9 cm × 1.4 cm，增强扫描动脉期明显强化，静脉期强化减低。诊断考虑右侧肾上腺腺瘤（图 1-3-2、图 1-3-3）。

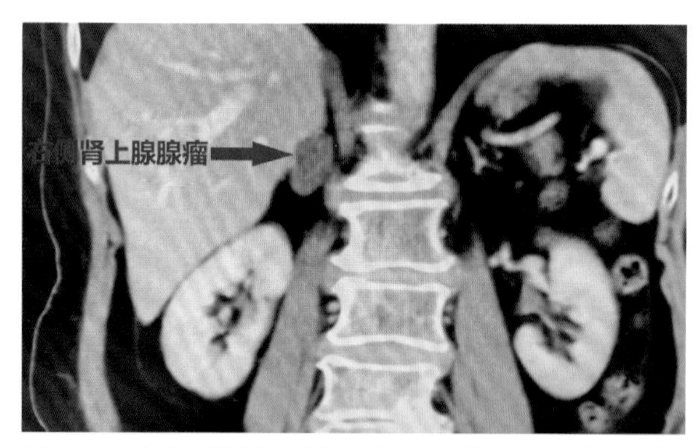

图1-3-2　泌尿系增强CT冠状位提示右侧肾上腺低密度结节

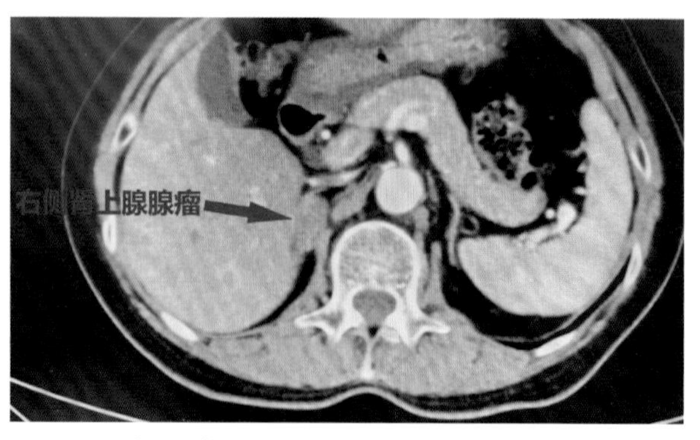

图1-3-3　泌尿系增强CT水平位提示右侧肾上腺低密度结节

七、对于肾上腺良性肿瘤，术中应尽量保留同侧的正常肾上腺组织，仅将肿瘤切除。肾上腺肿瘤切除手术策略的制订是难点。肾上腺呈半月形或“人”字形，形态不规则。切割平面需要根据肿瘤与正常肾上腺组织相对关系确定。刘磊老师提出了“只管上下，不管左右”的切割理念，降低了策略制订复杂性，而且达到良好的手术效果。首先需要判断肾上腺腺瘤位于肾上腺的上极还是下极。如图 1-3-4 所示，肾上腺腺瘤位于上极，其切割平面则位于腺瘤下方，无须进行左右判断。

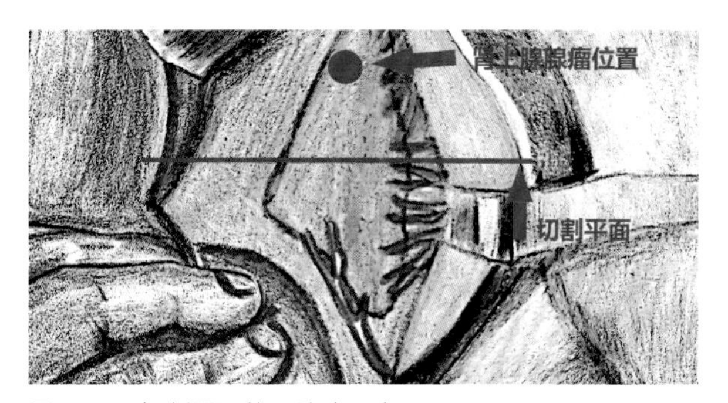

图1-3-4　切割平面位于腺瘤下方

八、如图 1-3-5 所示，肾上腺腺瘤位于肾上腺的下极。在肿瘤上缘画一条切割线，切割平面位于肿瘤上方。这种理念的本质是以结果为导向，而非以过程为导向。切割的手法是过程，切割后呈现的场景是结果。“只管上下，不管左右”的切割理念更加关注肿瘤完整切除的结果，而非保留肾上腺组织的过程。

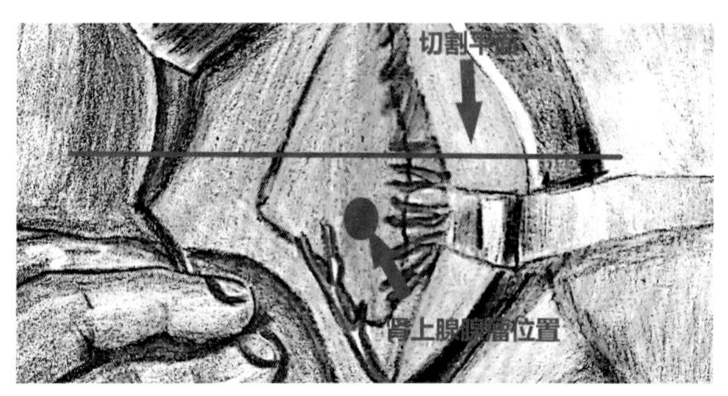
图1-3-5　切割平面位于肿瘤上方

九、刘磊老师提出“以结果为导向（而非以过程为导向）”的手术哲学思维并不局限于肾上腺手术，而是可以触类旁通、举一反三的。例如针对根治性前列腺切除术中的膀胱尿道吻合这一步骤，与其关注进针角度和手法等，不如关注出针的角度。“出针”就是结果，而“进针”是过程——殊途同归。“殊途”就是过程，而“同归”才是结果。

十、对于术前阅片，CT 的水平位和冠状位是临床医生习惯和擅长的，但矢状位的重要作用往往被忽视。无论是肾上腺肿瘤还是肾肿瘤，其位于肾上腺（或肾脏）的相对位置在矢状位更加明显。图 1-3-6 所示为泌尿系增强 CT 矢状位图片，可见右肾上腺腺瘤位于肾上腺的上极，在其下方有正常肾上腺组织。

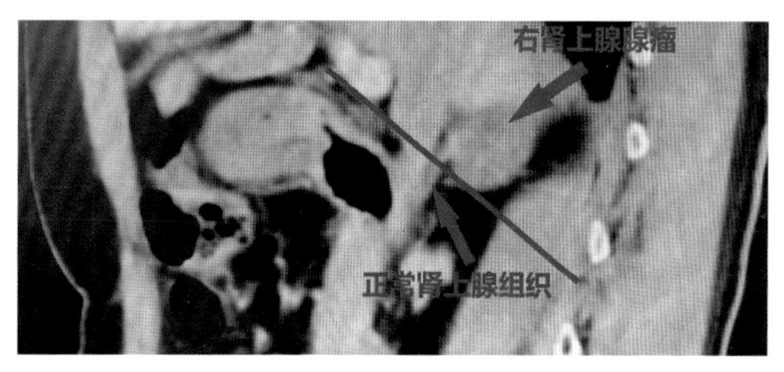

图1-3-6　泌尿系增强CT矢状位图片

十一、本例患者选择左侧卧位，在后腹腔途径下完成右侧肾上腺部分切除术。本例患者没有采用经典的“三平面法”暴露和切除肾上腺肿瘤，而是采用“掀房顶—铲地面”方法。在经典的“三平面法”中，需要游离肾脏背侧层面（腰大肌层面）、肾脏腹侧层面（腹膜层面）、肾上极层面（“肾上极剃头法”），将肾上腺悬吊在“房顶”的“天花板”上，利用其自然悬吊作用解放双手便于操作。但其缺点在于肾上极脂肪保留过多，需要在丰厚的脂肪中寻找肾上腺，造成不便。本例采用的“掀房顶—铲地面”方法在保留内侧悬吊基础上，避免了过多脂肪造成的不便。

十二、图 1-3-7 中游离暴露肾脏背侧层面（腰大肌层面）和肾脏腹侧层面（腹膜层面）。这一点与传统方法策略相同。肾脂肪囊像“吊床”一样呈现于镜头视野。

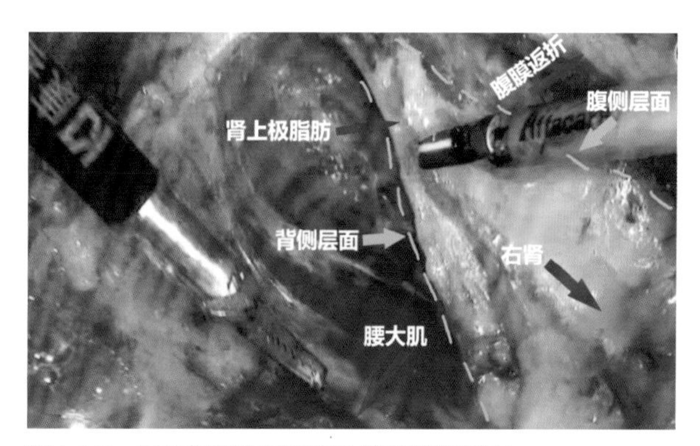

图1-3-7　暴露肾脏背侧层面和肾脏腹侧层面

十三、经典的“三平面法”将切开肾上极层面，即给肾上极“剃头”，将肾上腺悬吊在“房顶”的“天花板”上。而“掀房顶—铲地面”方法与之不同。如图 1-3-8 所示，将背侧层面与腹侧层面完全打通，将肾脂肪囊完全从“天花板”上游离下来，如同“掀房顶”。

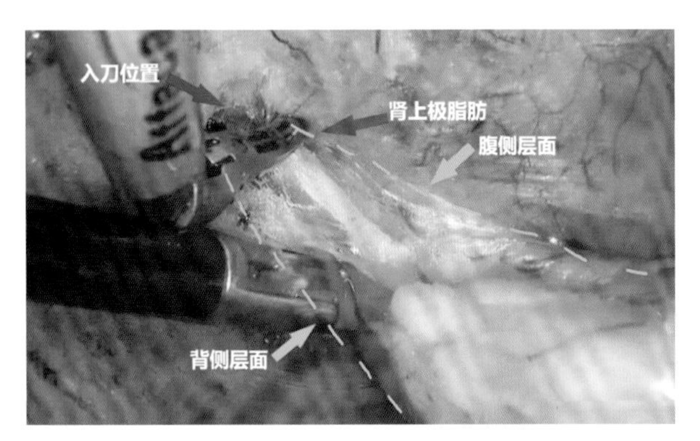

图1-3-8 “掀房顶”示意图

十四、如图 1-3-9 所示，背侧层面与腹侧层面连通成为一个层面。

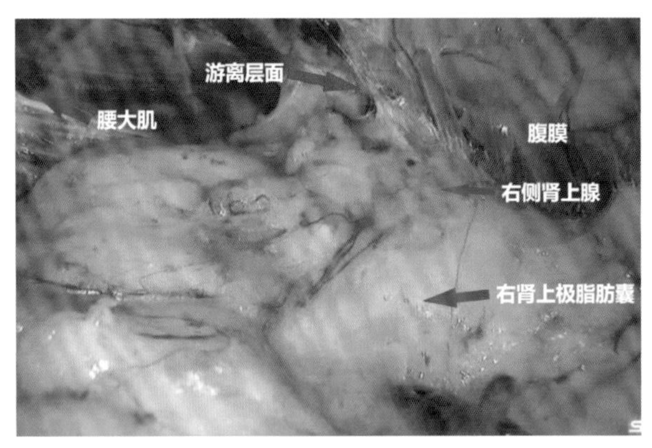

图1-3-9 背侧层面与腹侧层面连通

十五、在腹侧层面进一步更深层地游离，此时需要警惕其深方的下腔静脉，避免损伤。图 1-3-10 示蓝色的下腔静脉“冰山一角”。

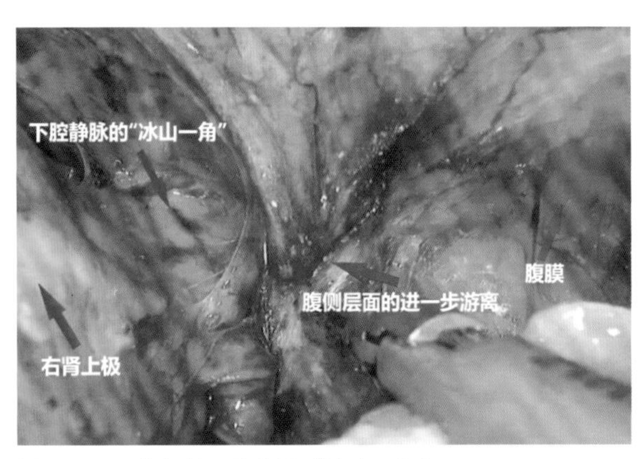

图1-3-10 蓝色的下腔静脉“冰山一角”

十六、进一步游离暴露下腔静脉，显露其全貌。肾门以上的下腔静脉暴露往往在后腹腔手术的腹侧层面（图 1-3-11）。

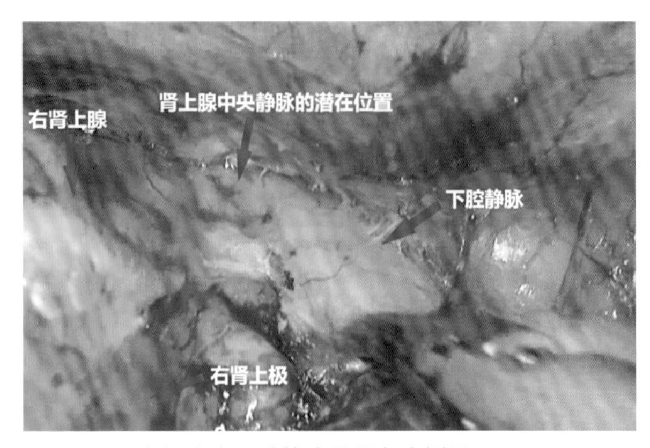

图1-3-11 肾门上方下腔静脉暴露在腹侧层面

十七、这里我们介绍一下解剖知识。肾脏解剖位置如下：肾上极向后倾斜 10°，向内侧倾斜约 13°，肾脏内侧较外侧向前倾斜约 30°。通俗地讲，两个肾脏是先“拜堂”，再“后仰”（图 1-3-12）。

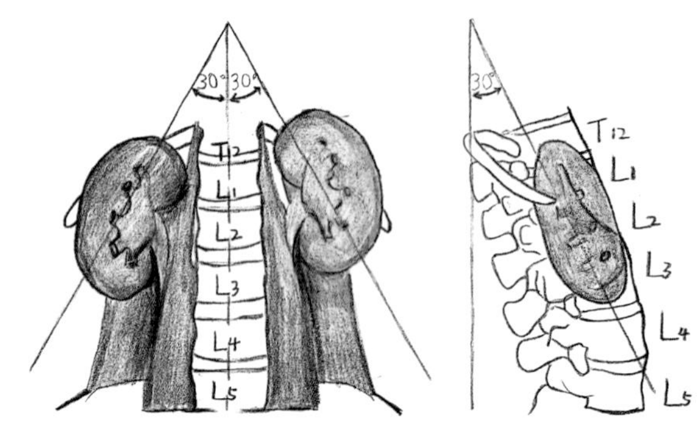

图1-3-12 双肾相对位置

十八、如图 1-3-13 所示，下腔静脉方向是上下走行，因此肾脏独特的解剖位置就会和上下走行的下腔静脉形成夹角。熟悉后腹腔途径手术的术者就会发现，从足侧向头侧方向，在沿着腰大肌游离肾脏背侧层面时，可以暴露出下腔静脉。当下腔静脉与肾脏临近交叉时，基本对应着肾门血管位置。而肾门以上的下腔静脉暴露则往往需要在肾脏腹侧层面才能实现。肾脏解剖位置是学生时代解剖学的常识，但是课堂没有介绍它在后腹腔镜手术中的应用价值，只有实战获得腹腔镜经验后才能逐渐体会。

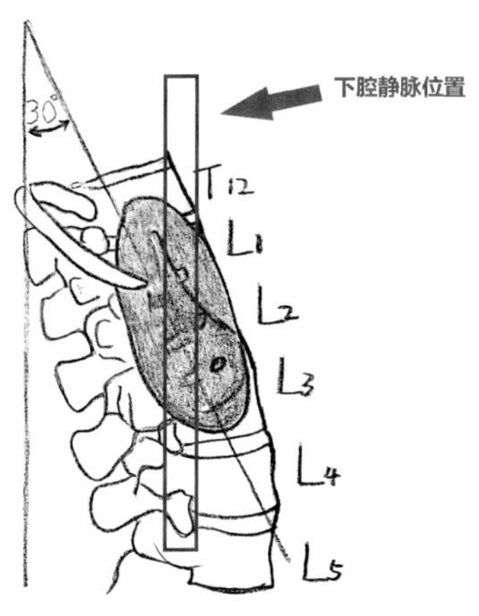

图1-3-13　下腔静脉和肾脏相对位置示意图

十九、通过充分的游离暴露，如同“掀房顶”一般，肾脂肪囊完全从“天花板”上游离下来。肾上腺因其表面脂肪菲薄而被暴露在术野中。如图 1-3-14 所示，可以清晰地分辨肾上腺与脂肪之间“泾渭分明”的分界。

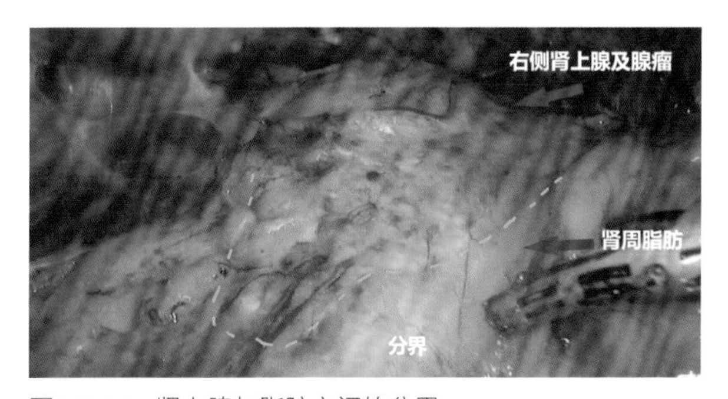

图1-3-14　肾上腺与脂肪之间的分界

二十、在“掀房顶”后，我们采用“铲地面”的手术策略。如图 1-3-15 所示，在肾上腺与脂肪之间的分界处，采用超声刀锐性切开。肾上腺因其后方脂肪的牵连羁绊，将会形成一种自然的张力。随着超声刀的切割，肾上腺所在脂肪将会翘起（图 1-3-16）。在切割过程中，需要警惕，避免损伤肾门血管。

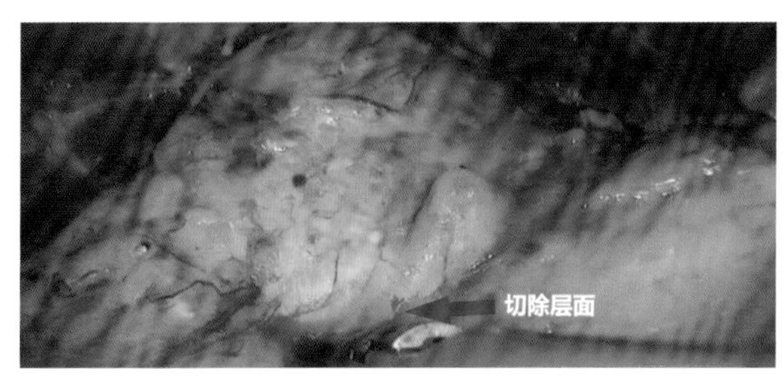

图1-3-15　超声刀锐性切开分界处

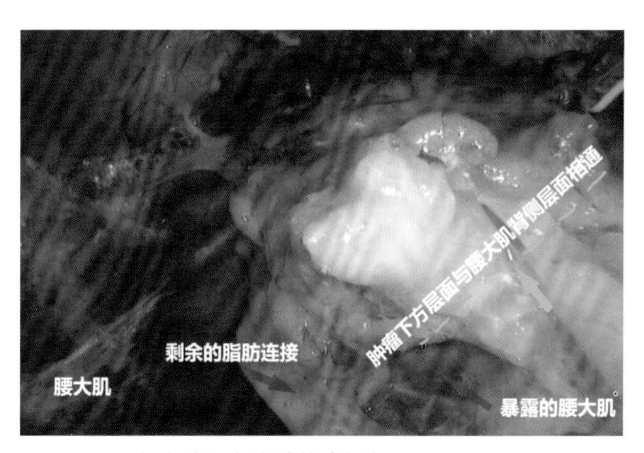

图1-3-16　肾上腺所在脂肪将会翘起

二十一、如图 1-3-17 所示，在超声刀做功时需要警惕下方的右肾动脉。根据“只管上下，不管左右”的切割理念，再结合本例腺瘤位于肾上腺上极。如图 1-3-18 所示，左手钳夹脂肪，将肿瘤向上抬起，创造张力。右手超声刀切割肿瘤下方的脂肪组织。过程中左手和右手相互配合，反复“倒手”。对于梳状血管，采用双极电凝凝闭。如图 1-3-19 所示，采用超声刀沿着平行于梳状血管走行的方向钝性游离。将包含血管的脂肪分成小束，随后凝断（图 1-3-20）。

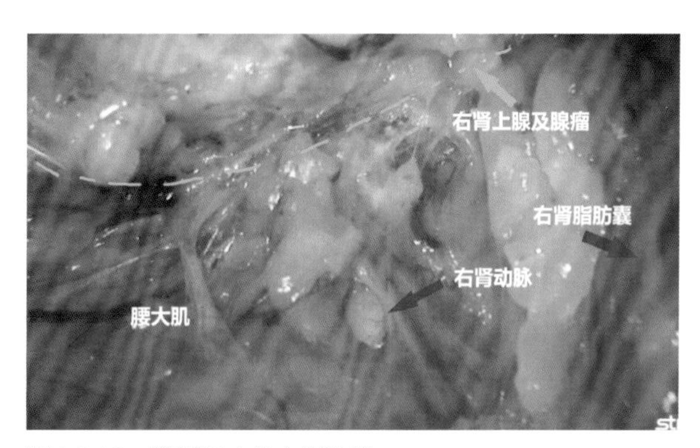

图1-3-17　警惕下方的右肾动脉

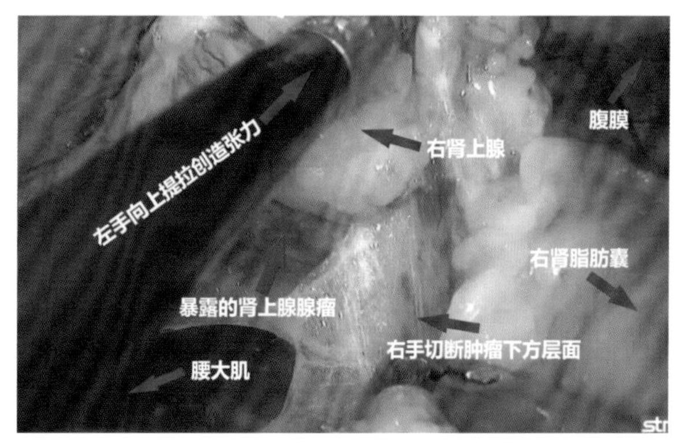

图1-3-18　超声刀切割肿瘤下方的脂肪组织

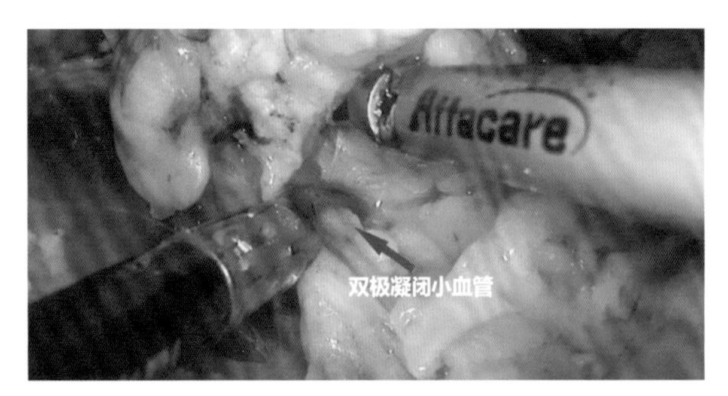

图1-3-19　双极电凝凝闭梳状血管

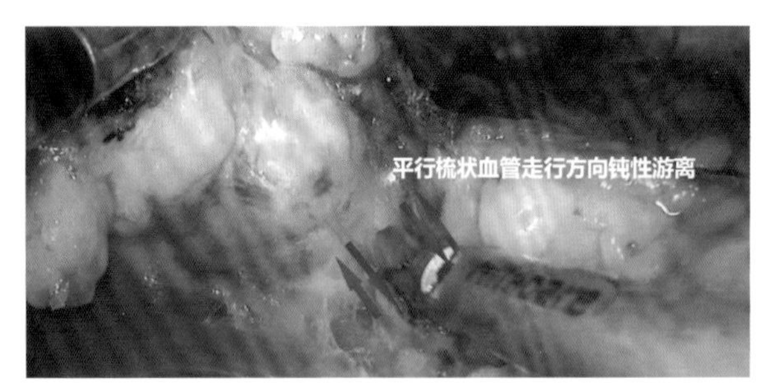

图1-3-20　凝断包含血管的脂肪分成小束

二十二、在肾上腺腺瘤与正常肾上腺组织间，采用免血管夹的方法，单纯采用超声刀慢档切断肾上腺组织（图 1-3-21）。图 1-3-22 可见正常肾上腺组织的断端。在下腔静脉与腺瘤之间存在肾上腺中央静脉。采用双极电凝凝闭中央静脉（图 1-3-23）。图 1-3-24 所示为肾上腺中央静脉断端，无出血。

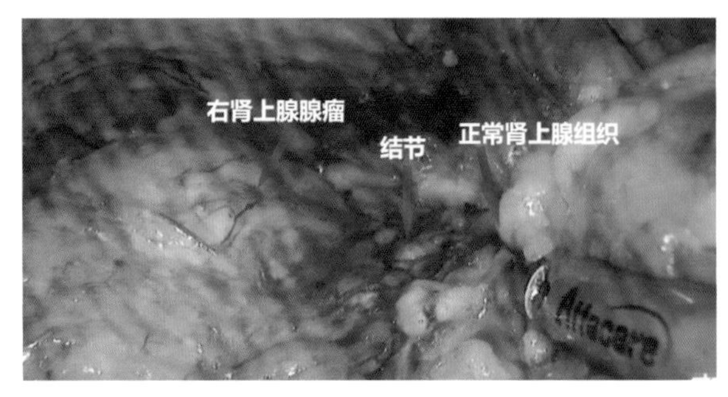

图1-3-21　超声刀慢档切断肾上腺组织

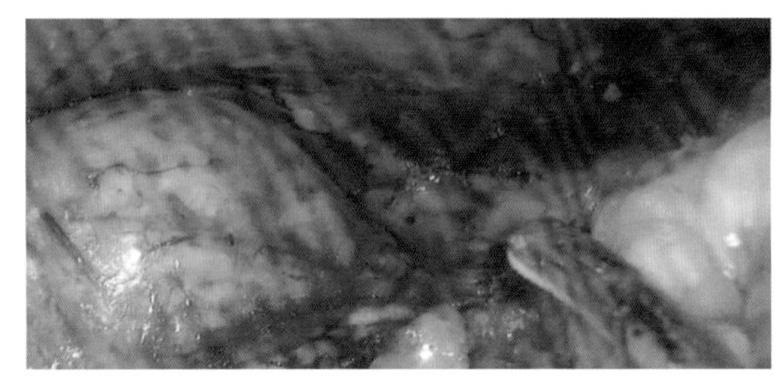

图1-3-22　正常肾上腺组织的断端

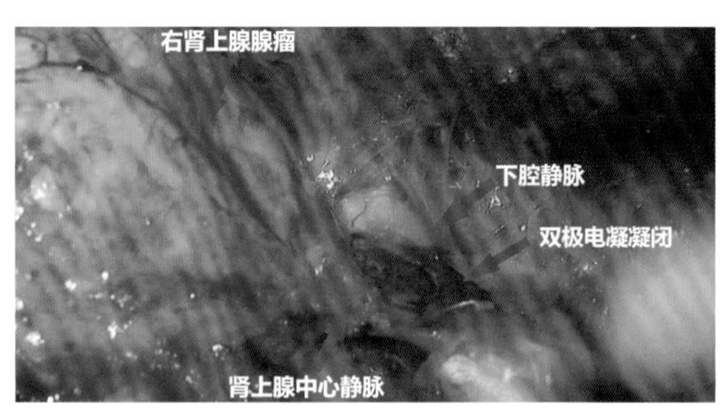

图1-3-23　双极电凝凝闭肾上腺中央静脉

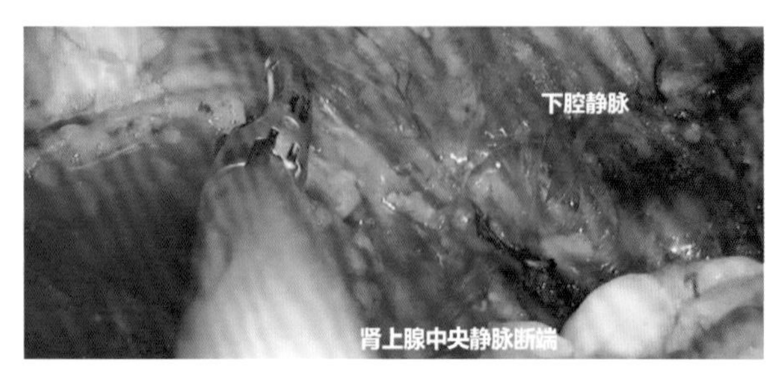

图1-3-24　肾上腺中央静脉断端，无出血

二十三、图 1-3-25 示肾上腺肿瘤被完全切除后的镜下表现。解剖结构清晰，无明显渗血。手术全程未采用一枚血管夹。图 1-3-26 示标本切开，可见金黄色肾上腺腺瘤。

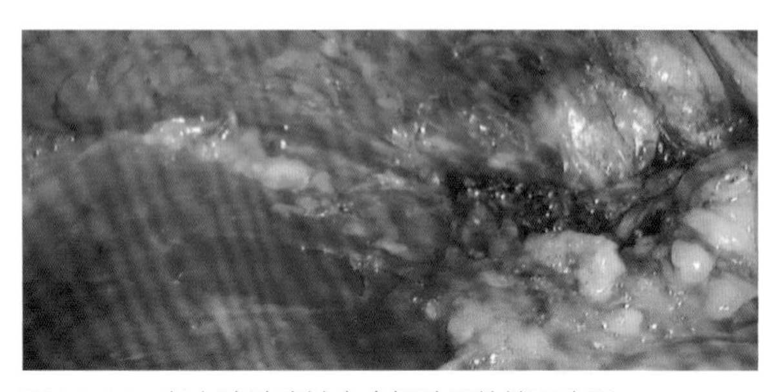

图1-3-25　肾上腺肿瘤被完全切除后的镜下表现

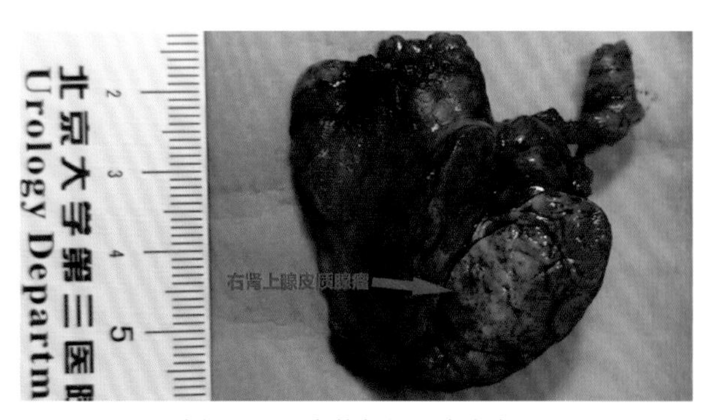

图1-3-26　标本切开可见金黄色肾上腺腺瘤

（刘茁　刘磊　编写）

（刘茁　视频编辑）

视频3

第四节 肾上腺微小腺瘤的术中定位方法——揭秘让人费解的“空间转化”思维

一、病例介绍：患者41岁女性，主因“血压增高2年”就诊。2年前出现血压增高、头晕、头痛。口服降压药物控制不满意。外院查CT提示右侧肾上腺腺瘤。血醛固酮为28.9 ng/dl，肾素为2.2 μIU/ml。醛固酮与肾素比值为12.9。诊断考虑右侧肾上腺腺瘤，原发性醛固酮增多症。采用螺内酯治疗。行后腹腔镜下右侧肾上腺腺瘤切除术。

二、泌尿系增强CT提示右侧肾上腺外侧支可见低密度结节，大小为8.8 mm × 5.7 mm，增强扫描可见轻度强化。诊断右侧肾上腺区结节，腺瘤可能（图1-4-1、图1-4-2）。

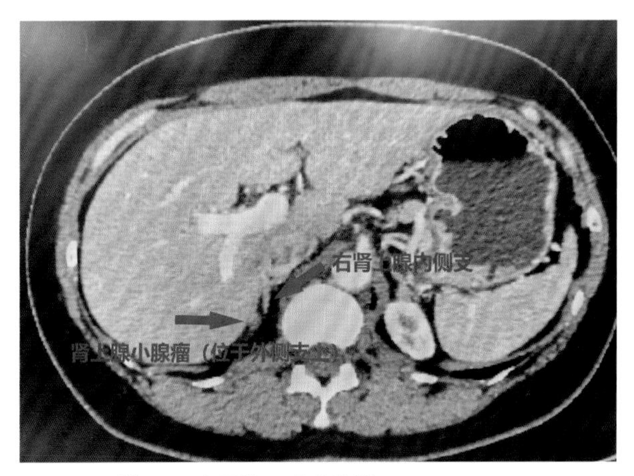

图1-4-1　增强CT水平位示腺瘤位置

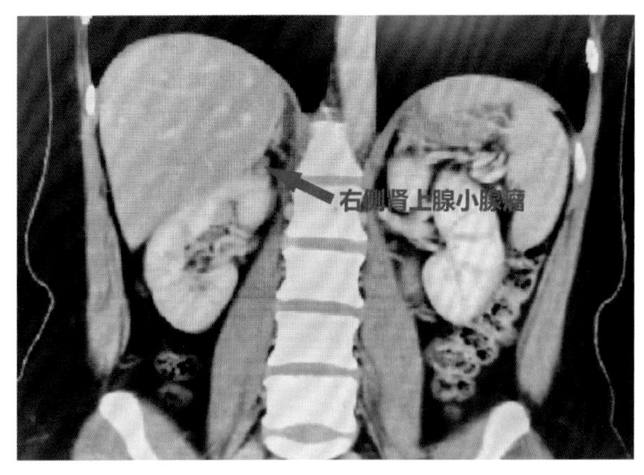

图1-4-2　增强CT冠状位示腺瘤位置

三、本例患者诊断为原发性醛固酮增多症，存在手术指征。肿瘤特点是直径小。手术难点在于术中成功找到右侧肾上腺小腺瘤。如定位不准确，切除的肾上腺组织中可能不含肿瘤，达不到手术效果，术后复查CT肿瘤依然存在。

四、我们先学习一下正常右侧肾上腺解剖。如下图增强CT所示，右侧肾上腺分为内侧支、外侧支和连接部（图1-4-3）。

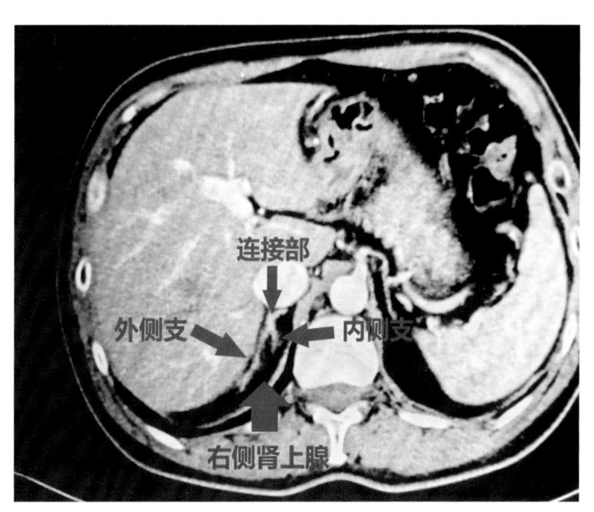

图1-4-3　增强CT示正常肾上腺解剖

五、本例患者手术方式没有选择经典的肾上腺三层面法，即游离肾上腺背侧层面、腹侧层面、肾上极层面（“剃头法”切开肾上极脂肪）。而是选择本专业组的“掀房顶—铲地面”方法。我们在上一节中详细描述过这种方法的步骤。见本章第三节“采用‘掀房顶—铲地面’方法进行后腹腔镜右肾上腺腺瘤切除术”。

六、“掀房顶—铲地面”方法的核心要点是充分游离肾上腺的腹侧层面，将肾上腺完全从腹侧的“天花板”上游离下来。再切开肾上腺背侧的脂肪，游离出肾上腺的边缘。

七、本例患者的肾上腺微小腺瘤位于肾上腺的外侧支，更加靠近腹侧。初学者在此可能会产生困惑——为何既分为内侧支、外侧支，又分为腹侧、背侧；为何外侧支靠近腹侧，而内侧支靠近背侧。理解的难点在于阅片只能看到增强 CT 的矢状位、冠状位、水平位，还需要培养空间转化能力，即将 CT 阅片思维转化为实际手术空间的能力。

八、为了更好理解，图 1-4-4 为手术入路示意图。可见将 CT 水平位 90° 翻转为侧体位，符合实际手术体位。在后腹腔镜手术中，我们将沿着腰大肌（即肾脏背侧层面）开始游离，如下图中红色箭头所示。随后手术中沿腹膜游离肾脏腹侧层面（图中未画出）。在充分游离肾脏背侧层面与腹侧层面后，采用“掀房顶”的方法，充分游离肾上腺的腹侧层面，将肾上腺完全从腹侧的“天花板”上游离下来，如图中红色箭头所示。因先看到外侧支，说明外侧支靠近腹侧。随后我们采用“铲地面”的方法，切开肾上腺背侧的脂肪，游离出肾上腺的边缘，如图中蓝色箭头所示。将外侧支向上掀起后，将会遭遇内侧支，靠近背侧。此外，通过图片我们可以明确右侧肾上腺与下腔静脉之间的位置关系——下腔静脉位于右侧肾上腺的内下方。

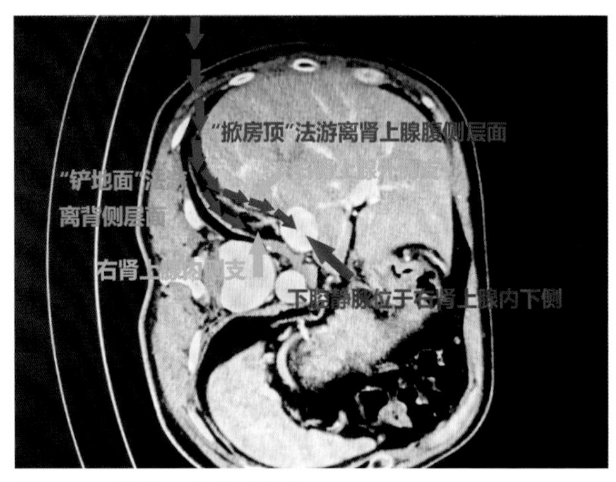

图1-4-4 增强CT示手术入路

九、为了方便读者理解上述内容，我们学习实际手术中相应手术策略和组织结构的解剖位置。在清扫腹膜外脂肪时，采用“吊床法”（具体见第二间第三节“‘磊氏夹角’在肾部分切除术中的拓展延伸”）。在左手创造张力基础上，右手钝性拨动腹膜外脂肪，暴露出下层白色的侧椎筋膜（图 1-4-5）。

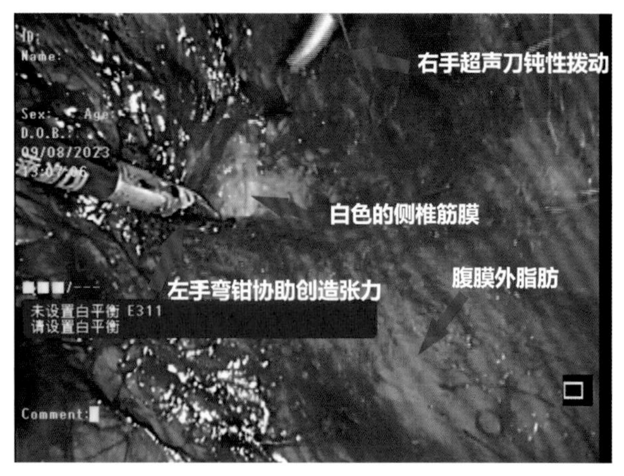

图1-4-5 暴露白色的侧椎筋膜

十、从右下角向左上角游离腹膜外脂肪的腹侧缘，从左下角向左上角游离腹膜外脂肪的背侧缘。仅剩头侧脂肪相连，随后将其切断。通常头侧可见脂肪下小窝（图 1-4-6）。

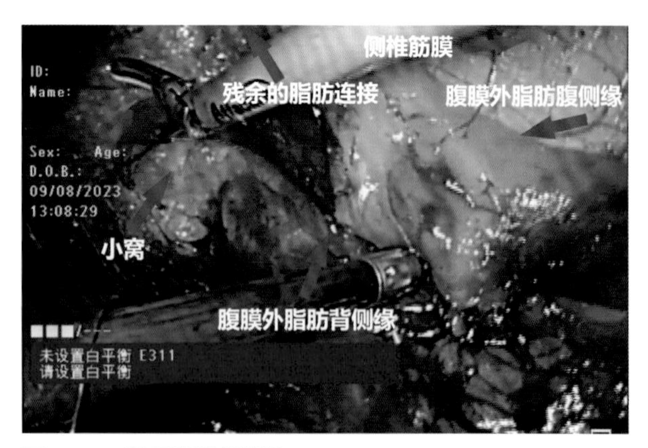

图1-4-6 游离腹膜外脂肪

十一、切开侧椎筋膜。沿红色腰大肌和黄色肾周脂肪的颜色变迁处，游离肾脏背侧层面（图 1-4-7）。

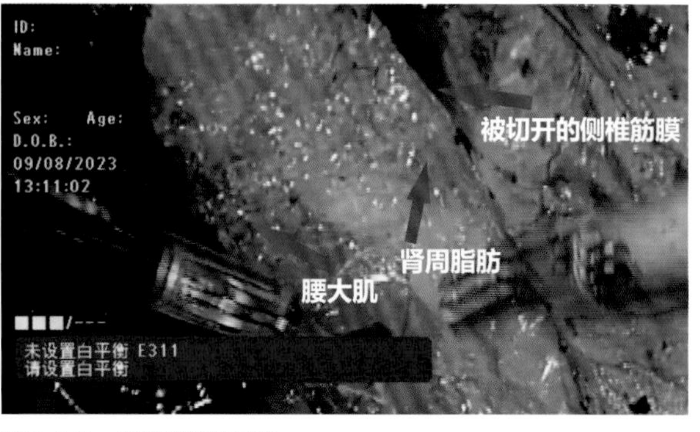

图1-4-7 游离肾脏背侧

十二、图 1-4-8 示背侧层面充分游离后达到的最终效果。

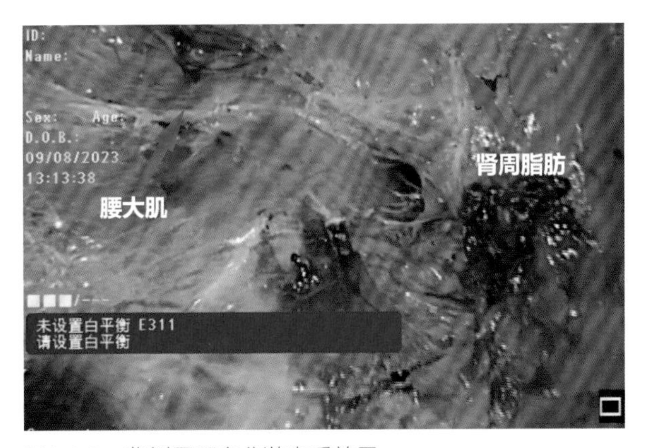

图1-4-8　背侧层面充分游离后效果

十三、为减少腹膜返折对于术野的“门帘效应”，用超声刀横向切开返折（图 1-4-9）。

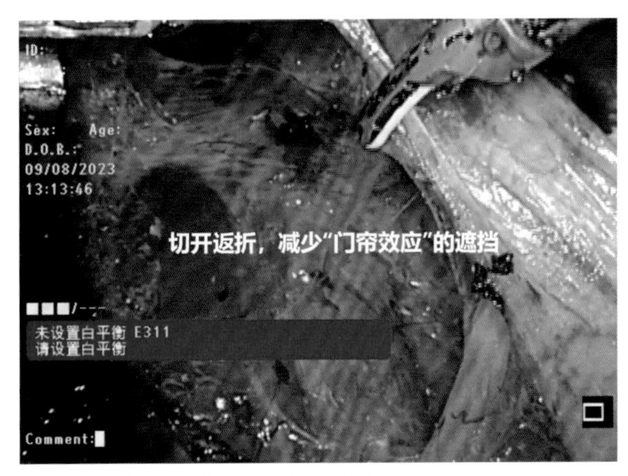

图1-4-9　超声刀横向切开返折腹膜

十四、在肾周脂肪与腹膜之间的疏松结缔组织无血管区游离肾脏腹侧层面（图 1-4-10）。

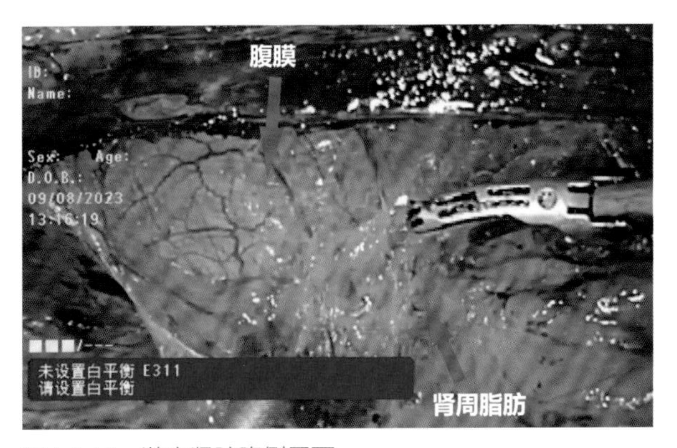

图1-4-10　游离肾脏腹侧层面

十五、在腹侧面游离过程中，将会暴露出金黄色的肾上腺组织，与肾周脂肪的黄色略有不同。采用“掀房顶”法充分游离肾上腺腹侧层面，将肾上腺从“天花板”卸下来。游离范围的内侧边界是下腔静脉，外侧边界是腰大肌（图 1-4-11）。

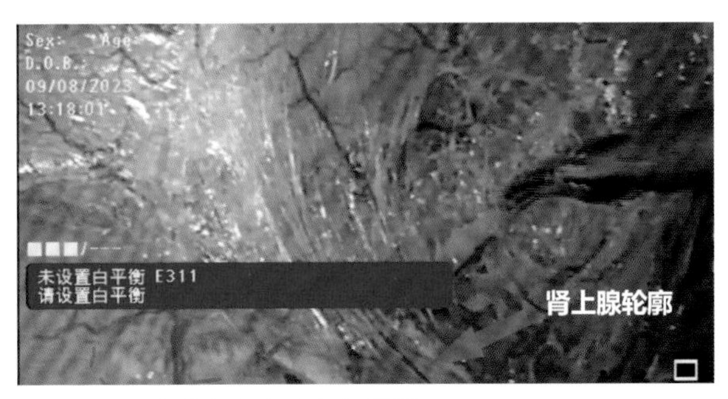

图1-4-11　金黄色肾上腺组织暴露

十六、图 1-4-12 示尚未暴露出下腔静脉时的术野。在意识上术者需要知道下腔静脉位于右侧肾上腺的内下方，因此在游离时需要警惕以避免损伤下腔静脉。

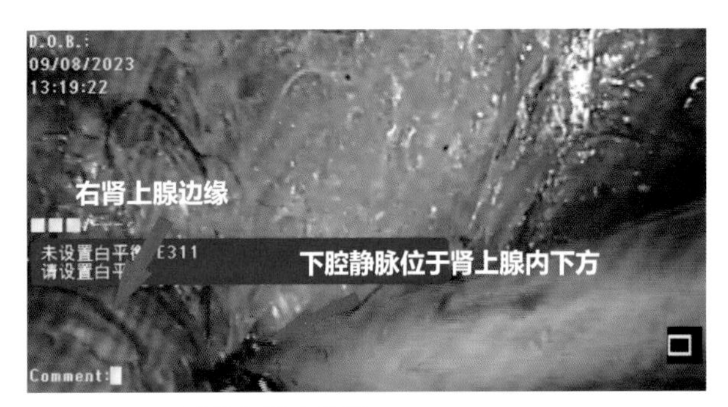

图1-4-12　下腔静脉尚未暴露

十七、图 1-4-13 示通过钝性游离后，下腔静脉得以暴露。

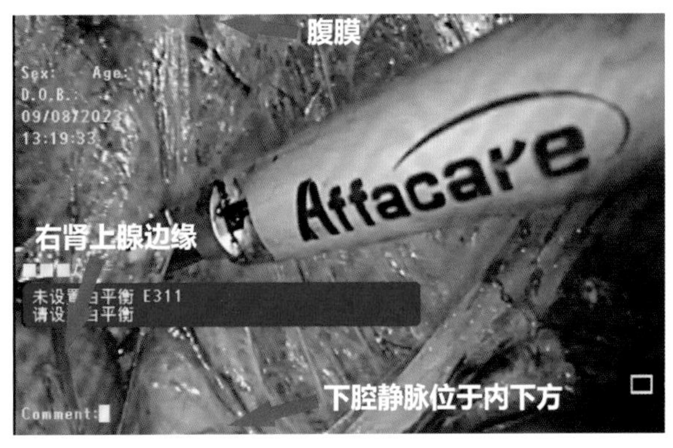

图1-4-13　钝性游离后暴露下腔静脉

十八、随后在手术策略上，采用“铲地面”法，切开肾上腺边缘的脂肪组织（图 1-4-14）。

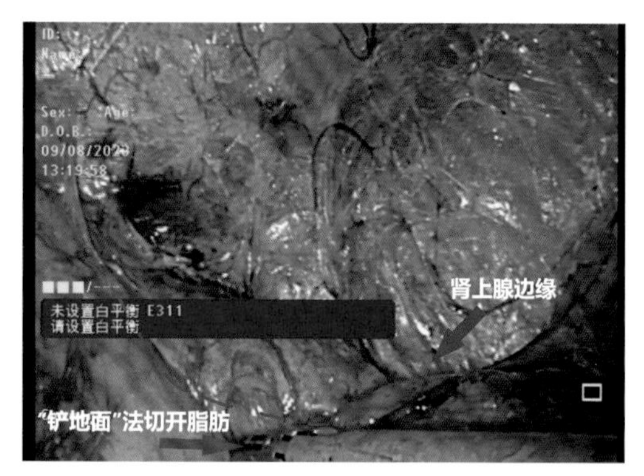

图1-4-14　肾上腺边缘组织被切开

十九、随着切除肾上腺边缘脂肪，其背侧的腰大肌得到暴露（图 1-4-15）。

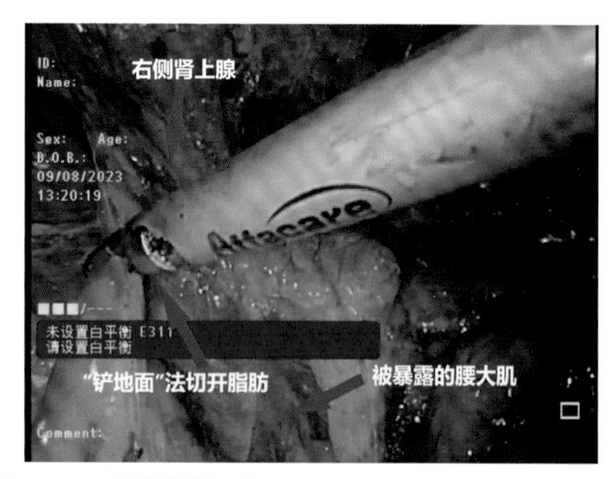

图1-4-15　暴露背侧腰大肌

二十、左手向上掀起右侧肾上腺的外侧支，右手进一步切断下方的脂肪组织（图 1-4-16）。在充分掀起外侧支后，可以观察到外侧支上的小腺瘤（图 1-4-17）。

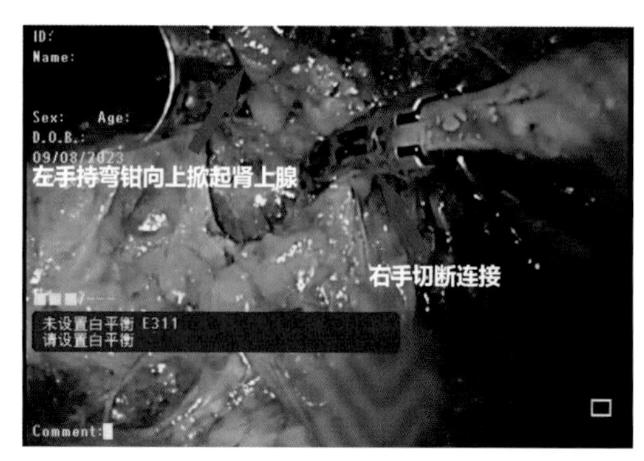

图1-4-16　切断肾上腺下方的脂肪组织

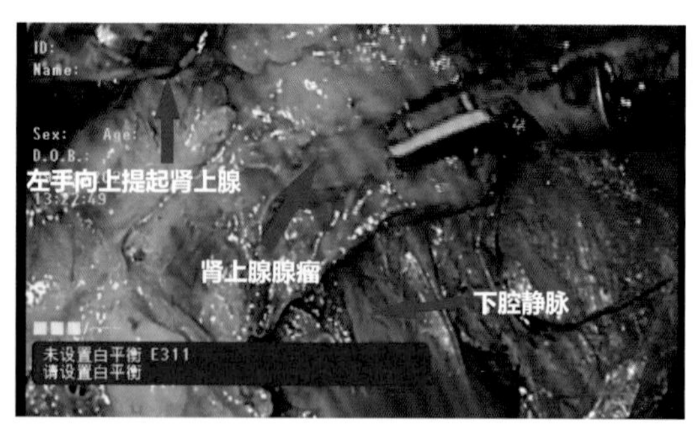

图1-4-17　暴露外侧支肾上腺腺瘤

二十一、采用左手双极电凝凝闭肾上腺腺瘤与外侧正常肾上腺之间的组织。双极凝闭止血后，采用超声刀慢档切断（图 1-4-18）。

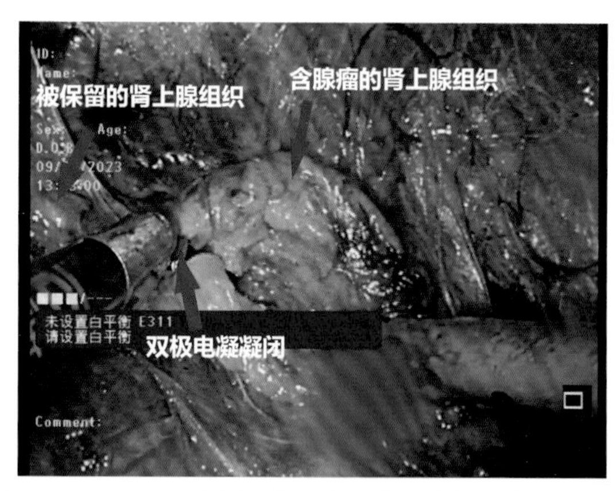

图1-4-18　双极电凝凝闭肾上腺腺瘤与外侧正常肾上腺之间组织

二十二、图 1-4-19 所示为肾上腺中央静脉的术中真实视野。肾上腺中央静脉的长轴平行于屏幕所在平面。而右肾静脉的长轴垂直于屏幕所在平面。肾上腺中央静脉的长轴与右肾静脉的长轴在三维空间上呈垂直。下图为后腹腔镜视野，患者呈左侧卧位，对应了 CT 的矢状位。因此，肾上腺中央静脉呈现平行于屏幕平面的横行结构。

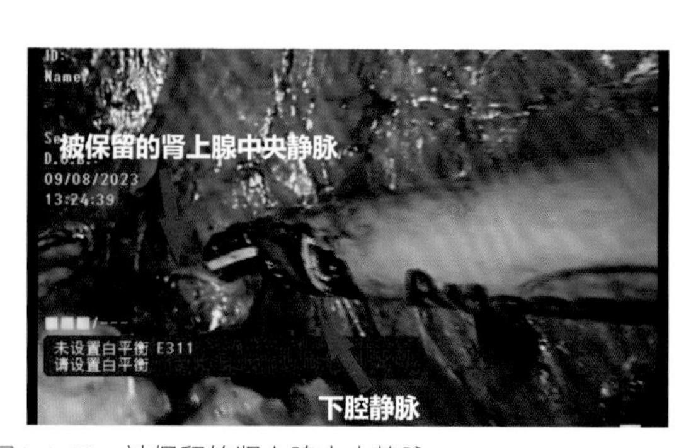

图1-4-19　被保留的肾上腺中央静脉

二十三、如图 1-4-20 所示，在 CT 冠状位上，右肾在右侧，下腔静脉在左侧，右肾静脉从右肾发出，汇入下腔静脉，为左右方位的横行结构。在 CT 矢状位上（图 1-4-21），右肾上腺在背侧，下腔静脉在腹侧，右侧肾上腺中央静脉从右肾上腺发出，汇入下腔静脉，为前后方位的横行结构。

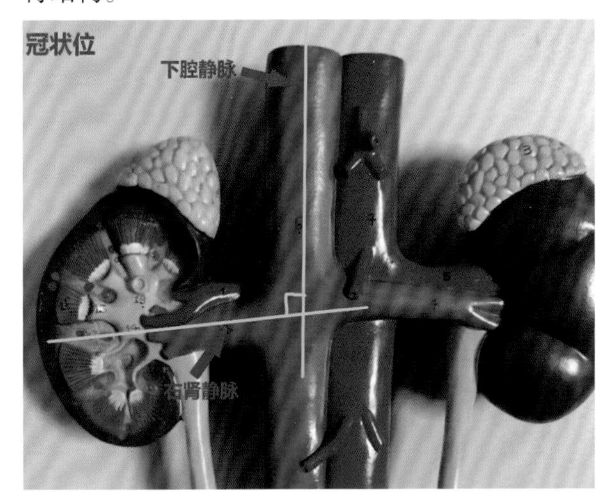

图1-4-20　肾上腺冠状位解剖示意图

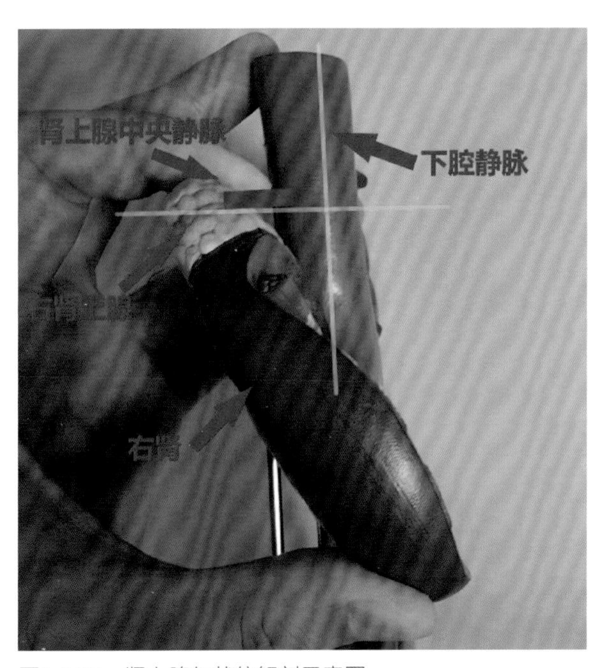

图1-4-21　肾上腺矢状位解剖示意图

二十四、左手上提，右手沿肿瘤边缘切断（图 1-4-22）。切除后可见创面无渗血。大部分正常肾上腺组织被保留（图 1-4-23）。图 1-4-24 示右侧肾上腺小腺瘤的剖面。

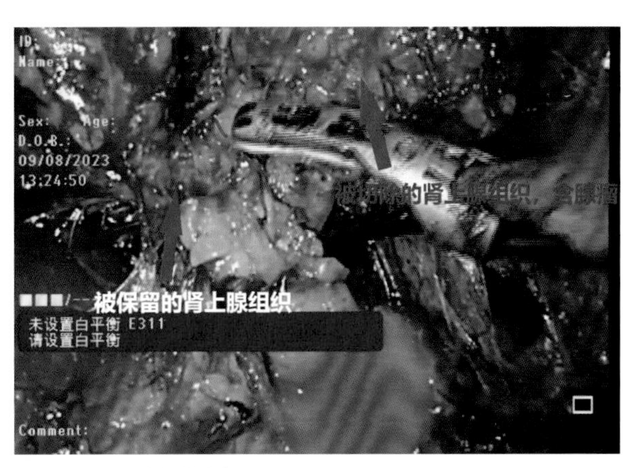

图1-4-22　肿瘤边缘切断

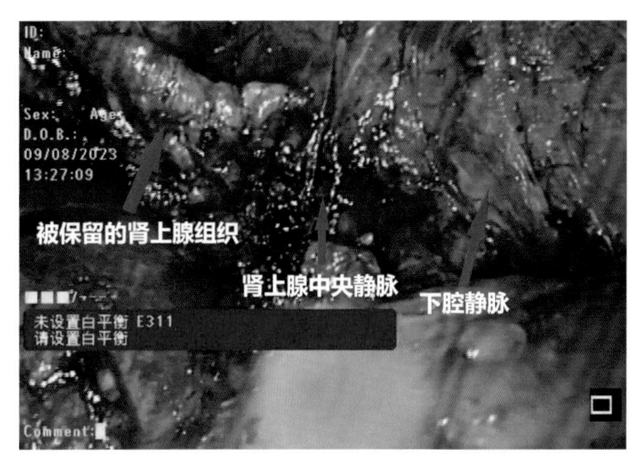

图1-4-23　切除后创面无渗血

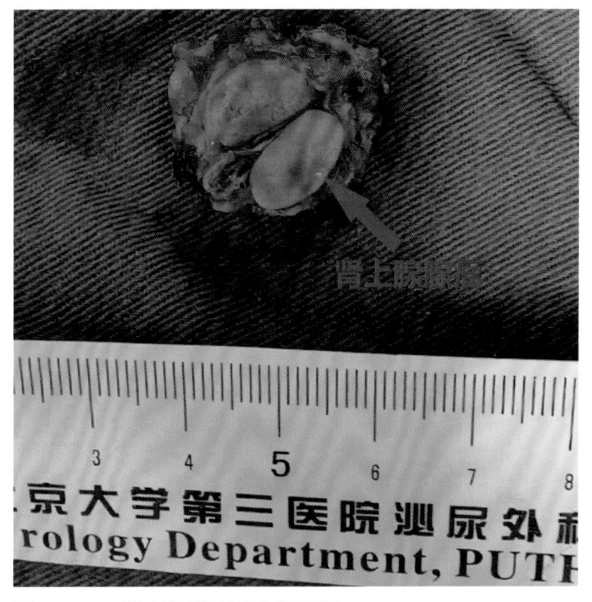

图1-4-24　肾上腺腺瘤切除后剖面

（刘茁　王洪岩　刘磊　编写）

（刘茁　吴芝莹　视频编辑）

视频4

第五节 肾上腺皮脂腺瘤（库欣综合征）的“知识干货”

一、病例介绍：患者 19 岁女性，主因“体检发现右侧肾上腺占位 2 周”就诊。患者临床表现为颜面部散在痤疮、皮肤紫纹、毛发增多。肾上腺超声提示右侧肾上腺区可见大小 3.2 cm × 2.3 cm 低回声结节，边界清楚，形态规则，未见明显血流信号。既往多囊卵巢综合征 6 年，亚临床甲状腺功能亢进 1 个月。内分泌科就诊完善检查考虑为 ACTH 非依赖性皮质醇增多症。结合肾上腺增强 CT，定位于肾上腺。诊断考虑自主分泌皮质醇的右侧肾上腺腺瘤。

二、两个容易混淆的概念——“库欣综合征”和“库欣病”：

1. 库欣综合征：各种病因导致肾上腺皮质分泌过量皮质醇而引起一系列临床症状体征。其概念与“皮质醇增多症”相同。

2. 库欣病：专指垂体病变造成促肾上腺皮质激素（ACTH）分泌增多造成的皮质醇增多症。“库欣综合征”是大概念，“库欣病”是小概念，前者包含后者。

三、库欣综合征分成两类——ACTH 依赖性和非 ACTH 依赖性。肾上腺皮质腺瘤通常为非 ACTH 依赖性的。库欣病通常为 ACTH 依赖性的。ACTH 依赖性的库欣综合征更常见，占 80% 至 85%。

四、ACTH 依赖性的库欣综合征可进一步分为两类——垂体分泌的和非垂体分泌的。垂体分泌的叫库欣病，占 80%；非垂体分泌的叫异位 ACTH 综合征，占 20%。

五、泌尿外科常见疾病如肾上腺皮脂腺瘤属于非 ACTH 依赖性皮质醇症。

六、肾上腺皮脂腺瘤常见临床表现

1. 脂肪代谢障碍：图 1-5-1 所示为脂肪代谢和分布异常——脂肪在腹部的堆积（悬垂腹）。图 1-5-2 所示为脂肪代谢和分布异常——脂肪在面部的堆积（满月脸）。图 1-5-3 所示为脂肪代谢和分布异常——脂肪在后颈部的堆积（水牛背）。图 1-5-4 所示为脂肪代谢和分布异常——脂肪在锁骨上窝的堆积（锁骨上窝脂肪垫）。图 1-5-5 所示为特征性体征——向心性肥胖（四肢脂肪及肌肉萎缩而相对较细）。

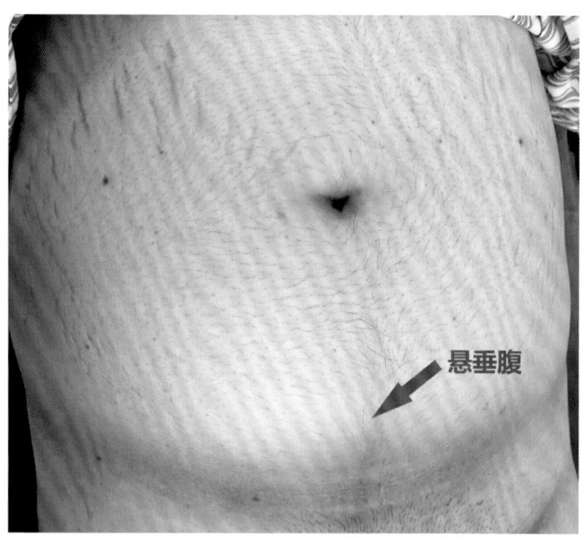

图1-5-1 悬垂腹

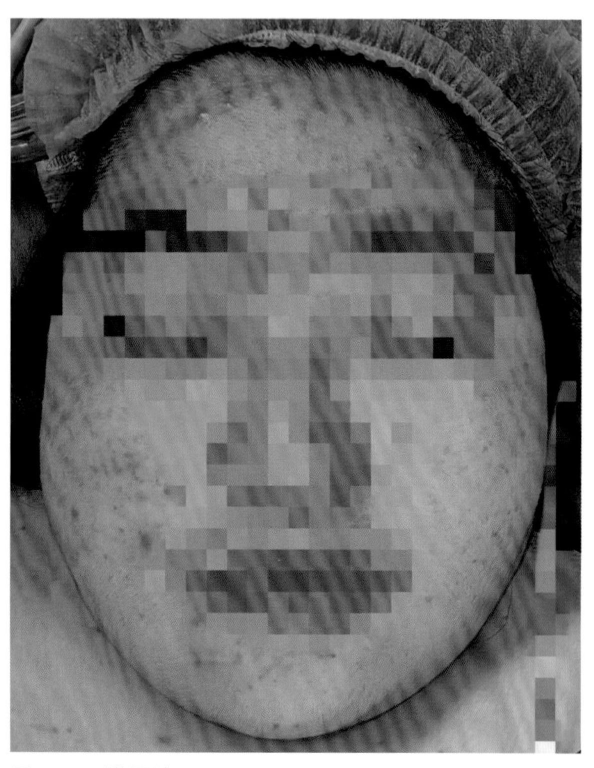

图1-5-2 满月脸

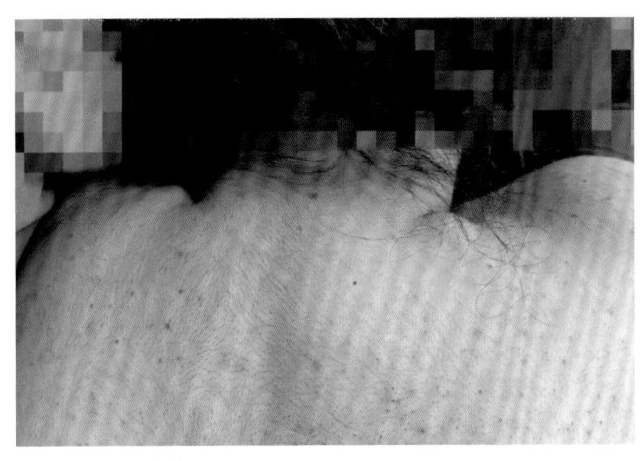
图1-5-3 水牛背

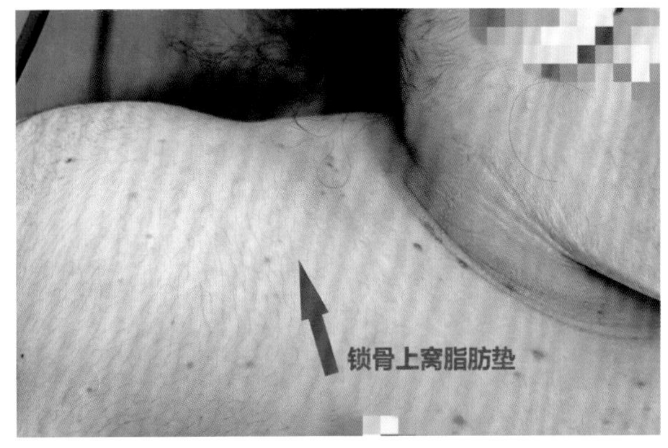

图1-5-4 锁骨上窝脂肪垫

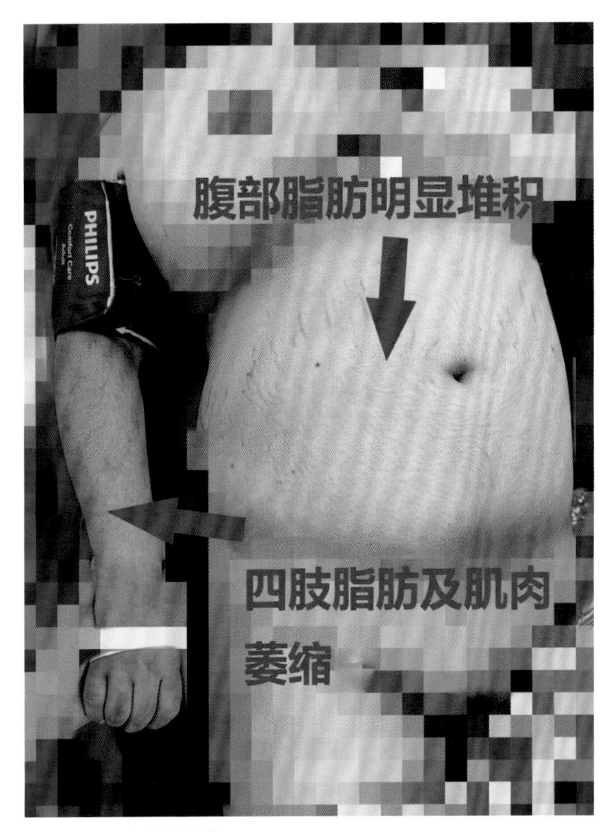

图1-5-5 向心性肥胖

2. 蛋白质代谢障碍：图1-5-6所示为特征性体征——皮肤紫纹（下腹部、臀部、股部、腋前部，中间宽且两端细的火焰状紫纹）。皮质醇导致蛋白质合成下降而分解加速，机体呈现负氮平衡，因此皮肤菲薄、毛细血管脆性增加出现瘀斑、瘀点。

3. 糖代谢障碍：50%患者出现糖代谢紊乱，20%为显性糖尿病。由于皮质醇促进了糖异生增加，降低了脂肪细胞和肌肉细胞对于胰岛素的敏感性，造成胰岛素抵抗。

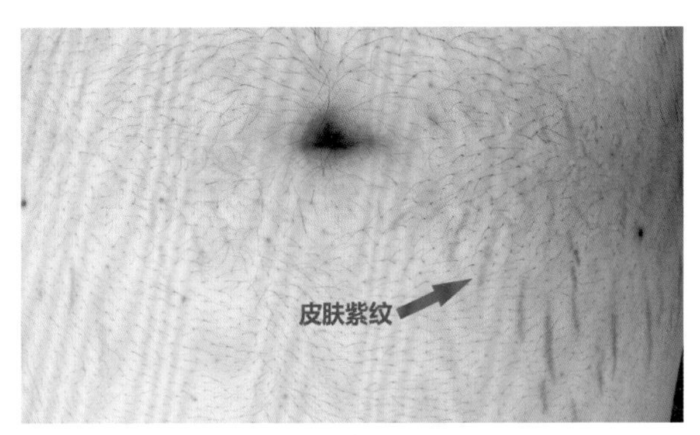

图1-5-6 皮肤瘀斑、瘀点

4. 性腺功能紊乱：皮质醇增多一方面可以直接影响性腺的功能；另一方面反馈性抑制下丘脑的促性腺激素释放激素，表现为月经不规律、月经量减少等。图1-5-7所示为雄激素分泌增多表现：痤疮、多毛。

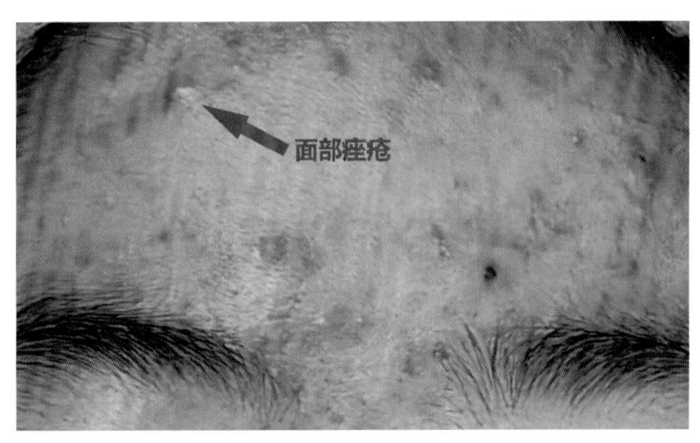

图1-5-7 雄激素增多导致痤疮、多毛

七、肾上腺皮脂腺瘤常见定性的实验室检查

1. 24小时的游离皮质醇（24 h-UFC）：此指标在正常范围内不能完全排除库欣综合征；但如果指标达到正常值5倍以上，可以在无需其他检查情况下直接确诊。指标的敏感性为 79%，特异性为 74%。

2．皮质醇的节律：正常人皮质醇呈脉冲式分泌，昼夜节律明显。午夜 23 至 24 点为低谷，晨起 8 点左右为峰值。库欣综合征患者表现为皮质醇节律消失。如果深夜血浆皮质醇＜ 1.8 mg/dl（50 nmol/L）可直接排除诊断。

3．小剂量地塞米松抑制试验（LDDST）：定性确诊皮质醇增多症。其结果分为两种：一种是被完全抑制（即用药后血浆皮质醇＜ 1.8 mg/dl 或＜ 50 nmol/L），可以排除皮质醇增多症；另一种结果是不被完全抑制，将会有 95% 的敏感性和 80% 的特异性诊断为皮质醇增多症。具体操作方法有两种：①过夜 -1 mg-LDDST。具体为：晚上 11 点一次性口服 1 mg 地塞米松，第二天早上 8 点抽血测皮质醇。这种方法操作相对方便。② 48 h-2 mg-LDDST，此种方法操作较繁琐，但特异性相对较高。

刘磊老师对于内分泌科的各种抑制试验，有一个生动形象的比喻。肾上腺这个靶器官就好比是“军阀”，垂体这个上级器官就好比是“司令部”。本例的肾上腺皮脂腺瘤（非 ACTH 依赖性皮质醇症），就好比是“军阀”发生了叛乱，不受“司令部”指挥。抑制试验只是相当于切断了“司令部”与“军阀”的联系。因此靶器官的疾病所分泌的激素大多不被抑制。而如果是“司令部”的疾病，所分泌的激素大多被抑制。

4．大剂量地塞米松抑制试验，英文名字叫做 HDDST。结果分为两种，一种是所分泌的激素被抑制（用药后比用药前下降 50%），诊断为库欣病。另一种结果是所分泌的激素不被抑制，多为肾上腺皮质腺瘤、皮质癌、异位 ACTH 综合征等。具体操作方法有两种，一种叫做过夜 -8 mg-HDDST。具体方法为：晚上 11 点一次性口服 8 mg 地塞米松，第二天早上 8 点抽血测皮质醇。另一种方法叫做 48 h-8 mg-HDDST，特异性相对较高一些。

5．血浆 ACTH：是库欣综合征的一种病因分型检查。结果分为两种：指标高（＞ 3.3 pmol/L 或 15 pg/ml），说明是 ACTH 依赖性的，例如垂体来源或异位 ACTH；指标低（＜ 1.1 pmol/L 或 5 pg/ml），说明是非 ACTH 依赖性的，例如肾上腺来源。

八、库欣综合征的确诊标准包括以下四点：①临床症状符合，24 h-UFC ＞正常上限 5 倍，可以在无需其他检查下直接确诊；②深夜唾液皮质醇＞ 4 nmol/L 或 145 ng/dl；③深夜血浆皮质醇＞ 1.8μg/dl 或 50 nmol/L，如果小于 1.8，可以直接排除诊断；④过夜 1 mg-LDDST 皮质醇＞ 1.8μg/dl，可以直接诊断。

九、肾上腺影像学检查：泌尿系增强 CT 提示右侧肾上腺见类圆形稍低密度影，大小约 2.1 cm × 2.9 cm × 3.3 cm，增强扫描动脉期明显强化，延迟期强化程度减低（图 1-5-8 和图 1-5-9）。此外，影像学检查提示正常肾上腺组织变得菲薄。其原因在于腺瘤自主分泌皮质醇，反馈性抑制下丘脑的促肾上腺皮质激素释放激素（CRH）和垂体的促肾上腺皮质激素（ACTH）分泌，造成腺瘤以外的肾上腺组织和正常的对侧肾上腺呈现萎缩状态。

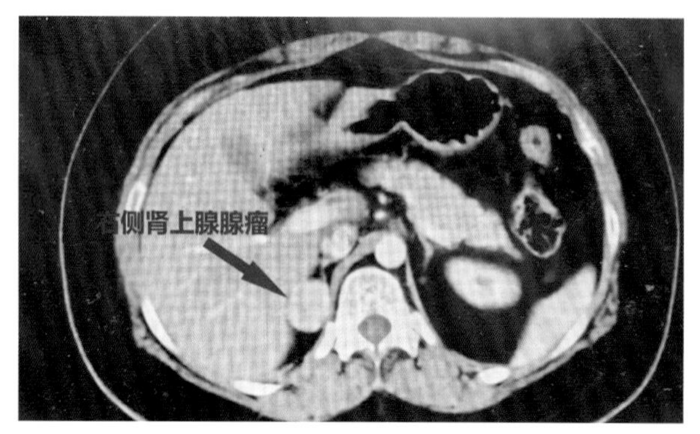

图1-5-8　泌尿系增强CT提示右侧肾上腺见类圆形稍低密度影

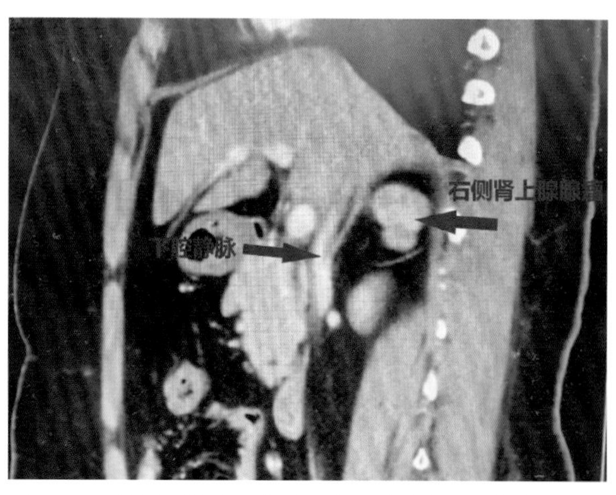

图1-5-9　泌尿系增强CT提示右侧肾上腺见类圆形稍低密度影

十、本例患者行后腹腔镜下右侧肾上腺腺瘤切除术，术中尽量保留了右侧正常的肾上腺组织。手术顺利，术后标本如图 1-5-10。

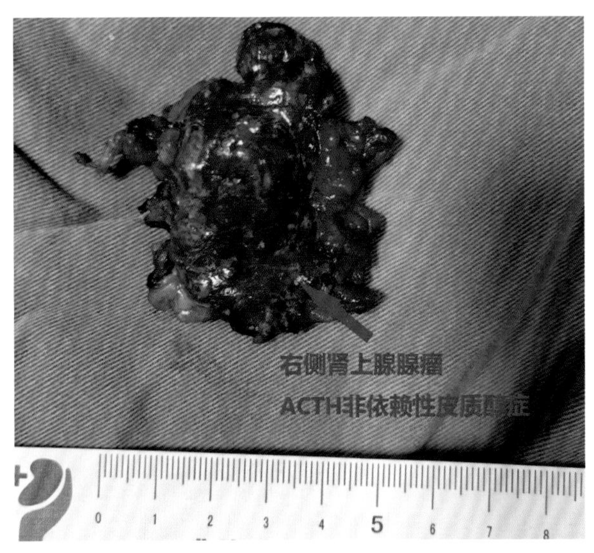

图1-5-10　大体标本

十一、此外，我们总结了肾上腺皮脂腺瘤（非 ACTH 依赖性皮质醇增多症）围手术期给药方案。

1. 术前准备时，需要采用氢化可的松 100 mg 静脉输注，于术中输注。

2. 在手术结束后，当天开术后医嘱，氢化可的松 200 mg 静脉输注。

3. 术后第一天，上午 8 点氢化可的松 125 mg 静脉输注，下午 4 点氢化可的松 75 mg 静脉输注，共计 200 mg。

4. 术后第二天，上午 8 点氢化可的松 100 mg 静脉输注，下午 4 点氢化可的松 50 mg 静脉输注，共计 150 mg。

5. 正常进食后，改为口服泼尼松，20 ~ 30 mg 每天一次。

6. 每 4 周减量 2.5 mg。4 ~ 6 月停药，少数 1 ~ 2 年停药。减量过程中观察有无肾上腺皮质功能不全症状。包括：食欲缺乏、恶心、心率快、神情淡漠、疲乏嗜睡。需要检测血浆皮质醇和 ACTH。

十二、肾上腺危象：表现为心率过快、血压下降、体温上升、恶心呕吐、白细胞增高、电解质紊乱及其他肾上腺皮质功能不全症状。处理方法：1 ~ 2 小时内氢化可的松 100 ~ 200 mg 静脉输注；5 ~ 6 小时内共计 500 ~ 600 mg 静脉输注；第 2 ~ 3 天氢化可的松 300 mg 静脉输注；第 4 天开始每天减量 100 mg。

（刘茁　李宇轩　洪鹏　刘磊　编写）

第六节　原发性醛固酮增多症：从基础知识“干货”到手术“小技巧”

一、病例介绍：患者 54 岁男性，主因“血压增高 17 年”就诊。患者 17 年前出现血压增高，最高达到 210/150 mmHg，口服地尔硫䓬控制不佳。伴有低钾血症。既往脑梗死 6 年，冠心病 1 年，腹股沟疝术后 5 年。右侧肾动脉狭窄术后 4 个月。初步诊断：原发性醛固酮增多症、双侧肾上腺腺瘤、继发性高血压、右肾动脉狭窄、右肾动脉支架术后、冠心病、脑梗死。

二、肾上腺增强 CT 提示双侧肾上腺增粗，并可见数个椭圆形稍低密度结节影，边界清楚，最大者位于左侧，大小为 1.1 cm × 0.7 cm，增强后呈现中度强化（图 1-6-1 ~ 图 1-6-4）。诊断印象：双侧肾上腺增粗并结节，考虑肾上腺腺瘤可能，伴有肾上腺增生。

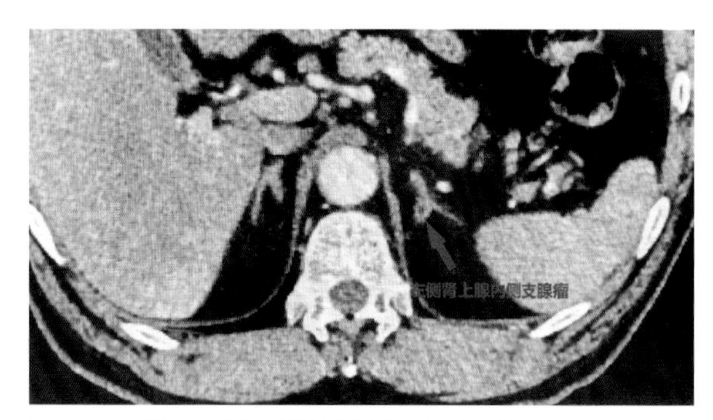

图1-6-1　增强CT示双侧肾上腺增粗，左侧为著

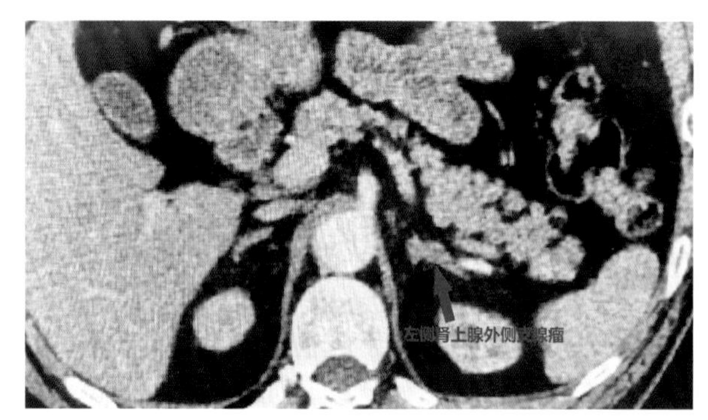

图1-6-2　增强CT示双侧肾上腺增粗，左侧为著

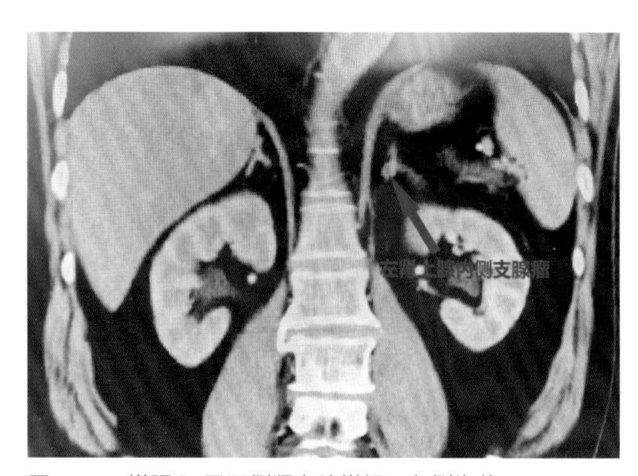

图1-6-3　增强CT示双侧肾上腺增粗，左侧为著

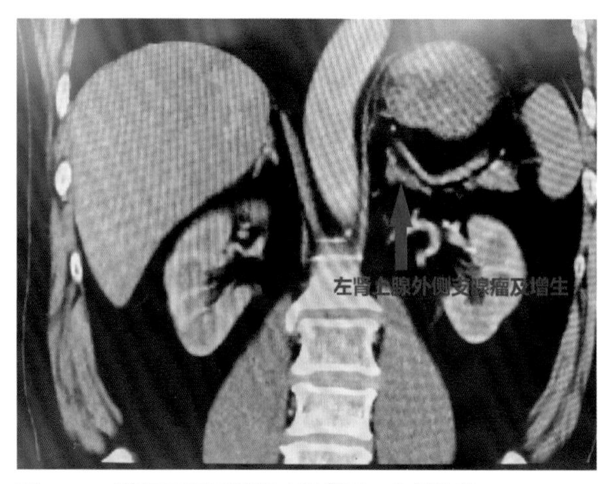

图1-6-4　增强CT示双侧肾上腺增粗，左侧为著

三、患者于2023年4月行肾动脉造影术。行右侧股动脉穿刺并置入6F鞘管，行肾动脉造影提示左肾动脉近端内膜不整，轻微狭窄。右侧肾动脉近段偏心狭窄85%，置入右侧肾动脉支架（图1-6-5和图1-6-6）。患者血压仍控制不良，为求进一步治疗就诊。

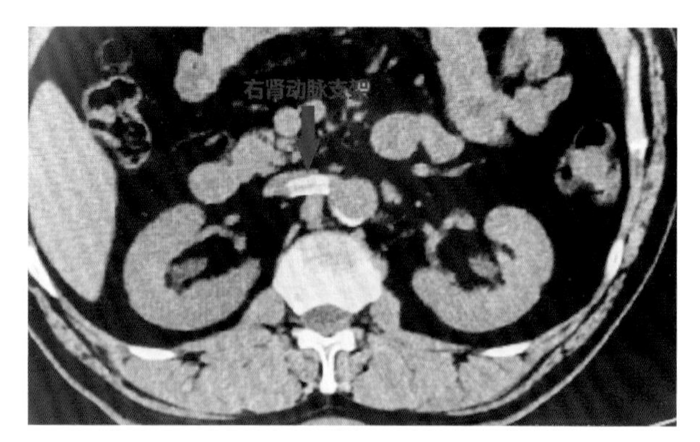

图1-6-5　增强CT显示右侧肾动脉支架

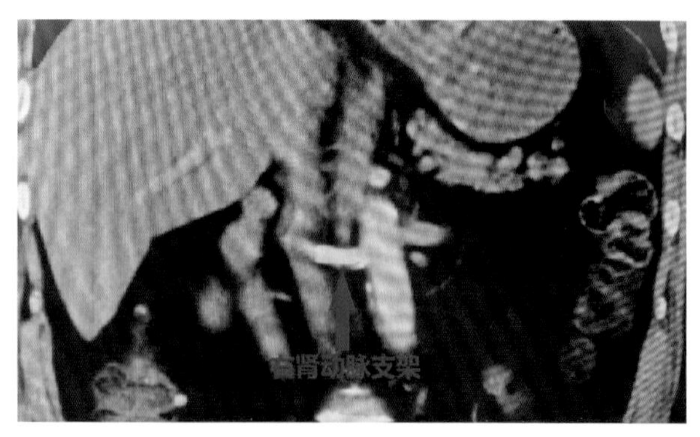

图1-6-6　增强CT显示右侧肾动脉支架

四、原发性醛固酮增多症（primary hyper aldosteronism，PHA）指肾上腺皮质分泌过量的醛固酮激素，造成以高血压、低血钾、低血浆肾素活性（plasma renin activity，PRA）、高醛固酮水平、碱中毒为主要表现的临床综合征，原发性醛固酮增多症又称为Conn综合征。

五、血醛固酮与肾素活性比值（aldosterone/renin activity ratio，ARR）是诊断原发性醛固酮增多症的重要指标。ARR＞25，高度提示原发性醛固酮增多症可能。血浆醛固酮＞15 ng/dl，肾素活性＞0.2 ng/（ml · h）计算ARR才有意义。

六、本例术前行生理盐水试验和卡托普利试验结果如图1-6-7。

生理盐水试验：

	肾素（uIU/ml）	醛固酮（pg/ML）	ARR	皮质醇
卧位	5.96	183	30.7	311.03
立位	13.04	213	16.33	
盐卧	5.117	132	25.8	175.93

卡托普利试验：

	肾素（uIU/ml）	醛固酮（pg/ml）	ARR	皮质醇
卧位	4.564	192	42.07	346.42
立位	14.4	200	13.89	168.42
1h	23.49	187	7.96	330.5
2h	23.2	169	7.28	210.56

图1-6-7 生理盐水实验及卡托普利试验结果

七、采用双侧肾上腺静脉取血以定位两侧肾上腺，判断哪一侧分泌更具有优势，为手术定位提供依据。如果一侧的皮质醇校正的醛固酮比值＞4，则确定该侧分泌有优势行该侧手术效果良好。

八、该例患者于2023年6月行肾上腺静脉造影。患者于右侧肘正中静脉穿刺并置入鞘管，以微导管行肾上腺静脉造影，提示左侧肾上腺中央静脉汇入左肾静脉回流至下腔静脉；右侧肾上腺中心静脉回流至下腔静脉，分别于左、右侧肾上腺中心静脉取样，共计40 ml（图1-6-8）。

经皮肾上腺静脉取血：

	上腔静脉	下腔静脉	左侧肾上腺	右侧肾上腺
皮质醇	346.26	167.66	1163.23	1178.16
醛固酮	566	183	5580	4300
脱氢表雄酮	119.56	111.07	135.88	136.29

图1-6-8 静脉取样结果

九、原发性醛固酮增多症的非手术治疗：①螺内酯，其化学结构类似醛固酮，起到竞争性拮抗作用，但可以导致男性勃起功能障碍。②依普利酮，为高选择性醛固酮受体拮抗剂，性功能不良反应显著降低。③其他降压药物例如卡托普利、钙离子拮抗剂。

十、该患者行全麻经后腹腔途径左侧肾上腺腺瘤切除术，术中尽量保留正常肾上腺组织。下图示在游离腹膜外脂肪时，采用倒"U"字形法游离腹膜外脂肪。在既往的经后腹腔途径上尿路手术中，选择将腹膜外脂肪右上角游离，沿着逆时针方向，游离左上角、左下角，最后游离右下角，并从四角逐渐向中心翻卷，直至将腹膜外脂肪完全游离，即术中切断脂肪的所有血供。此法术后需要将脂肪装入标本袋后取出体外。本例选择倒"U"字形法游离腹膜外脂肪。下图示在腹膜外脂肪的左上角游离，暴露下方的侧椎筋膜（图1-6-9）。

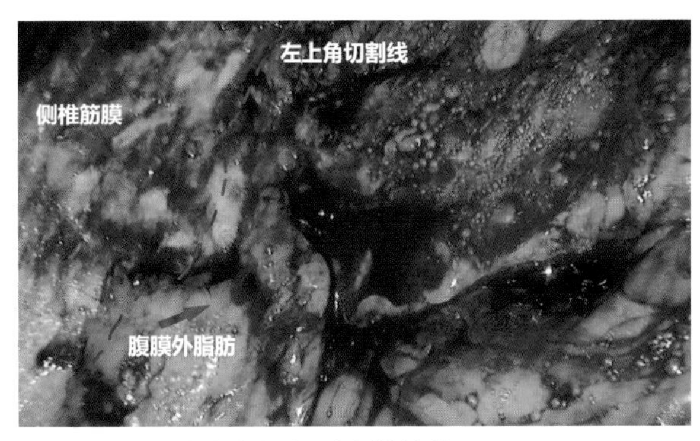

图1-6-9 暴露腹膜外脂肪下方侧椎筋膜

十一、左上角游离后，将镜头视野移动到右下角，游离此处腹膜外脂肪，暴露下方的侧椎筋膜（图1-6-10）。将左上角的切割线与右上角切割线相连。使其与左上角、右下角的两条切割线共同形成倒"U"字形的三条壁（图1-6-11）。保留脂肪团足侧血供。所谓"英雄赶路不追小兔"，为手术节约了时间。

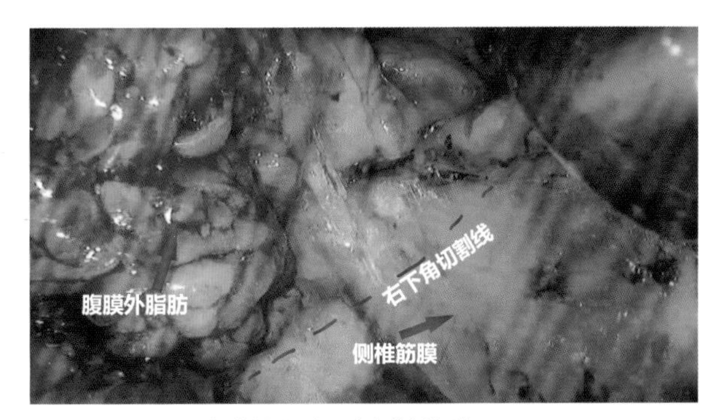

图1-6-10 暴露腹膜外脂肪下方侧椎筋膜

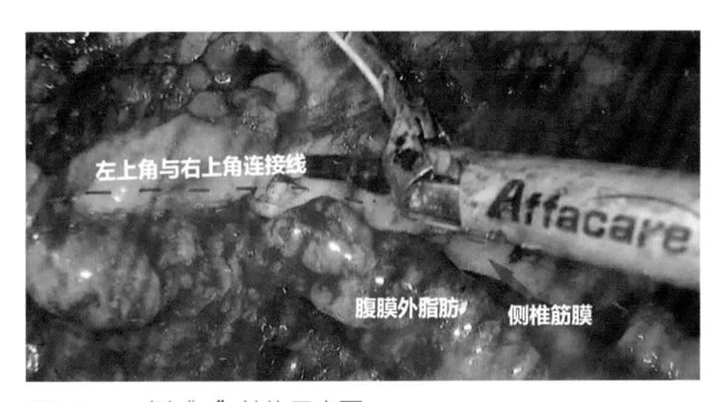

图1-6-11 倒"U"结构示意图

十二、将脂肪团的游离部分向足侧推挤，以暴露下方解剖结构。图1-6-12可见视野清楚。此种倒"U"字形腹膜外脂肪游离方法的优点是操作简单，保留脂肪血供，简化取出步骤。其缺点是下方组织结构暴露效果稍逊于传统方法。此外，通过下图可以观察到，术者右手采用超声刀作为主要切割工具，左手采用双极电凝弯钳。左手器械使用方法灵感来源于机器人手术中左手的马里兰钳。其优势在于既有弯钳的牵拉作用，又可以及时双极凝血，一举两得。

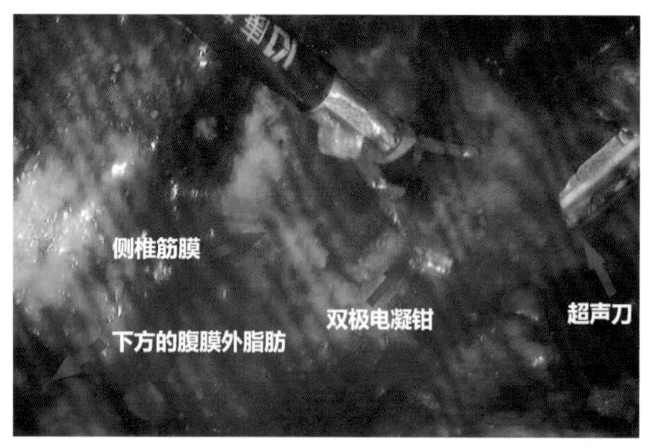

图1-6-12 术中视野

十三、传统方法需要第二助手根据术中情况，适时排出烟雾，消耗人力成本。本例手术中，采用了一种“自主烟雾排出装置”（图1-6-13），节约了第二助手的人力成本。在三孔法后腹腔途径手术中。镜头穿刺器连接气腹管，为进气口。右手穿刺器为12 mm的一次性穿刺器，连接引流管作为临时排烟管。本例排气的引流管连接20 ml注射器针头，将针头穿刺进入吸引器管，通过负压装置的吸引作用，将后腹腔的烟雾自主排出。因注射器针头管径小，因此烟雾排出速度较小，避免短时间大量气体排出造成后腹腔空间不足，影响操作。此外通过与吸引器管的连接，保证一定吸除效率。“自主烟雾排出装置”便捷有效。

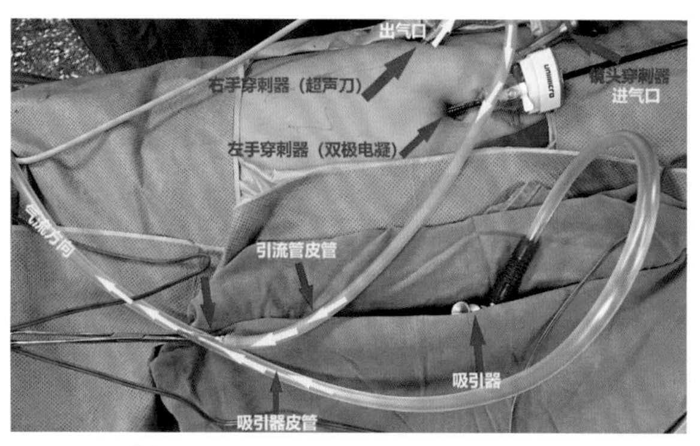

图1-6-13 “自主烟雾排出装置”示意图

十四、采用“三层面”法游离肾上腺。在游离肾上腺背侧层面后，如下图所示游离肾上腺腹侧层面（图1-6-14）。左手弯钳提拉腹膜返折，右手超声刀在腹膜与肾周脂肪间的层面钝性游离。

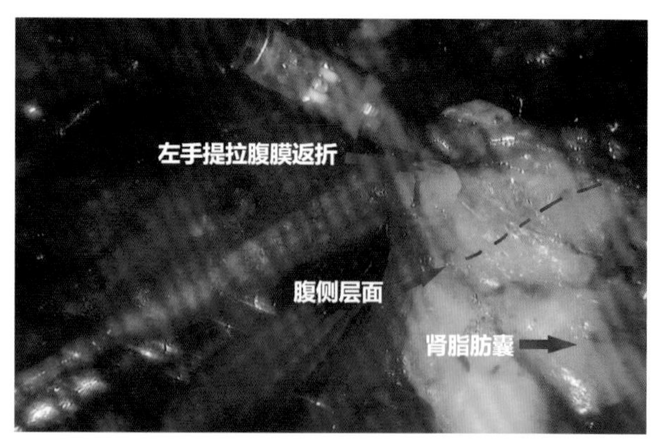

图1-6-14 暴露肾上腺腹侧层面

十五、在肾上极水平，将腹侧层面与背侧层面连通（图1-6-15）。在游离过程中可以透过腹膜看到内侧的胰尾和外侧的脾脏。术中需要注意避免损伤。肾上腺位置位于胰尾的正后方或稍偏上位置。

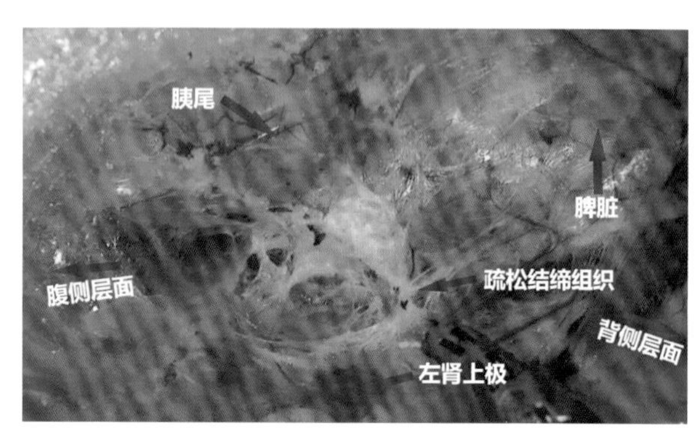

图1-6-15 肾上极腹侧与背侧连通

十六、传统方法将肾上腺悬吊在顶部“天花板”上，本例则不然。在肾上腺腹侧层面继续向前打开，将肾上腺留在肾上极的“地面上”。如图1-6-16所示，在肾上腺与肾上极脂肪颜色变迁处，游离肾上腺边缘。随着切割进行，肾上腺边缘逐渐向上翘起。左手弯钳的操作手法是向下、并向术者怀抱中“搂草”式下压肾上极。

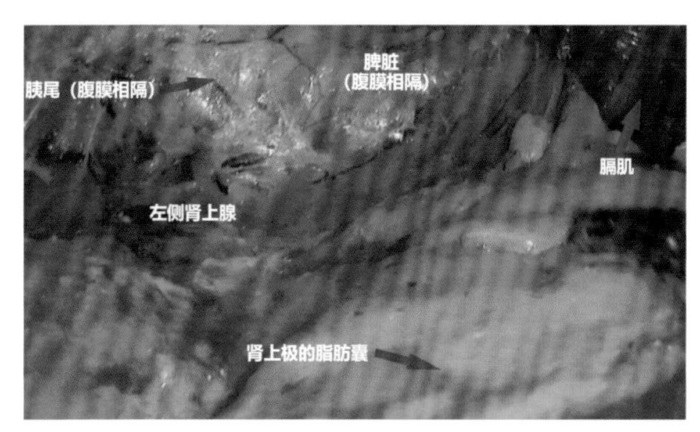

图1-6-16　游离肾上腺边缘

十七、图 1-6-17 所示为左手弯钳未进行任何遮挡或下压动作时，暴露视野场景。肾上腺被镜头前方的肾上极脂肪所遮挡。

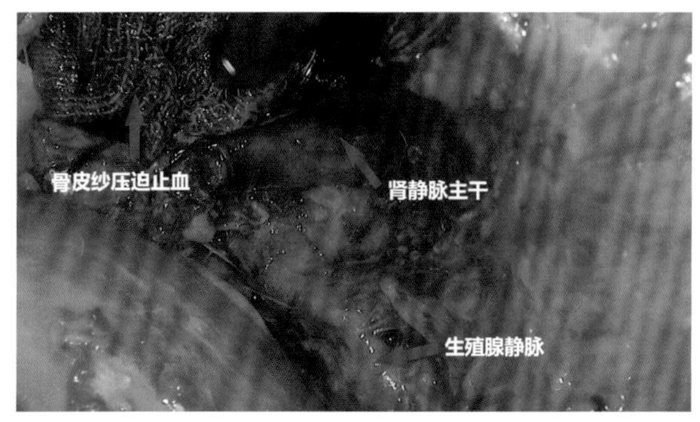

图1-6-17　肾上腺被脂肪遮挡

十八、图 1-6-18 示左手弯钳遮挡暴露的手法。此时弯钳不能单纯地将肾上极向下遮挡（视野暴露不佳），而是在向下遮挡下压过程中，同时向术者怀抱方向“搂草式”地回拉。在肾上腺和肾上极之间则会形成张力，便于操作。

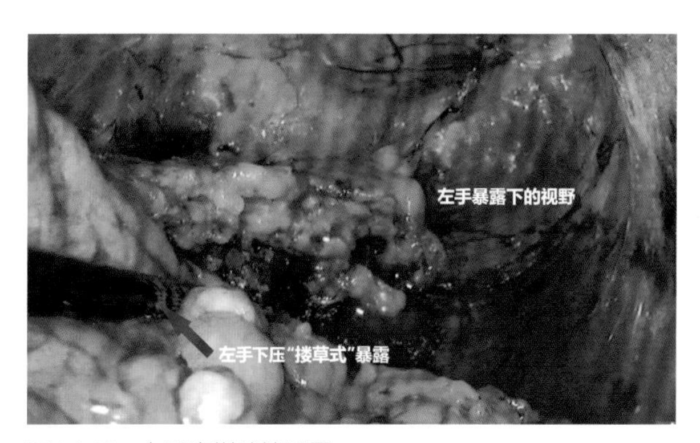

图1-6-18　左手弯钳遮挡暴露

十九、图 1-6-19 示左、右手相互交替，一只手向上遮挡肾上腺，另外一只手的器械平行于血管走行方向钝性游离，暴露出梳状血管后采用双极凝断。

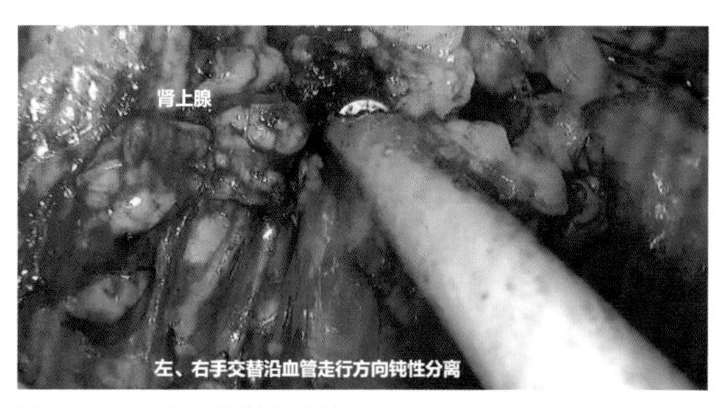

图1-6-19　双极凝断梳状血管

二十、本例患者因存在双侧肾上腺腺瘤。故选择行左侧肾上腺腺瘤切除术，术中尽量保留正常肾上腺组织。虽然肾上腺全切的手术操作简单，但做出肾上腺全切的临床决策并不简单。图 1-6-20 可见内侧支腺瘤。术中小心剔除肾上腺周围脂肪，暴露腺瘤。

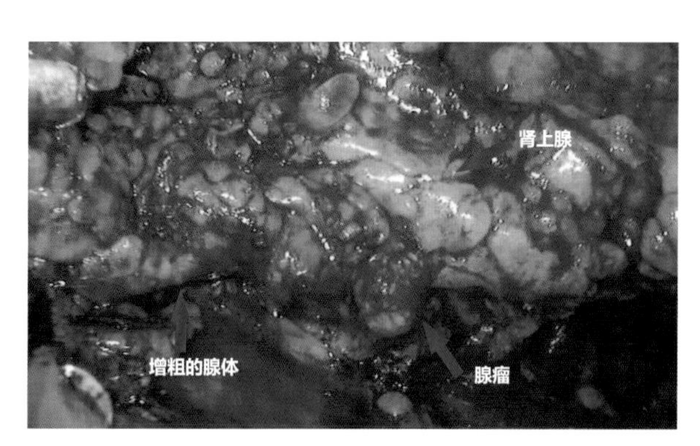

图1-6-20　暴露内侧支腺瘤

二十一、图 1-6-21 所示为肾上腺外侧支腺瘤。此处注意结合术前影像片。

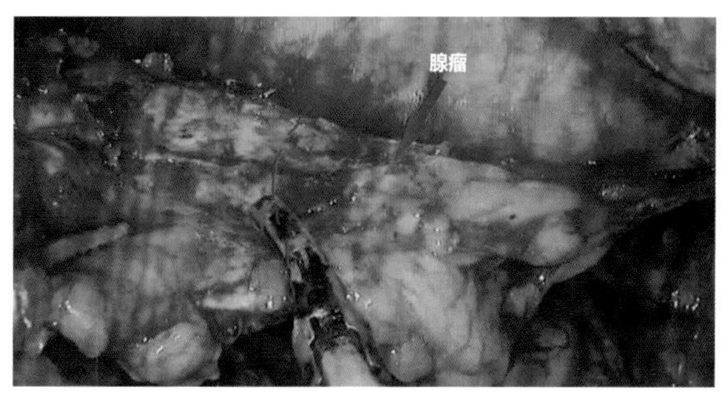

图1-6-21　暴露外侧支腺瘤

二十二、术中不采用传统的血管夹，而是采用超声刀慢档切除肾上腺外侧支腺瘤（图1-6-22）。

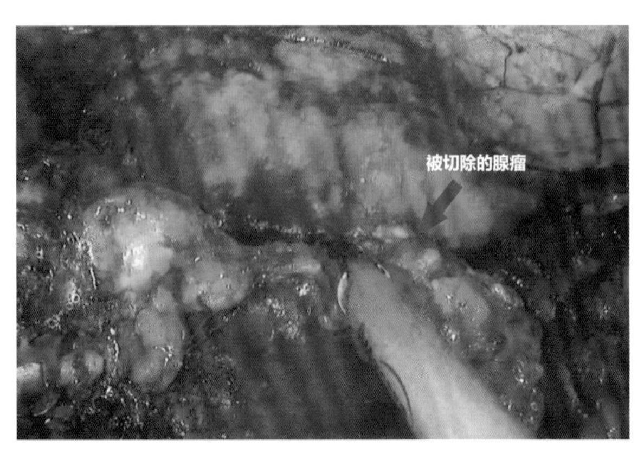

图1-6-22　超声刀切断外侧支腺瘤

二十三、左手将肾上腺掀起，暴露出内侧支腺瘤（图 1-6-23）。

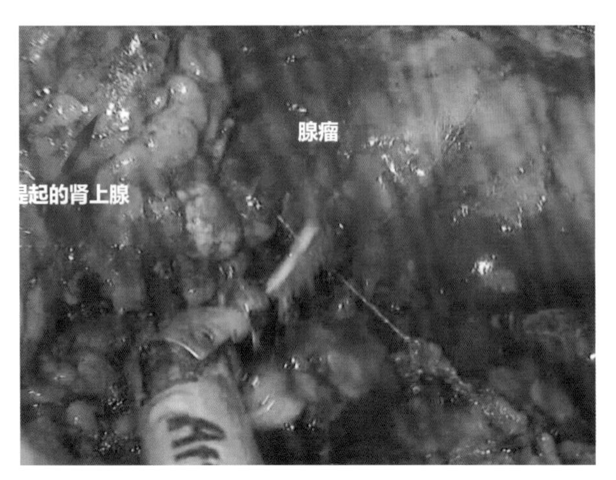

图1-6-23　暴露内侧支腺瘤

二十四、采用超声刀慢档切除内侧支腺瘤。术后视野清晰，未见明显出血（图 1-6-24）。

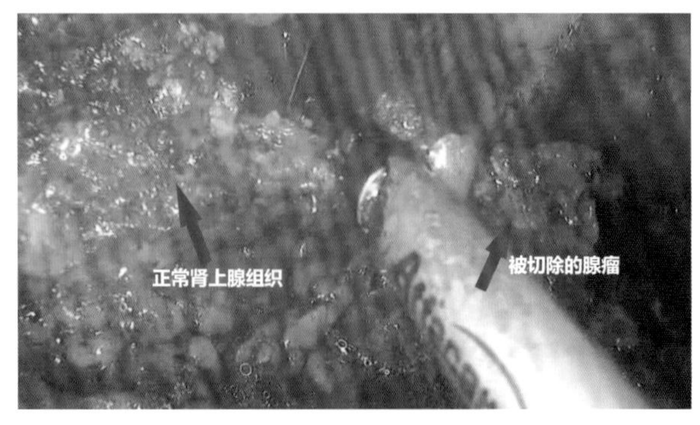

图1-6-24　术后未见明显出血

二十五、图 1-6-25 示切除下的含有腺瘤的肾上腺组织。采用解剖刀切开后可见金黄色腺瘤剖面。

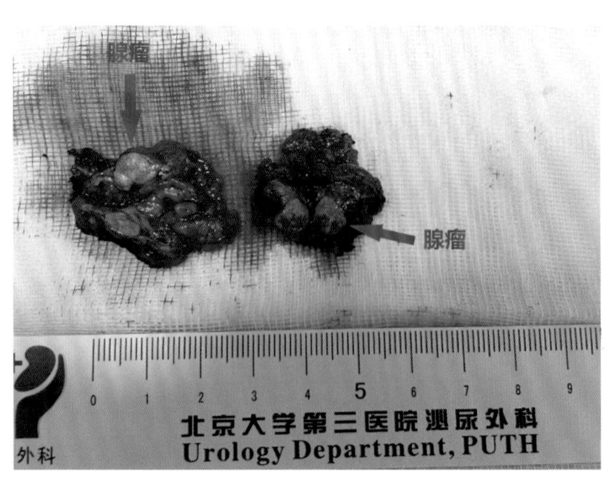

图1-6-25　大体标本剖面

（刘茁　陈克伟　赵勋　刘磊　编写）

（刘茁　吴宗龙　视频编辑）

视频5

第七节 经腹腔途径的左侧肾上腺复发瘤切除术

一、病例介绍：患者 45 岁男性，主因“左侧肾上腺肿物切除术后 2 年，复发 5 个月”就诊。患者 2 年前因左侧肾上腺肿瘤行后腹腔镜左侧肾上腺肿物切除术，术后病理提示为左侧肾上腺皮质腺瘤。5 个月前发现左侧肾上腺复发瘤。既往高血压病史。

二、泌尿系增强 CT 提示左侧肾上腺区结节状低密度影及线状高密度影。肾上腺结节大小约为 1.6 cm × 1.0 cm。诊断考虑为左侧肾上腺腺瘤。下图可见在左侧肾上腺复发瘤，周围有初次手术中残留的血管夹（图 1-7-1）。

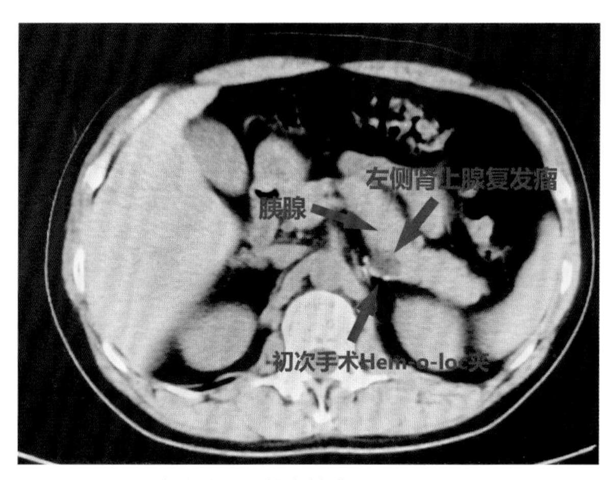

图1-7-1 CT示复发瘤周围的血管夹

三、图 1-7-2 示左侧肾上腺复发瘤与胰腺尾部关系密切。

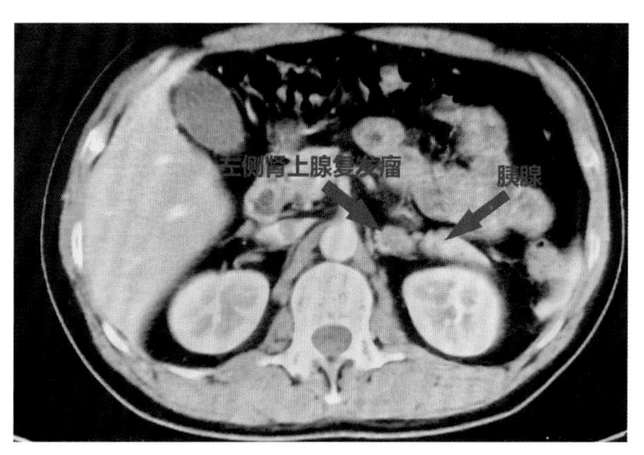

图1-7-2 复发瘤与胰腺尾部关系紧密

四、图 1-7-3 示左侧肾上腺复发瘤与胰腺尾部和左肾静脉的关系。影像学的特点决定了术中定位的方法。

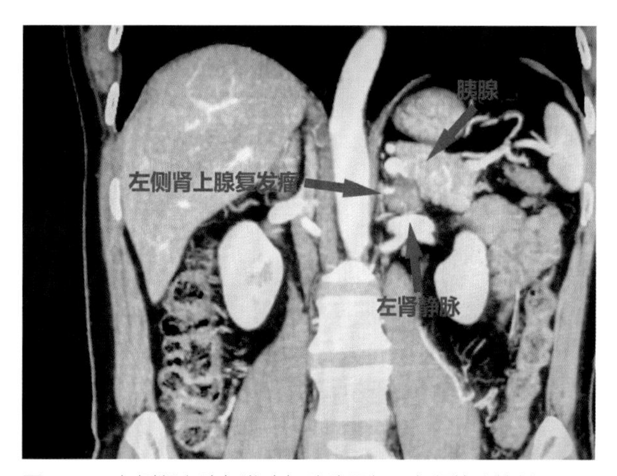

图1-7-3 左侧肾上腺复发瘤与胰腺尾部和左肾静脉的关系

五、初次手术的途径为左侧经后腹腔途径，为了避免粘连对于二次手术的影响，手术途径选择经腹腔途径。如图 1-7-4 所示，患者卧位，其背部所在平面与床面呈 70° 。分别在胸部的背侧和臀部的背侧放置侧体位架起到固定的作用。在两腿之间放置护枕。

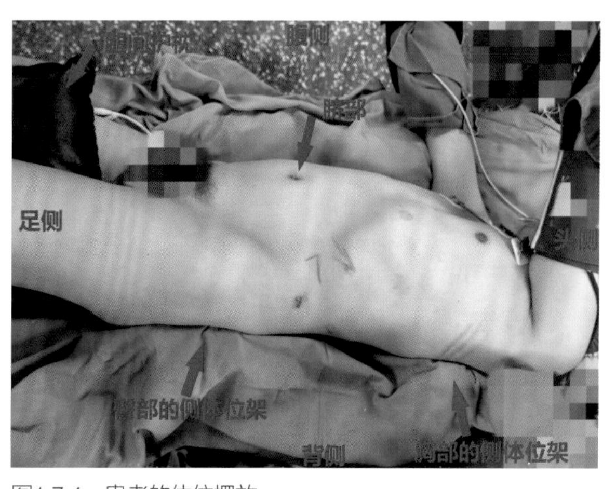

图1-7-4 患者的体位摆放

六、在穿刺器布局方面。首先在脐部偏上置入气腹针，创建气腹。在患者平脐的位置偏左侧

8 cm 处置入镜头穿刺器。分别在镜头穿刺器两侧，间隔 8 cm 分别置入 12 mm 的右手穿刺器和 5 mm 的左手穿刺器。三个穿刺器呈现等腰三角形。在镜头穿刺器和左手穿刺器的内侧，置入助手穿刺器，三者呈现等边三角形（图 1-7-5）。

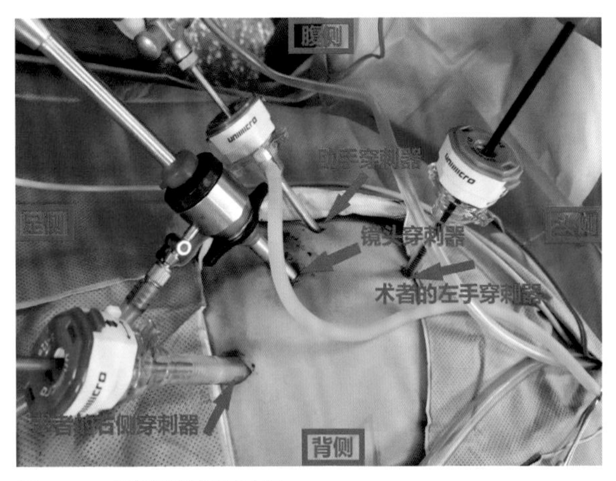

图1-7-5 穿刺器的相对位置

七、术者和助手的腹腔镜器械如图1-7-6所示。

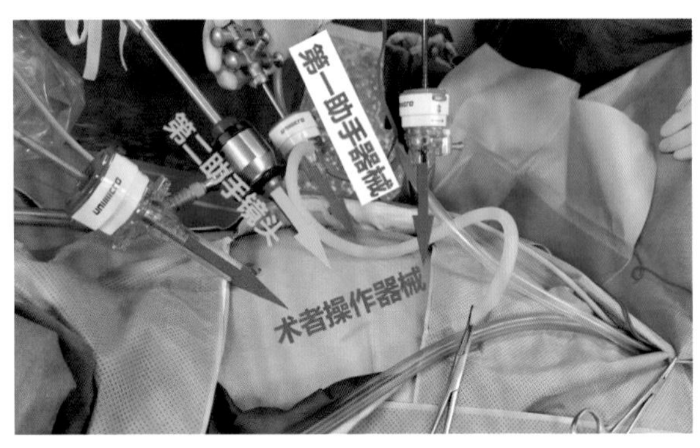

图1-7-6 术者和助手的腹腔镜器械位置

八、置入腹腔镜镜头后，可见相应的解剖结构：头侧的脾脏，远景的降结肠和近景的大网膜（图 1-7-7）。

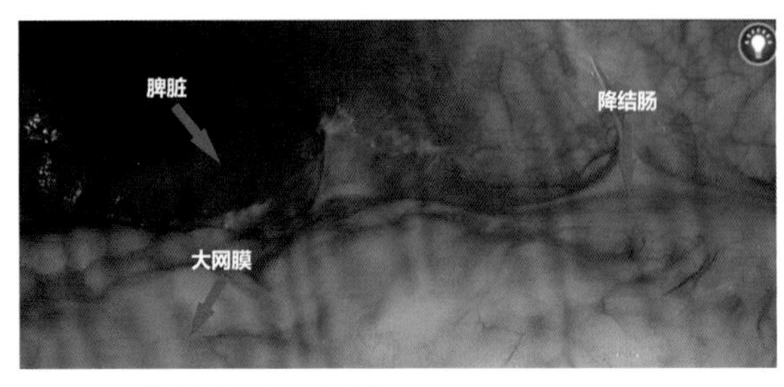

图1-7-7 腹腔镜镜头下手术视野

九、切开脾结肠韧带的粘连。切开足够长度的左侧结肠旁沟，将降结肠向内侧游离（图1-7-8）。

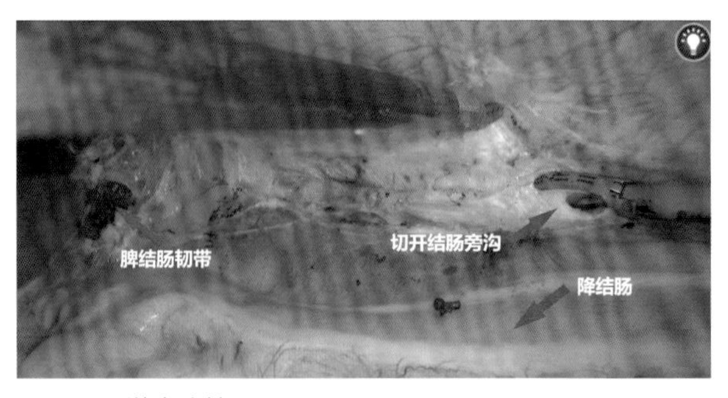

图1-7-8 游离降结肠

十、切开左侧结肠旁沟后，用超声刀锐性切开肾旁脂肪（又叫腹膜后脂肪），如图1-7-9所示。

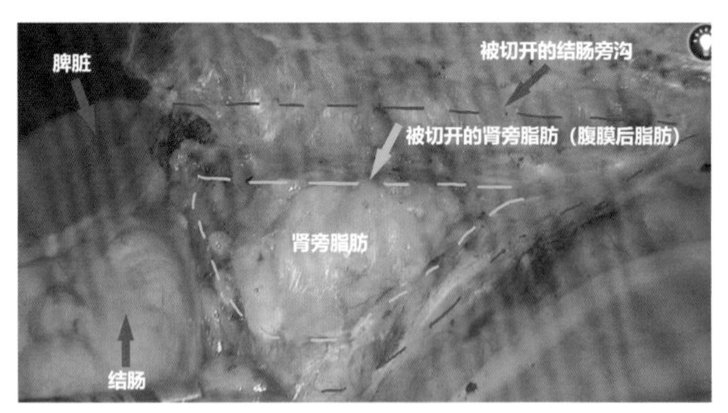

图1-7-9 切开肾旁脂肪

十一、在解剖结构上。经腹腔途径手术需要从浅到深依次切开四层解剖结构，分别如下：第一层切开结肠旁沟；第二层切开肾旁脂肪（又叫腹膜后脂肪）；第三层切开肾筋膜前层（又叫肾前筋膜）；第四层切开肾周脂肪（图 1-7-10）。

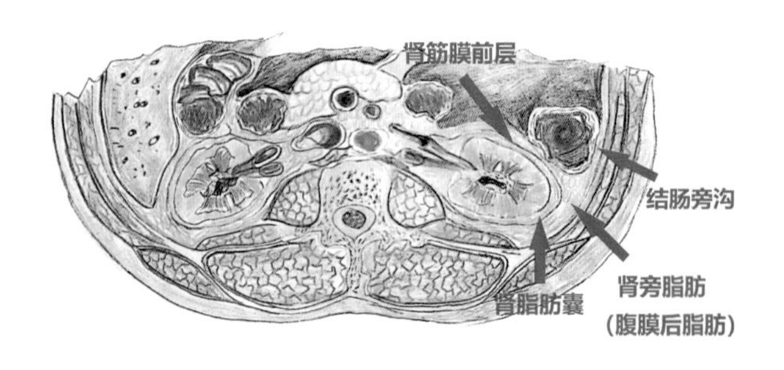

图1-7-10 手术层面解剖示意图

十二、在切开肾旁脂肪后，可见致密结缔组织包裹的脂肪囊，这层致密结缔组织就是肾筋膜前层，如图 1-7-11 所示。

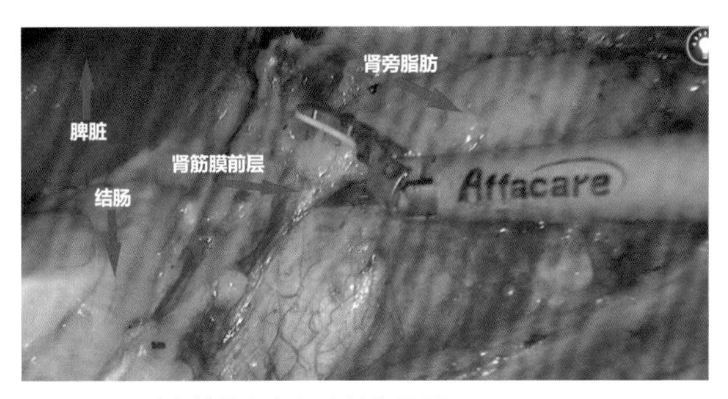

图1-7-11　致密结缔组织包裹的脂肪囊

十三、将肾周筋膜前层从头侧向足侧切开足够长度，充分暴露出内部的肾脂肪囊，就到达了熟悉的后腹腔途径手术层面，如图 1-7-12 所示。后腹腔途径手术是熟悉的场景，而经腹腔途径是陌生的场景，初学者需要适应相应的空间转换。

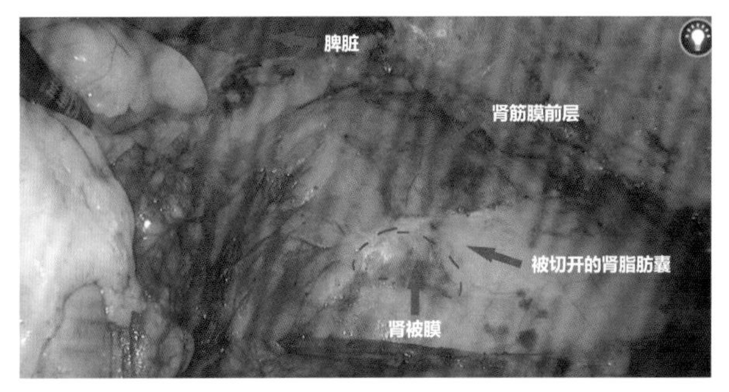

图1-7-12　后腹腔途径手术层面

十四、在头侧游离时，需要警惕避免损伤胰腺尾部，如图 1-7-13 所示。

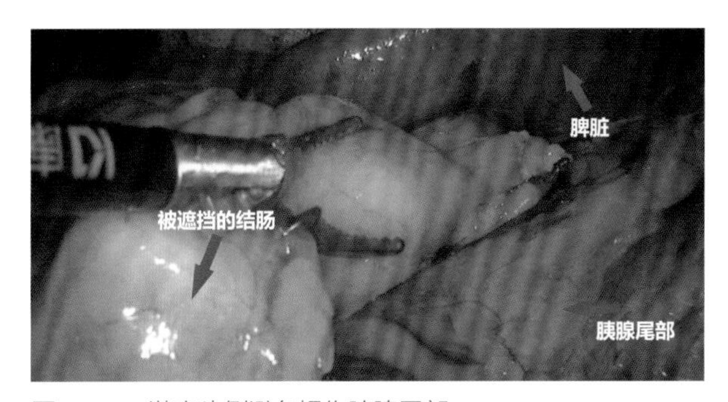

图1-7-13　游离头侧避免损伤胰腺尾部

十五、在肾周筋膜前层与肾脂肪囊之间的层面进一步游离（图 1-7-14）。

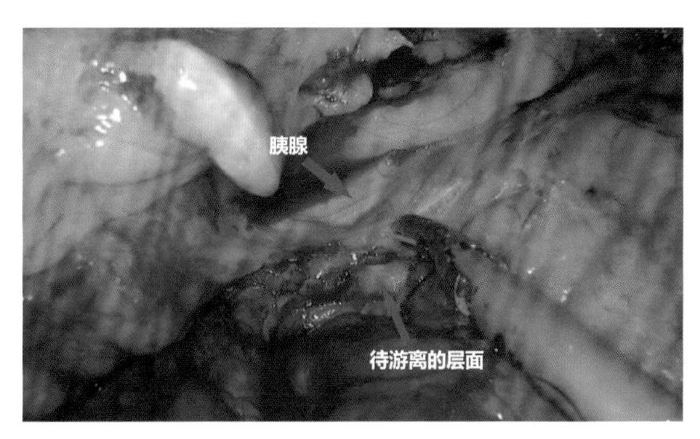

图1-7-14　游离肾周筋膜前层和肾脂肪囊之间

十六、在左肾的内侧，游离脂肪时，需要警惕脂肪深方的肾门血管。如图 1-7-15 所示，显露左肾静脉前切开肾门血管表面的脂肪。切开脂肪后，可以暴露出其深方的左肾静脉（图 1-7-16）。

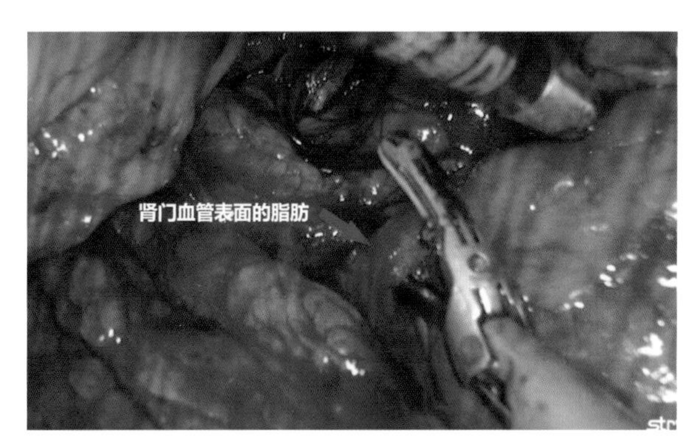

图1-7-15　切开肾门血管表面的脂肪

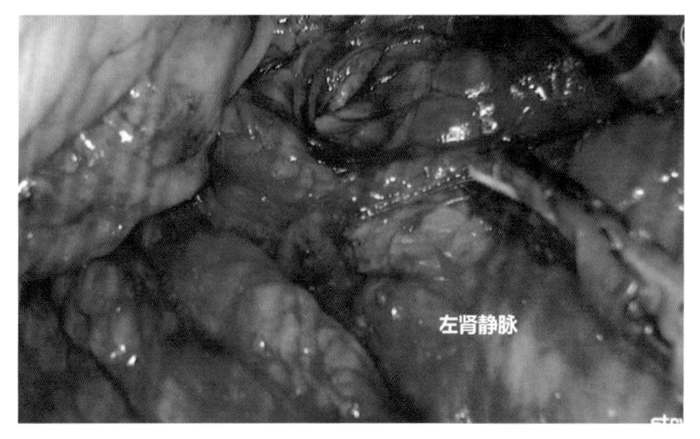

图1-7-16　暴露深方左肾静脉

十七、结合术前阅片时了解到的解剖结构特点，左侧肾上腺复发瘤位于左肾静脉的头侧。如图 1-7-17 所示，术中暴露出左侧肾上腺复发瘤。

围绕肿瘤，分离其不同的侧面。图 1-7-18 示钝性游离其腹侧层面。切除肾上腺复发瘤，图 1-7-19 可见初次手术残余的血管夹。图 1-7-20 示切除肿瘤后创面未见明显渗血。

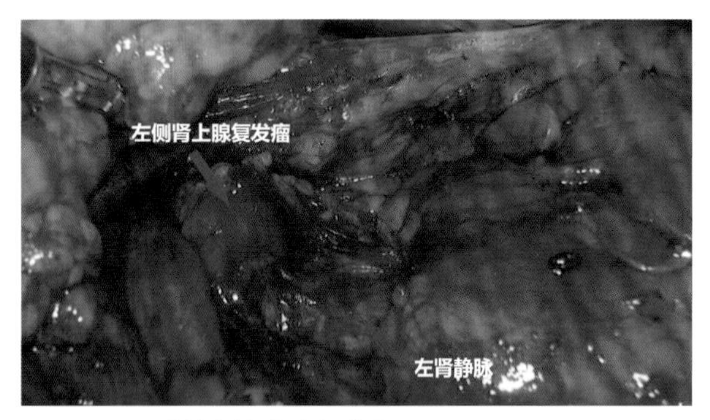

图1-7-17　暴露左侧肾上腺复发瘤

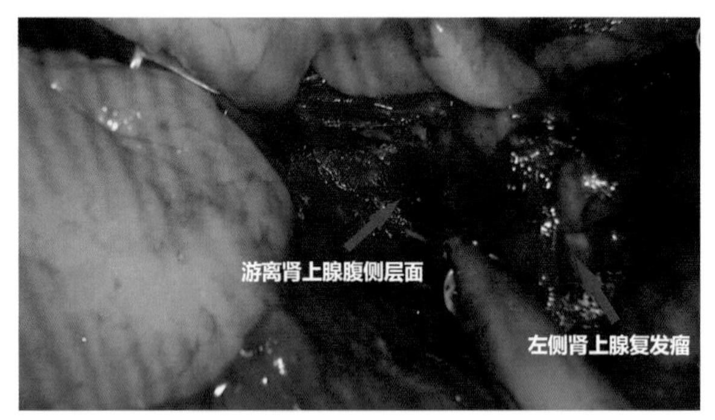

图1-7-18　钝性游离腹侧层面

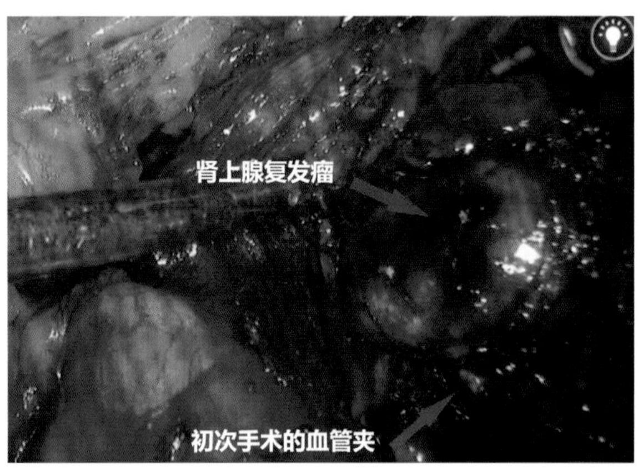

图1-7-19　术中可见初次手术血管夹

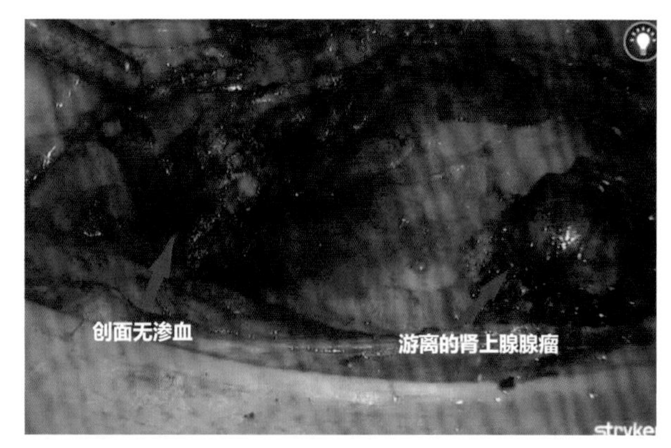

图1-7-20　术后视野未见明显渗血

十八、大体标本照片如图 1-7-21：左侧肾上腺及周围脂肪组织，剖开后切面可见一金黄色肿物，大小约 2.5 cm × 2 cm × 1.3 cm。术后病理提示：诊断考虑为左侧肾上腺皮质腺瘤。

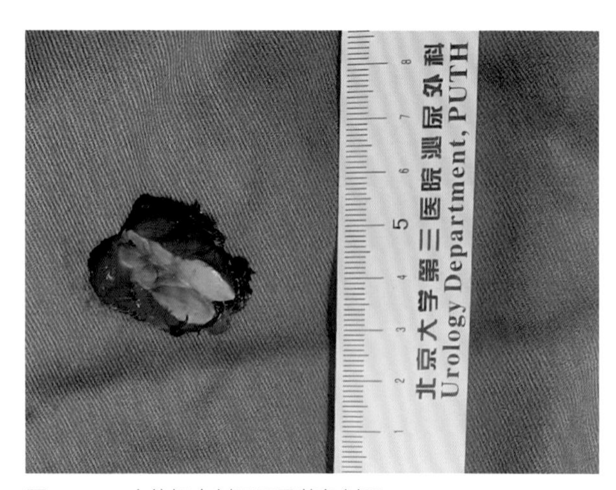

图1-7-21　大体标本剖开可见黄色剖面

（刘茁　葛力源　刘磊　编写）
（刘茁　张启鸣　视频编辑）

视频6

第八节　机器人巨大肾上腺畸胎瘤切除术的心得体会

一、病例介绍：患者49岁女性，主因“左侧腰腹部疼痛1周”就诊。疼痛性质为阵发性隐痛。行腹部B超提示左侧肾上腺区囊实性包块，肾上腺畸胎瘤可能性大。既往高血压1年。初步诊断为左侧腹膜后肿瘤，左侧肾上腺畸胎瘤可能性大。

二、腹盆腔增强CT示左侧腹膜后可见类圆形囊实性占位，与左侧肾上腺关系紧密，大小约7.9 cm × 9.1 cm × 8.7 cm，边缘可见结节状高密度影，其内可见分隔及等密度结节，见液液平面及脂性密度影。增强扫描环壁形强化，结节及分隔明显强化（图1-8-1 ~ 图1-8-3）。病变推挤胃部、胰腺和左肾。诊断考虑左侧腹膜后占位，左侧肾上腺畸胎瘤可能。

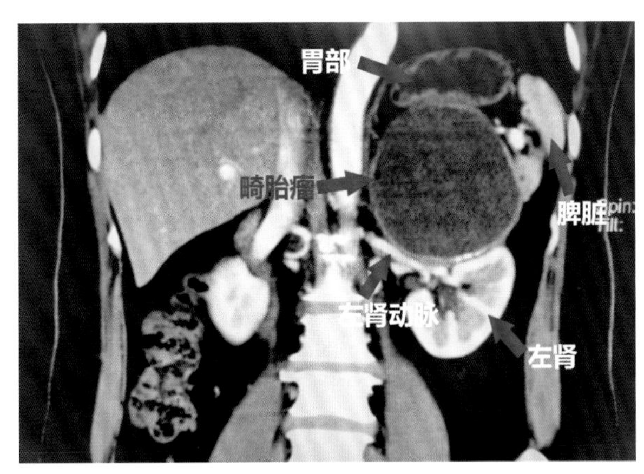

图1-8-1　增强CT冠状位

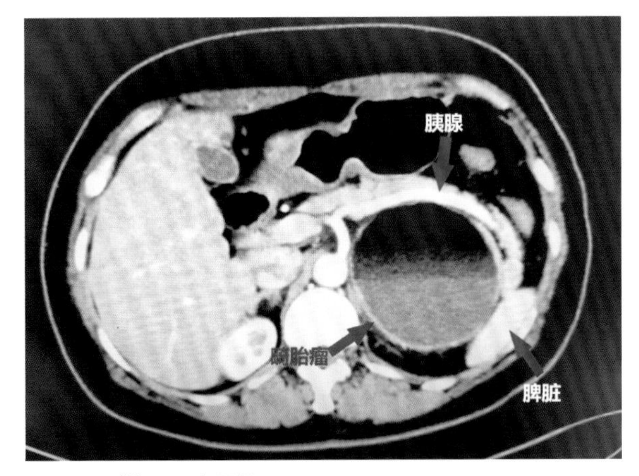

图1-8-2　增强CT水平位

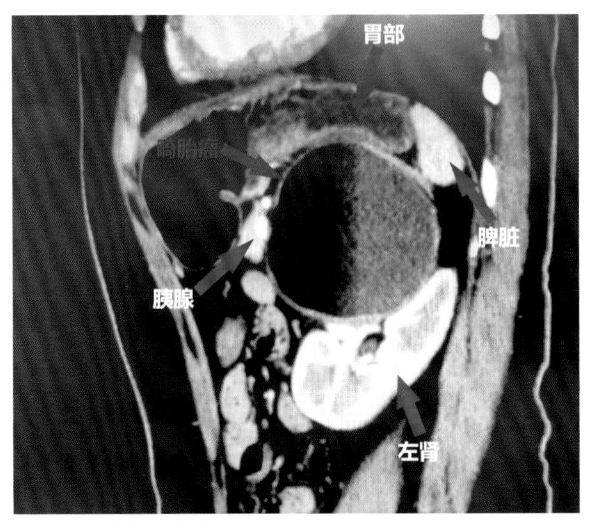

图1-8-3　增强CT矢状位

三、准备工作：腹膜后肿瘤切除术为非常规手术。本例患者腹膜后肿瘤与左肾关系密切。术前需要完善肾动态现象（核医学肾图判断分肾功能），术前谈话交代肾切除可能。肿瘤底部紧邻左肾动脉和肾静脉，术前可尽量提前游离出左肾动脉及静脉以便出血时阻断，提前准备哈巴狗钳；由于腹膜后肿瘤与血管关系密切，为方便损伤后修补可提前准备缝线（4-0的不可吸收血管缝线，线长10 cm，末端多重打结，近端夹闭一枚Hem-o-lok血管夹）；本例腹膜后肿瘤为囊实性，性质上倾向于肾上腺来源的成熟畸胎瘤，倾向于良性可能，术中可主动破口减张，为方便破口缝合提前准备缝线（3-0的可吸收单乔线，线长10 cm，末端多重打结，近端夹闭一枚Hem-o-lok血管夹）。

四、机器人手术选择经腹腔途径。患者右侧卧位，向背侧倾斜30°，腰部垫高。在脐下方行1.2 cm的纵行切口，置入气腹针建立气腹。气腹压力设置为15 mmHg，随着通气开始，气腹压力缓慢上升，当充入3.5 ~ 4L气体时达到设定值。气腹压力升高太快可能是气腹针错误置入腹膜外层次，需要及时调整。穿刺器位置如图1-8-4。

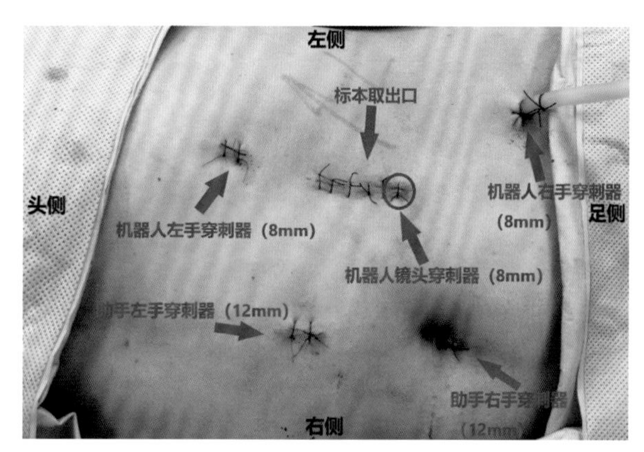

图1-8-4　穿刺位置示意图

五、在结肠脾区沿着 Toldt 线切开后腹膜壁层，将降结肠向内侧推挤。暴露并切开左侧肾周筋膜前叶。图 1-8-5 为术中所见，左侧肾上腺区巨大肿物，与周围组织器官有粘连。肿物囊实性且张力较高，压迫左肾上极并凸入到肾窦内。

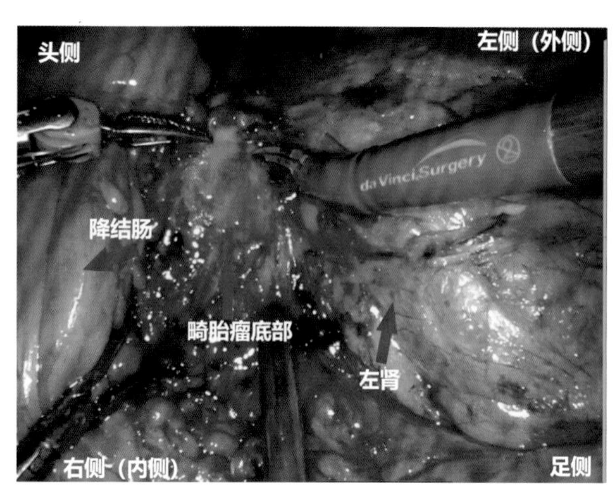

图1-8-5　肾上腺肿物粘连严重

六、图 1-8-6 所示，在左肾下极寻找到左侧生殖腺静脉作为正常的解剖标志。沿着左侧生殖腺静脉向头侧游离暴露，直到左生殖腺静脉汇入左肾静脉位置。

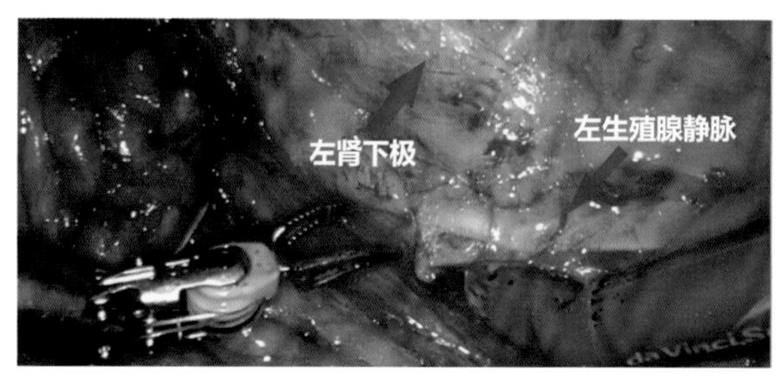

图1-8-6　左肾下极可寻找到生殖腺静脉

七、进一步游离暴露左肾静脉。按照术前准备方案，希望在左肾静脉深方寻找到左肾动脉。但本例患者左肾动脉位置较高，位于左肾静脉头侧，位于肿瘤下方，术中寻找左肾动脉困难（图 1-8-7）。

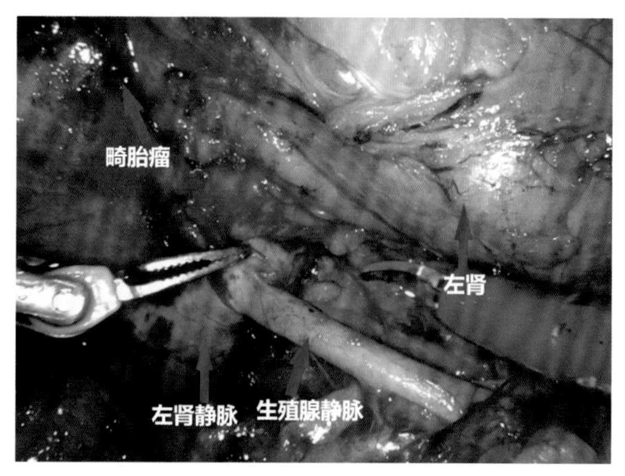

图1-8-7　左肾动脉位置高

八、先游离肿瘤的内侧层面。肿瘤内侧与胰腺关系密切，为了避免损伤胰腺造成胰瘘，术中采用钝性联合锐性游离方法。助手左手遮挡暴露胰腺时也需要注意力度，暴露空间形成张力即可，避免撕破胰腺被膜（图 1-8-8）。

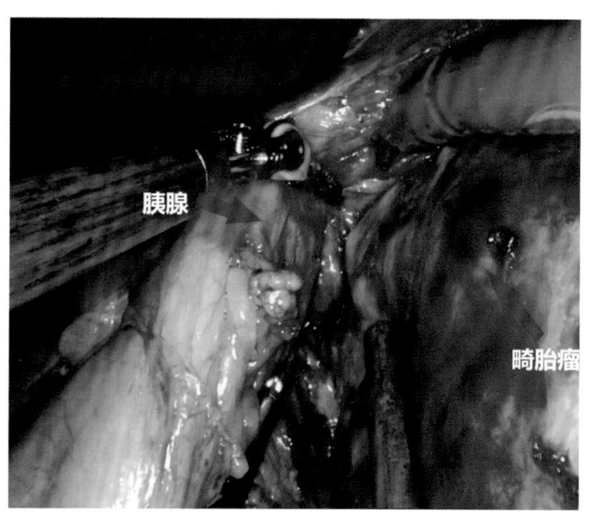

图1-8-8　暴露胰腺与肿物间空间

九、肿瘤顶部与胰腺尾部和脾脏关系密切。肿物较大张力较高，其顶部空间有限，最大程度游离肿瘤顶部层面后改变手术策略（图 1-8-9）。

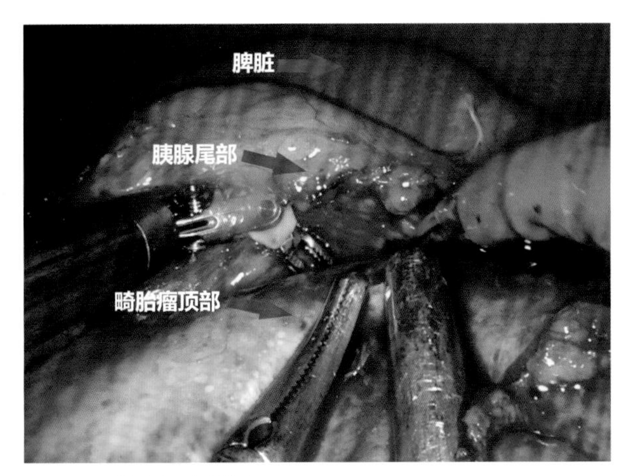

图1-8-9 游离肿瘤顶部

十、游离肿瘤底部与左肾上极交界处。图1-8-10可见肿瘤与肾脏分界不清。

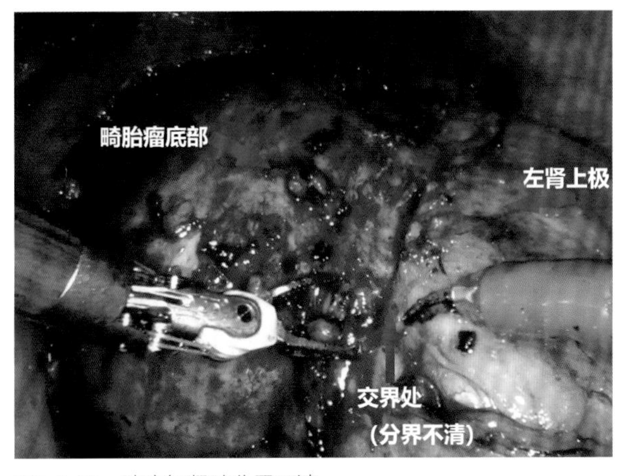

图1-8-10 肿瘤与肾脏分界不清

十一、进一步清理左肾周脂肪，找到边界，采用剪刀锐性切开交界处层面（图1-8-11）。

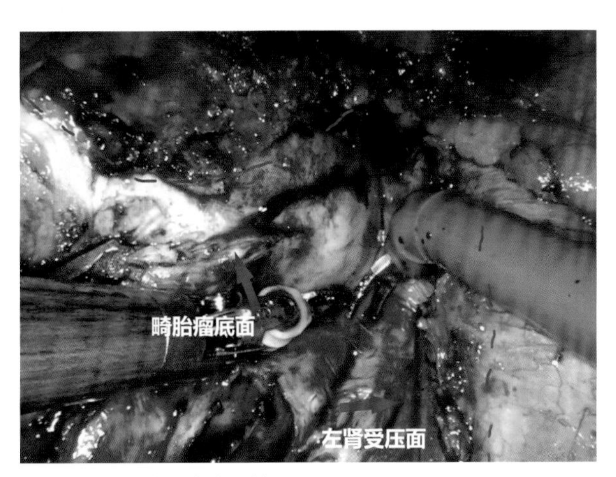

图1-8-11 锐性分离交界处

十二、肿瘤直径较大，游离暴露困难，且诊断考虑成熟畸胎瘤良性可能。将囊实性肿瘤破口减压，将囊内脂性液体吸出，囊液呈乳白色，量约400 ml，囊液中可见毛发。减压后肿瘤体积明显缩小，张力减低，手术难度降低。采用3-0单乔线连续缝合破口（图1-8-12）。采用3000 ml生理盐水冲洗避免腹腔污染。

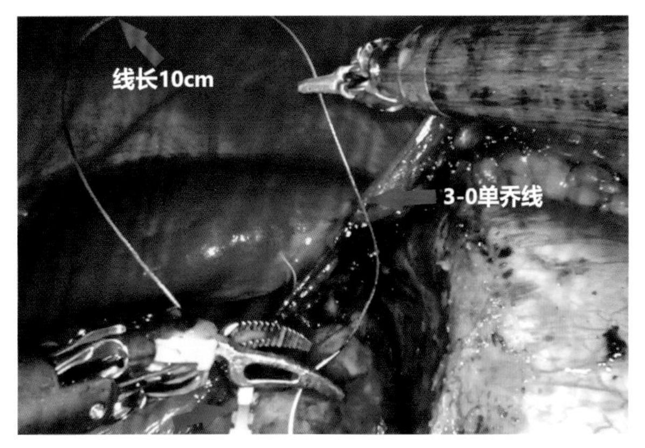

图1-8-12 减压后缝合破口

十三、缝线线长10 cm，末端多重打结夹持血管夹，右手缝合后左手提线创造张力（图1-8-13）。多重缝合后打结，剪刀剪断缝线（图1-8-14）。在游离肿瘤底部与肾脏交界处时，遭遇了肾动脉小分支的损伤出血。图1-8-15示动脉小分支的位置。剪刀锐性切开后可见动脉性的喷血（图1-8-16）。

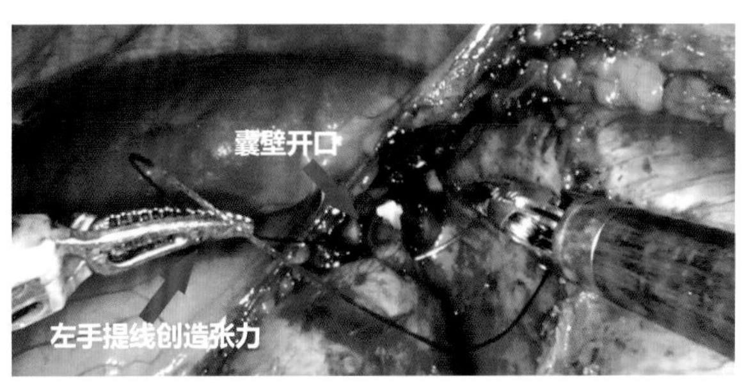

图1-8-13 左手提线创造张力

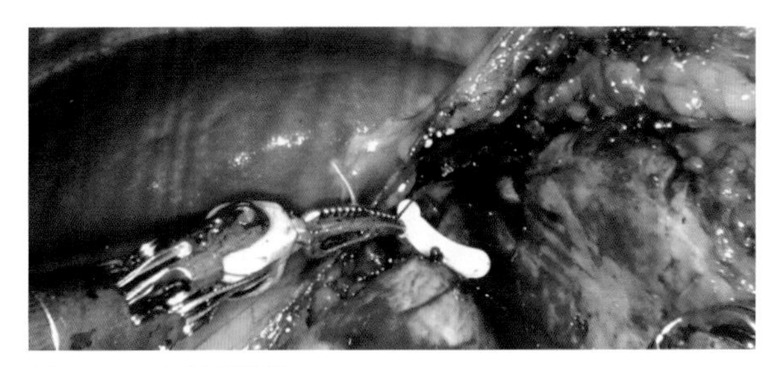
图1-8-14 打结后剪线

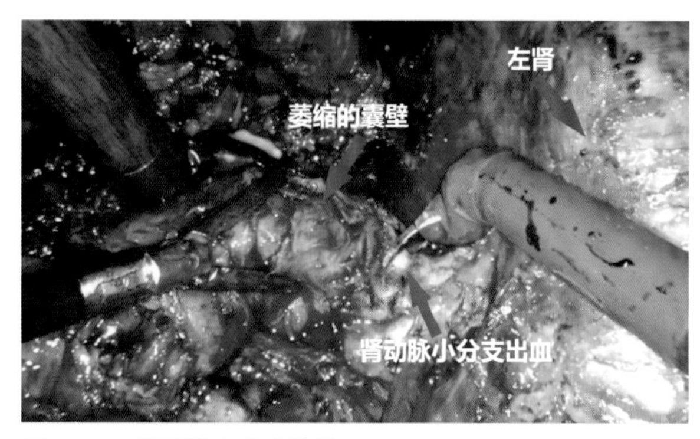

图1-8-15 肾动脉小分支位置

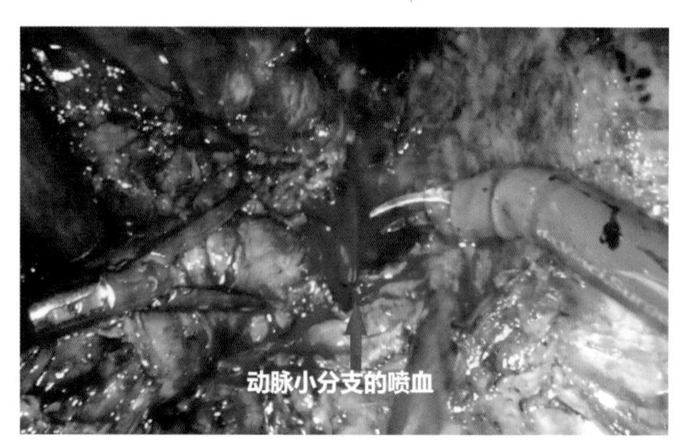

图1-8-16 剪断分支动脉可见喷血

十四、助手使用吸引器将出血动态吸除。术者快速判断出血位置，采用左手马里兰钳准确夹住动脉小分支出血处，止血确切后出血停止（图 1-8-17）。引入 4-0 不可吸收血管缝线，线长保留 10 cm，末端多重打结，线结近端夹持一枚血管夹（图 1-8-18）。右手针持单手持针，在左手马里兰钳夹持处，垂直钳头方向缝合一针。右手单手操作出针，调整缝针角度后再缝一针，右手单手收线，直到线尾血管夹拉紧。左手马里兰钳缓慢松开后提线，右手再完成补缝（图 1-8-19）。末端打结后剪断（图 1-8-20）。

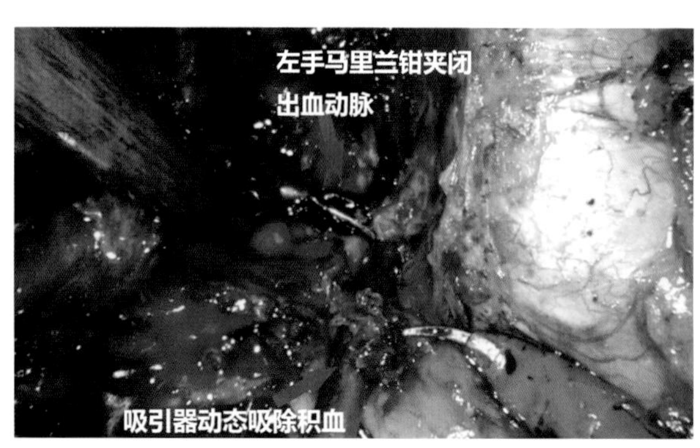

图1-8-17 马里兰钳夹住出血处

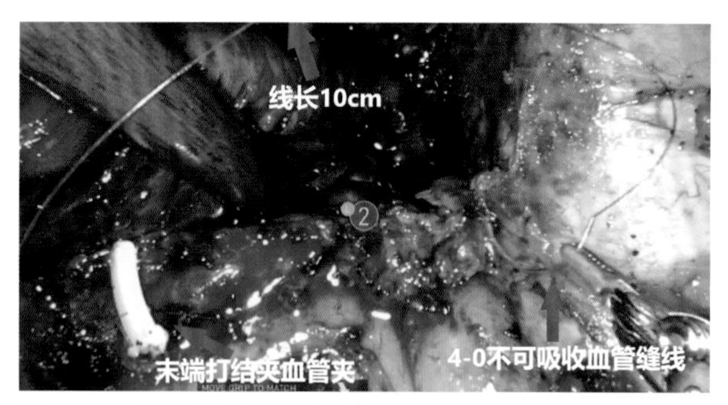

图1-8-18 线结近端夹持血管夹

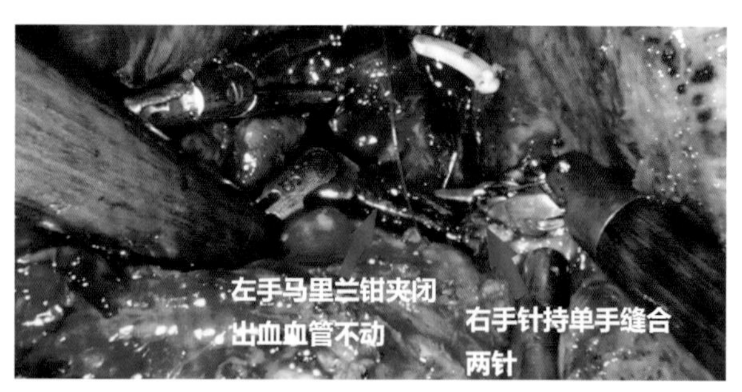

图1-8-19 右手完成缝补

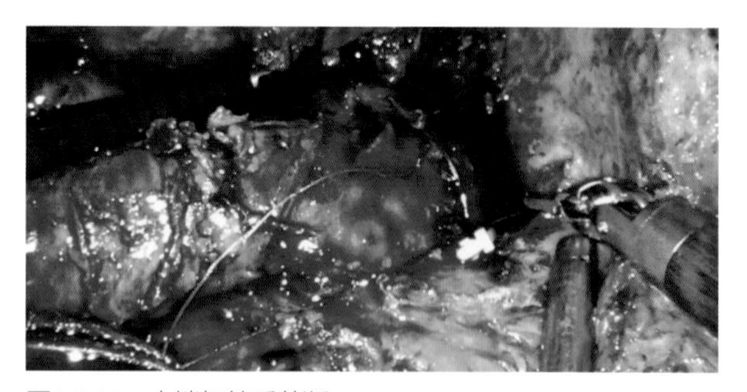
图1-8-20 末端打结后剪断

十五、在肿瘤内侧足侧，为肾血管处。如下图所示游离暴露左肾动脉，可见左肾动脉位于左肾静脉头侧。左肾动脉偏外侧即为动脉小分支出血缝合处（图 1-8-21）。

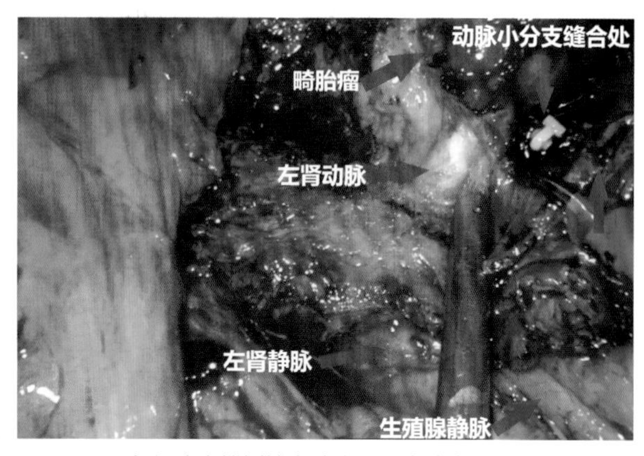

图1-8-21 左肾动脉外侧处为动脉小分支缝合处

十六、将肿瘤完整切除后装袋避免污染。创面充分止血。图 1-8-22 示止血后创面。图 1-8-23 示肿瘤大体标本。图 1-8-24 示肿瘤剖开后改变。

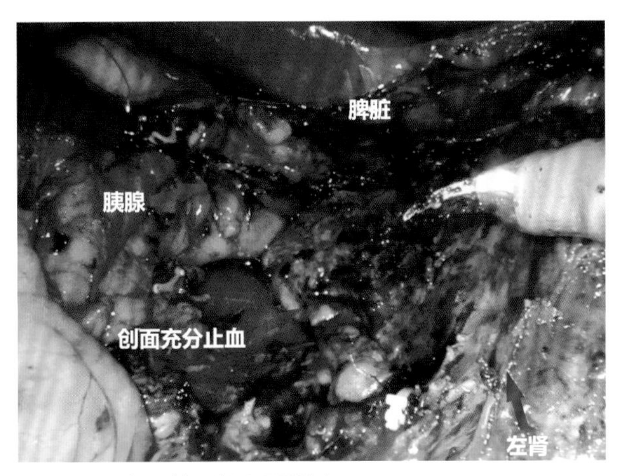

图1-8-22 术后创面未见明显渗血

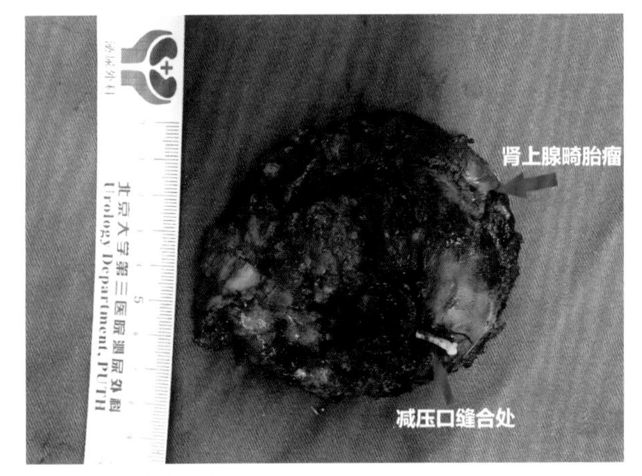

图1-8-23 肿瘤大体标本

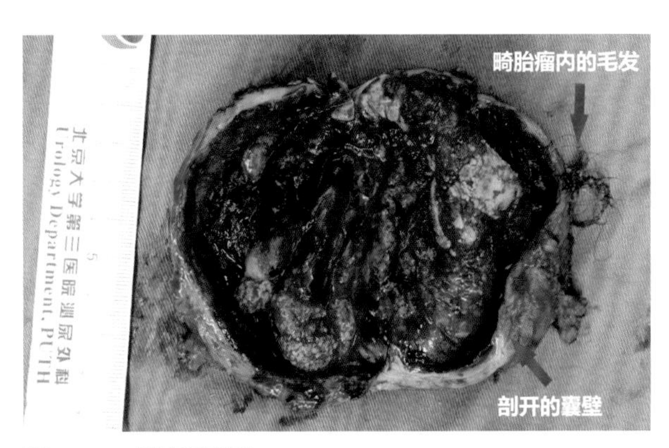

图1-8-24 肿瘤剖面图

总结

1. 本例肾上腺巨大畸胎瘤与左肾关系密切，术中可先游离出肾动、静脉以备出血时阻断。

2. 提前准备血管缝线以备损伤修补。

3. 对于直径较大、张力高的成熟畸胎瘤，术中可主动或被动吸除囊液减低张力。

4. 肾上腺畸胎瘤虽为良性肿瘤，但和周围组织往往有严重粘连，这可能增加手术难度。

5. 腹膜后肿瘤切除术为非常规手术。术中注意正常解剖标志的寻找，例如本例中将生殖腺静脉作为寻找肾静脉的标志。

6. 本例学习了动脉分支出血的处理：准确判断出血位置，左手准确夹住出血血管是手术步骤关键，右手单手缝合、调针、收线等是技术难点。

（刘茁　邢文菲　张洪宪　编写）
（刘茁　杨斌　视频编辑）

视频7

第九节 右侧肾上腺腺瘤手术中的下腔静脉处理

一、经后腹腔途径下的右侧肾上腺腺瘤与左侧腺瘤的切除方式有所不同。其手术的重点和难点之一是处理腺瘤与下腔静脉之间的关系。本节以一例后腹腔途径右侧肾上腺腺瘤切除术为例，重点关注手术中这一难点问题。

二、病例介绍：患者 73 岁女性，主要诊断为右侧肾上腺腺瘤，原发性醛固酮增多症。图 1-9-1 中泌尿系增强 CT 提示右侧肾上腺低密度腺瘤，大小为 2.9 cm × 1.4 cm，增强扫描动脉期明显强化。诊断考虑右侧肾上腺腺瘤。

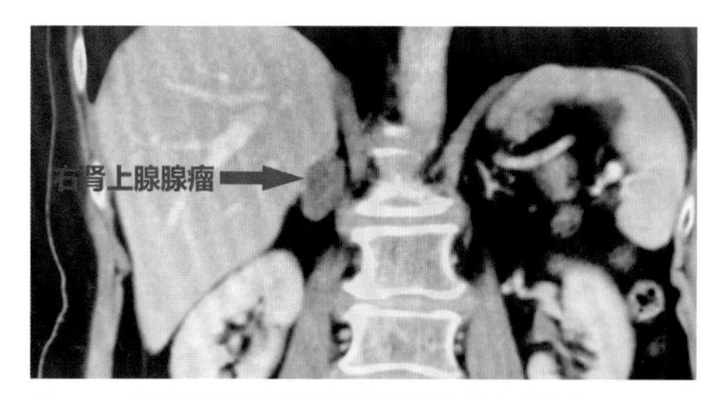

图1-9-1　泌尿系增强CT提示右侧肾上腺低密度腺瘤

三、后腹腔途径下肾脏背侧层面（即腰大肌层面）的游离不是技术难点。而肾脏腹侧层面的游离对于初学者而言存在一定技术难度。其核心要点在于准确寻找腹膜与肾脂肪囊之间的层面。肾脏腹侧面的游离对于寻找肾上腺具有重要意义。我们在前述章节所介绍的“掀房顶—铲地面”方法正是沿着肾脏腹侧层面（即腹膜层面）上行寻找肾上腺，继而游离肾上腺腹侧层面，最终完成“掀房顶”的操作。中国有句成语叫做“过犹不及”，太“过”或者“不及”都会增加手术难度。对于肾脏腹侧层面的游离，如果“太过”就容易造成腹膜损伤；如果“不及”就会进入到肾脂肪囊错误层面，引起出血，污染手术视野。因此，术者需要在“太过”和“不及”之间利用一定技巧，巧妙掌握分寸。

图 1-9-2 所示为一台后腹腔途径下右侧肾上腺腺瘤切除术中的照片。图中可见在游离肾脏腹侧层面时，肾周脂肪与腹膜之间粘连紧密。超声刀的刀头做功时“太过”靠近腹膜一侧。

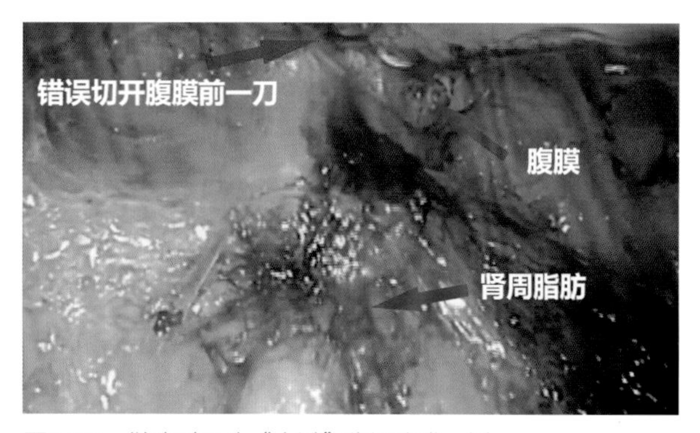

图1-9-2　做功时刀头“太过”靠近腹膜一侧

四、如图 1-9-3 所示，当超声刀做功后，出现腹膜损伤，可见腹膜破口。影响手术空间，增加手术难度。

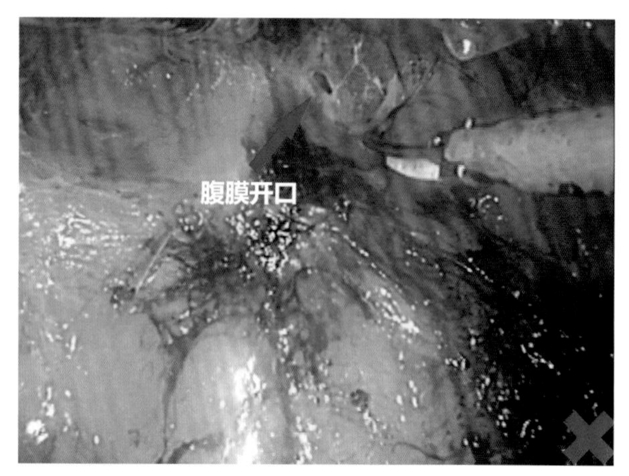

图1-9-3　超声刀做功后腹膜破口

五、同样地，在另一部位，腹膜与肾脂肪囊之间存在粘连。如图 1-9-4 所示，采用超声刀的刀头做功。图 1-9-5 示超声刀的刀头做功后，出现腹膜破口。

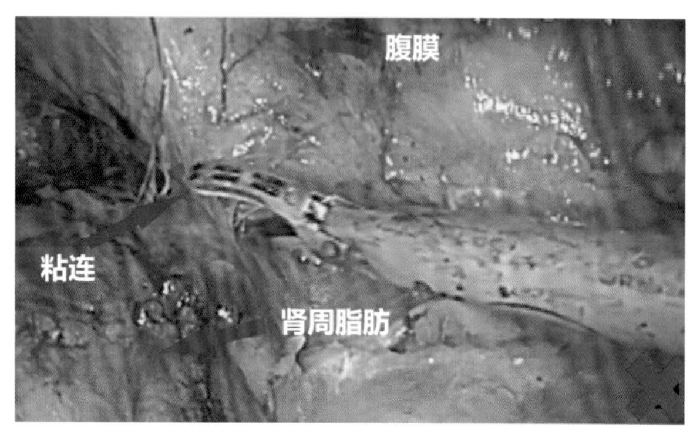

图1-9-4　超声刀做功切断粘连

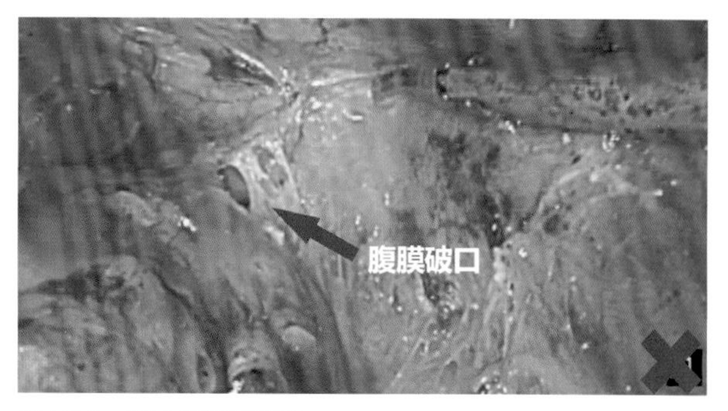

图1-9-5　做功后腹膜破口

六、通过上述图片可以发现，“太过”和“不及”就在微妙的分寸之间。那么如何在“太过”和“不及”之间利用一定技巧，巧妙掌握分寸呢？下文我们介绍一些技巧。

七、为了避免“太过”造成的腹膜损伤，术中可以适当增加钝性分离的比例。其中要特别注意钝性分离的手法。图 1-9-6 所示为错误手法：左手弯钳遮挡肾周脂肪，右手超声刀挡开腹膜，两手采用相反方向的作用力，钝性撑开层面，这是正确的；但左手弯钳位置距离较远，效率较为低下，这是错误的。

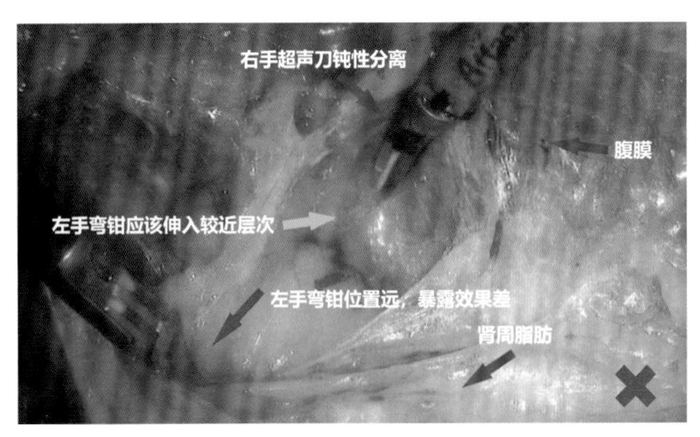

图1-9-6　左手弯钳位置较远（错误手法）

八、如图 1-9-7 所示，正确的做法是让左手的弯钳头端伸入到近距离层次。让左手与右手的距离更近。这样的好处是：①左手使用的力量更小，事半功倍；②双手操作更加精细，可控性强；③右手钝性分离的幅度不会过大，避免撕拉血管造成出血。

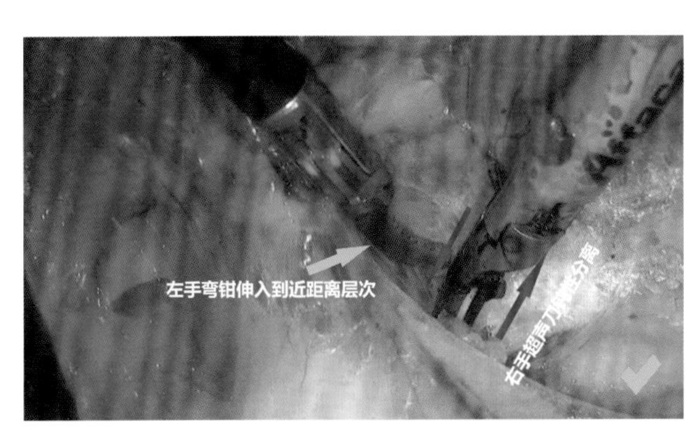

图1-9-7　左手弯钳伸入到近距离层次（正确手法）

九、腹侧面的游离并非单一地依靠钝性分离，要将钝性分离和锐性分离的操作结合起来。钝性分离后，剩余的组织将成为条索状，采用超声刀夹闭后锐性切断即可。脂肪等结缔组织往往可以通过钝性的方式完成分离，而结缔组织内部的血管或者纤维条索，则会在钝性分离后形成条索状，以待锐性切割。

十、在锐性切割中，为了防止“太过”的情况发生而损伤腹膜，需要掌握一些技巧。如图 1-9-8 所示，首先超声刀在做功切割前，可预先夹闭脂肪条索带。

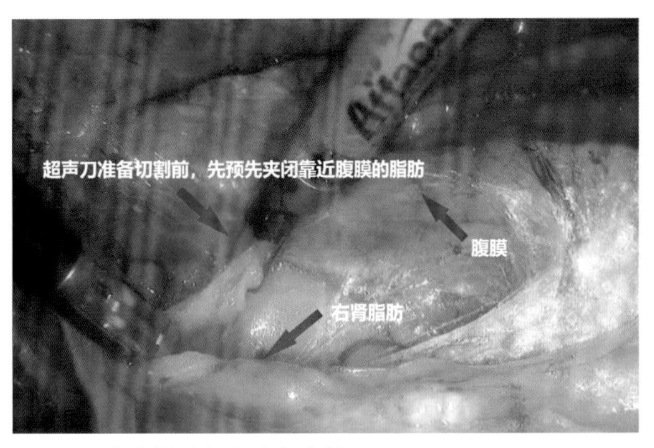

图1-9-8　切割前夹闭脂肪条索带

十一、右手超声刀夹闭脂肪后，向远离腹膜侧提拉，使待切割的脂肪和超声刀金属刀头适度离开腹膜。随后超声刀做功，完成脂肪切割。图 1-9-9 示提拉脂肪后做功。

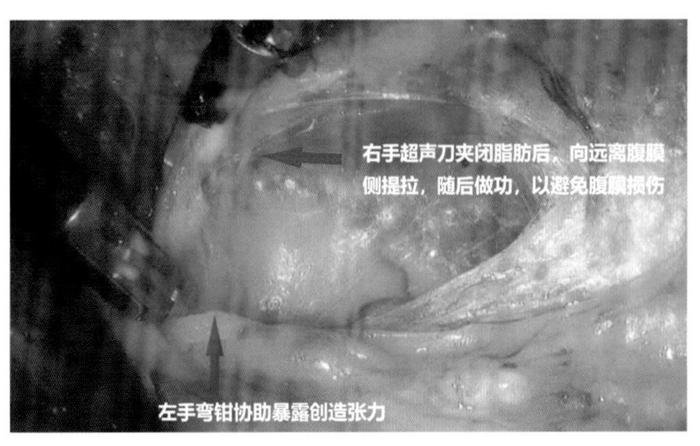

图1-9-9　提拉脂肪后做功

十二、在游离肾脏腹侧层面时，继续向头侧游离将会暴露右侧肾上腺边缘。进一步采用“掀房顶”方法游离肾上腺的腹侧面。这里在技巧上，用左手弯钳轻柔地顶起腹膜，为右手操作创造张力（图 1-9-10）。

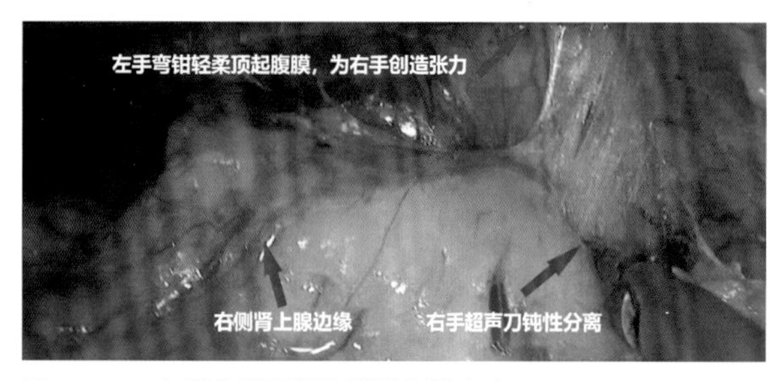

图1-9-10　左手弯钳顶起腹膜以创造张力

十三、右手超声刀将钝性分离后剩余的有张力的条索切断（图 1-9-11）。手术就是不断创造张力并解除张力的过程。

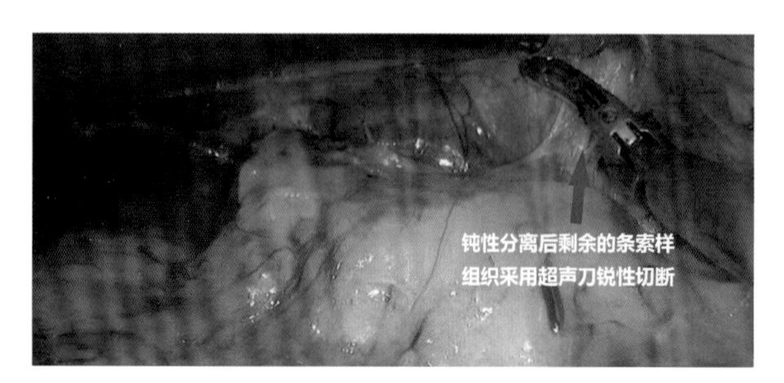

图1-9-11　锐性切断剩余条索

十四、这里依然要强调钝性与锐性相结合。如图 1-9-12 所示，左手弯钳顶起腹膜，右手超声刀的刀头伸入到近层次处，钝性分离。钝性分离后的纤维条索，采用超声刀锐性切割（图 1-9-13）。如此往复。

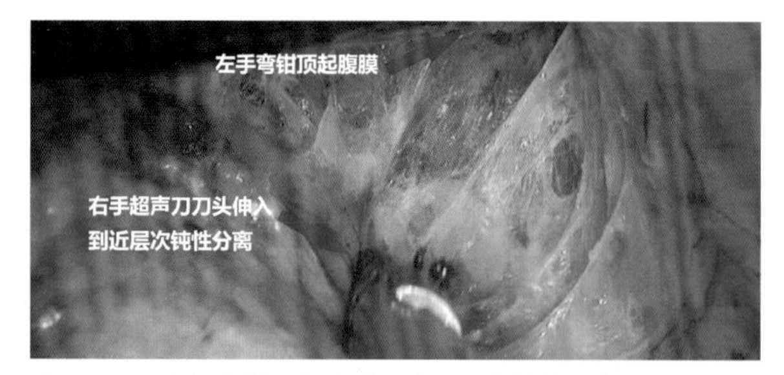

图1-9-12　左手弯钳顶起腹膜后右手刀头钝性分离

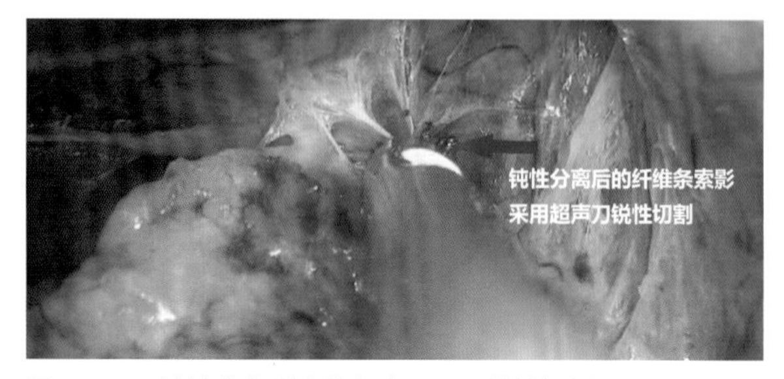

图1-9-13　钝性分离剩余的条索，采用锐性切割

十五、下腔静脉位于右侧肾上腺的内下侧。图 1-9-14 为显露下腔静脉前的图片。为了避免损伤下腔静脉，依然可以采用钝性游离方法。左手弯钳轻柔地向上顶压腹膜，右手向反方向钝性暴露，可见脂肪深方的下腔静脉得以显露（图 1-9-15）。

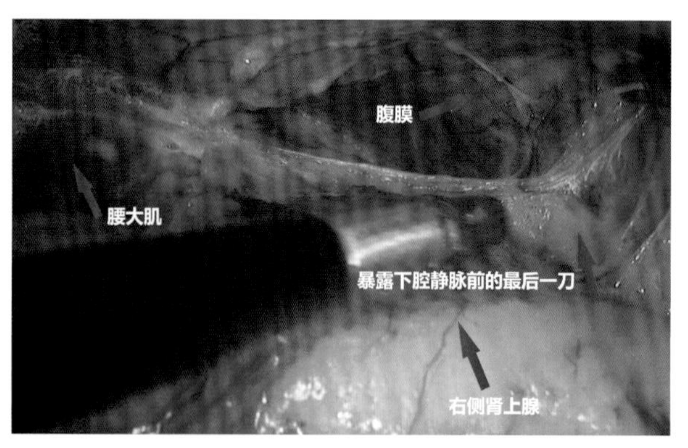

图1-9-14　钝性游离以显露下腔静脉

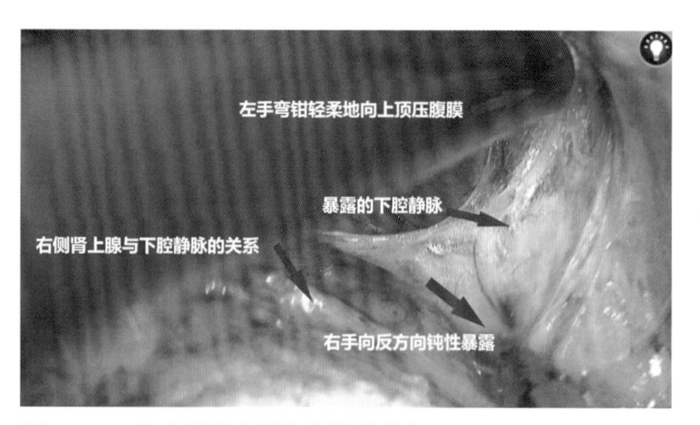

图1-9-15　左右手配合反方向钝性分离

十六、继续采用钝性及锐性游离相结合的方法。如图 1-9-16 所示，先用超声刀的刀头钝性分离结缔组织，将结缔组织分成条索状。再采用超声刀锐性切断条索（图 1-9-17）。如此往复。

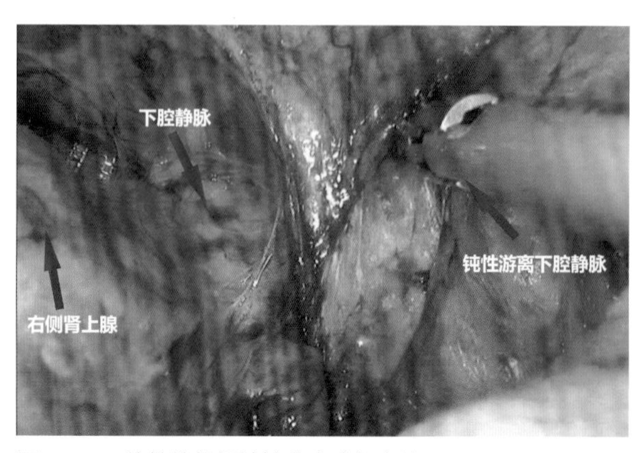

图1-9-16　将结缔组织钝性分离成条索状

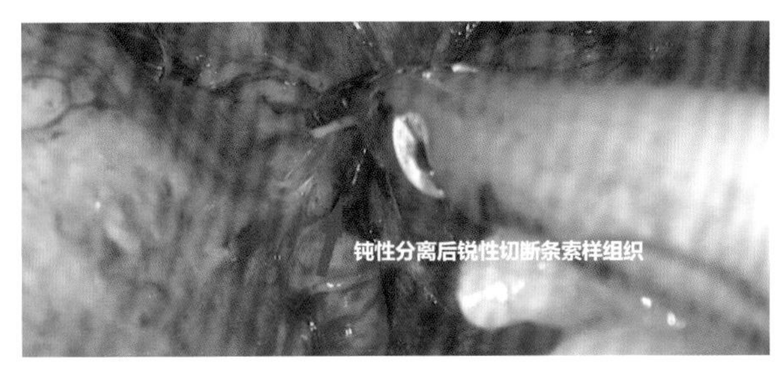

图1-9-17 锐性切断条索样组织

十七、图 1-9-18 示将下腔静脉完全暴露。可见下腔静脉与右侧肾上腺及腺瘤的关系。

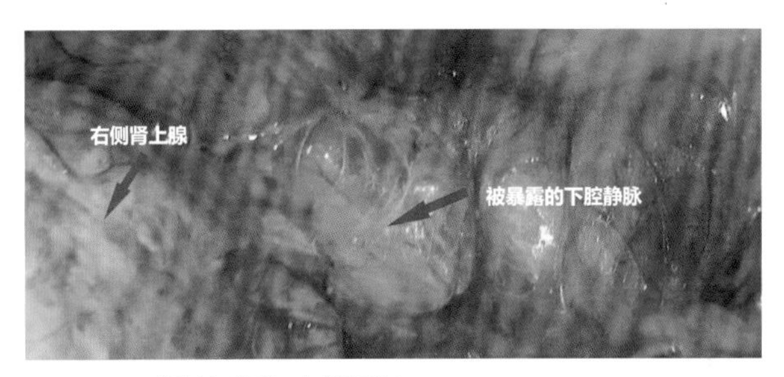

图1-9-18 锐性切断条索样组织

十八、在下腔静脉与右侧肾上腺之间存在组织连接。采用超声刀锐性切开（图 1-9-19），避免损伤其下方的肾上腺中央静脉。图 1-9-20 示随着肾上腺与下腔静脉之间脂肪被切开后，肾上腺中央静脉被暴露。

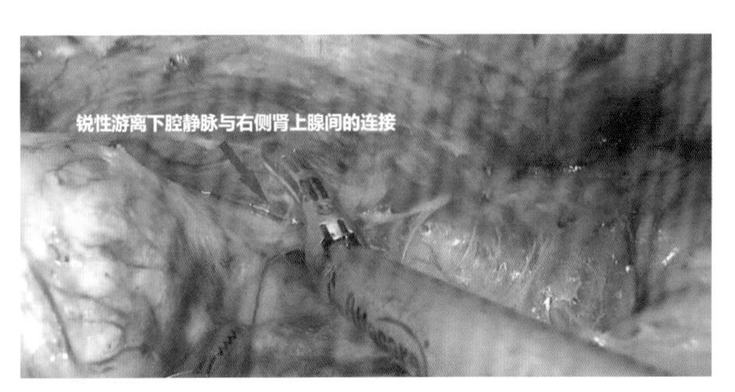

图1-9-19 锐性游离下腔静脉与右侧肾上腺间的连接

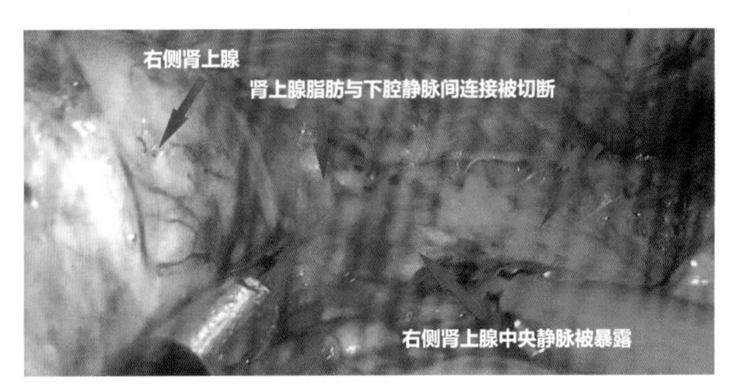

图1-9-20 切断连接后暴露右侧肾上腺中央静脉

十九、游离右侧肾上腺边缘与肾脂肪囊之间的层面，即“铲地面”方法。“铲地面”方法的起始处是在腹侧。图 1-9-21 示“铲地面”方法游离右侧肾上腺边缘与肾脂肪囊之间的层面。

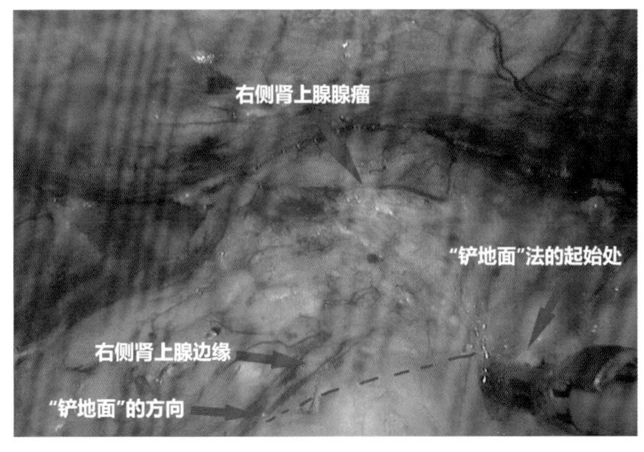

图1-9-21 “铲地面”方法游离右侧肾上腺边缘与肾脂肪囊之间的层面

二十、图 1-9-22 示“铲地面”方法中切开肾上腺边缘脂肪的切割线。左侧肾上腺呈新月形，其正确的切割线更偏竖直（如图中红色线）。而右侧肾上腺呈三角形，其正确的切割线更偏水平（如图中红色线）。如果右侧肾上腺也偏向竖直（如图中紫色线），则切割过程中很可能损伤三角形肾上腺的外侧角，造成腺体出血。

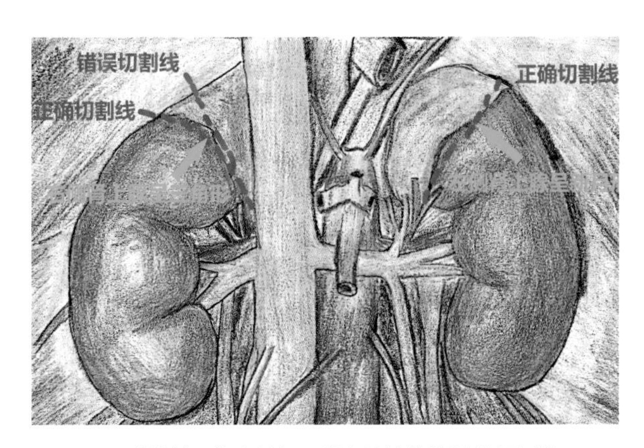

图1-9-22 “铲地面”方法切开肾上腺边缘脂肪的切割线

二十一、沿着从腹侧到背侧的虚线切开脂肪层的浅层（图 1-9-23），直到达到腰大肌。脂肪浅层达到腰大肌后，再从背侧开始到腹侧切开深层脂肪（图 1-9-24），全程可以沿着腰大肌层面进行。

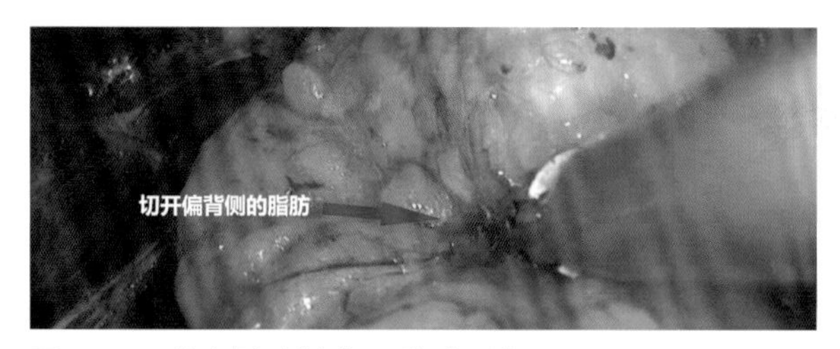

图1-9-23 从腹侧到背侧切开脂肪层浅层

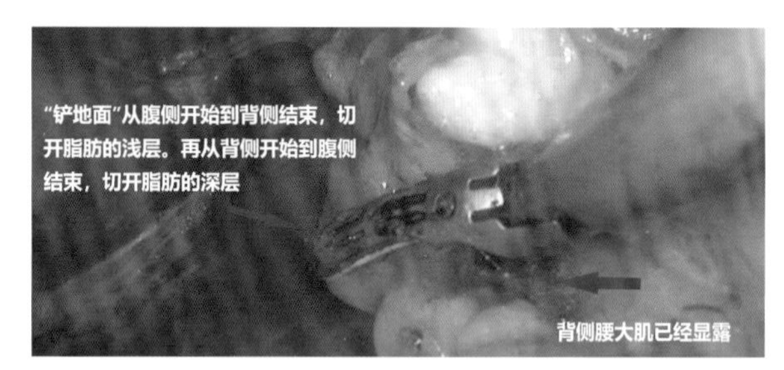

图1-9-24 从背侧到腹膜切开脂肪层深层

二十二、用左手弯钳夹起右侧肾上腺腺瘤，采用“下极上翻法”游离其背侧（图 1-9-25）。在这个过程中，要避免损伤肾门血管。如果术前阅片提示腺瘤与肾门血管距离近，可以在初始游离肾脏背侧层面时先将肾门血管游离暴露，以避免发生血管损伤。

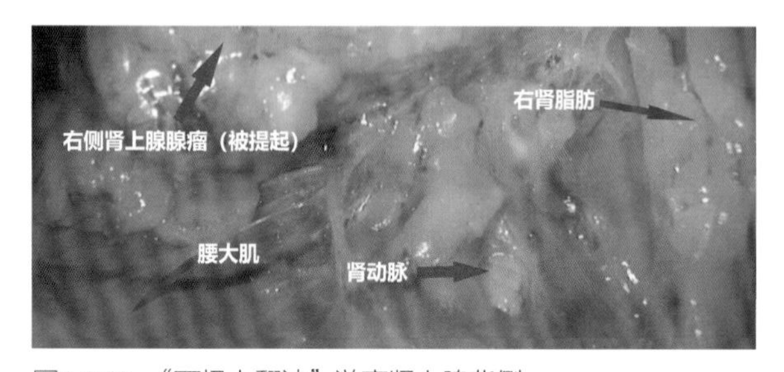

图1-9-25 “下极上翻法”游离肾上腺背侧

二十三、在腺瘤与正常肾上腺间采用超声刀慢档锐性切断。图 1-9-26 示切断腺瘤与正常肾上腺交界。

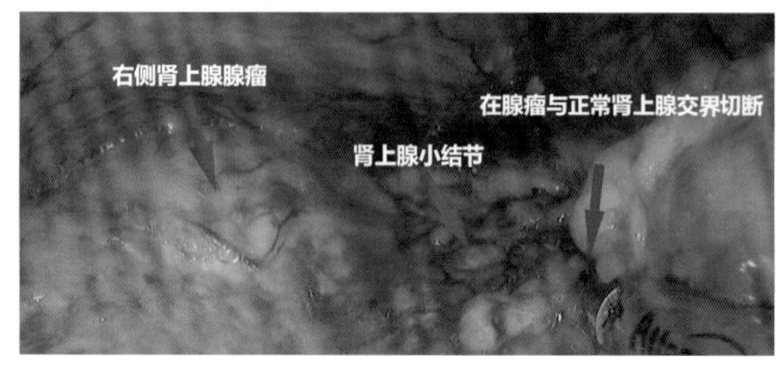

图1-9-26 切断腺瘤与正常肾上腺交界

二十四、采用双极电凝将右侧肾上腺中央静脉电凝凝断（图 1-9-27），随后用超声刀快档切断。图 1-9-28 可见肾上腺中央静脉的凝闭断端，无明显出血。将肾上腺腺瘤的残余连接切断，肾上腺腺瘤被完全游离后取出标本。

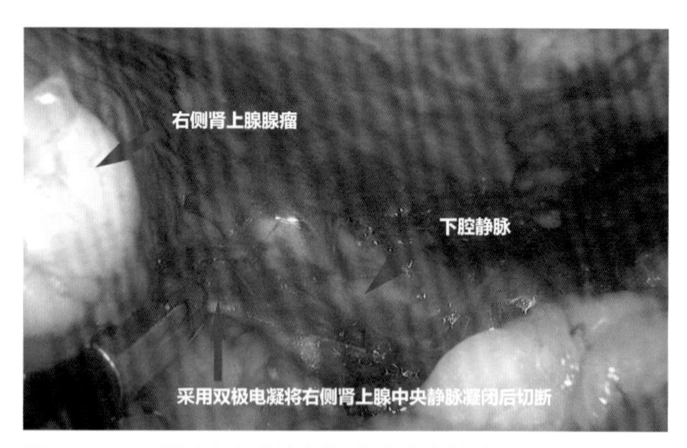

图1-9-27 双极电凝凝断右侧肾上腺中央静脉

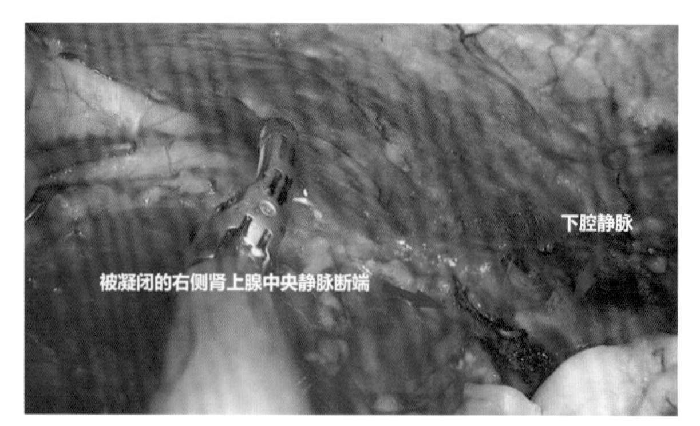

图1-9-28 可见右侧肾上腺中央静脉断端

总结

1. 对于肾脏腹侧层面的游离，如果“太过”就容易造成腹膜损伤；如果“不及”就会进入到肾脂肪囊错误层面，引起出血，污染手术视野。因此，术者需要在“太过”和“不及”之间利用一定技巧，巧妙掌握分寸。

2. 左手的弯钳头端伸入到近距离层次。让左手与右手的距离更近。左手使用的力量更小，事半功倍；双手操作更加精细，可控性强；右手钝性分离的幅度不会过大，避免撕拉血管造成出血。

3. 钝性分离后，剩余的组织将成为条索状，采用超声刀夹闭后锐性切断即可。

4. 在锐性切割中，为了防止“太过”损伤腹膜。右手超声刀夹闭脂肪后，向远离腹膜侧提拉，使待切割的脂肪和超声刀金属刀头适度离开腹膜。随后做功，完成切割。

5. 手术就是不断创造张力并解除张力的过程。

6. 下腔静脉位于右侧肾上腺的内下侧。

7. 采用钝性及锐性游离相结合的方法，暴露下腔静脉。钝性分束，锐性断束。

8. 左侧肾上腺呈新月形，其切割线更偏竖直。右侧肾上腺呈三角形，其切割线更偏水平。

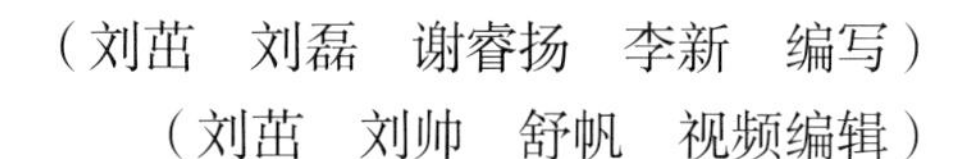

（刘茁　刘磊　谢睿扬　李新　编写）

（刘茁　刘帅　舒帆　视频编辑）

视频8

第十节　肾上腺微小腺瘤的术中暴露法及“磊氏”冷剪刀切除法

一、病例介绍：患者 47 岁男性，主因“血压增高 15 年”就诊。15 年前发现血压增高，最高 180/110 mmHg，口服降压药物控制可。4 个月前体检发现双侧肾上腺小结节。行双侧肾上腺静脉取血检查，提示双侧肾上腺静脉血浆醛固酮增高，肾素降低，左侧为优势侧。既往阑尾术后 30 年，胃息肉术后 1 年。初步主要诊断为双侧肾上腺肿物，左侧为著，原发性醛固酮增多症。

二、腹盆腔 CT 提示双侧肾上腺小结节，左侧肾上腺腺瘤直径为 1 cm。下文我们将展示肾上腺肿瘤相关的影像学二维表现与手术中三维表现的“空间转换”。如图 1-10-1 所示，可见腹盆腔 CT 水平位，分别位于背侧的内侧支和位于腹侧的外侧支。

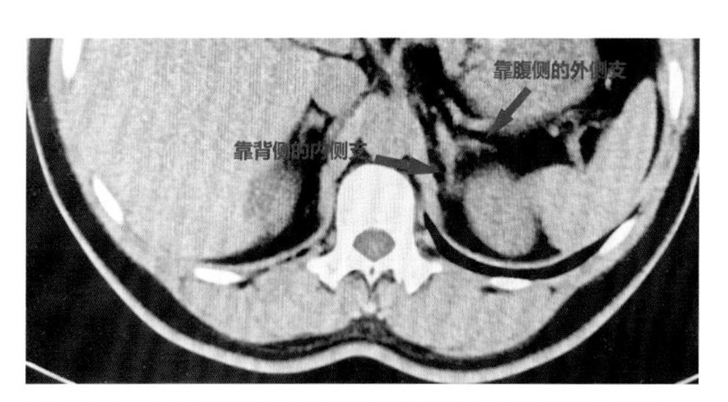

图1-10-1　肾上腺背侧的内侧支和腹侧的外侧支可见小结节

三、手术方式选择经后腹腔途径左侧肾上腺腺瘤切除术。术中患者需要采取右侧卧位（健侧卧位）。我们将腹盆腔 CT 水平位的胶片向左旋转 90°，如图 1-10-2 所示。外侧支位于上方，内侧支位于下方。在手术策略上，我们先从肾脏的背侧层面，即腰大肌层面游离，如图中绿色箭头所示。在背侧面的初始游离过程中，术中很难直接暴露肾上腺。随后我们“调转枪头”，游离肾脏的腹侧层面，即腹膜层面，如图中红色箭头所示。因为肾上腺腹侧面的脂肪少的特点，术中将在腹侧面的初始游离过程中，得以暴露肾上腺。我们在既往章节中曾经介绍过“掀房顶—铲地面”方法的肾上腺腺瘤切除术技巧。在“掀房顶”的步骤中，所暴露出的肾上腺是靠近腹膜的肾上腺外侧支。随后我们找到外侧支的边缘（即肾上腺外侧支与脂肪的交界处）切开脂肪，采用“铲地面”的方法，游离肾上腺的底面。至此，对于腺瘤直径较大者经上述步骤可以得到很好的显露。

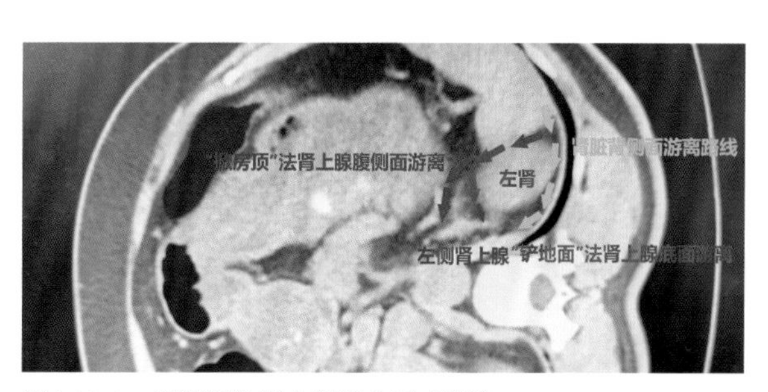

图1-10-2　根据影像学表现确定手术策略

四、本例患者的特点在于肾上腺腺瘤直径极小，这给术中暴露带来较大困难。通过本节内容，读者可以学习到肾上腺微小腺瘤的术中暴露方法，以及冷剪刀微小腺瘤切除法。为了更好地进行肾上腺微小腺瘤术中定位，术前阅片极为重要。如下图所示，为了明确肾上腺微小腺瘤的上下位置，我们选择矢状位胶片。图 1-10-3 至图 1-10-5 显示的是连续层面（每个层面间隔 5 mm）。图 1-10-3 可见微小腺瘤位于靠近背侧的内侧支。

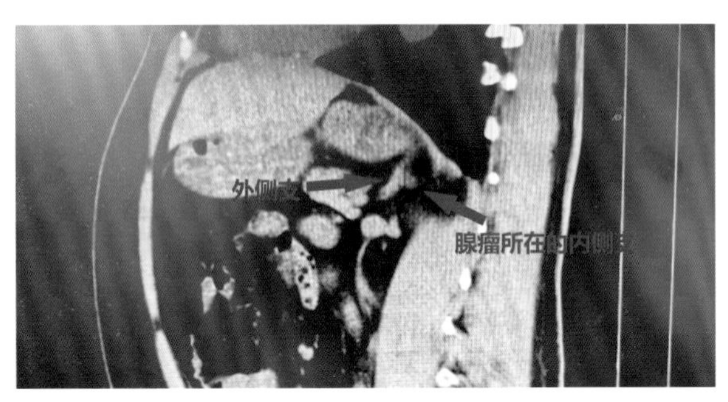

图1-10-3　微小腺瘤位于靠近背侧的内侧支

五、图 1-10-4 可以看到腺瘤与内、外侧支连接处的毗邻关系。

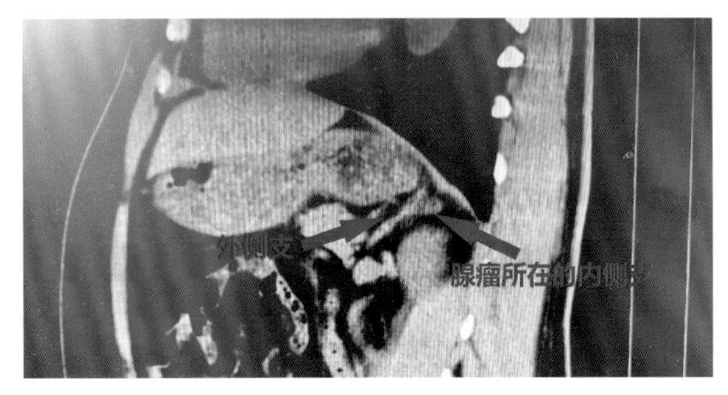

图1-10-4　腺瘤邻近内、外侧支连接处

六、图 1-10-5 可见微小腺瘤位置非常靠近头侧，同时该患者左侧肾上腺的外侧支极为狭长。

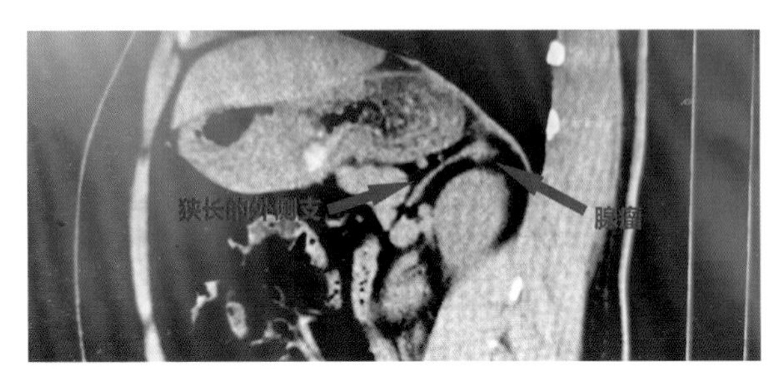

图1-10-5　腺瘤位置靠近头侧且左侧肾上腺外侧支狭长

七、图 1-10-6 所示为左侧后腹腔途径下的视野。我们已经依次完成了肾上腺背侧面和腹侧面的游离。图中可见位于左侧的腹膜和位于右侧的腰大肌。左侧肾上腺靠近腹膜侧的脂肪含量很少（这也是“铲地面”方法从腹侧面暴露肾上腺的依据和基础）。通过腹侧面的游离，可以直视观察到左侧肾上腺的边缘。

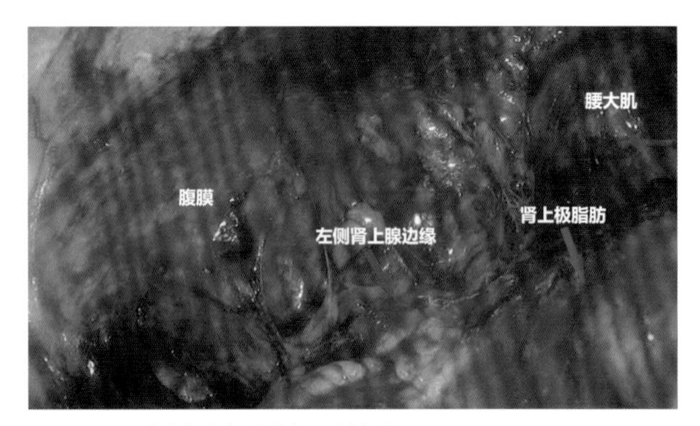

图1-10-6　左侧后腹腔途径下的视野

八、找到肾上腺边缘与脂肪的交界处，采用“铲地面”的方法切开脂肪。如图 1-10-7 所示，为了避免损伤肾门血管。从腰大肌所在的背侧层面切开脂肪，从背侧到腹侧采用超声刀快档锐性切开。逐层切开肾上极脂肪，如图 1-10-8 所示。

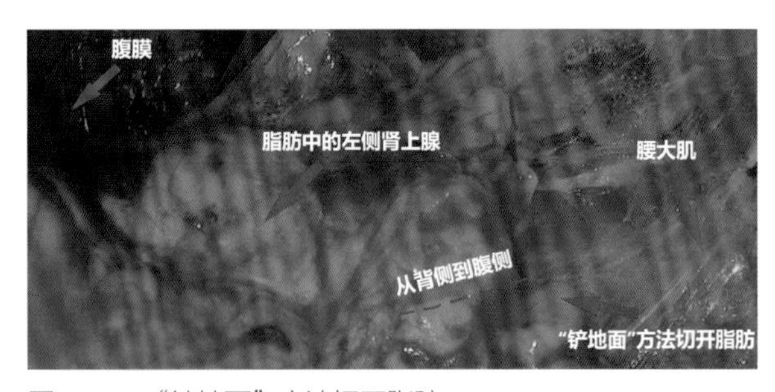

图1-10-7　“铲地面”方法切开脂肪

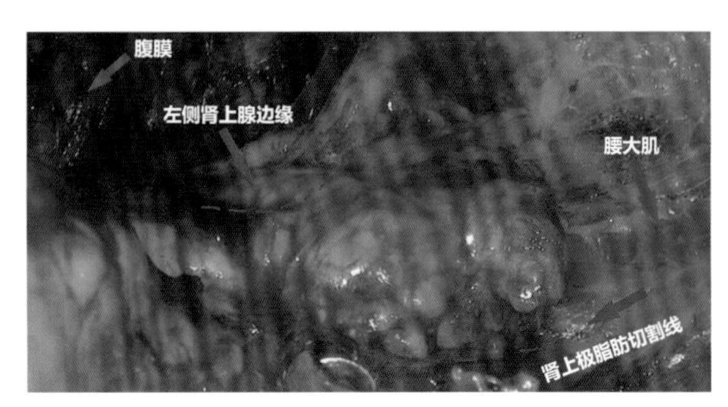

图1-10-8　逐层切开肾上极脂肪

九、切开肾上极脂肪后，可以暴露出左侧肾上腺边缘。至此，左侧肾上腺的底面（肾脏面）得以充分暴露（图 1-10-9）。此步骤以前，适用于不同直径的肾上腺腺瘤。对于直径较大的腺瘤，此时基本可以在术中定位。但是对于直径极小的微小腺瘤，此时还尚不足以暴露。

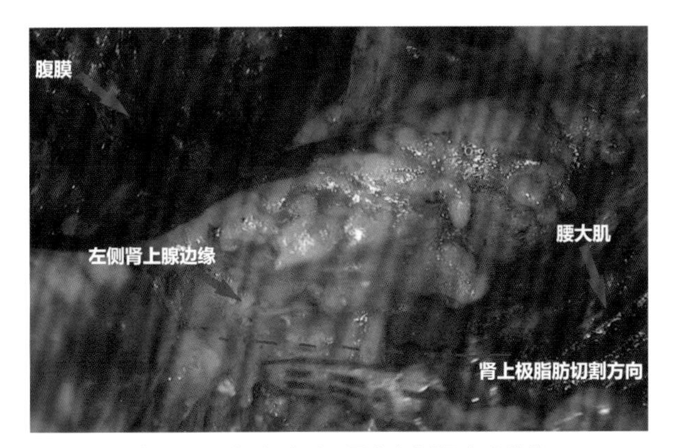

图1-10-9 切开肾上极脂肪后暴露出左侧肾上腺边缘

十、为了更好地暴露左侧肾上腺的微小腺瘤，在手术策略上，我们开始“剔除”肾上腺表面的脂肪（图 1-10-10）。在技巧上，左手吸引器协助顶压腺瘤旁脂肪，创造张力。右手超声刀的刀头钝性分离肾上腺表面脂肪。这里需要注意左、右手器械间的距离。刘磊老师说过：“左手器械要扒入到层次中来”，即左、右手间的距离不能太远。

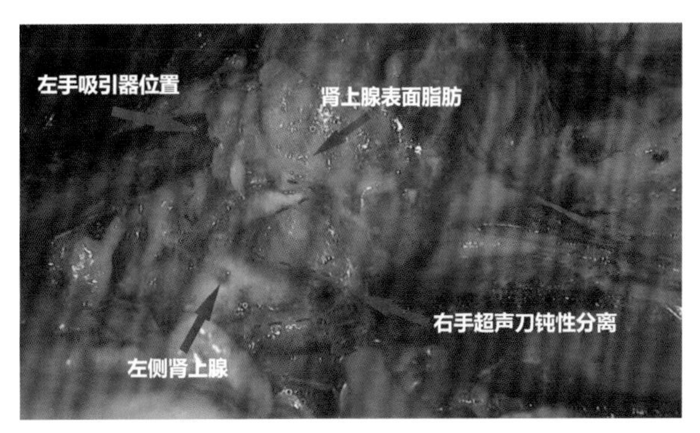

图1-10-10 左、右手配合剔除脂肪

十一、“剔除”脂肪的过程并非一成不变地单纯采用钝性游离的方法。为了避免肾上腺周围梳状血管的出血，超声刀的刀头也要锐性做功，用快档切割（图 1-10-11）。

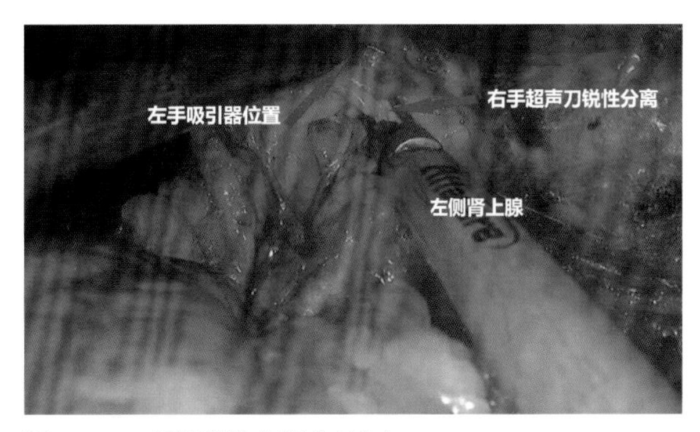

图1-10-11 适当锐性分离减少出血

十二、通过充分地剔除脂肪，肾上腺的外侧支和内侧支得以充分显露。如图 1-10-12 所示，可见外侧支靠腹侧，图中外侧支因重力作用已经翻卷。内侧支靠近背侧。

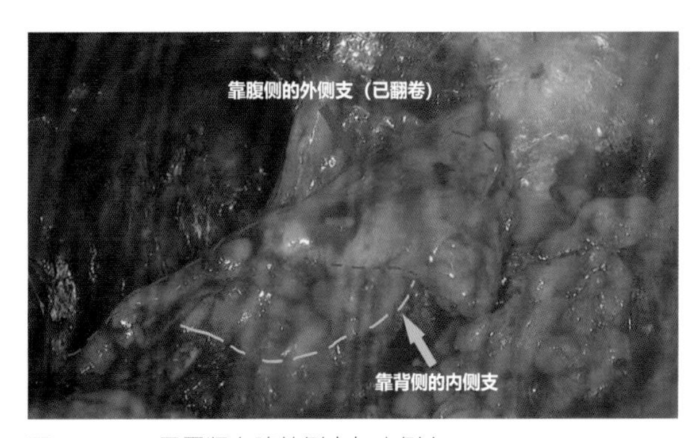

图1-10-12 暴露肾上腺外侧支与内侧支

十三、用左手吸引器扒开翻卷的外侧支，可以看到左侧肾上腺微小腺瘤位于内侧支。腺瘤与内、外侧支交界位置毗邻。图 1-10-13 示展平外侧支后可见内侧支与腺瘤。

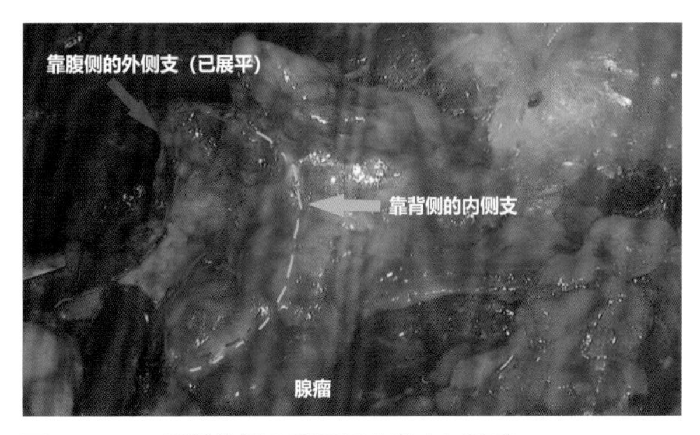

图1-10-13 展平外侧支后可见内侧支与腺瘤

十四、对于肾上腺腺瘤切除具体手段，传统

方法是先采用血管夹（Hem-o-lok）夹持腺瘤与正常肾上腺组织之间，以避免出血，然后采用冷剪刀切开。也可以如既往章节介绍的，采用超声刀慢档沿腺瘤边缘切割。但对于微小腺瘤，以上方法将存在局限性：首先，腺瘤较小，空间有限不足以放置血管夹；其次，微小腺瘤深埋入正常肾上腺组织中，采用超声刀效率低下；再次，正常肾上腺组织热损伤较多；最后，容易造成标本焦痂。为了更加精准地切割肿瘤，尽量保留更多的正常肾上腺组织。本例采用“磊氏”冷剪刀切割方法（图 1-10-14）。左手弯钳向上提拉翻卷的外侧支，右手剪刀切割腺瘤的上极。

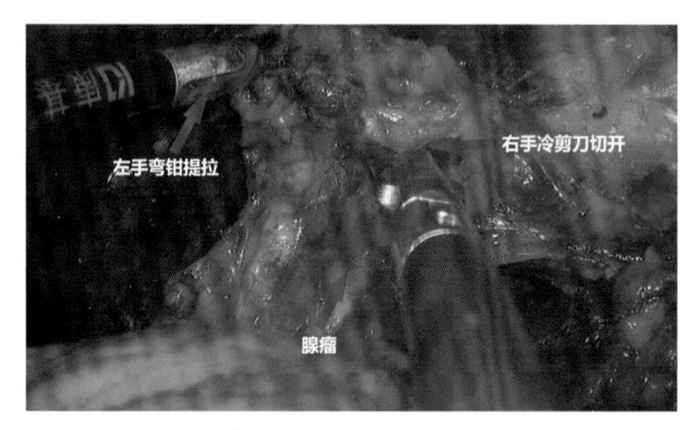

图1-10-14 采用“磊氏”冷剪刀切割方法精确切割

十五、肾上腺腺瘤切除术的出血主要来自两个方面，一方面是肾上腺与周围脂肪间的梳状血管，另一方面是肾上腺内部。如图 1-10-15 所示，通过冷剪刀的锐性切割，腺瘤的上极可见切割弧，且出血量少，尚不影响术野。

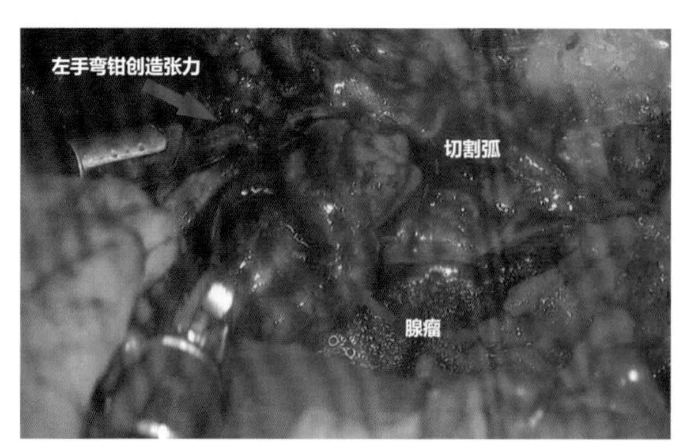

图1-10-15 锐性切割腺瘤上极

十六、左手更换为吸引器。一方面吸除肾上腺切割过程中的少量出血，另一方面顶起腺瘤，创造张力。微小腺瘤的切除依然遵循“下极上翻法”。吸引器将腺瘤下极向上翻起后，采用右手剪刀切割腺瘤的背侧（图 1-10-16）。

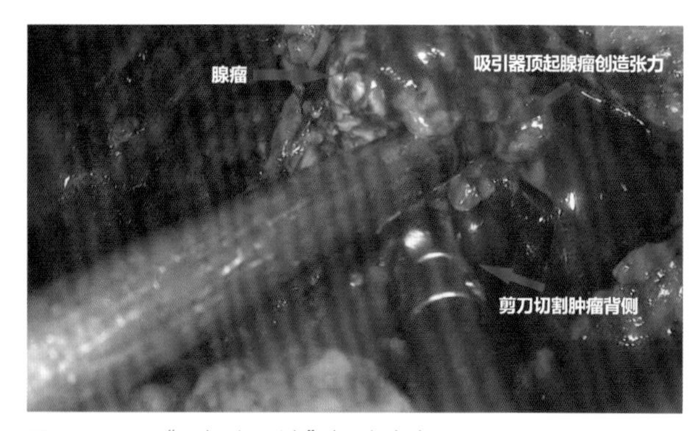

图1-10-16 “下极上翻法”切除腺瘤

十七、图 1-10-17 示腺瘤完整切割后的创面。图中红色圈中所示为外侧支，可见瘤床断端。绿色圈中所示为内侧支，可见瘤床断端。在本例手术中，因为术前阅片中腺瘤位置非常靠近头侧，因此外侧支足侧的腺体无需进行过多游离。

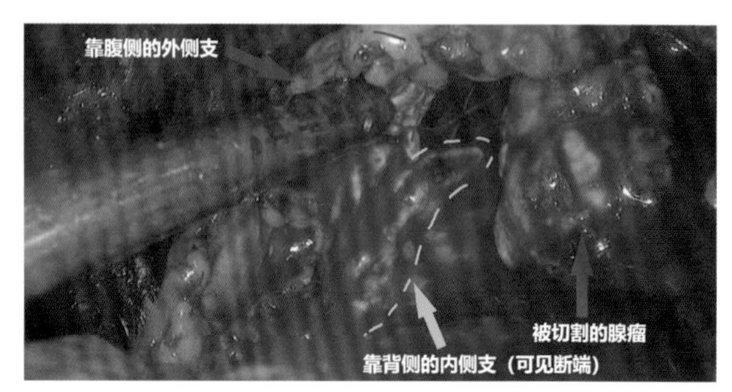

图1-10-17 腺瘤完整切割后的创面

十八、图 1-10-18 所示为创面通过双极电凝止血及止血材料压迫后的视野，未见活动性出血。

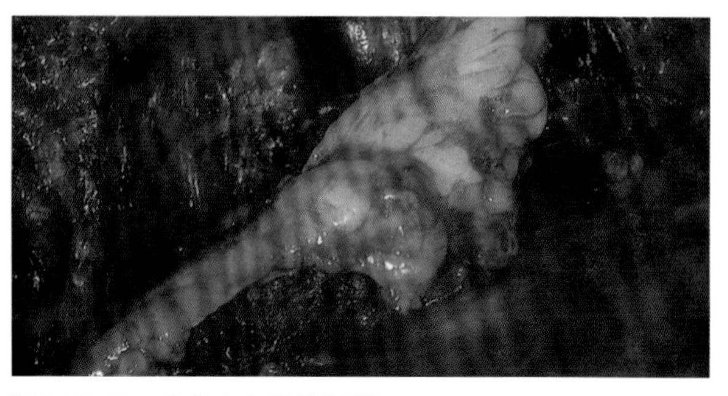

图1-10-18 充分止血后的视野

十九、术后大体标本如图 1-10-19、图 1-10-20 所示。

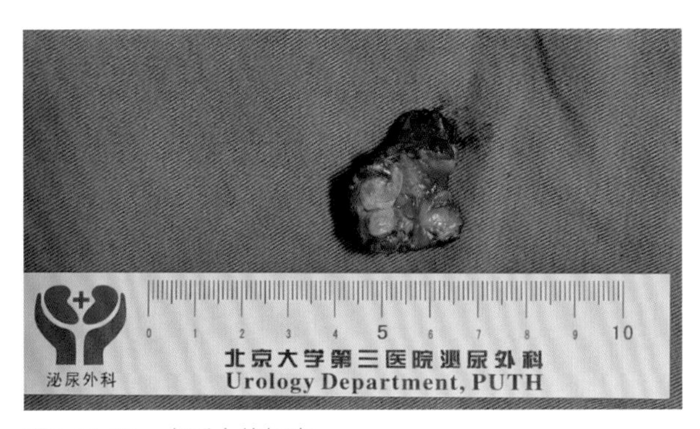

图1-10-19 术后大体标本

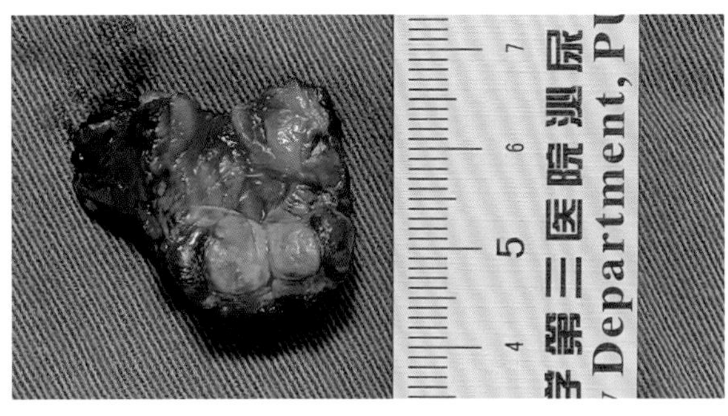

图1-10-20 术后大体标本

总结

1. 本例手术中，我们学习了左侧肾上腺内侧支、外侧支影像学二维表现与手术中三维表现的“空间转换”。

2. 肾上腺微小腺瘤与肾上腺内侧支、外侧支的位置关系很重要。

3. 全程回顾了“掀房顶－铲地面”方法的肾上腺腺瘤切除术技巧。

4. 学习了肾上腺微小腺瘤的术中暴露方法。具体为“剔除”肾上腺表面的脂肪；技巧上注意“左手器械要扒入到层次中来”；采用钝性和锐性相结合的方法。

5. 学习了冷剪刀微小腺瘤切除法。先沿腺瘤表面做出切割弧，再采用“下极上翻法”切割腺瘤背侧。

（刘茁　刘磊　陈纪元　编写）

（刘茁　视频编辑）

视频9

第十一节 生长在肾门血管旁的右侧肾上腺腺瘤手术操作技巧

一、病例介绍：患者 42 岁男性，主因“血压增高 1 年”就诊。收缩压 188 ~ 210 mmHg，血钾 2.87 mmol/L。CT 提示右侧肾上腺腺瘤，功能检查提示醛固酮增高、肾素降低，ARR 比值明显升高。既往疝气术后、青霉素过敏。初步诊断右侧肾上腺腺瘤，原发性醛固酮增多症。

二、腹盆腔 CT 增强提示：右侧肾上腺稍低密度结节，直径约 1.5 cm，诊断考虑右侧肾上腺结节，腺瘤可能性大。

三、腹盆腔 CT 增强的冠状位可见右侧肾上腺腺瘤位于肾上腺的内侧支，且腺瘤与右侧肾静脉距离近。提示手术中要避免损伤右肾静脉及其所致肾萎缩。图 1-11-1 冠状位 CT 示腺瘤的位置及其与肾静脉的关系。

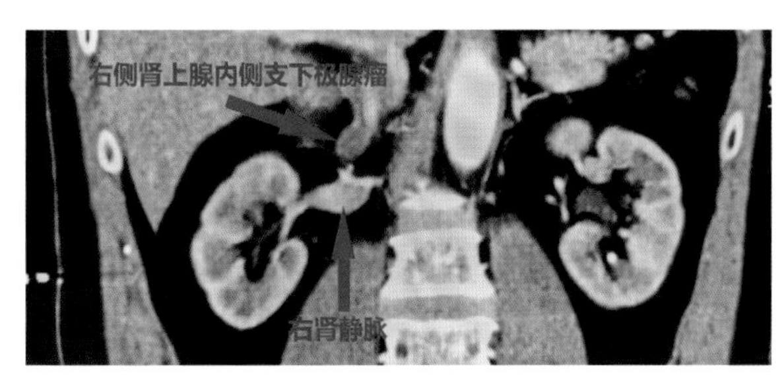

图1-11-1 冠状位CT示腺瘤的位置及其与肾静脉的关系

四、腹盆腔 CT 增强的水平位可见右侧肾上腺腺瘤与下腔静脉距离较近（图 1-11-2）。

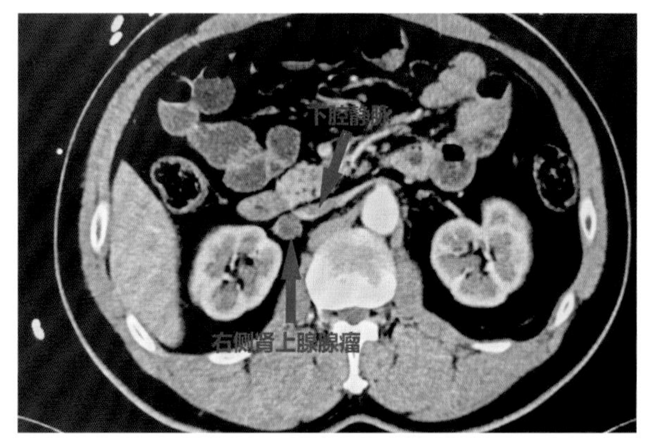

图1-11-2　水平位示腺瘤与下腔静脉距离较近

五、腹盆腔 CT 增强的矢状位可见腺瘤位于右侧肾上腺内侧支的下极，与右肾静脉距离近（图 1-11-3）。

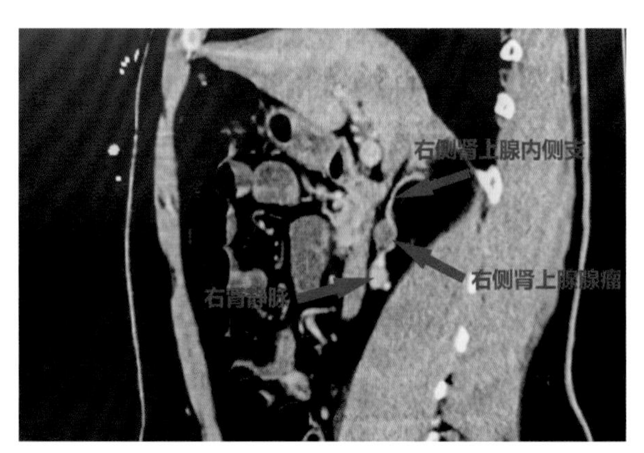

图1-11-3　矢状位示腺瘤的位置及其与肾静脉的关系

六、术中首先游离肾脏背侧层面，再游离肾脏腹侧层面。如图 1-11-4 所示，在游离肾脏腹侧层面过程中发现右侧肾上腺边缘。

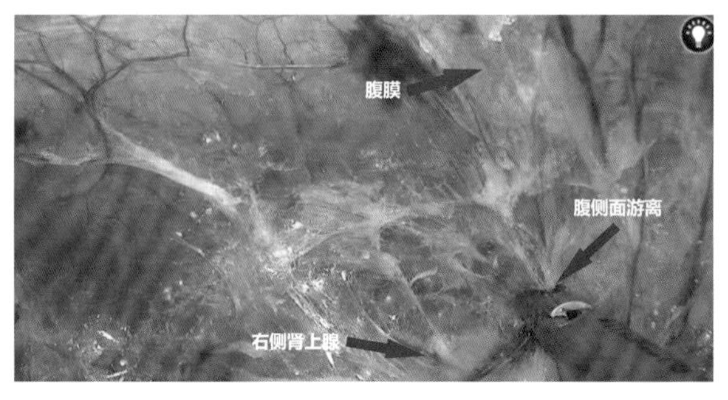

图1-11-4　肾脏腹侧层面可见右侧肾上腺

七、如同术前影像学所提示的，术中也发现右侧肾上腺与下腔静脉关系密切，两者距离近。图 1-11-5 示在游离右侧肾上腺内侧下方时暴露出下腔静脉的“冰山一角”。

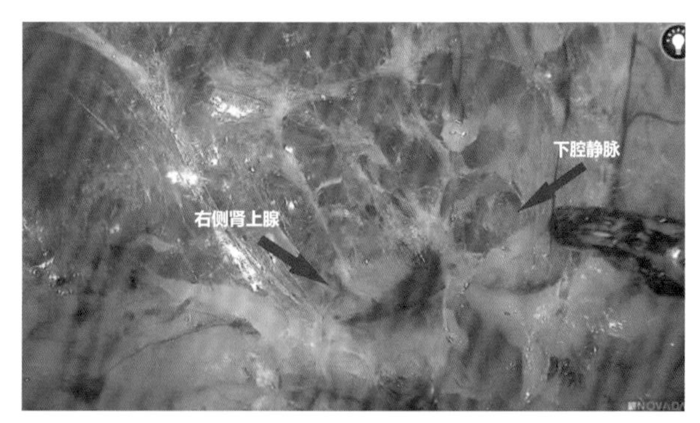

图1-11-5　游离肾上腺时可见下腔静脉

八、采用“掀房顶—铲地面”方法，游离右侧肾上腺的腹侧层面。采用钝性剥离的方法游离暴露下腔静脉（图 1-11-6）。

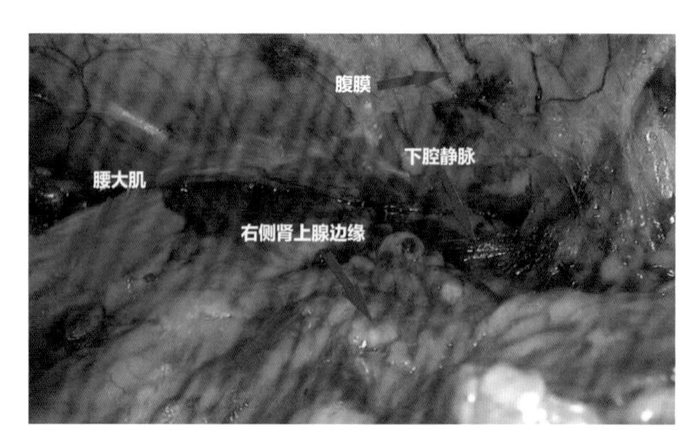

图1-11-6　通过钝性剥离暴露下腔静脉

九、采用“铲地面”的方法，切开肾上腺边缘与肾周脂肪之间的层面。随着脂肪的切开，右侧肾上腺边缘逐渐上卷。在“铲地面”的过程中，切割深度越靠近腺瘤，手术危险度越高。

十、对于肾上腺腺瘤切除术，游离瘤体这一步骤是手术的关键步骤，也是手术难点。初学者常犯的错误是在不了解深方解剖结构时，就采用超声刀的刀头夹闭组织并切断。这是一种“投机”的冒险做法。如果组织深方没有血管，瘤体能够被“侥幸”分离；但如果组织深方存在血管，则可能造成出血。与常规肾上腺腺瘤不同，靠近肾门血管的肾上腺腺瘤有误伤肾动脉或静脉的风险，造成出血，或者造成肾缺血肾萎缩。

十一、正确的做法是增加超声刀钝性游离的使用。如图 1-11-7 所示，超声刀刀头闭合，钝性向上游离，使结缔组织分成束状。

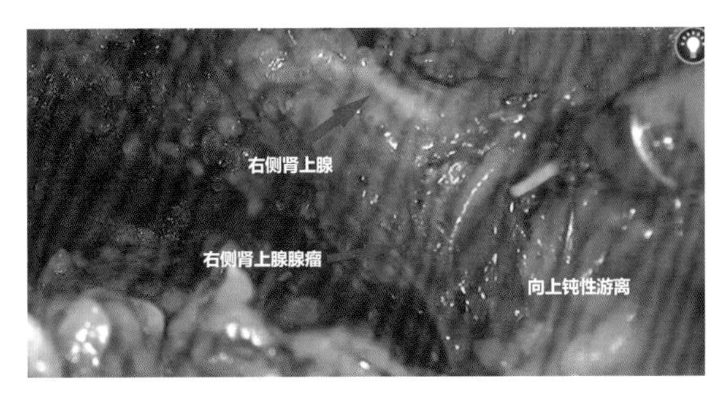

图1-11-7　钝性游离使结缔组织分成束状

十二、将已经分成束状的结缔组织用超声刀锐性切开（图 1-11-8）。

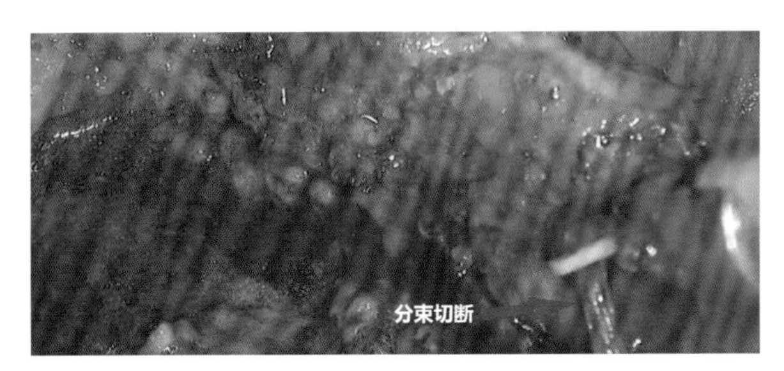

图1-11-8　锐性切开结缔组织束

十三、本例靠近肾门血管的肾上腺腺瘤切除术中，并未刻意游离暴露右肾静脉。而是采用“下极上翻法”来避免肾静脉的损伤。如图 1-11-9 所示，在右侧肾上腺腺瘤的底部，采用超声刀刀头钝性游离，将瘤体底部上掀，借此使瘤体远离肾静脉。

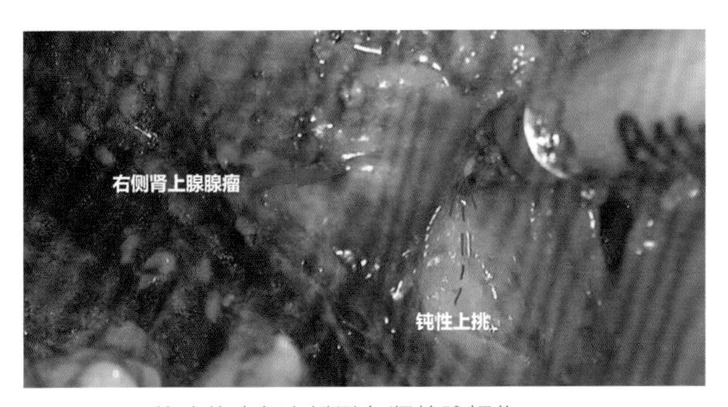

图1-11-9　将瘤体底部上掀避免肾静脉损伤

十四、如图 1-11-10 所示，采用吸引器钝性顶起瘤体底部，右手超声刀将滋养血管钝性分离成束状，再用超声刀快档锐性切断。

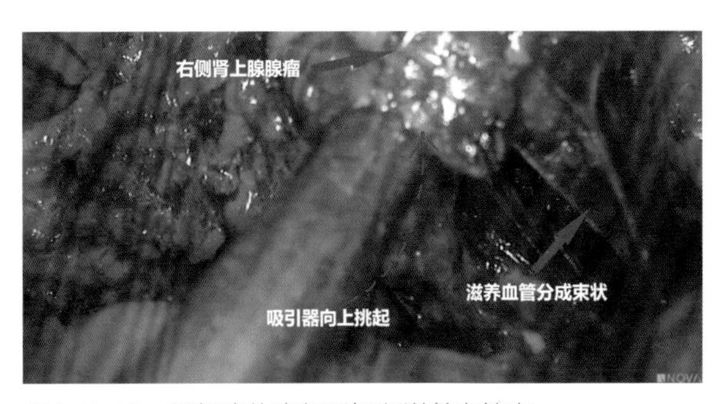

图1-11-10　顶起瘤体底部后切断滋养血管束

十五、钝性游离出肾上腺腺瘤与正常肾上腺腺体之间的边界。在不使用血管夹的前提下，采用冷剪刀锐性剪开腺体（图 1-11-11）。采用冷剪刀较超声刀热切开的优势在于其更加精确。肾上腺腺体虽然有丰富的血供，但是在用剪刀锐性剪开时出血量小。大部分肾上腺出血发生在其周围滋养血管的游离过程。滋养血管广泛分布在肾上腺周围的结缔组织中，而腺体本身出血量少。

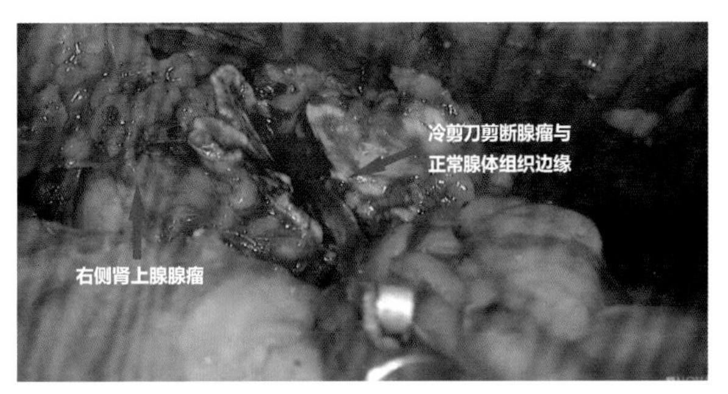

图1-11-11　冷剪刀锐性剪开腺体

十六、切除腺体后，采用双极电凝充分止血（图 1-11-12）。

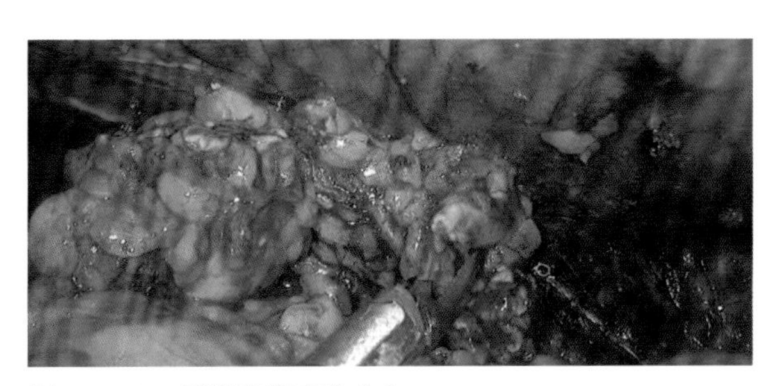

图1-11-12　双极电凝充分止血

十七、图 1-11-13 可见右侧肾上腺腺瘤周围的正常肾上腺组织。图 1-11-14 示肾上腺腺瘤剖面观。

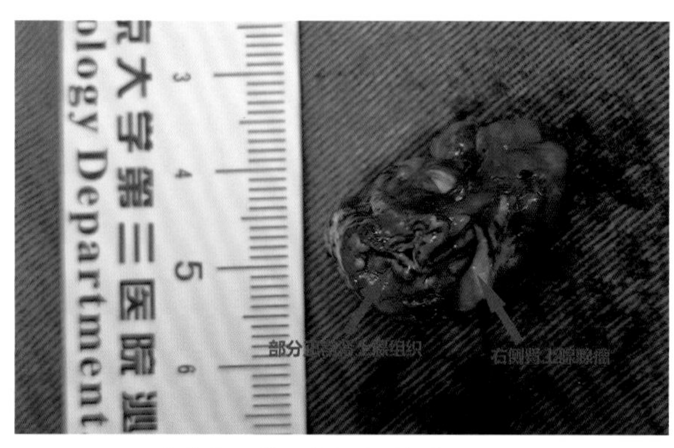

图1-11-13 腺瘤周围的正常肾上腺组织

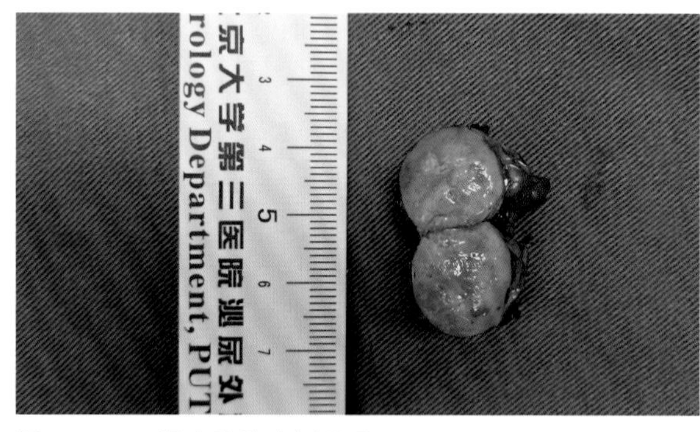

图1-11-14 肾上腺腺瘤剖面观

总结

1. 本节介绍了一例肾门血管旁的右侧肾上腺腺瘤切除术。对于小体积腺瘤，术中没有刻意将右肾静脉骨骼化暴露，而是重视下腔静脉的游离暴露，重视钝性剥离和分束切断的技巧，让腺瘤与肾静脉越来越远。

2. 肾上腺腺瘤切除术中，初学者常犯的错误是在不了解深方解剖结构时，采用超声刀刀头夹闭组织并切断。这是一种“投机”的冒险做法。

3. 正确游离瘤体的方法是采用钝性游离和分束切断。术中采用“瘤体底部上挑法”或者“下极上翻法”使瘤体与肾静脉越游离越远。

4. 为了手术更加精准，术中可以采用冷剪刀锐性切开腺体与瘤体交界。前提是交界处表面的脂肪结缔组织被充分钝性游离。结缔组织中含有丰富梳状滋养血管，如不充分游离，冷剪刀直接切断会造成较多出血。

（刘茁　刘磊　陈纪元　唐世英　编写）

（刘茁　视频编辑）

视频10

第二章　肾癌手术学习笔记

第一节　后腹腔镜下右肾部分切除术的“三个话题”

一、本节介绍一例后腹腔镜下右肾部分切除术的学习心得。重点从三个话题展开，分别是：后腹腔镜手术中腹膜损伤并发症的处理；分支肾动脉的处理；特殊部位肾肿瘤的切割缝合方法。

二、病例介绍：患者 50 岁男性，主因“体检发现右肾占位 2 周”住院。既往糖尿病。泌尿系 B 超提示右肾中上部可见囊实性结节，实性为主，直径为 3.6 cm × 3.2 cm，低回声，周边及内部可见少量血流信号，诊断印象为右肾囊实性结节，肾癌可能。泌尿系增强 CT 提示右肾类圆形稍低密度影，边界不清，增强扫描明显不均匀强化，直径为 2.9 cm × 2.8 cm × 2.5 cm。诊断考虑右肾多房囊性病变（Bosniak Ⅳ）。初步诊断右肾囊性肾癌，行后腹腔镜下右肾部分切除术。

三、术前影像学泌尿系增强 CT（矢状位）肿瘤位于右肾上极背侧（图 2-1-1）。

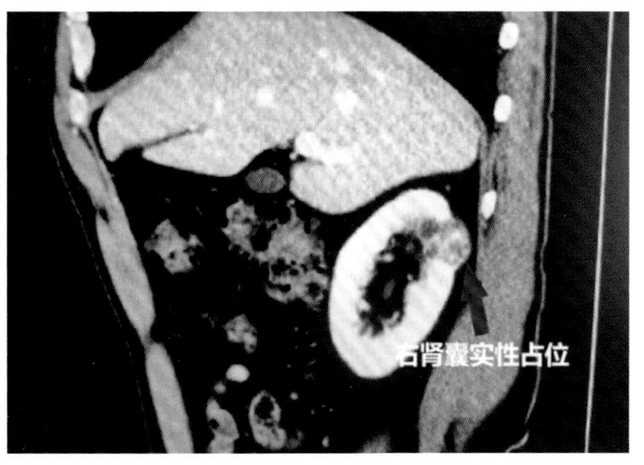

图2-1-1　泌尿系增强CT（矢状位）图中蓝色箭头所示为肾脏肿瘤，位于右肾上极背侧

四、术前影像学泌尿系增强 CT（水平位）肿瘤位于右肾背侧（图 2-1-2）。

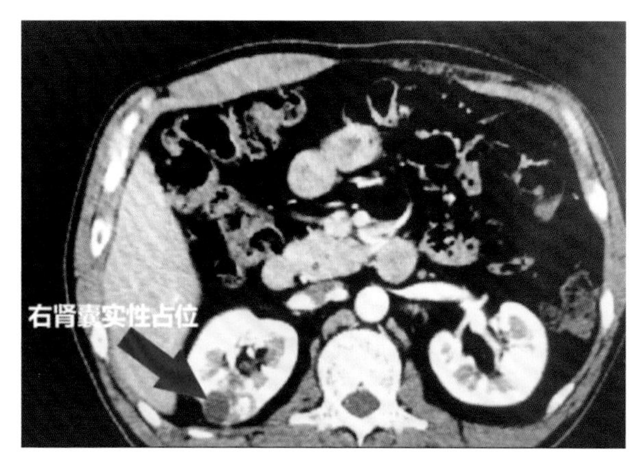

图2-1-2　增强CT（水平位）中蓝色箭头所示为肾脏肿瘤，位于右肾背侧

五、本节第一个话题是：后腹腔镜手术中腹膜损伤并发症的处理。

1. 本例患者体型偏瘦，腹膜外脂肪稀疏。在游离腹膜外脂肪时，一个小小的钝性操作就可能造成腹膜损伤，如图 2-1-3。

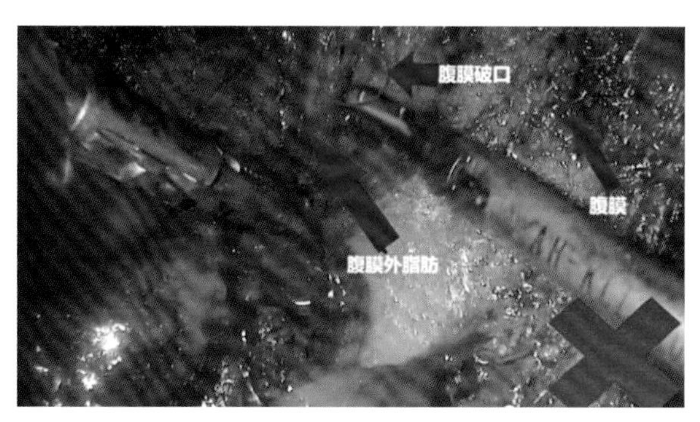

图2-1-3　错误操作导致的腹膜损伤，红色圆圈所示腹膜破口，蓝色箭头为相应的解剖结构

2. 在气腹压力的扩张下，小小的腹膜破口被撕开。气腹压力由后腹腔空间进入广阔的腹腔空间，腹膜破口具有“活瓣儿”作用，腹腔空间

气体只进不出，压缩了后腹腔空间，增加了手术难度（图 2-1-4）。

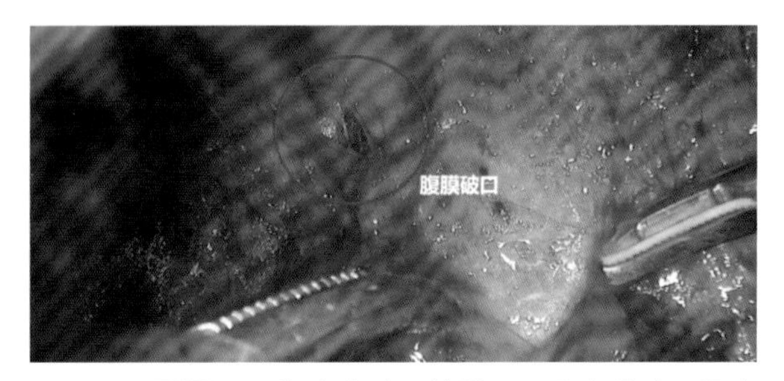

图2-1-4　圆圈所示为腹膜破口位置，可见腹膜破口具有“活瓣儿”作用，气体通过破口进入腹腔

3．空间对于外科手术是关键的。下图可见从穿刺器到腹膜外脂肪距离很短，说明此时后腹腔空间非常狭小（图 2-1-5）。

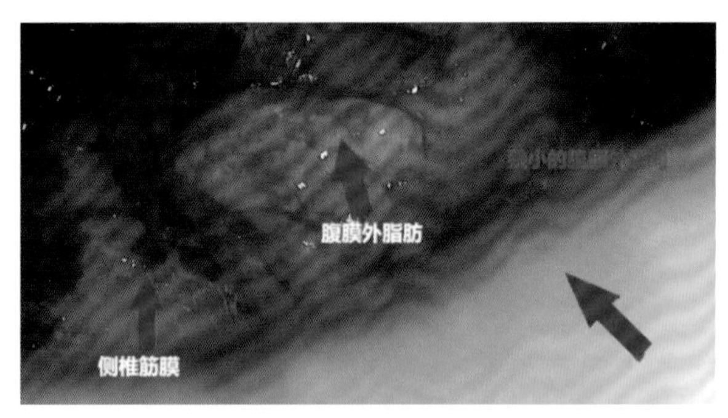

图2-1-5　后腹腔空间非常狭小，镜头孔穿刺器距离术区很近。蓝色箭头所示为相应解剖结构

4．在出现腹膜损伤的手术并发症时，手术老师采取的补救措施不是立即修补腹膜破口。而是快速清理腹膜外脂肪，切开侧椎筋膜，扩大后腹腔空间。后续手术中寻找合适时机修补腹膜破口。充气的腹腔空间将肠管推向背侧，因此在侧椎筋膜切口的选择上，较以往位置更加靠近背侧（图 2-1-6）。

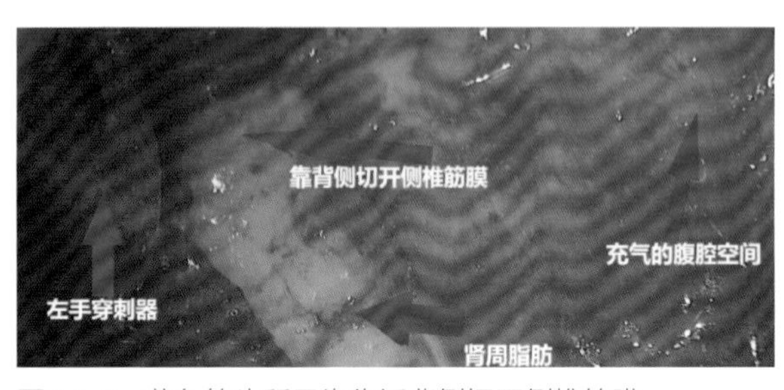

图2-1-6　蓝色箭头所示为靠近背侧切开侧椎筋膜

5．侧椎筋膜切开后继续沿着腰大肌表面游离肾脏背侧层面，扩大后腹腔空间。随着后腹腔空间局面的打开，其空间内部压力对腹腔高压达到制衡。虽难以达到完全正常，但局面得以缓和。在肾脏腹侧层面游离后，腹膜破口得到充分暴露（图 2-1-7）。

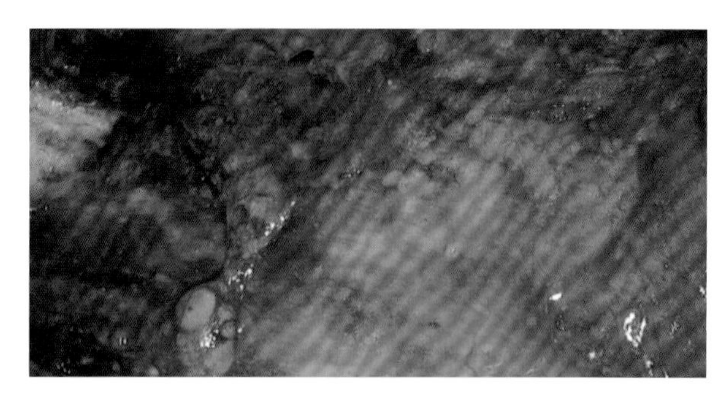

图2-1-7　腹膜破口得到充分暴露

6．术中将气腹压力从 12 mmHg 降低到 5 mmHg，采用吸引器将腹腔内积气吸除（图 2-1-8）。

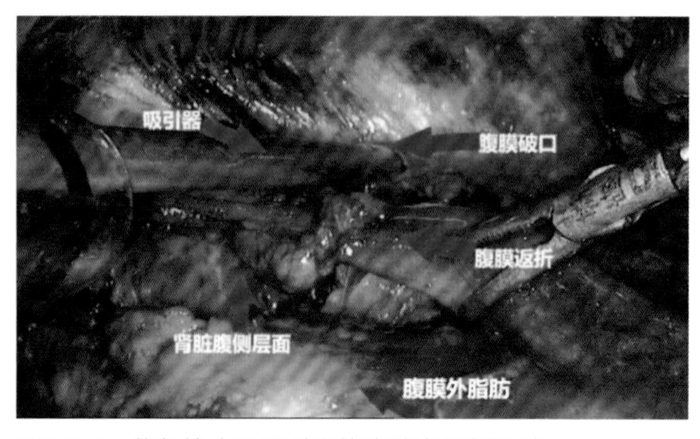

图2-1-8　蓝色箭头示吸引器将腹腔内积气吸除

7．右手弯钳配合左手吸引器，在左手吸引器撤离瞬时，右手弯钳夹闭腹膜破口（图 2-1-9）。

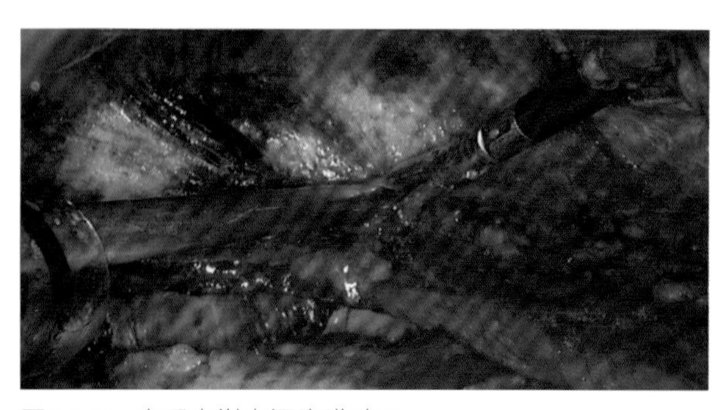

图2-1-9　右手弯钳夹闭腹膜破口

8. 采用血管夹 Hem-o-lok 夹闭腹膜破口，为避免张力过大，破口撕裂，血管夹夹持对象需要包含腹膜返折（图 2-1-10）。

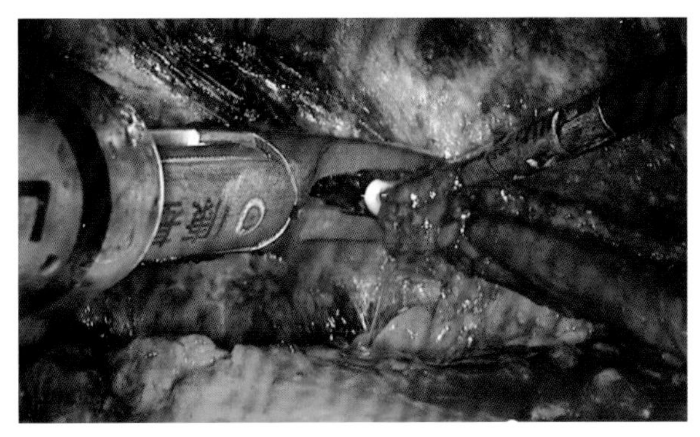

图2-1-10　采用血管夹Hem-o-lok夹闭腹膜破口

9. 针对后腹腔镜手术，腹膜损伤是常见的非严重术中并发症。但其造成后腹腔空间狭小增加了手术难度，对于腹腔镜手术初学者容易造成"雪上加霜"。除了了解腹膜损伤并发症的正确处理方式以外，预防损伤和合理的外科基本操作更加重要。

六、本节第二个话题是：分支肾动脉的处理。

1. 手术前的影像学阅片非常重要，阅片内容首先是疾病的诊断，其次是手术操作相关内容。本例患者除了存在右肾动脉以外，还存在右肾上极的小分支动脉。术前影像学阅片容易遗漏。本例患者右肾肿瘤位于右肾上极，右肾上极的小分支动脉可能为肿瘤供血，如果动脉阻断不完全，肿瘤切除过程可能造成出血，影响手术视野，增加手术难度和危险性（图 2-1-11）。

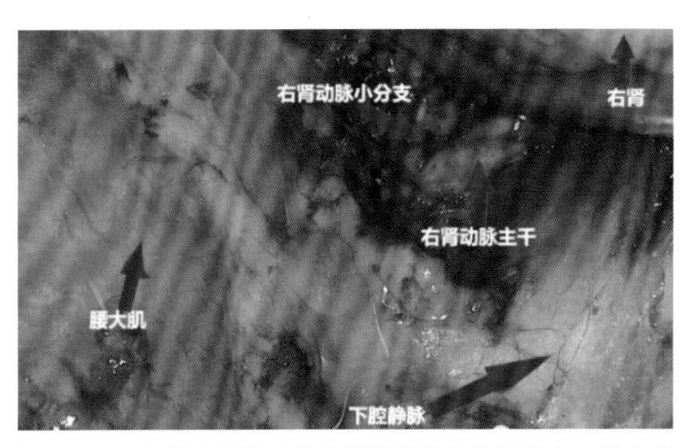

图2-1-11　右肾上极的小分支动脉可能为肿瘤供血，图中蓝色箭头为相应的解剖结构

2. 术前影像学泌尿系增强 CT（水平位）可见右肾动脉主干（图 2-1-12）。

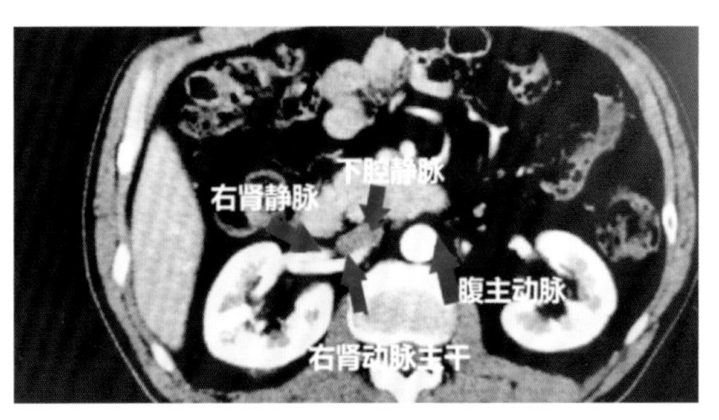

图2-1-12　增强CT（水平位）可见右肾动脉主干，图中蓝色箭头为相应的解剖结构

3. 术前影像学泌尿系增强 CT（水平位）可见右肾动脉小分支（图 2-1-13）。

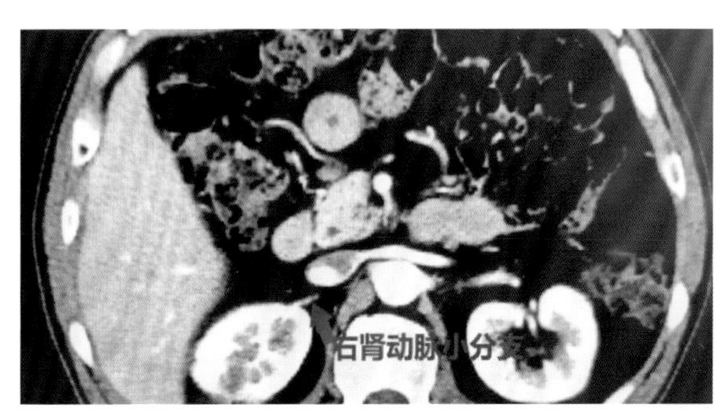

图2-1-13　增强CT（水平位）蓝色箭头所示为右肾动脉小分支

4. 手术处理右肾动脉时，减少周围渗血的方法是进入正确的解剖层次。肾动脉血管鞘外有丰富的滋养血管，而血管鞘内为相对无血管区。术中进入血管鞘内可以减少肾门游离时的出血量（图 2-1-14）。

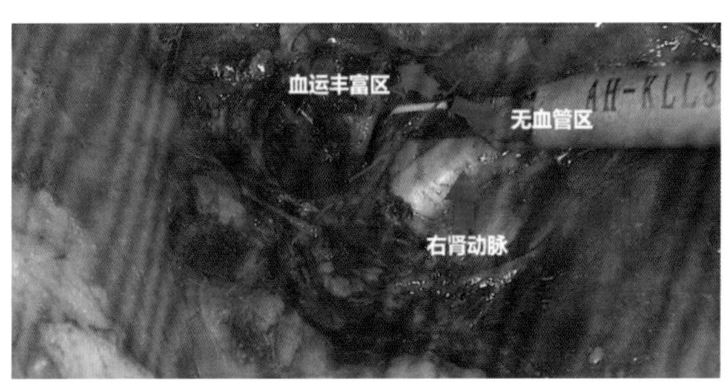

图2-1-14　肾动脉血管鞘外围血运丰富区（蓝色虚线所示），肾动脉血管鞘内为相对无血管区，蓝色箭头所示为相应解剖结构

5. 下图示术中阻断肾动脉分支和肾动脉主干（图 2-1-15）。

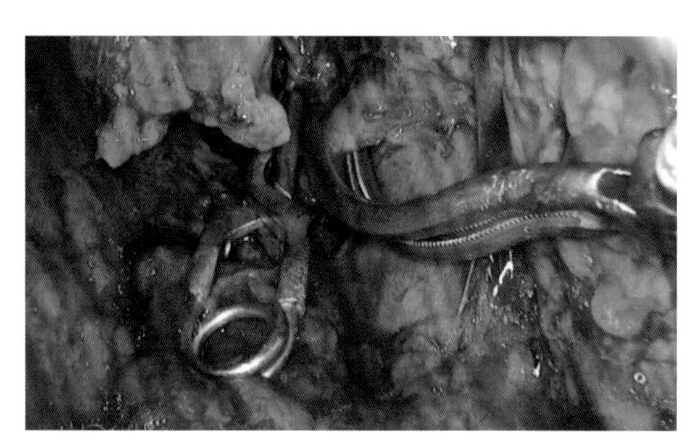

图2-1-15　阻断肾动脉分支和肾动脉主干

七、本节第三个话题是：特殊部位肾肿瘤的切割缝合方法。

1. 我们在既往文章中介绍过后腹腔肾部分切除术中 34 种以位置为依据的肾脏肿瘤分类。本例属于第 15 种类型——右侧肾脏中上部背侧内生型肿瘤。笔者希望总结归纳所有不同位置肾肿瘤对应的相对固定模式的肾部分切除术的手术“套路”。

2. 术中沿肾被膜层面充分游离暴露肾脏及位于上极的囊实性肾肿瘤。为了方便切割缝合，将肾脏旋转使肿瘤位于术者的“眼皮底下”。在后腹腔镜肾部分切除术的常规“三孔法”基础上，增加第四穿刺器，其位于右手穿刺器和镜头穿刺器的腹侧，三点呈现等边三角形。助手的弯钳从第四穿刺器引入后腹腔空间，用力点位于右肾下极，目的是让肾脏更加靠近腹侧，让术者可以“直视”“正对”位于背侧的肿瘤（图 2-1-16）。

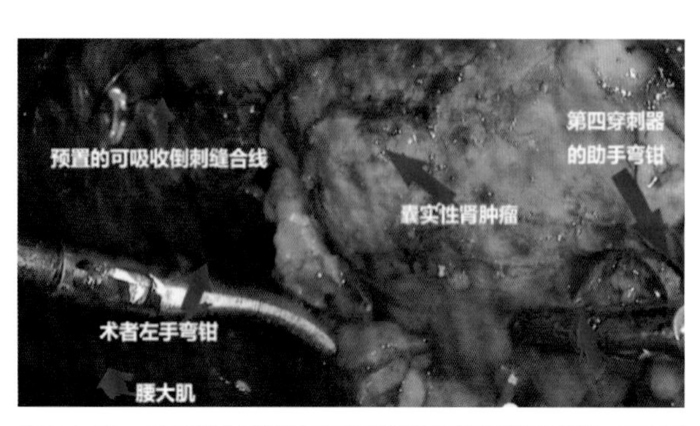

图2-1-16　助手通过第四穿刺器弯钳压迫右肾下极为术者暴露良好术野，蓝色箭头为相应解剖结构

3. 图 2-1-17 示剪刀锐性切除肿瘤。

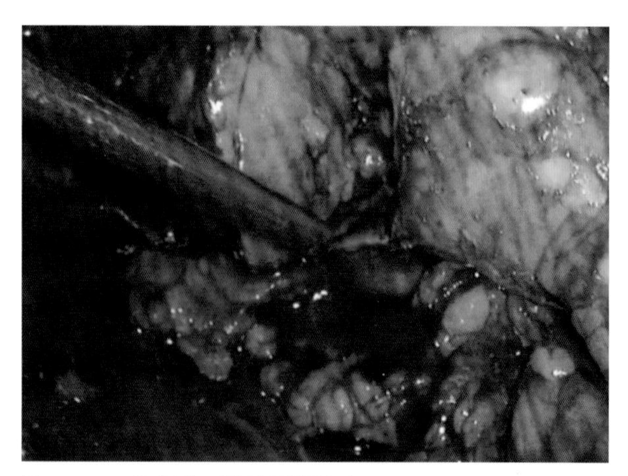

图2-1-17　采用剪刀锐性切除肿瘤

4. 采用 3-0 的可吸收倒刺缝合线连续缝合肾脏内层创面（图 2-1-18）。

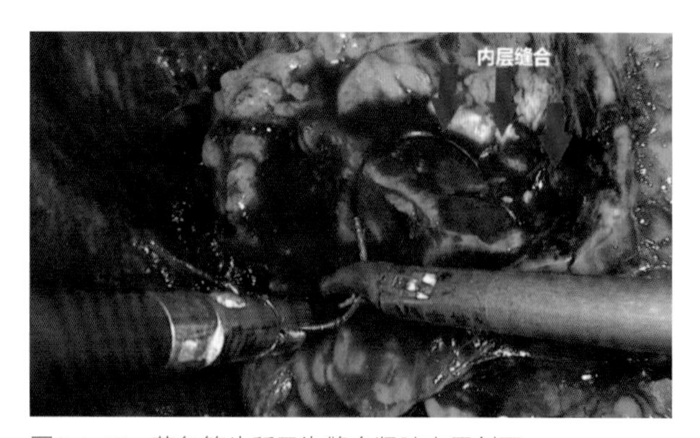

图2-1-18　蓝色箭头所示为缝合肾脏内层创面

5. 采用 2-0 的可吸收倒刺缝合线连续缝合肾脏外层创面，注意针距均匀。力量适度，避免缝线切割肾脏组织（图 2-1-19）。

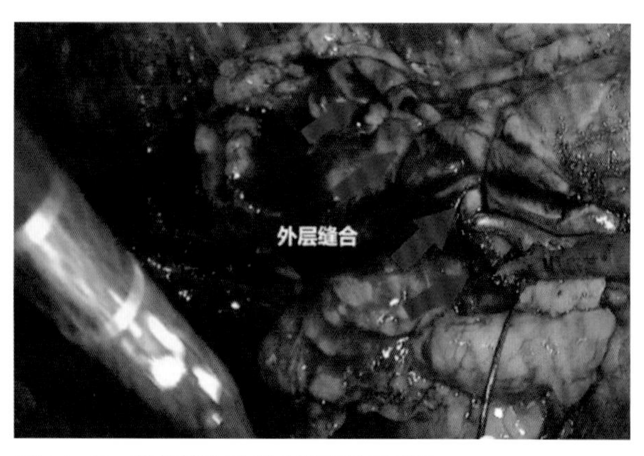

图2-1-19　蓝色箭头示缝合肾脏外层创面

八、术后肿瘤照片见图 2-1-20。

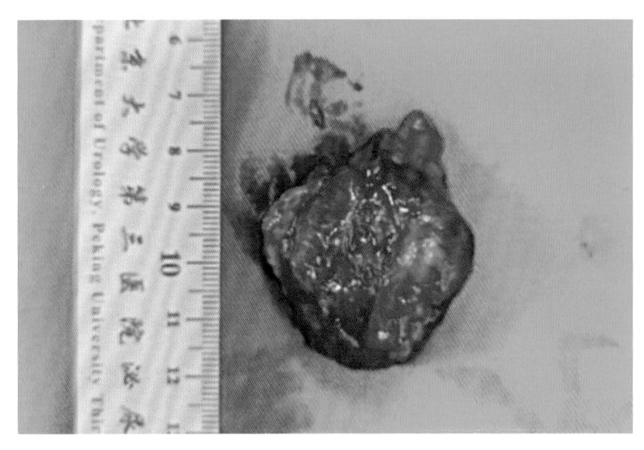

图2-1-20　术后肿瘤照片

九、肿瘤切开后可见囊实性剖面（图 2-1-21）。

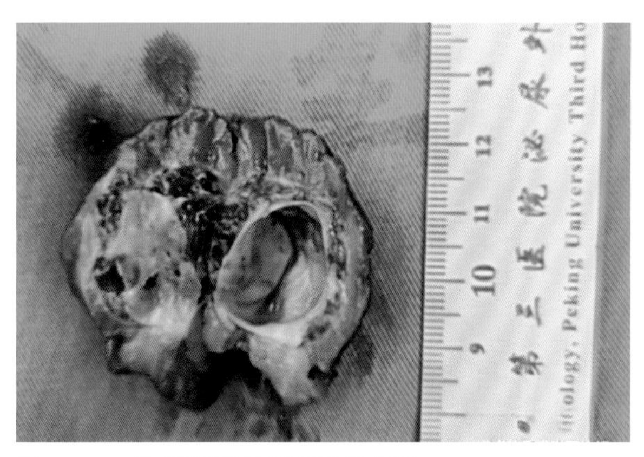

图2-1-21　肿瘤切开后可见囊实性剖面

（刘茁　张洪宪　金杰　编写）

（刘茁　视频编辑）

视频11

第二节　“磊氏夹角”——肾部分切除术中的缝合技巧

一、病例介绍：患者 25 岁男性，主因“体检发现右肾肿瘤 1 周”就诊。既往体健。诊断考虑右肾癌。行后腹腔镜下右肾部分切除术。

二、泌尿系增强 CT 提示右肾实质类圆形低密度影，直径约 2.1 cm，增强扫描可见明显不均匀强化（图 2-2-1，图 2-2-2）。诊断考虑为右肾肿瘤，肾癌。

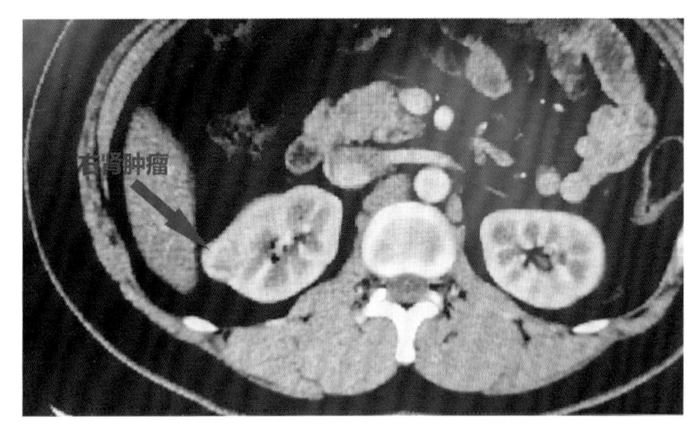

图2-2-1　泌尿系增强CT见右肾实质类圆形低密度影

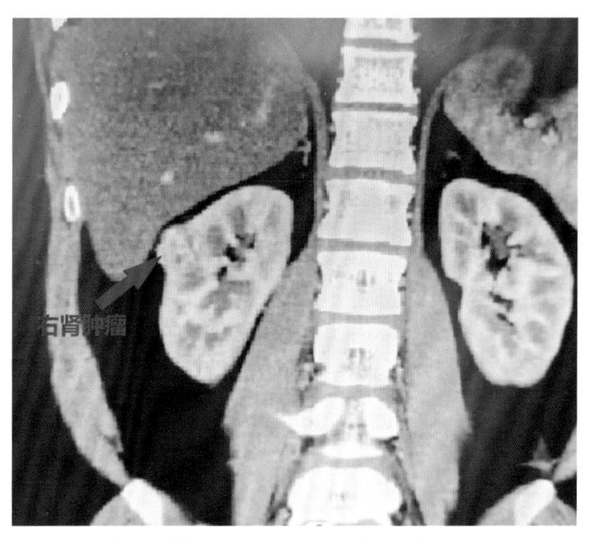

图2-2-2　泌尿系增强CT见右肾实质类圆形低密度影

三、肾核磁平扫提示：右肾上极类圆形混杂稍长 T1、长 T2 信号影，直径为 2.1 cm，边界尚清晰（图 2-2-3，图 2-2-4）。

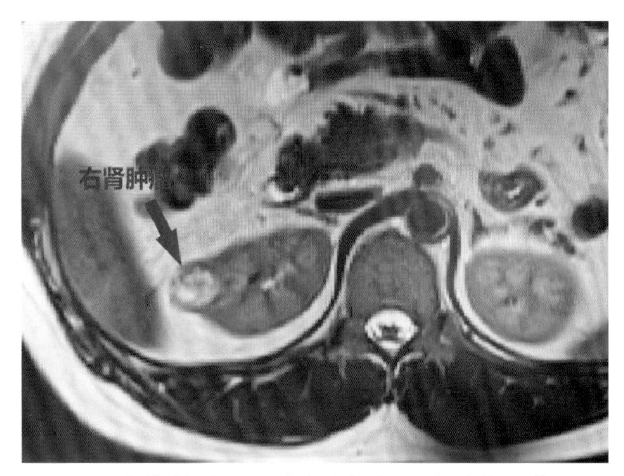

图2-2-3 肾核磁平扫可见右肾上极类圆形混杂长T2信号

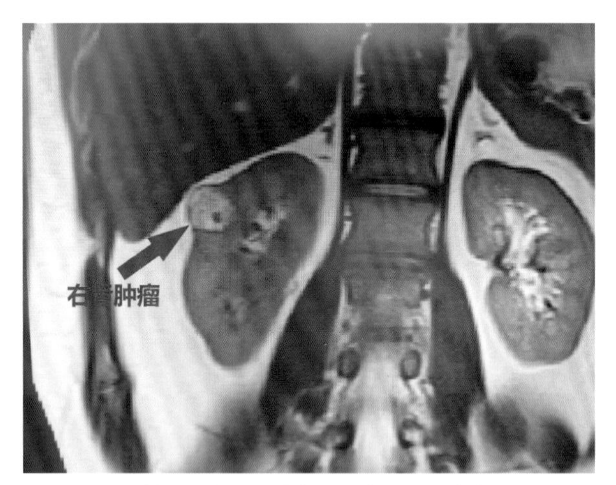

图2-2-4 肾核磁平扫可见右肾上极类圆形混杂长T2信号

四、腹膜外脂肪黏附在“天花板”上的问题：对于后腹腔镜手术，在第12肋下、腰大肌前做第一穿刺器切口，术者用手指伸入后腹腔空间，在腹壁与腹膜外脂肪之间的正确层次游离。置入气囊将这一空间扩大。在少数情况下（例如患者肥胖，术者手指相对较短），没有成功将腹壁“天花板”的脂肪充分游离下来，而是进入到腹膜外脂肪和侧椎筋膜之间的错误层次。置入气囊后，腹膜外脂肪将会留在腹壁“天花板”上。这种情况增加了手术难度。例如穿刺器将置入到腹膜外脂肪中，给穿刺器置入深度的判断造成困难，有穿刺器损伤腹膜风险；此外镜头穿刺器将会反复出入脂肪层面，造成镜头视野污染。出现此种情况的应对方法是尽量弥补，采用超声刀将“天花板”的腹膜外脂肪游离（图2-2-5）。

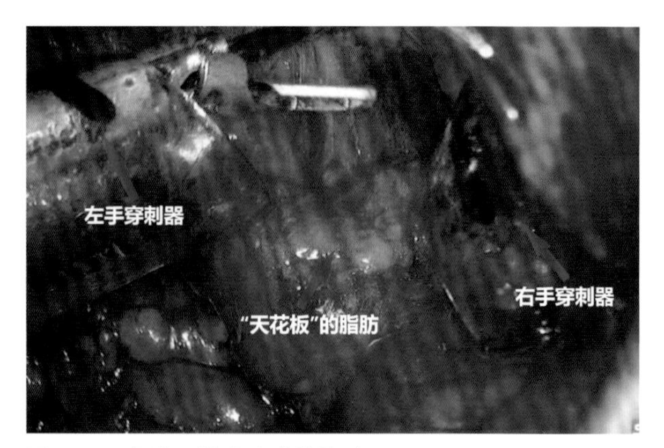

图2-2-5 超声刀游离腹膜外脂肪

五、因操作空间有限。将腹腔镜镜头置入肋缘下的塑料穿刺器。在腹侧穿刺器置入左手弯钳，在髂嵴上金属穿刺器置入超声刀。将腹膜外脂肪向下游离（图2-2-6）。

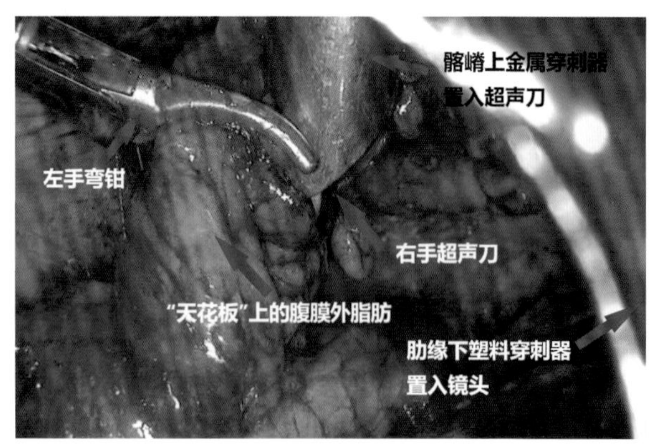

图2-2-6 超声刀将腹膜外脂肪向下游离

六、对于右肾部分切除术，采用四孔法操作。将“天花板”上的腹膜外脂肪清理后，在腹侧置入第四穿刺器，如图2-2-7所示。

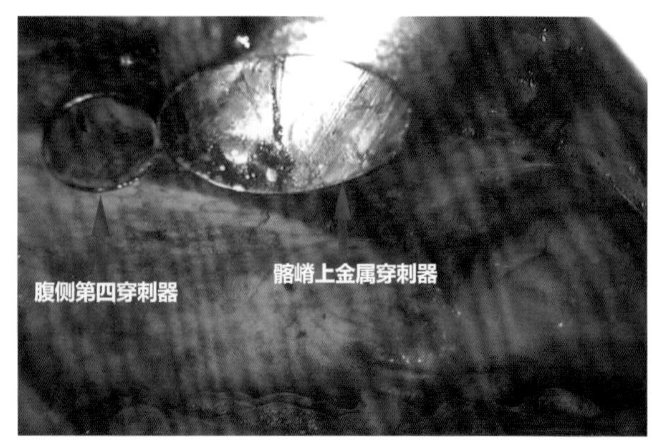

图2-2-7 腹侧置入第四穿刺器

七、在第一刀切开侧椎筋膜后，观察切口下方组织颜色。正确的侧椎筋膜切口应该在腰大肌的“红色”层面与肾周脂肪的“黄色”层面交界处。如下图所示，如下方组织颜色为红色，证明是腰大肌，第二刀应该更偏向腹侧，去寻找“黄红”交界；如果下方组织为黄色，证明是肾周脂肪，第二刀应该更偏向背侧，去寻找“黄红”交界（图2-2-8）。如图2-2-9所示，蓝色虚线为红色腰大肌和黄色肾周脂肪的交界处。绿色虚线为侧椎筋膜拟切开的方向，应该与蓝色虚线相延续。

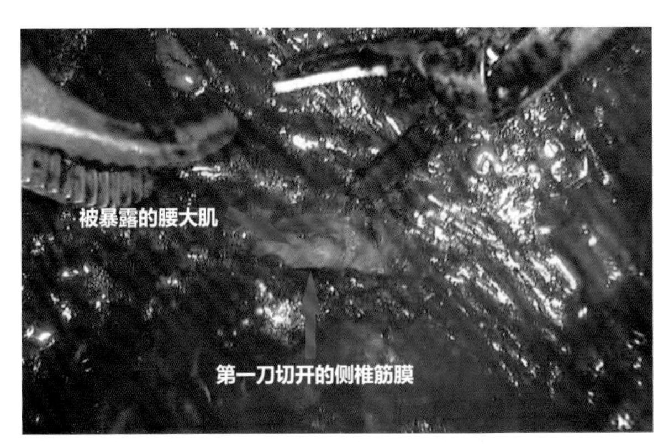

图2-2-8 寻找腰大肌与肾周脂肪层面交界处

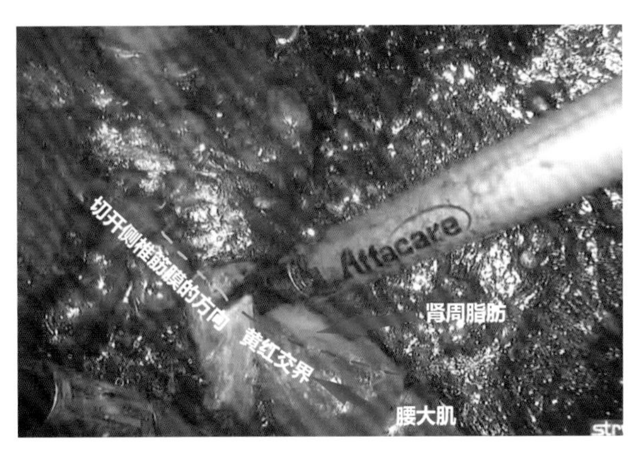

图2-2-9 蓝色虚线示腰大肌和肾周脂肪的交界处，绿色虚线示侧椎筋膜拟切开方向

八、在游离暴露右肾动脉后，笔者习惯采用自制的弹力带缠绕并标记右肾动脉（图2-2-10）。术者左手弯钳协助将右肾向腹侧压挡，右手持直角钳于右肾动脉深层掏入。助手持弯钳夹持自制的弹力带（一次性无菌手套的边棱）缠绕右肾动脉。采用Hem-o-lok血管夹夹持以固定弹力带的两端（图2-2-11）。

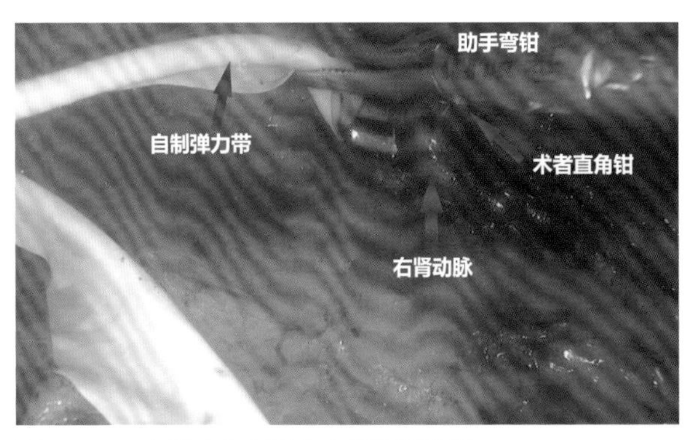

图2-2-10 右手直角钳进入右肾动脉深层

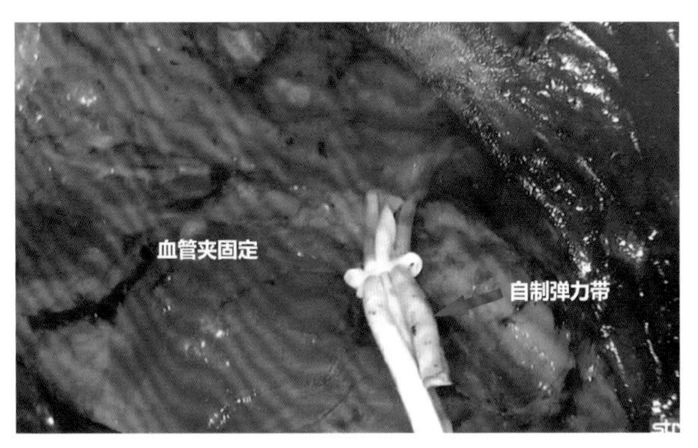

图2-2-11 Hem-o-lok血管夹夹持固定弹力带的两端

九、在游离右肾的腹侧层间时，需要掌握一定技巧。如图2-2-12所示。在腹膜（红色）与肾脂肪囊（橙色）连接处，切开脂肪囊外的包膜层。

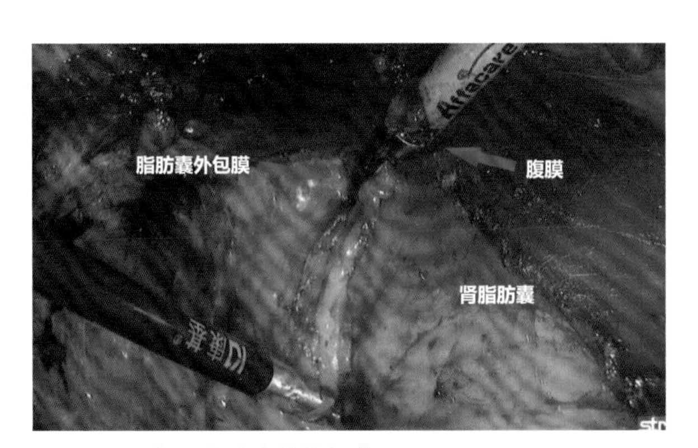

图2-2-12 切开脂肪囊外的包膜层

十、切开脂肪的包膜后，就会暴露其内部的脂肪组织（黄色）。在脂肪组织内部有丰富的血管，应避免进入这个错误层面引起出血；应进入脂肪组织与脂肪的包膜之间的无血管区（图2-2-13）。如图2-2-14所示，正确的层面应该是呈“泡沫”样的无血管区，即疏松结缔组织。在此层面游离肾脏的腹侧层面，几乎没有出

血。如图 2-2-15 所示，左侧视野是错误的脂肪组织内部层面，其内部包含丰富血管，容易造成出血；右侧视野是正确的疏松结缔组织层面，为相对无血管区。

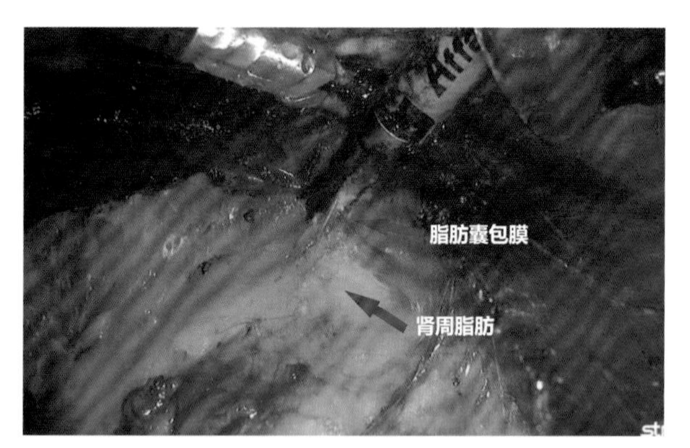

图2-2-13 进入脂肪组织与脂肪的包膜之间的无血管区

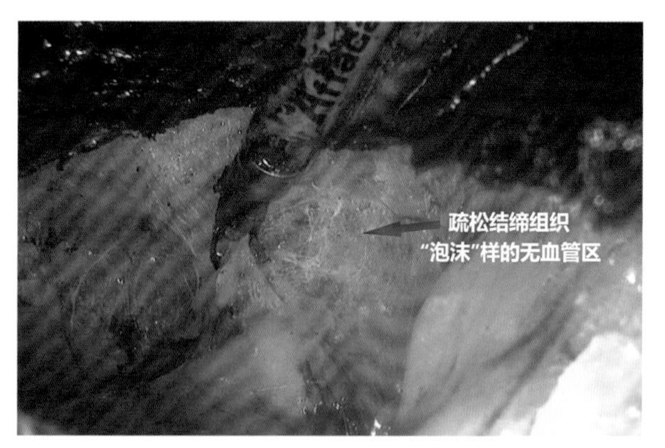

图2-2-14 疏松结缔组织层面游离肾脏的腹侧

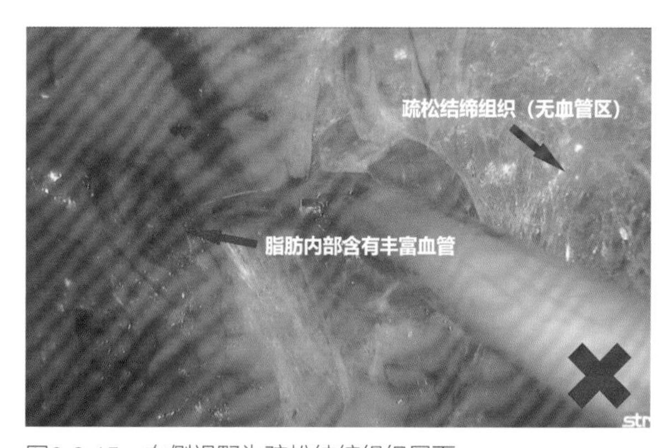

图2-2-15 右侧视野为疏松结缔组织层面

十一、为了防止腹膜对于手术野的遮挡，这里介绍一个小技巧。如图 2-2-16 所示，术者采用血管夹持钳，夹持一个绿色小号的 Hem-o-lok 血管夹，由助手在血管夹的根部用 7 号丝线打结固定。

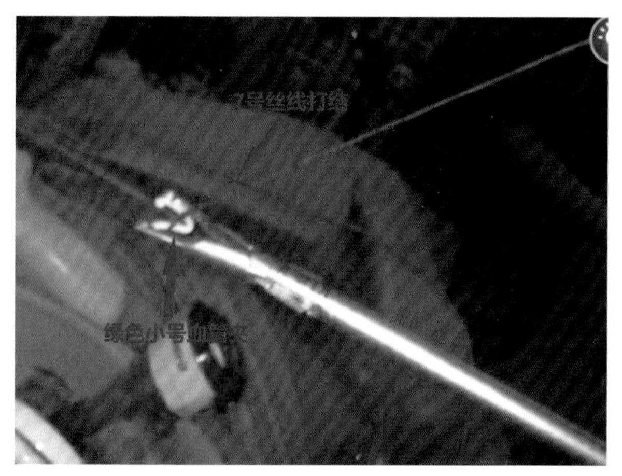

图2-2-16 7号丝线打结固定血管夹根部

十二、用持钳将带线的血管夹通过穿刺器伸入后腹腔空间，夹持遮挡术野的腹膜返折（图 2-2-17）。

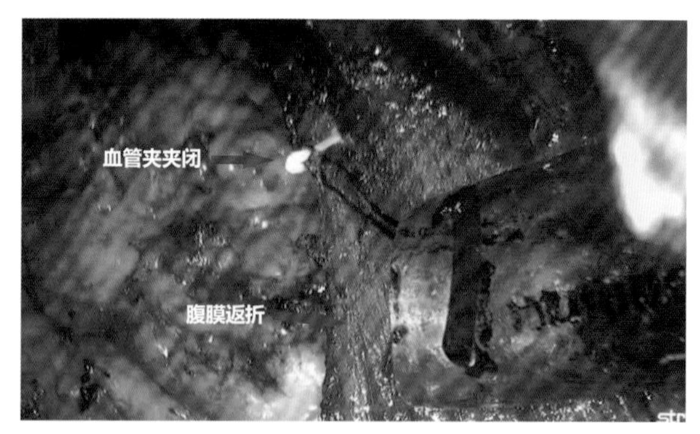

图2-2-17 血管夹夹持腹膜返折

十三、将 7 号线通过穿刺器与腹壁间隙引出体外。用中弯钳夹闭缝线，起到提拉作用（图 2-2-18）。

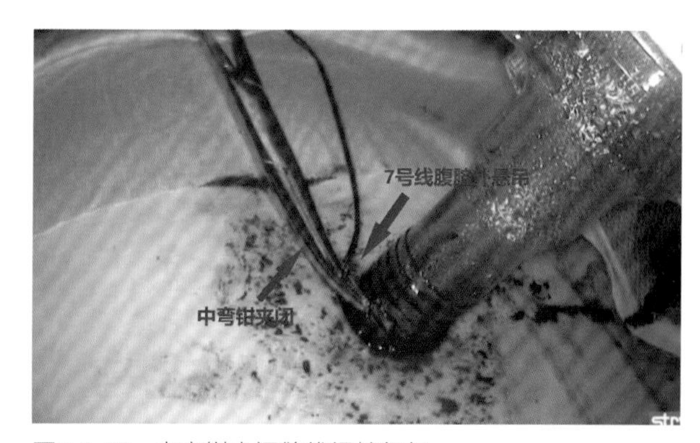

图2-2-18 中弯钳夹闭缝线提拉组织

十四、如图 2-2-19，腹膜返折被提拉后，空间得以显露。

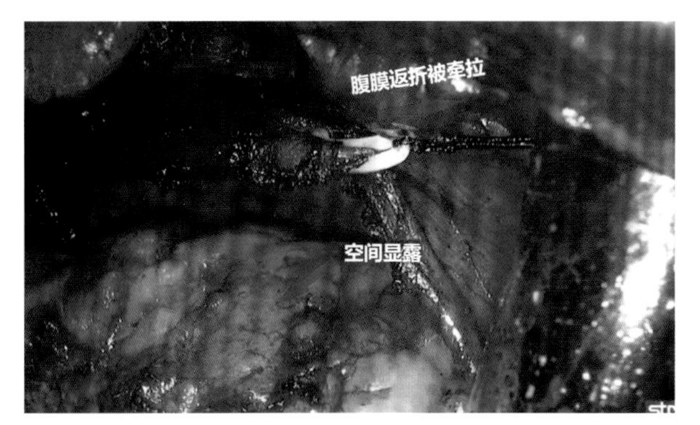

图2-2-19　提拉腹膜返折

十五、本例患者的肿瘤位于偏腹侧位置。在后腹腔镜视野下，为了让肿瘤便于切除缝合，需要游离翻转肾脏。术中需要充分游离肾上极，否则肾脏将相对固定不易翻转（图 2-2-20）。

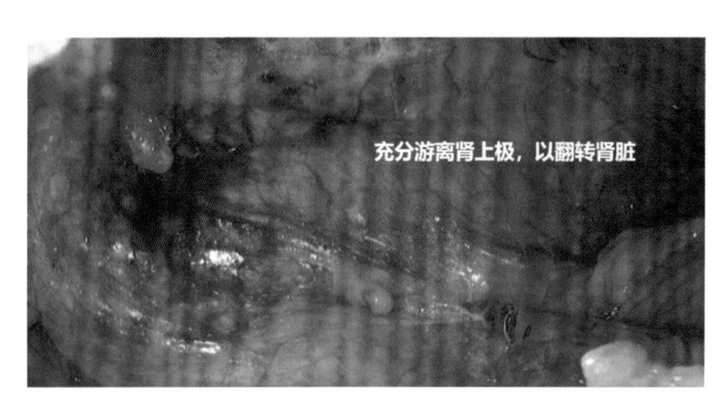

图2-2-20　充分游离肾上极

十六、在置入肾动脉阻断钳（“哈巴狗”钳）时有一个操作小技巧。如图 2-2-21 所示，阻断钳夹持哈巴狗钳后，保证阻断钳的弯头向下，哈巴狗钳的弯头向上。在阻断右肾动脉时，阻断钳与哈巴狗钳的长轴应该呈一直线。

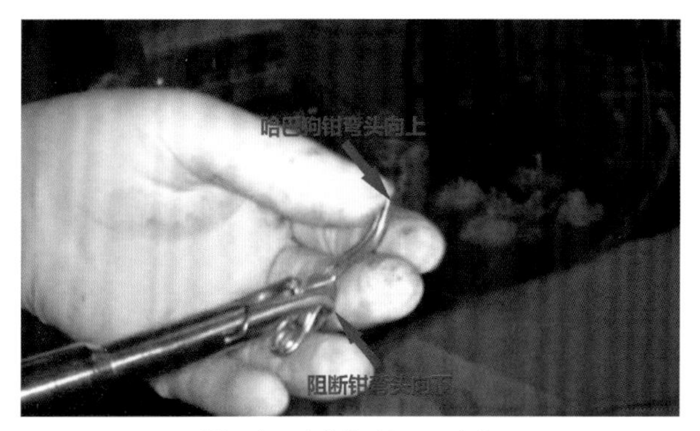

图2-2-21　阻断钳与哈巴狗钳长轴呈一直线

十七、在置入过程中，如果阻断钳与哈巴狗钳的长轴不在同一直线，此时只需要给予哈巴狗钳一个向下作用力，阻断钳将会重新与哈巴狗钳再次呈一直线，方便使用（图 2-2-22）。

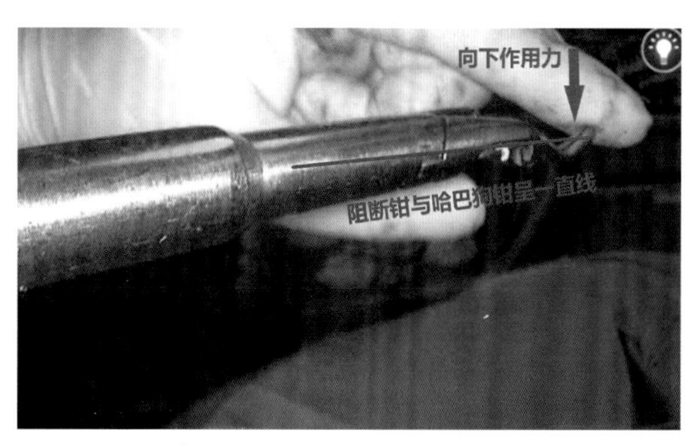

图2-2-22　予哈巴狗钳一个向下作用力

十八、图 2-2-23 示错误操作：如果阻断钳的弯头与哈巴狗钳的弯头同时向上，则在腹腔内不容易矫正，增加操作难度。

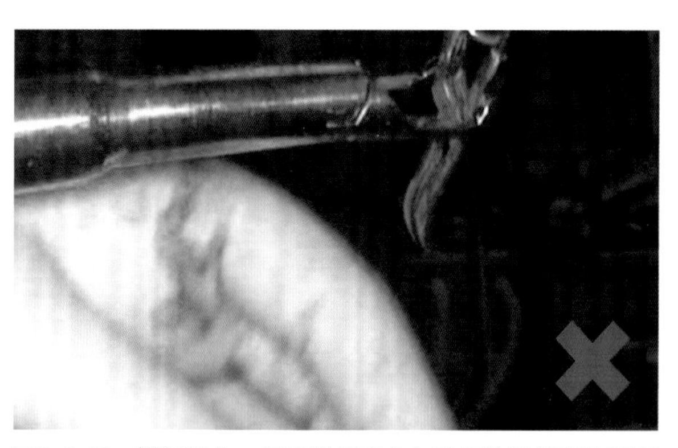

图2-2-23　错误操作：阻断钳的弯头与哈巴狗钳的弯头同时向上

十九、图 2-2-24 示提拉自制的弹力带后，用哈巴狗钳阻断右肾动脉过程。

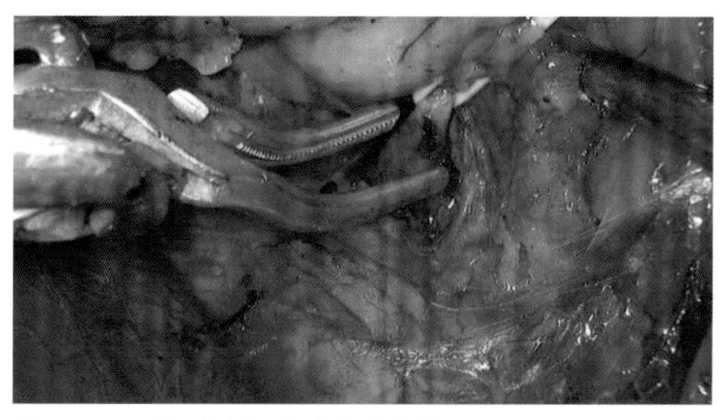

图2-2-24　哈巴狗钳阻断右肾动脉过程

二十、本例患者采用四孔法。术者右手持剪刀，剪切肾脏组织；左手持吸引器，吸除血液；术者持双极弯钳，在术者切割过程中，可以及时凝断开放的小血管（图 2-2-25）。

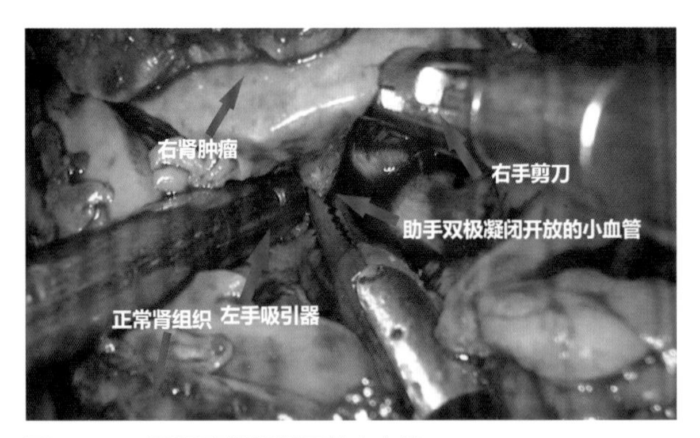

图2-2-25　双极弯钳凝断开放小血管

二十一、在缝合肾脏创面时，需要注意出针的位置和角度（图 2-2-26）。初学者容易出现的错误是，针持持针穿入肾脏组织后，找不到出针位置，或者出针实际位置不是理想位置。这里我们提出“磊氏夹角”的概念，以方便理解。

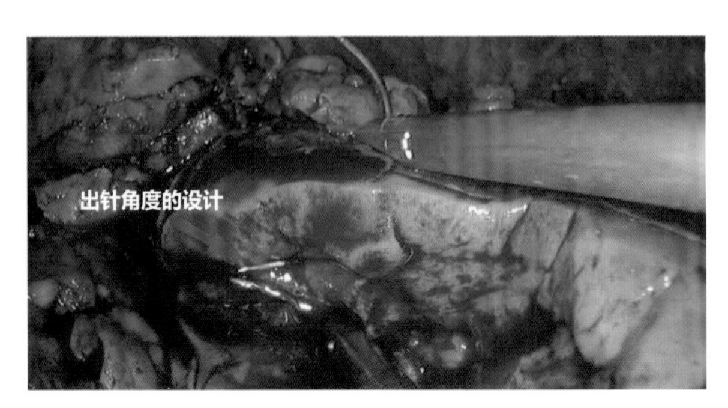

图2-2-26　缝合肾脏创面

二十二、如图 2-2-27 所示，图片中可以看到纵行的切口。在开放手术中，针持的位置如绿色箭头所示。术者为了方便缝合，会主动调整缝合手的位置，使针持所在轴线与切口所在轴线平行，出针位置与切口轴线垂直。但是在腹腔镜手术中，术者的左右手穿刺器为固定位置，无法像开放手术那样随意调整缝合手的位置。腔镜用弯钳通过位置固定的穿刺器置入腹腔后，其长轴的位置如图中红色箭头所示。实际的针持位置（红线）与理想的针持位置（绿线，即切口长轴方向）存在夹角。因此，实际的出针位置（红线）与切口位置（绿线）将会存在夹角。实际空间的三维视野投射到腹腔镜屏幕的二维视野后，人眼会有错觉。因此初学者容易找不到出针位置。因这个概念由刘磊老师提出，我们将其命名为“磊氏夹角”。初学者可以根据“磊氏夹角”简单预判实际出针位置。

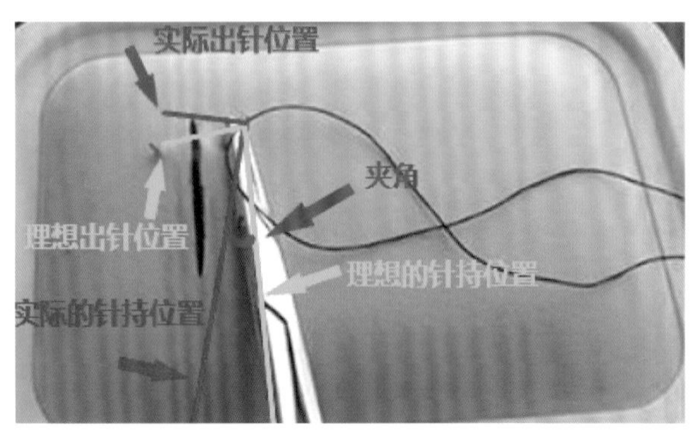

图2-2-27　“磊氏夹角”示意图

二十三、如图 2-2-28 所示，在缝合肾脏过程中，术中左手弯钳向上提线，可在一定程度上消除“磊氏夹角”，让针持所在轴线与切口所在轴线平行，方便缝合。

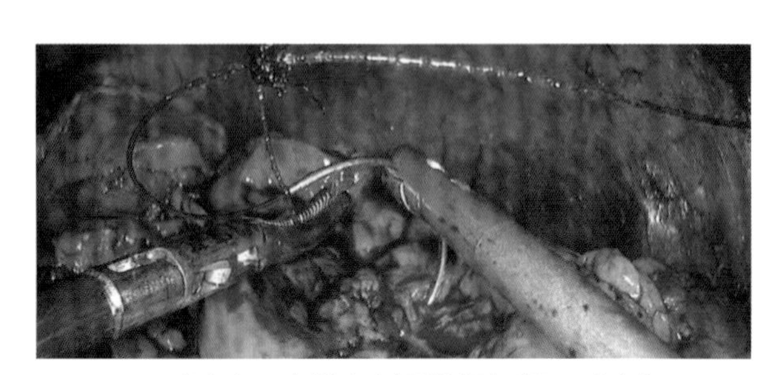

图2-2-28　术中左手弯钳向上提线消除“磊氏夹角”

二十四、缝合完毕后，通过自制的弹力带可以迅速寻找到右肾动脉。提拉阻断带后，左手持钳解除哈巴狗钳阻断（图 2-2-29）。

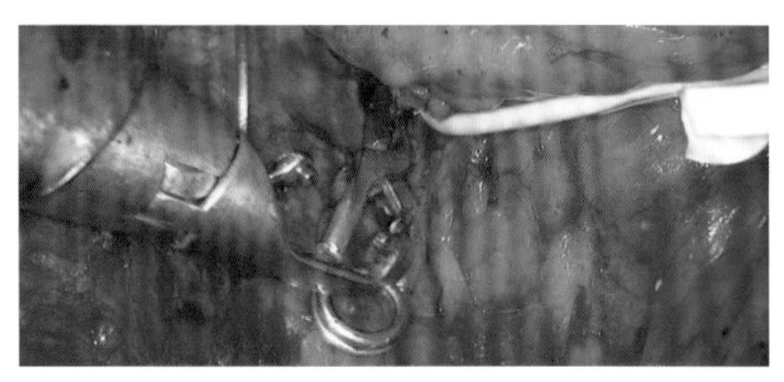

图2-2-29　解除哈巴狗钳阻断

二十五、本例患者术中采用 2-0 可吸收倒刺缝线。缝线末端加持血管夹，如图 2-2-30 所示。在缝合结束后，可以在末端勒紧缝合后，再次置入血管夹以增加张力，减少出血。

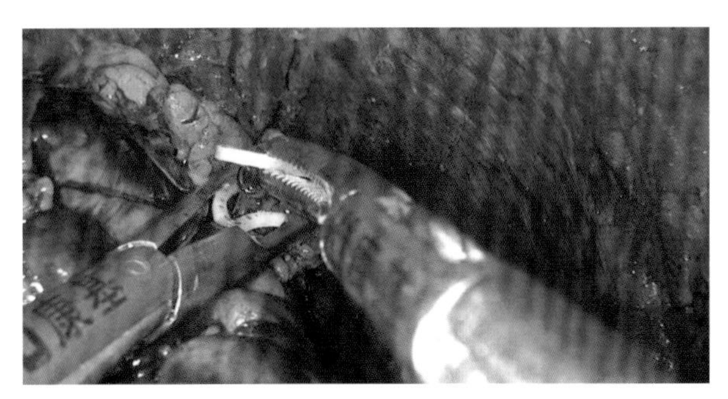

图2-2-30　缝线末端加持血管夹

二十六、图 2-2-31 示解除阻断后，创面干净无渗血。

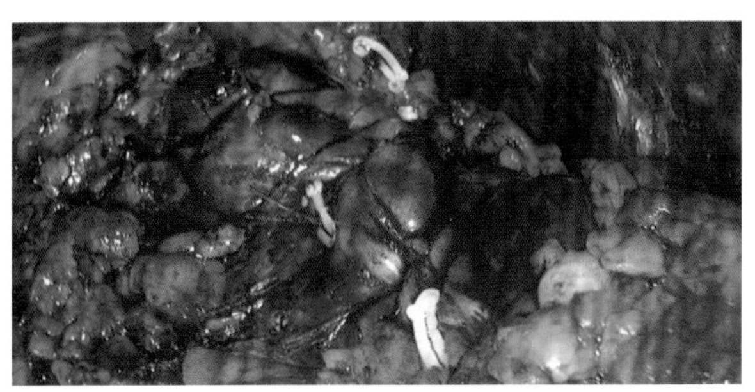

图2-2-31　解除阻断后创面干净无渗血

二十七、图 2-2-32 示切除后的右肾肿瘤。

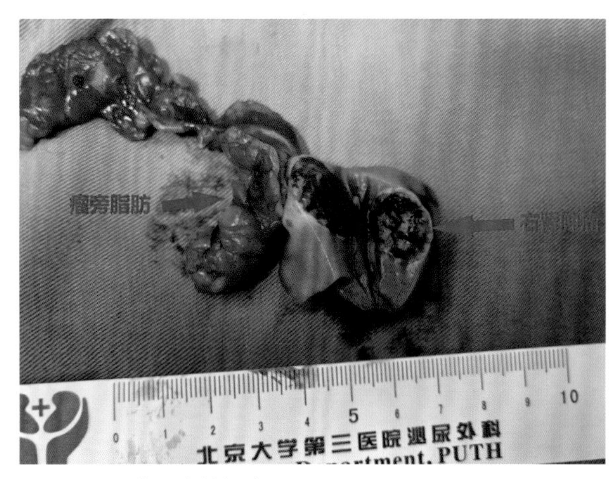

图2-2-32　术后大体标本

（刘茁　刘磊　马潞林　张树栋　编写）
（刘茁　视频编辑）

视频12

第三节　“磊氏夹角”在肾部分切除术中的拓展延伸

一、病例介绍：患者 41 岁男性，主因“体检发现右肾占位 1 周”就诊。既往体健。诊断考虑右肾癌。

二、泌尿系增强 CT 提示右肾中极可见类圆形稍低密度影，大小为 2.2 cm × 2.1 cm × 2.5 cm，增强扫描呈现明显强化，诊断考虑右肾癌（图 2-3-1）。

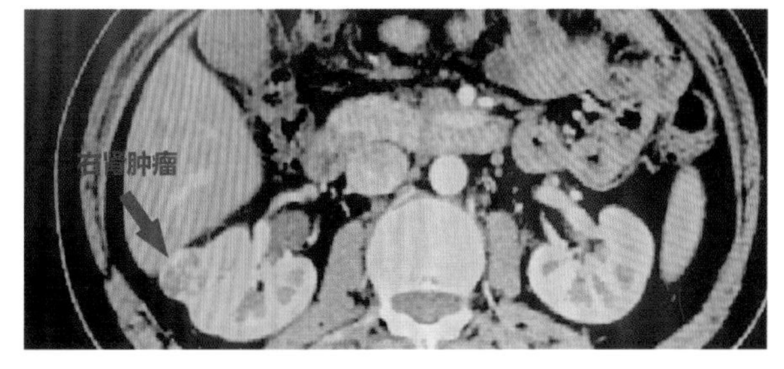

图2-3-1　泌尿系增强CT提示右肾中极类圆形低密度影

三、图 2-3-2 和图 2-3-3 示右肾存在两支肾动脉，术中均应游离以备阻断。

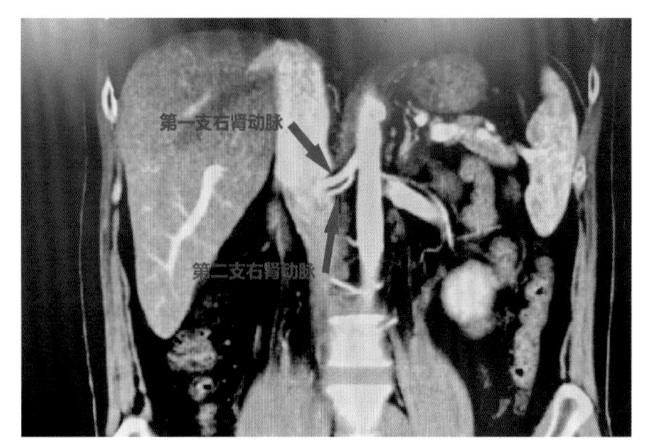

图2-3-2　泌尿系增强CT提示右肾存在两支肾动脉

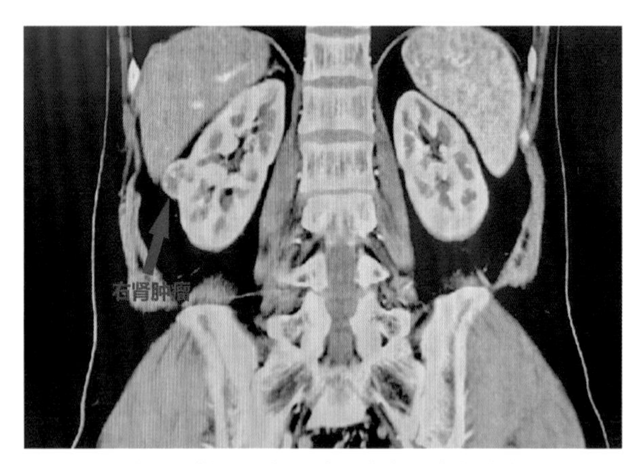

图2-3-3　泌尿系增强CT提示右肾存在两支肾动脉

四、在清扫腹膜外脂肪的过程中，我们采用“吊床法”。首刀位置选择了右侧穿刺器正对位置。在操作技巧上，右手金属刀头挑起腹膜外脂肪，将脂肪层与侧椎筋膜层分离开，以避免金属刀头误伤腹膜（图 2-3-4）。

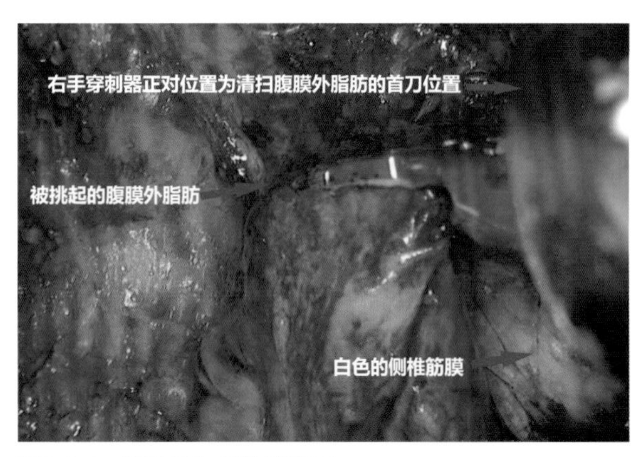

图2-3-4　脂肪层与侧椎筋膜层

五、在操作手法上，左手弯钳牵拉脂肪囊，为右手创造张力。其牵拉的方向为：向左下方并高于侧椎筋膜平面，通俗地讲即为“向术者怀里牵拉”。左手和右手之间的距离不宜过远。左手牵拉的位置不是固定不变的，而是要随着右手切割部位而相应改变，为右手创造张力（图 2-3-5）。

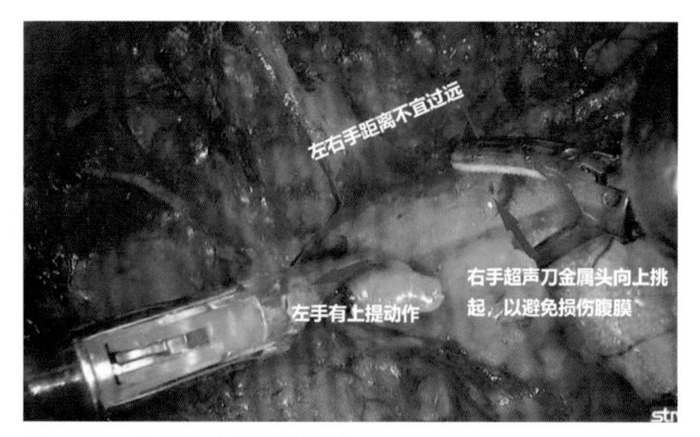

图2-3-5　左手为右手创造张力

六、在手术策略上，先在偏腹侧的右下角下刀，随后从足侧向头侧，由右下角向左上角切开腹膜外脂肪。如图 2-3-6 所示，暴露腹膜外脂肪的腹侧缘。

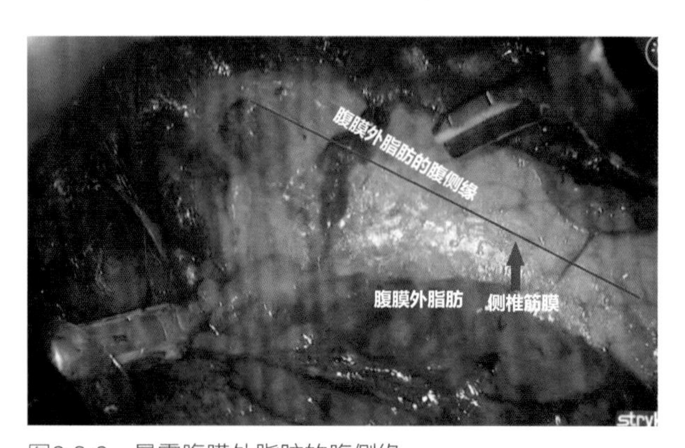

图2-3-6　暴露腹膜外脂肪的腹侧缘

七、随后，从偏背侧的左下角下刀。右手超声刀头闭合，采用钝性游离的方法，在黄色的腹膜外脂肪中暴露出白色侧椎筋膜。随后从已经暴露出的白色侧椎筋膜的“已知层面”向未暴露的“未知层面”游离。从足侧向头侧，从左下角向左上角切开腹膜外脂肪（图 2-3-7）。在手法上，左手弯钳需要将脂肪团向右上提拉，为右手创造张力。

左手向斜上方提拉腹膜外脂肪，为右手创造张力
右手钝性分离
腹膜外脂肪
侧椎筋膜

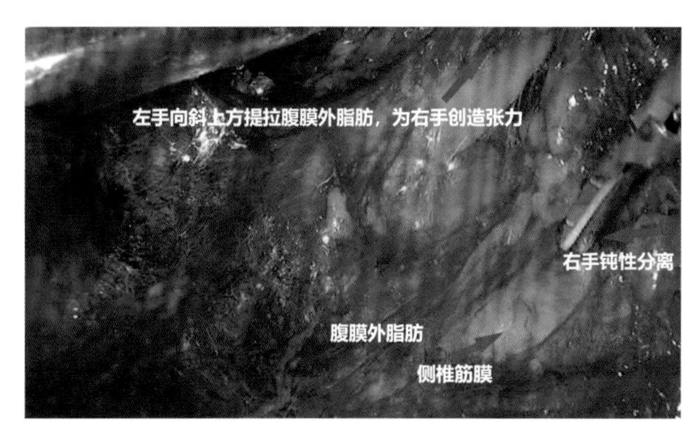

图2-3-7 从左下角向左上角切开腹膜外脂肪

八、如图 2-3-8 所示，在经过上述步骤后，在腹膜外脂肪两侧形成其腹侧缘和背侧缘。此时仅左上角脂肪相连未断。腹膜外脂肪呈现“吊床”形。因此，我们称此种腹膜外脂肪游离方法为“吊床法”。最后，我们切断左上角“藕断丝连”的脂肪连接。将腹膜外脂肪由头侧向足侧翻卷下来。保持脂肪团足侧血液供应。

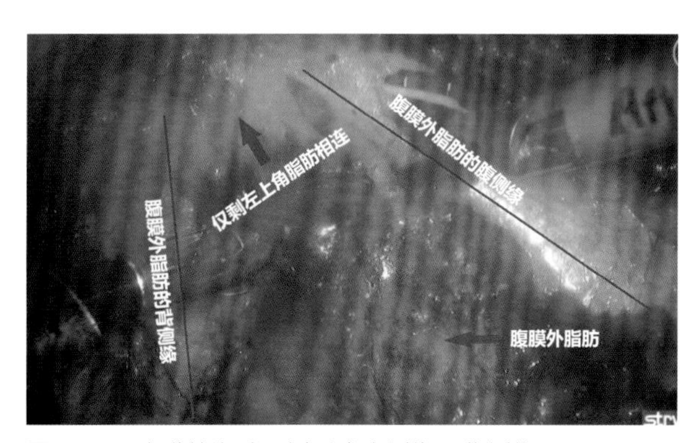

图2-3-8 腹膜外脂肪两侧形成腹侧缘和背侧缘

九、术中，切开侧椎筋膜，游离肾脏背侧层面。图 2-3-9 所示，沿着腰大肌与肾脂肪囊的背侧层面游离。图中可见膈肌与腰大肌汇合形成的弓状线。弓状线所在直线的延长线即为右肾动脉所在位置。

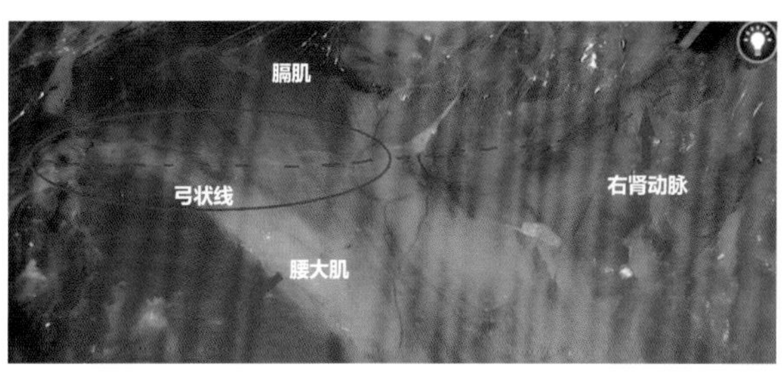

图2-3-9 膈肌与腰大肌汇合形成弓状线

十、在游离暴露右肾动脉过程中，在操作手法上，右手超声刀头紧闭。沿着肾动脉长轴的位置钝性游离（图 2-3-10）。

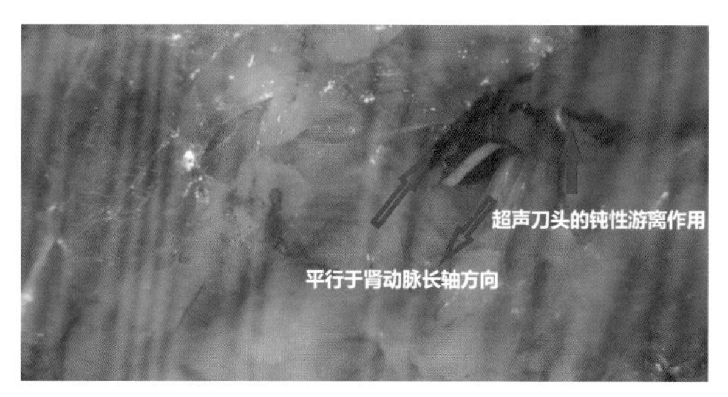

图2-3-10 沿肾动脉长轴钝性游离

十一、图 2-3-11 可见经过钝性游离后，暴露出平行于肾动脉主干走行的细小血管。为避免对肾动脉造成热损伤，采用右手超声刀的金属刀头上挑动脉的鞘膜切断。

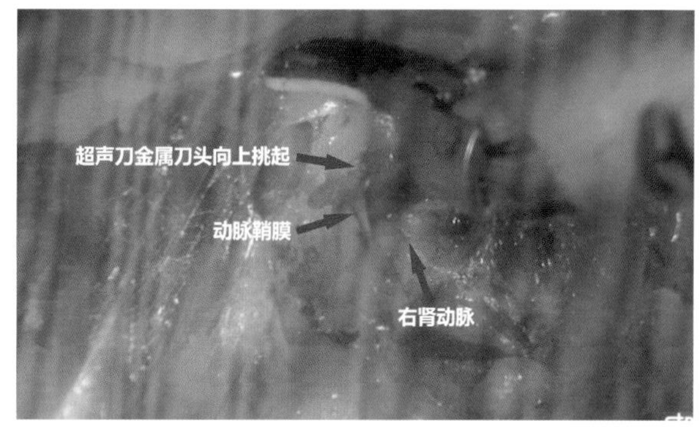

图2-3-11 暴露平行于肾动脉的细小血管

十二、在游离肾动脉过程中，可见梭形解剖结构，为淋巴结。清扫淋巴结以暴露其深方的肾动脉分支（图 2-3-12）。

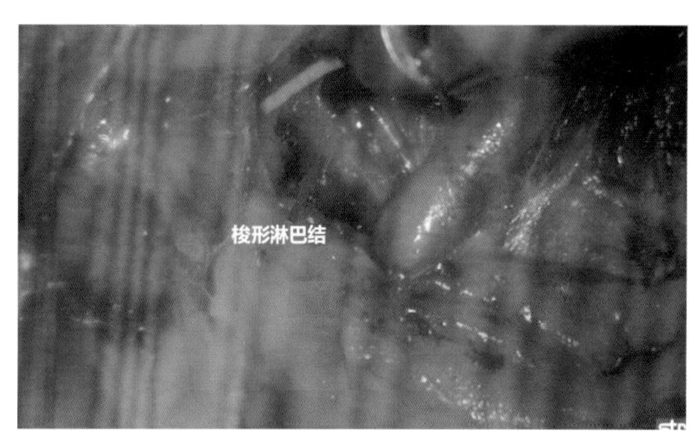

图2-3-12 暴露深方的肾动脉分支

十三、图 2-3-13 示被游离出的两支肾动脉。

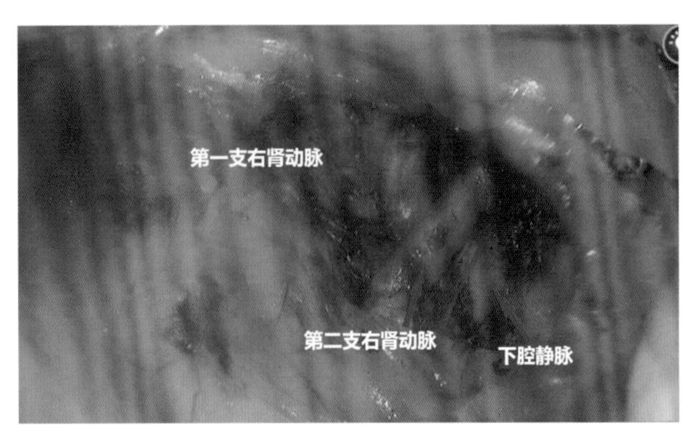

图2-3-13　游离出的两支肾动脉

十四、充分游离肾脂肪囊的背侧、腹侧和头侧（图 2-3-14）。可见肾肿瘤突出于肾脏平面，肿瘤表面有脂肪覆盖。

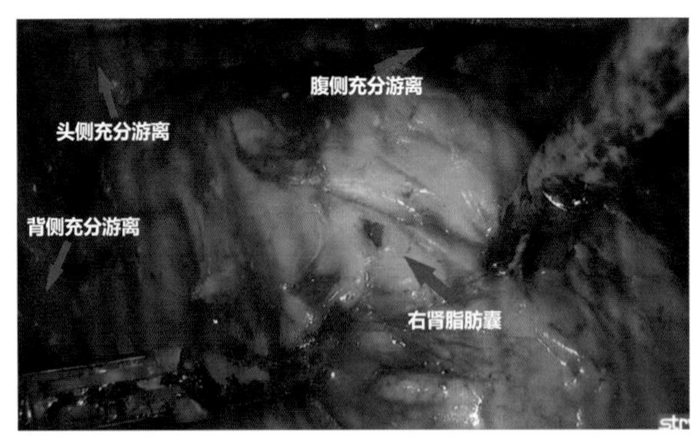

图2-3-14　肾肿瘤突出于肾脏表面

十五、沿着肿瘤外凸的轮廓切开脂肪囊，达到肾被膜层面（图 2-3-15）。

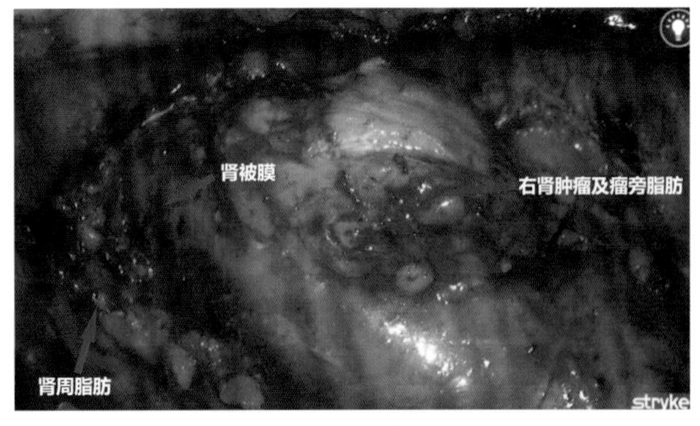

图2-3-15　切开脂肪囊到达肾被膜

十六、阻断两支肾动脉。距离肿瘤 5 mm 切开肾脏组织（图 2-3-16）。

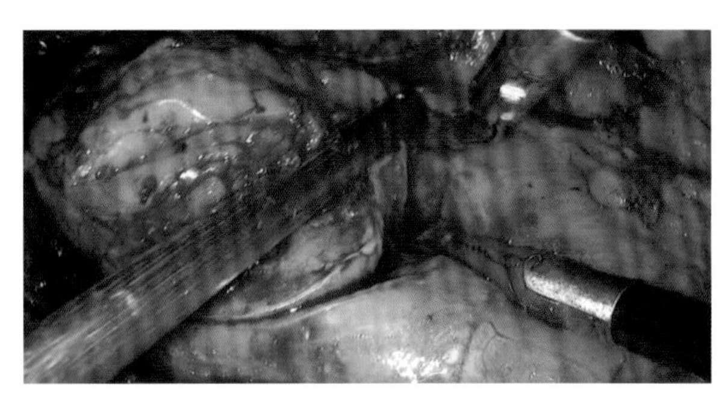
图2-3-16　距离肿瘤5mm切开肾脏组织

十七、术者右手剪刀剪开肾脏组织，术者左手吸引器协助吸除血液，保证术野清晰。对于后腹腔镜肾部分切除术，本诊疗组常规采用四孔法，在右手穿刺器和镜头穿刺器的腹侧常规置入第四穿刺器，第四穿刺器与前两个穿刺器呈等腰三角形。助手经由第四穿刺器引入双极电凝弯钳。在术者剪刀切割过程中，将开放的小血管断端凝闭。此外助手的弯钳钳杆可以上挑腹膜返折，协助暴露术野（图 2-3-17）。

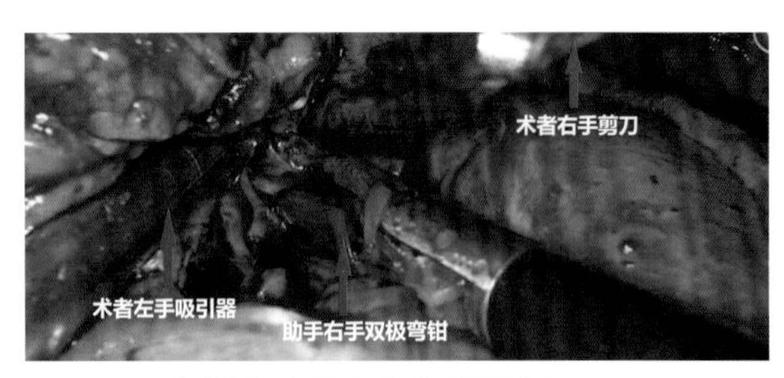

图2-3-17　弯钳钳杆上挑腹膜返折暴露术野

十八、图 2-3-18 可见腹膜返折的“门帘效应”，在没有助手弯钳上挑协助暴露时，腹膜返折将像“门帘”一样，遮挡肾脏创面。

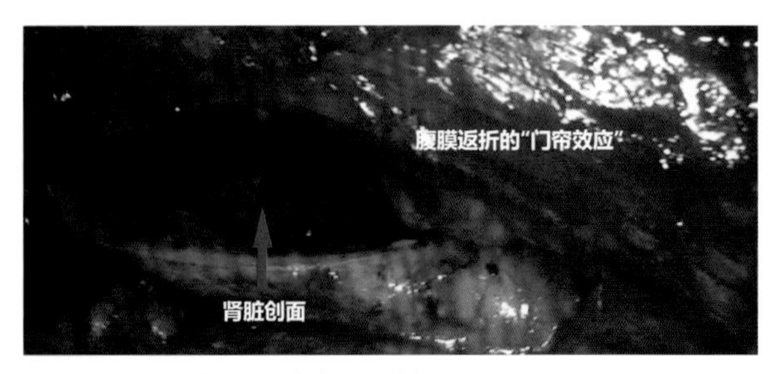

图2-3-18　腹膜返折遮挡肾脏创面

十九、在调针的手法上。左手弯钳持针尖，右手针持夹持缝线，以调整针的角度（图2-3-19）。

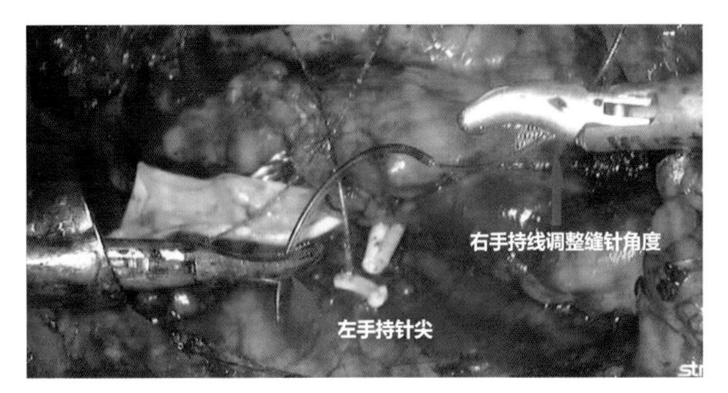

图2-3-19　右手针持夹持缝线调整针的角度

二十、我们曾在前面章节中，提出“磊氏夹角”的概念，有助于理解腹腔镜的缝合手法（图2-3-20）。腹腔镜与开放手术缝合角度不同。在开放手术中，针持长轴与切口长轴重合，有利于缝合。在腹腔镜手术中，由于穿刺器的固定位置，针持长轴与切口长轴存在夹角，即“磊氏夹角”，为缝合增加难度。

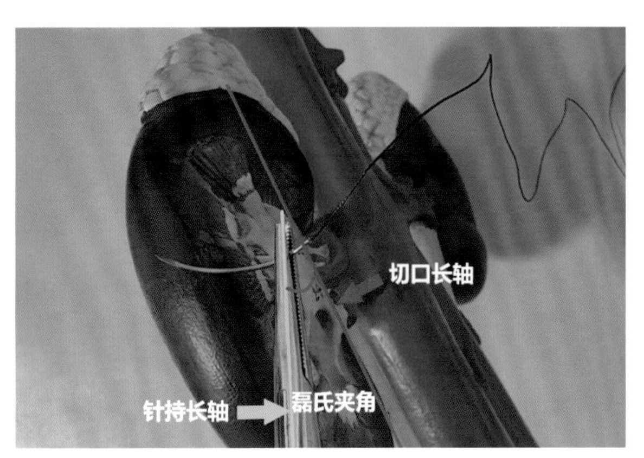

图2-3-20　针持长轴与切口长轴存在夹角

二十一、图2-3-21示由于“磊氏夹角”的存在，缝针的实际出针位置会比预期出针位置更偏头侧。

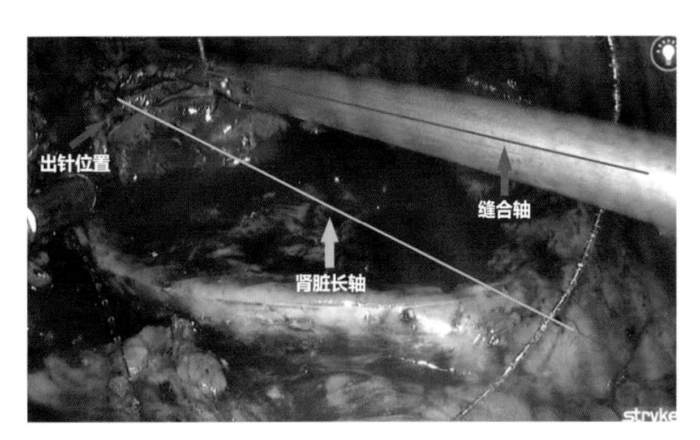

图2-3-21　缝针的实际出针位置更偏头侧

二十二、如图2-3-22所示，绿色线为缝线方向。其方向并非完全垂直于肾脏切口长轴，而是存在一定夹角。

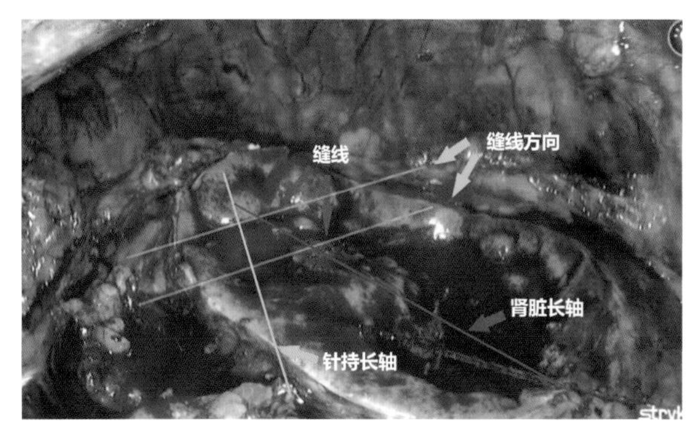

图2-3-22　缝线方向与肾脏切口存在夹角

二十三、图2-3-23示缝针的实际出针位置会比预期出针位置更偏头侧。

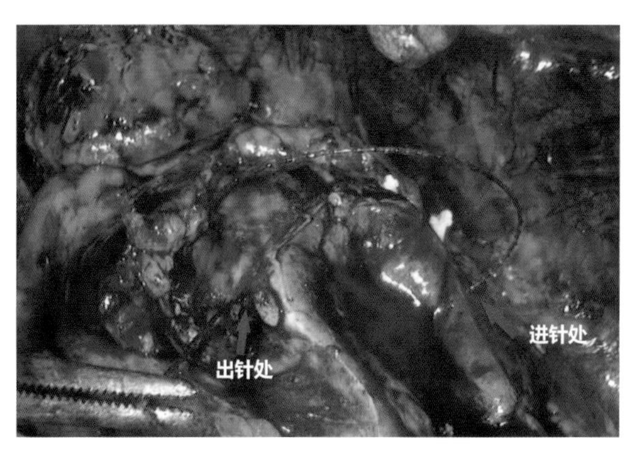

图2-3-23　缝针的实际出针位置较预期更偏头侧

二十四、图2-3-24示缝合后解除动脉阻断后图片，创面无渗血。

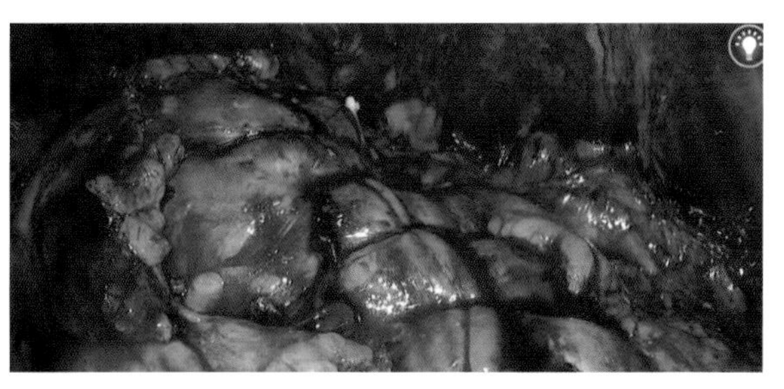
图2-3-24　解除肾动脉阻断后无出血

二十五、图2-3-25示切除后的肿瘤大体标本，可见肿瘤有完整的包膜。

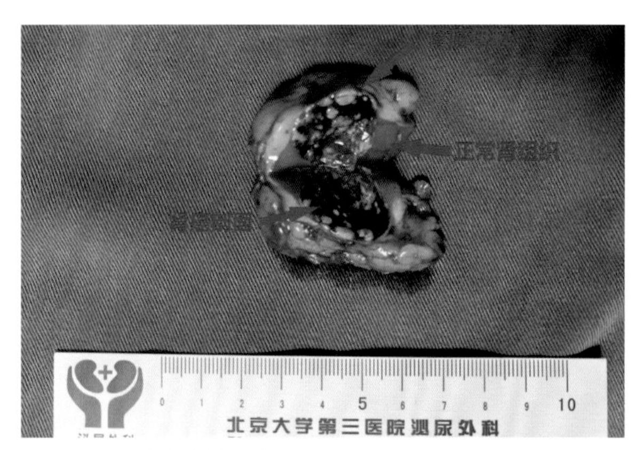

图2-3-25　肿瘤大体标本

二十六、这里我们延伸一下“磊氏夹角”在后腹腔镜肾部分切除术中的内涵。本文介绍的情况我们称之为“正磊氏夹角”，适用于右肾中部肿瘤的创面缝合。针持长轴位于切口长轴左侧。“正磊氏夹角”的存在对缝合的影响如下：缝针的实际出针位置会比预期出针位置更偏头侧；缝线呈现横向直线，但不完全垂直于肾脏切口长轴（图 2-3-26）。

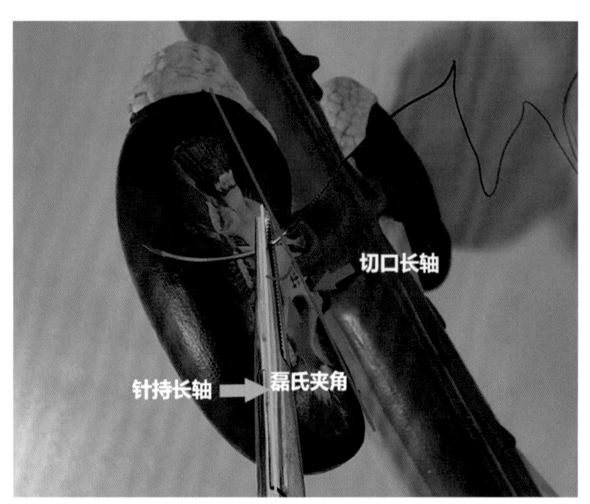

图2-3-26　缝线呈现横向直线

二十七、我们再介绍“反磊氏夹角”，适用于左肾中部肿瘤的创面缝合。如图 2-3-27 所示，如果梭形切口的长轴方向与左肾长轴平行，那么其理想的针持方向应该如绿线标注所示，即同样平行于切口长轴。但此种情况仅适用于开放手术，或者左手持针持情况。在右利手术中，右手穿刺器引入的针持是无法达到这种理想位置的。

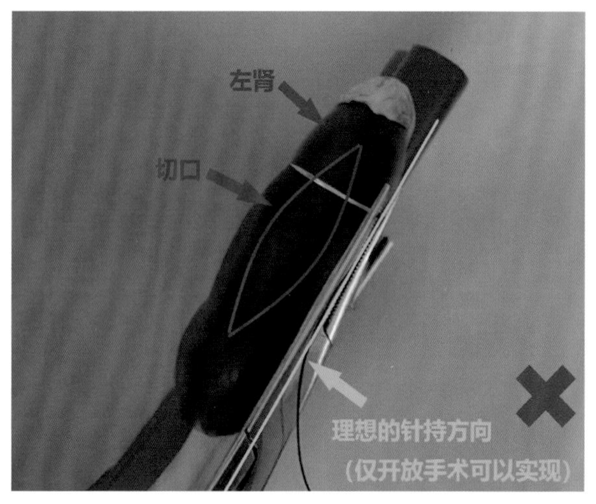

图2-3-27　理想持针方向示意图

二十八、图 2-3-28 示“反磊氏夹角”的存在对缝合的影响包括：①从右手穿刺器引入的针持，其针持长轴方向垂直于切口长轴方向和肾脏长轴方向。②缝合存在极大难度，其入针点和出针点需要横跨梭形切口两级，在实际操作中几乎无法完成。因此，“反磊氏夹角”一旦存在将无法完成手术。

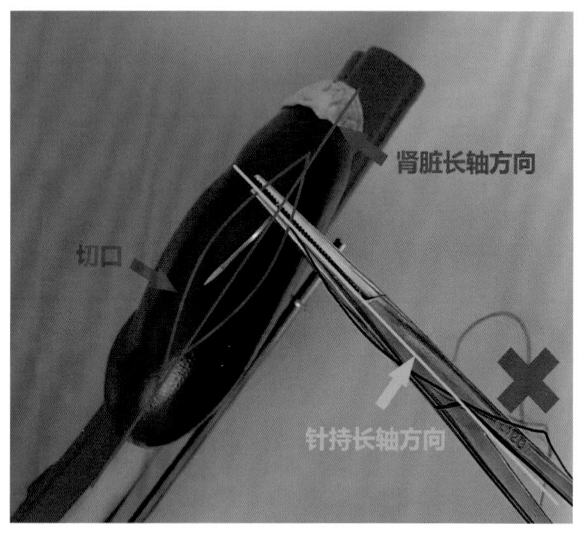

图2-3-28　“反磊氏夹角”示意图

二十九、为了避免“反磊氏夹角”，我们采用“横梭形切口”代替“纵梭形切口”。术中，我们无法改变穿刺器的固定位置，不易改变左肾长轴位置，但可以设计肾脏切口。如图 2-3-29 所示，针持长轴与横梭形切口平行，有利于缝合。这种方法，我们称之为“纵切横缝”。

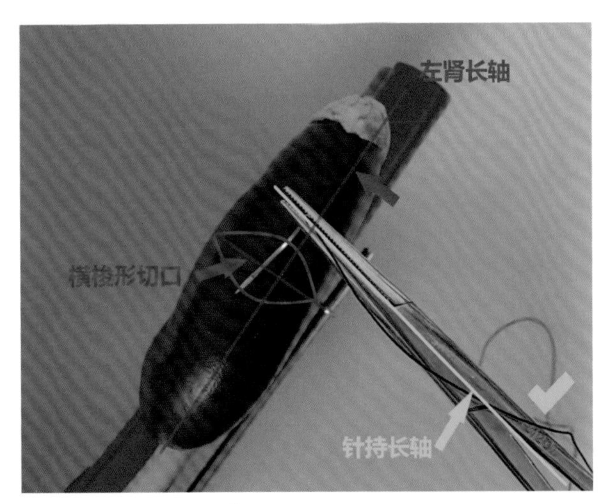

图2-3-29　“纵切横缝”示意图

三十、下面我们再介绍一种极端的“垂直磊氏夹角”。适用于左肾下极肿瘤、右肾下极肿瘤和右侧肾门肿瘤这三种情况。如图2-3-30所示，对于左侧肾下极肿瘤，针持所在轴线完全垂直于肾脏所在平面，缝针所在平面也和肾脏所在平面完全平行。因此，“垂直磊氏夹角”一旦存在将无法完成手术。

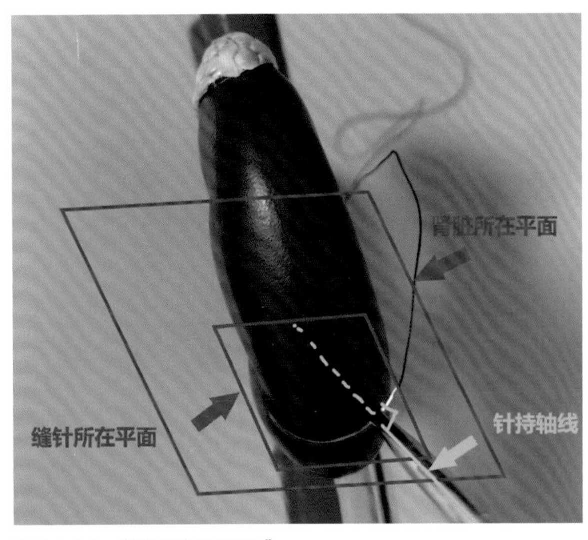

图2-3-30　“垂直磊氏夹角”

三十一、对此我们采用右手反手缝合。如图2-3-31所示，针持调整缝针方向，改为反手缝合，可以解决“垂直磊氏夹角”的影响。当然，除了后腹腔途径手术，对于左肾下极肿瘤、右肾下极肿瘤和右侧肾门肿瘤三类复杂情况，也可以选择经腹腔途径手术。触类旁通地，在前列腺癌的膀胱尿道吻合步骤中，也会存在“垂直磊氏夹角”的影响：我们可以把尿道和膀胱的两缘类比为肾肿瘤的两缘，同样需要反手缝合以消除“垂直磊氏夹角”的影响。

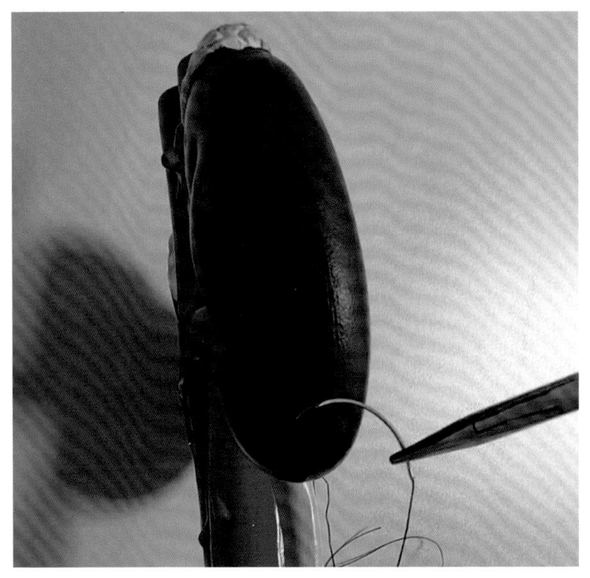
图2-3-31　反手缝合解决“垂直磊氏夹角”

三十二、同样是后腹腔镜肾部分切除术，左肾和右肾也有所差别。右肾缝合较左肾缝合更为容易。对于右利手的术者。右肾癌中，右手穿刺器引入的针持相比于左手弯钳而言，更加靠近右肾。而左肾癌中，右手穿刺器引入的针持相比于左手弯钳而言，离左肾较远。

（刘茁　刘磊　编写）

（刘茁　视频编辑）

视频13

第四节 飞流精选：肾癌癌栓合并左位下腔静脉畸形

一、病例介绍：患者57岁男性，主因“间歇全程无痛肉眼血尿3个月”就诊，外院穿刺病理提示肾细胞癌。行PET-CT示双肺多发转移，最大者约1 cm×0.8 cm。血常规示血红蛋白77 g/L。泌尿系增强CTU示左肾癌，大小约7.3 cm×6.3 cm×7.8 cm。左肾静脉及下腔静脉癌栓，下腔静脉部分走行于腹主动脉左方（图2-4-1～图2-4-5）。

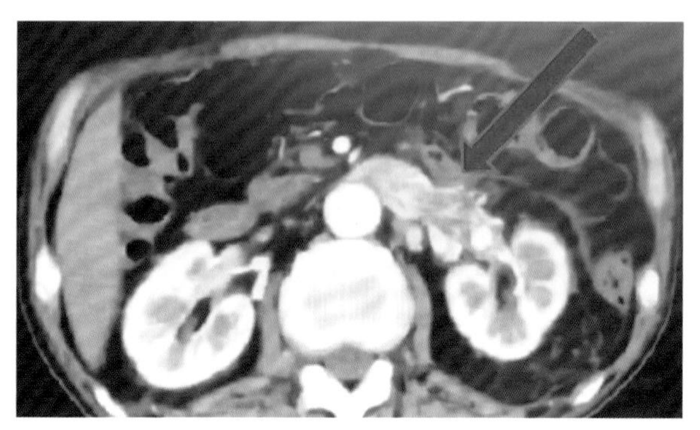

图2-4-1 左肾静脉癌栓汇入左位下腔静脉处

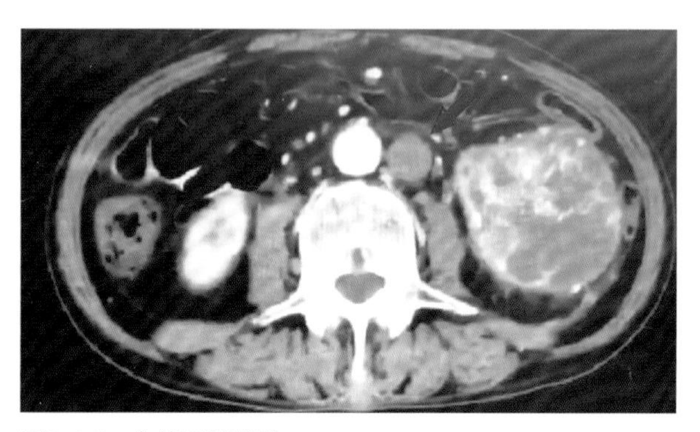

图2-4-2 左位下腔静脉

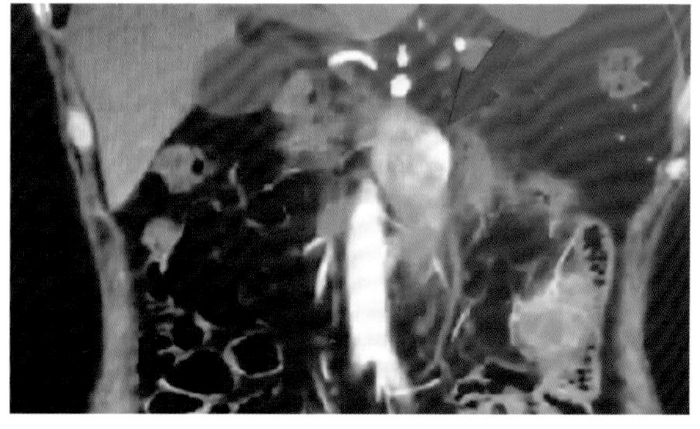

图2-4-3 左位下腔静脉在腹主动脉前方跨越向右侧走行

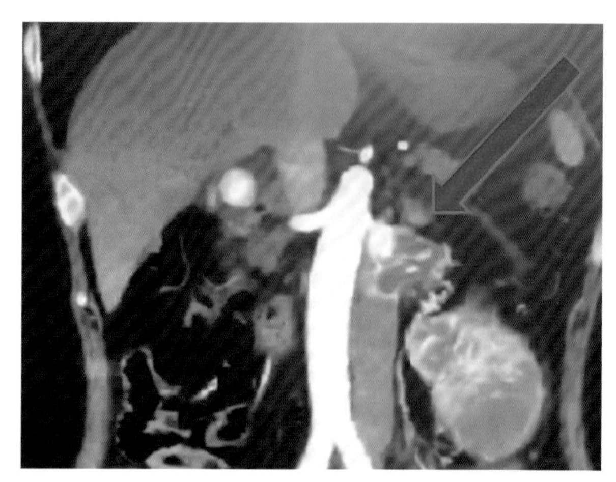

图2-4-4 冠状位：左肾癌伴左肾静脉癌栓、左位下腔静脉癌栓

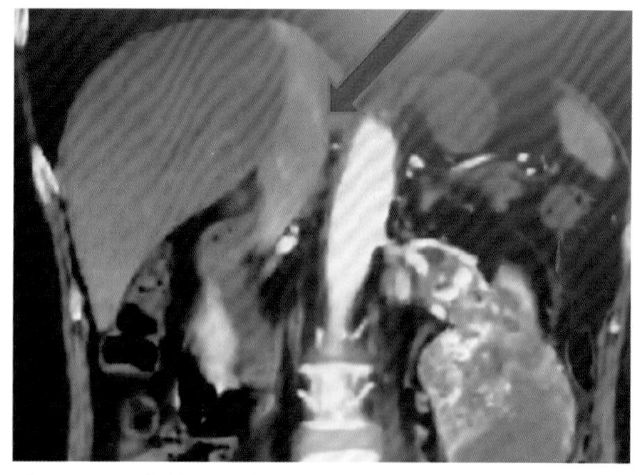

图2-4-5 冠状位：左位下腔静脉跨越腹主动脉走行后，下腔静脉仍走行于肝后腔静脉沟处

二、患者行机器人辅助腹腔镜左肾根治性切除术+下腔静脉癌栓取出术。术中探查发现肿瘤巨大位于肾下极，下腔静脉走行于腹主动脉左侧。游离左侧输尿管后切断。游离肾下极，采用“下极上翻法”掀起左肾下极，暴露左肾静脉。从左肾静脉后上方找到左肾动脉并结扎。

三、采用“不阻断下腔静脉近心端”方法：游离癌栓下方的下腔静脉并阻断，游离右肾静脉并阻断。肝下的下腔静脉游离出来但没有阻断，通过升高气腹压力及纱布压迫来减少出血。顺利取出左肾静脉癌栓缝合下腔静脉（图2-4-6～

图 2-4-9）。手术时间：216 min，术中出血 800 ml。

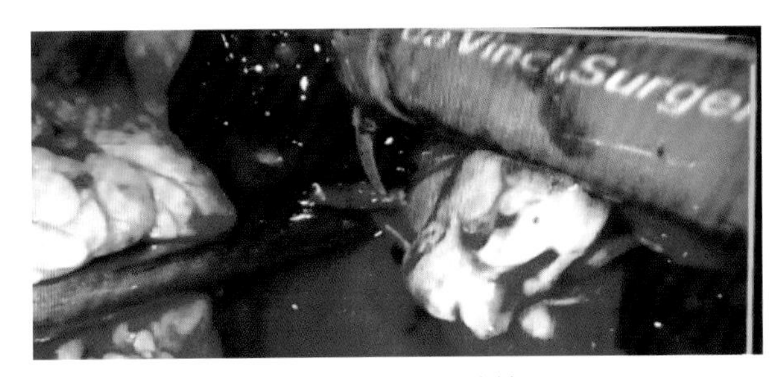

图2-4-6　打开左位下腔静脉，取出癌栓

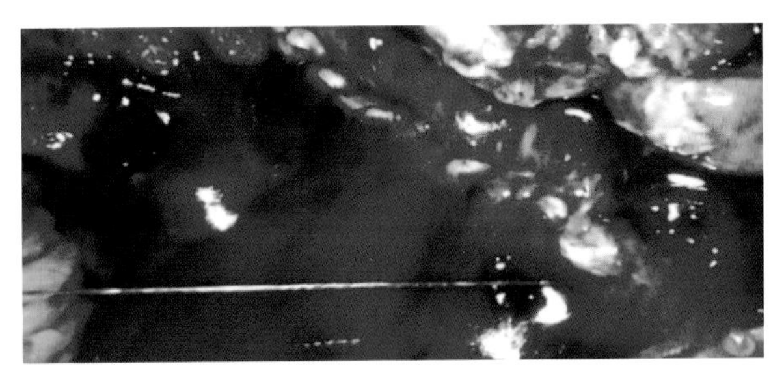

图2-4-7　缝合左位下腔静脉

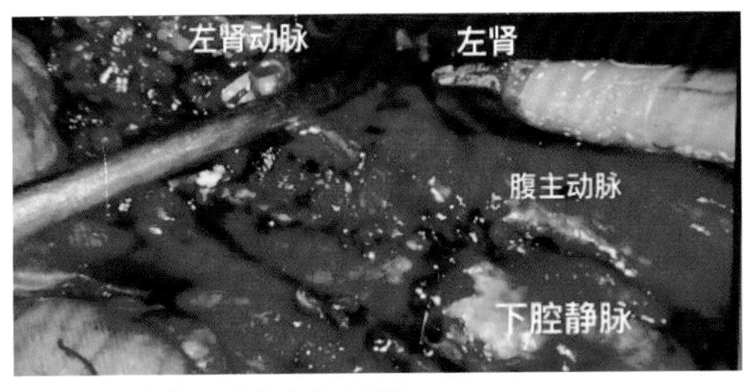

图2-4-8　左位下腔静脉术中图片

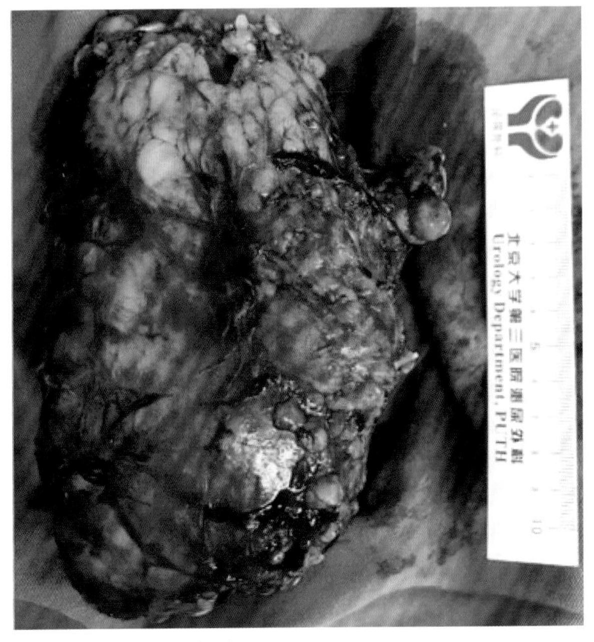

图2-4-9　术后病理标本

四、解剖发育：正常下腔静脉由左、右髂总静脉在第 4 或 5 腰椎右前方汇合而成，然后沿腹主动脉右侧上行，经肝脏的腔静脉沟，从肝脏后方上行穿过膈肌的腔静脉孔进入胸腔，再穿心包汇入右心房。胚胎时期腹膜后静脉系统中结构发育或退化异常，将导致各种下腔静脉畸形。左位下腔静脉非常罕见，其发生率仅为 0.2% ~ 0.5%（图 2-4-10）。

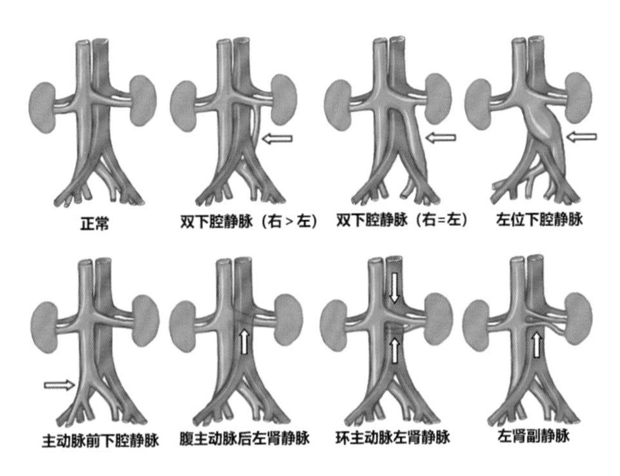

图2-4-10　下腔静脉及肾静脉的多种畸形

五、本中心曾报道 1 例双侧下腔静脉，左肾癌伴 Mayo Ⅱ级下腔静脉癌栓。患者 52 岁男性，术前诊断：左肾癌伴 Mayo Ⅱ级癌栓，双下腔静脉畸形。全麻下行开放式根治性左肾切除术 + 下腔静脉癌栓取出术。术中分离肝下下腔静脉（近心端）。游离右肾静脉、右下腔静脉、左下腔静脉、左肾静脉并放置血管阻断带。依次阻断左下腔静脉、右下腔静脉、右肾静脉、肝下下腔静脉（近心端）。于下腔静脉分叉处切开取出癌栓。术中见左下腔静脉壁受侵，遂切除左肾标本、左肾静脉、部分左下腔静脉及其癌栓。连续缝合下腔静脉切口。依次解除右肾静脉、右下腔静脉、肝下下腔静脉（近心端）阻断带。用心耳钳钳夹右侧下腔静脉壁并纵行切开管壁，将左下腔静脉与右下腔静脉行端侧吻合。手术顺利完成，手术时间 442 min，术中出血量 3000 ml。术后未出现明显并发症，术后第 7 天拔除腹腔引流管和尿管，术后第 8 天出院。术后随访 3 个月，未见肿瘤复发或转移。

总结

下腔静脉畸形临床中较为少见，合并肾癌伴癌栓患者则更为罕见。临床中需警惕下腔静脉变异的可能性，术前应仔细阅片多加注意下腔静脉走向，避免与淋巴结、性腺血管造成混淆；下腔静脉畸形可能合并出现其他多支动、静脉走行异常，术中游离时应小心操作，识别走行异常的动、静脉。当下腔静脉畸形合并肾癌癌栓时，因癌栓侵犯肾静脉会造成肾静脉粗大，需与异位下腔静脉进行鉴别。

（唐世英　田晓军　马潞林　编写）

第五节　右肾部分切除术中遭遇的“幽灵血管”

一、病例介绍：患者 55 岁女性，主因“体检发现右肾占位 3 个月”就诊。既往体健。初步诊断考虑右肾癌。行后腹腔镜下右肾部分切除术。

二、泌尿系增强 CT 提示右肾实质内囊实性肿物，内似可见分隔，直径 4.5 cm，突出肾脏轮廓外。平扫时肿瘤实性成分呈等密度，囊性成分呈低密度。增强扫描实性成分明显强化；囊性分隔可见明显强化。诊断考虑右肾癌（T1bN0M0）（图 2-5-1）。

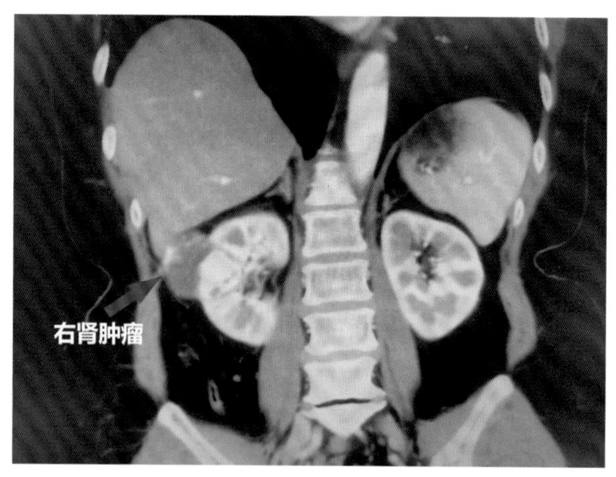

图2-5-1　增强扫描实性成分明显强化

三、泌尿系增强 CT 冠状位提示右肾动脉数量为 1 支，如图 2-5-2。

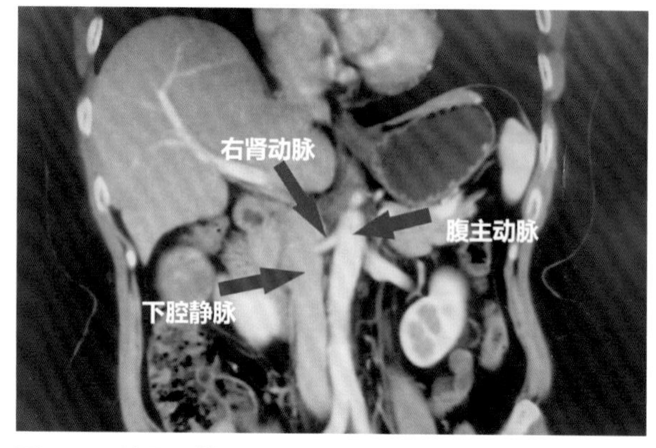

图2-5-2　泌尿系增强CT冠状位提示右肾动脉数量为1支

四、泌尿系增强 CT 水平位提示右肾肿瘤，如图 2-5-3。

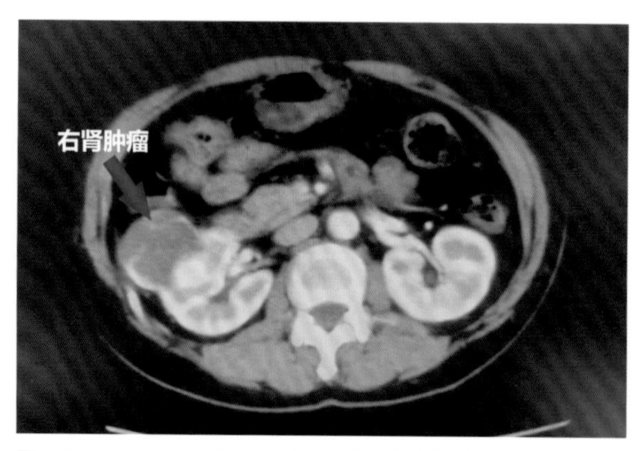

图2-5-3　泌尿系增强CT水平位提示右肾肿瘤

五、泌尿系增强 CT 水平位提示右肾动脉数量为 1 支，如图 2-5-4。

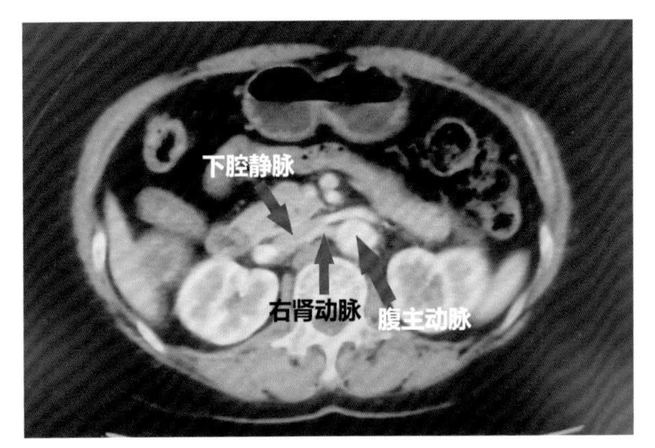

图2-5-4 泌尿系增强CT水平位提示右肾动脉数量为1支

六、在经后腹腔途径腹腔镜下，游离肾脏背侧层面。以下腔静脉为解剖标志，从其足侧向头侧游离，暴露出右肾动脉（图 2-5-5）。

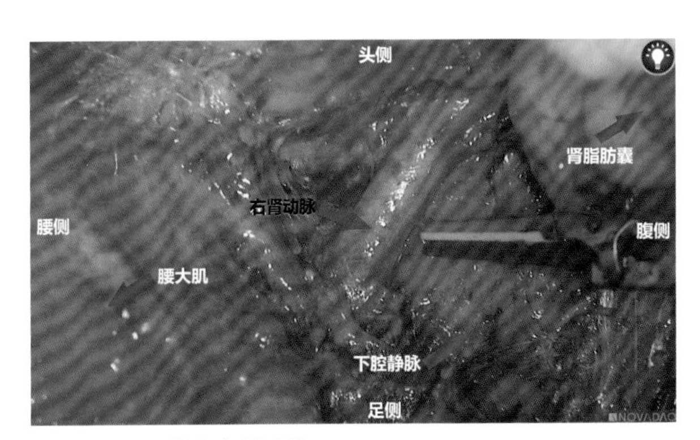

图2-5-5 暴露出右肾动脉

七、为了避免右肾动脉分支的遗漏，在右肾动脉主干的层面继续沿着下腔静脉向头侧游离，术中未见明显肾动脉分支（图 2-5-6）。

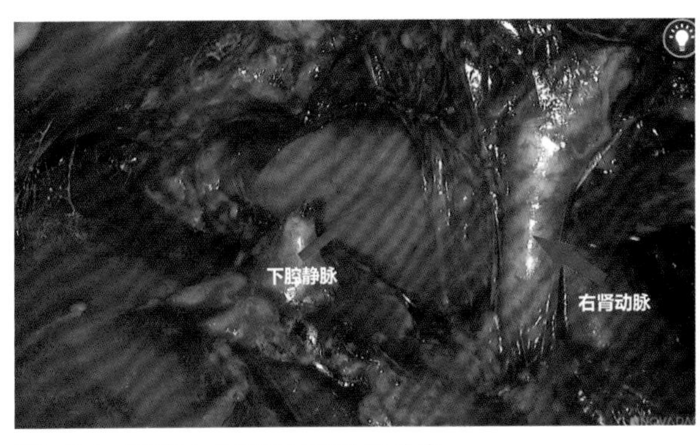

图2-5-6 游离中未见明显肾动脉分支

八、沿着右肾动脉主干的层面继续沿着下腔静脉向足侧游离，术中未见明显肾动脉分支（图 2-5-7）。

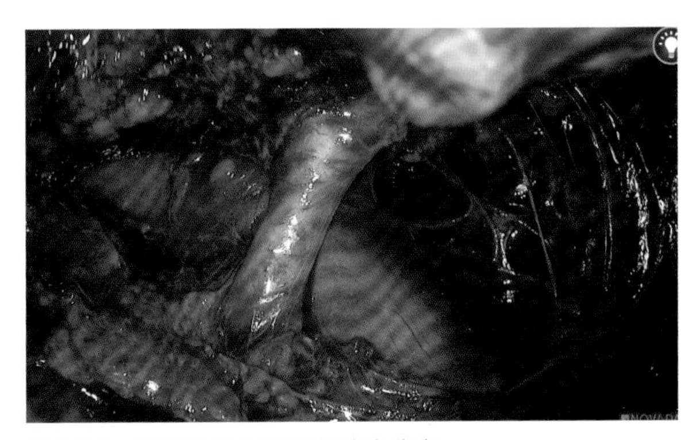

图2-5-7 游离中未见明显肾动脉分支

九、切开右肾脂肪囊，暴露肾被膜层面。游离暴露肾脏肿瘤。图 2-5-8 示肾脏肿瘤得到充分暴露。

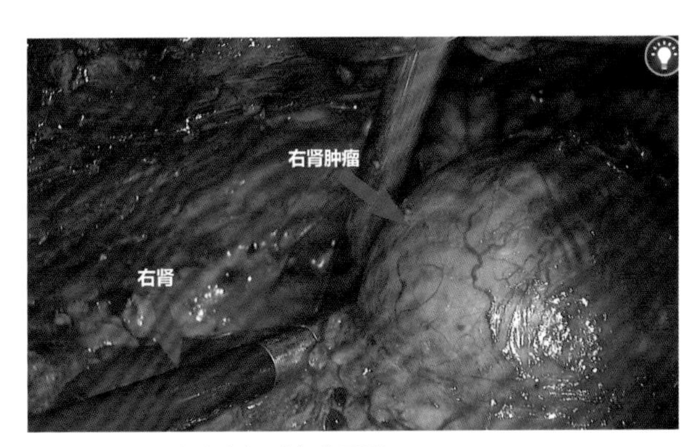

图2-5-8 肾脏肿瘤得到充分暴露

十、图 2-5-9 示右肾肿瘤与右肾的位置关系。

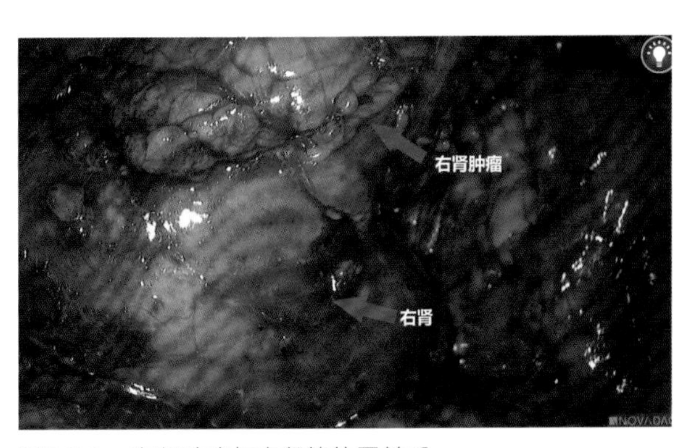

图2-5-9 右肾肿瘤与右肾的位置关系

十一、采用哈巴狗钳阻断右肾动脉（图 2-5-10）。

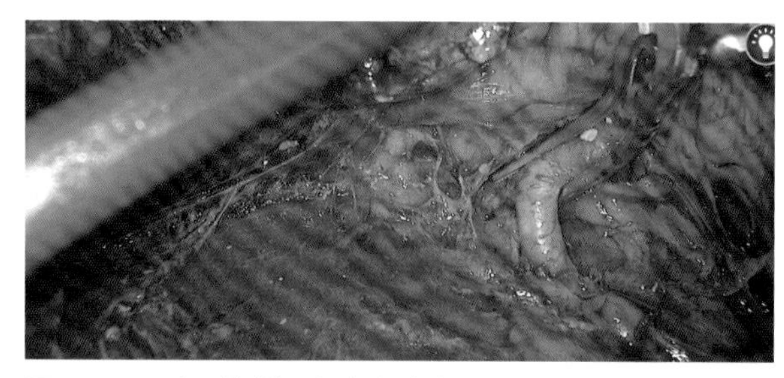

图2-5-10　哈巴狗钳阻断右肾动脉

十二、右手持冷剪刀，左手持吸引器。距离右肾肿瘤约 5 mm 处采用剪刀切开肾组织。可见血液渗出。考虑存在肾动脉阻断不完全（图2-5-11）。

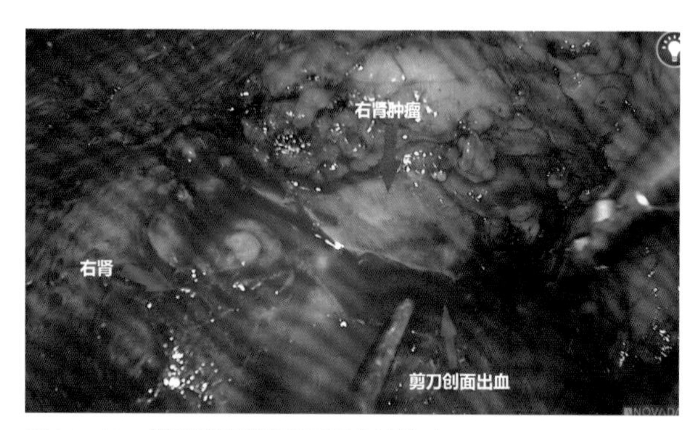

图2-5-11　切开肾组织后可见血液渗出

十三、后腹腔镜下肾部分切除术中，肿瘤切除过程出血，在思路上首选考虑肾动脉主干阻断不完全。遂置入第二枚哈巴狗钳在肾动脉主干上予以阻断，见图 2-5-12。

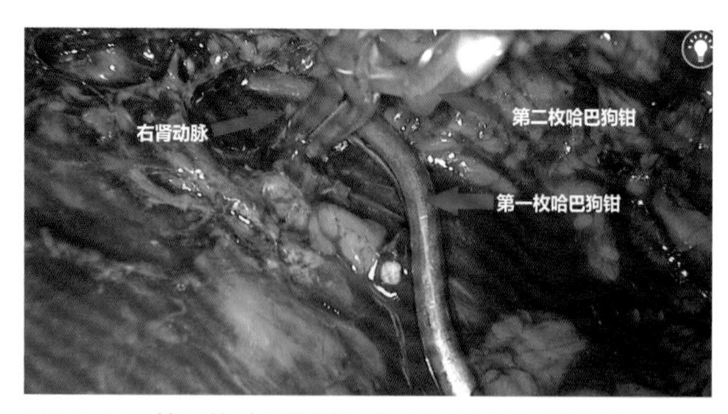

图2-5-12　第二枚哈巴狗钳在肾动脉主干上予以阻断

十四、图 2-5-13 可见创面依然存在渗血。考虑存在分支动脉可能。在术前阅片时，本例患者下腔静脉背侧，在右肾与腹主动脉之间仅观察到一支肾动脉；在术中游离肾脏背侧层面时，沿下腔静脉游离过程中也未见明显分支动脉。由此推测，可能在下腔静脉腹侧存在一支肾动脉分支，为肾脏和肿瘤供血。而下腔静脉深方的肾动脉分支在后腹腔镜途径下游离存在难度。

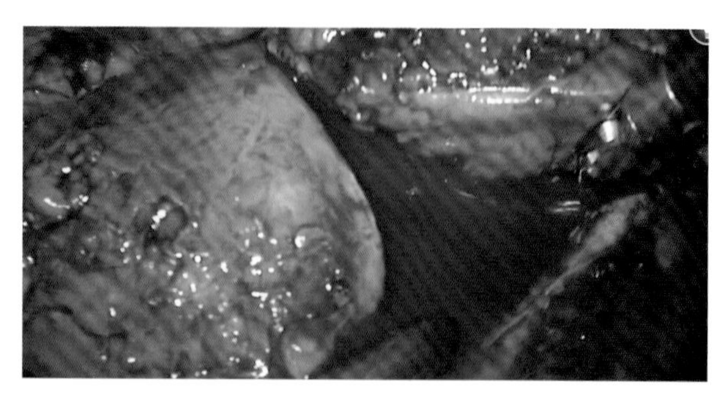

图2-5-13　阻断后创面依然存在渗血

十五、术中的应急处理，是考察泌尿外科医生心理素质的重要时刻。保持冷静理性的心态是处理术中出血的第一要务。术者左手持吸引器，右手持双极电凝器械。采用左手吸引器将肿瘤床残余的积血吸除（图 2-5-14）。

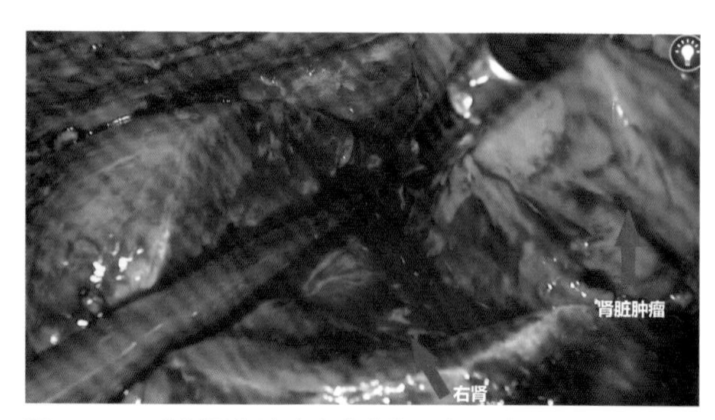

图2-5-14　吸引器将肿瘤床残余的积血吸除

十六、出血与吸血将动态进行。在出血“黄金 3 秒”内准确判断出血部位。图 2-5-15 示动脉性出血的血液涌出，采用右手双极钳准确夹持出血血管。

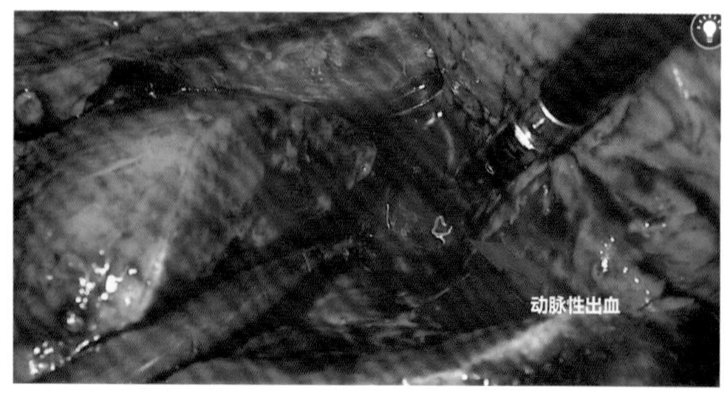

图2-5-15　双极钳准确夹持出血血管

十七、双极钳夹持满意后，出血得到有效控制。在左手吸引器持续吸血过程中，采用右手双极电凝做功止血。图 2-5-16 示采用双极设备夹闭并电凝出血点。

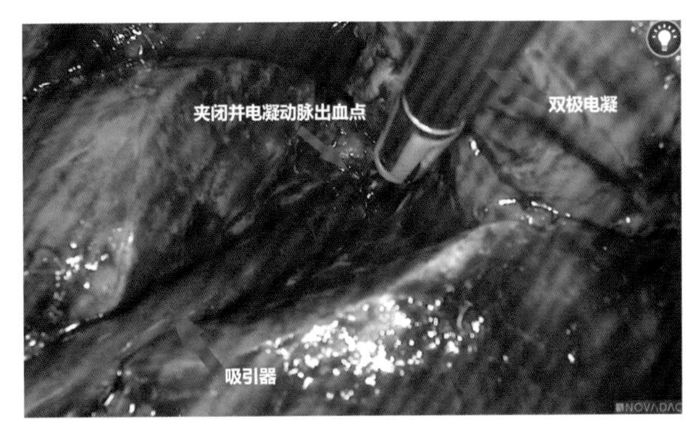

图2-5-16　双极设备夹闭并电凝出血点

十八、肾脏创面出血点并不唯一，可见其他小血管断端出血。同样采用双极电凝止血（图 2-5-17）。

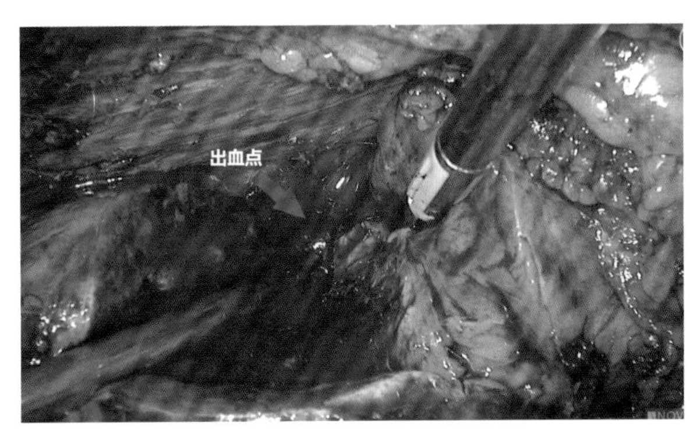

图2-5-17　双极电凝止血其他小血管

十九、图 2-5-18 示止血满意后，创面形成的结痂。

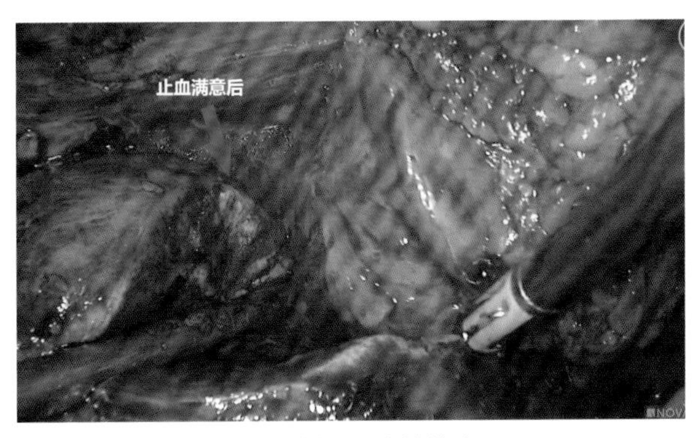

图2-5-18　止血满意后，创面形成的结痂

二十、在手术策略上，为了解放术者的双手。助手可通过第四穿刺器引入腹腔镜弯钳，协助暴露肾脏肿瘤，将其向腹侧推挡。由于肿瘤基底部有丰富的小血管，术者将右手的冷剪刀更换为超声刀，采用能量做功凝闭小血管，避免进一步出血（图 2-5-19）。

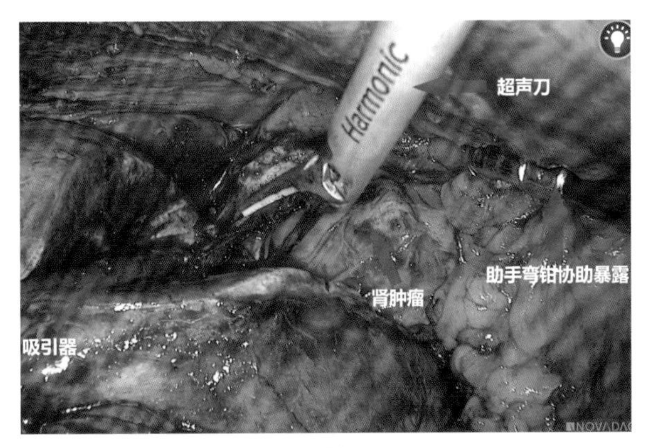

图2-5-19　能量做功凝闭小血管

二十一、最后，采用冷剪刀将肿瘤与肾脏之间的连接切断，完成肿瘤的完整切除（图2-5-20）。在肿瘤切除的过程中，由于肾动脉分支阻断不全的原因，肾脏创面持续渗血，会影响视野。但肾部分切除术中，肿瘤的完整切除对于患者术后无复发、肿瘤无残余是至关重要的。肿瘤完整切除，避免术中剪破的有效保障是清晰的术野。而清晰的术野需要吸引器动态吸除出血。术者需要在此过程中权衡利弊，在保证安全的前提下，保证肿瘤完整切除。

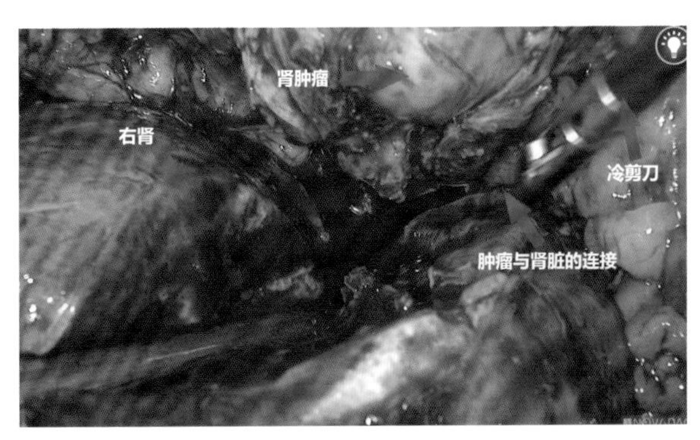

图2-5-20　肿瘤完整切除

二十二、图 2-5-21 示肿瘤完整切除后创面持续渗血位置。采用双极电凝止血。

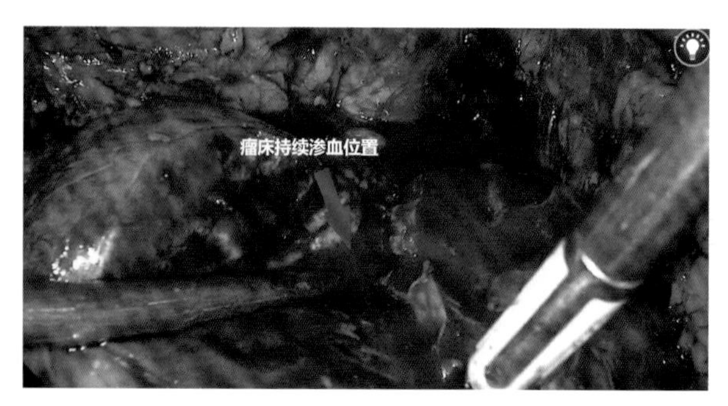

图2-5-21 肿瘤完整切除后创面持续渗血

二十三、在缝合过程中，采用2-0可吸收倒刺缝线缝合外层，从肾被膜层外面缝入（图2-5-22）。

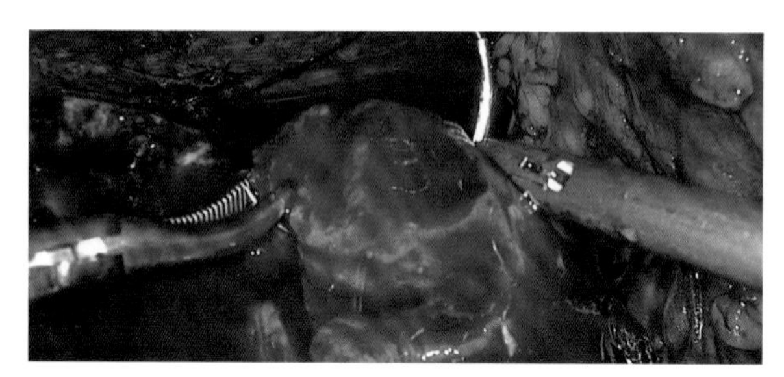
图2-5-22 从肾被膜层外面缝入外层

二十四、在肿瘤床穿出后，在肿瘤床底部“兜底”缝合后出针（图2-5-23）。

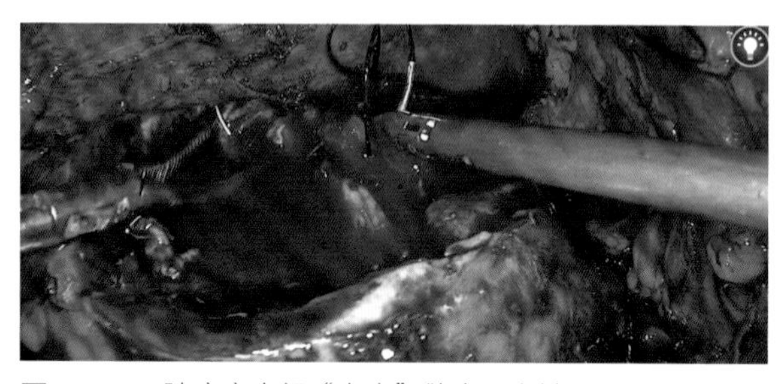
图2-5-23 肿瘤床底部“兜底”缝合后出针

二十五、再从内部向肾被膜外缝合一针（图2-5-24）。

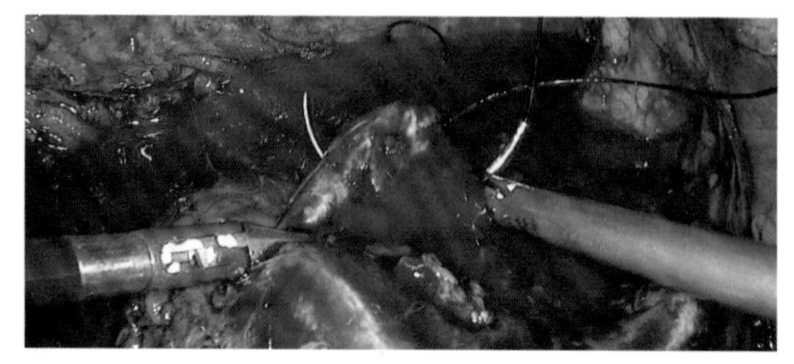
图2-5-24 内部向肾被膜外缝合一针

二十六、拉紧缝线后，创面渗血减少。同法连续缝合肾脏外层（图2-5-25）。

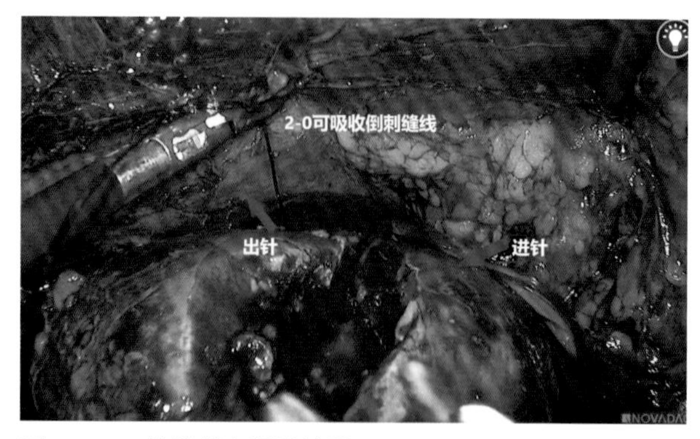

图2-5-25 连续缝合肾脏外层

二十七、解除肾动脉阻断后可见创面无渗血（图2-5-26）。

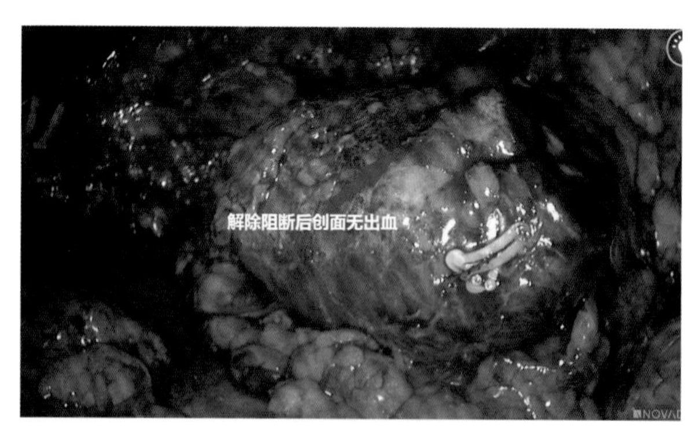

图2-5-26 解除肾动脉阻断后可见创面无渗血

二十八、在术后观看手术视频复盘后，重新进行影像学阅片。泌尿系增强CT未发现下腔静脉腹侧的小动脉分支。在解剖学上，右肾动脉主干或分支均起源于腹主动脉，并汇入右侧肾脏，通常走行于下腔静脉背侧。在后腹腔镜手术中沿着下腔静脉表面层次游离，理论上可以发现右肾动脉。本例患者可能存在右肾动脉分支位置的变异，走行于下腔静脉腹侧；而患者右肾动脉主干又走行于下腔静脉背侧，相当于下腔静脉在两支肾动脉间穿行。这种动脉变异是很罕见的。

二十九、由此想到一句话：“书本是根据疾病写出来的，而疾病不是根据书本得的病”。最终也没能在影像学或者手术视频复盘中找到这支“幽灵血管”。但对于肾部分切除术中阻断不全的出血处理，却值得深思。

三十、图 2-5-27 示肾肿瘤表面（凸出肾脏的部分）。

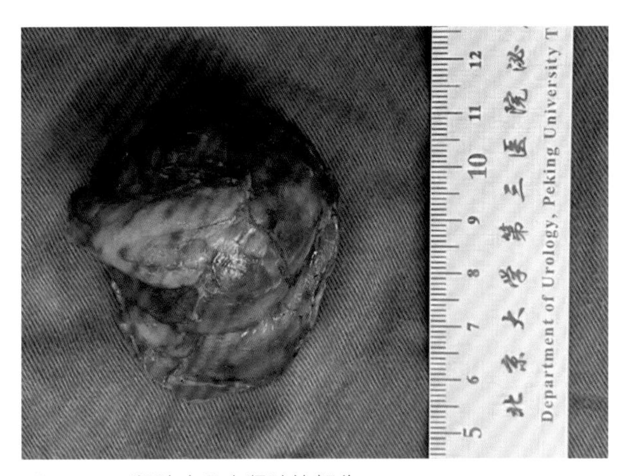

图2-5-27　肾肿瘤凸出肾脏的部分

三十一、图 2-5-28 示肾肿瘤表面（靠近肿瘤床位置）。

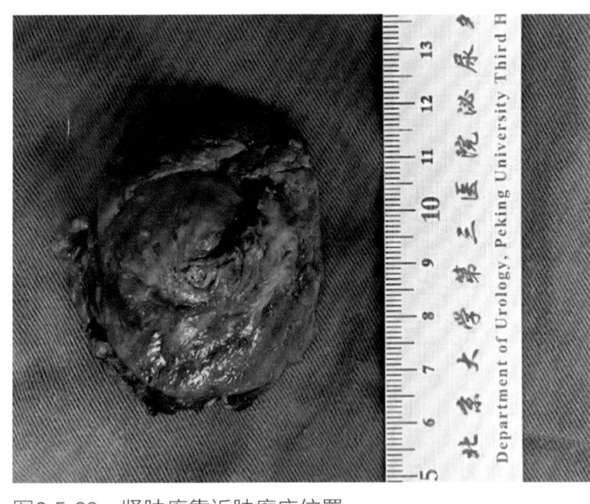

图2-5-28　肾肿瘤靠近肿瘤床位置

三十二、肿瘤剖开观。可见肿瘤完整切除，包膜完整无破损（图 2-5-29）。

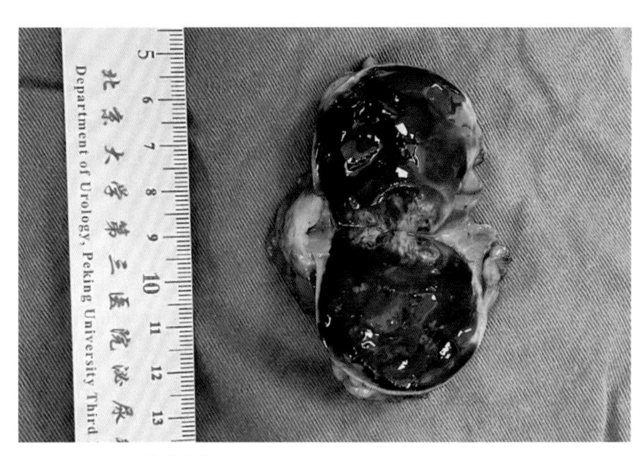

图2-5-29　肿瘤剖开观

三十三、术后病理提示：透明细胞肾细胞癌，肿瘤直径 4 cm × 3 cm × 3 cm，WHO/ISUP 核分级为Ⅰ至Ⅱ级。伴随片状出血及囊性变，切缘未见癌。

总结

1. 保持冷静理性的心态是处理术中出血的第一要务。

2. 采用左手吸引器将肿瘤床残余的积血吸除。出血与吸血将动态进行。在出血“黄金 3 秒”内准确判断出血部位，采用右手双极钳准确夹持出血血管。

3. 助手可通过第四穿刺器引入腹腔镜弯钳，协助暴露肾脏肿瘤。

4. 肿瘤基底部有丰富的小血管，术者将右手的冷剪刀更换为超声刀，采用能量做功凝闭小血管，避免进一步出血。

5. 肾动脉分支阻断不全可能造成肾脏创面持续渗血，会影响视野。肾部分切除术中，肿瘤的完整切除对于患者术后无复发、肿瘤无残余是至关重要的。

（刘茁　张洪宪　编写）
（刘茁　视频编辑）

视频14

第六节　完全后腹腔途径下腹腔镜微创手术治疗左肾 20 cm 巨大肿瘤

一、病例介绍：患者 56 岁女性，主因“发现左侧腹部包块 20 天”就诊。既往子宫切除术后 4 年。诊断为左肾癌。

二、患者行泌尿系增强 CT 提示左肾类圆形巨大密度不均匀肿块影，直径约 19.2 cm。增强扫描呈明显不均匀强化，边缘较清晰，内见无强化区及片状稍高密度影。邻近血管受压。左肾周可见迂曲血管影（图 2-6-1 ~ 图 2-6-4）。诊断左肾占位，肾癌伴出血可能。

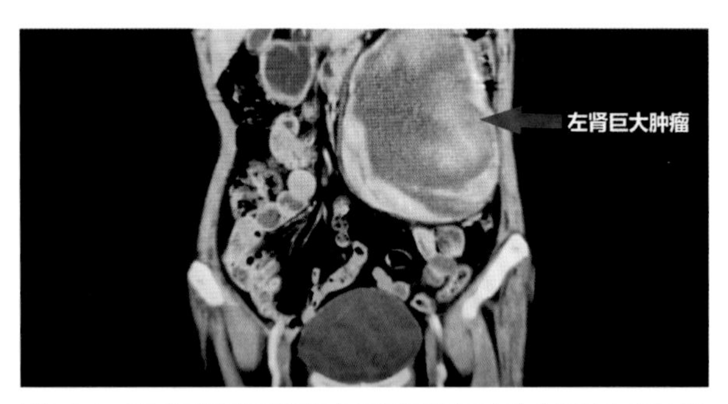

图2-6-1　泌尿系增强CT提示左肾类圆形巨大密度不均匀肿块影

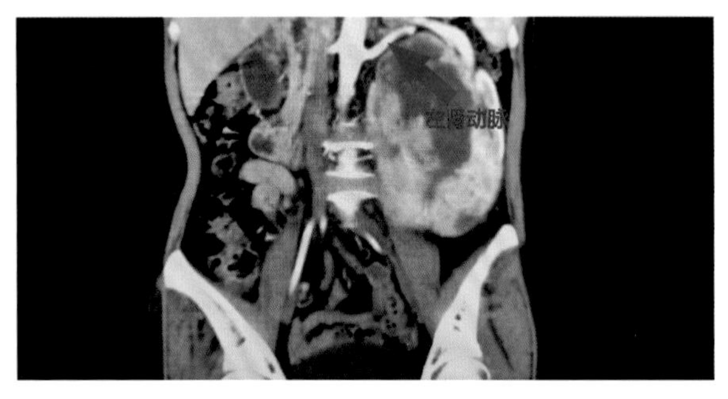

图2-6-2　泌尿系增强CT提示左肾类圆形巨大密度不均匀肿块影

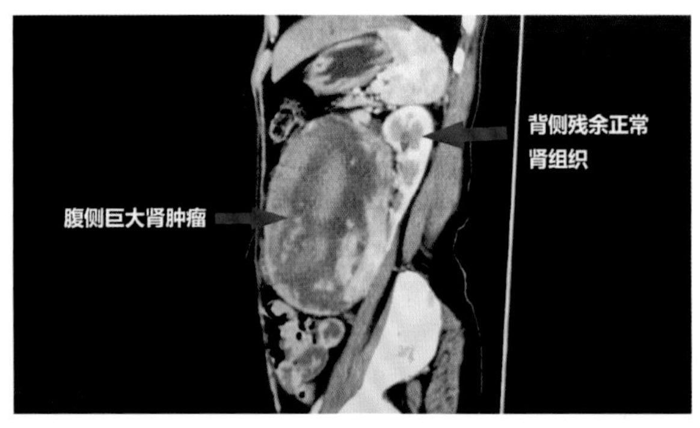

图2-6-3　泌尿系增强CT提示左肾类圆形巨大密度不均匀肿块影

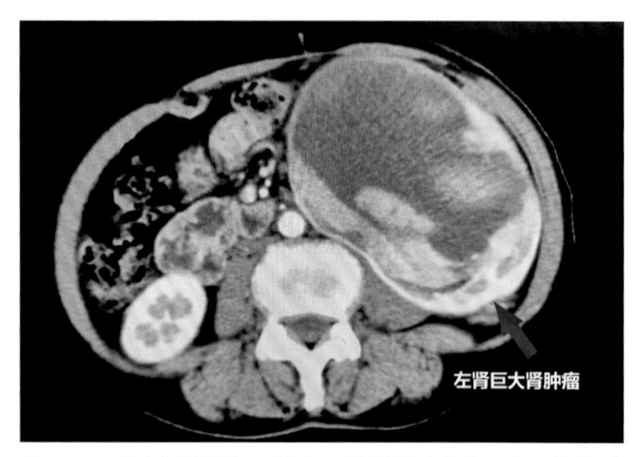

图2-6-4　泌尿系增强CT提示左肾类圆形巨大密度不均匀肿块影

三、在手术策略方面，手术途径可选择：①开放经腹腔途径手术（腹部“人”字形切口，又叫 Chevron 切口）。其优势在于手术空间大，对手术技术要求低，手术难度低；其劣势是左肾动脉位于背侧不易暴露，手术创伤大，术后疼痛程度高，术后伤口愈合时间长等。②经后腹腔途径腹腔镜下左肾动脉切断，主动中转开放途径完成左肾根治性切除术。其优势在于，集合了后腹腔途径游离、暴露、切断肾动脉的优势，集合了开放途径手术空间大的优势；其劣势在于术中需要改变体位（由右侧卧位中转为平卧位），过程稍繁琐。此外开放途径手术的缺点例如手术创伤大，术后疼痛程度高，术后伤口愈合时间长等无法避免。③完全经后腹腔途径下腹腔镜左肾根治性切除术。其利用了后腹腔途径处理肾动脉的优势，创伤最小，术后疼痛程度最低，术后恢复时间短；但其劣势在于手术空间小，对术者腔镜下操作技术要求极高。

四、本例患者权衡利弊，初步手术策略选择第 2 种，即经后腹腔途径腹腔镜中转开放途径左肾根治性切除术。本例患者最终由于身体素质、肿瘤特点、术者技术等原因，完成了完全后腹腔途径下手术。

五、本例患者能够成功地在完全后腹腔途径

下完成根治性肾切除术的原因分析如下：①患者方面，患者为中年女性，由于雌激素的“保护作用”，肿瘤与周围组织粘连程度低，为完全腔镜下游离创造了良好条件；②术前查体发现左下腹可以触及巨大包块，但包块有较大活动度而非固定，包块可以向足侧向内侧小范围移动，间接说明肿瘤与周围组织粘连程度低。③术前影像学检查提示肿瘤周围未见明显纤维条索影，根据 Mayo 粘连指数判断肿瘤与周围组织粘连程度低。以上原因中第 2 点是核心因素。在后腹腔途径手术中，由于肿瘤游离度高，可以向足侧向内侧移动。术中通过重力作用的自然下垂力量，增加了后腹腔手术的空间。

六、经后腹腔途径腹腔镜手术，患者选择右侧卧位，抬高腰桥。常规选择三孔法。图中示左手穿刺器和右手穿刺器镜下位置（图 2-6-5）。可见后腹腔空间较常规手术狭小。患者体型偏瘦，腹膜外脂肪菲薄。游离腹膜外脂肪，暴露其深方的侧椎筋膜。下图可见巨大的左肾肿瘤凸出压迫，后腹腔空间狭小（图 2-6-6）。

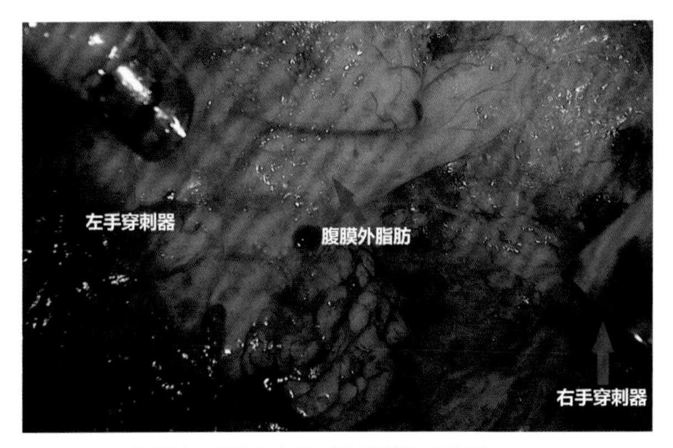

图2-6-5　左手穿刺器和右手穿刺器镜下位置

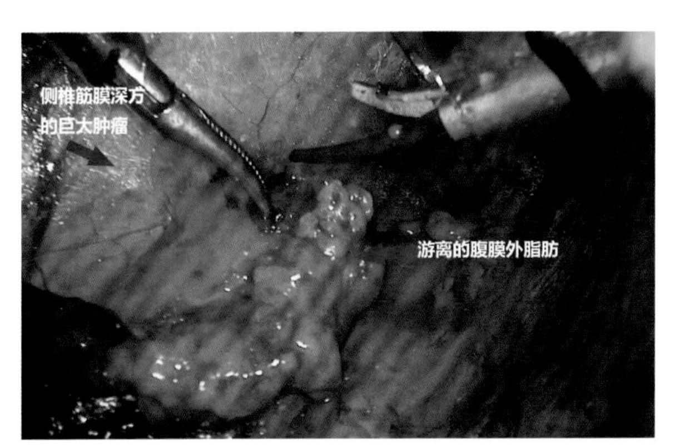

图2-6-6　巨大的左肾肿瘤凸出压迫

七、由于巨大肾肿瘤的压迫作用，腹膜位置较常规手术更加偏向患者背侧。侧椎筋膜的切口位置选择上需要稍偏向背侧。由于肿瘤巨大，表面有丰富的增粗的侧支静脉。因此右手切开侧椎筋膜的首刀位置不宜过深，以避免损伤其下方的静脉，见图 2-6-7。

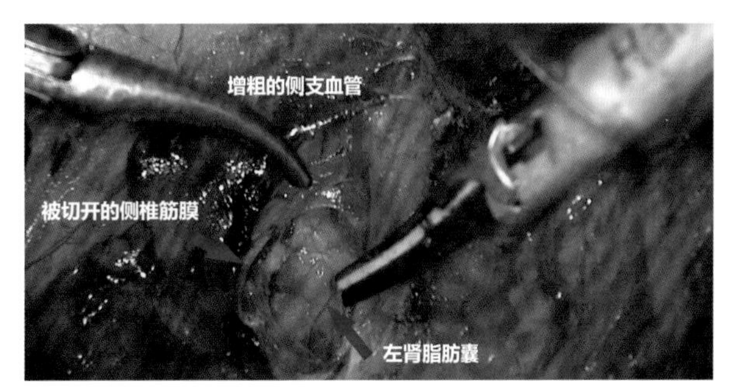

图2-6-7　切开侧椎筋膜的首刀位置不宜过深

八、切开侧椎筋膜后，沿着腰大肌层面游离肾脂肪囊的背侧层面。下图见由于肿瘤巨大，肾脂肪囊与腰大肌间层面（图 2-6-8 绿色虚线所示）被推向背侧。从头侧向足侧切开侧椎筋膜，由浅入深地游离肾脏背侧层面。钝性结合锐性的方式游离背侧层面白色的疏松结缔组织（图 2-6-9）。肾脏背侧层面充分暴露后，暴露出左侧肾门位置。图 2-6-10 可见左肾动脉，及其足侧的第二腰静脉。

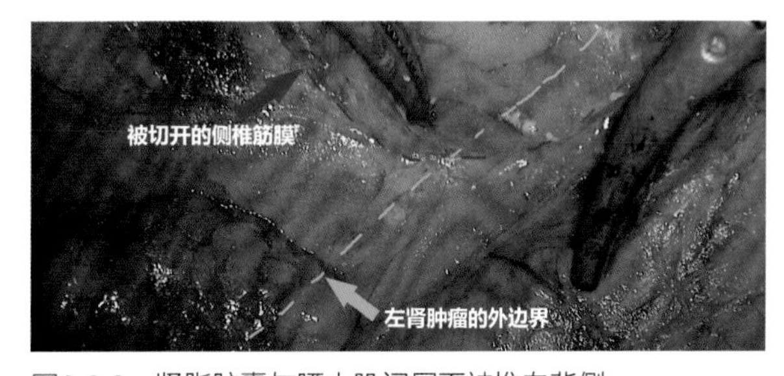

图2-6-8　肾脂肪囊与腰大肌间层面被推向背侧

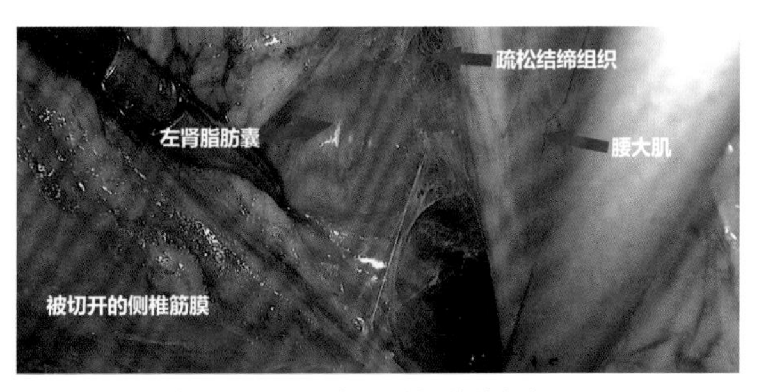

图2-6-9　游离背侧层面白色的疏松结缔组织

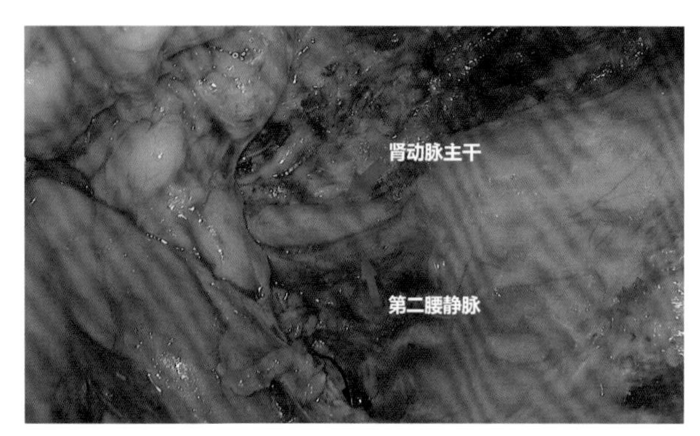

图2-6-10 术野示左肾动脉，及其足侧的第二腰静脉

九、第二腰静脉选择采用超声刀慢档的电凝方式切断。在操作手法上，应避免在第二腰静脉自然位置下直接用刀头夹闭。因为此时超声刀刀头将直对肾动脉，会增加肾动脉损伤大出血风险。正确的做法是，采用腔镜用血管弯钳钝性游离肾动脉与第二腰静脉之间的粘连。分离出空隙后，用右手超声刀将第二腰静脉向上挑起。当第二腰静脉从自然状态变为挑起状态后，超声刀刀头将避开肾动脉的直对位置，增加刀头做功后的安全性（图 2-6-11）。

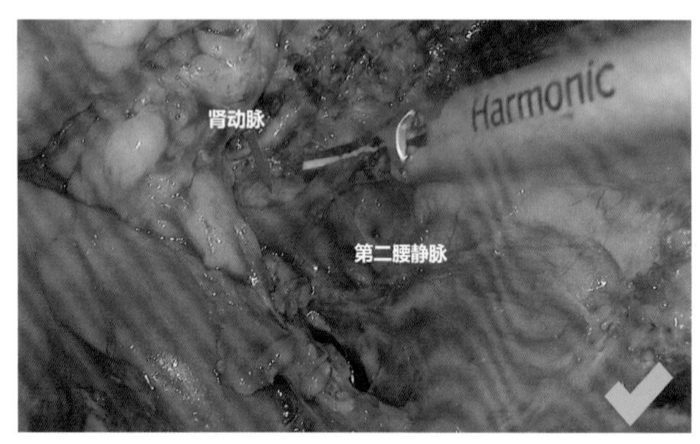

图2-6-11 超声刀刀头避开肾动脉的直对位置

十、肾动脉周围紧贴的小静脉切断后，肾动脉被骨骼化，采用血管夹多重夹闭并用剪刀锐性切断（图 2-6-12）。游离左侧输尿管并切断（图 2-6-13）。对于左肾巨大肿瘤，肿瘤周围有丰富的侧支静脉，在游离暴露过程中容易损伤出血。以下一组图片显示了术中出血的处理方法。在左肾动脉被切断后，其深方的左肾静脉主干得以暴露。在左肾静脉主干头侧有肾静脉小分支。图 2-6-14 示小静脉分支出血前 1 秒的镜下表现。

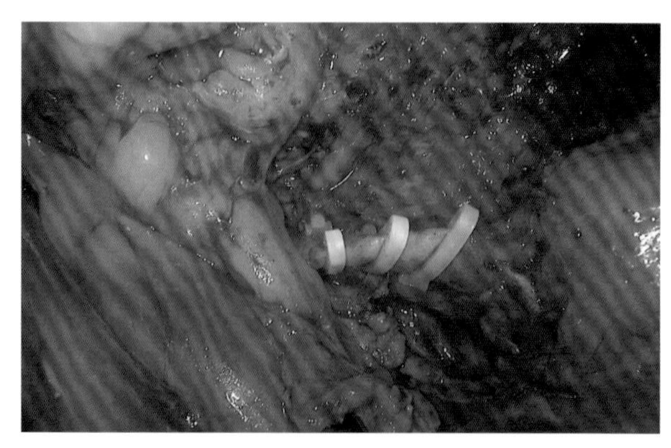
图2-6-12 血管夹多重夹闭肾动脉

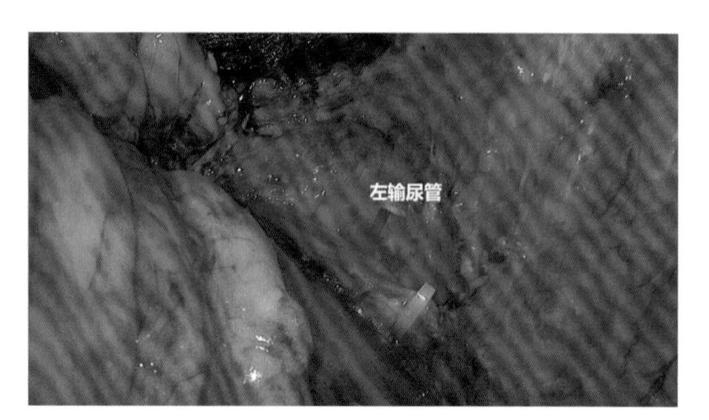

图2-6-13 游离左输尿管并切断

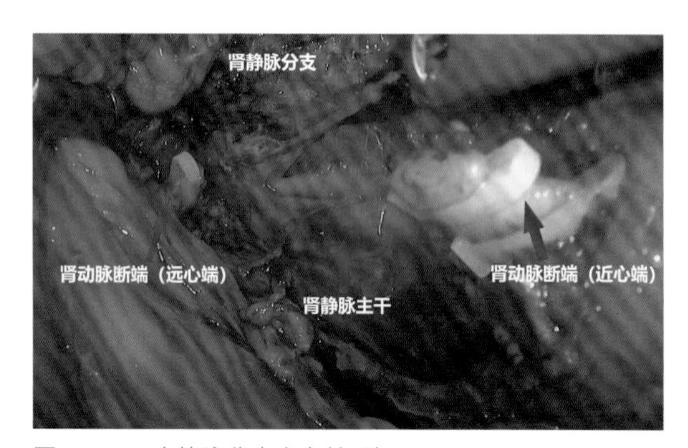

图2-6-14 小静脉分支出血前1秒

十一、图 2-6-15 示小静脉分支出血后 1 秒的镜下表现。

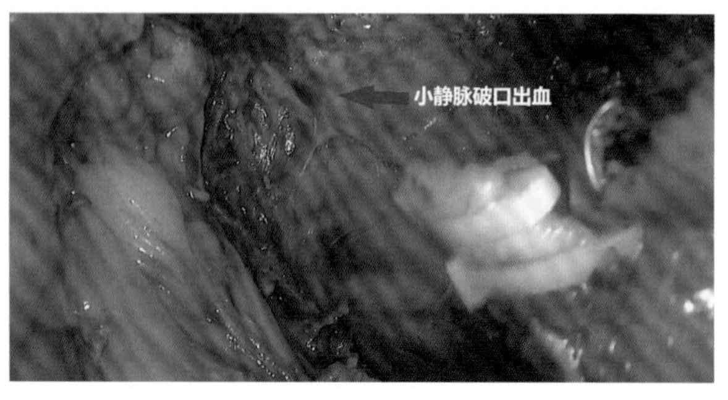

图2-6-15 小静脉分支出血后1秒

十二、图 2-6-16 示小静脉分支出血后 3 秒的镜下表现。

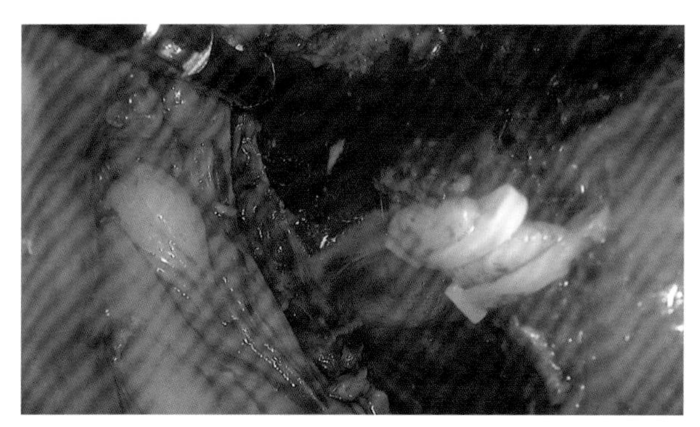

图2-6-16　小静脉分支出血后3秒

十三、在狭小空间中，静脉出血的止血方法中有“黄金 3 秒”的概念。术者需要：①保持冷静心态；②在黄金 3 秒内（积血形成前）迅速判断出血位置；③用钳头夹闭出血静脉或破口。出血控制满意后用吸引器吸除积血，用双极电凝止血。

十四、如止血效果不满意，积极的做法是：吸引器迅速吸除积血，在出血的动态过程中，再次判断出血位置，用钳头夹闭出血静脉或破口；保守的做法是：采用骨皮纱压迫止血。

十五、这里需要提到的是医护配合。对于高出血风险手术，需要提前做好准备：①正式操作前提前检测双极电凝设备是否可以正常做功；②术前需要提前准备骨皮纱；③在巡回护士将骨皮纱交给刷手护士后，按照要求刷手护士需要清点纱布数量，这一清点过程需要耗费数秒。因此紧急时，骨皮纱需要提前准备在无菌台上。

十六、图 2-6-17 示采用骨皮纱压迫止血。此时可适度提高气腹压力协助止血。并在止血满意后及时将气腹压力恢复至常规，以避免高碳酸血症。

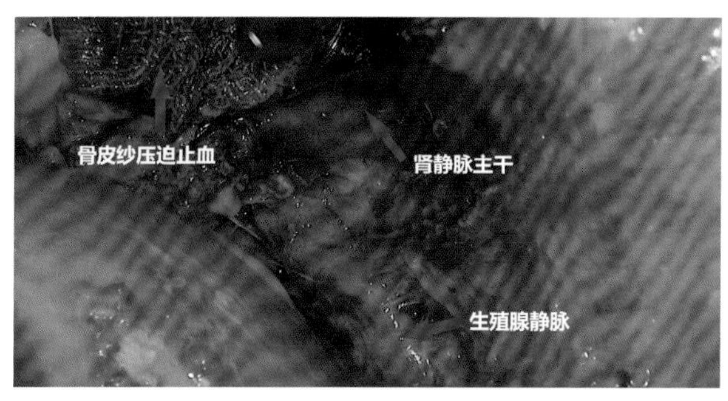

图2-6-17　骨皮纱压迫止血

十七、在采用双极确切止血时，需要将骨皮纱移开。在血管破口出血与吸引器动态吸除积血的动态过程中，判断出血部位，精准地采用左手双极电凝钳头夹闭出血静脉或破口（图 2-6-18）。采用电凝止血。

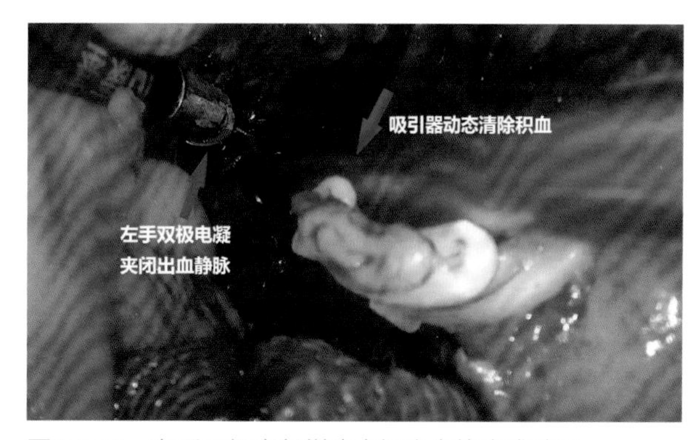

图2-6-18　左手双极电凝钳头夹闭出血静脉或破口

十八、图 2-6-19 示止血满意后的术中景象。

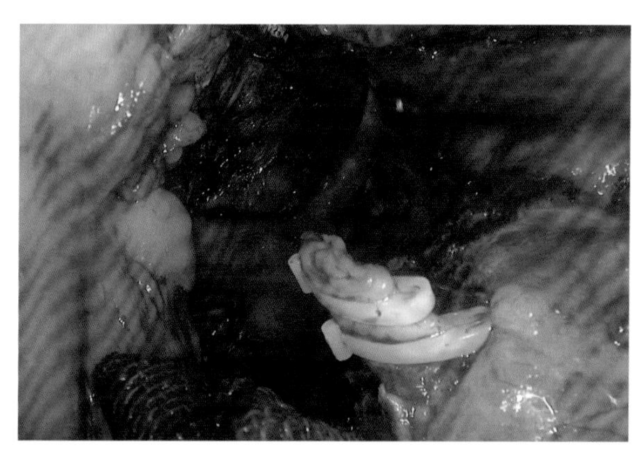

图2-6-19　止血满意后术野

十九、图 2-6-20 示术中处理生殖腺静脉过程。采用血管夹夹闭生殖腺静脉的远心端。

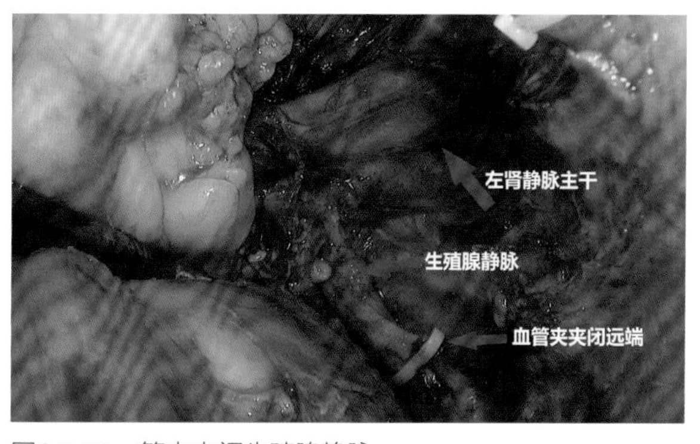

图2-6-20　管夹夹闭生殖腺静脉

二十、生殖腺静脉的近心端采用电凝凝闭止血（图 2-6-21）。此处如采用血管夹，可能会对后续夹闭肾静脉主干造成干扰。

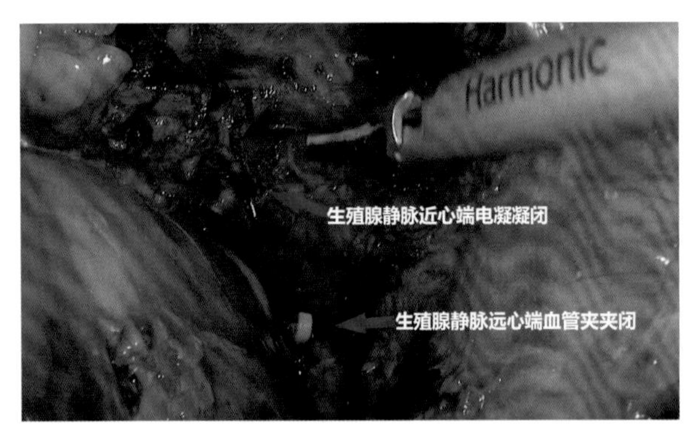

图2-6-21　电凝凝闭生殖腺静脉近心端

二十一、图 2-6-22 示游离肾脏腹侧层面。

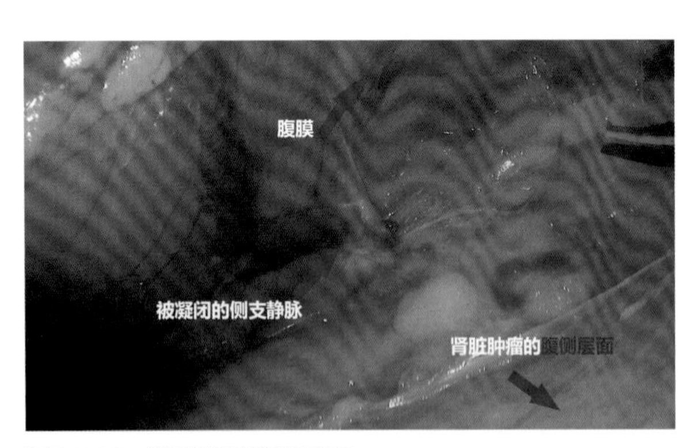

图2-6-22　游离肾脏腹侧层面

二十二、图 2-6-23 示游离肾上极。

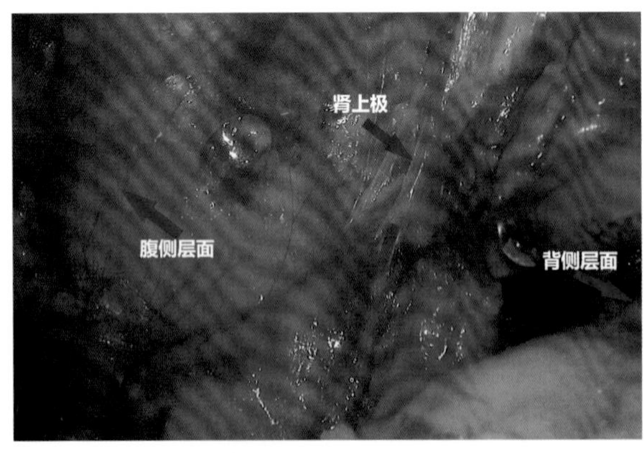

图2-6-23　游离肾上极

二十三、图 2-6-24 示将肾脏充分游离后，最后夹闭肾静脉。

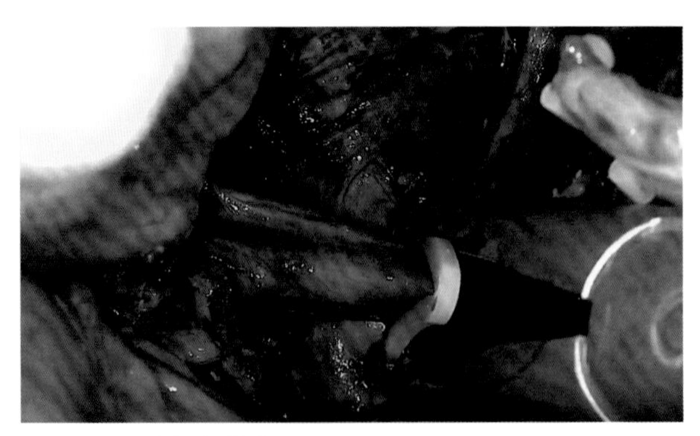
图2-6-24　夹闭肾静脉

二十四、图 2-6-25 示左肾巨大肿瘤的重力自然下垂过程。左肾肿瘤向足侧、内侧下垂后，其肿瘤的上缘与肾动脉、静脉近心端断端平齐。

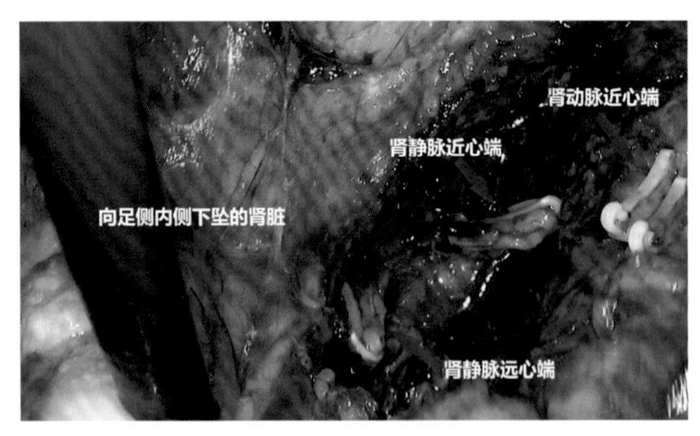

图2-6-25　左肾巨大肿瘤受重力自然下垂

二十五、图 2-6-26 示进一步游离肾脏周围连接。

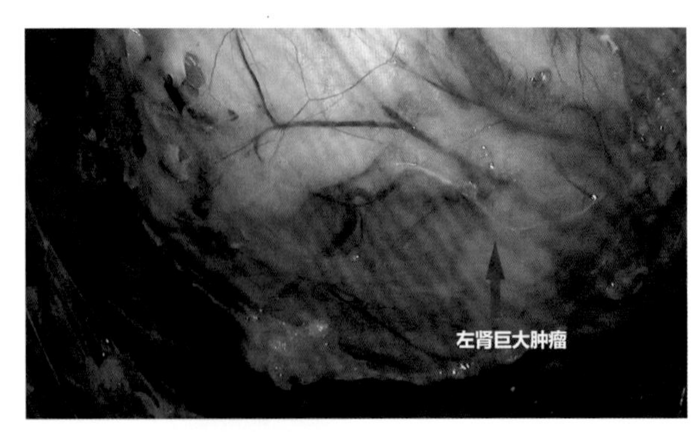

图2-6-26　游离肾脏周围连接

二十六、采用电刀将原右手穿刺器小切口与原镜头穿刺器小切口相连。再斜向内侧延长切口。术者采用手助法游离残余的肾脏与周围组织的连接，使左肾完全游离。通过切口完整取出左肾巨大肿瘤（图 2-6-27）。

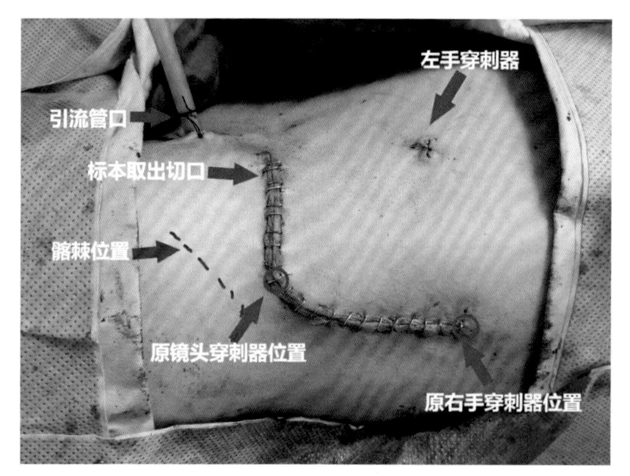

图2-6-27　通过切口取出左肾巨大肿瘤

二十七、图 2-6-28 示大体标本。可见位于左肾上极的残余正常肾组织。位于左肾下极的巨大肾癌。

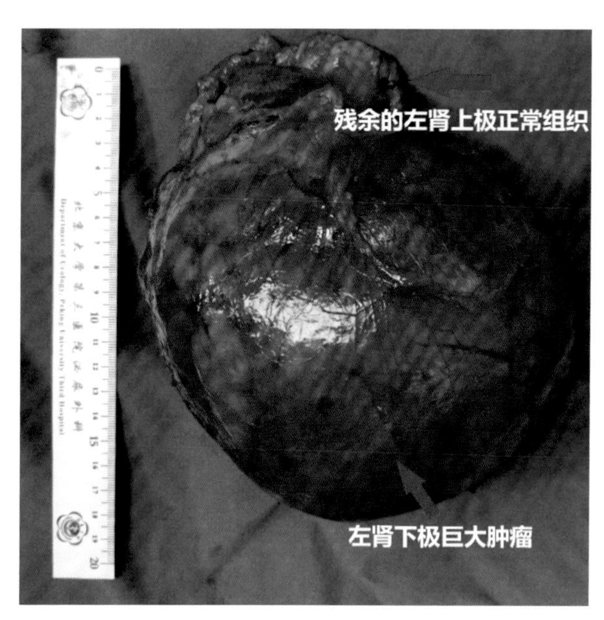

图2-6-28　肿瘤大体标本

二十八、图 2-6-29 示剖开观，可见肿瘤内部明显出血坏死。

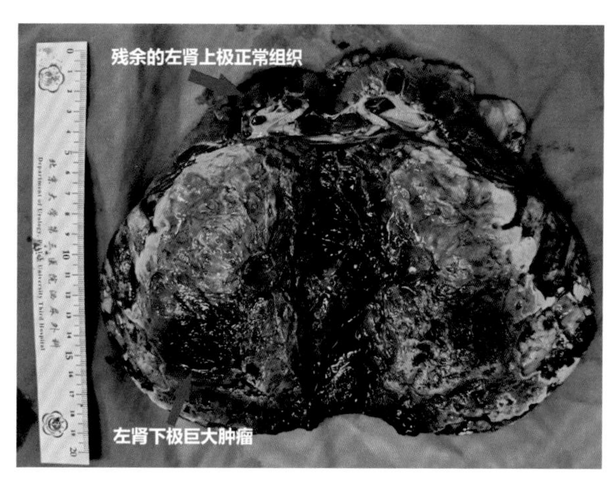

图2-6-29　肿瘤标本剖面图

二十九、最后，我们建议术式的选择（开放途径、完全腹腔镜微创途径、腹腔镜联合开放的“杂交手术”），都应该权衡利弊。要将身体素质、肿瘤特点、术者技术等多种维度考虑在内。需要术者术前与患者和家属充分沟通。完全后腹腔途径手术治疗巨大肾肿瘤，需要选择合适的患者，不能单纯追求微创技术而以患者安全为代价。在腹腔镜等微创手术中，应该结合具体情况，必要时适时中转开放途径手术。

（刘茁　张洪宪　编写）

（刘茁　视频编辑）

视频15

第七节　经后腹腔途径的机器人肾部分切除术——初学者适用的基础操作手法

一、病例介绍：患者49岁女性，主因“体检发现左肾占位两年”就诊。两年前体检发现左肾1.6 cm占位，肾癌待除外，后定期复查。2个月前左肾结节直径2.2 cm，较前增大。既往剖宫产术后20年。患者体型肥胖。初步诊断左肾占位，肾癌不除外。

二、泌尿系增强CT提示左肾中极髓质结节，增强扫描明显强化，边界欠清，直径2.2 cm。左侧肾上腺可疑小结节直径8 mm，考虑肾上腺腺瘤可能。图2-7-1显示的是泌尿系增强CT的水平位，提示左肾中部的完全内生型肿瘤，在肾被膜表面基本没有外凸，术中需要B超协助定位。找到肾背脊的“棱角”，肿瘤位于“棱角”的腹侧。在后腹腔镜真实视野下的腹侧肿瘤，往往比CT虚拟的腹侧肿瘤，更加靠近腹侧。类似地，在后腹腔镜真实视野下的上极肿瘤，往往比CT虚拟的上极肿瘤，更需要“翻山越岭”翻过上极。

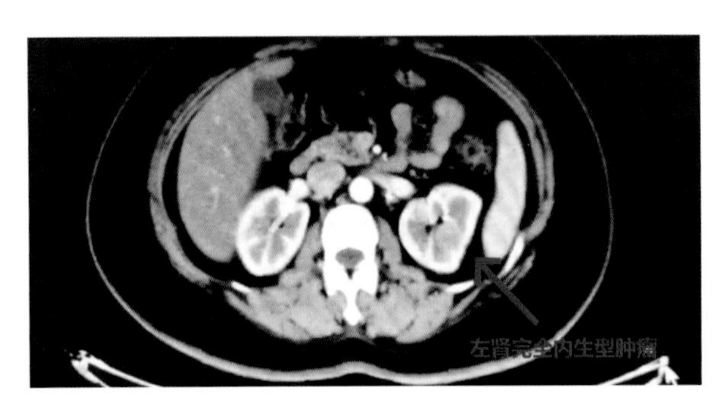

图2-7-1　泌尿系增强CT水平位

三、图2-7-2示泌尿系增强CT的矢状位。

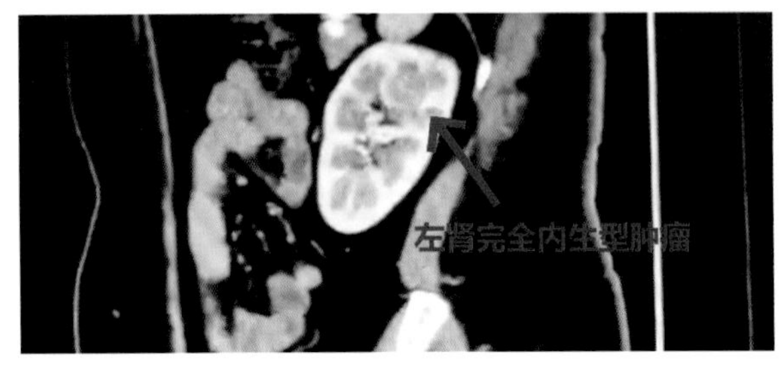

图2-7-2　泌尿系增强CT矢状位

四、图2-7-3示泌尿系增强CT的冠状位。

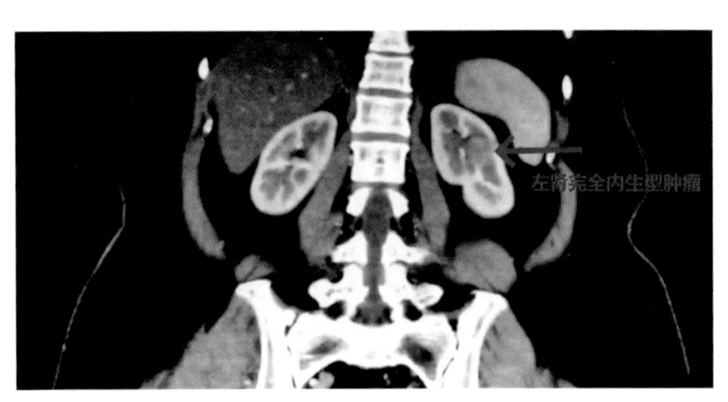

图2-7-3　泌尿系增强CT的冠状位

五、后腹腔途径下的机器人辅助腹腔镜左肾部分切除术的穿刺器布局如图2-7-4。在腋中线水平，第12肋与髂嵴中点处，切开小口，采用血管弯钳突破腰背筋膜。采用气囊扩张后腹腔空间。在小口置入第一穿刺器（8 mm镜头穿刺器）。在第一穿刺器的背侧，腰大肌前，间隔第一穿刺器8 cm位置置入第二穿刺器（8 mm机器人左手穿刺器）。在第一穿刺器的腹侧间隔第一穿刺器8 cm位置置入第三穿刺器（8 mm机器人右手穿刺器）。尽量使三个穿刺器呈一条水平直线。如空间有限，第二穿刺器需要保证8 cm距离前提下，略高于水平直线。在第一穿刺器和第三穿刺器下方置入辅助孔穿刺器（12 mm助手穿刺器），呈现等边三角形。

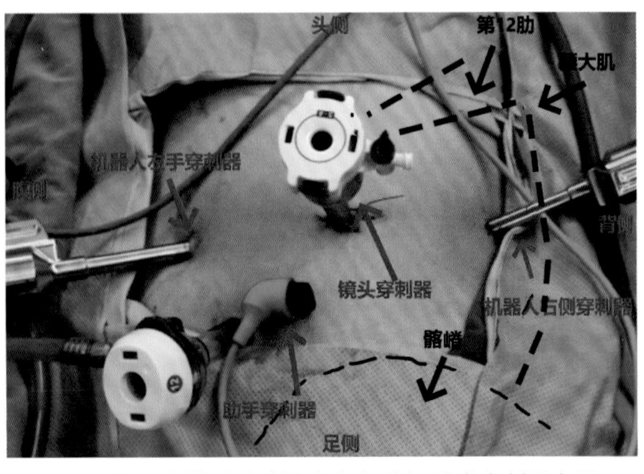

图2-7-4　机器人辅助腹腔镜左肾部分切除术穿刺器布局

六、后腹腔镜下视野如图 2-7-5，切开黄色的腹膜外脂肪达到白色的侧椎筋膜层面，并沿层面“扩大战果”。机器人的后腹腔途径手术相较于传统腹腔镜的后腹腔途径手术有所不同，由于机器人机械臂的限位，后腹腔空间相对较小。腹膜外脂肪的右上角和左下角游离尚可，而左下角和右下角则“触不可及”。腹膜外脂肪游离的结果也不似传统腹腔镜的完全游离，而是保留足侧脂肪不切断。

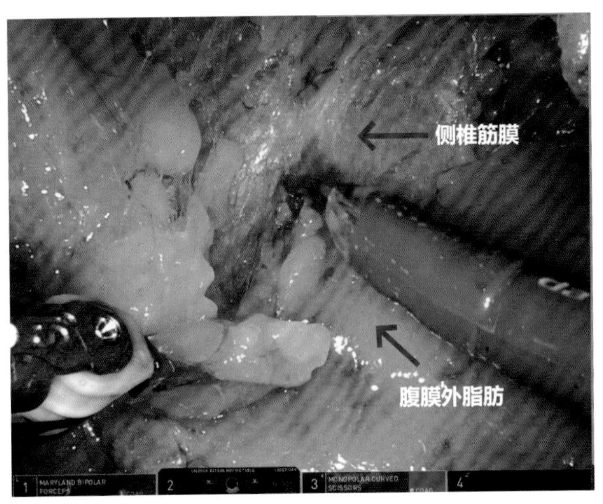

图2-7-5　后腹腔镜下视野

七、图 2-7-6 示将腹膜外脂肪的头侧部分切断，将脂肪尽量向足侧堆砌，以不遮挡视野。切开侧椎筋膜，游离肾脏背侧层面。沿着腰大肌表面层面，切开腰大肌与肾脂肪囊之间的疏松结缔组织（图 2-7-7）。

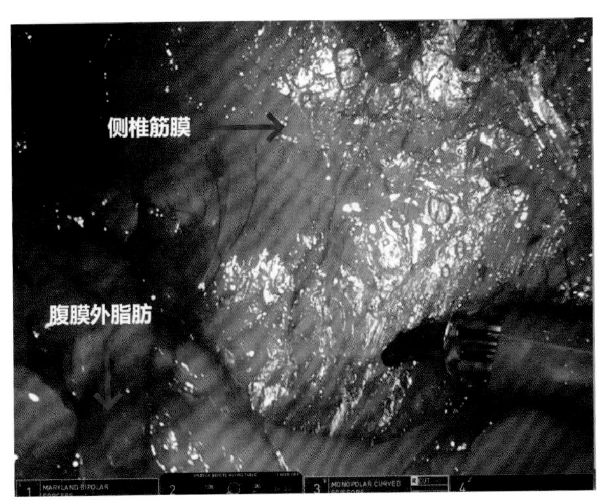

图2-7-6　切断腹膜外脂肪头侧

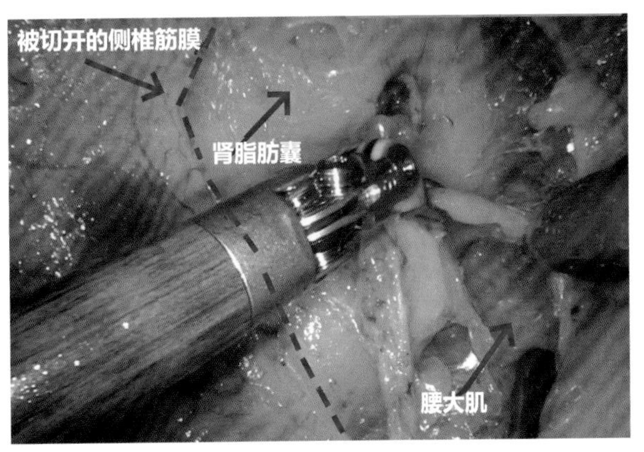

图2-7-7　切开腰大肌与肾脂肪囊之间的疏松结缔组织

八、在背侧层面向足侧游离过程中，在腹主动脉脂肪表面，遭遇左侧输尿管，注意保护避免损伤（图 2-7-8）。

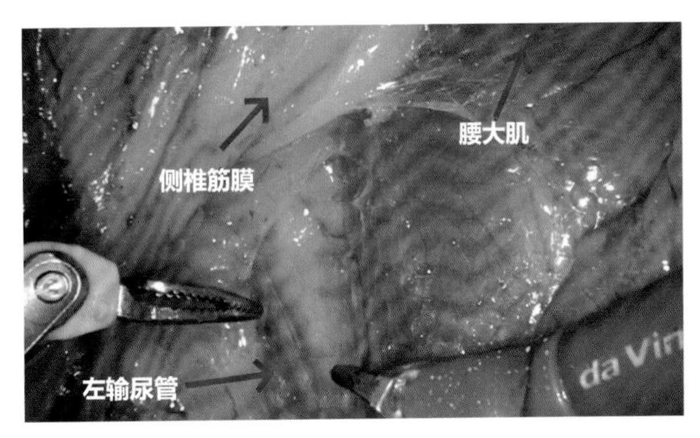

图2-7-8　保护左侧输尿管

九、分离寻找肾门正确的层次是在腹主动脉表面脂肪与肾周脂肪之间的层次游离，而非腰大肌与腹主动脉表面脂肪之间的错误层次，在腹主动脉与腰大肌之间有供应腰部肌肉丰富的小血管（图 2-7-9）。

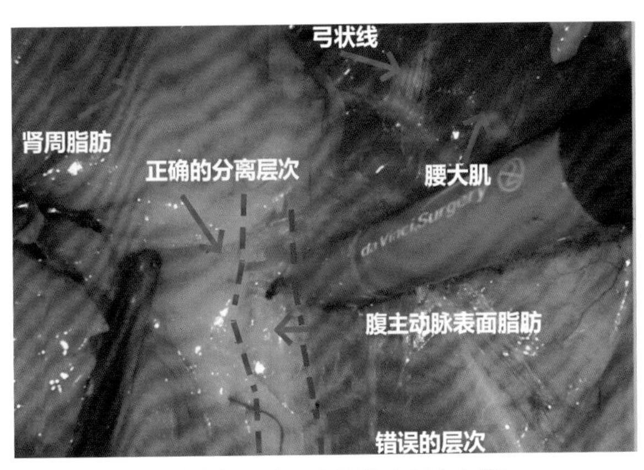

图2-7-9　腹主动脉与腰大肌之间有丰富小血管

十、在游离肾动脉的过程中，我们总结了一些机器人单极电剪刀的基本操作手法。

1．图2-7-10中右手电剪采用了“挑切”的基本手法。张开电剪刀，利用电剪刀的下齿钝性剥离肾动脉外血管鞘组织，随后向上挑起组织条以避免损伤下方的肾动脉，在电剪刀上齿和下齿闭合的过程中，给予电切的能量以完成切割。

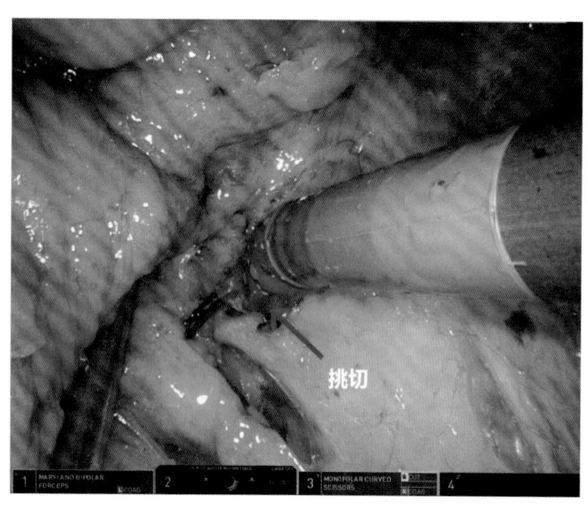

图2-7-10　电剪“挑切”基本手法

2．图2-7-11显示了右手电剪采用了“拨动”的基本手法。电剪刀的上齿和下齿闭合，闭合后呈相对钝性头，用刀头沿着肾动脉走行方向（平行肾动脉）前后拨动，采用单纯的钝性方法游离肾动脉与周围组织。

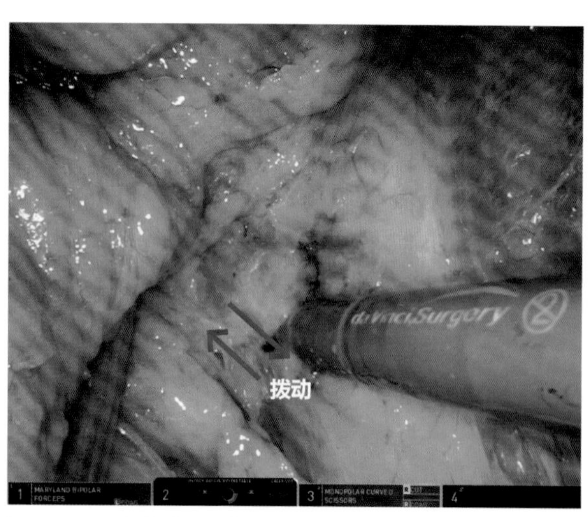

图2-7-11　电剪“拨动”基本手法

3．图2-7-12显示了右手电剪采用了“点凝”的基本手法。电剪刀的上齿和下齿闭合，闭合后呈相对钝性头，用刀头凑近小出血点后给予电凝能量，凝闭组织的小出血点。点凝的做功时间不宜太长，频次不宜高，“点到为止”，止血即可，以避免电热损伤。

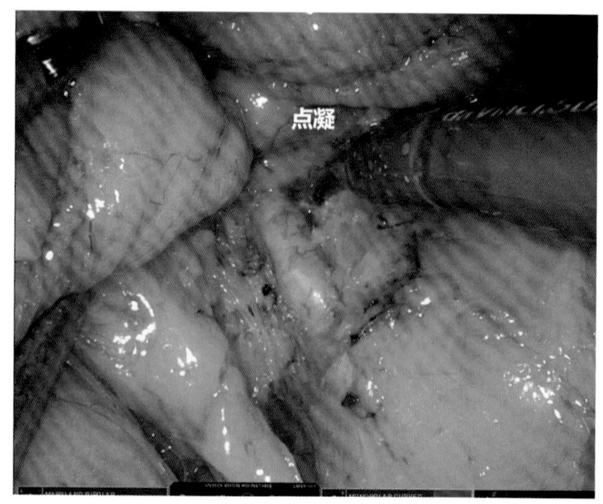

图2-7-12　电剪“点凝”基本手法

4．图2-7-13显示了右手电剪采用了“撑开”的基本手法。电剪刀的上齿和下齿先闭合状态进入肾动脉与血管外鞘间的层次，然后上齿和下齿分离，反复闭合分离，采用钝性方法撑开组织间隙。

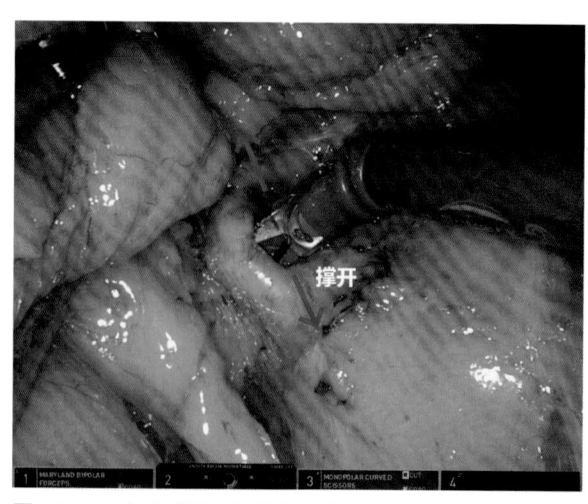

图2-7-13　电剪“撑开”基本手法

十一、将左肾动脉完全游离后，左手马里兰钳在动脉下方掏空，置入阻断带，以备阻断（图2-7-14）。

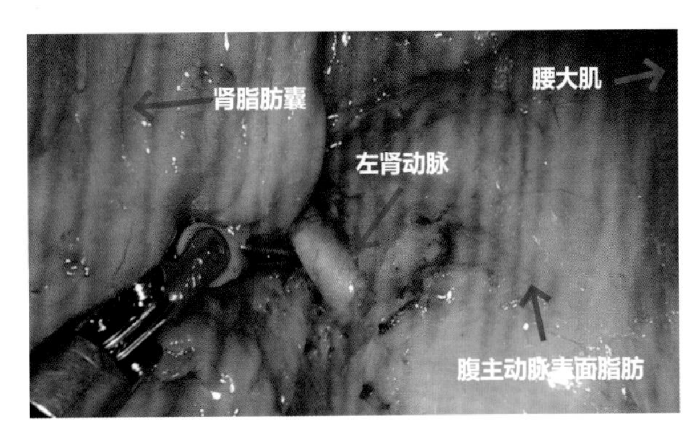

图2-7-14　左肾动脉下方置入阻断带

十二、在肾背脊的“棱角”处，打开肾脂肪囊层面。沿着肾脏长轴方向，切开肾脂肪囊，到达肾被膜层面（图 2-7-15）。

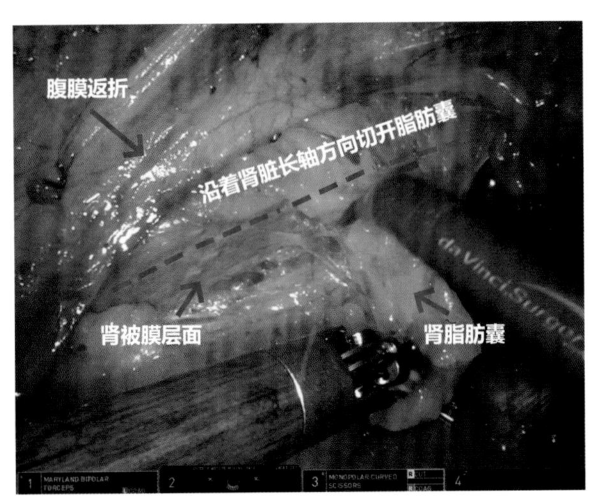

图2-7-15　切开肾脂肪囊到达肾被膜

十三、沿着肾被膜表面层面充分游离，图 2-7-16 显示了被充分游离的肾脏。肿瘤为完全内生型肾肿瘤，在机器人视野下没有见到明显的外凸。

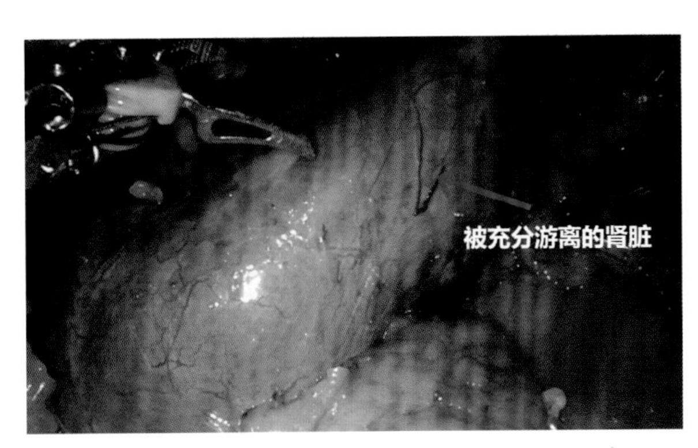

图2-7-16　肾脏被充分游离

十四、采用术中 B 超探头，结合术前影像学检查提示的肿瘤大致位置，定位完全内生型肾肿瘤的位置。下图示术中 B 超探头置入肾背脊（棱角）偏腹侧位置，B 超影像提示可见肿瘤（图 2-7-17）。

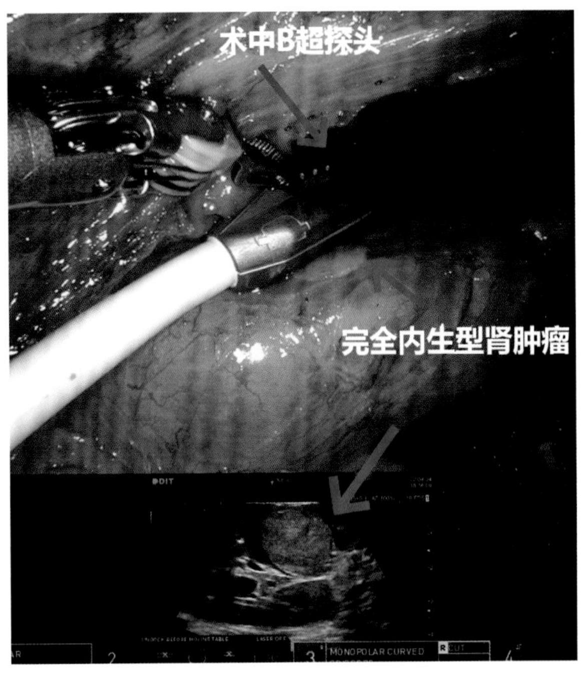

图2-7-17　B超探头置入肾背脊并提示肿瘤

十五、在使用超声探头进行电凝标记过程中，需要了解术中超声探头的机械特点。黑色探头并非全部是工作区域，如图片所示，其矩形区域为 B 超探头的工作平面（图 2-7-18）。

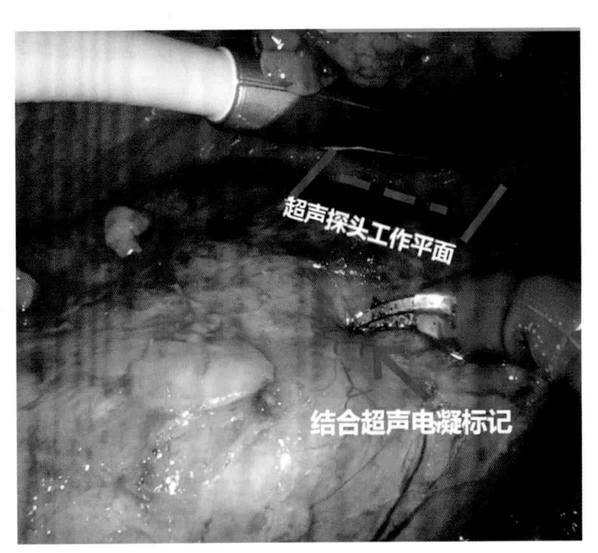

图2-7-18　矩形区域为超声探头的工作平面

十六、左手马里兰钳夹持阻断带向上提起肾动脉，暴露肾动脉下方的空间，采用哈巴狗钳阻断左肾动脉（图 2-7-19）。

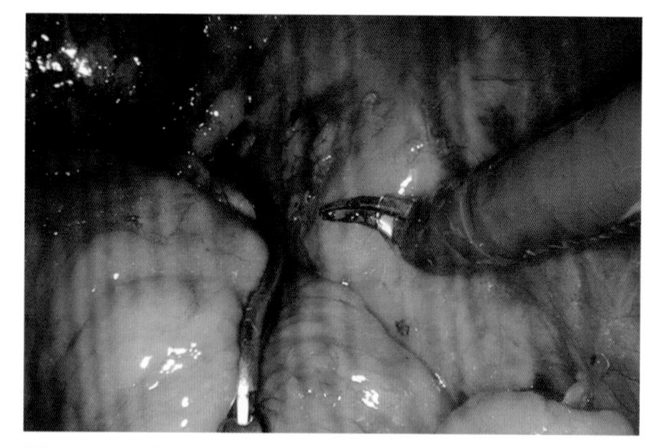

图2-7-19 哈巴狗钳阻断左肾动脉

十七、阻断前 B 超定位下进行电凝标记，在血管阻断后采用右手单极电剪将点连成线，进行电切切割，完成肿瘤在肾被膜表面的投影（图 2-7-20）。

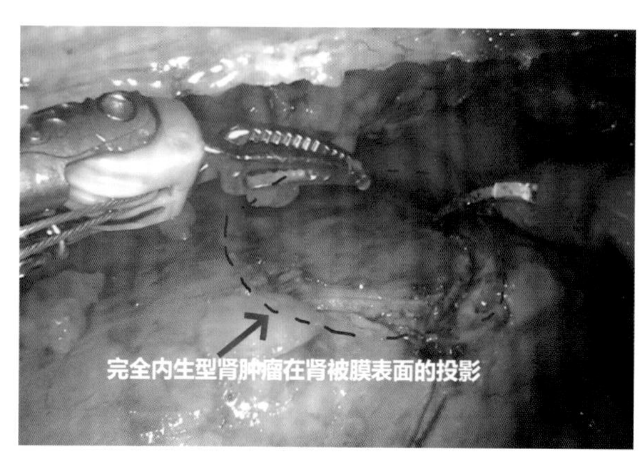

图2-7-20 单极电剪完成肿瘤在肾被膜表面投影

十八、在肿瘤切割过程中，介绍一种技巧方法“马里兰钳自撑开法”（图 2-7-21），可以由术者独自完成而无需助手太多帮助。左手马里兰钳撑开，一侧撑开肿瘤，另一侧撑开正常肾组织。在马里兰钳暴露出的小空间内，采用右手单极电剪切开。这种方法使助手可以集中精力采用吸引器吸除残余血液，优化术野。注意：因为机器人后腹腔空间有限，助手吸引器应掌握吸引压力，以避免气体大量吸除后空间塌陷。

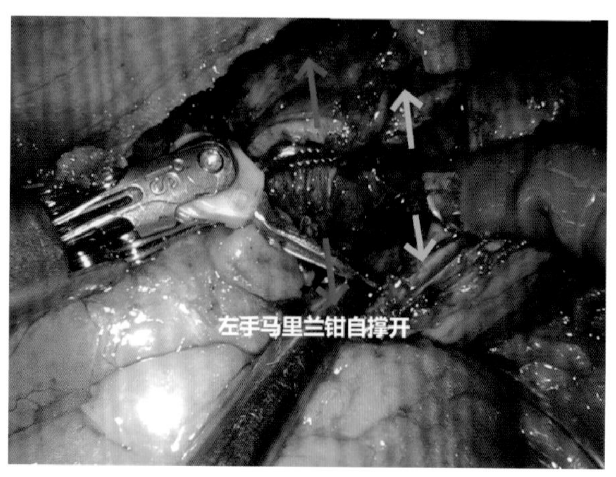

图2-7-21 “马里兰钳自撑开法” 示意

十九、图 2-7-22 显示肿瘤的小凸起。与传统腹腔镜清晰度低形成鲜明对比，在机器人高清视野下，小的肿瘤凸起“一览无余”。在清晰放大视野下完整切除肿瘤，避免肿瘤残余。

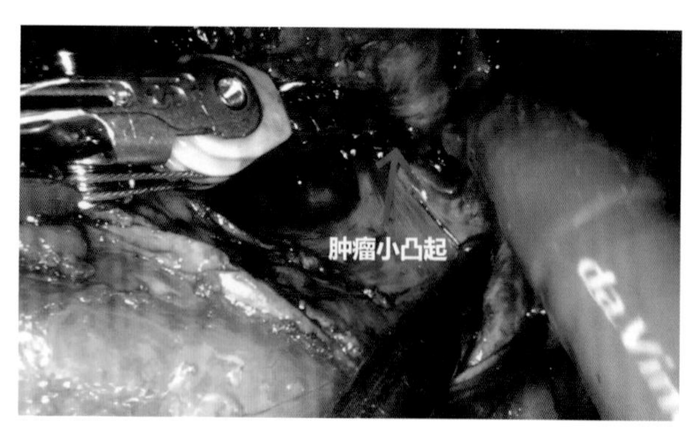

图2-7-22 肿瘤的小凸起

二十、完全内生型肾肿瘤完整切除需要术中切开部分集合系统。机器人高清视野下，可以精准缝合被切开的集合系统。采用 3-0 可吸收缝线缝合内层（图 2-7-23）。

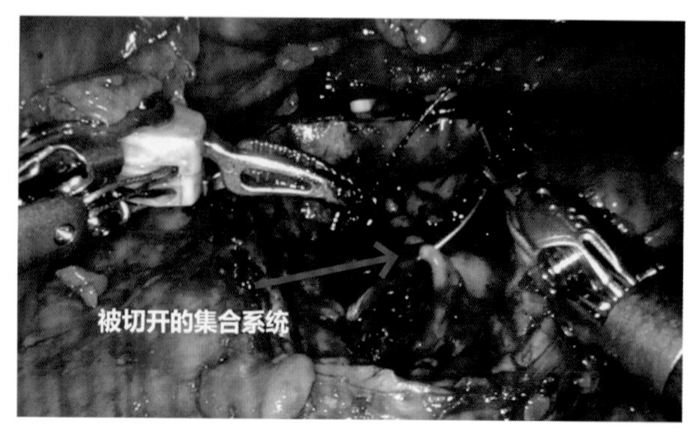

图2-7-23 3-0可吸收缝线缝合内层

二十一、采用 2-0 可吸收缝线缝合外层。图 2-7-24 见解除阻断后无明显出血。

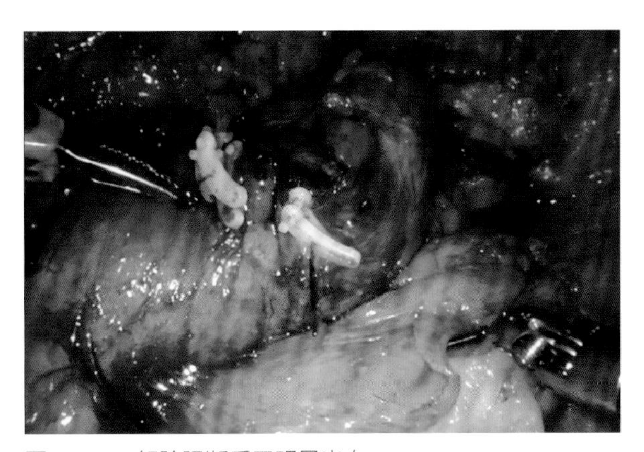

图2-7-24　解除阻断后无明显出血

二十二、在手术的最后，尽量恢复正常解剖，将肾脂肪囊覆盖到肾被膜表面，并将肾脂肪囊悬吊于腹膜返折（图 2-7-25）。

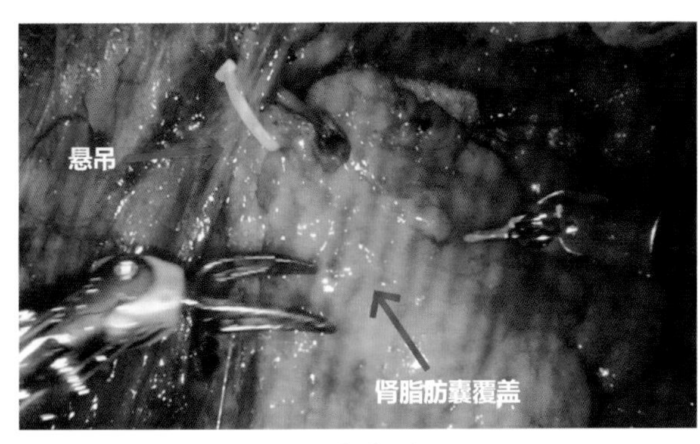

图2-7-25　肾脂肪囊悬吊于腹膜返折

二十三、图 2-7-26 示术后切口。

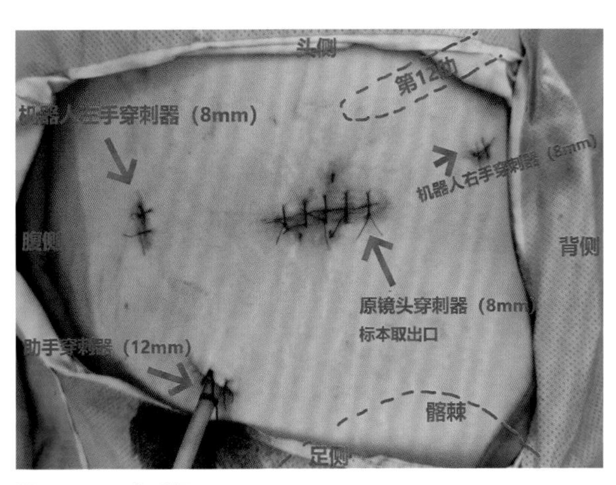

图2-7-26　术后切口

二十四、图 2-7-27 示肿瘤大体标本。

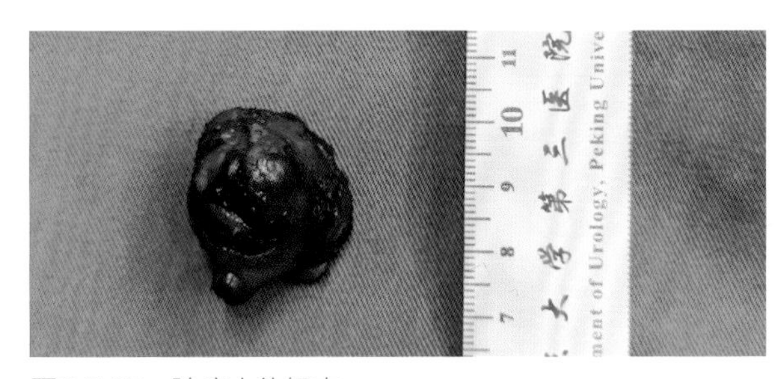

图2-7-27　肿瘤大体标本

二十五、图 2-7-28 示肿瘤切开所见。

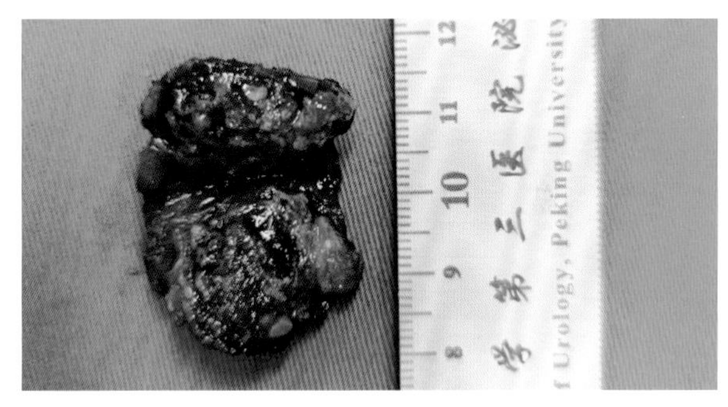

图2-7-28　肿瘤标本剖面图

总结

1. 在后腹腔镜真实视野下的腹侧肿瘤，往往比 CT 虚拟的腹侧肿瘤，更加靠近腹侧。类似地，在后腹腔镜真实视野下的上极肿瘤，往往比 CT 虚拟的上极肿瘤，更需要“翻山越岭”翻过上极。

2. 后腹腔途径下的机器人辅助腹腔镜左肾部分切除术的穿刺器布局。

3. 分离寻找肾门正确的方法是在腹主动脉表面脂肪与肾周脂肪之间的层次游离，而非腰大肌与腹主动脉表面脂肪之间的错误层次。

4. 机器人单极电剪刀的基本操作手法：“挑切”“拨动”“点凝”“撑开”等。

5. “马里兰钳自撑开法”：左手马里兰钳撑开，一侧撑开肿瘤，另一侧撑开正常肾组织。在马里兰钳暴露出的小空间内，采用右手单极电剪切开。

（刘苗　张洪宪　编写）
（刘苗　视频编辑）

视频16

第八节 “沿腹主动脉层面游离法”——机器人经腹腔途径根治性左肾切除和 0 级癌栓取出术

一、病例介绍：患者 74 岁男性，主因“体检发现左肾占位 4 个月”就诊。既往高血压史。初步诊断为左肾癌伴随肾静脉癌栓（Mayo 0级）。

二、泌尿系增强 CT 提示左肾不规则占位，直径为 10.5 cm × 6.2 cm × 6.8 cm，增强后明显不均匀强化（图 2-8-1）。诊断为左肾癌 T4N1M1，肾门淋巴结转移，左肾上腺转移，左肾静脉癌栓 Mayo 0 级。

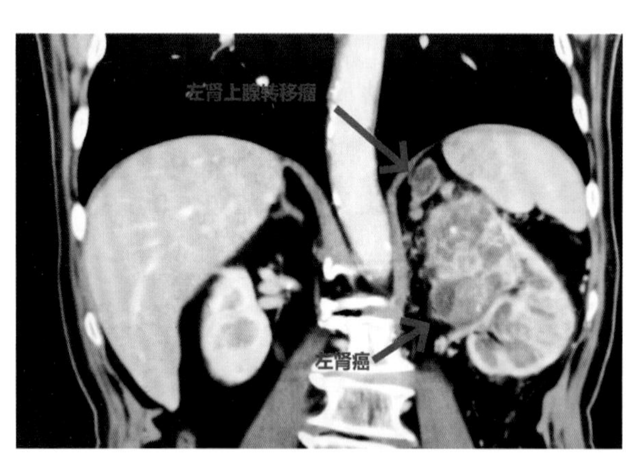

图2-8-1 泌尿系增强CT提示左肾不规则占位

三、图 2-8-2 示左肾静脉内充盈缺损，为肾静脉癌栓。

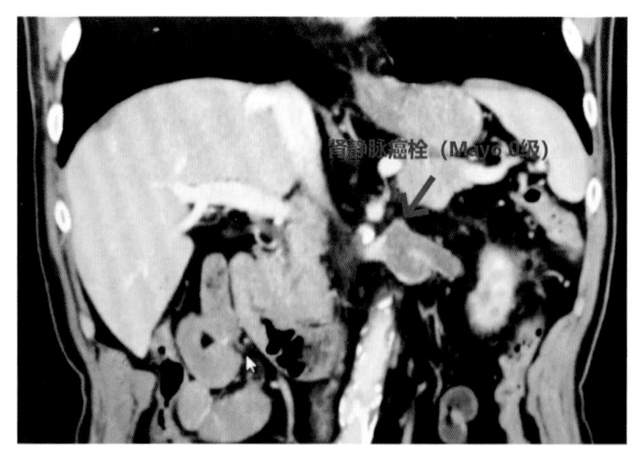

图2-8-2 泌尿系增强CT示左肾静脉内充盈缺损

四、图 2-8-3 示从腹主动脉分出的第一支肾动脉分支和第二支肾动脉分支。

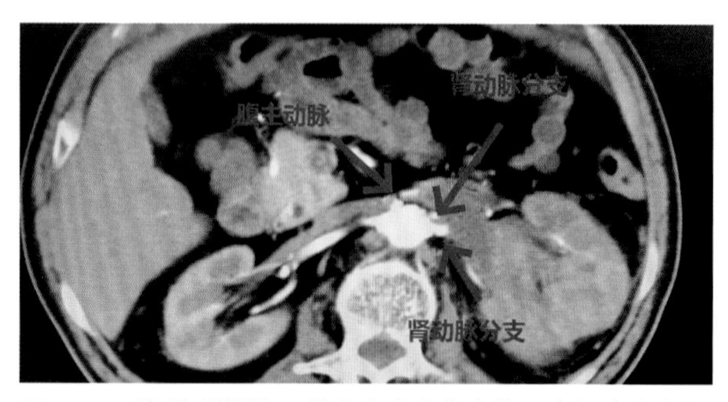

图2-8-3 泌尿系增强CT从腹主动脉分出的两支肾动脉分支

五、图 2-8-4 示左肾动脉第三支肾动脉分支。在肾门处有肿大淋巴结。

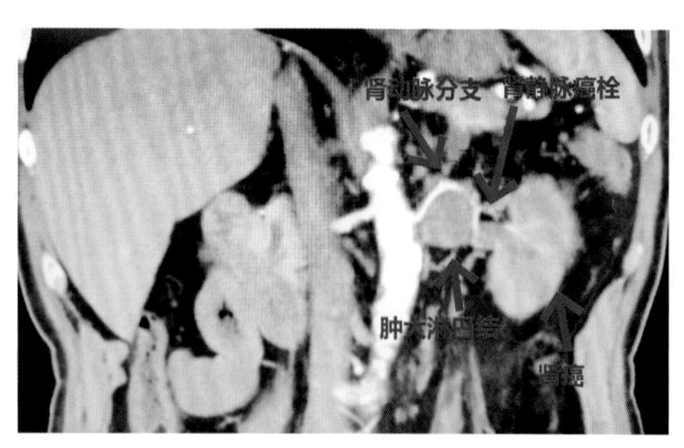

图2-8-4 泌尿系增强CT示左肾动脉第三支肾动脉分支及肿大淋巴结

六、图 2-8-5 示肠系膜上动脉与左肾静脉癌栓的相对位置关系。肾静脉癌栓头端在肠系膜上动脉的左侧。

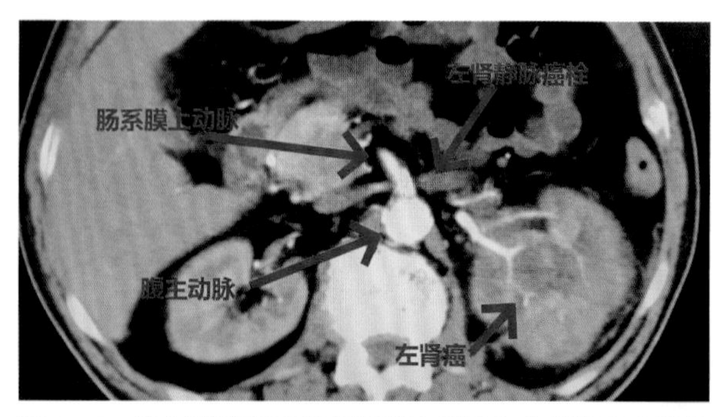

图2-8-5 泌尿系增强CT示肠系膜上动脉与左肾静脉癌栓的相对位置

七、患者行机器人辅助腹腔镜（经腹腔途径）左肾根治性切除术和肾静脉癌栓取出术。图 2-8-6 示手术开始时的视野。可见左肾肿瘤体积增大突出。在颜色分界处切开结肠旁沟，达到肾周脂肪层面。

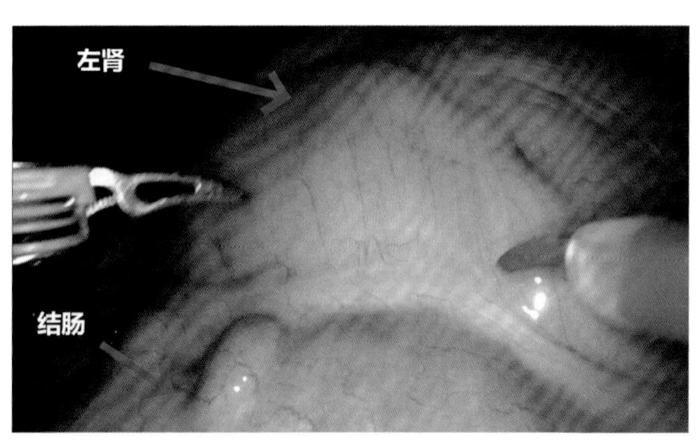

图2-8-6　手术视野

八、图 2-8-7 示游离肾脏内侧上极位置。在肾上极的内侧有粉色的组织为胰腺尾部，术中需要注意保护避免损伤。

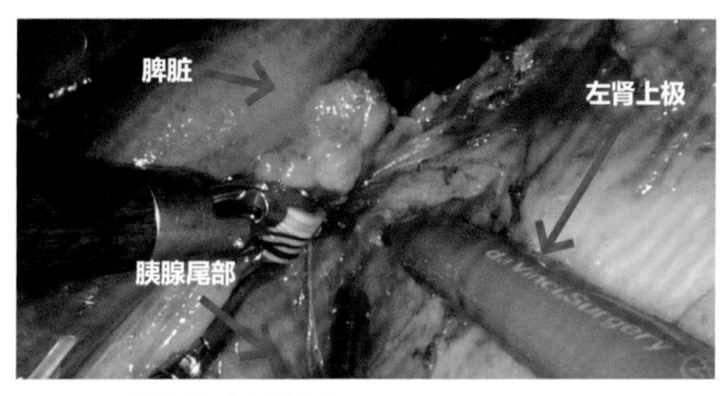

图2-8-7　游离肾脏内侧上极

九、在肾脏内侧层面游离过程中靠近肾门血管处，遭遇到蓝色管腔样结构，为肠系膜上静脉，需要注意保护避免损伤（图 2-8-8）。

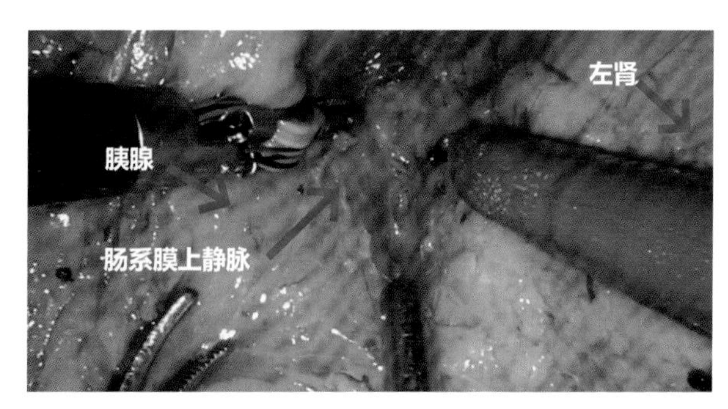

图2-8-8　游离过程中遭遇肠系膜上静脉

十、在肾脏内侧层面游离过程中遇到“凸起”样结构，为左肾静脉。图 2-8-9 中肾静脉增粗位置为含癌栓部分，较细位置为不含癌栓部分。游离左肾静脉。

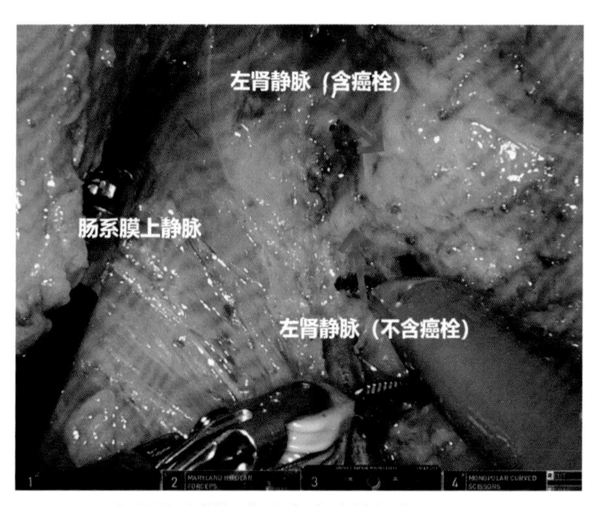

图2-8-9　左肾静脉增粗位置为含癌栓部分

十一、在肾脏内层层面游离至肾下极水平时，遭遇蓝色管腔样结构，为左输尿管，仔细观察可见输尿管蠕动（图 2-8-10）。根治性肾切除术中可先切断左输尿管。

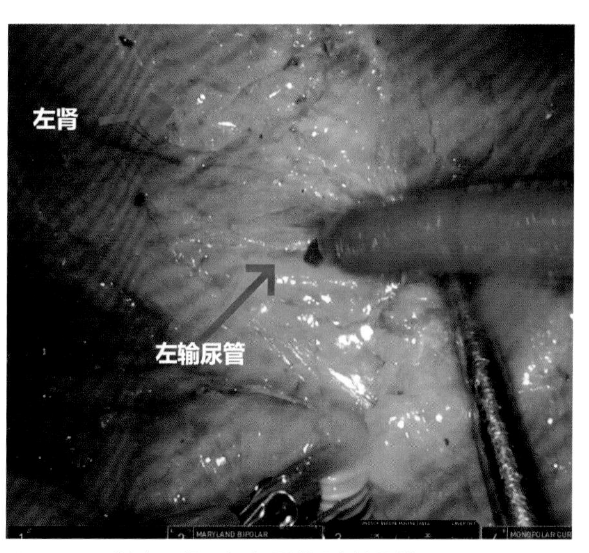

图2-8-10　游离至肾下极水平遭遇左输尿管

十二、在输尿管更深层面的迂曲扩张血管，为左侧生殖腺静脉，术中予以切断。游离左肾下极，采用“下极上翻法”尝试将左肾下极掀起（图 2-8-11）。

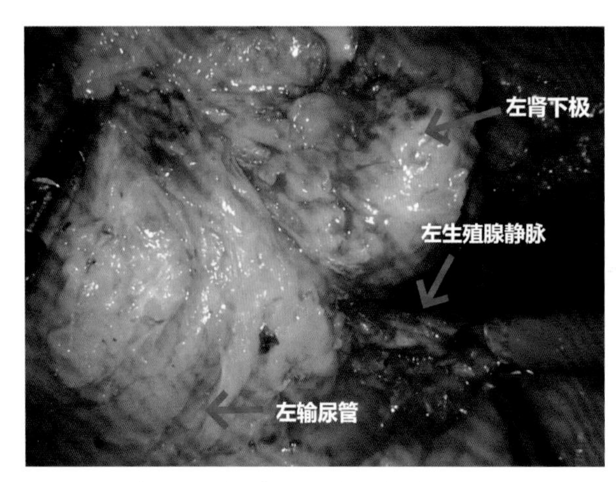

图2-8-11 “下极上翻法”将左肾下极掀起

十三、在左肾内侧层面的深方，发现腹主动脉。游离暴露腹主动脉（图 2-8-12）。

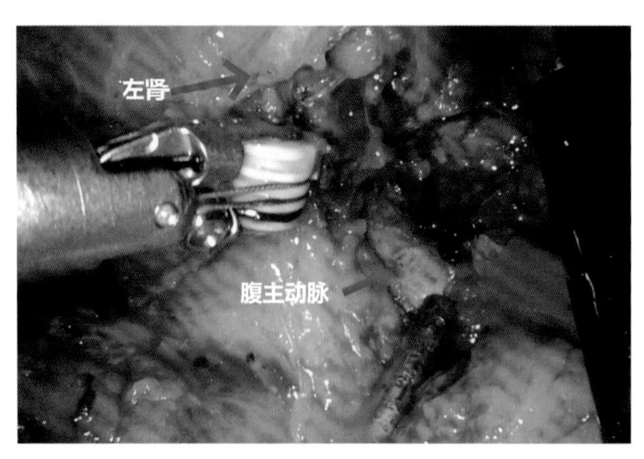

图2-8-12 游离暴露腹主动脉

十四、将腹主动脉由足侧向头侧游离，在肾静脉下方发现肾动脉分支。结合术前影像，两支肾动脉呈并行排列。游离两支肾动脉后分别采用 Hem-o-lok 夹闭后切断（图 2-8-13）。

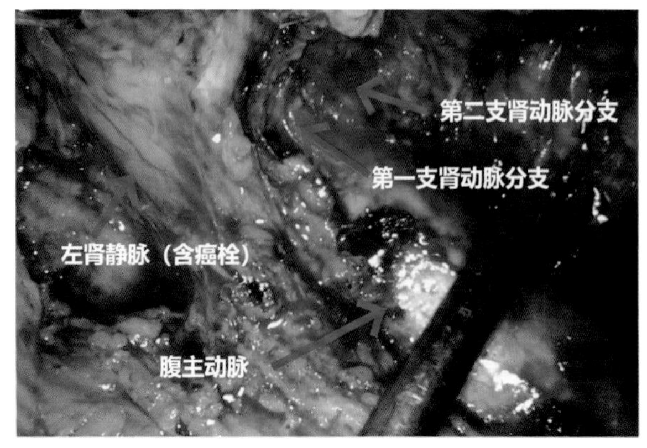

图2-8-13 游离两支肾动脉后采用Hem-o-lok夹闭后切断

十五、游离左肾静脉，寻找到左肾静脉粗大处与细小处的交界，此处为癌栓头端位置。采用左手的马里兰钳在肾静脉背侧掏空，轻度发力采用 Milking 技术将癌栓向远心端挤压。助手采用血管夹将不含癌栓处的肾静脉夹闭后切断（图 2-8-14）。

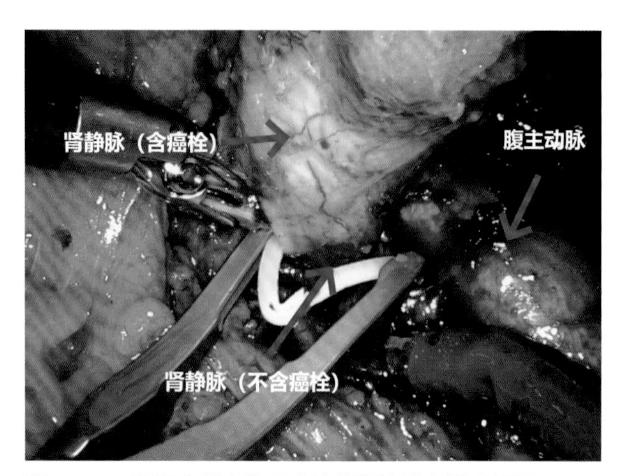

图2-8-14 采用血管夹将无癌栓处肾静脉夹闭后切断

十六、图 2-8-15 示肠系膜上动脉的解剖位置。左肾静脉在肠系膜上动脉与腹主动脉间的夹角内。在游离过程中注意肠系膜上动脉的保护避免损伤。

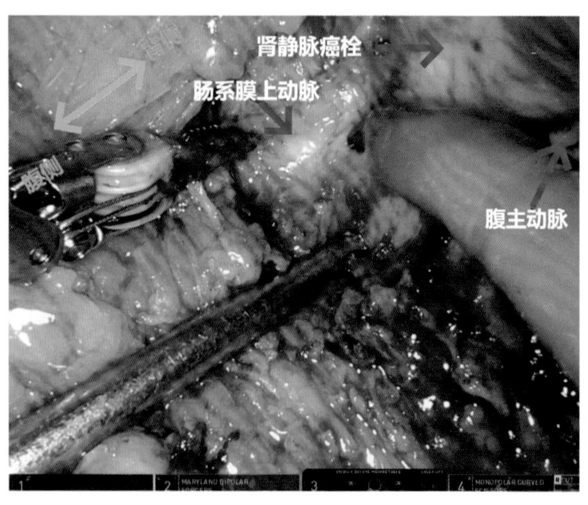

图2-8-15 肠系膜上动脉的解剖位置

十七、左肾静脉切断后，采用“下极上翻法”向上掀起左肾静脉断端，在其背侧发现第三支肾动脉分支，采用血管夹夹闭后切断（图 2-8-16）。

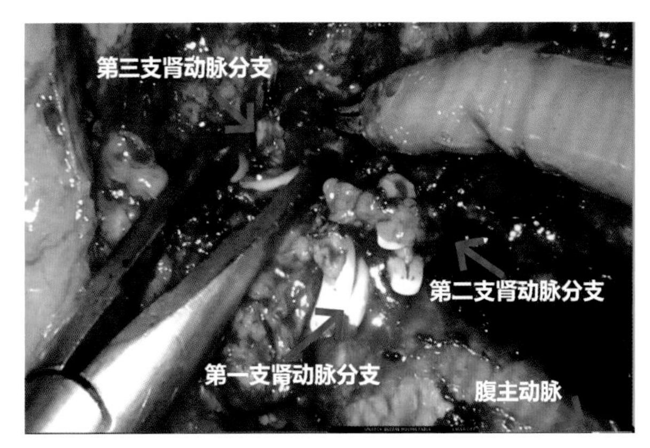

图2-8-16 血管夹夹闭后切断第三支肾动脉分支

十八、在左肾静脉的头侧有静脉分支，为左侧肾上腺中央静脉，夹闭后切断（图 2-8-17）。

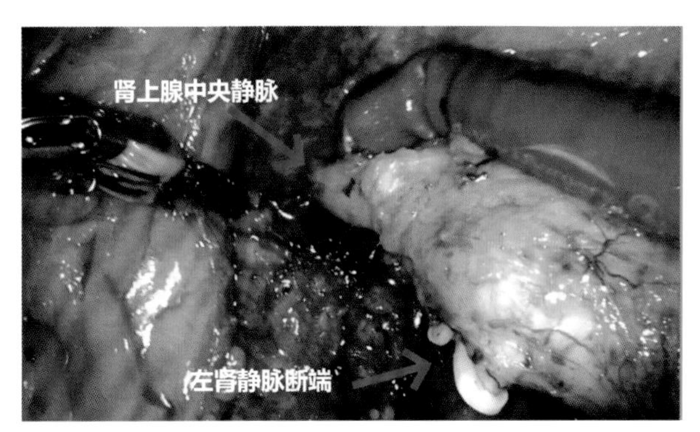

图2-8-17 夹闭后切断左侧肾上腺中央静脉

十九、术前影像学提示左侧肾上腺有转移瘤，术中予以一并切除（图 2-8-18）。

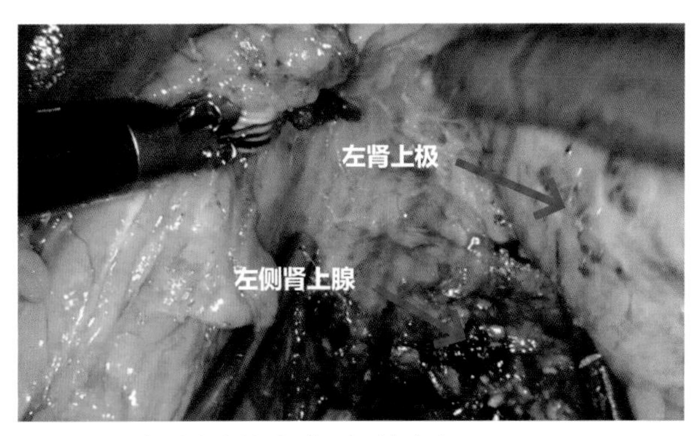

图2-8-18 切除左侧肾上腺可疑转移瘤

二十、在主要动静脉切断后，游离肾脏。在肾下极、上极、外侧多个层面分别游离肾脏直到其完全切下。图 2-8-19 示游离肾下极背侧层面过程，可见作为背侧解剖标志的腰大肌。

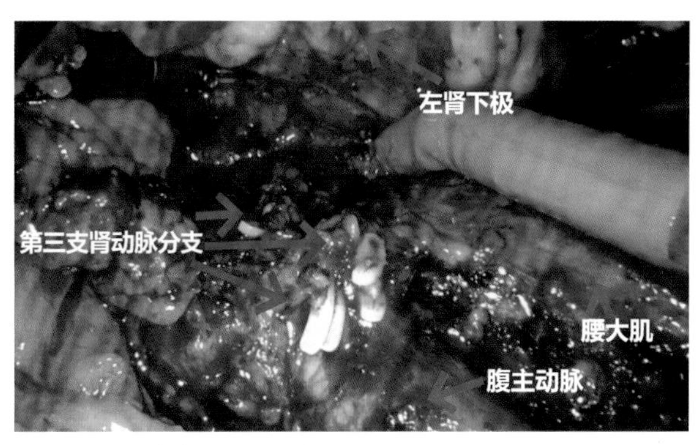

图2-8-19 游离肾下极背侧

二十一、术后大体标本照片见图 2-8-20。左肾肿瘤剖开表现见图 2-8-21。

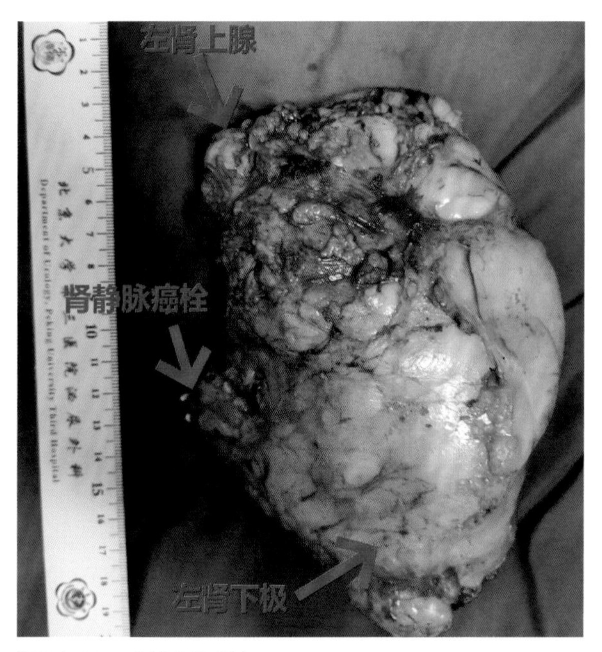

图2-8-20 术后大体标本

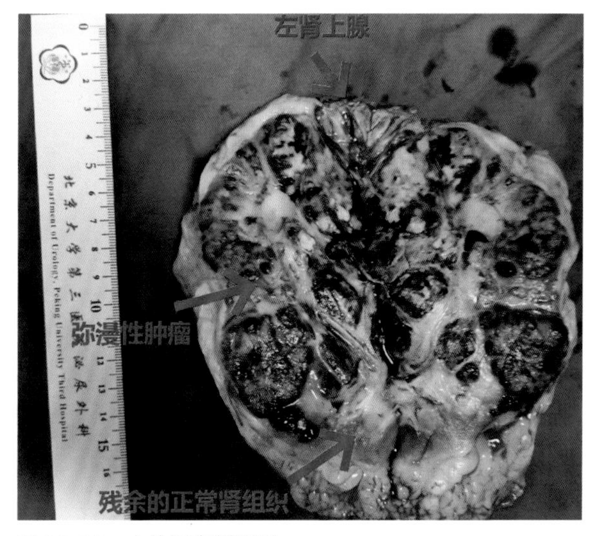

图2-8-21 大体标本剖面图

总结

1. 本例手术的特点是沿腹主动脉游离的手术策略。通过术前影像学检查总结病例特点，我们发现肿大的淋巴结和增粗的肾静脉癌栓可能对肾门游离造成困难；此外本例患者存在三支肾动脉分支，肾动脉分支的完全切断是减少肾周游离的关键。沿腹主动脉游离的策略有效降低了上述问题，避免了淋巴结和癌栓的遮挡，避免了肾动脉分支的漏扎。

2. 术中需要主要保护的组织和对应的位置分别如下：胰腺→肾上极内侧；肠系膜上静脉→肾脏内侧近肾门处；腹主动脉→肾脏内侧较深方；肠系膜上动脉→肾静脉前方。

视频17

（刘茁　张洪宪　田晓军　王国良　马潞林　编写）

（刘茁　视频编辑）

第九节　后腹腔镜根治性肾切除术——一例右肾上极巨大肿瘤的手术心得

一、病例介绍：患者63岁女性，主因“体检发现右肾占位1个月”就诊。既往高血压史。初步诊断右肾占位，肾癌可能性大。行后腹腔镜下右肾根治性切除术。

二、泌尿系增强CT提示右肾上极混杂软组织密度肿物影，大小为7.9 cm × 6.7 cm × 5.0 cm。增强扫描呈现明显不均匀强化。肿物与肝右后叶及右侧肾上腺分界不清晰（图2-9-1）。诊断考虑右肾占位，肾癌可能性大，肝右后叶及右侧肾上腺受侵待除外（T3或T4）。

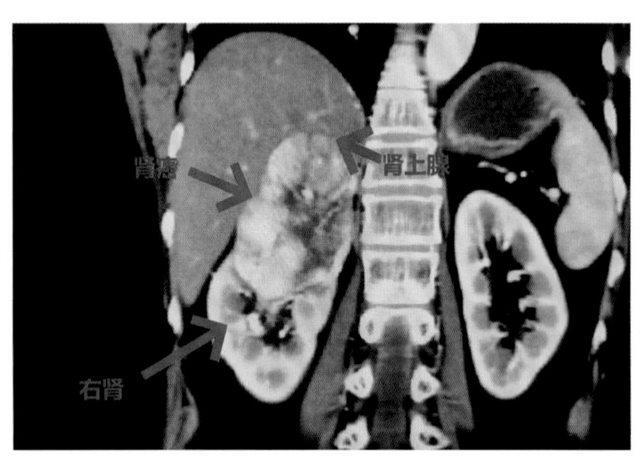

图2-9-1　泌尿系增强CT提示右肾上极混杂软组织密度肿物影

三、手术采用经后腹腔途径完成，采用传统三孔法。手术策略上，游离腹膜外脂肪；切开侧椎筋膜；在肾脏背侧层面游离。寻找下腔静脉及右侧输尿管。如图2-9-2，切开下腔静脉表面脂肪，沿着下腔静脉表面的无血管区由足侧向头侧游离。

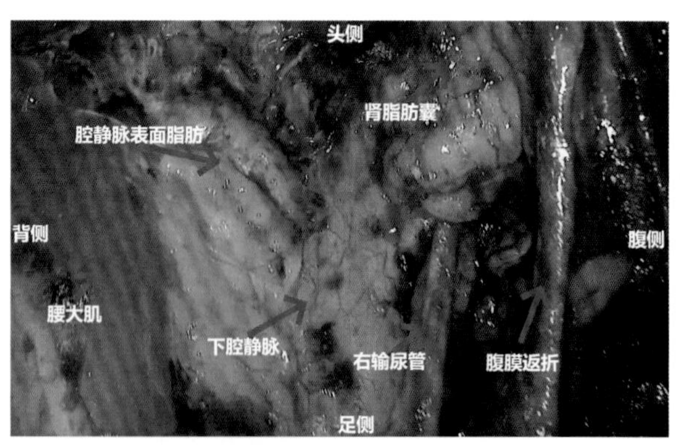

图2-9-2　游离下腔静脉表面脂肪

四、由足侧向头侧游离下腔静脉表面时，遭遇垂直腔静脉走行的右肾动脉（图2-9-3）。游离右肾动脉。采用血管夹三重夹闭右肾动脉后用冷剪刀剪断右肾动脉。结合术前阅片，右肾动脉仅一支，无分支动脉。

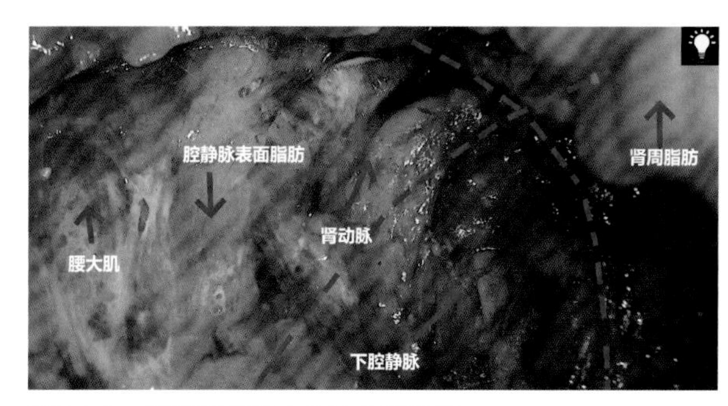

图2-9-3 垂直腔静脉走行的右肾动脉

五、本例患者的疾病特点是肿瘤位于右肾上极，直径较大。肿瘤向头侧将肝脏顶起。其肿瘤的解剖位置和特点决定肾上极的手术难度。如图2-9-4所示，常规根治性肾切除术中，沿着肾脏背侧层面向头侧游离会很顺利。而本例患者由于右肾上极巨大肿瘤，压迫了肾上极背侧层面的空间，为背侧上极游离制造了困难。

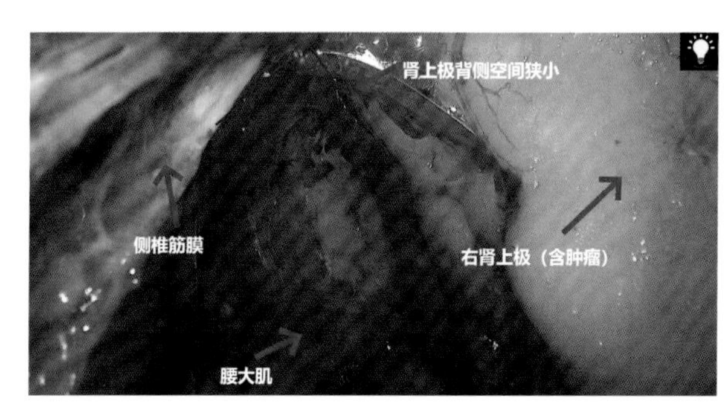

图2-9-4 沿肾脏背侧层面向头侧游离

六、图2-9-5绿色箭头可见，肾上极背侧层面的空间极为狭小，无法直接完成背侧层面游离。在一个层面游离已至“山穷水尽”之时，应该更改手术策略，改变手术区域和游离部位。从肾下极游离，尝试采用“下极上翻法”从足侧向头侧推进。

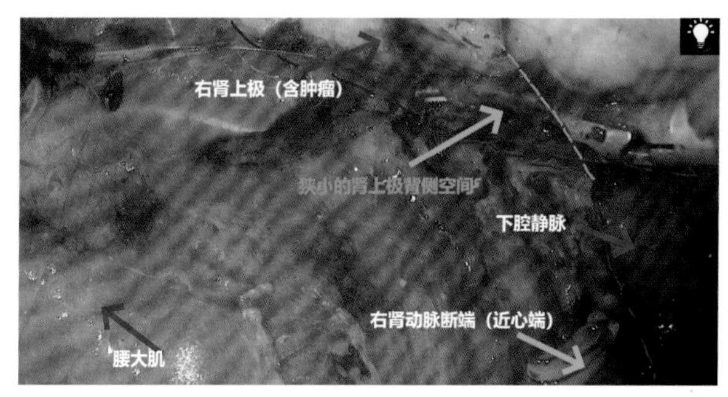

图2-9-5 肾上极背侧层面空间狭小

七、图2-9-6示游离夹闭右侧输尿管，采用超声刀切断输尿管。进而游离右肾下极，将右肾下极上翻。

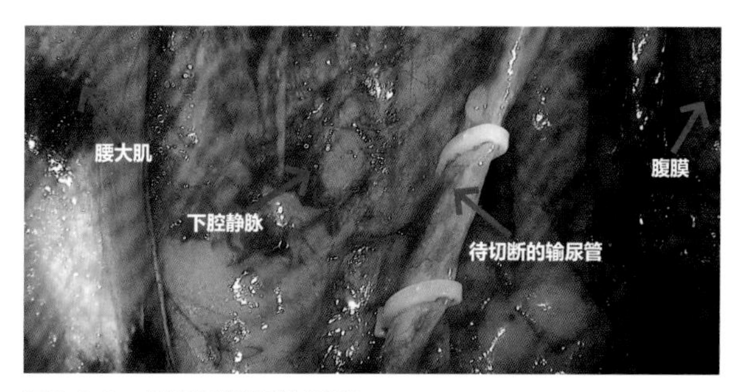

图2-9-6 超声刀切断输尿管

八、游离肾下极并使用“下极上翻法”，沿着下腔静脉表面层面由足侧向头侧推进。过程中需要警惕并避免十二指肠的损伤。在下腔静脉的偏腹侧，有“粉红色”的十二指肠，缓慢蠕动（图2-9-7）。避免超声刀刀头对十二指肠的热损伤。

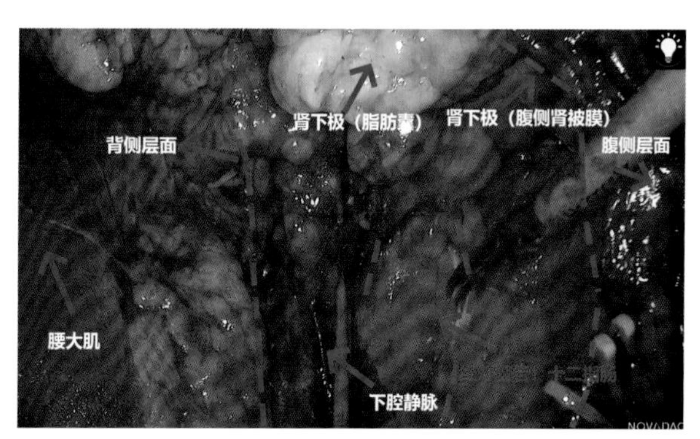

图2-9-7 下腔静脉偏腹侧可见十二指肠

九、在肾下极游离过程中，需要同时兼顾肾脏腹侧层面的游离。图2-9-8显示在肾脂肪囊与腹膜之间的层面游离肾脏腹侧层面，由足侧向头侧，直至右肾上极。因肾上极巨大肿瘤占据了空间，造成空间狭小。

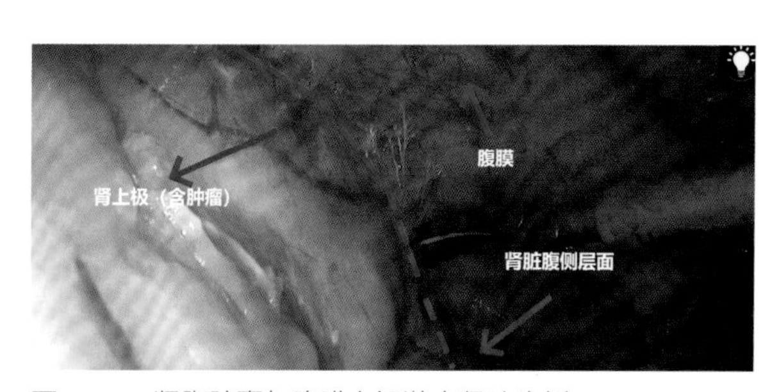

图2-9-8 肾脂肪囊与腹膜之间游离肾脏腹侧

十、由于肿瘤的占位效应，上极空间狭窄。从上极背侧层面和上极腹侧层面向中央集中（图 2-9-9）。在肿瘤表面有明显的粘连水肿带，造成游离过程中渗血、渗液。

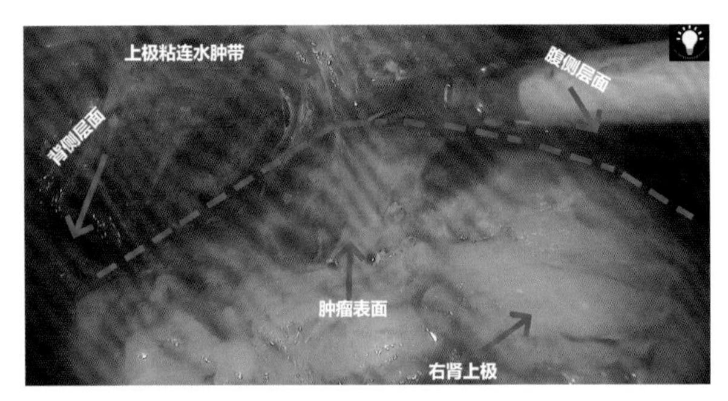

图2-9-9　游离过程中可见渗血、渗液

十一、上极游离受到呼吸影响较大。在呼气末时的肾上极空间略大，在吸气末时的肾上极空间极小。术中超声刀游离时，被切除的组织好比“动靶”而非“静靶”，需要配合呼吸运动。图 2-9-10 示呼气末肾上极空间。

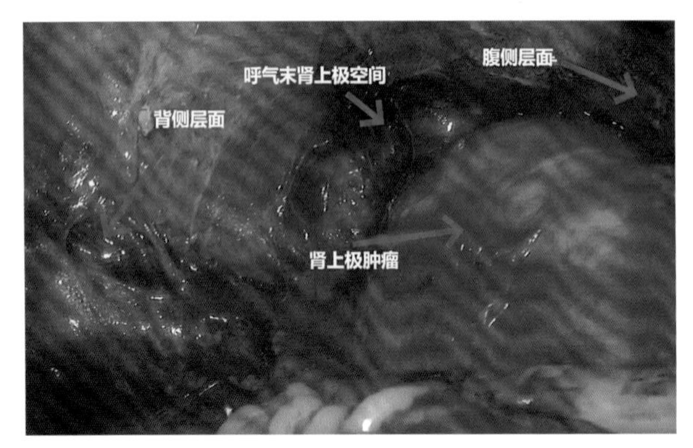

图2-9-10　呼气末肾上极空间

十二、图 2-9-11 示同一镜头下吸气末的肾上极空间，较呼气末进一步缩小，为手术带来难度。

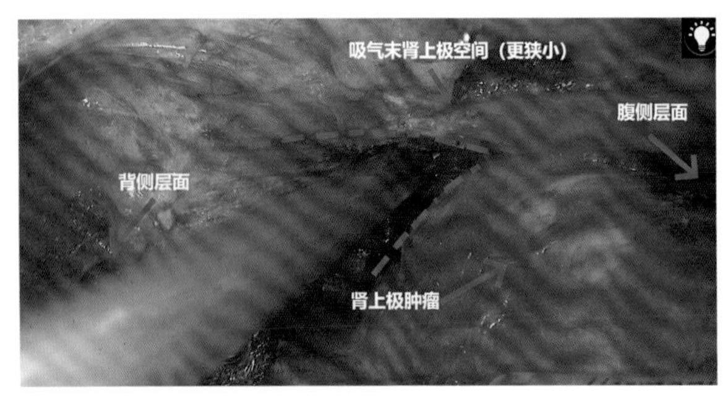

图2-9-11　吸气末肾上极空间

十三、在一个层面游离已至“山穷水尽”之时，应该更改手术策略，改变手术区域和游离部位。再次从肾下极部位出发，目标是沿着下腔静脉表面层次，由足侧向头侧游离，以期望寻找到右肾静脉下角，为游离切断右肾静脉做准备。图 2-9-12 示左手弯钳将肾脏向背侧压迫，同时制造张力，以便从腹侧层面暴露右肾静脉。右手超声刀进一步沿着下腔静脉分离出右肾静脉的上角。

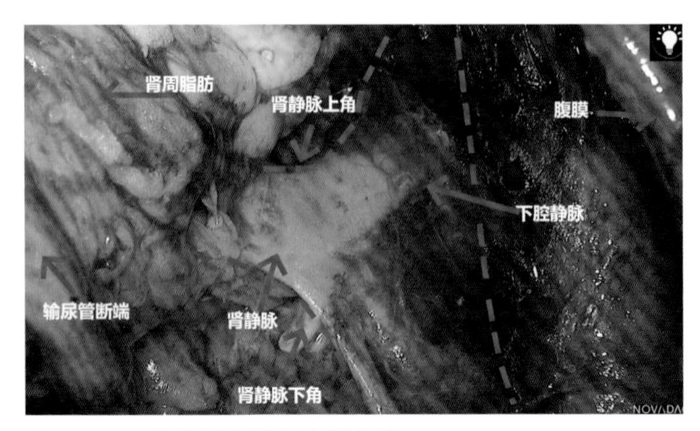

图2-9-12　腹侧层面暴露右肾静脉

十四、图 2-9-13 示采用大直角钳游离肾静脉背侧的盲区。经过多次尝试发现直角钳无法在对侧显露钳尖，说明肾静脉背侧盲区可能存在无法被钝性游离开的小静脉属支。直角钳可以将静脉后方盲区的脂肪组织分开，但小静脉属支无法分开，暴力钝性游离可能造成小静脉属支出血。而此时空间狭小，没有足够的血管缝合空间；且此时左手弯钳在协助向背侧压迫肾脏，“分身乏术”的左手弯钳不能去帮助右手缝合止血。

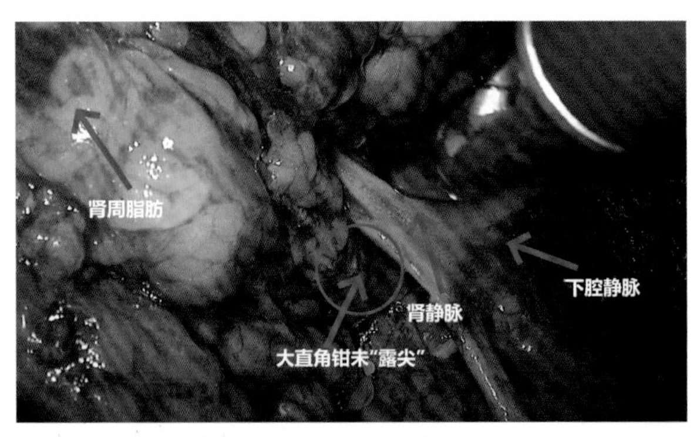

图2-9-13　大直角钳游离肾静脉背侧盲区

十五、尝试采用血管夹夹闭右肾静脉，但术中依然无法看到血管夹露头。为谨慎起见放弃从腹侧层面夹闭右肾静脉，撤回腹腔镜血管夹钳（图 2-9-14）。

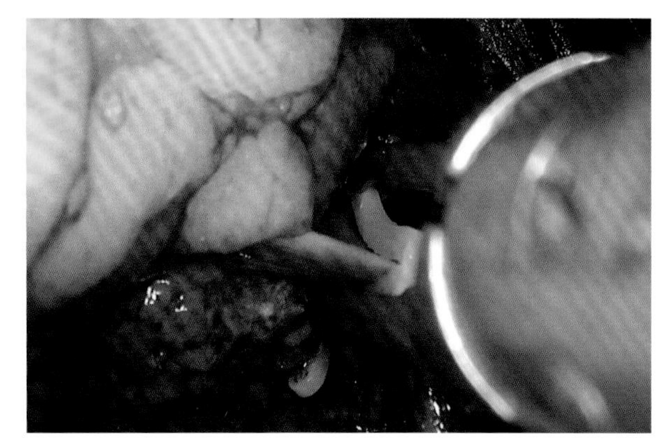

图2-9-14　撤回腹腔镜血管夹钳

十六、左手弯钳将肾脏向腹侧压迫，从肾脏背侧层面寻找右肾静脉。如图 2-9-15 所示，在肾静脉表面（原腹侧层面的视野盲区）存在小静脉属支。采用超声刀慢档凝闭并切断小静脉属支。

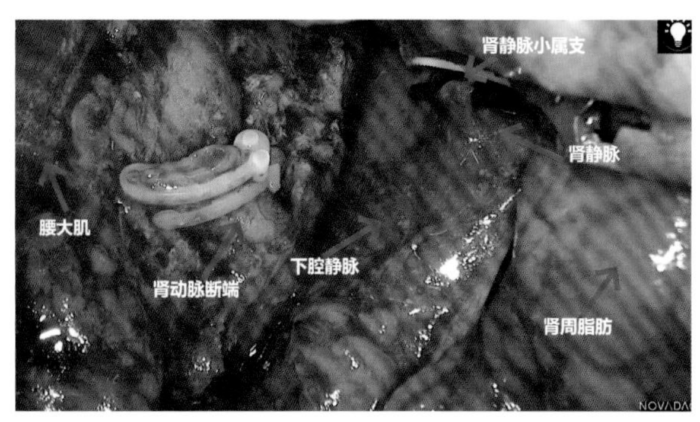

图2-9-15　肾静脉表面存在小静脉属支

十七、在肾脏背侧层面下夹闭并切断右侧肾静脉（图 2-9-16）。

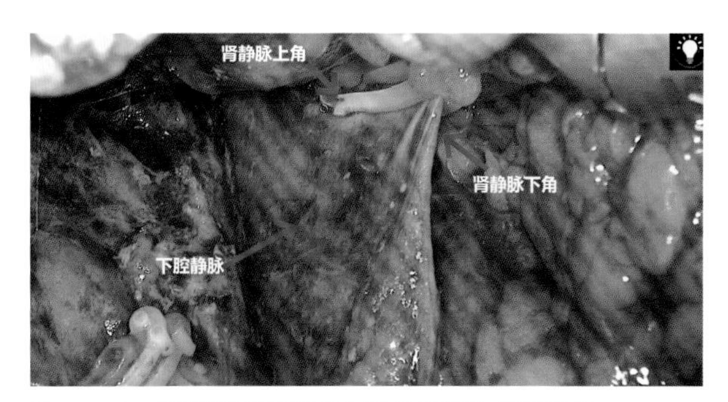

图2-9-16　肾脏背侧层面下夹闭并切断右侧肾静脉

十八、在切断右肾静脉后肾脂肪囊出现广泛的渗血，推测有可能在右肾动脉主干以外存在其他小动脉分支（图 2-9-17）。术前阅片没有发现明显肉眼可见的小动脉分支，在术后复盘回顾整个手术录像时也没有明显的动脉分支。由此推测肾静脉切断后的脂肪囊广泛渗血原因，可能与右肾上极肿瘤的分散的细小动脉分支供血有关。这也显示了本例手术的难度。

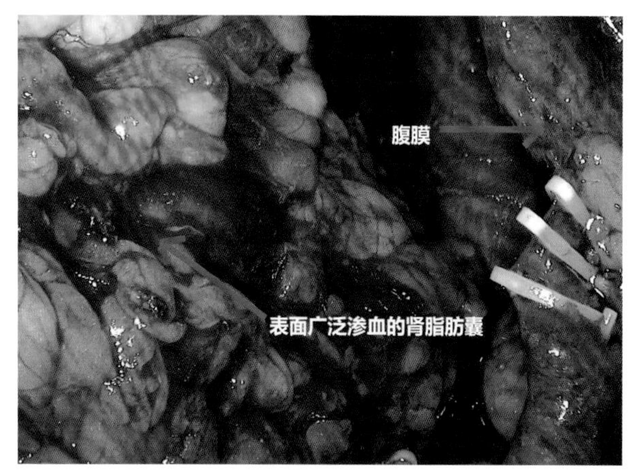

图2-9-17　肾脂肪囊出现渗血

十九、在肾脏腹侧位置，沿着下腔静脉表面的层面继续向头侧游离（图 2-9-18）。

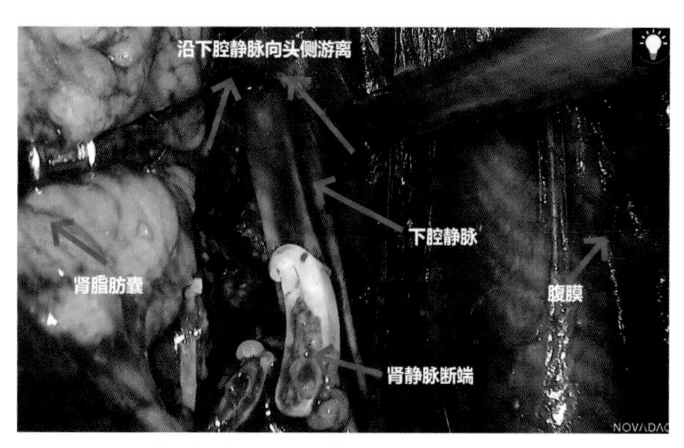

图2-9-18　沿下腔静脉向头侧游离

二十、在腹侧层面，向下腔静脉头侧游离过程中，遭遇金黄色的右侧肾上腺（图 2-9-19）。在手术策略上，应该继续向头侧直到游离出肾上腺中央静脉。但现实情况是肾上极巨大肿瘤对上极空间压迫明显，在腹侧层面游离到“山穷水尽”时，更改策略继续游离肾上极。左手将肾上极下压，从头侧游离腹侧层面。

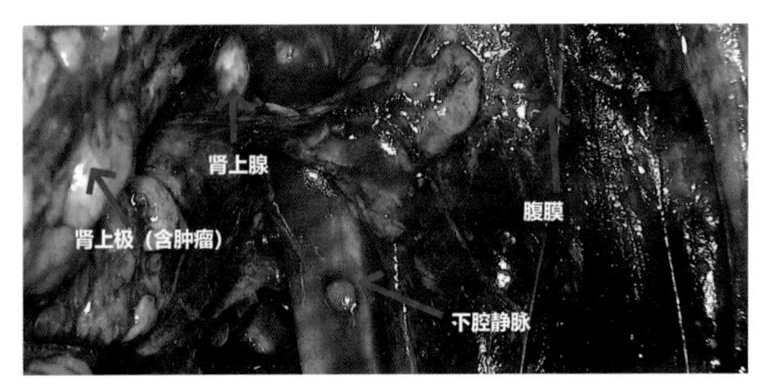

图2-9-19　右侧肾上腺暴露

二十一、上极游离出一定空间后，再回到腹侧层面，发现狭小的空间较前增大。沿下腔静脉继续游离，暴露出较短的右侧肾上腺中央静脉（图 2-9-20）。在游离过程中肾上腺中央静脉表面有非常丰富的滋养血管。左手采用双极电凝止血，右手采用超声刀和吸引器轮流更替（这里推荐采用四孔法操作，由助手持吸引器，避免反复更替器械降低效率）。对于中央静脉表面滋养血管的出血采用双极电凝止血效果好，或采用超声刀慢档做功（2～3 声）。采用血管夹夹闭中央静脉后切断。至此，所有血管均完成切断。

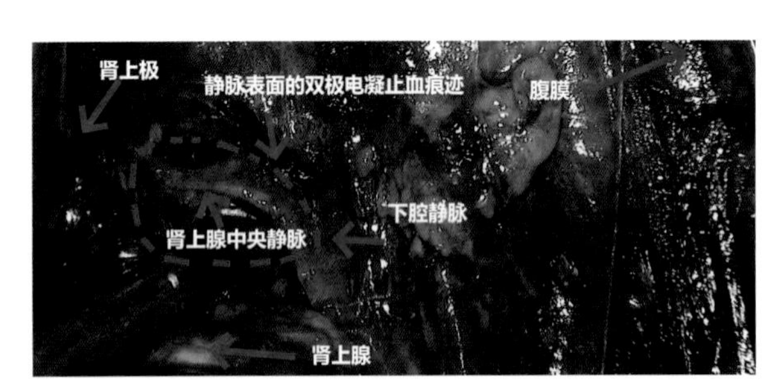

图2-9-20　暴露右侧肾上腺中央静脉

二十二、在肾脏背侧层面、肾脏腹侧层面、肾下极层面、肾上极层面之间交替，将右肾完全游离（图 2-9-21）。

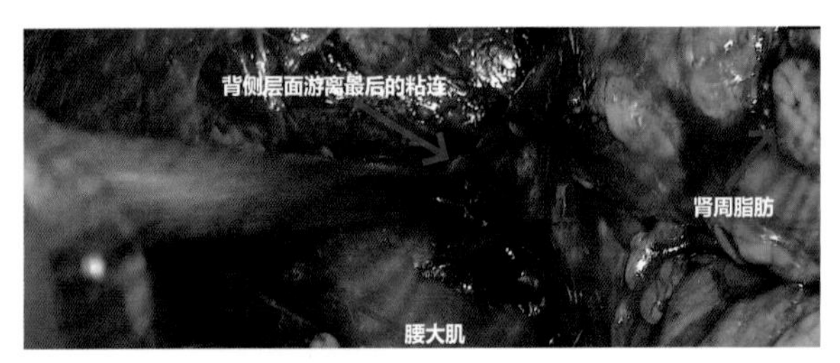

图2-9-21　完全游离右肾

二十三、图 2-9-22 示右肾切除术后术野清晰无出血渗血。

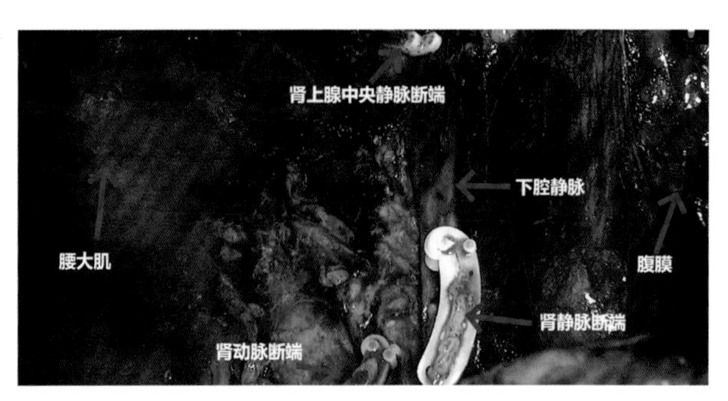

图2-9-22　术野清晰无出血

二十四、图 2-9-23 示切除的右肾大体标本。

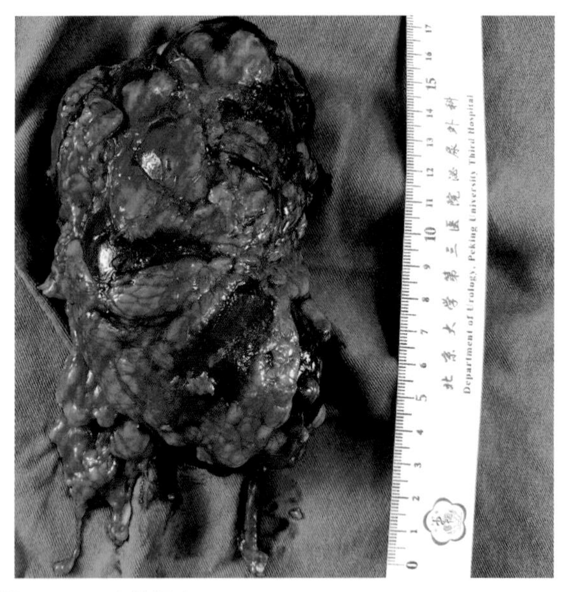

图2-9-23　大体标本

二十五、图 2-9-24 示肿瘤剖开表现。

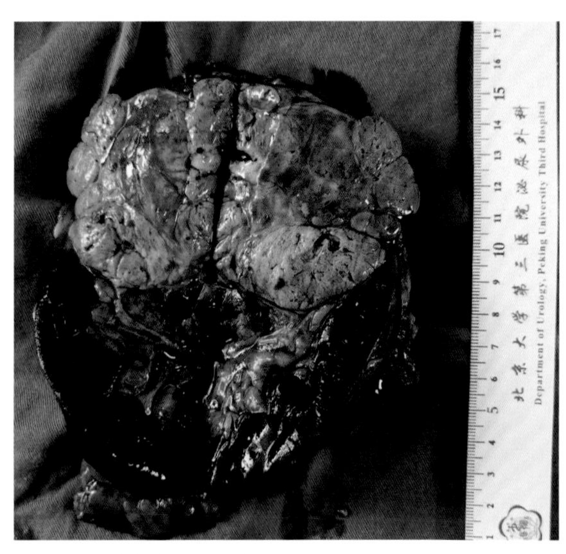

图2-9-24　大体标本剖面图

二十六、术后病理提示为透明细胞型肾细胞癌，WHO/ISUP 核分级 1～2 级，肿瘤凸入肾窦，局部可见肾窦侵犯，可见脉管内瘤栓，未侵及肾盂及肾周脂肪，输尿管断端及血管断端未见癌，肾上腺未见癌累及。

总结

1. 本例手术难点在于右肾上极巨大肿瘤造成的空间压迫。手术策略上从肾脏背侧层面、腹侧层面、肾下极层面、肾上极层面多层面间反复切换。每个层面“山穷水尽”之时，灵活更改手术区域和游离部位。

2. 在肾下极游离时（右肾根治术的下极上翻法）需要警惕十二指肠的损伤（位于下腔静脉腹侧）。

3. 肾上极巨大肿瘤的肾上极空间游离受到呼吸影响较大，对“动靶”游离时需要避免损伤腹膜。

4. 肾静脉有撕裂风险，肾静脉夹闭切断难度高于肾动脉。在夹闭前务必保证直角钳或血管夹“露头”，警惕盲区小静脉属支的出血。

5. 即使在没有明显肾动脉分支情况下，在夹闭切断肾静脉后依然存在肾周脂肪囊渗血可能。姿势上，左手持双极，右手持超声刀，助手持吸引器。

6. 复盘整台手术，策略上顺序是：肾背侧层面沿下腔静脉表面从足侧向头侧游离→游离、夹闭、切断右肾动脉→肾上极背侧层面（尽可能地）→肾脏腹侧层面→切断输尿管→“下极上翻法”游离肾下极层面→选择合适层面游离、夹闭、切断右肾静脉→沿下腔静脉层面向头侧游离→游离、夹闭、切断肾上腺中央静脉。每个层面“山穷水尽”之时，灵活更改手术区域和游离部位。

视频18

（刘茁　张洪宪　编写）

（刘茁　视频编辑）

第十节　肾门血管处理技巧——根治性肾切除术中的关键步骤及外科手术“四项原则”的应用

一、刘磊老师曾经对泌尿外科手术提出过**四项原则：暴露充分、层次准确、解剖熟悉、操作合理**。也提出了**两个目标：常规手术求优化，挑战手术求安全**。本节介绍一例左肾肿瘤行后腹腔镜下左肾根治性切除术的诊治经验，重点介绍肾门血管处理这一重要步骤。我们将以四项原则为依据，审视对于根治性肾切除术这一常规手术如何做到优化。

二、病例介绍：患者 53 岁女性，主因“体检发现左肾占位 2 周”入院。既往高血压、糖尿病病史。

三、泌尿系增强 CT 提示左肾可见类圆形软组织密度影（图 2-10-1），大小 4.8 cm × 3.7 cm，其内密度不均，增强后可见不均匀强化，凸向肾窦，临近肾盏受压，诊断考虑左肾占位，肾癌可能性大。水平位可见肿瘤凸入肾窦。

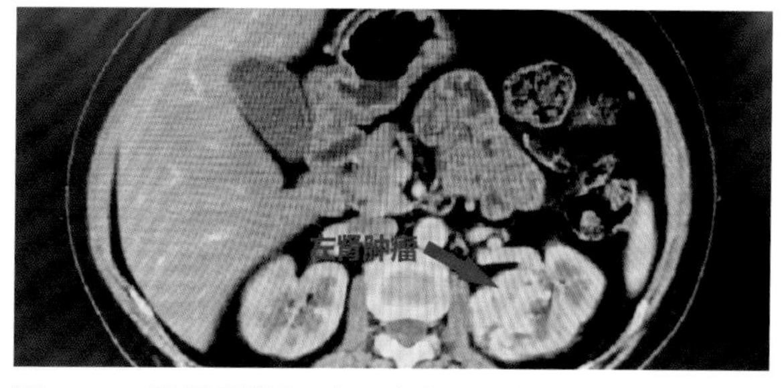

图2-10-1　泌尿系增强CT提示左肾可见类圆形软组织密度影

四、CT 冠状位下可见左肾肿瘤凸入肾窦（图 2-10-2）。

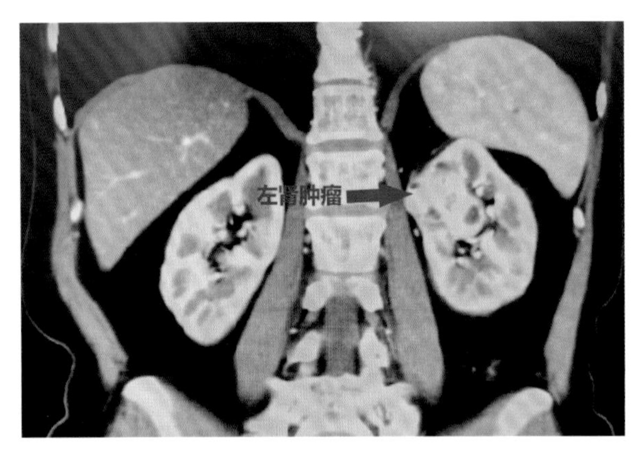

图2-10-2 CT冠状位下可见左肾肿瘤凸入肾窦

五、对于肾癌术前阅片具有重要意义。阅片内容应该包含以下方面：①肿瘤特点。如位置、大小、外凸率、与集合系统关系、与肾窦脂肪关系等，判断病理类型，与肾脏良性肿瘤、肾盂癌、嗜酸细胞瘤等鉴别；②血管特点。肾动脉数量、肾动脉位置、肾动脉与腰静脉相对位置关系、肾动脉与肾静脉相对位置关系、肾静脉位置、肾静脉属支位置；③血管畸形。判断有无左位下腔静脉畸形，以避免将左位下腔静脉误认为左肾静脉扎断；④其他。有无肾上腺转移、肝转移、腹腔转移、卫星灶等。

六、泌尿系增强 CT 有 5 mm 的普通层面模式，也有 1 mm 的薄层模式。对于解剖细节，建议仔细阅读 1 mm 薄层模式。如图 2-10-3 水平位可见左肾动脉为单支，其根部汇入腹主动脉。

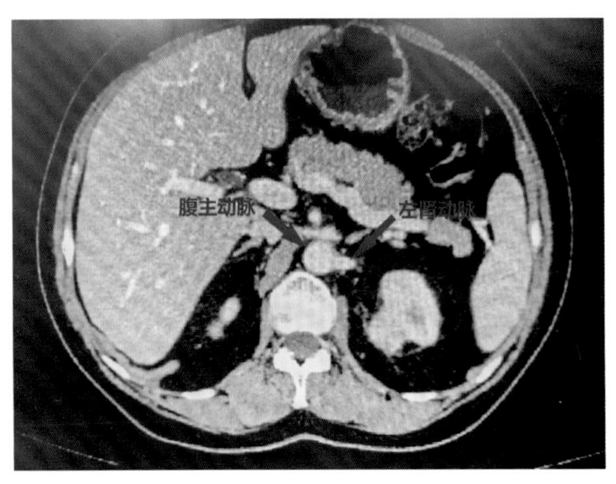

图2-10-3 水平位可见左肾动脉为单支，其根部汇入腹主动脉

七、泌尿系增强 CT 的 1 mm 薄层水平位可见左肾静脉的属支腰静脉位于左肾动脉前方（图 2-10-4）。预示术中游离左肾动脉时可能会遭遇腰静脉的干扰。

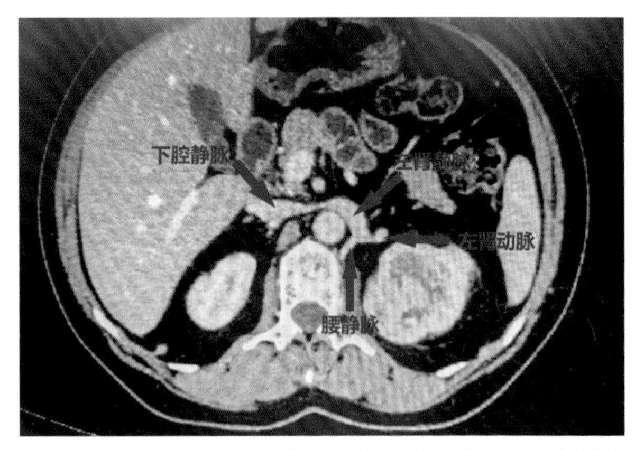

图2-10-4 泌尿系增强CT的1mm薄层水平位可见左肾静脉的属支腰静脉位于左肾动脉前方

八、泌尿系增强 CT 的 1 mm 薄层水平位亦可见右侧腰动脉从腹主动脉发出（图 2-10-5）。虽然本例左侧根治性肾切除术中右侧腰动脉的临床意义不大，但是在肾癌伴随下腔静脉癌栓手术中需要引起重视，尤其在游离下腔静脉时需要注意以避免损伤后出血。

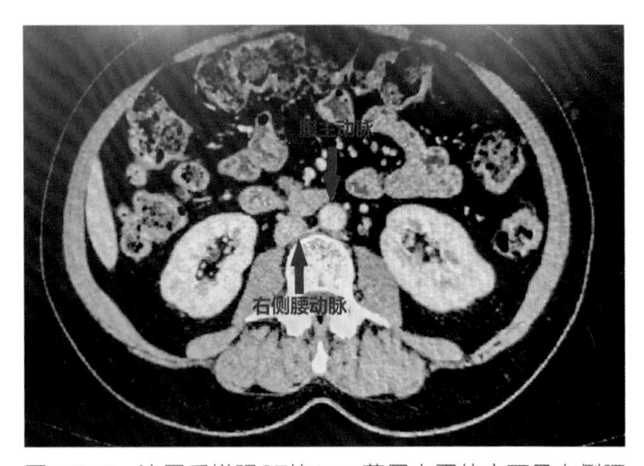

图2-10-5 泌尿系增强CT的1mm薄层水平位亦可见右侧腰动脉从腹主动脉发出

九、图 2-10-6 示泌尿系增强 CT 的冠状位，可见左肾静脉的属支，例如左侧生殖腺静脉和左侧肾上腺静脉。在左侧根治性肾切除术中，游离切断输尿管步骤时会探查出输尿管伴行的左侧生殖腺静脉。沿着生殖腺静脉向头侧游离，则能够

寻找到其汇入位置，即左肾静脉。这是一种术中寻找左肾静脉的技巧。以上阅片体现的就是“**四项原则**”中的“**解剖熟悉**”原则。

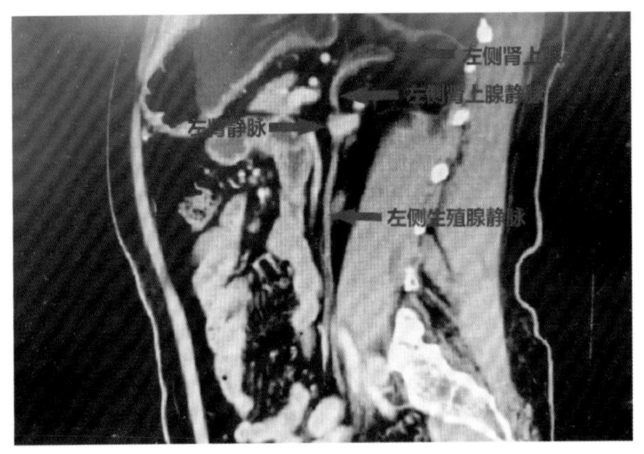

图2-10-6 泌尿系增强CT的冠状位，可见左肾静脉的属支，例如左侧生殖腺静脉和左侧肾上腺静脉

十、对于左侧根治性肾切除术，肾门血管处理的首要步骤是正确判断腹主动脉表面脂肪层面（图 2-10-7）。正确的层面是在腹主动脉表面脂肪和肾周脂肪之间进行游离。过度靠近腰大肌，将会错误进入腹主动脉表面脂肪内部，遭遇腹主动脉背侧血管分支，造成出血；过度靠近肾门，将会错误进入肾窦脂肪，此处肾动脉分支为段动脉，增加游离时出血，增加手术难度。这两个脂肪之间有天然的分界，术中钝性游离以找到正确层次。这就是“**四项原则**”中的“**层次准确**”原则。

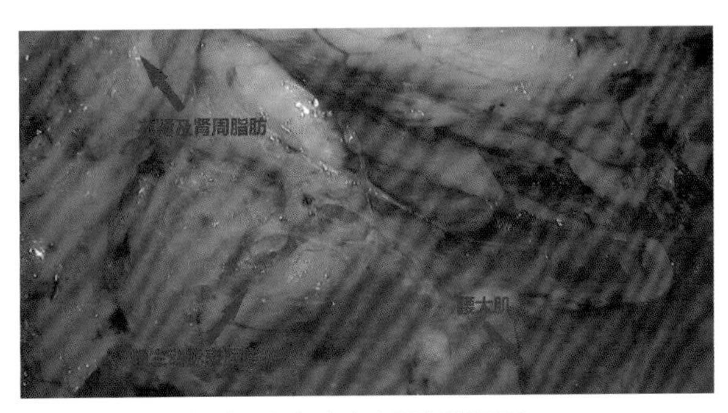

图2-10-7 正确判断腹主动脉表面脂肪层面

十一、确定好正确的游离层面后，要掌握正确合理的操作手法。如图 2-10-8 所示。为了暴露深方的动脉，需要用超声刀头钝性游离脂肪。错误的操作手法是游离后将脂肪向下方堆砌，遮挡后续步骤的视野，另外可能进入并迷失在肾脂肪囊内部的错误层次。如图中红色虚线箭头所示。正确合理的做法是游离后将脂肪向上抬起，为后续步骤创造良好视野。这就是“**四项原则**”中的“**操作合理**”原则。

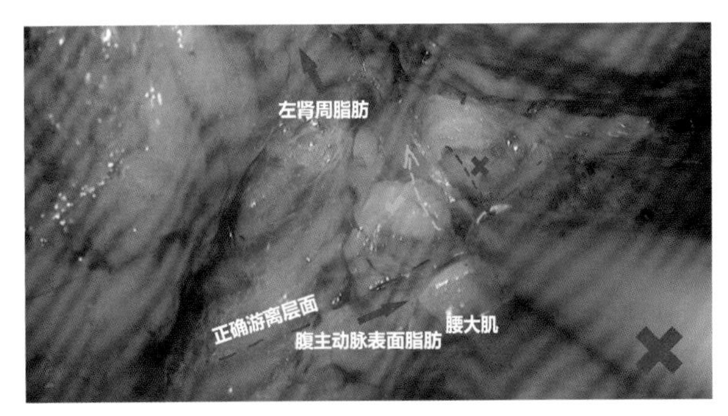

图2-10-8 错误的操作手法是游离后将脂肪向下方堆砌，遮挡后续步骤的视野

十二、图 2-10-9 示采用将脂肪向上抬起的正确操作后的视野表现。

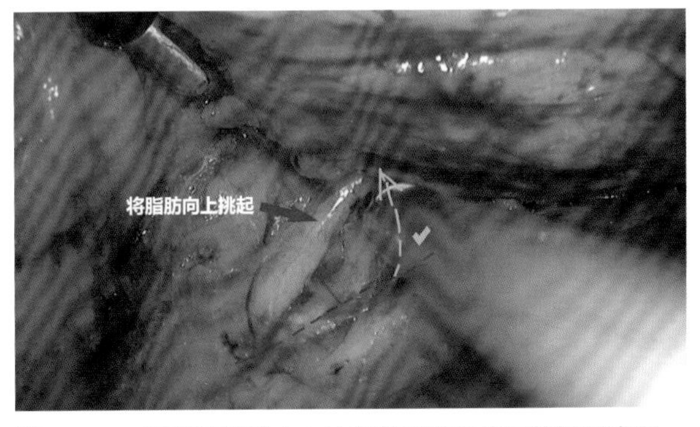

图2-10-9 采用将脂肪向上抬起的正确操作后的视野表现

十三、图 2-10-10 示左肾动脉与腰静脉的术中位置关系。结合术前影像学检查中左肾动脉与腰静脉的位置关系。术中所见与术前预判一致。

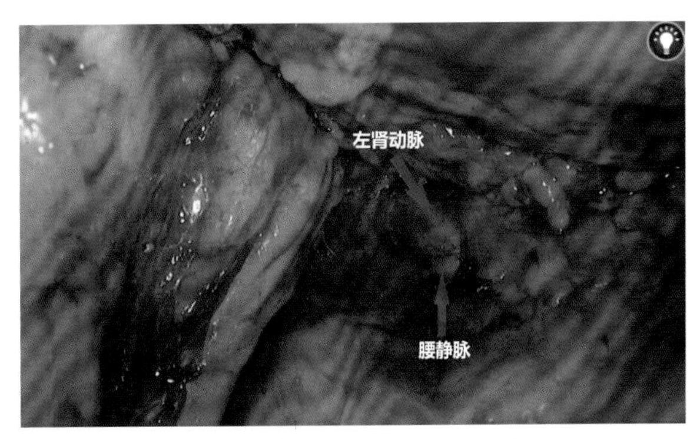

图2-10-10 左肾动脉与腰静脉的术中位置关系

十四、游离切断腰静脉的方法如图2-10-11。将超声刀刀头分开，用金属刀头钝性游离腰静脉与肾动脉之间的间隙。金属刀头向上挑起腰静脉，以避免刀头正对肾动脉做功。采用超声刀的慢档凝闭腰静脉。在横向的腰静脉上分为左、右两处分别凝闭，随后在中部凝断。

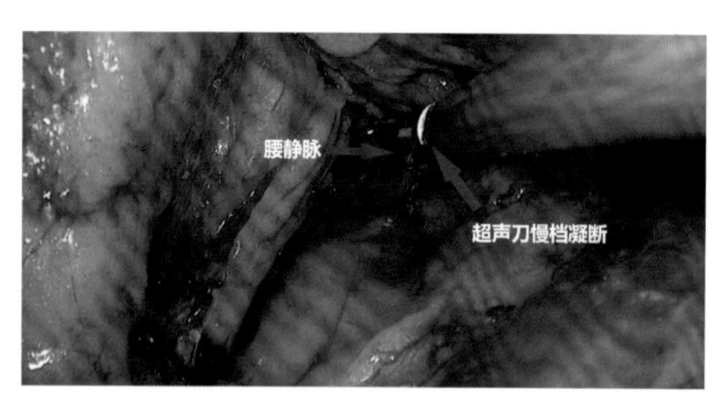

图2-10-11　游离切断腰静脉的方法

十五、肾动脉的游离手法有三个重要步骤：分别为肾动脉上方、侧方和下方的游离。对于肾动脉上方的游离：将超声刀的刀头打开，用金属刀头剥离动脉外鞘膜。金属刀头向上挑起动脉外鞘膜，以避免刀头正对肾动脉做功。刘磊老师对于肾动脉上方的游离有一个生动形象的比喻，叫做“**剪石膏**”，用剪刀将石膏挑起后剪断。重点在于“**挑起**”的动作。挑起后剪刀才不会损伤石膏下的肢体。

十六、对于肾动脉侧方的游离：将超声刀刀头闭合。在骨骼化的肾动脉和动脉外鞘膜之间的无血管区，平行于肾动脉走行方向反复游离。如图 2-10-12 所示。

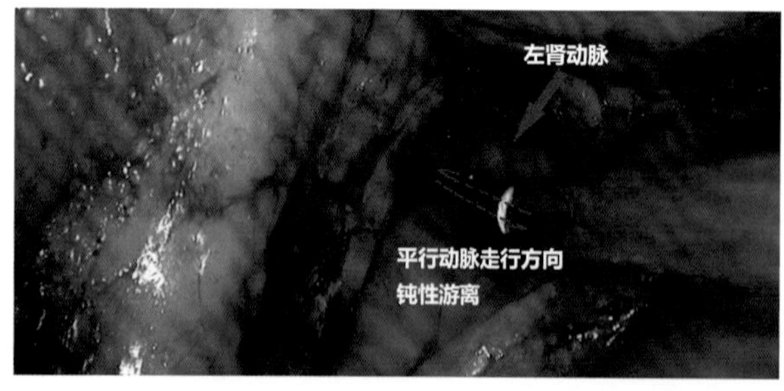

图2-10-12　在骨骼化的肾动脉和动脉外鞘膜之间的无血管区，平行于肾动脉走行方向反复游离

十七、对于肾动脉下方的游离（图 2-10-13）：采用大直角钳伸入到肾动脉下方，反复撑开直角钳的钳头，通过钝性方法游离肾动脉的下方。在动脉头侧间隙和足侧间隙分别重复上述操作，直至动脉完全骨骼化。

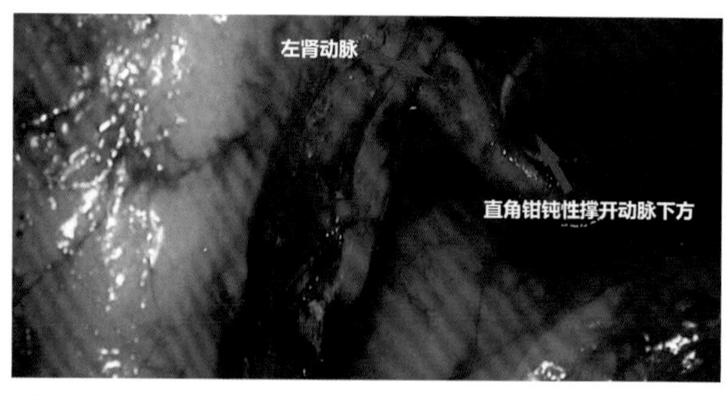

图2-10-13　对于肾动脉下方的游离

十八、无动脉鞘膜的肾动脉和包有动脉鞘膜的肾动脉在外观上有差别。如图 2-10-14 所示。骨骼化的肾动脉表面光滑、苍白。包有动脉鞘膜的肾动脉表面粗糙、发红。肾动脉的游离应该尽量切开动脉鞘膜。动脉与鞘膜之间为相对无血管区，游离到位可以减少出血。鞘膜外层次血管丰富，游离不到位容易导致出血污染手术野。

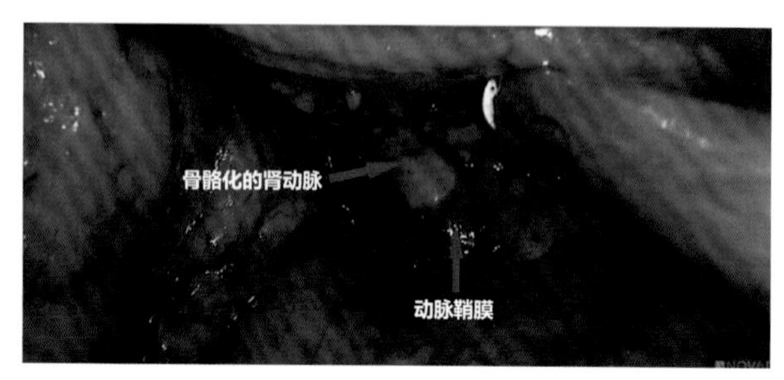

图2-10-14　骨骼化的肾动脉表面光滑、苍白，包有动脉鞘膜的肾动脉表面粗糙、发红

十九、夹闭肾动脉时要注意暴露出动脉下方的血管夹尖部（图 2-10-15），以保证动脉夹闭完全，避免夹到动脉周围的结缔组织。

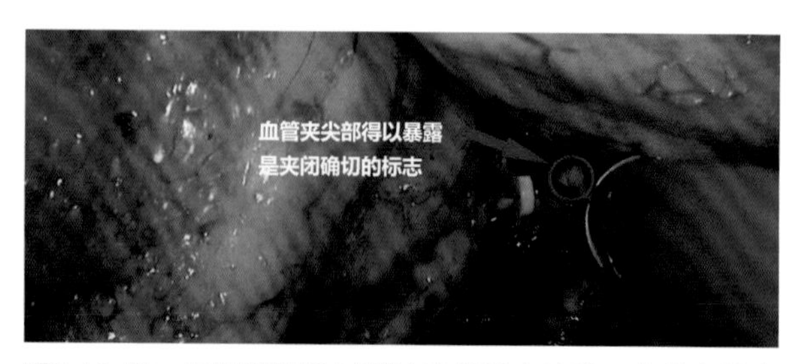

图2-10-15　夹闭肾动脉时要注意暴露出动脉下方的血管夹尖部

二十、随后游离左侧输尿管。在输尿管上置入双重血管夹夹闭。用剪刀剪断输尿管。需要注意剪刀剪断位置尽量靠近肾脏侧，而非靠近膀胱侧（图 2-10-16）。

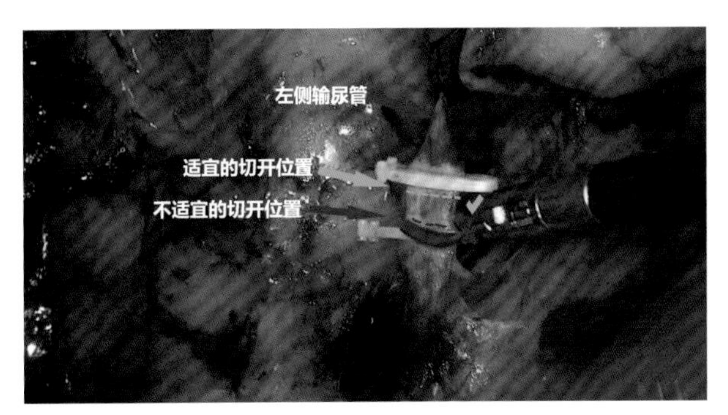

图2-10-16　剪刀剪断输尿管的位置尽量靠近肾脏侧，而非靠近膀胱侧

二十一、剪断位置如果太过靠近膀胱侧，可能造成残余输尿管断端出血或者脱扣，如图 2-10-17 所示。必要时需要重新在远端再次夹闭血管夹。

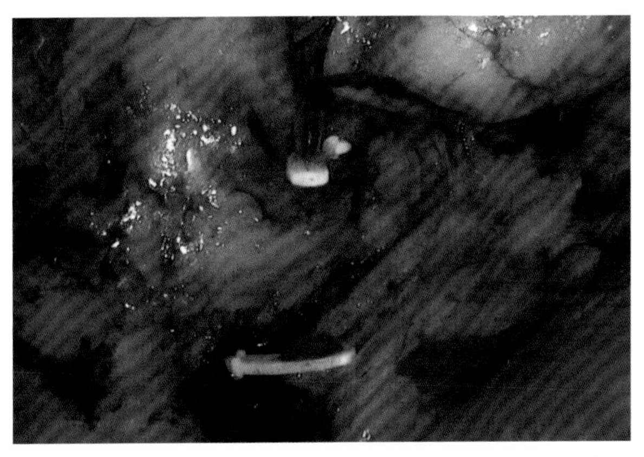

图2-10-17　剪断位置如果太过靠近膀胱侧，可能造成残余输尿管断端出血或者脱扣

二十二、在左侧输尿管旁找到左侧生殖腺静脉。沿着生殖腺静脉向其头侧游离，直至暴露至汇入肾静脉处。本例患者为多支肾静脉。在肾门处有多支细小静脉分支，错综复杂。在切断小静脉分支的手法上，应该掌握一定技巧。如图 2-10-18 所示，错误的操作方法是使用超声刀直接在原位夹闭静脉丛，这样可能导致夹闭不全造成出血，或者金属刀头直对深方的隐藏血管造成误伤。

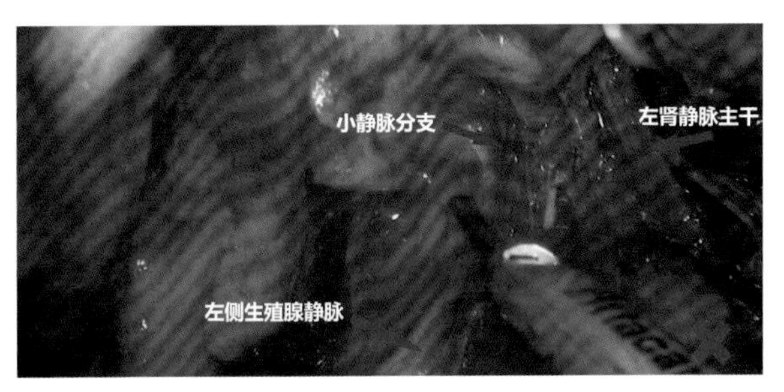

图2-10-18　错误的操作方法是使用超声刀直接在原位夹闭静脉丛

二十三、正确的操作方法是采用超声刀金属刀头将静脉丛分束（图 2-10-19）。刀头沿着平行于静脉走行方向上下波动，将血管丛分成小束。用金属刀头向上挑起小静脉分支，随后凝断。如下图所示。这也是"**四项原则**"中的"**操作合理**"原则。

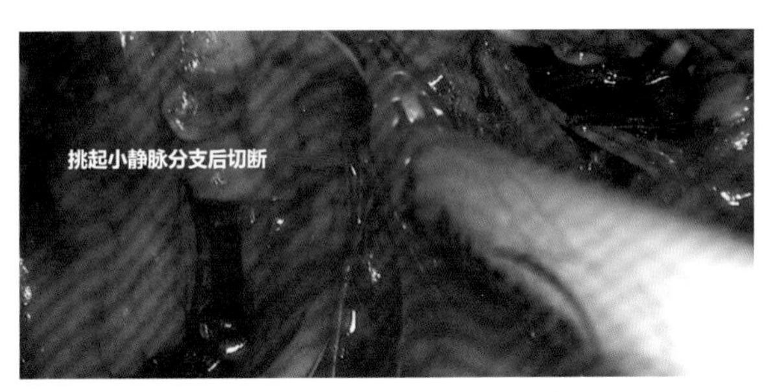

图2-10-19　正确的操作方法是采用超声刀金属刀头将静脉丛分束

二十四、采用大直角钳钝性游离肾静脉主干，分别在静脉的头侧和足侧游离。图 2-10-20 示直角钳从头侧伸入到肾静脉下方，通过反复撑开钳头钝性游离肾静脉下方间隙。钳头有未突破的薄膜，禁忌仅从头侧单方向强行突破薄膜。因为这层"薄膜"可能是静脉壁，强行突破可能造成静脉管壁破裂出血。

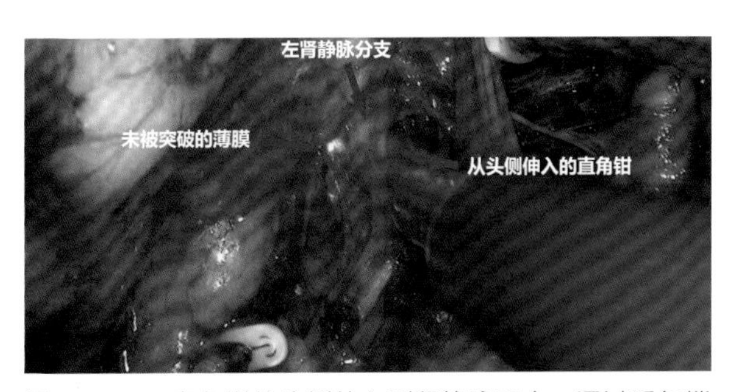

图2-10-20　直角钳从头侧伸入到肾静脉下方，通过反复撑开钳头钝性游离肾静脉下方间隙

二十五、正确的做法是再从足侧伸入直角钳，继续游离肾静脉下方。如图 2-10-21 所示，可见钳尖安全而简单地突破了薄膜。

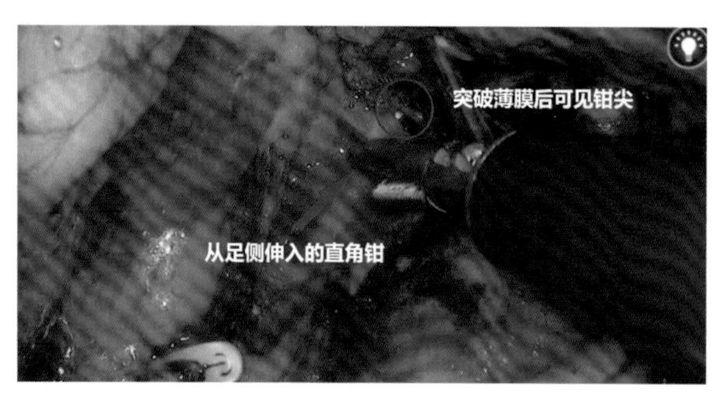

图2-10-21　可见钳尖安全而简单地突破了薄膜

二十六、肾静脉或者肾动脉置入血管夹的操作技巧要关注三个重要步骤。首先，血管夹“全开”式置入到肾静脉的两旁（图 2-10-22）。

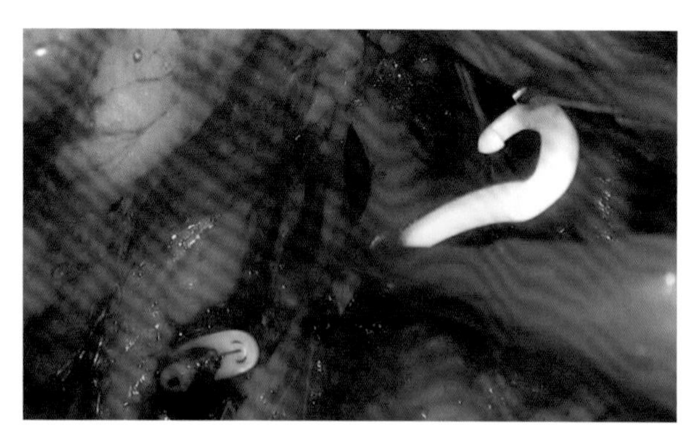

图2-10-22　血管夹“全开”式置入到肾静脉的两旁

二十七、随后，将夹持钳稍用力，使血管夹呈“半开”式，以暴露出肾静脉下方的血管夹尖部（图 2-10-23）。这样保证肾静脉夹闭完全并且不会多夹结缔组织。

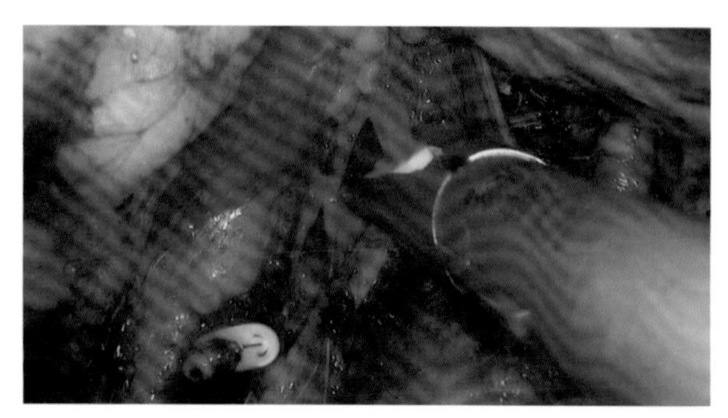

图2-10-23　血管夹呈“半开”式，以暴露出肾静脉下方的血管夹尖部

二十八、最后，夹持钳给予血管一个向足侧的侧方力，使血管牵拉后上扣（图 2-10-24）。

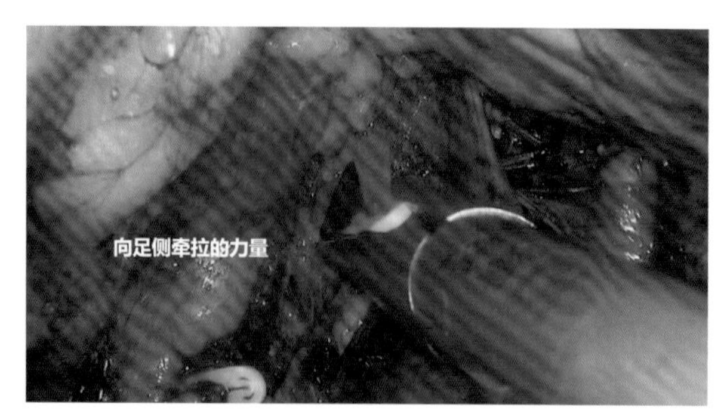

图2-10-24　夹持钳给予血管一个向足侧的侧方力，使血管牵拉后上扣

二十九、对于双支肾静脉，建议一支肾静脉采用三重血管夹夹闭后先行切断，再进行另一分支肾静脉的血管夹夹闭，以避免两者血管夹之间的干扰（图 2-10-25）。

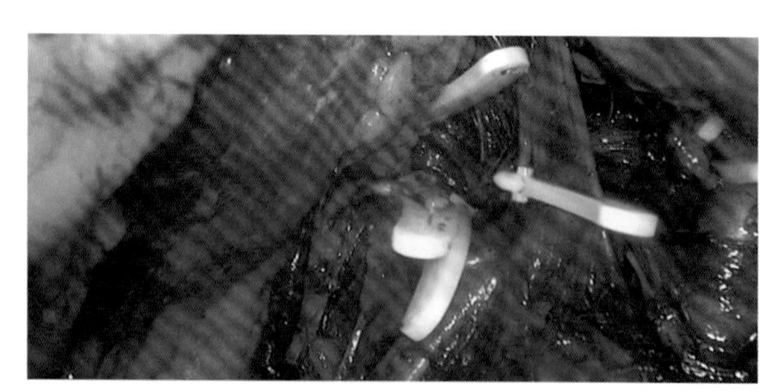

图2-10-25　建议一支肾静脉切断，再进行另一分支肾静脉的血管夹夹闭

三十、血管夹以“全开”式从肾静脉的中部置入（图 2-10-26），夹持钳用力使血管夹呈“半开”式，以暴露血管夹尖部。随后将血管夹从肾静脉中部向上推向靠近肾门的远心端处（图 2-10-27）。最后夹闭肾静脉。

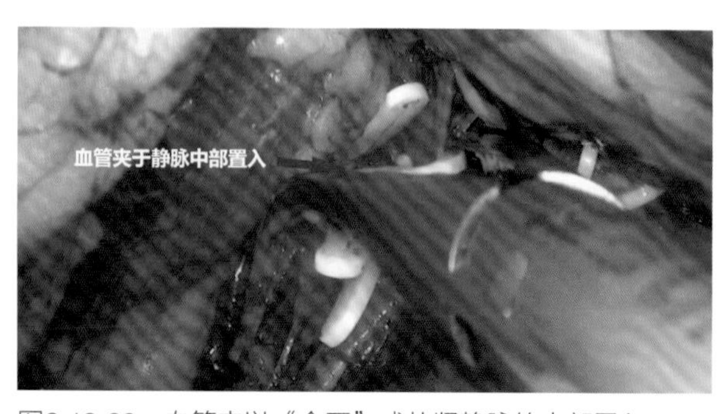

图2-10-26　血管夹以“全开”式从肾静脉的中部置入

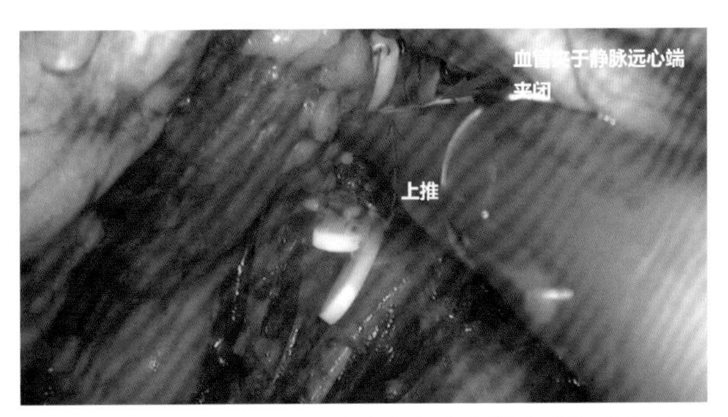

图2-10-27　将血管夹从肾静脉中部向上推向靠近肾门的远心端处

三十一、图 2-10-28 示左肾及左肾肿瘤的大体标本。

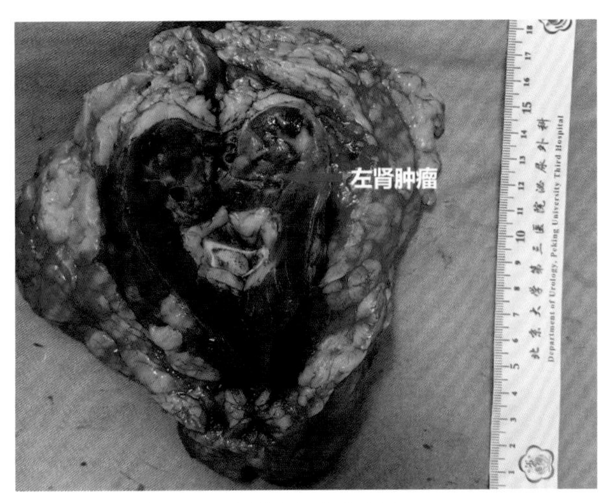

图2-10-28　左肾及左肾肿瘤的大体标本

三十二、图2-10-29示左肾肿瘤剖开后的切面。

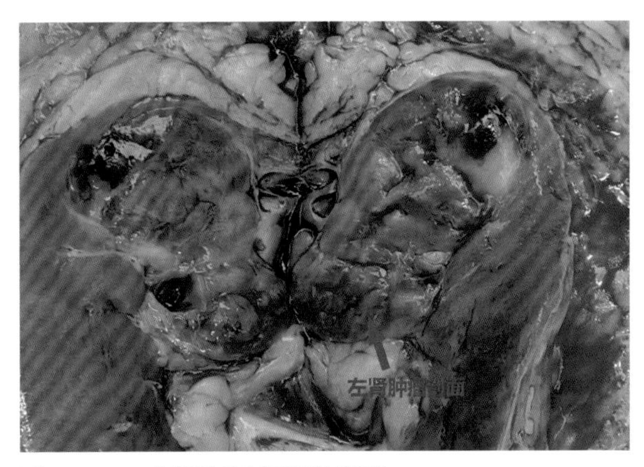

图2-10-29　左肾肿瘤剖开后的切面

（刘茁　刘磊　编辑）
（刘茁　视频剪辑）
视频19

第十一节　“由内向外”的肾动脉寻找法——机器人后腹腔镜肾部分切除术治疗左肾囊性肾癌

一、病例介绍：患者 66 岁女性，主因“体检发现左肾占位 2 周”就诊。既往高血压病史。初步诊断为左肾占位，囊性肾癌可能性大。

二、泌尿系增强 CT 可见左肾上极等密度结节，增强后呈囊实性改变，动脉期实性成分可见强化，大小为 2.2 cm × 1.6 cm，周围囊性成分未见明显强化，大小为 3.8 cm × 2.9 cm，可见附壁结节。诊断考虑左肾上极囊实性病灶，囊性肾癌可能性大。图 2-11-1 为泌尿系增强 CT 的水平位，红色圆圈中可见左肾囊实性占位，内上方为其实性成分。

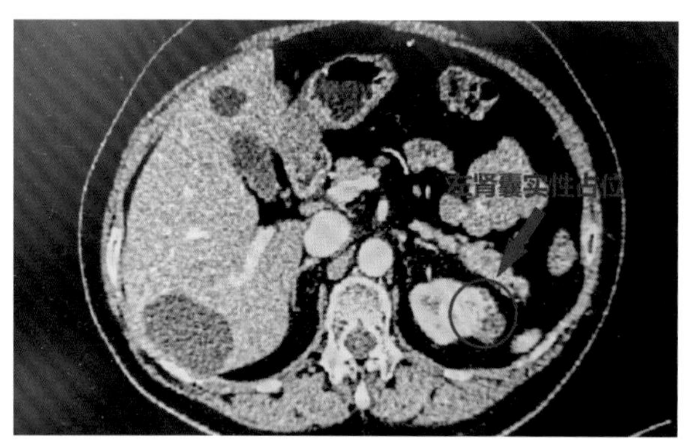

图2-11-1　泌尿系增强CT的水平位，红色圆圈中可见左肾囊实性占位，内上方为其实性成分

三、图 2-11-2 中泌尿系增强 CT 的水平位，红色圆圈中可见左肾囊实性占位的囊性成分。

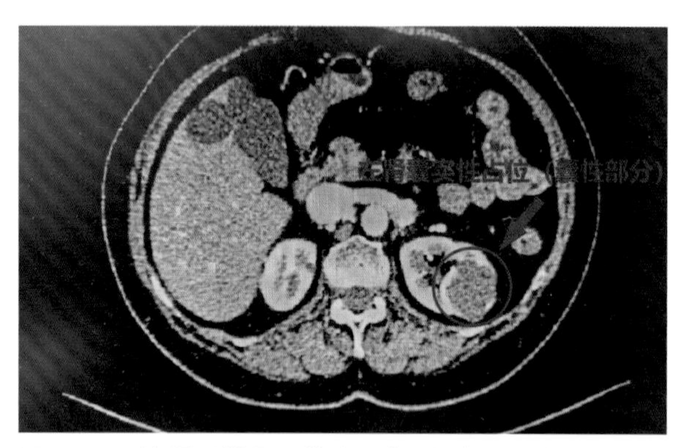

图2-11-2　泌尿系增强CT的水平位，红色圆圈中可见左肾囊实性占位的囊性成分

四、图 2-11-3 中泌尿系增强 CT 的水平位可见左侧肾动脉为单支，从腹主动脉发出。

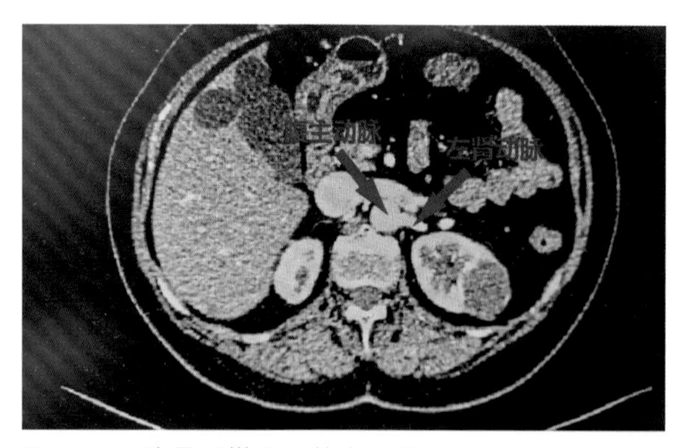

图2-11-3　泌尿系增强CT的水平位可见左侧肾动脉为单支，从腹主动脉发出

五、图 2-11-4 中泌尿系增强 CT 的冠状位可见左侧肾动脉为单支，从腹主动脉发出。

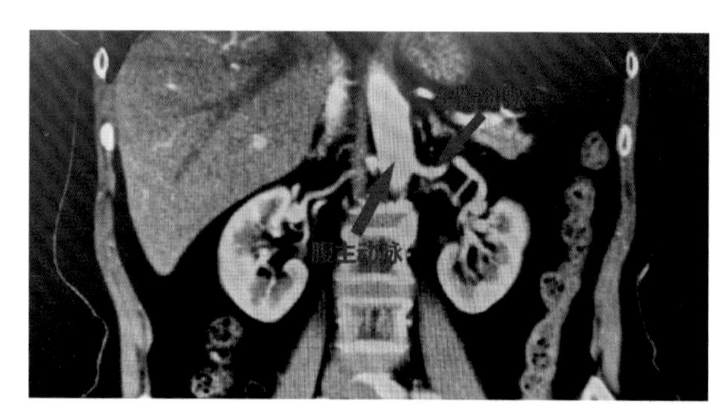

图2-11-4　泌尿系增强CT的冠状位可见左侧肾动脉为单支，从腹主动脉发出

六、图 2-11-5 中泌尿系增强 CT 的冠状位可见左肾囊实性占位，内上方为其实性成分。

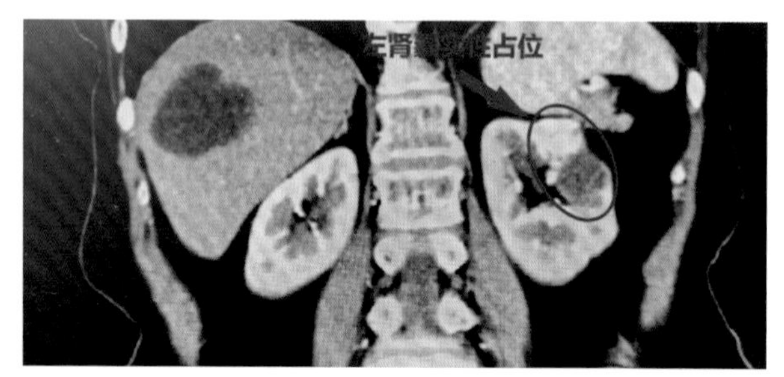

图2-11-5　泌尿系增强CT的冠状位可见左肾囊实性占位，内上方为其实性成分

七、选择机器人辅助腹腔镜途径完成肾部分切除术。患者选择右侧卧位，穿刺器布局如图 2-11-6。从腹侧到背侧依次为左手机械臂穿刺器、镜头孔、右手机械臂穿刺器，三者近似在同一直线上，两两间隔 8 cm。右手穿刺器位于第 12 肋骨下方，左侧腰大肌前缘。以左手机械臂穿刺器和镜头孔作为等边三角形的底边，在其足侧选择辅助孔，等边三角形边长为 8 cm。

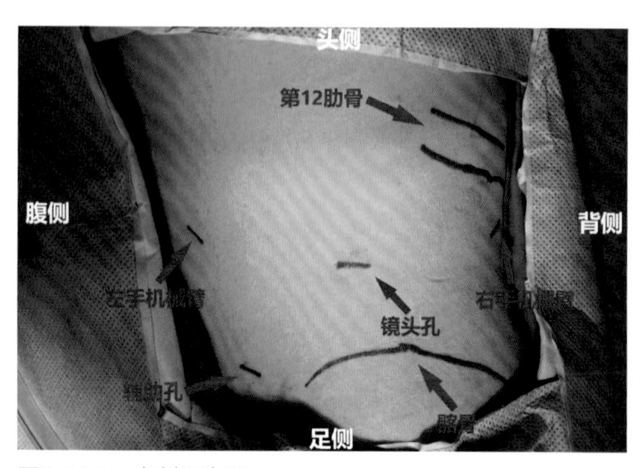

图2-11-6　穿刺器布局

八、首枚切口作为镜头孔，采用弯钳突破腰背筋膜进入腹膜外空间。采用自制球囊建立后腹腔空间（图 2-11-7）。50 ml 注射器共打气 20 次，使鼓起的皮肤边缘达到左手穿刺器位置。首先置入镜头孔的穿刺器，引入 30° 腹腔镜。

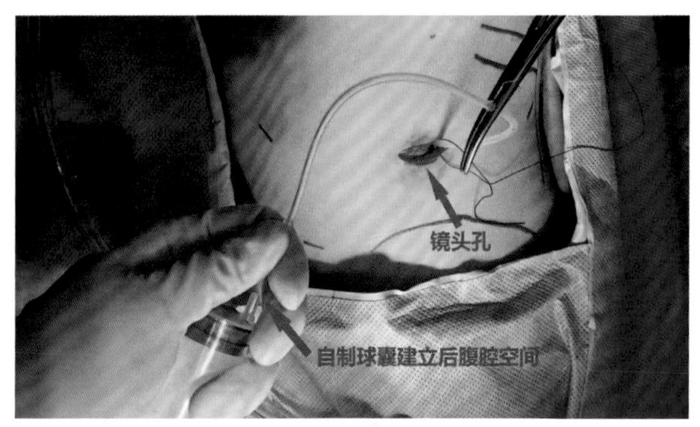

图2-11-7　采用自制球囊建立后腹腔空间

九、在腹腔镜直视下置入其余穿刺器，具体穿刺器布局如图 2-11-8 所示。

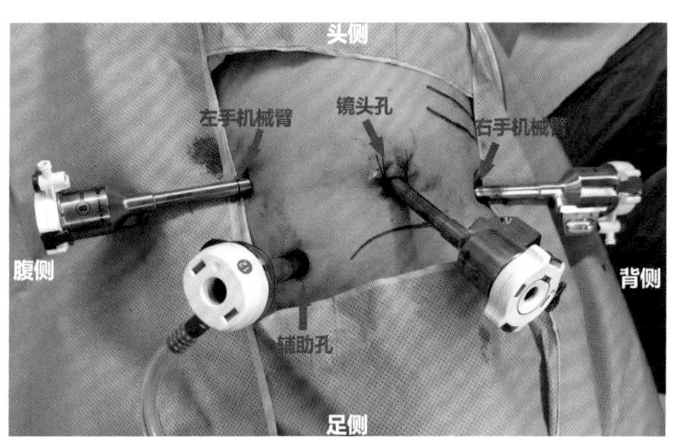

图2-11-8　在腹腔镜直视下置入其余穿刺器

十、连接机器人设备的机械臂。外景照片如图 2-11-9 所示。

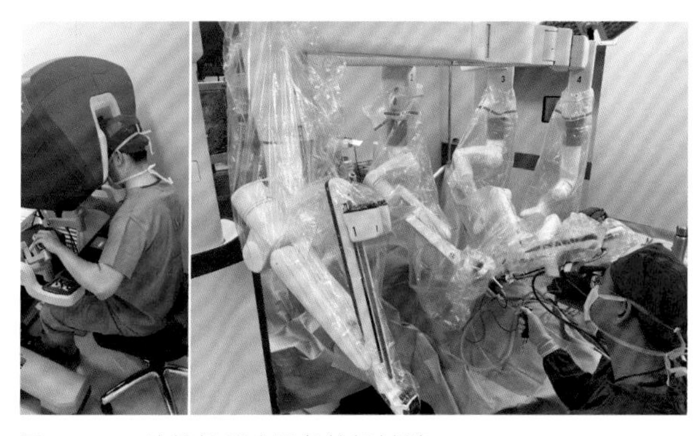

图2-11-9　连接机器人设备的机械臂

十一、进入左侧后腹腔空间。机器人手术镜头下视野与腹腔镜手术不同，视觉空间更为狭小，镜头活动度更窄。左手马里兰钳向近景提拉腹膜外脂肪，为右手剪刀创造切割张力。右手切开腹膜外脂肪以暴露深方的白色侧椎筋膜（图 2-11-10）。

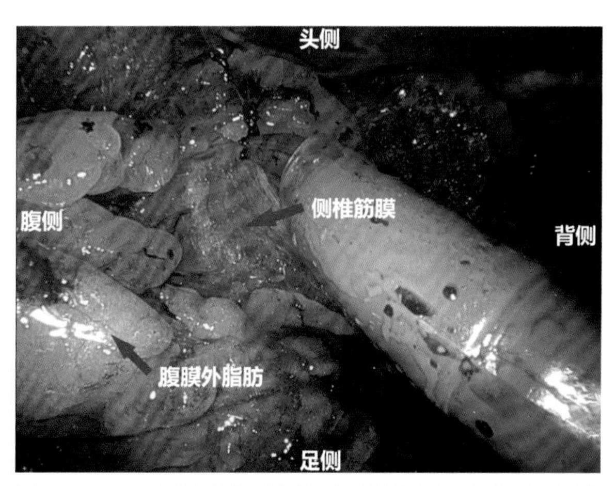

图2-11-10　右手切开腹膜外脂肪以暴露深方的白色侧椎筋膜

十二、将侧椎筋膜向足侧呈扇形剥离，完全暴露腹膜外脂肪下方的白色侧椎筋膜（图 2-11-11）。

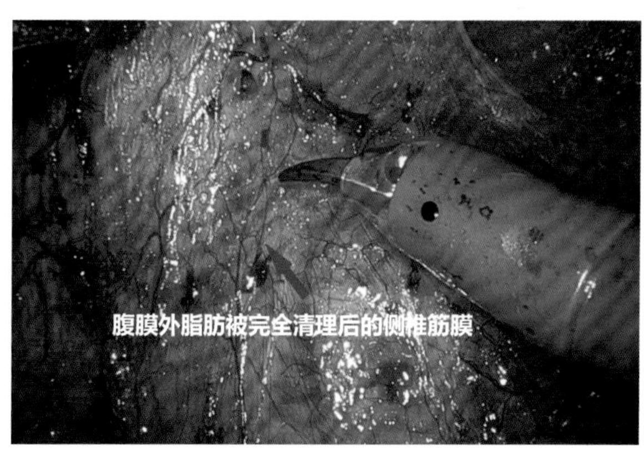

图2-11-11　完全暴露腹膜外脂肪下方的白色侧椎筋膜

十三、紧贴腹膜返折（更靠近腹侧）切开侧椎筋膜（图 2-11-12）。腹腔镜手术侧椎筋膜切口更加靠近背侧腰大肌，这也体现了机器人手术的一个局限性，即对于背侧（近腰大肌侧）层面的灵活度差。在摆放体位时，紧贴患者臀部放置体位架。在外景中机器人右手的机械臂与背侧体位架存在限位，限制了机器人经后腹腔镜手术对于背侧的游离程度。如何解决机器人后腹腔镜手术背侧限位可能是未来医疗器械改进方向。

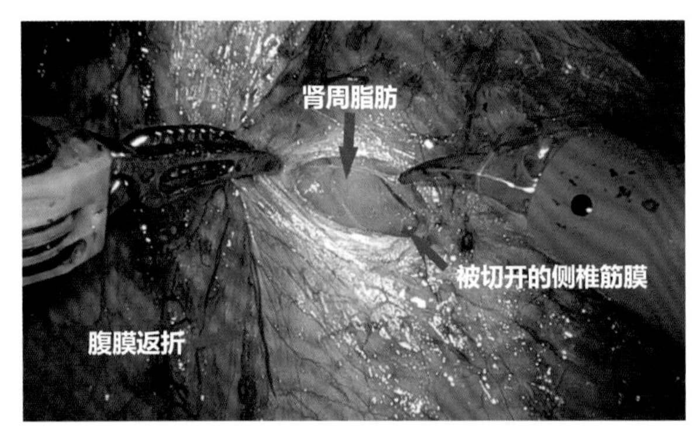

图2-11-12　紧贴腹膜返折（更靠近腹侧）切开侧椎筋膜

十四、平行于肾脏长轴纵行切开侧椎筋膜，暴露其下方的肾脂肪囊。如图 2-11-13 所示，可以看到镜头孔的金属穿刺器鞘，说明机器人后腹腔空间狭小。结合后续手术步骤，可以知道随着手术进程不断向深层次推进，机器人后腹腔空间是不断扩大的。

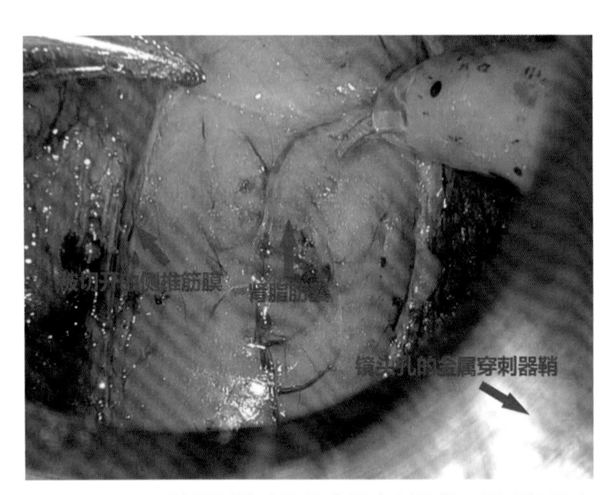

图2-11-13　可以看到镜头孔的金属穿刺器鞘，说明机器人后腹腔空间狭小

十五、与腹腔镜手术不同，机器人手术优先进行肾脏暴露步骤（图 2-11-14），而腹腔镜手术则优先游离背侧层面（腰大肌层面）寻找动脉。其不同手术顺序的原因就在于机器人后腹腔镜背侧限位。本例机器人后腹腔镜下肾动脉游离是经过肾脂肪囊层面，由内向外寻找肾动脉。

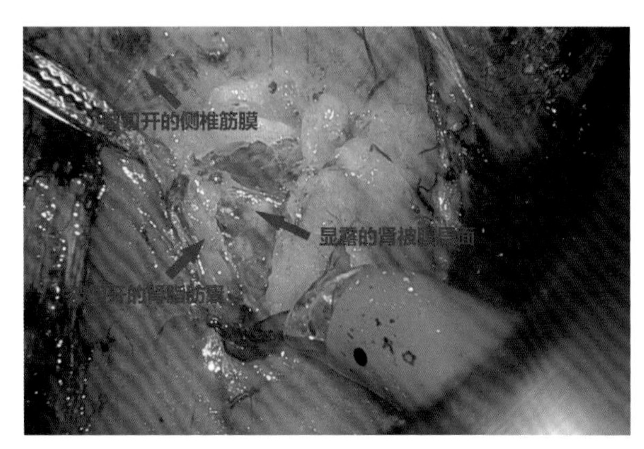

图2-11-14　机器人手术优先进行肾脏暴露步骤

十六、切开肾脂肪囊后暴露出深层次的肾被膜层面。在肾上极位置可以看到囊实性病变的“冰山一角”（图 2-11-15）。

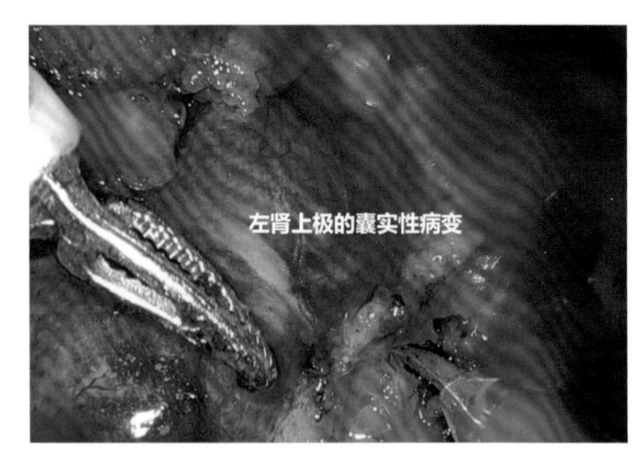

图2-11-15　切开肾脂肪囊后暴露出深层次的肾被膜层面。在肾上极位置可以看到囊实性病变的“冰山一角”

十七、如图 2-11-16 所示，沿着肾被膜层面，继续扩大肾被膜与肾脂肪囊之间的层面空间。随着手术的进展，背侧层面的空间逐渐变大。

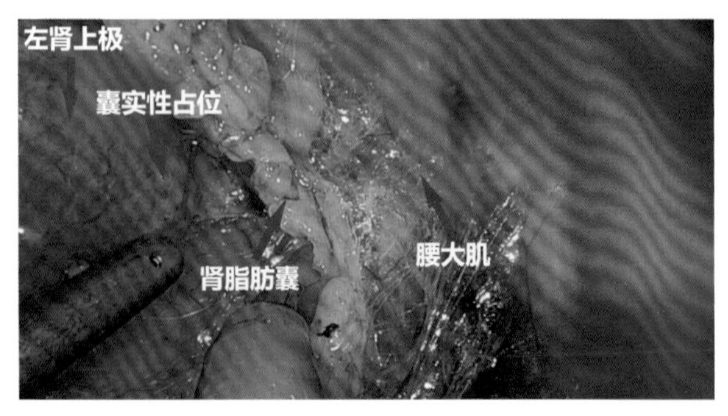

图2-11-16　沿着肾被膜层面，继续扩大肾被膜与肾脂肪囊之间的层面空间

十八、寻找左肾动脉需从肾门部切开肾脂肪囊，从内向外寻找动脉。如图 2-11-17 所示，在左肾中部水平，切开肾脂肪囊。

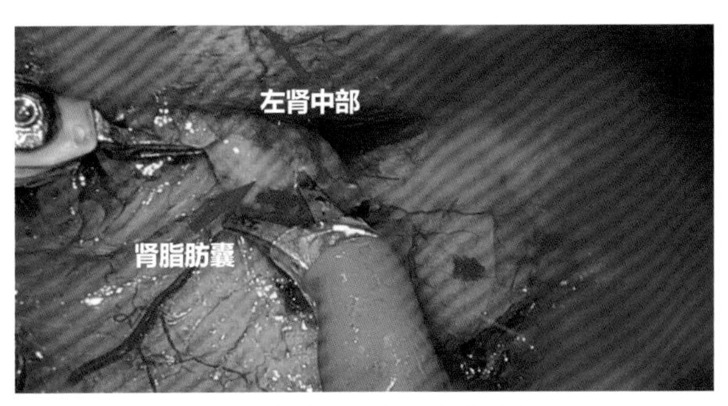

图2-11-17　在左肾中部水平，切开肾脂肪囊

十九、肾脂肪囊切开后暴露出腰大肌（图 2-11-18）。腰大肌层面是腹腔镜手术中熟悉的背侧层面重要解剖标志。

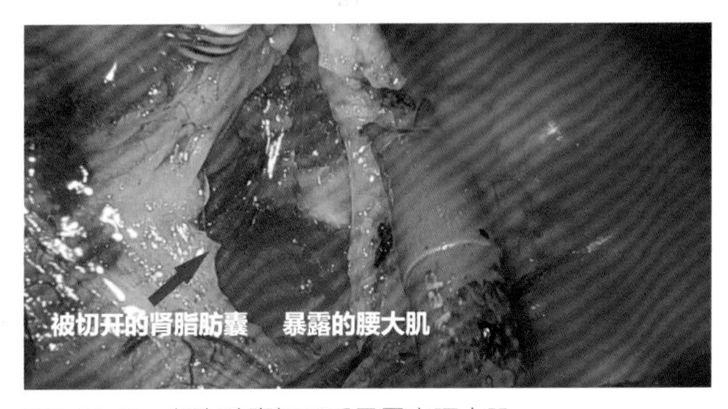

图2-11-18　肾脂肪囊切开后暴露出腰大肌

二十、沿着腰大肌向肾门侧游离寻找左肾动脉（图 2-11-19）。

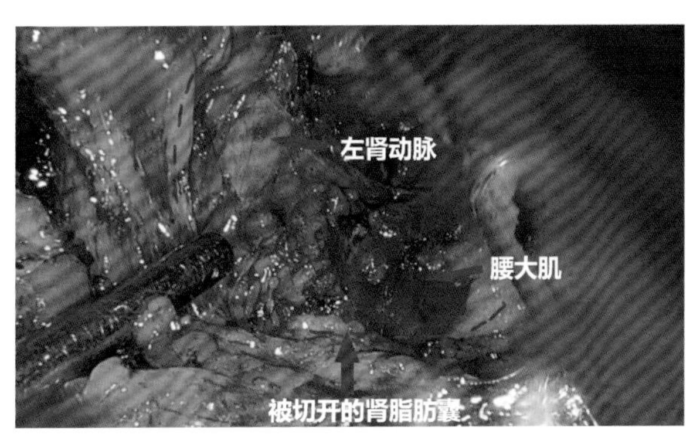

图2-11-19　沿着腰大肌向肾门侧游离寻找左肾动脉

二十一、游离左肾动脉的方法分为三步。第一步，采用右手剪刀头部轻轻“抚摸”肾动脉上方表面的动脉外鞘膜（图 2-11-20），如同轻抚面颊。注意动作轻柔，避免暴力操作造成误伤出血。

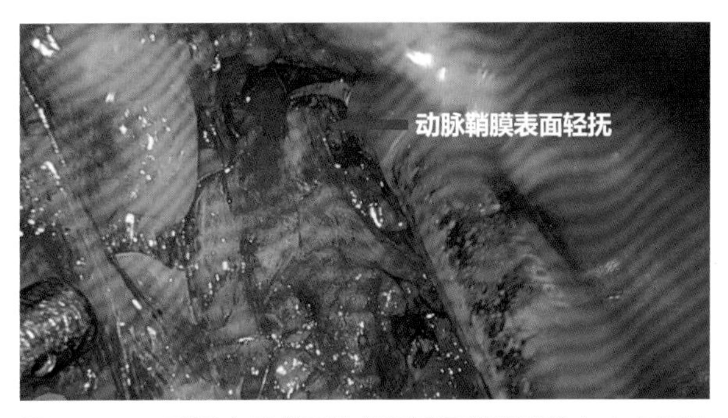

图2-11-20　采用右手剪刀头部轻轻抚摸肾动脉上方表面的动脉外鞘膜

二十二、轻抚外鞘膜后，鞘膜出现小破口。右手剪刀张开，用下齿深入到破口内（图 2-11-21），上挑外鞘膜以避免刀头正对肾动脉。上挑后做功切开外鞘膜。这是第一步，即处理肾动脉上方。

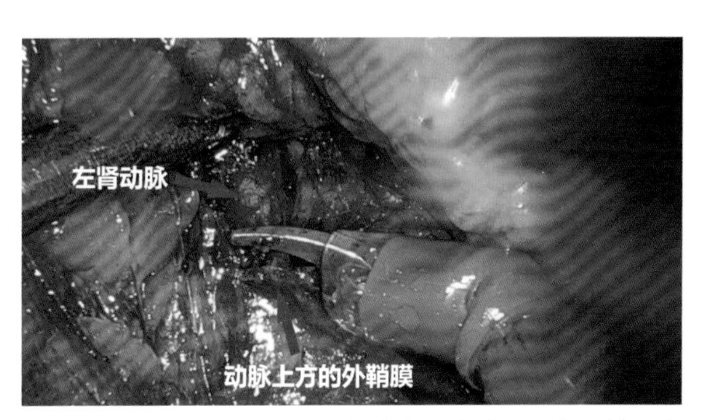

图2-11-21　轻抚外鞘膜后，鞘膜出现小破口，右手剪刀张开，用下齿深入到破口内

二十三、第二步是处理肾动脉两侧。将右手剪刀闭合，用闭合的剪刀尖钝头沿着肾动脉长轴方向往返式轻划动脉两侧的外鞘膜（图 2-11-22）。将动脉骨骼化。

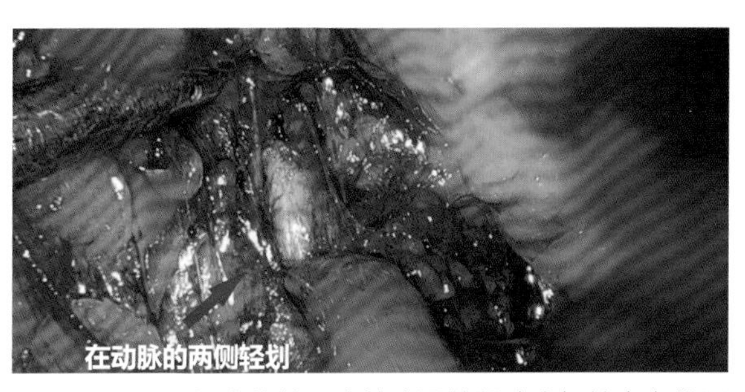

图2-11-22　用闭合的剪刀尖钝头沿着肾动脉长轴方向往返式轻划动脉两侧的外鞘膜

二十四、机器人手术中不常规使用大直角钳器械。采用机器人灵活的手腕，将剪刀闭合，剪刀头部与操作杆呈直角，以形成直角钳形状。垂直动脉长轴，在肾动脉下方挑起后做往返式动作。这是第三步，即处理肾动脉下方（图2-11-23）。

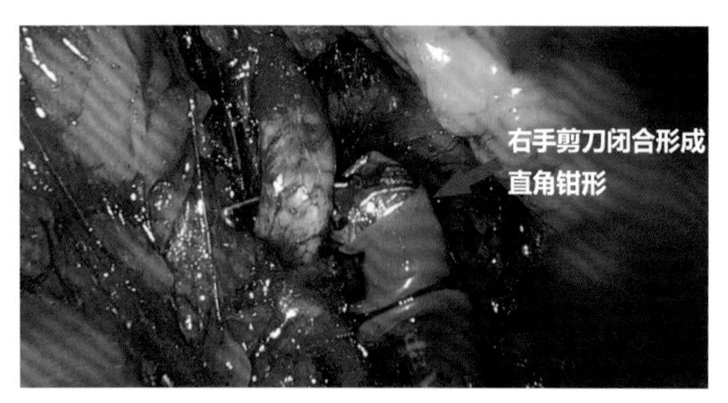

图2-11-23 处理肾动脉下方

二十五、将右手剪刀更换为针持。助手协助将自制血管阻断带引入镜下，右手针持夹持阻断带末端，形成缠绕（图 2-11-24）。

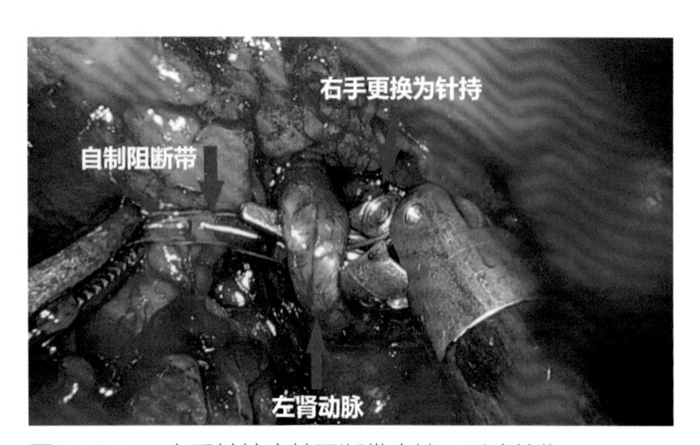

图2-11-24 右手针持夹持阻断带末端，形成缠绕

二十六、阻断带末端夹持血管夹（图2-11-25）。本步骤有助于后续哈巴狗钳对左肾动脉的阻断和解除阻断。

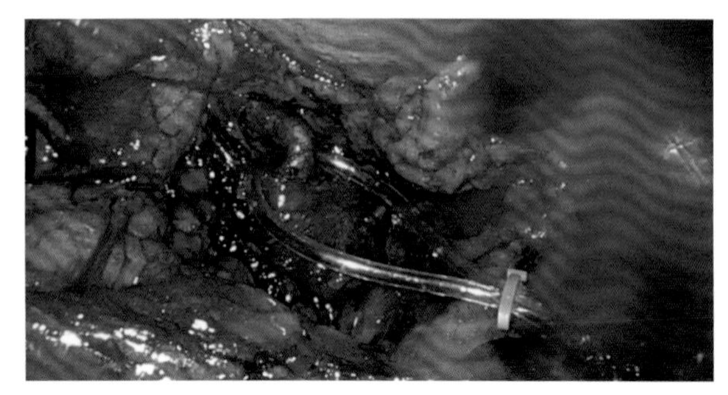

图2-11-25 阻断带末端夹持血管夹

二十七、本例患者肿瘤位置位于左肾上极，机器人后腹腔镜手术对于左肾上极的游离是难点。如图 2-11-26 所示，右手剪刀的轴线几乎与被切割平面平行，上极脂肪游离存在难度。解决办法是从腹侧、背侧等多角度多方向游离，直至将上极充分暴露。

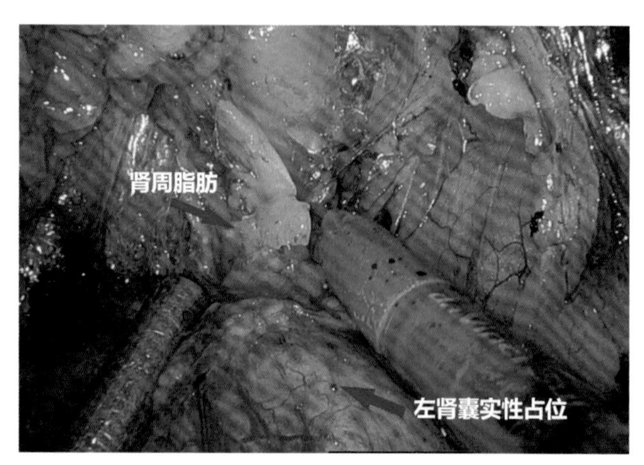

图2-11-26 右手剪刀的轴线几乎与被切割平面平行，上极脂肪游离存在难度

二十八、如图 2-11-27 所示，左肾得到充分游离，肾脏活动度大，方便旋转。在囊实性占位与正常肾脏组织之间用剪刀的电凝档勾画标记线，方便确定后续切割范围。

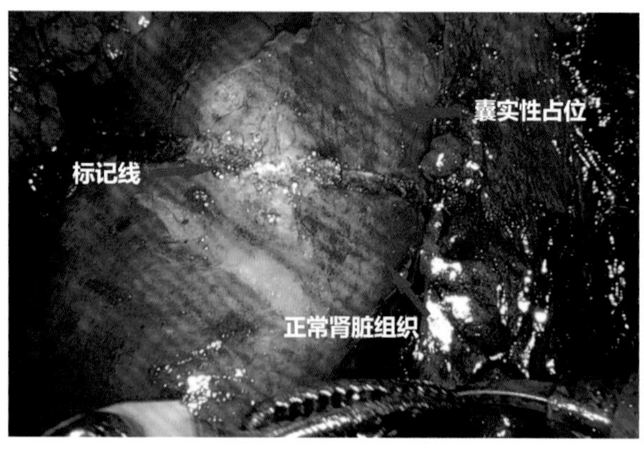

图2-11-27 左肾得到充分游离，肾脏活动度大，方便旋转

二十九、阻断肾动脉后进行肿瘤切割。在操作技巧上，采用左、右手“十字交叉法”（图 2-11-28）。左手马里兰钳撑开待切割的组织，达到为右手创造张力的目的。右手剪刀张开，切割组织，解除张力。手术就是一个不断创造张力，又不断解除张力的过程。

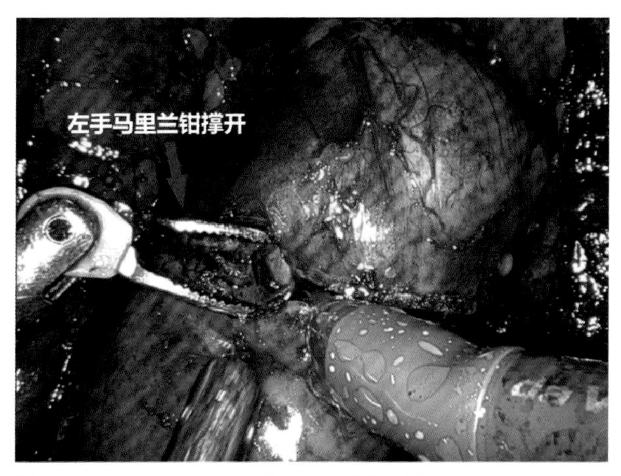

图2-11-28 采用左、右手“十字交叉法”

三十、在切割过程中，注意切割弧的全线切开，而非一个点的“孤军深入”（图 2-11-29）。切割深度要浅，切割范围要广，以便更好地向上掀起肿瘤。

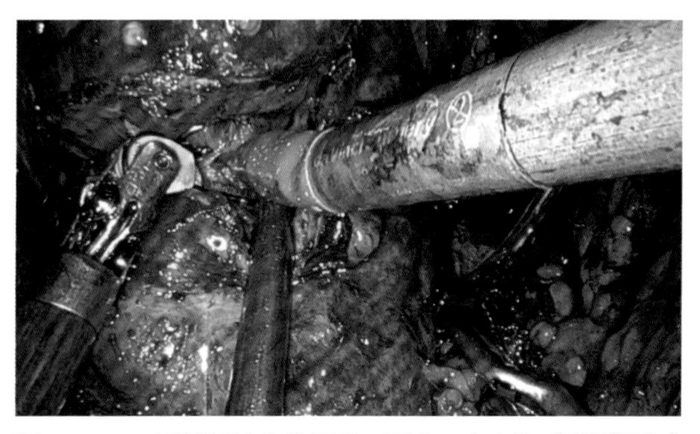

图2-11-29 切割弧的全线切开，而非一个点的“孤军深入”

三十一、在切割达到后期时，采用左手马里兰钳向上推挡肿瘤，助手采用吸引器杆向下压正常肾脏，两者配合创造张力，方便右手剪刀切割（图 2-11-30）。

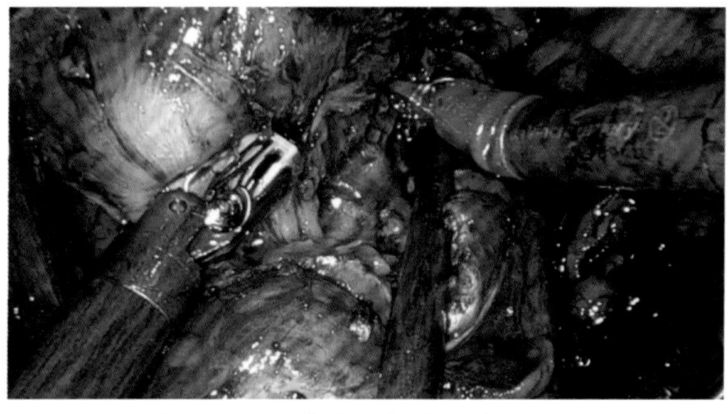

图2-11-30 左手马里兰钳向上推挡肿瘤，助手采用吸引器杆向下压正常肾脏，两者配合创造张力

三十二、采用 3-0 可吸收倒刺缝线缝合肾脏创面的内层，采用 2-0 可吸收倒刺缝线缝合创面外层。两者均采用原线长度，未进行裁剪。缝线末端多重打结后夹持血管夹，如图 2-11-31 所示。

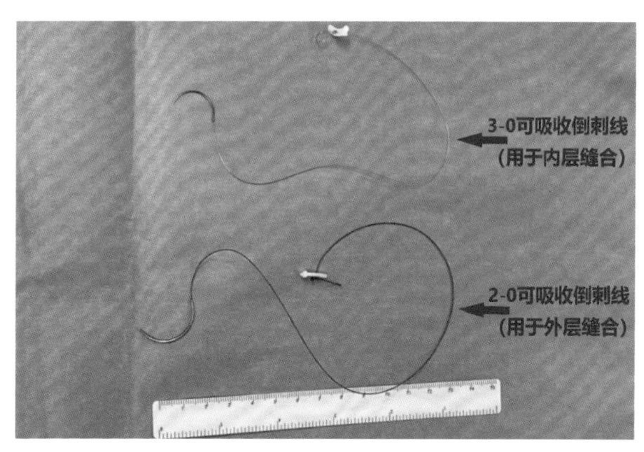

图2-11-31 肾脏创面缝合线

三十三、缝针缝线属性如图 2-11-32 中红色框所示。

泌尿外科手术场景为导向的缝线应用总结

层次	线径	针长	针型	型号	弧度	线长	缝线材质	张力强度	吸收时间
肾部分切除术	2-0	37mm	圆针	VLOCL0315	1/2 弧	30cm	乙二醇酸、亚丙基碳酸酯	7 天 80% 14 天 75% 21 天 65%	180 天
	2-0	36mm	圆针	SXPP1B456	1/2 弧	22cm	聚对二氧环己酮	14 天 80% 28 天 70% 42 天 60% 可支撑 60 天	182～238 天
	3-0	26mm	圆针	VLOCL0604	1/2 弧		乙二醇酸、亚丙基碳酸酯	7 天 80% 14 天 75% 21 天 65%	180 天
	3-0	26mm	圆针	SXMP1B427	1/2 弧	23cm	聚卡普隆	7 天 50%～60% 14 天 20%～30% 可支撑 14 天	91～119 天
DVC	2-0	37mm	圆针	VLOCL0315	1/2 弧	30cm	乙二醇酸、亚丙基碳酸酯	7 天 80% 14 天 75% 21 天 65%	180 天
	2-0	36mm	圆针	SXPP1B456	1/2 弧	22cm	聚对二氧环己酮	14 天 80% 28 天 70% 42 天 60% 可支撑 60 天	182～238 天
膀胱尿道吻合	3-0	26,mm	圆针	Y604H	5/8 弧	70cm	聚卡普隆	7 天 50%～60% 14 天 20%～30% 可支撑 14 天	91～119 天
	3-0	27mm	圆针	VLOCLM1744	5/8 弧	23cm	乙交酯、对二氧环乙酮、三亚甲基碳酸酯	7 天 90% 14 天 75%	90 天
	3-0	26mm	圆针	SXMP1B427	1/2 弧	23cm	聚卡普隆	7 天 50%～60% 14 天 20%～30% 可支撑 14 天	91～119 天
	2-0	26mm	圆针	SXMP1B419	5/8 弧	30cm	聚对二氧环己酮	14 天 80% 28 天 70% 42 天 60% 可支撑 60 天	182～238 天
肠肠吻合	3-0	26mm	圆针	SXMP1B427	1/2 弧	23cm	聚卡普隆	7 天 50%～60% 14 天 20%～30% 可支撑 14 天	91～119 天
储尿袋尿道吻合	3-0	26mm	圆针	SXMP1B427	1/2 弧	23cm	聚卡普隆	7 天 50%～60% 14 天 20%～30% 可支撑 14 天	91～119 天
肠系膜裂孔闭合	3-0	26mm	圆针	SXMP1B427	1/2 弧	23cm	聚卡普隆	7 天 50%～60%14 天 20%～30% 可支撑 14 天	91～119 天
关腹筋膜层鱼骨线	2-0	36mm	圆针	SXPP1A403	1/2 弧	45cm	聚对二氧环己酮	14 天 80% 28 天 70% 42 天 60% 可支撑 60 天	182～238 天
	1 号	40mm	圆针	SXPP1A405	1/2 弧	45cm	聚对二氧环己酮	14 天 80% 28 天 70% 42 天 60% 可支撑 60 天	182～238 天
关闭 trocar 口（肚脐）	2-0	26mm	圆针	SXMP1B419	5/8 弧	30cm	聚对二氧环己酮	14 天 80% 28 天 70% 42 天 60% 可支撑 60 天	182～238 天
绣皮	4-0	19mm	角针	SXMP1B117	3/8 弧	30cm	聚卡普隆	7 天 50%～60% 14 天 20%～30% 可支撑 14 天	91～119 天

图2-11-32 缝针缝线属性见红色框所示

三十四、采用3-0可吸收倒刺缝线缝合肾脏创面的内层（图2-11-33）。肾脏创面缝合过程尽显机器人灵活优势。与腹腔镜手术相比，机器人缝合难度更低。

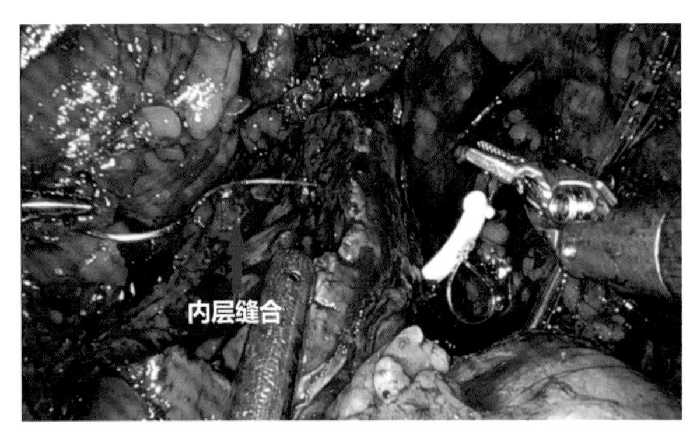

图2-11-33　采用3-0可吸收倒刺缝线缝合肾脏创面的内层

三十五、内层缝合后见图2-11-34。

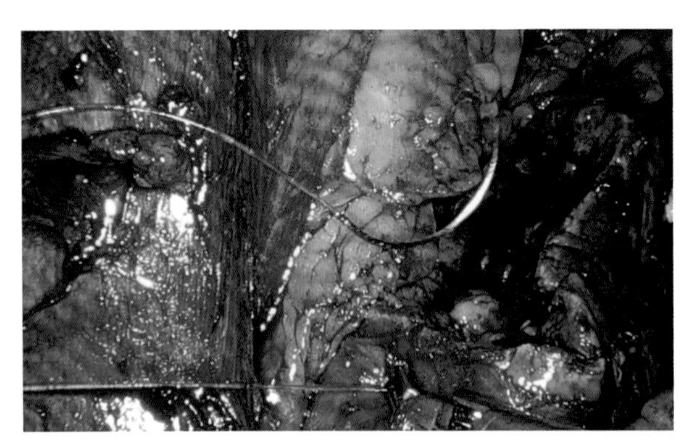

图2-11-34　内层缝合后

三十六、采用2-0可吸收倒刺缝线缝合创面外层（图2-11-35）。

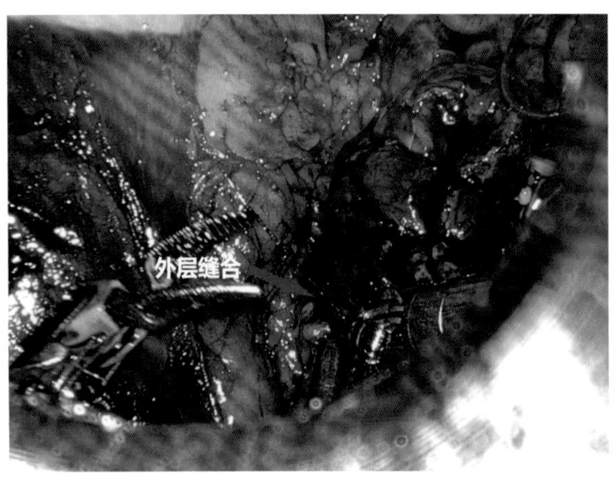

图2-11-35　采用2-0可吸收倒刺缝线缝合创面外层

三十七、外层缝合后，解除肾动脉阻断，阻断时间为24分钟。解除阻断后肾脏创面无渗血（图2-11-36），说明缝合效果满意。在缝线末尾拉紧后夹闭血管夹，防止松脱。

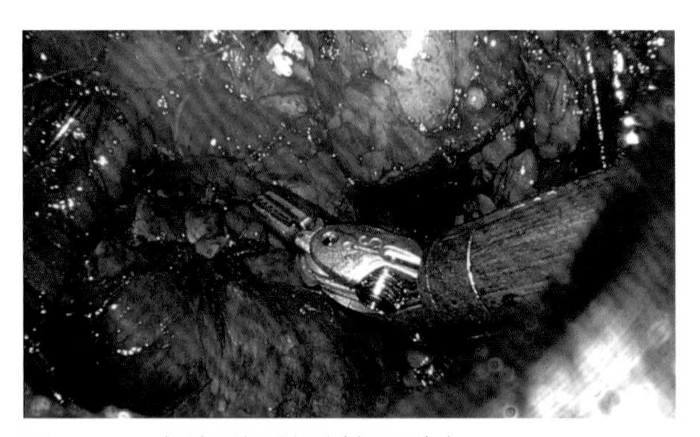

图2-11-36　解除阻断后肾脏创面无渗血

三十八、扩大镜头孔的切口取出肿瘤标本。在原右手机械臂穿刺器置入左侧肾周引流管（图2-11-37）。

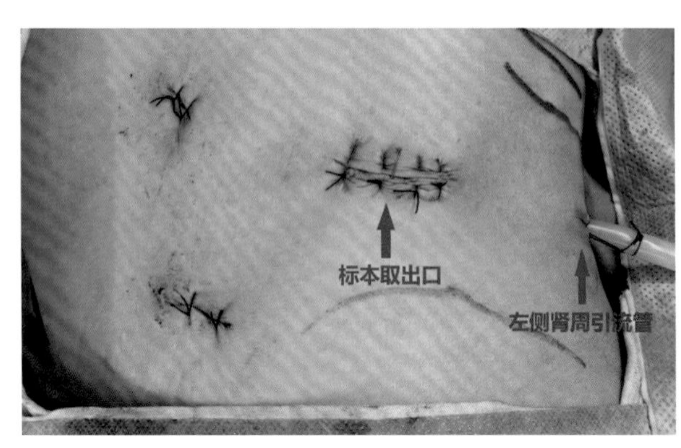

图2-11-37　扩大镜头孔的切口取出肿瘤标本。在原右手机械臂穿刺器置入左侧肾周引流管

三十九、左肾囊实性肿瘤被完整取出，切开标本后可见内部的实性成分（图2-11-38）。

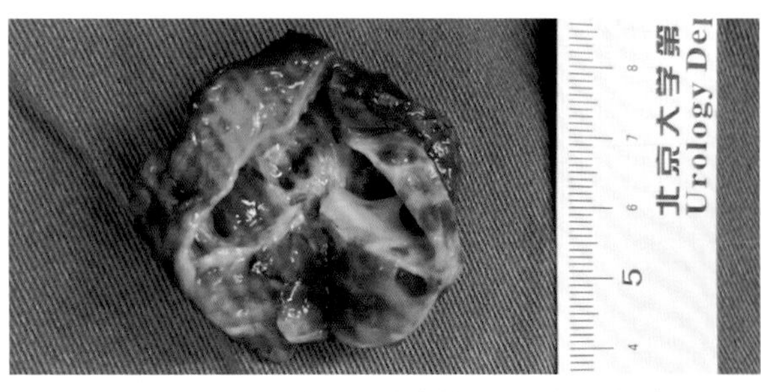

图2-11-38　左肾囊实性肿瘤被完整取出，切开标本后可见内部的实性成分

四十、肿瘤基底可见正常肾脏组织，说明肿瘤完整（图 2-11-39）。

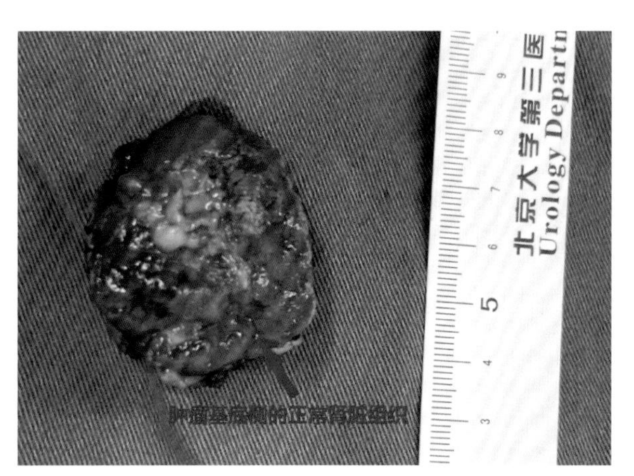

图2-11-39　肿瘤基底可见正常肾脏组织，说明肿瘤完整

四十一、肿瘤囊皮被完全翻转后清晰可见内部的实性成分（图 2-11-40）。

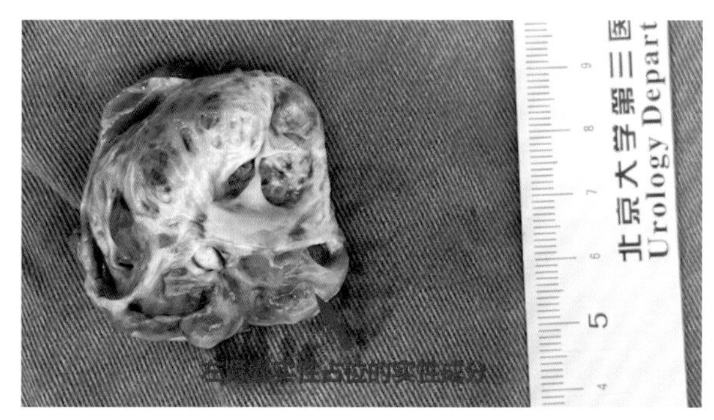

图2-11-40　肿瘤囊皮被完全翻转后清晰可见内部的实性成分

（刘茁　刘磊　编写）

（刘茁　视频编辑）

视频20

第三章　肾错构瘤手术学习笔记

第一节　后腹腔免缝合肾部分切除术治疗右肾下极巨大错构瘤

一、病例介绍：患者 69 岁男性，主因“体检发现右肾错构瘤 6 年”就诊。既往胆囊结石、胆囊炎 6 年，糖尿病 10 年。泌尿系超声提示右肾下极偏内侧实性高回声包块，直径 12.1 cm，诊断考虑右肾错构瘤可能性大。

二、泌尿系增强 CT 提示右肾中下部见团块状脂肪密度为主的肿瘤影，向外凸出，大小为 10.5 cm（图 3-1-1）。诊断考虑右肾错构瘤。肿瘤将右侧输尿管向内压迫。

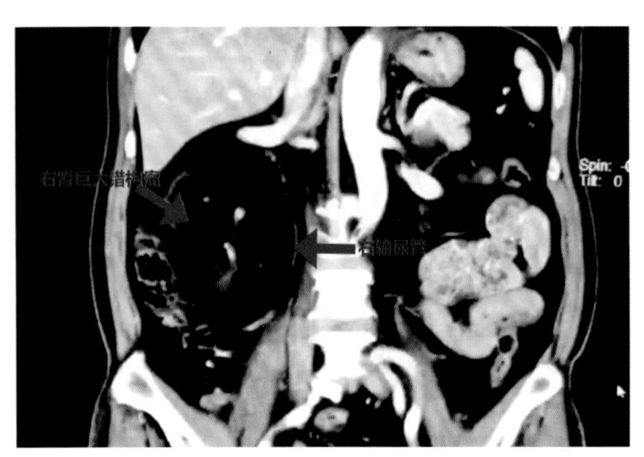

图3-1-1　泌尿系增强CT提示右肾中下部肿瘤

三、图3-1-2示右侧肾脏与巨大错构瘤交界处。

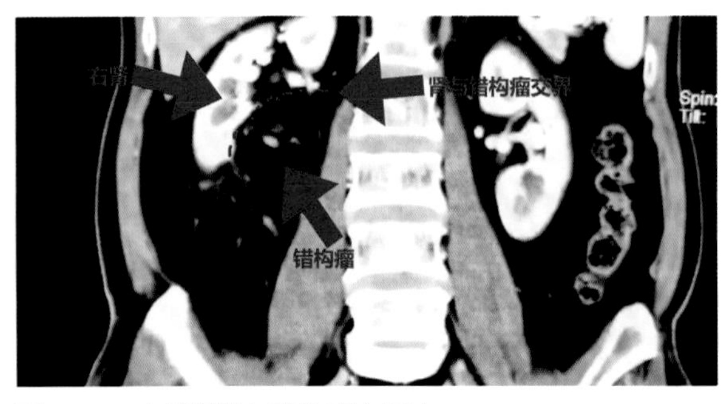

图3-1-2　右侧肾脏与错构瘤交界处

四、在手术途径上，选择经后腹腔途径下的腹腔镜右肾部分切除术。错构瘤直径较大，经后腹腔途径的空间小是其劣势，而经肾脏背侧腰大肌表面层面寻找右肾动脉存在优势。在肾部分切除术的手术策略上，有两种选择：①将右肾及右肾下极巨大错构瘤完全游离后，阻断右肾动脉，沿着正常肾组织和错构瘤间的界限切除肿瘤，缝合肾脏后解除阻断；②留置右肾下极巨大错构瘤暂不游离，仅将右肾下极与肿瘤交界处游离，阻断右肾动脉后剪开交界处，缝合肾脏解除阻断，将巨大错构瘤的游离放在最后一步。本例患者选择方法②，其原因在于巨大错构瘤的游离需要足够的空间，而在手术初期因后腹腔途径空间狭小。在切开交界处后，将肾脏向头侧压迫，暴露空间以便游离错构瘤。

五、如图 3-1-3 所示，在游离肾脏背侧层面的腰大肌表面时，因右肾下极肿瘤的压迫，空间有限。需要左手将肾向内侧推压暴露空间。因肾错构瘤的良性性质，其粘连程度适中。但错构瘤血运丰富，在游离时存在广泛渗血。在保持左手位置不变的情况下，需要右手快速反复切换超声刀和吸引器。

肾周脂肪
肾动脉表面组织
腰大肌
表面渗血，右手吸引器和超声刀反复切换
图3-1-3　腰大肌表面空间有限

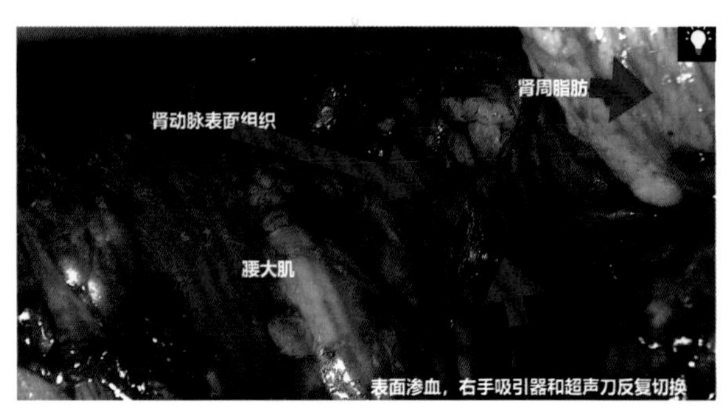

六、在肾动脉表面组织存在一隆起。根据隆起处的位置判断肾动脉位置。采用超声刀锐性切开动脉表面组织（图 3-1-4）。

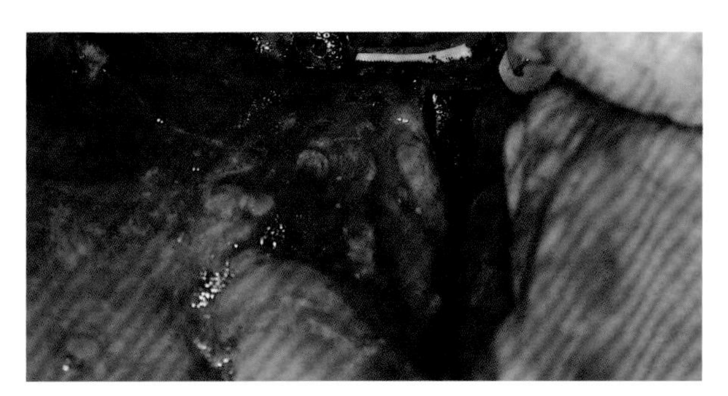

图3-1-4　超声刀锐性切开动脉表面组织

七、超声刀锐性切开肾动脉表面组织后，采用吸引器吸除渗出血液，同时用吸引器头沿肾动脉走行方向，钝性游离暴露右肾动脉（图 3-1-5）。

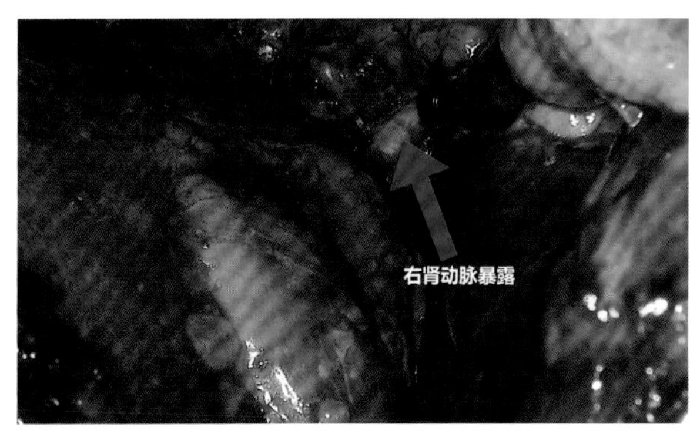

图3-1-5　钝性游离暴露右肾动脉

八、采用大直角钳充分暴露右肾动脉，以备后续阻断（图 3-1-6）。

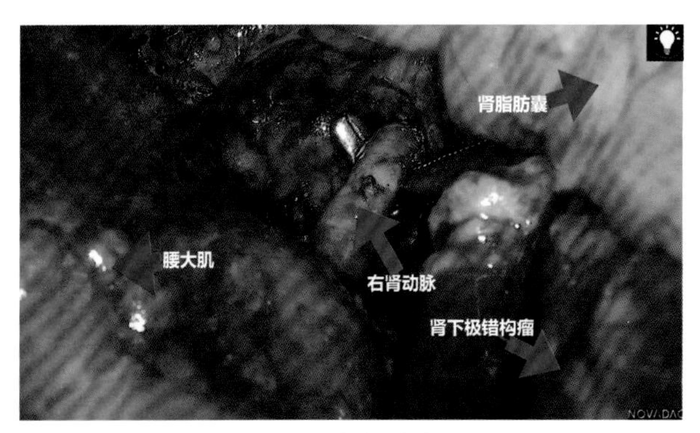

图3-1-6　大直角钳充分暴露右肾动脉

九、游离右肾下极区域，暴露右侧输尿管（图 3-1-7）。在肾脏下极区域游离时，任何条索状组织采用超声刀锐性切割前都需要仔细辨认，以避免损伤右输尿管。

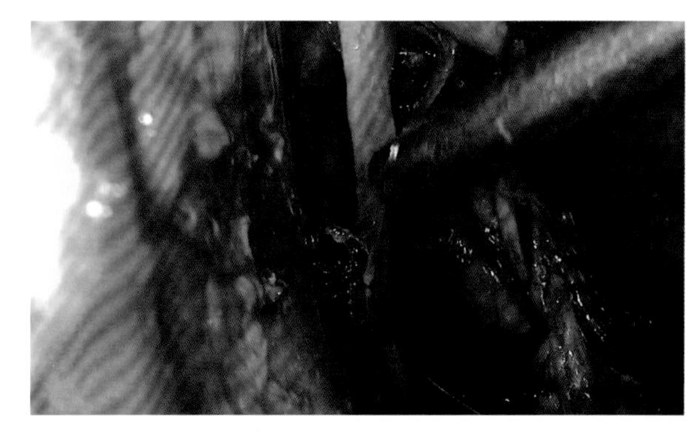

图3-1-7　暴露右侧输尿管

十、在肾脏腹侧与背侧的肾背脊处切开肾周脂肪囊。切开肾周脂肪达到肾被膜层面，可见肾被膜与错构瘤交界处（图 3-1-8）。

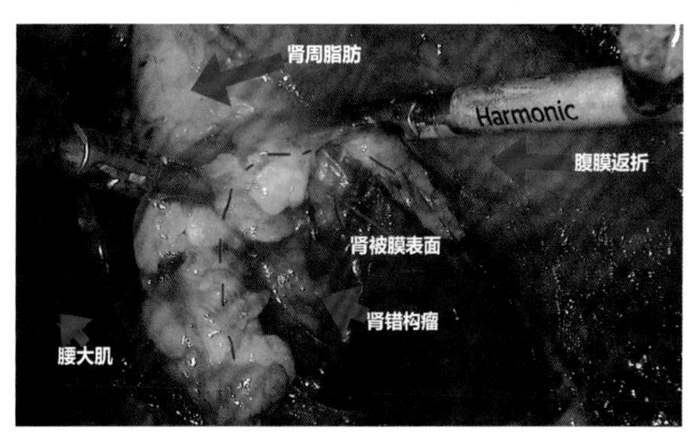

图3-1-8　肾被膜与错构瘤交界处

十一、为了充分暴露右肾下极，暴露肾与错构瘤交界处，可以将多余的肾周脂肪囊切掉，并暂存在视野下方（图 3-1-9）。

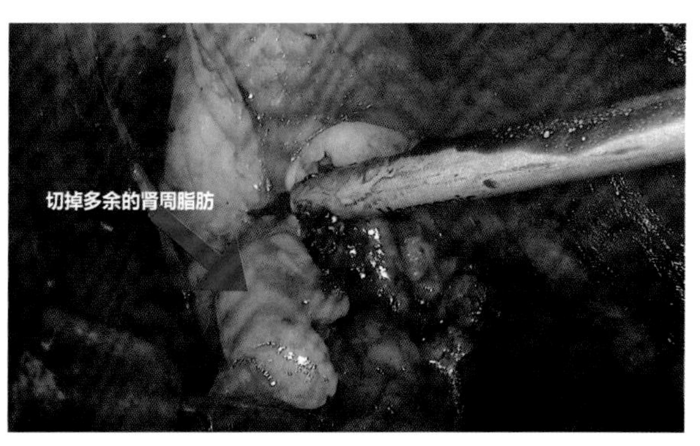

图3-1-9　切掉多余肾周脂肪囊

十二、充分游离右肾与错构瘤交界处（图3-1-10）。

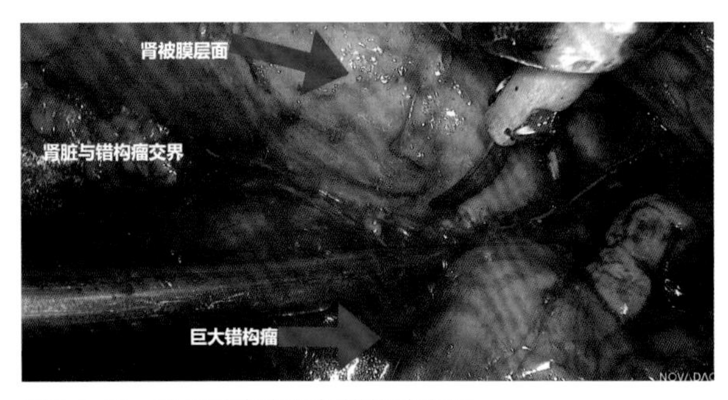

图3-1-10 充分游离右肾与错构瘤交界

十三、置入右肾动脉的哈巴狗阻断钳，阻断右肾动脉（图3-1-11）。

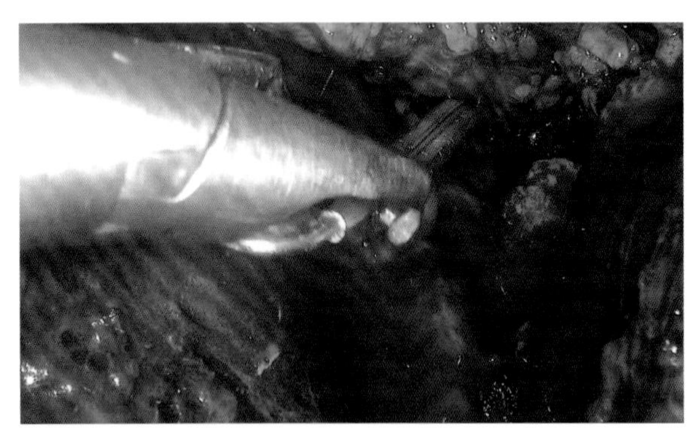

图3-1-11 哈巴狗钳阻断右肾动脉

十四、错构瘤组织较脆，术中采用吸引器钝性分开肾脏与错构瘤之间的层面（图3-1-12）。

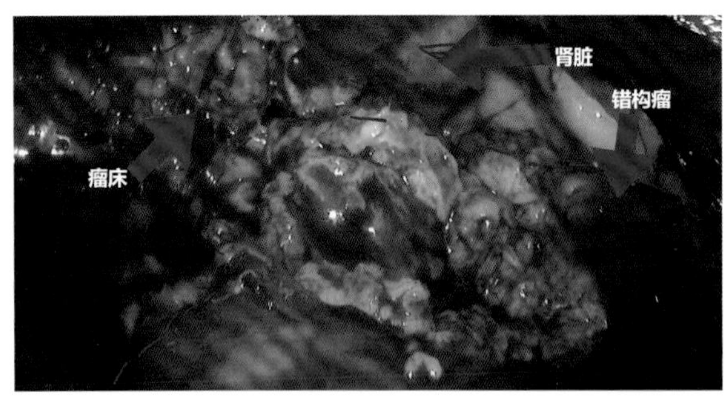

图3-1-12 钝性分离肾脏与错构瘤

十五、助手通过第四穿刺器置入辅助用的腔镜用血管弯钳，将右肾下极向上挑起。用吸引器将肾脏肿瘤床的错构瘤成分充分吸除干净，避免肿瘤残余（图3-1-13）。

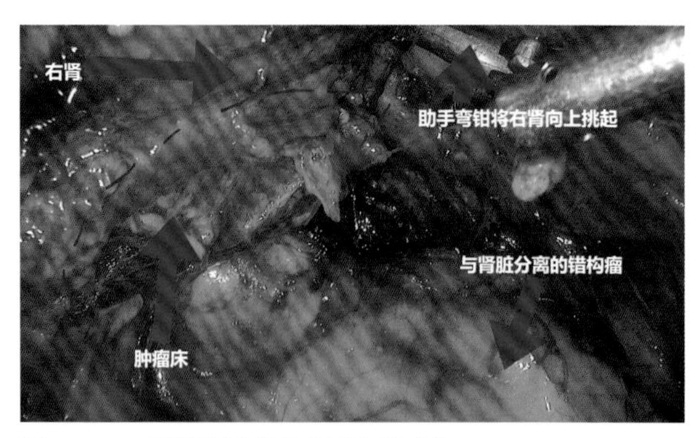

图3-1-13 吸引器吸净残余错构瘤成分

十六、采用双极电凝装置，凝闭肾脏创面（图3-1-14）。本例患者因创面较小，采用了免缝合技术。

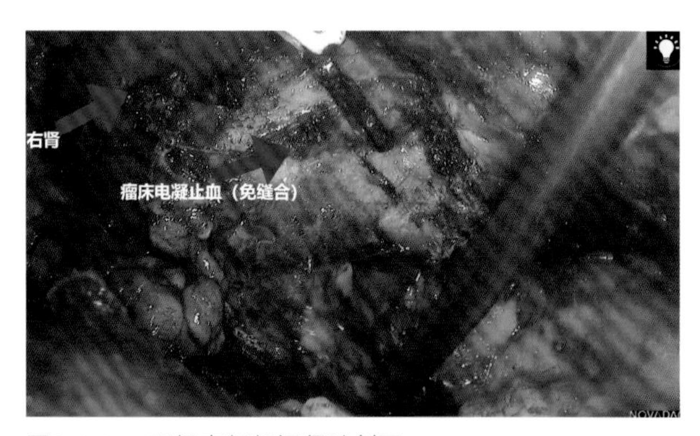

图3-1-14 双极电凝凝闭肾脏创面

十七、采用阻断钳将哈巴狗钳取出，解除右肾动脉的阻断，创面未见明显出血（图3-1-15）。

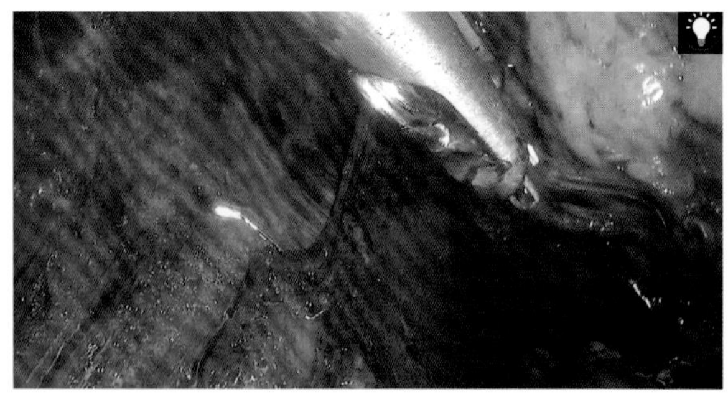

图3-1-15 右肾动脉解除后未见明显出血

十八、继续游离巨大错构瘤。找到错构瘤的下极区域，尝试采用“下极上翻法”掀起肿瘤下极。术中注意对条索状组织的保护。仔细辨认生殖腺静脉和输尿管，避免对输尿管的误断（图3-1-16）。

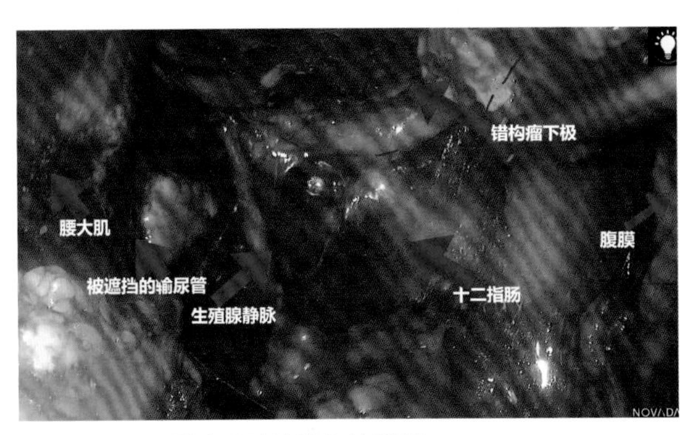

图3-1-16　暴露生殖腺静脉和输尿管

十九、下图显示错构瘤下极的输尿管和生殖腺静脉（图 3-1-17）。输尿管位于生殖腺静脉的外侧。

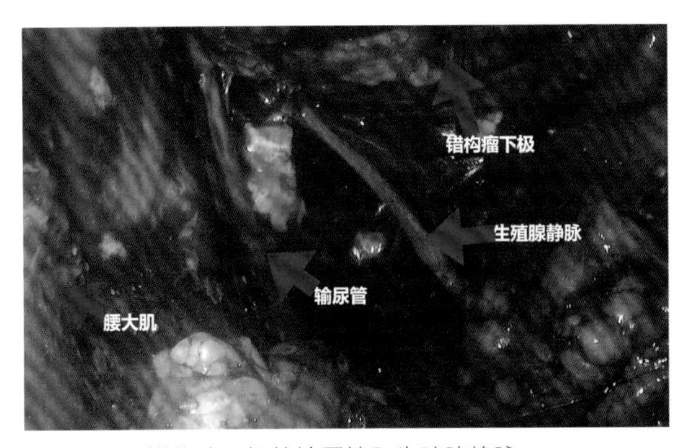

图3-1-17　错构瘤下极的输尿管和生殖腺静脉

二十、在肾脏与错构瘤之间的层面，游离错构瘤的上极。沿着错构瘤的四周将肿瘤完全游离（图 3-1-18）。

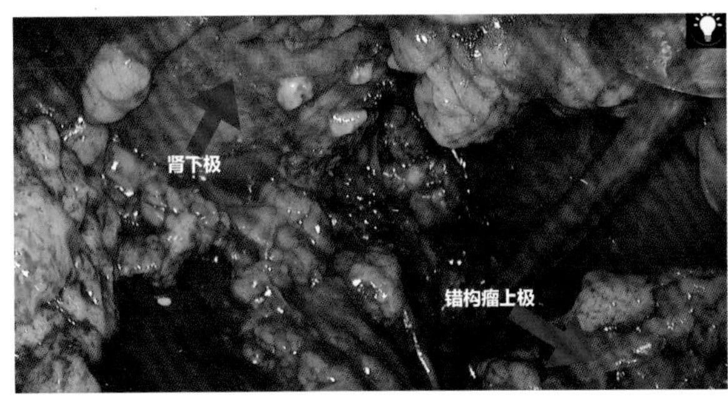

图3-1-18　完全游离肿瘤

二十一、错构瘤组织糟脆，术中注意采用吸引器将残余肿瘤充分吸除干净。图 3-1-19 示巨大错构瘤完全游离后的改变。右侧肾脏创面未见明显渗血。

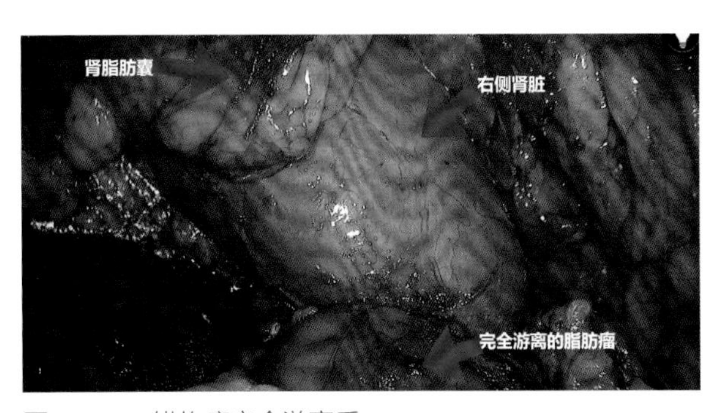

图3-1-19　错构瘤完全游离后

二十二、图 3-1-20 示错构瘤剖开表现。

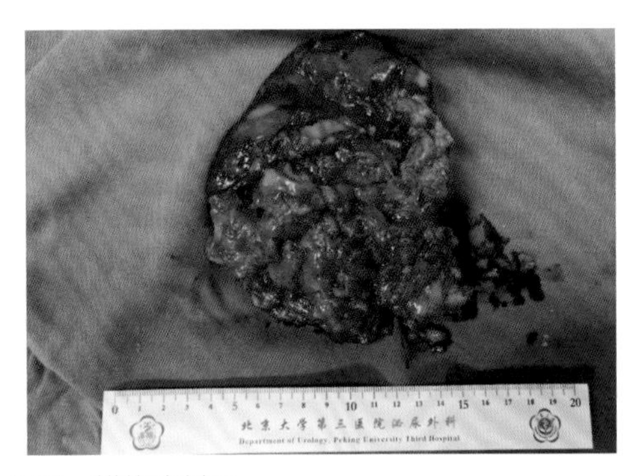

图3-1-20　错构瘤剖面

总结

1. 虽然后腹腔镜切除右肾下极巨大错构瘤存在空间劣势，但手术可以安全有效完成。

2. 在手术策略上，将巨大错构瘤的游离放在最后一步。仅将右肾下极与肿瘤交界处游离，完成肾脏创面处理的步骤后再游离巨大错构瘤。

3. 错构瘤血运丰富，在游离时存在广泛渗血。在保持左手位置不变的情况下，需要右手快速反复切换超声刀和吸引器。

4. 在肾脏下极区域游离时，任何条索状组织切割前都需要仔细辨认，以避免损伤右输尿管。

5. 肾部分切除术中可以切掉多余肾周脂肪囊，以使视野清晰。

6. 对于瘤床创面较小，可采用免缝合技术。

7. 错构瘤组织糟脆，术中尽量保证肿瘤完整，对于残余肿瘤采用吸引器吸除干净。

（刘茁　张洪宪　编写）
（刘茁　视频编辑）

视频21

第二节 飞流精选：结节硬化症——肾血管平滑肌脂肪瘤（TSC-RAML）从诊治到共识

一、病例介绍：患者女性，20岁，主因“左下腹间断隐痛2周”就诊。2周前出现左下腹间断隐痛，外院超声提示双肾异常团块，CT提示双肾肿瘤性病变，考虑血管平滑肌脂肪瘤并左肾破裂可能。既往史：外院诊断结节性硬化症，口服依维莫司治疗。

二、查体：智力低下，对答差。全腹软，无压痛及反跳痛，双侧肾区无叩击痛，面部可见对称蝶形皮损（图3-2-1），全身散在隆起皮损（图3-2-2）。

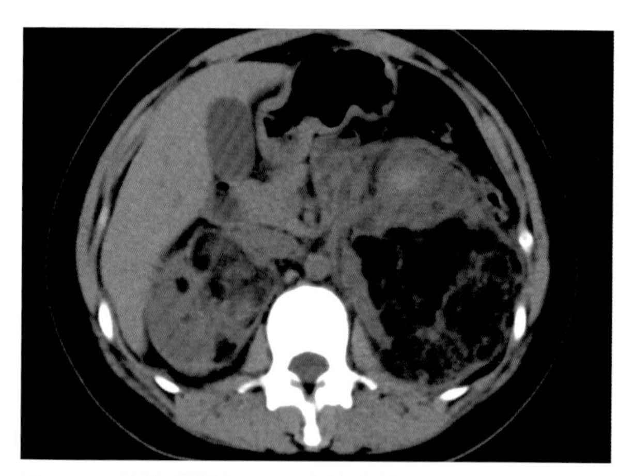

图3-2-3 泌尿系增强CT示双侧肾血管平滑肌脂肪瘤

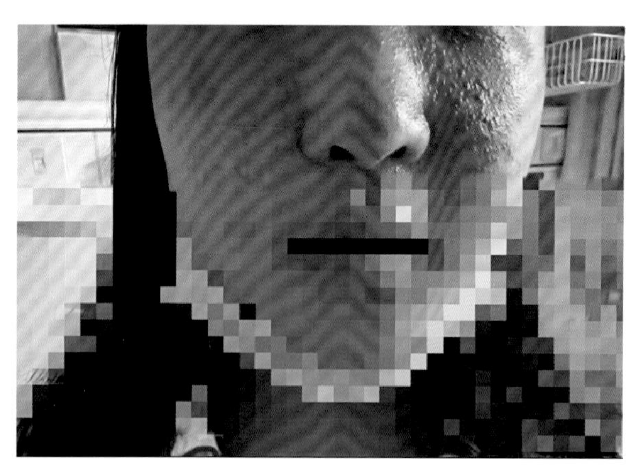

图3-2-1 面部对称蝶形皮损

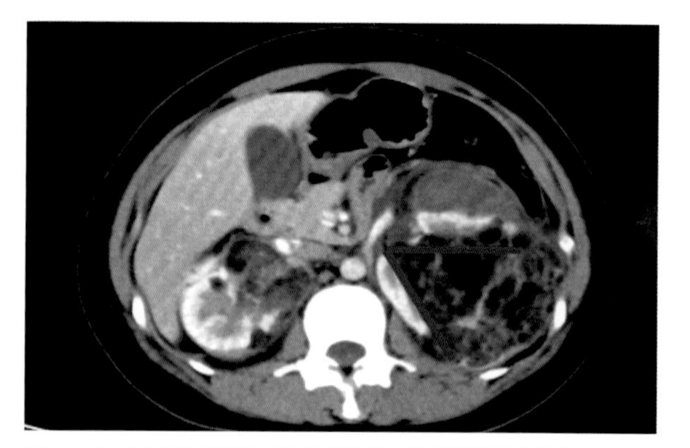

图3-2-4 泌尿系增强CT示双侧肾血管平滑肌脂肪瘤

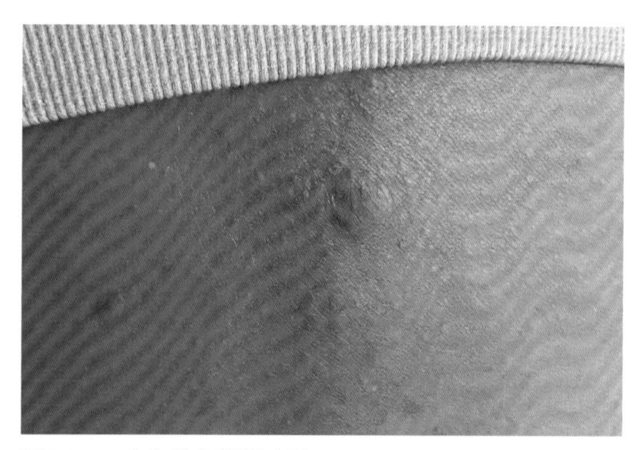

图3-2-2 全身散在隆起皮损

三、泌尿系增强CT提示双侧肾血管平滑肌脂肪瘤，左侧肿瘤破裂，左肾被膜下血肿（图3-2-3～图3-2-5）。

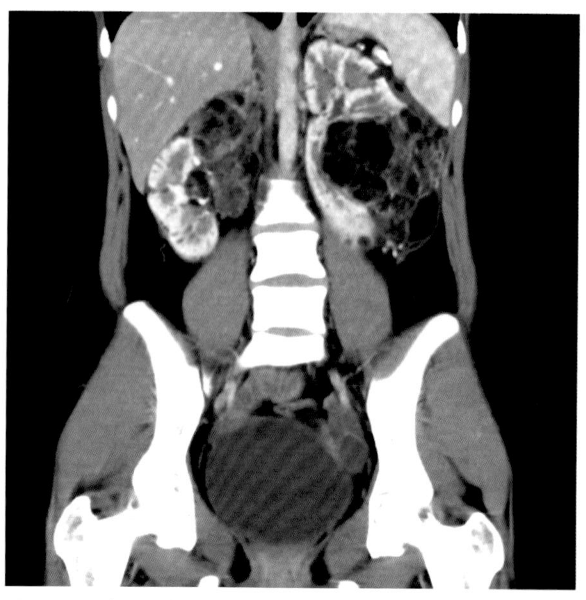

图3-2-5 泌尿系增强CT示双侧肾血管平滑肌脂肪瘤

四、头颅 MRI 示双侧侧脑室室管膜下多发等信号结节影（图 3-2-6、图 3-2-7）。

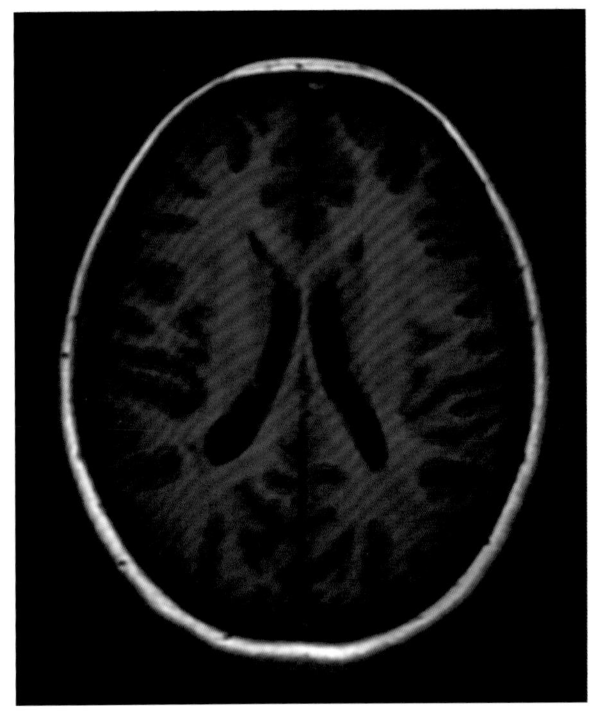

图3-2-6　头颅MRI示双侧侧脑室室管膜下多发结节

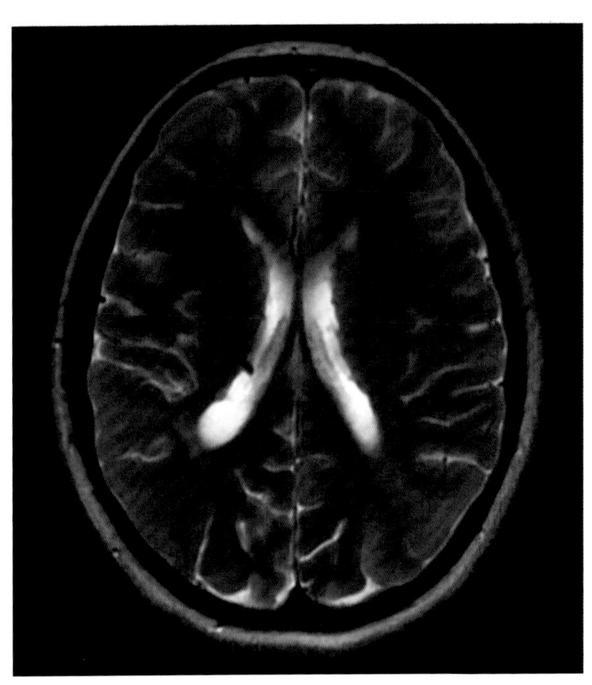

图3-2-7　头颅MRI示双侧侧脑室室管膜下多发结节

五、初步诊断：双侧多发肾血管平滑肌脂肪瘤、左肾被膜下血肿、双肾积水、肝错构瘤、结节硬化症。

六、完善术前检查，排除手术禁忌证，心肺功能、凝血、生化检查未见明显异常，讨论后拟行“左肾部分切除术”，术前备血 800 ml，充分告知风险，完善术前签字谈话手续。2023 年 04 月 10 日在全麻下行腹腔镜左肾部分切除术，手术过程顺利。

七、术后病理提示：灰黄肿物一个，大小 10 cm × 5 cm × 4 cm，部分可见包膜，切面灰白灰黄质软呈多结节状。免疫组化：HMB45（弱+）、S-100（–）、Melan-A（弱+）、SMA（+），符合血管平滑肌脂肪瘤。

八、术后基因检测（图 3-2-8）。

检测结果小结	
基因变异检测	检测范围内检出 0 个体系基因突变，2 个胚系基因突变，0 个体系基因重排，0 个体系基因拷贝数变异，0 个胚系基因重排，0 个胚系基因拷贝数变异
具有明确临床意义的变异（一级变异）	TSC2 p.I1197AfsTer32
具有潜在临床意义的位点（二级变异）	-
临床意义尚不明确的变异（三级变异）	详细结果请见“NGS 检测结果”章节。
未检测到变异的本癌种重要基因	BAP1;SETD2;TP53;VHL
遗传性肿瘤基因检测	TSC2 p.I1197AfsTer32

图3-2-8　术后基因检测NGS测序

九、流行病学与发病机制：①结节硬化症（tuberous sclerosis complex，TSC）是一种常染色体显性遗传性疾病。②疾病由于 *TSC1* 或 *TSC2* 基因种系突变导致蛋白功能失活而引起。③发病机制：*TSC1* 或 *TSC2* 基因突变引起 TSC1/TSC2 复合体功能异常，对雷帕霉素靶蛋白复合体 1（mechanistic target of rapamycin complex 1，mTORC1）解除抑制作用，通过促进细胞生长并抑制细胞自噬导致 TSC 的发生。④几乎累及所有器官及系统，以脑、肾脏、皮肤、心脏和肺表现突出。⑤ TSC 患者常见的死因是肾脏病变、癫痫及新生儿心脏横纹肌瘤。⑥ TSC 的新生儿发病率为 1/10 000~1/6000。⑦ TSC 患者的肾脏病变包括肾血管平滑肌脂肪瘤（renal angiomyolipoma，RAML）、肾脏囊性疾病和肾细胞癌，其中 RAML 可见于 80% 以上的 TSC 患者，成年患者中约 80% 的死亡是由于 RAML 破裂出血或肾脏相关并发症所致。

十、特异性临床表现之问诊：询问 3 代家族病史、癫痫病史。

十一、特异性临床表现之查体：①皮肤：头部的纤维板块（主要特征）、面部的血管纤维瘤（主要特征）、胸背部的色素脱失斑（主要特征）、胸背部的鲨革斑（主要特征）、手足的指甲纤维瘤（主要特征）、四肢的斑斓皮损（次要特征）。②口腔：牙釉质点状凹陷（次要特征）、口腔纤维瘤（次要特征）。③神经系统：癫痫、智力发育。

十二、辅助检查：①眼科：眼底镜——多发性视网膜错构瘤（主要特征）、视网膜色素斑（次要特征）。②神经系统：头部 MRI——皮质发育不良（主要特征）、巨细胞星形细胞瘤（主要特征）；头颅 CT——室管膜下结节（主要特征）。脑电图——癫痫。③心血管系统：超声心动图或心脏核磁——心脏横纹肌瘤病（主要特征）。④呼吸系统：肺部 CT——淋巴管肌瘤病（主要特征）。⑤腹部：腹盆腔增强 CT——肾血管平滑肌脂肪瘤（主要特征）、多发性肾囊肿（次要特征）、肝脏错构瘤（次要特征）。

十三、治疗之观察等待。适应证：肾血管平滑肌脂肪瘤肿瘤直径＜ 3 cm、无明显症状、肾功能无异常。方法：每 1 至 3 年进行一次腹部 MRI 检查，每年至少评估一次肾功能并监测血压。注意：合并有＞ 5 mm 肾动脉瘤，不能坚持随访以及急诊患者，不应该采取观察等待。

十四、药物治疗：一线治疗方案：依维莫司（mTOR 抑制剂），缓解率达 42%，中位缓解时间为 2.9 个月。注意：定期检测血药浓度，每 3 ~ 6 个月复查 MRI 评估效果。

十五、选择性动脉栓塞：选择性动脉栓塞 + 类固醇激素可作为 TSC-RAML 破裂出血一线治疗。无症状仅作为二线可选方案。注意：①交代栓塞后综合征、急性肾衰竭和感染风险。②单个病灶的栓塞不能阻止其他病变的进展。③平衡完全闭塞 RAML 血流供应和保留正常肾脏组织血流供应。

十六、外科手术：手术原则：尽可能保留肾单位，尽可能避免肾脏全切。手术适应证：① mTOR 抑制剂（依维莫司）治疗无效或进展的 TSC-RAML；②具有潜在恶性倾向的上皮样 TSC-RAML；③部分单个巨大的 TSC-RAML，单个巨大肿瘤出血风险大，并且极有可能引起肾功能不全。对 TSC-EAML 患者建议手术后继续接受依维莫司辅助治疗，或采用依维莫司术前治疗联合保肾手术和术后依维莫司辅助治疗的“三明治”疗法，肾切除术为二线可选方案。

十七、生育：PGT（Preimplantation Genetic Testing，胚胎植入前遗传学检测）即第三代试管婴儿技术，是利用显微操作技术将胚胎中（目前主要做囊胚）的数个细胞取出，检测这个胚胎是否含有遗传病基因或者异常染色体，选择正常或不致病的胚胎植入母体。

诊治路线如图 3-2-9。

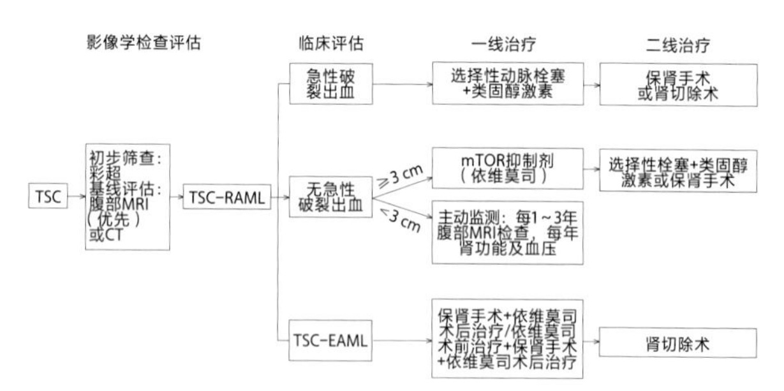

图3-2-9　诊治路线图

（方杨毅　卢剑　编写）

第三节　右肾下极错构瘤行后腹腔镜肾部分切除术——再学腔镜基本操作和手法（初学者适用）

一、病例介绍：患者 39 岁女性，主因“体检发现右肾占位 2 年”入院。既往剖宫产术后 12 年。泌尿系超声提示右肾下极高回声结节，大小为 5.0 cm × 3.5 cm，可见少量血流信号，诊断为右肾实性结节，错构瘤可能性大。

二、泌尿系增强 CT 提示右肾下极混杂密度影，向外凸出肾脏轮廓，可见脂肪密度，边界清晰，直径 3.8 cm × 4.0 cm × 3.2 cm，增强扫描可见强化，肿瘤内可见血管穿行（图 3-3-1）。诊断为右肾占位，错构瘤可能性大。右肾下极错构瘤距离右侧输尿管近（图 3-3-2），距离仅为 1.5 cm，术中切除肿瘤时需要注意避免损伤输尿管。

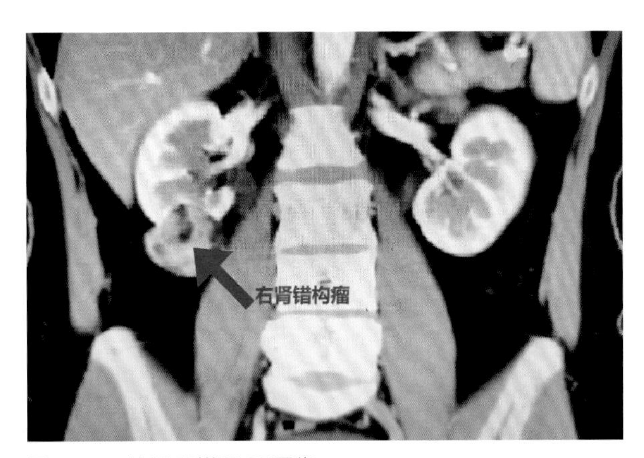

图3-3-1　泌尿系增强CT图像

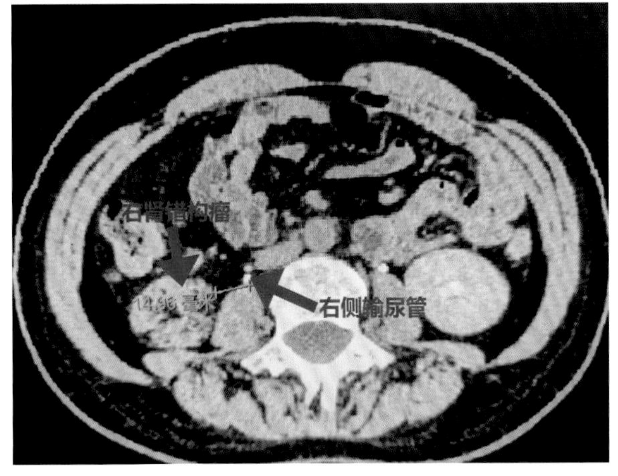

图3-3-2　影像学提示错构瘤距右侧输尿管近

三、右侧肾肿瘤的腹膜后脂肪切除，下刀位置为右上角的右手穿刺器正对的位置。在黄色的脂肪中切开寻找白色的侧椎筋膜，再沿着逆时针方向切开侧椎筋膜。图 3-3-3 显示了左、右手的发力方向。右手向上切割，左手稍用力向下制造张力。这样形成逆时针的“弧形”切割轨迹。沿着白色侧椎筋膜的已知层面不断扩展到未知层面。保证已知的白色层面不丢失，在切割过程中不需要切开别处脂肪而重新寻找层面。

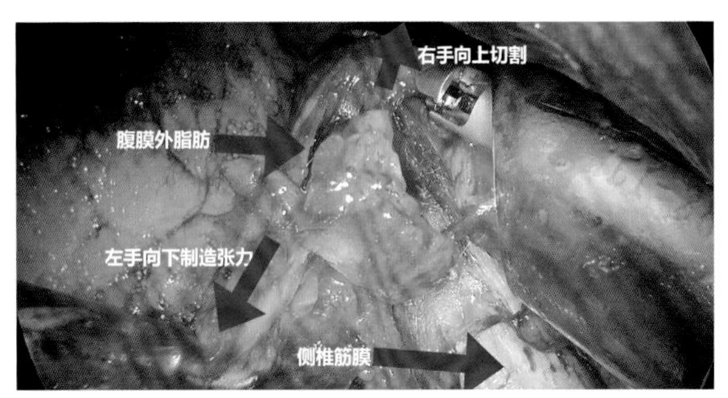

图3-3-3　发力方向示意

四、编者对腹膜外脂肪清理的理解，通常是逆时针从右上角 → 左上角 → 左下角 → 右下角。图 3-3-4 显示本次手术清理更倾向于“Z”字形。在从右上角向左上角逆时针弧形切开至左上角时，将会遭遇一个血管丰富区，这些丰富的血管供应腹膜外脂肪。在完成左上角游离后，不直接向足侧游离左下角，而是“Z”字形向中心游离，在脂肪外筋膜与侧椎筋膜间的疏松结缔组织游离。

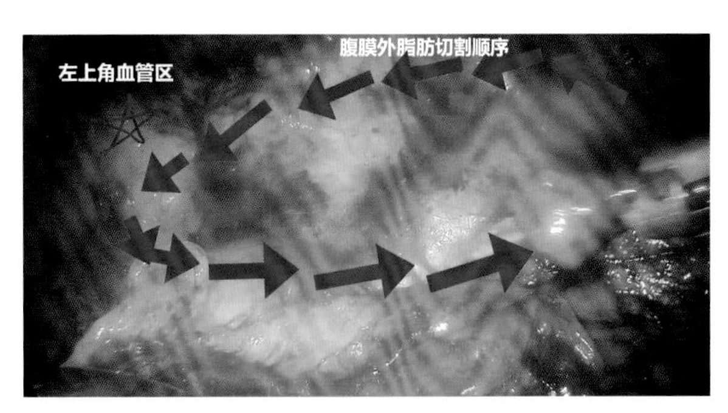

图3-3-4　“Z”字形处理腹膜外脂肪

五、在腹膜外脂肪的外层，有一层薄薄的包绕脂肪的筋膜，称为脂肪筋膜（图 3-3-5）。脂肪筋膜有丰富的小血管。如果在脂肪筋膜与侧椎筋膜间的层次游离，创面是白色无血的，且存在疏松结缔组织，可以钝性分离增加效率。如果在脂肪筋膜与脂肪间层次游离，创面是红色有血的，且需要锐性分离，效率降低。

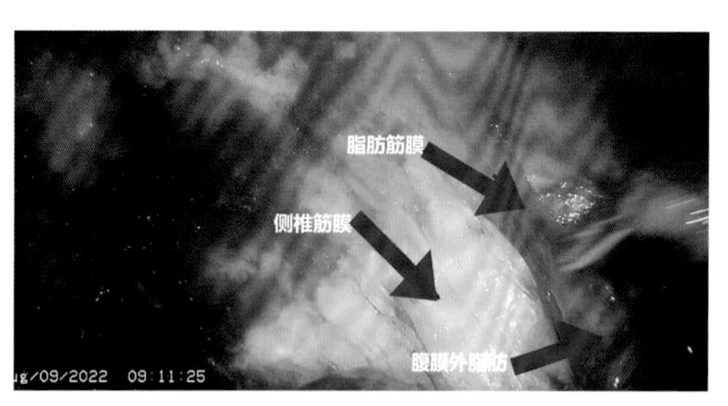

图3-3-5 脂肪筋膜分离示意图

六、侧椎筋膜的下刀位置位于腹膜返折外侧一个刀头的位置（图 3-3-6）。在不损伤腹膜返折的情况下，最大程度减少腹侧面游离时的遮挡。

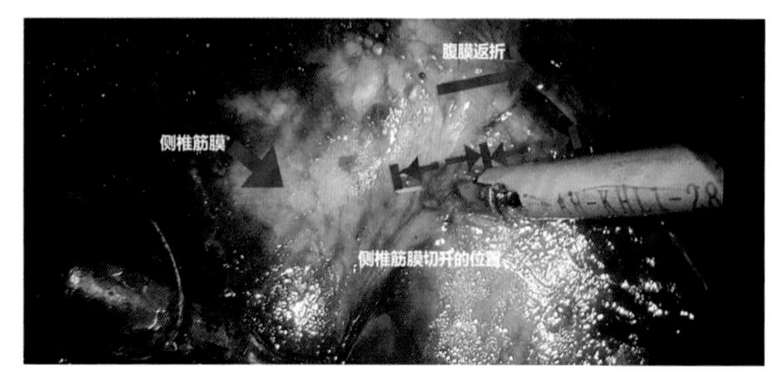

图3-3-6 侧椎筋膜的下刀位置

七、采用超声刀切开侧椎筋膜，在侧椎筋膜与肾周脂肪筋膜间游离疏松结缔组织。图 3-3-7 可见紧贴侧椎筋膜将肾周脂肪筋膜拨开的过程。避免损伤肾周脂肪筋膜以使肾周脂肪松散。

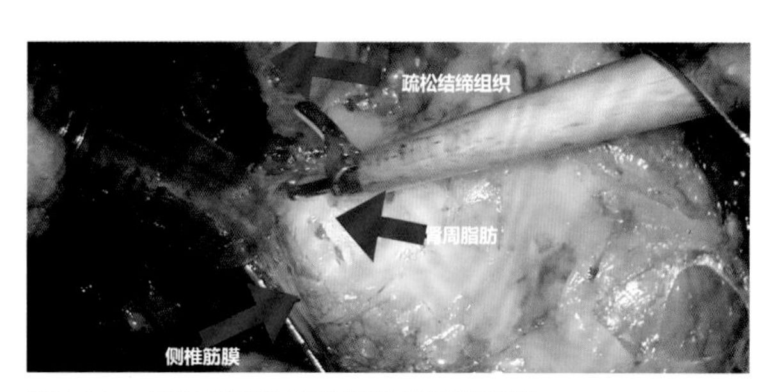

图3-3-7 紧贴侧椎筋膜拨开肾周脂肪筋膜

八、在腹膜外脂肪游离过程中，脂肪团的左上角和左下角是血管丰富区。在游离这两角时有时不可避免地会造成出血。图 3-3-8 显示的是来自腹膜外脂肪的出血，浸润在未打开的侧椎筋膜上。当切开侧椎筋膜后将进入崭新的白色的无出血层面。

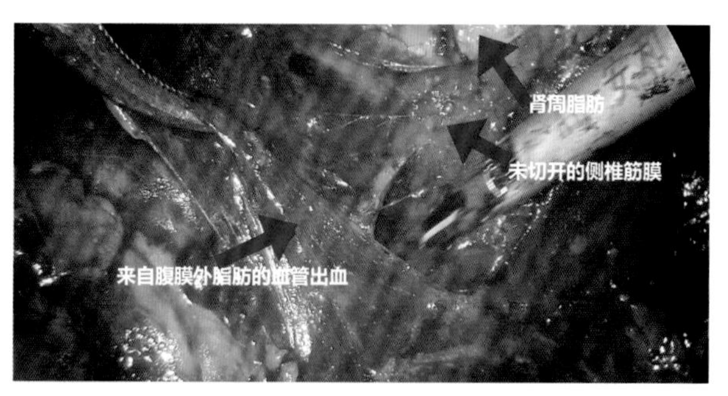

图3-3-8 腹膜外脂肪出血渗出

九、图 3-3-9 显示的是切开侧椎筋膜后进入的肾脏背侧层面，有白色的疏松结缔组织。腹膜外脂肪渗出的血只截止到侧椎筋膜的表面，没有进一步浸润到深方而污染视野。

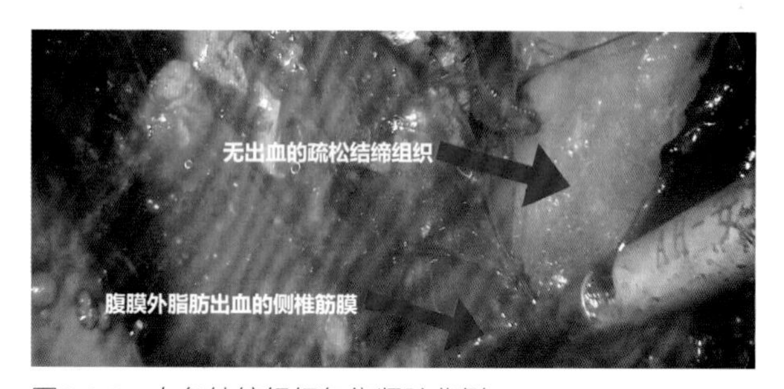

图3-3-9 白色结缔组织包绕肾脏背侧

十、侧椎筋膜切开后，在肾脏背侧层面肾下极水平，简单地钝性分离后可以暴露右侧输尿管和下腔静脉（图 3-3-10）。

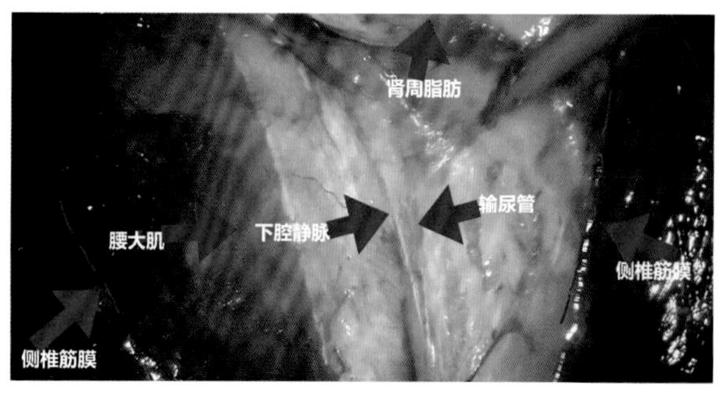

图3-3-10 右侧输尿管和下腔静脉暴露

十一、沿着下腔静脉表面层面由足侧向头侧游离表面脂肪（图 3-3-11）。在腔静脉表面脂肪内存在滋养血管，在切开过程中可能会有少量出血，污染视野。采用超声刀快档或慢档电凝止血，听到 2 到 3 声提示音后通常止血完善，时间太长快档可能将血管切断造成再次出血。

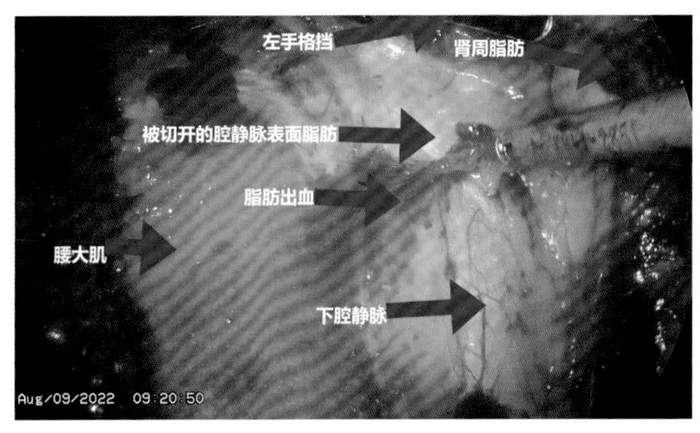

图3-3-11　沿下腔静脉游离脂肪

十二、在沿着下腔静脉表面向头侧游离过程中，右手超声刀刀头通常有两个动作，一个是从左侧向右侧垂直下腔静脉走行的钝性剥离动作，一个是从足侧向头侧平行下腔静脉走行的锐性挑切动作（图 3-3-12）。两个动作相互配合，直到暴露右肾动脉的位置。超声刀刀杆与腹壁呈 45° 夹角时，超声刀刀头所对应的位置通常是肾动脉（肾门）的位置。

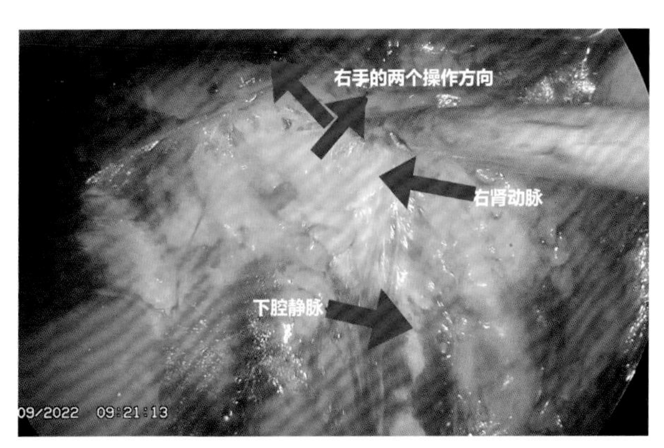

图3-3-12　右手操作方向示意图

十三、在游离右肾动脉将其骨骼化的过程中，会遭遇血管表面的致密结缔组织。利用超声刀刀头金属杆的上挑动作，将其分束切断（图 3-3-13）。

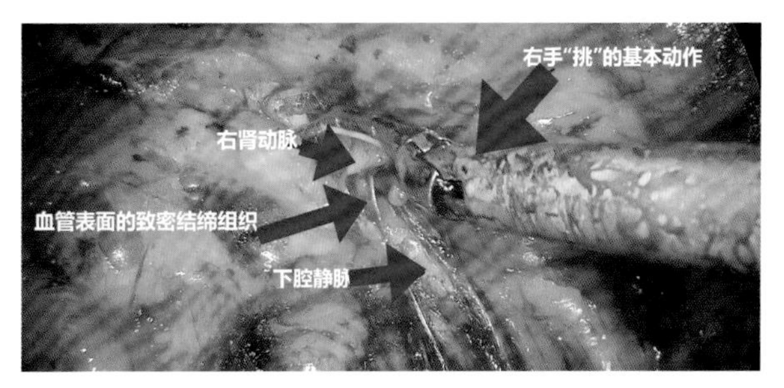

图3-3-13　切断血管表面的结缔组织

十四、图 3-3-14 可见在右肾动脉的足侧，有一条待切断的组织。利用右手超声刀的金属杆，从下向上游离出动脉与组织之间的缝隙。

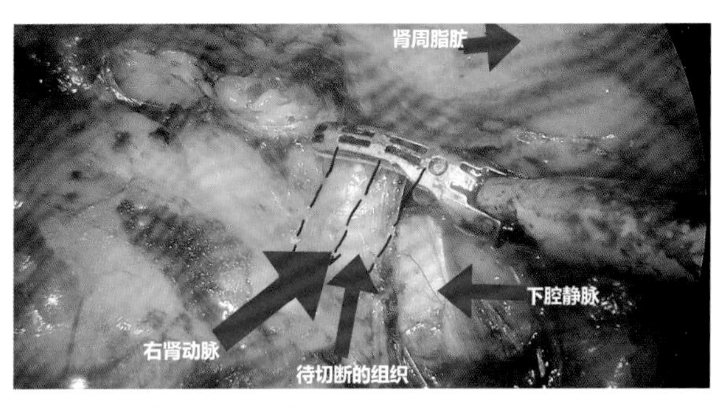

图3-3-14　右肾动脉足侧待切断组织

十五、金属杆从下向上挑起结缔组织，较肾动脉提高一个层次。小心分离动脉与组织间的缝隙后，向头侧伸入到缝隙中，夹闭超声刀头做功切断（图 3-3-15）。如图 3-3-16，在做功时，避免刀头正对肾动脉而造成动脉损伤。

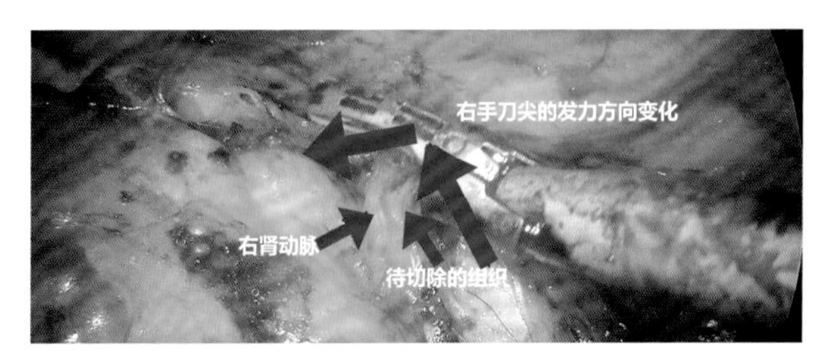

图3-3-15　超声刀做功夹断组织

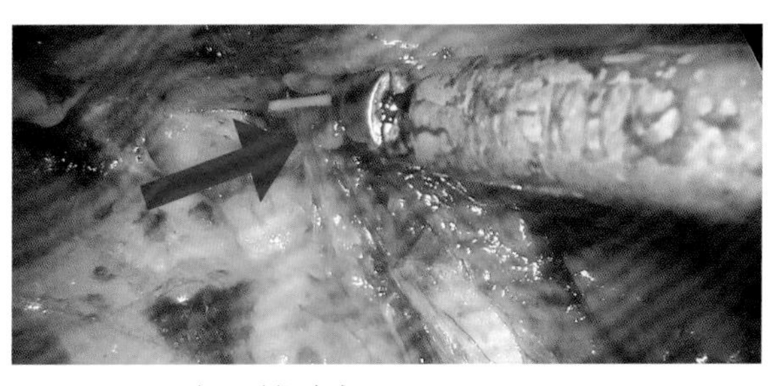
图3-3-16　刀头正对肾动脉

十六、图 3-3-17 示动脉骨骼化的表现。

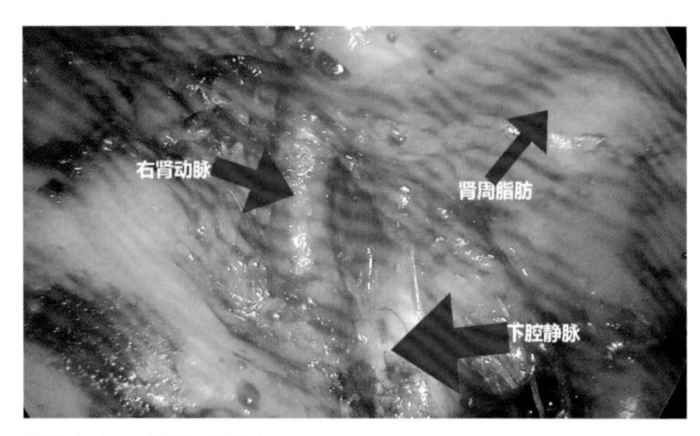

图3-3-17 动脉骨骼化

十七、游离肾脏腹侧层面，切开肾周脂肪囊，暴露右肾下极的错构瘤（图 3-3-18）。因良性肿瘤的特点，肿瘤与肾周脂肪无明显粘连。

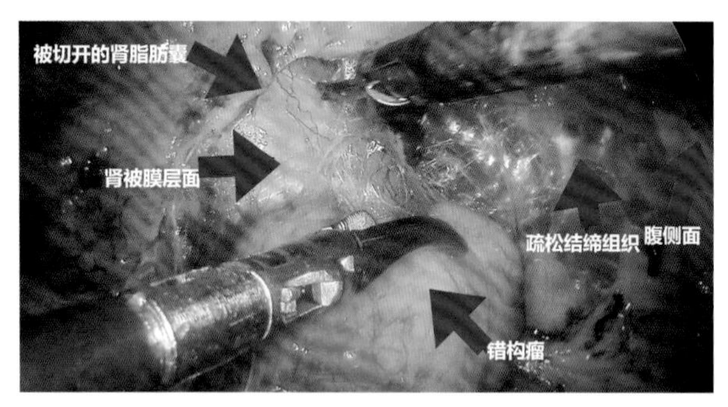

图3-3-18 暴露右肾下极错构瘤

十八、图 3-3-19 示游离右侧输尿管与肾下极错构瘤之间层面过程。小心切开肿瘤与输尿管之间的脂肪组织，避免损伤右侧输尿管。在任何切割和缝合动作前都要直视到输尿管以避免损伤。

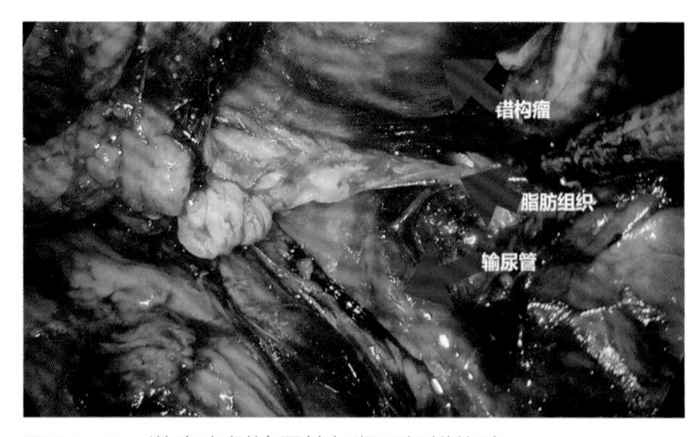

图3-3-19 游离右侧输尿管与肾下极错构瘤

十九、图 3-3-20 示肾错构瘤游离显露后改变。置入 2-0 可吸收倒刺缝线以备缝合。

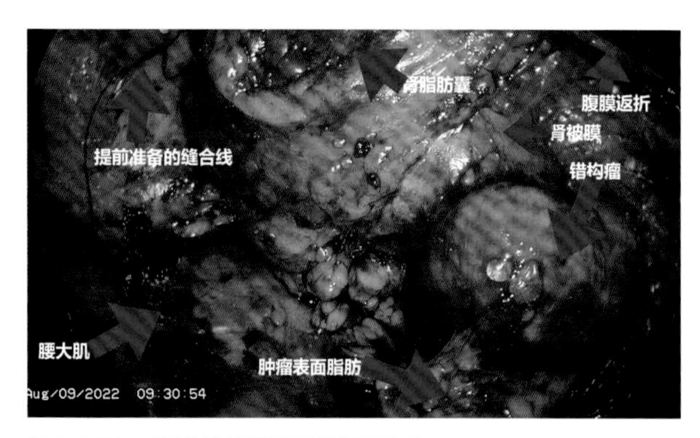

图3-3-20 肾错构瘤游离显露后改变

二十、采用哈巴狗钳阻断右肾动脉后，采用剪刀切除肿瘤（图 3-3-21）。因肿瘤良性特点，对肾功能保护（尽量保留正常肾组织）的要求高于无肿瘤残余。对于瘤床残余的错构瘤成分，采用吸引器充分吸除。采用双极电凝在肿瘤床凝闭避免出血。

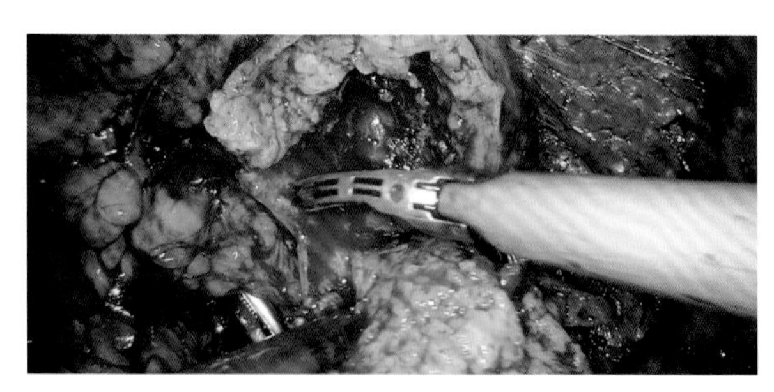

图3-3-21 剪刀切除肿瘤

二十一、本书第 1 辑第一章第十节“经腹膜后途径腹腔镜肾部分切除术：以位置及形态为依据的肾脏肿瘤分类”描述了不同位置肾肿瘤分类。本例属于第 29 种类型——右侧肾脏中下部背侧外突型肿瘤。图 3-3-22 示肿瘤切除后改变。

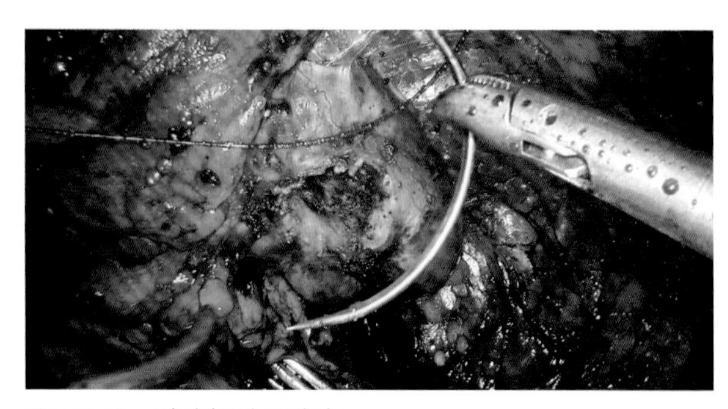

图3-3-22 肿瘤切除后改变

二十二、对于右肾下极肿瘤需要采用右手反针缝合（图 3-3-23）。在传统后腹腔途径的三孔法基础上，在镜头穿刺器与右手穿刺器之间偏腹侧位置置入第四穿刺器，呈等腰三角形。右手针持经过第四穿刺器有利于缝合。这里需要指出，右肾下极对应的体表投影相当于右手穿刺器位置，因此选择比右手穿刺器位置更靠足侧的第四穿刺器，在缝合上有优势。持针方式需要选择反针缝合。

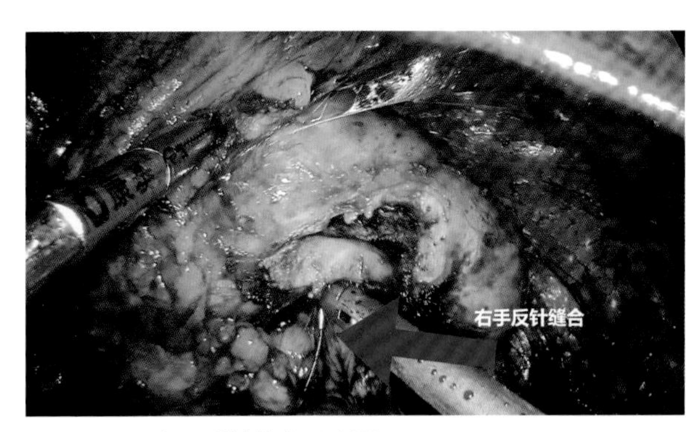

图3-3-23　右手反针缝合示意图

二十三、图 3-3-24 示采用 2-0 可吸收倒刺缝线缝合瘤床后。

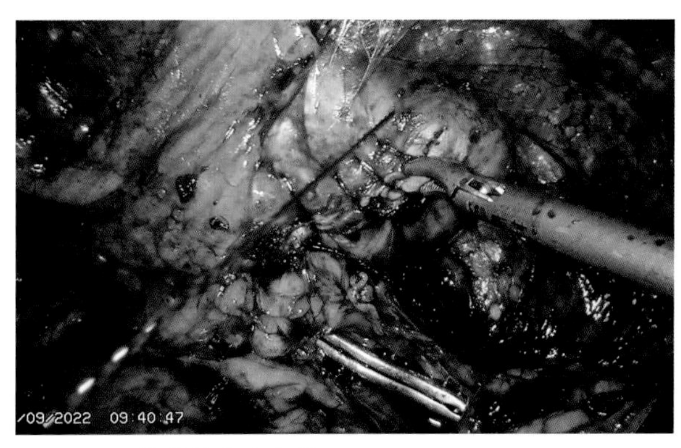

图3-3-24　缝线缝合瘤床后

二十四、解除血管阻断后无明显出血，阻断时间为 9 分钟。在缝线末端紧贴肾被膜夹血管夹（图 3-3-25）。

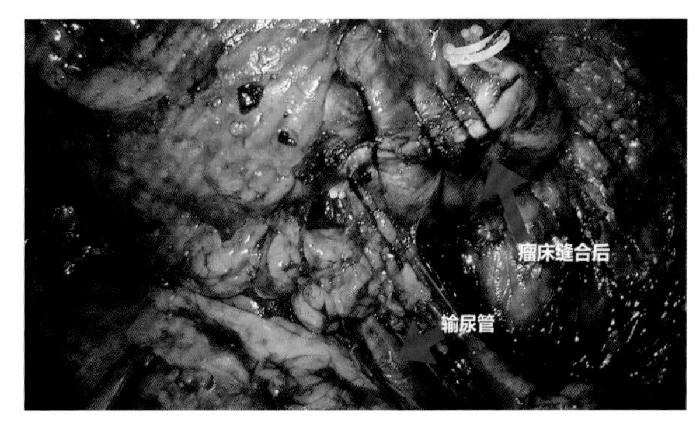

图3-3-25　解除血管阻断后无明显出血

二十五、图 3-3-26 示肾错构瘤的大体标本。

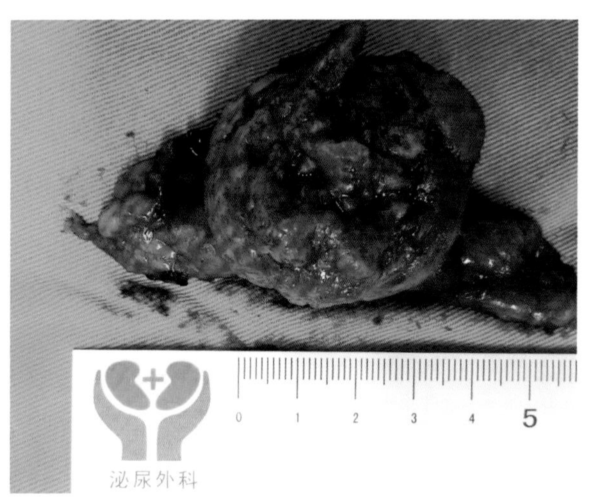

图3-3-26　肾错构瘤大体标本

（刘茁　张洪宪　编写）

（刘茁　视频编辑）

视频22

第四章　肾囊肿手术学习笔记

后腹腔镜肾囊肿去顶术——初学者适用的操作小技巧

一、病例介绍：患者60岁男性，主因“体检超声发现右肾囊肿1个月”就诊。B超提示右肾无回声区，大小约8.4 cm × 7.8 cm，边界清。既往陈旧性脑梗死、肝多发囊肿、肺气肿、肺大疱。诊断考虑右肾囊肿。行后腹腔镜下右肾囊肿去顶术。

二、泌尿系增强CT提示右肾类圆形低密度影，直径为8.1 cm × 7.1 cm × 5.0 cm，壁可见少量钙化，增强扫描未见强化，排泄期未见造影剂进入，诊断考虑右肾囊肿。增强CT水平位见图4-1-1。

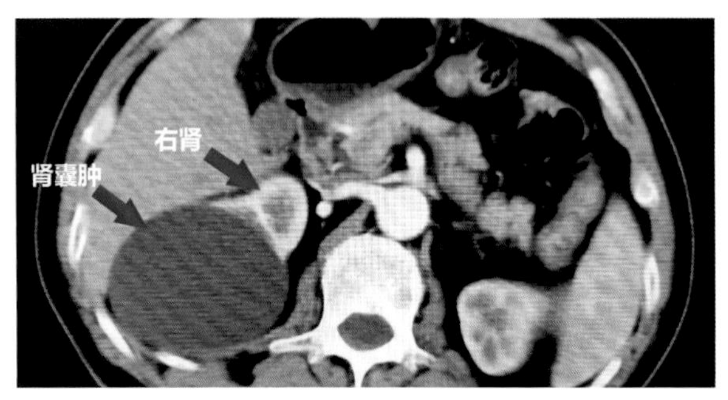

图4-1-1　增强CT水平位示右肾囊肿

三、增强CT矢状位见图4-1-2，可见囊肿位于右肾上极略偏背侧。

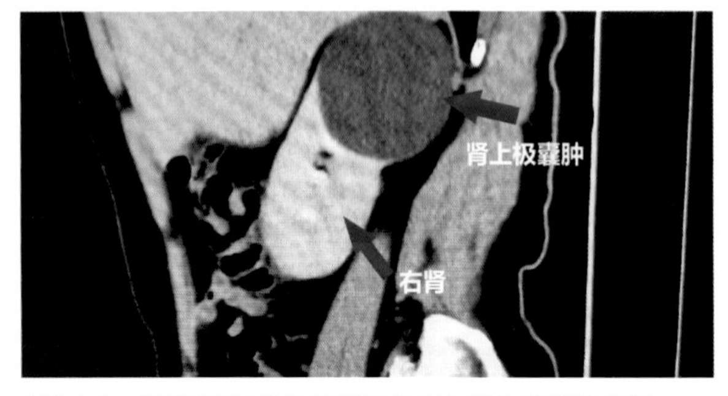

图4-1-2　增强CT矢状位示囊肿位于右肾上极略偏背侧

四、增强CT冠状位见图4-1-3，可见囊肿位于右肾上极偏外侧。

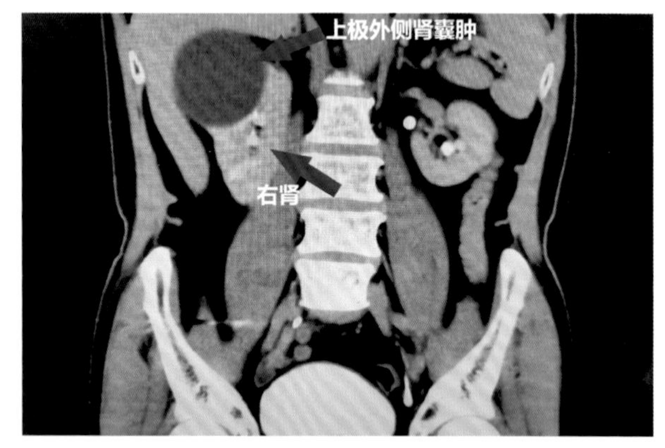

图4-1-3　增强CT冠状位示囊肿位于右肾上极偏外侧

五、经后腹腔途径手术，先游离腹膜外脂肪。切开侧椎筋膜，游离肾脏背侧层面，适度游离肾脏腹侧层面。如图4-1-4所示，沿着肾脏长轴的腹背侧交界处切开肾脂肪囊，游离至肾被膜层面。

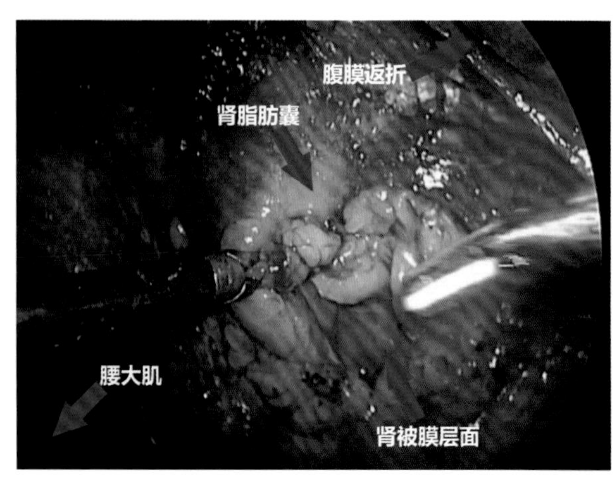

图4-1-4　沿肾脏长轴腹背侧交界处切开肾脂肪囊

六、从足侧向头侧切开肾脂肪囊，遭遇肾上极的肾囊肿。如图 4-1-5 可见，在囊肿表面有一层富含小血管的包膜，术中需要切开这层包膜才能进入到正确的层次。正确的层次肾囊肿表面呈蓝色，表面无小血管。

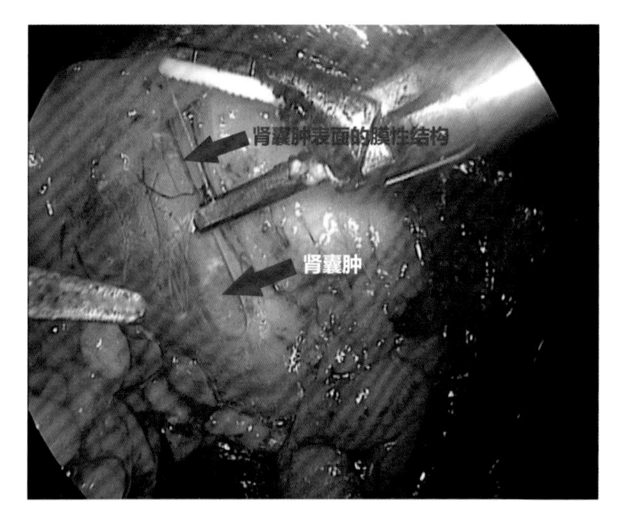

图4-1-5　打开囊肿表面包膜

七、在肾脂肪囊与肾囊肿之间，通常有一层白色的疏松结缔组织。右手超声刀口闭合，采用超声刀杆的钝性游离作用，分开这层疏松结缔组织。这种钝性游离的操作手法好像轻抚面颊一般，既能起到钝性游离作用，又能避免力度过大压迫损伤肾囊肿（图 4-1-6）。

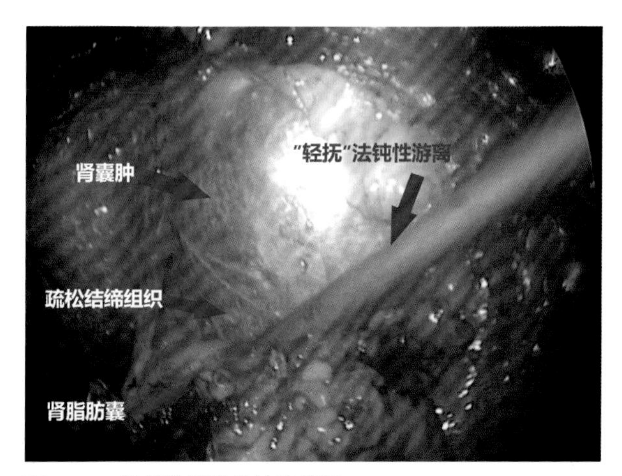

图4-1-6　钝性游离疏松结缔组织

八、刺破肾囊肿吸除囊液的步骤考验术者双手配合能力。超声刀刺破位置选择右利手正对的较高的位置（图 4-1-7）。

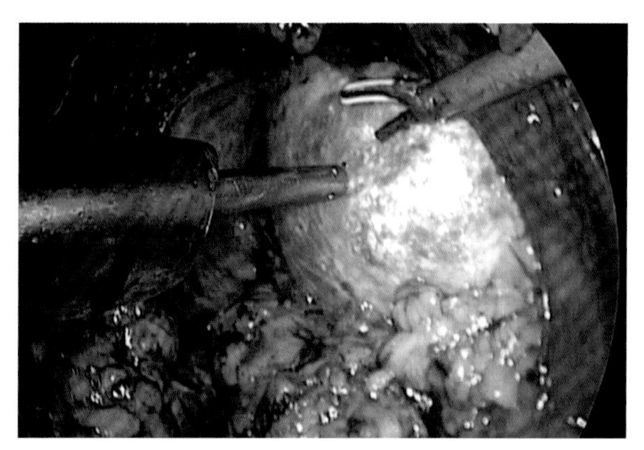

图4-1-7　超声刀刺破位置为右利手正对较高位置

九、在超声刀金属杆刺破肾囊肿的瞬间，左手吸引器杆迅速通过破口插入到囊肿内部，吸除囊液。避免囊液外渗造成周围组织水肿（图 4-1-8）。

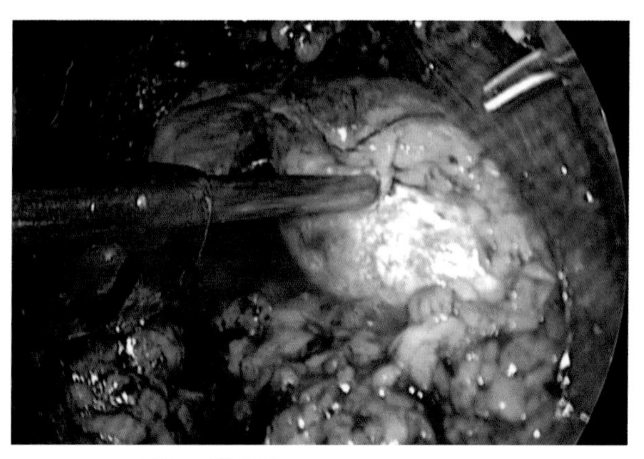

图4-1-8　吸引器吸除囊液

十、囊肿内囊液被吸引器吸除后囊壁塌陷，会暴露出新的操作空间。左手弯钳夹持塌陷的囊肿，右手超声刀继续分离暴露囊肿的腹侧面，游离肾脂肪囊，暴露出肾实质（图 4-1-9）。

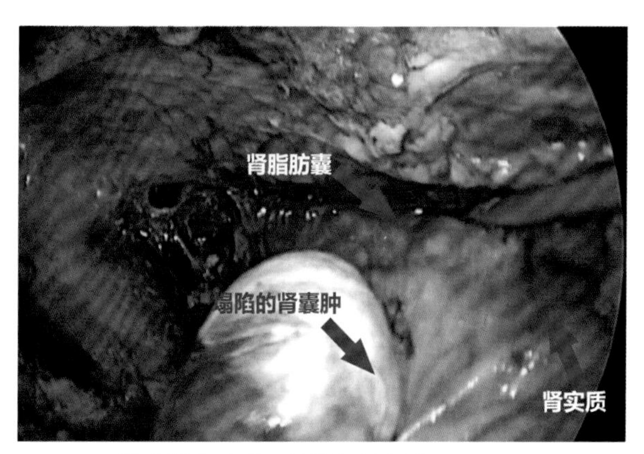

图4-1-9　游离肾脂肪囊，暴露出肾实质

十一、在囊壁与肾实质的交界（稍微偏向囊肿侧）切开，为肾实质保留一个小的囊壁边缘。避免肾实质损伤出血。左手弯钳牵拉囊壁时，需要变化角度以利于直视，利于右手切割。在切除完毕后，可以用双极电凝将边缘止血。在应用双极电凝时，需要保证双极装置的两个钳头分开“虚张”，而不能夹得过紧“夹实”，这样既能保证器械的安全应用，又能保证止血效果（图 4-1-10）。

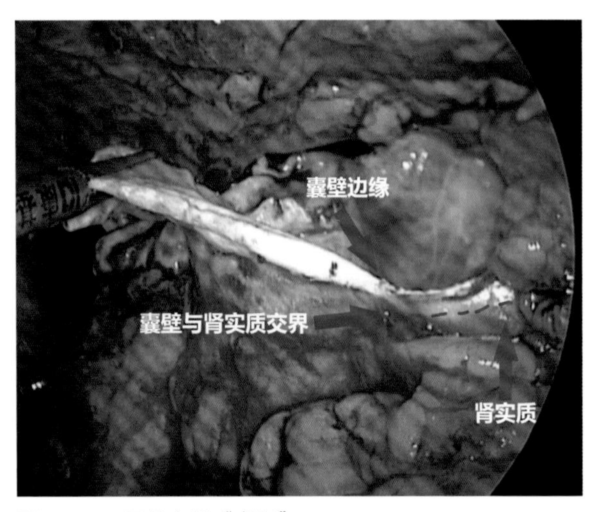

图4-1-10 双极电凝“虚张”

十二、囊肿的肾脏凹面应尽量避免损伤。囊肿肾脏凹面一旦损伤，双极电凝止血效果差，容易产生顽固性渗血（图 4-1-11）。

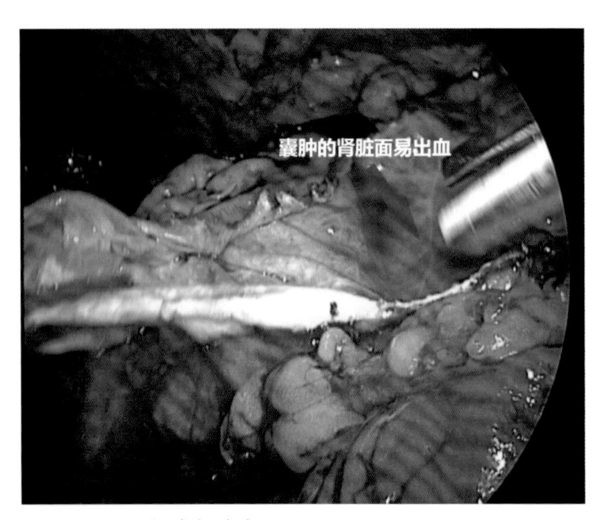

图4-1-11 双极电凝止血

十三、图 4-1-12 示囊壁切除后改变。

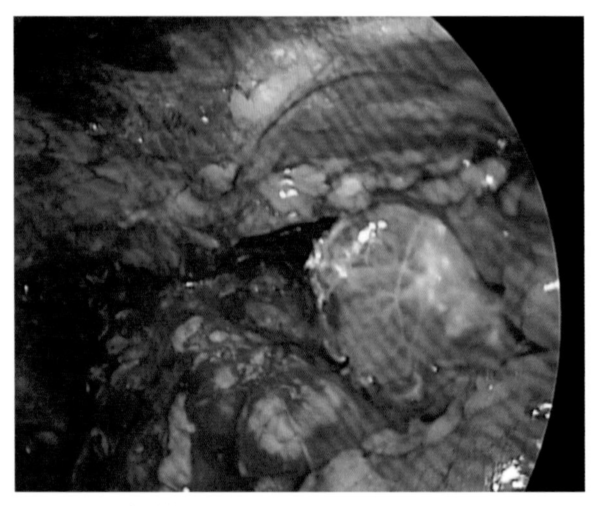
图4-1-12 囊壁切除后改变

十四、手术最后需要用标本袋将游离状态的腹膜外脂肪装入，取出体外。腹膜外脂肪的取出是术后容易遗漏的环节。先将标本袋通过穿刺器置入到后腹腔空间，标本袋底部靠近头侧，袋口靠近足侧，呈“倒置状”。左右手两把弯钳相互配合将皱缩的标本袋口展开。钳夹腹膜后脂肪贴近标本袋开口的后侧边，向标本袋内部翻转滚动脂肪团，直至完全进入标本袋。拉紧袋口的收缩线，完成装袋过程（图 4-1-13）。

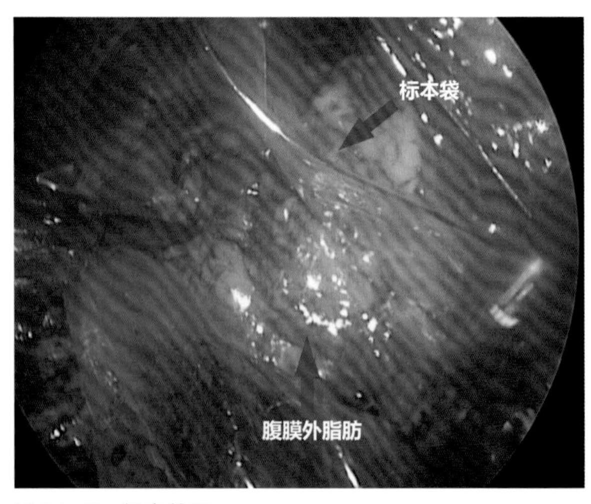

图4-1-13 标本装袋

（刘苗 张洪宪 编写）

第五章　腹膜后肿瘤手术学习笔记

第一节　机器人经腹腔途径的副神经节瘤切除术——小动脉出血的缝扎技巧

一、病例介绍：患者 43 岁女性，主因“间断头痛 5 年，视物模糊 6 个月”就诊。主要症状表现为右侧前额部间断头痛，伴心悸、出汗，休息 3 至 5 分钟后可以缓解。6 个月前出现头痛频率增加，视物模糊、右侧眼球胀痛、右眼黑影。既往甲状腺功能亢进 25 年、脑垂体泌乳素瘤 13 年。查体：血压 213/130 mmHg。初步诊断为高血压急症、副神经节瘤、双眼高血压视网膜病变（Ⅲ期）。口服盐酸酚苄明、酒石酸美托洛尔控制血压。

二、实验室检查：去甲肾上腺素 4833 pg/ml（正常值 70 ~ 750 pg/ml），甲氧基去甲肾上腺素 1490.83 pg/ml（正常值< 165 pg/ml）。

三、腹盆腔增强 CT 提示腹膜后十二指肠水平段后方可见混杂密度团块，不均匀强化，大小约 4.4 cm × 4.7 cm（图 5-1-1 ~ 图 5-1-3）。诊断考虑左侧腹膜后肿瘤，副神经节瘤可能性大。行 PET/CT 提示腹膜后占位性病变伴随高代谢（图 5-1-4），考虑为神经源性肿瘤，副神经节瘤可能性大。

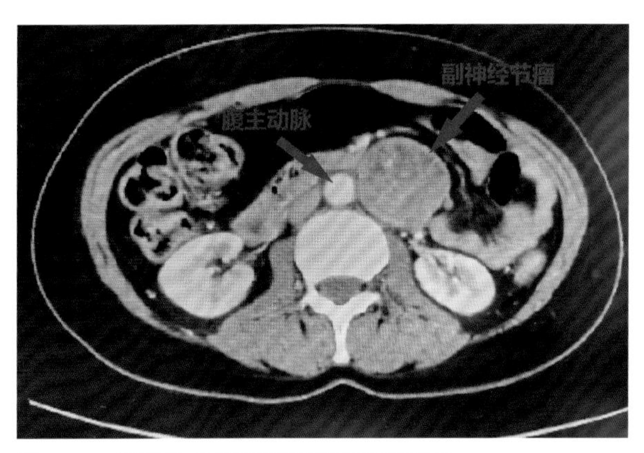

图5-1-1　腹盆腔CT示腹膜后混杂密度团块

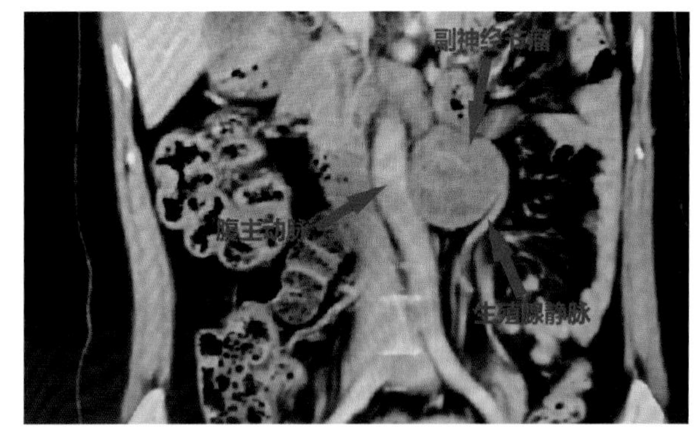

图5-1-2　腹盆腔CT示腹膜后混杂密度团块

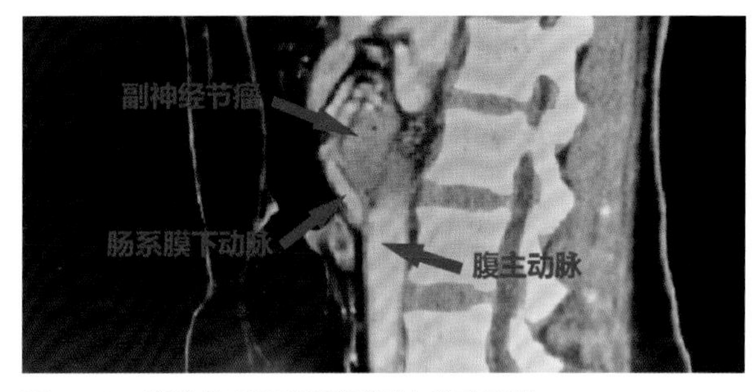

图5-1-3　腹盆腔CT示腹膜后混杂密度团块

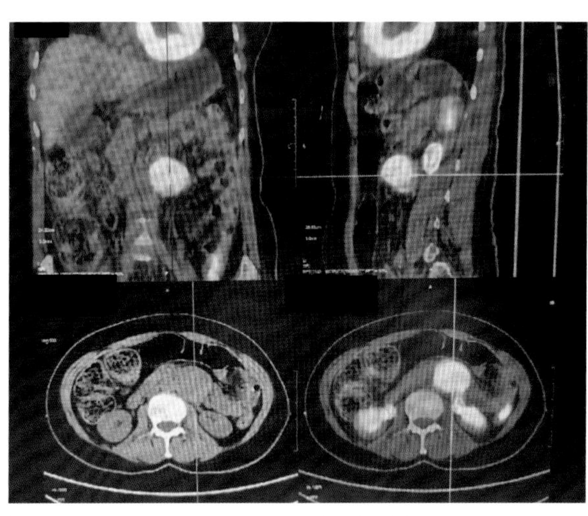

图5-1-4　PET / CT示腹膜后占位伴代谢增高

四、术前采用酚苄明治疗4周，复查肾脏增强CT观察肿瘤出现变化。肿瘤呈现环形强化，壁厚，大小约5.3 cm × 5.0 cm，临近腹主动脉壁厚，与病变界限不清晰（图5-1-5 ~ 图5-1-8）。

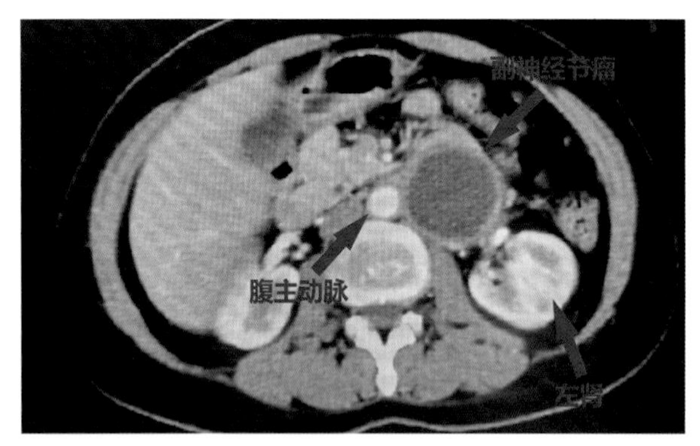

图5-1-5　酚苄明治疗后肿瘤呈环状强化

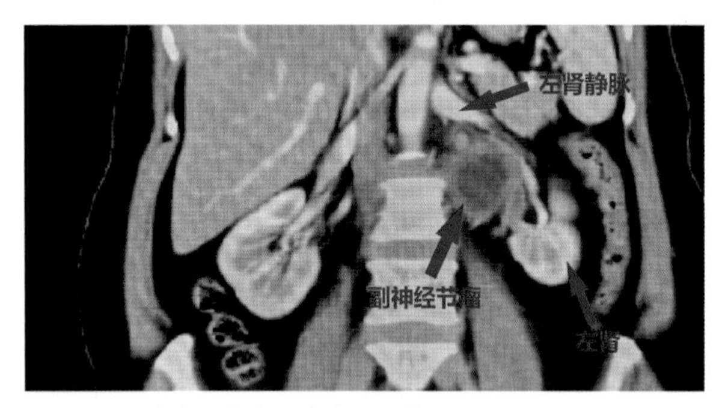

图5-1-6　酚苄明治疗后肿瘤呈环状强化

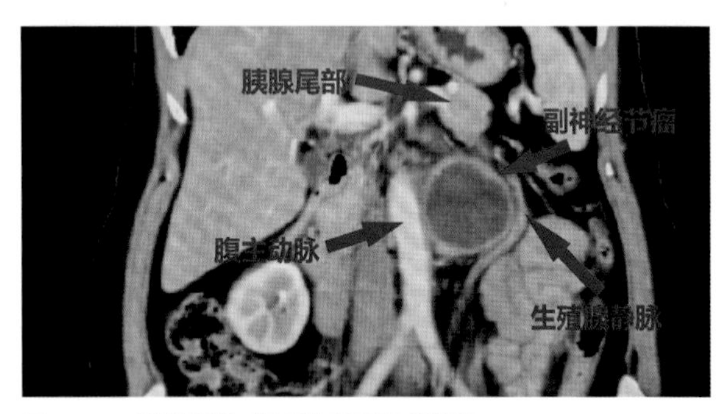

图5-1-7　酚苄明治疗后肿瘤呈环状强化

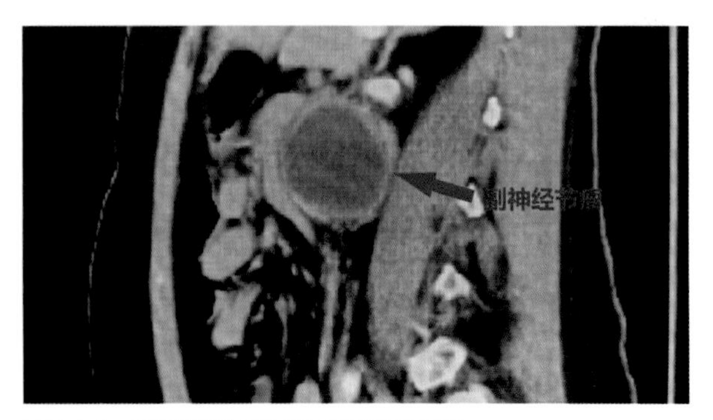

图5-1-8　酚苄明治疗后肿瘤呈环状强化

五、体位摆放与穿刺器布局如图5-1-9所示：患者选择右侧卧位，左侧抬高。在胸部下方置入胸枕抬高身体。在胸部和臀部的背侧放置侧体位架使背部平面与床面呈70°。采用两把巾钳夹持脐部皮肤，提起后用尖刀切开小口，建立气腹针，有突破感说明穿入腹膜进入腹腔空间。建立气腹。第一个穿刺器选择平脐部水平（图中绿色虚线位置）旁开8 cm处。置入8 mm的金属穿刺器。在第一穿刺器中置入腹腔镜，直视下置入其他穿刺器。在镜头穿刺器中心（红色虚线位置）偏头侧8 cm置入左手穿刺器，在镜头穿刺器偏斜120°且旁开8 cm处置入右手穿刺器。在脐部头侧方向，置入第一辅助穿刺器（如图中紫色箭头所示），使第一辅助穿刺器与两个金属穿刺器呈等腰三角形。在第一辅助穿刺器中线偏足侧旁开8 cm置入第二辅助穿刺器。

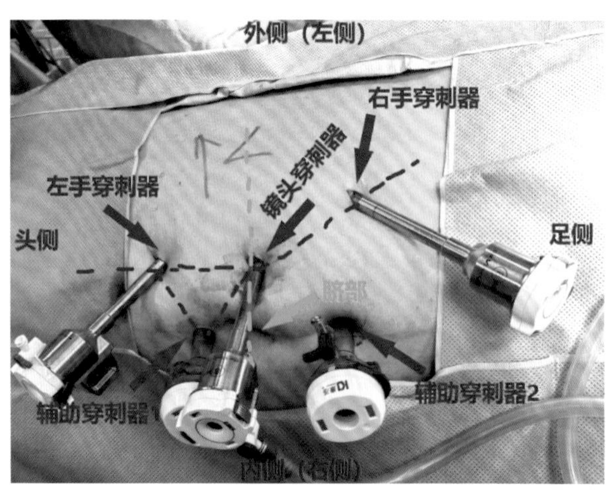

图5-1-9　体位摆放与穿刺器布局

六、机器人视野下，首先切开左侧结肠旁沟，尝试将降结肠向内侧翻转（图5-1-10）。

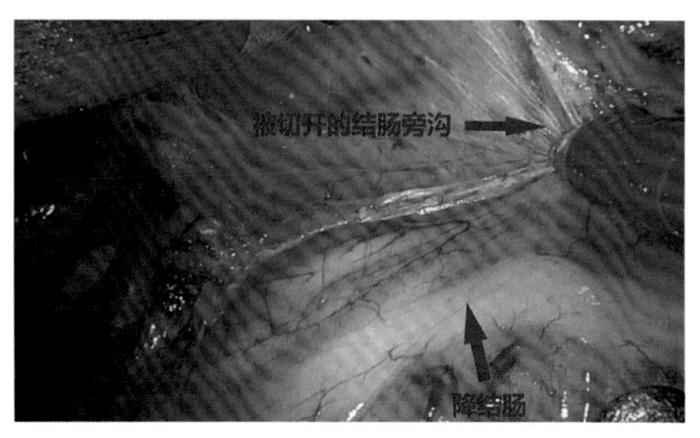

图5-1-10　将降结肠向内侧翻转

七、切断脾结肠韧带，暴露头侧术野（图 5-1-11）。

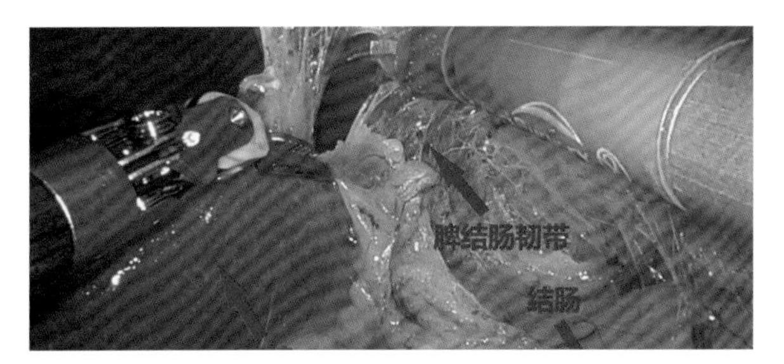

图5-1-11　切断脾结肠韧带

八、向头侧和足侧切开足够的结肠旁沟，将降结肠向内侧翻转。暴露出其深方的层面。切开肾旁脂肪（腹膜后脂肪）暴露出深方的肾筋膜前层（图 5-1-12）。

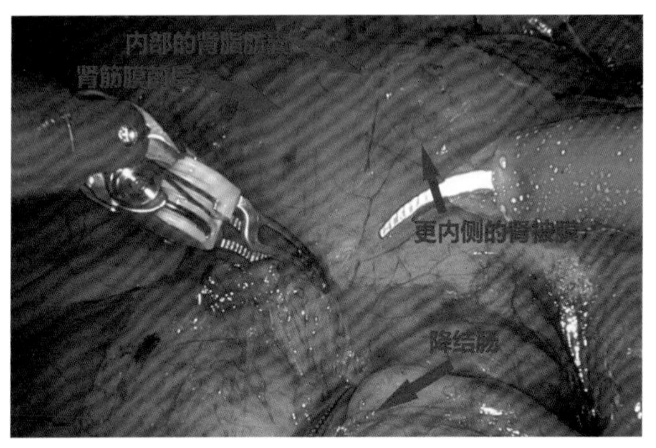

图5-1-12　切开腹膜后脂肪暴露肾筋膜前层

九、图 5-1-13 示机器人视野下可以观察到副神经节瘤凸起。肿瘤定位明确。但肿瘤表面有肠管系膜覆盖，不能直截了当地从肿瘤表面切开。而是应该从腹膜后层面进入，见图绿色虚线所示。

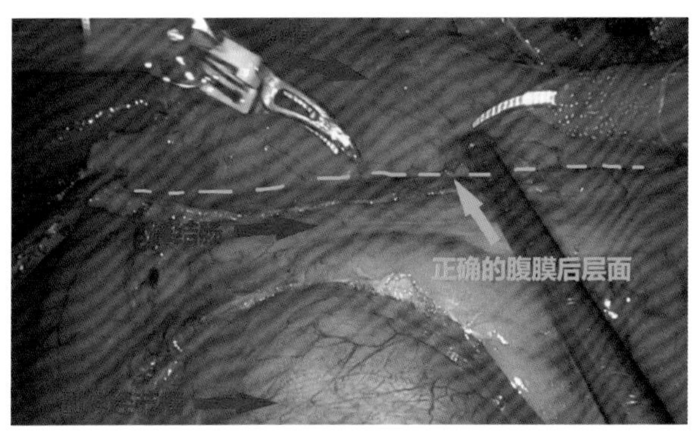

图5-1-13　腹膜后层面暴露肿瘤

十、进一步地切开脾肾韧带，将肠管向患者内侧翻转，以暴露术野（图 5-1-14）。

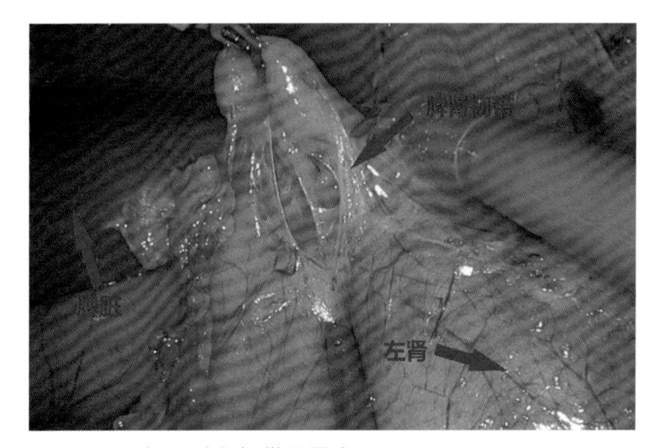

图5-1-14　切开脾肾韧带暴露术野

十一、游离副神经节瘤的表面，在肿瘤的偏外侧，有左侧生殖腺静脉（图 5-1-15）。生殖腺静脉被肿瘤压迫迂曲。

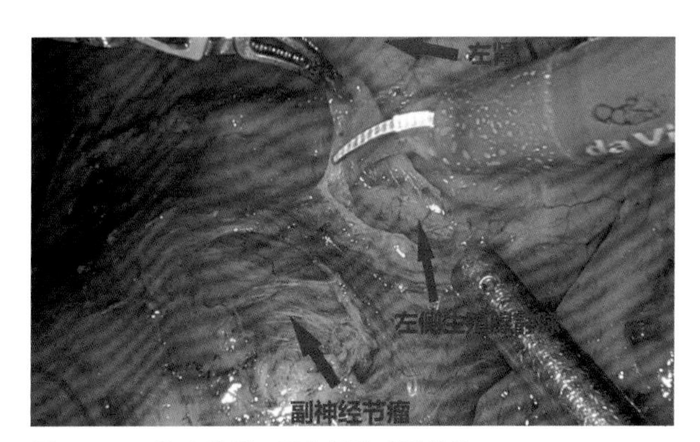

图5-1-15　肿瘤外侧可见左侧生殖腺静脉

十二、沿着生殖腺静脉从足侧向头侧，可以看到左侧生殖腺静脉汇入到左肾静脉（图 5-1-16）。

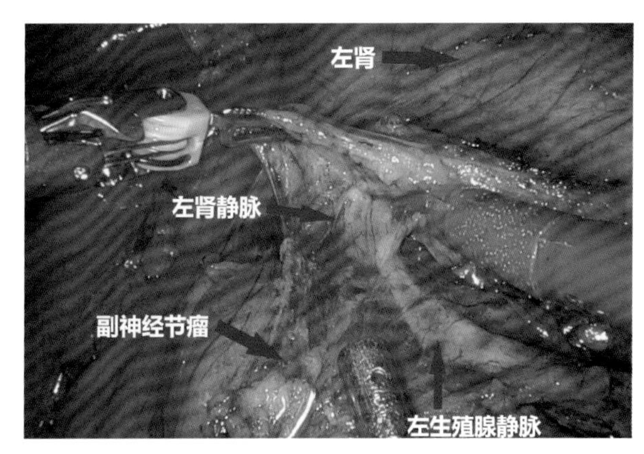

图5-1-16　左侧生殖腺静脉汇入到左肾静脉

十三、游离副神经节瘤表面。肿瘤表面有结缔组织层，内含丰富血管（图 5-1-17），游离过程容易渗血，且粘连水肿严重。

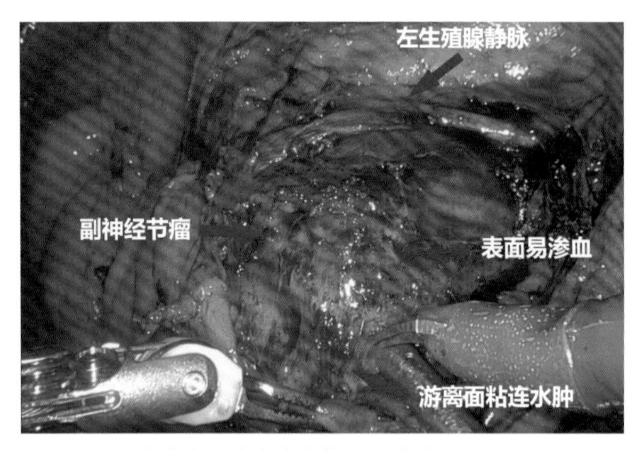

图5-1-17　肿瘤表面含丰富血管，易渗血

十四、在结缔组织层，用电剪刀进一步深入层面。如下图所示，达到肿瘤包膜的层面（图 5-1-18）。包膜层面表面血供明显减少，渗血减少，粘连程度降低。

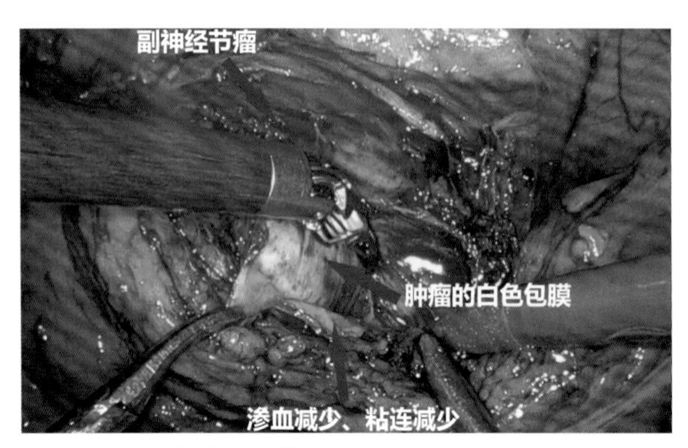

图5-1-18　进入肿瘤包膜层面

十五、从肿瘤不同侧面，进一步沿着包膜层面游离（图 5-1-19）。

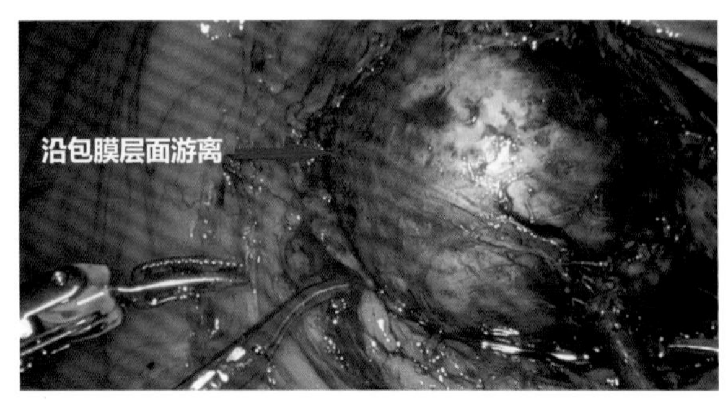

图5-1-19　沿包膜层面进一步游离肿瘤

十六、肿瘤主要血供来自于肿瘤下极和背侧。肿瘤下极血供丰富，对于较大血管采用血管夹夹闭（图 5-1-20）。

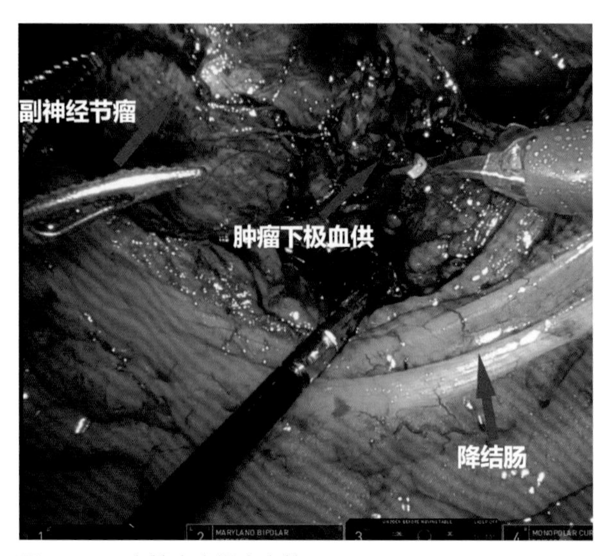

图5-1-20　血管夹夹闭大血管

十七、在肿瘤下极位置谨慎游离，可见肿瘤下极的肠系膜下动脉（图 5-1-21），术中需要注意予以保护。

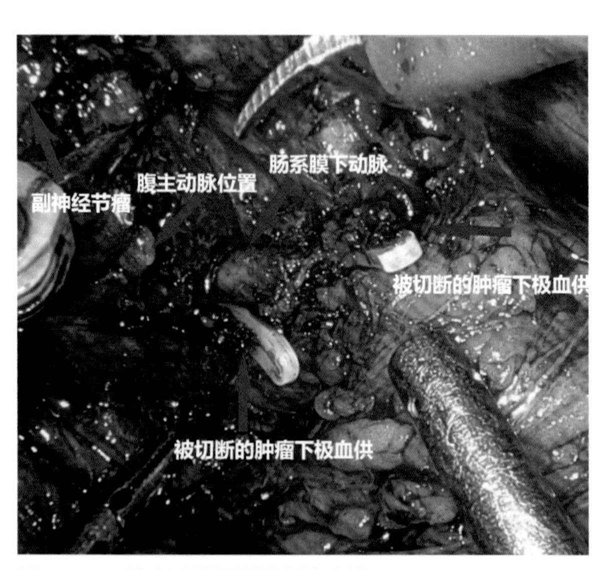

图5-1-21　肿瘤下极可见肠系膜动脉

十八、在游离肿瘤的下极偏外侧过程中，遭遇了小动脉损伤喷血。对于动脉喷血，单纯采用马里兰钳的双极电凝是无法起到止血作用的。首先采用左手马里兰钳准确将小动脉夹闭止血（图 5-1-22）。

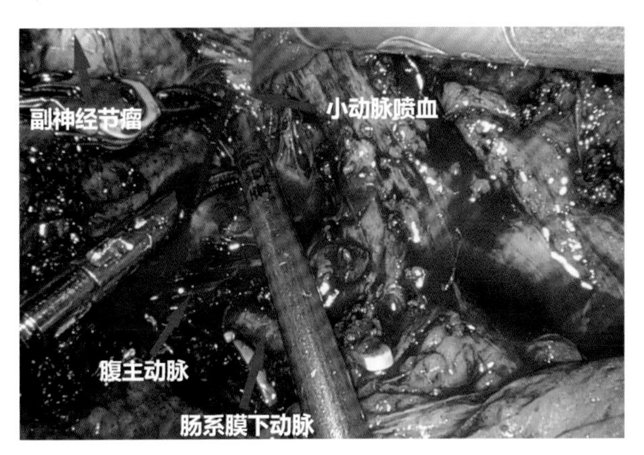

图5-1-22　马里兰钳夹闭小动脉

十九、制作血管缝合线：采用3-0不可吸收血管缝线（本例选择PROLENE聚丙烯缝线），线长截取15 cm，在其末端打结三次。在结前夹闭一枚血管夹。将制好的缝线引入腹腔（图5-1-23）。

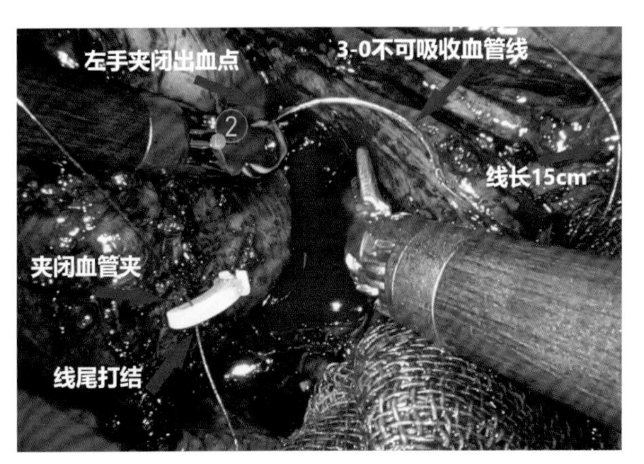

图5-1-23　缝线引入腹腔

二十、在左手马里兰钳夹闭出血动脉时，右手针持为单手缝合状态。助手吸引器需要吸除积血保持视野清晰，随后协助向外侧遮挡肾旁脂肪以暴露缝合区域。术者针持单手持针缝合（图5-1-24）。

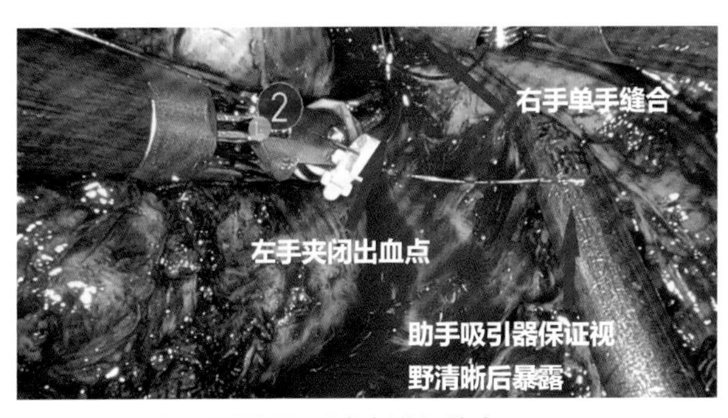

图5-1-24　助手暴露视野后术者进行缝合

二十一、术者右手针持加持针尾，穿过血管破损处后。右手需要先松开针尾，越过再寻找针尖。加持针尖后出针（图5-1-25）。

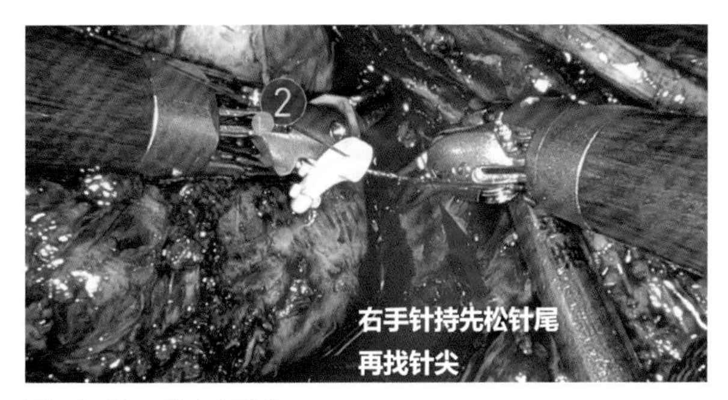

图5-1-25　缝合小动脉

二十二、单手缝合法下的调针存在技术难度。助手可持弯钳协助术者调整针角度。弯钳加持针尖，术者针持夹持针尾（图5-1-26）。完成三次缝合。

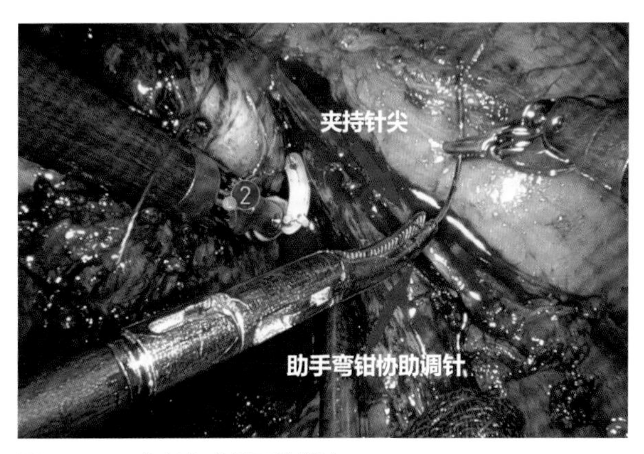

图5-1-26　术者完成第三次缝合

二十三、缝合后左手马里兰钳松开，双手拉线打结。可见缝扎位置未再出血（图5-1-27），说明缝合效果满意。

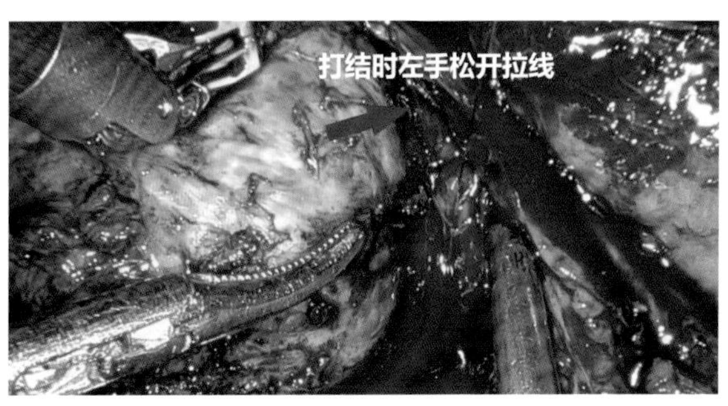

图5-1-27　打结手缝扎位置未见出血

二十四、进一步游离肿瘤的下极和背侧。在肿瘤与腹主动脉之间存在大量梳状血管（图 5-1-28），说明副神经节瘤主要血供直接来自腹主动脉。

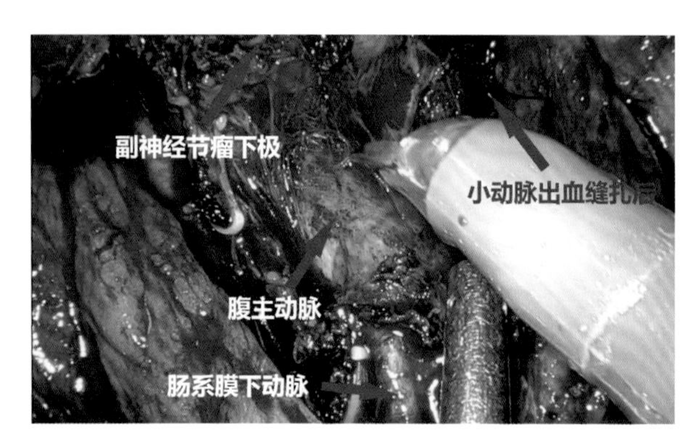

图5-1-28　肿瘤与腹主动脉间存在大量梳状血管

二十五、夹闭左侧生殖腺静脉并切断（图 5-1-29）。

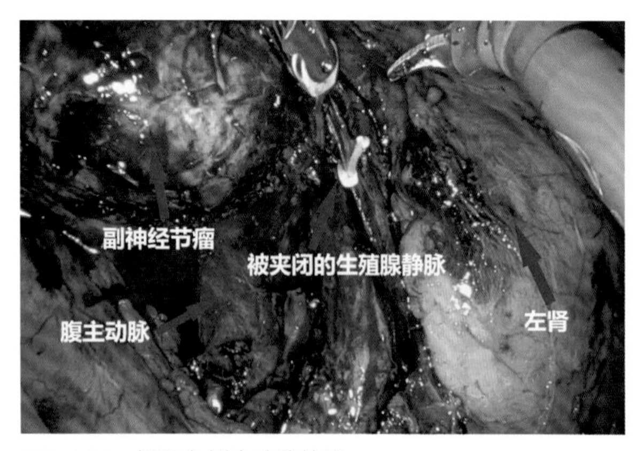

图5-1-29　切断左侧生殖腺静脉

二十六、最后游离肿瘤的上极和内侧。在游离过程中，需要时刻警惕避免损伤十二指肠。图 5-1-30 示肿瘤完全切除后的术野。

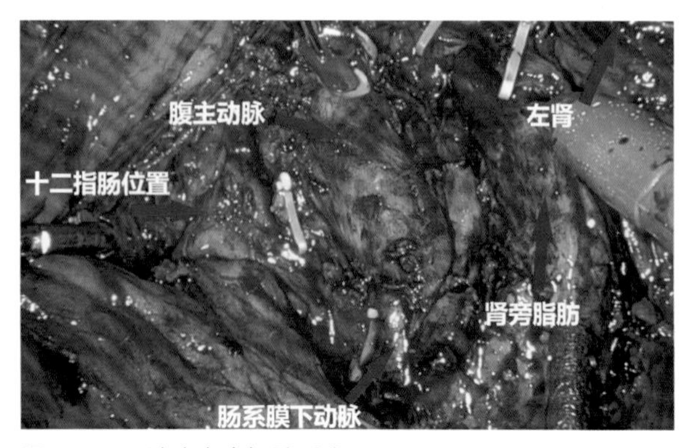

图5-1-30　肿瘤完全切除后术野

二十七、大体标本如图 5-1-31。

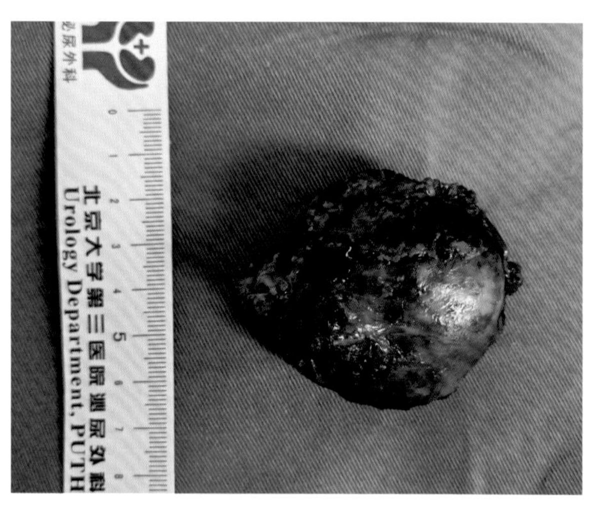

图5-1-31　大体标本

二十八、副神经节瘤剖开后如图 5-1-32。

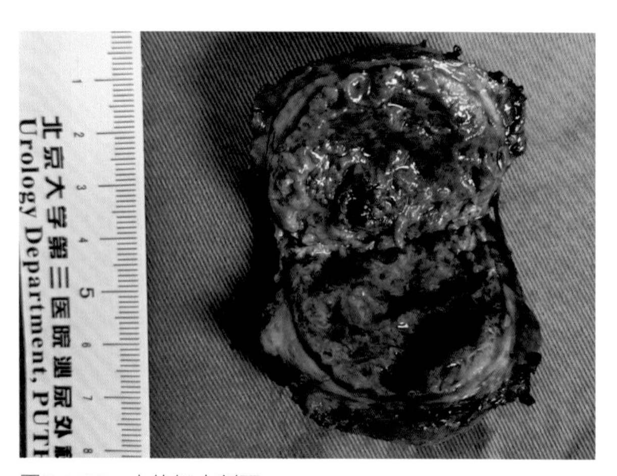

图5-1-32　大体标本剖面

（刘茁　刘磊　编写）

（刘茁　视频编辑）

视频23

第二节　外科手术基本功——开放途径腹膜后肿瘤切除术

一、病例介绍：患者 70 岁女性，主因“扪及右下腹包块 2 个月”就诊。既往巨细胞动脉炎、高血压、青光眼、白内障术后、阑尾炎术后。B 超提示右侧肾周可见低回声包块，大小为 15.5 cm × 13.9 cm × 12.6 cm，形态不规则，边界尚清晰，其内可见少许条索状高回声，周围脂肪回声增强，肿瘤与右肾分界不清晰。初步诊断考虑右侧腹膜后肿瘤，脂肪肉瘤可能性大。

二、泌尿系增强 CT 提示腹膜后右肾外下方可见巨大软组织肿物，增强扫描呈现不均匀强化，周围可见条索影。泌尿系增强 CT 水平位见图 5-2-1。肿瘤与右肾分界不清。周围结构受压移位，下腔静脉明显受压狭窄。考虑右肾周恶性占位，脂肪肉瘤可能性大。泌尿系增强 CT 冠状位见图 5-2-2。

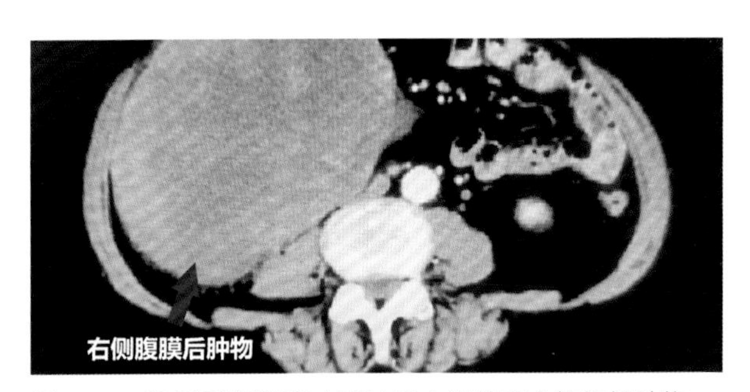

图5-2-1　泌尿系增强CT水平位示右肾外下方软组织肿物

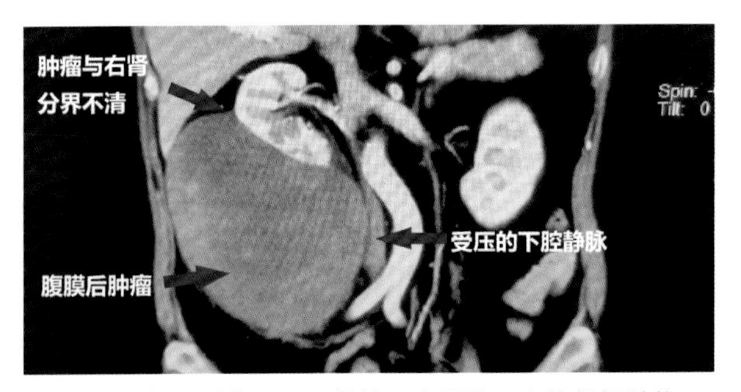

图5-2-2　泌尿系增强CT冠状位示右肾外下方软组织肿物

三、本例患者右侧腹膜后肿瘤体积巨大，查体触诊活动度低，手术途径选择开放手术。切口位置如图 5-2-3 所示（伤口缝合后）。切口位于右侧肋缘下 4 cm，从剑突到右侧腋中线。

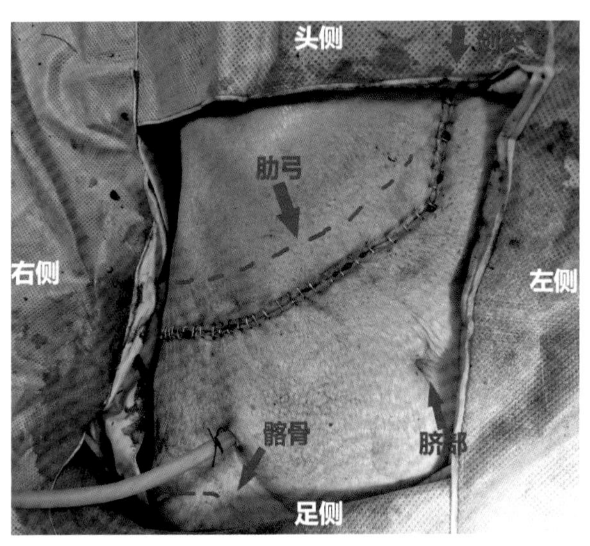

图5-2-3　切口缝合位置

四、开腹后可见腹膜后肿瘤巨大，将结肠等正常组织向内侧挤压（图 5-2-4）。沿着右侧结肠旁沟切开，将结肠由外侧向内侧游离。术中需要注意保护十二指肠，肿瘤巨大将十二指肠向内侧挤压移位；在颜色上十二指肠与肿瘤颜色相近；且肿瘤与十二指肠有粘连，采用锐性联合钝性方法游离粘连，避免损伤。

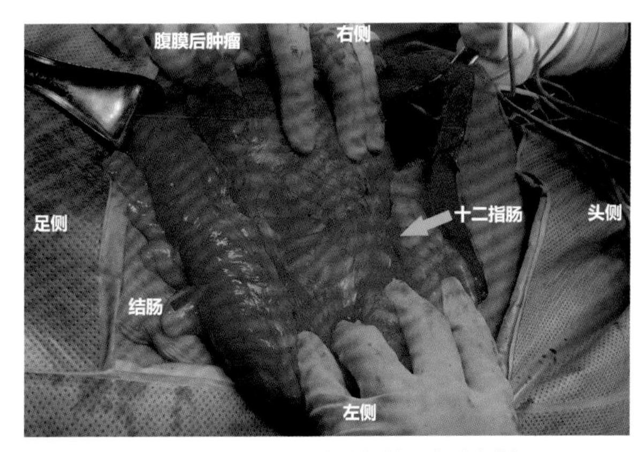

图5-2-4　开腹后手术视野示肿瘤将结肠向内侧挤压

五、游离十二指肠将其推向内侧后，下一步的手术策略有两种：一种是继续游离肿瘤内侧层面，向深方暴露下腔静脉和肾动静脉；另外一种是游离肿瘤下极，采用下极上翻法将肿瘤掀起以暴露肾门血管。本例患者由于肿瘤巨大，直接寻找肾门血管空间较小，遂采用第二种策略。如下图所示，在游离肿瘤下极时，可见多发迂曲静脉，容易造成出血（图 5-2-5）。采用 PK 刀凝断迂曲静脉。

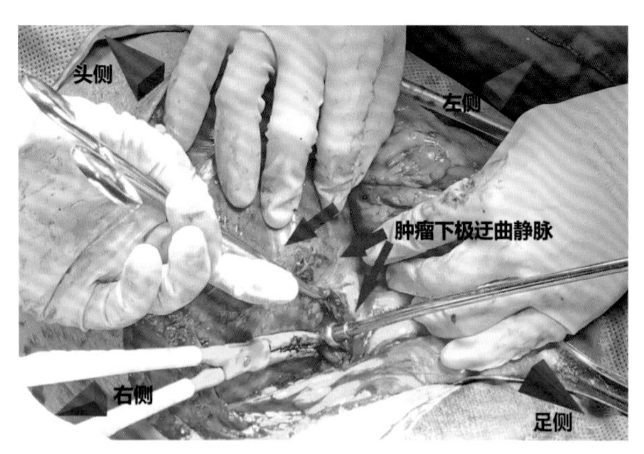

图5-2-5 游离肿瘤下极时见多发迂曲静脉

六、如图 5-2-6 所示，采用下极上翻法将肿瘤下极掀起后，进一步游离肿瘤内侧层面，暴露下腔静脉。在下腔静脉与肿瘤之间的解剖层面进一步深度游离。术中右侧输尿管的寻找要点是暴露背侧层面的腰大肌，沿着腰大肌表面寻找到右侧输尿管，采用 Hem-o-lok 血管夹夹闭输尿管并切断。在游离下腔静脉与肿瘤之间的解剖层面时，会遭遇右侧生殖腺静脉以及从肿瘤向下腔静脉回流的侧支小静脉。在手术技巧上采用直接用 PK 刀凝断，尽量避免采用 Hem-o-lok 血管夹，以防止血管夹对下腔静脉游离的干扰。本例患者肾静脉为多支小静脉，采用 PK 刀凝断。

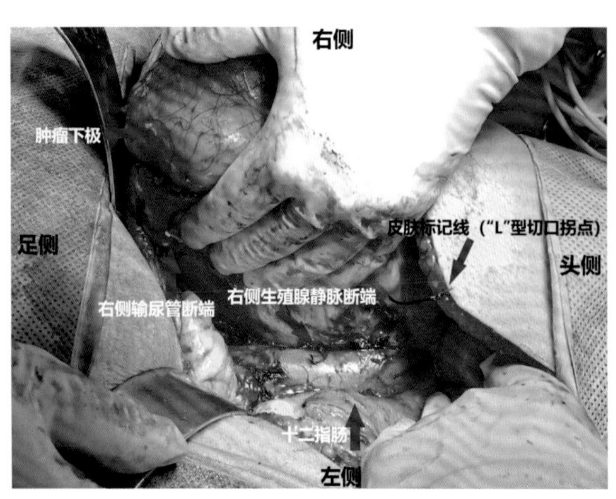

图5-2-6 游离肿瘤内侧层面

七、如下图所示，肿瘤下极被完全掀起，寻找到右肾动脉，采用血管夹夹闭后切断（图 5-2-7）。保留右侧肾上腺。

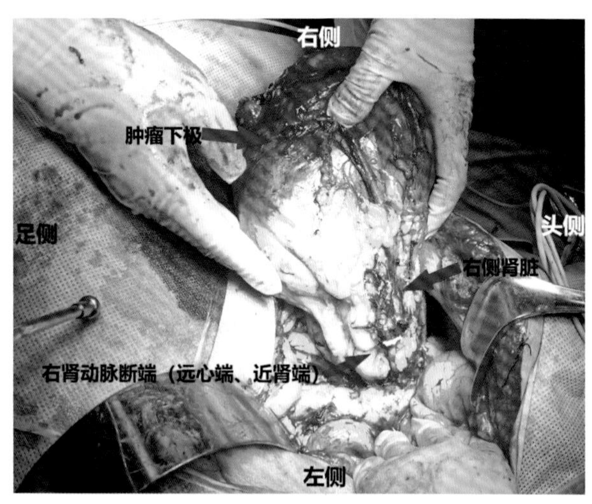

图5-2-7 血管夹夹闭右肾动脉后切断

八、本例患者的右肾静脉为多支，术中采用 PK 刀凝断。为了避免术后出血，术中采用血管缝合加强缝合（图 5-2-8）。先置入心耳钳部分阻断下腔静脉，将原肾静脉焦痂断端处的下腔静脉血管壁变为无血区。采用 3-0 的不可吸收缝线连续缝合，松开阻断钳后无明显出血。

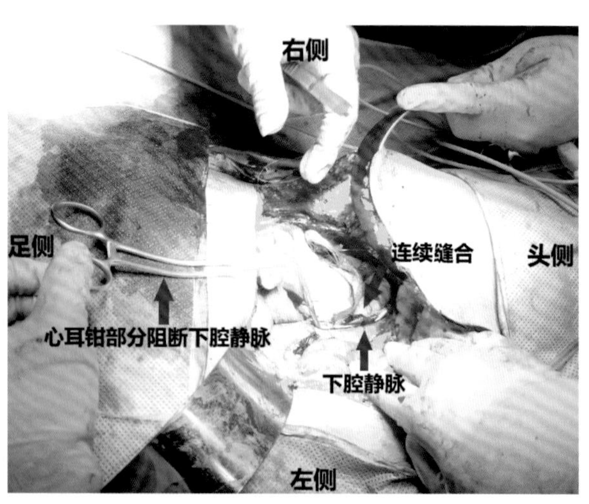

图5-2-8 加强缝合血管

九、下图为肿瘤完全切除后术野表现，相应解剖结构如图 5-2-9 所示。

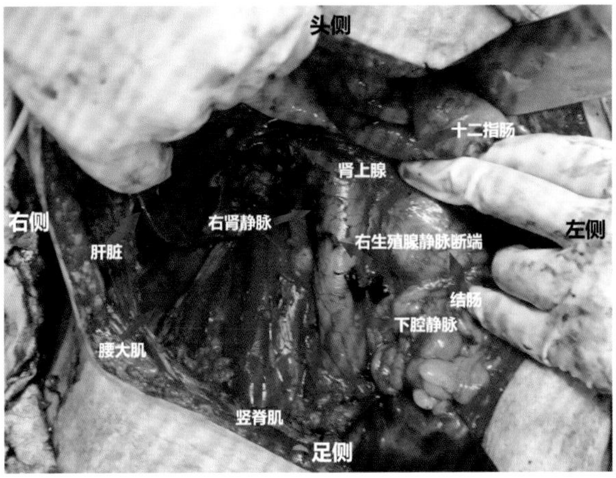

图5-2-9 肿瘤切除后手术视野

十、图 5-2-10 示肿瘤大体标本。

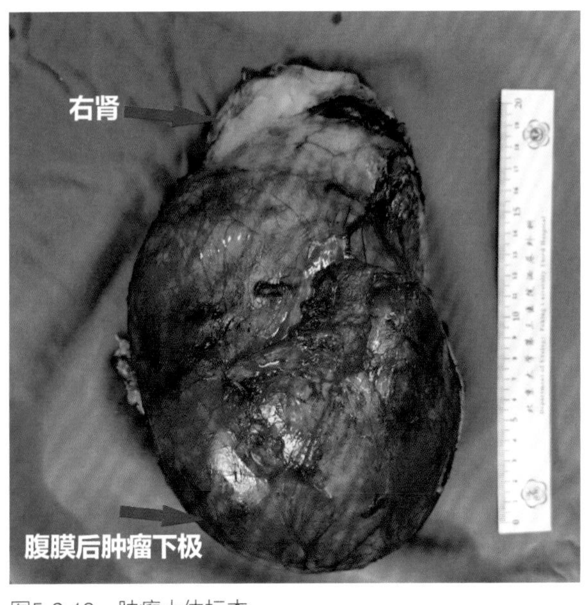

图5-2-10 肿瘤大体标本

十一、图 5-2-11 示标本切开观。

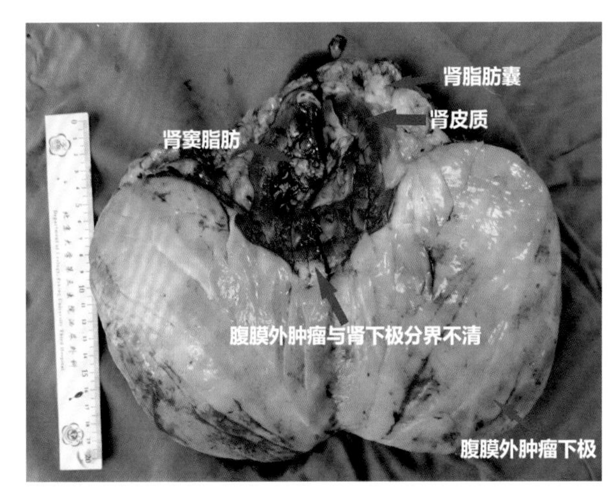

图5-2-11 大体标本剖面

（刘苗 张洪宪 编写）

第六章　前列腺癌手术学习笔记

第一节　前列腺癌的磁共振成像怎么看——从“零”开始的新手菜鸟笔记

一、磁共振成像（MRI）检查对于前列腺癌的诊断、临床分期有重要的作用。泌尿外科医生更习惯看 CT，而不习惯看 MRI。前列腺癌的 MRI 知识是年轻泌尿外科医生的“知识真空区”。这里总结从“零”开始的前列腺癌 MRI 新手“菜鸟”笔记。

二、MRI 的常见序列，包括 T1WI、T2WI 和 DWI。

三、所谓 T1WI 的英文全称是 T1 weighted image，中文名称是 T1 加权像；同样道理，T2WI 就是 T2 weighted image，即为 T2 加权像。DWI 又叫 PDWI，英文全称是 proton density weighted image，即质子密度加权像。

四、什么叫“T1 加权像”呢？专业概念是在自旋回波序列（SE）中，选用短重复时间（TR）（通常小于 500 ms）、短回波时间（TE）（通常小于 30 ms）所获图像的影像对比主要由 T1 信号对比决定，此种图像称为 T1WI。同理，选用长 TR（通常大于 1500 ms）、长 TE（通常大于 80 ms）所获图像的影像对比主要由 T2 信号对比决定，此种图像称为 T2WI；选用长 TR、短 TE 所获图像的影像对比，既不由 T1 也不由 T2 信号对比决定，而主要由组织间质子密度差别所决定，此种图像称为质子密度加权像。

五、什么是“T1”和“T2”？纵向磁化矢量由零恢复到原来数值的 63% 时所需时间，称为纵向弛豫时间，简称 T1（图 6-1-1）；横向磁化矢量由最大衰减到原来值的 37% 时所需的时间，称为横向弛豫时间，简称 T2（图 6-1-2）。

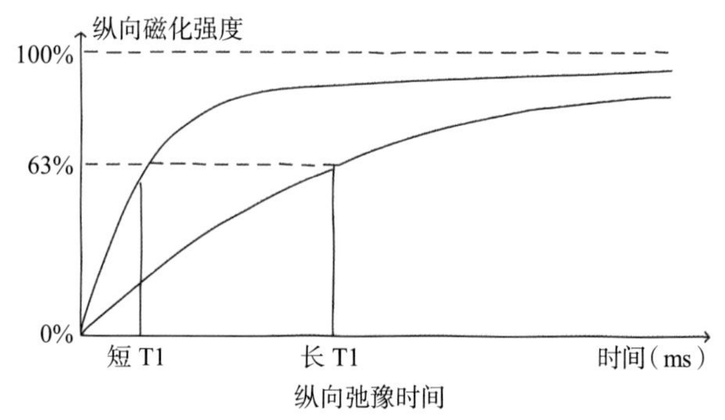

图6-1-1　T1加权像概念

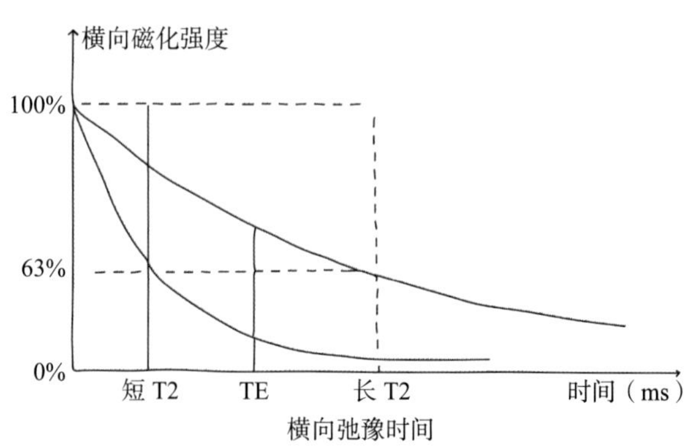

图6-1-2　T2加权像概念

六、什么是“纵向弛豫”和“横向弛豫”？中断射频脉冲后，质子释放能量，逐一从高能状态返回到低能状态（图 6-1-3 ~ 图 6-1-5），因此纵向磁化逐渐增大，直至缓慢恢复到原来的状态，此过程呈指数规律增长，称为纵向弛豫；与此同时，质子不再被强制处于同步状态（同相位），由于每个质子处于稍有差别的磁场中，开始按稍有不同的频率进动，指向同一方向的质子散开，导致横向磁化很快减少到零，此过程亦呈指数规律衰减，称为横向弛豫。再进一步深究就非常复杂了，里面涉及质子的旋转、磁场、排列和外磁场对其影响。涉及原子物理学内容在此不详述。

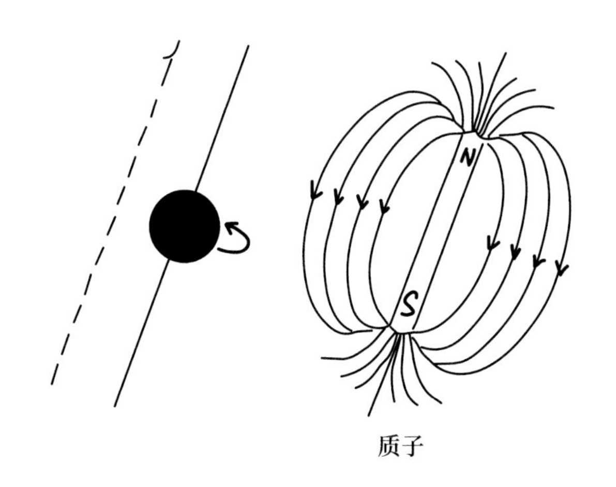

质子带正电荷，并作自旋运动，因此产生磁场，质子可视为一个小磁体

图6-1-3　质子概念图

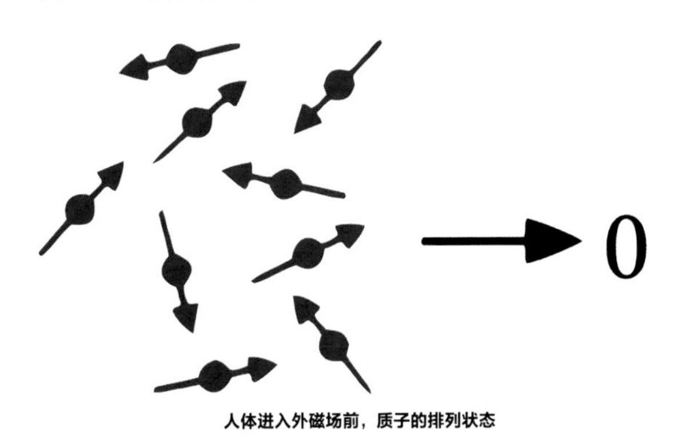

进入强外磁场前，质子排列杂乱无章，净磁矢量为零

图6-1-4　人体进入磁场前质子的排列状态

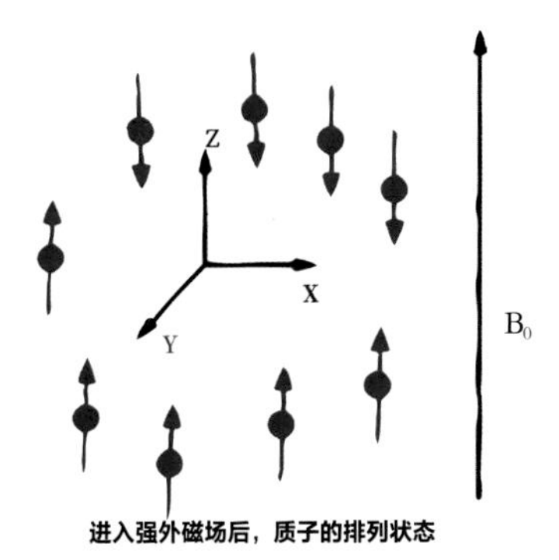

进入强外磁场后，质子仅在平行或反平行于外磁场磁力线两个方向上排列，前者比后者略多，产生一个平行于外磁场B_0的净磁矢量M

图6-1-5　人体进入磁场后质子的排列状态

七、要想读懂前列腺癌的MRI，我们的学习思路是：正常前列腺的解剖分区→正常前列腺的不同层面的解剖分区→正常前列腺的影像学表现→前列腺癌的不同磁共振成像方式的影像学表现→前列腺癌的PI-RADS评分（后续章节介绍）。

八、前列腺带区解剖的概念是在1968年由McNeal提出的。细分为五个带区：①非腺性组织构成前列腺的前部（前纤维肌肉基质区）；腺性组织构成前列腺后方大部，包括②外周带、③中央带、④移行带和⑤尿道周围腺组织区。如图6-1-6所示：移行带在尿道前列腺部周围，呈马蹄铁形（约占正常前列腺5%体积）。中央带位于近段尿道前列腺的后部，构成前列腺基底部（25%）。外周带蛋卷状包绕中央带、移行带及远段尿道，广泛地构成前列腺的后下方、两侧及尖部（70%）。前纤维肌肉基质区呈盾牌样位于前列腺前部。尿道周围腺组织区仅占前列腺组织不到1%，图中没有显示。

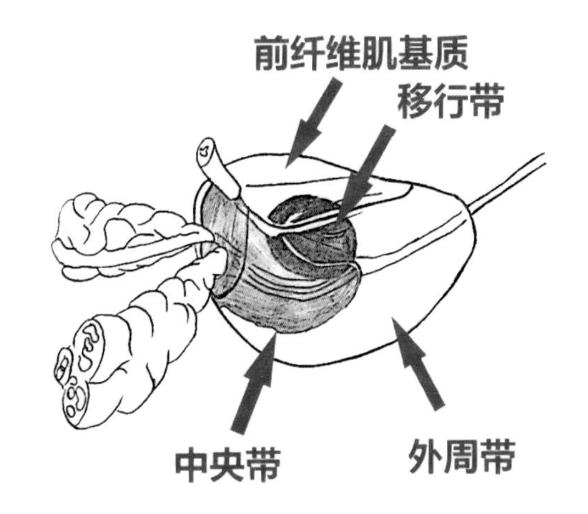

图6-1-6　前列腺带区分布概念图

九、图6-1-7示不同层面的解剖分区特点。将前列腺分为基底层面、中部层面、尖部层面、尿道层面。其中，中央带主要构成前列腺基底部，在中部和尖部较少出现；移行带在尿道周围，贯穿了基底、中部、尖部；外周区构成前列腺的尖部。

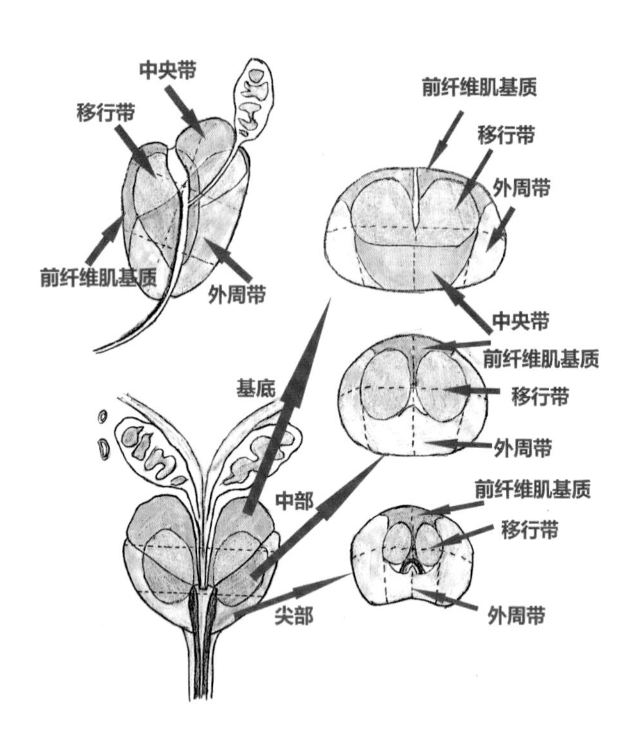

图6-1-7　前列腺不同层面的解剖分区

十、下面我们看正常前列腺的核磁表现。分成 T1WI 和 T2WI 的表现。

1. 图 6-1-8～图 6-1-10 所示为前列腺 MRI 的 T1WI 轴位。前列腺在 T1WI 上呈现均匀的低信号，不能识别各个解剖带。

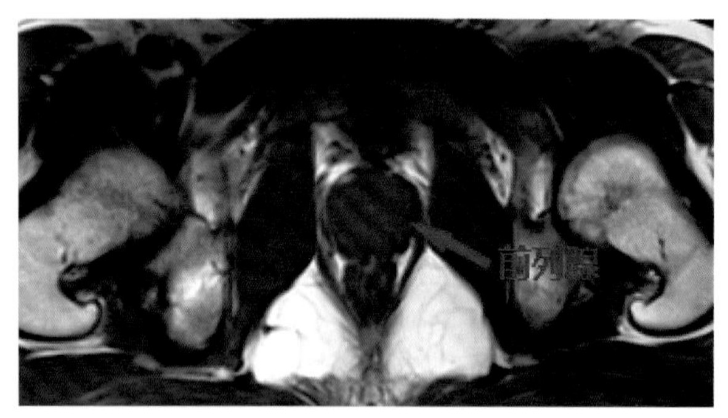

图6-1-8　前列腺MRI的T1WI轴位

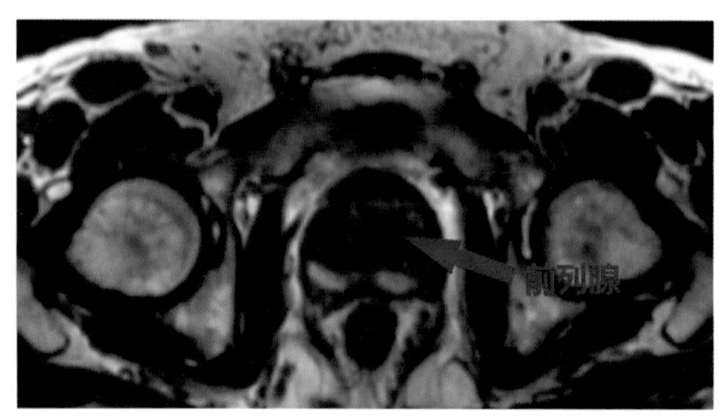

图6-1-9　前列腺MRI的T1WI轴位

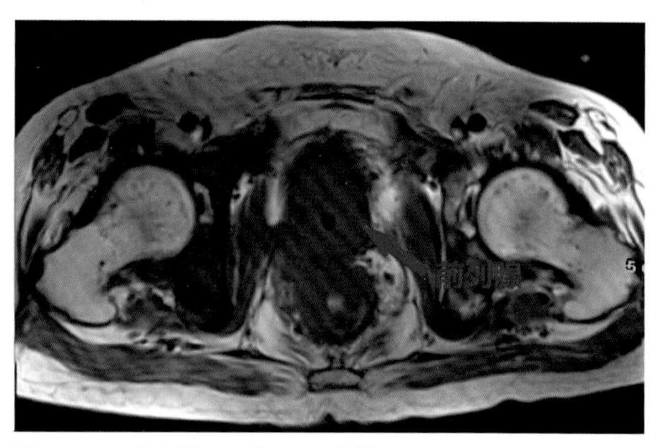

图6-1-10　前列腺MRI的T1WI轴位

2. 前列腺在 T2WI 上呈现不同的信号。这是因为不同的解剖带的含水量及组织结构不同造成的。前列腺各解剖带的 T2WI 信号特点如图 6-1-11 所示。

前列腺各解剖带和T2WI上信号强度

部位	解剖带	组织学	占腺体比例（青年）	T2WI信号强度
中央腺体（内腺）（central or inner gland）	移行带（transition zone）	腺体组织	5%	低信号
周围腺体（外腺）（peripheral or outer gland）	中央带（central zone）	腺体组织	25%	低信号
	周围带（peripheral zone）	腺体组织	70%	高信号
前纤维肌基质（anterior fibromuscular stroma）		非腺体组织		低信号

图6-1-11　前列腺各解剖带的T2WI信号特点

3. 正常情况下，外周带位于前列腺的后外侧和尖部，呈现高信号。

注意：如果在外周带 T2WI 上呈低信号，可能提示有前列腺癌。但并不绝对，也可见于慢性前列腺炎、活检后出血、肉芽肿性病变。此时如果 DWI 也呈高信号，高度提示前列腺癌。

4. 移行带位于前列腺的前外侧，呈现低信号。注意：如果在移行带 T2WI 上呈高信号且体积增大，可能提示良性前列腺增生（尤其是以腺体为主的增生，对于以基质为主的增生则呈中等信号）。

5. 中央带位于前列腺的基底部，呈现低信号。（移行带和中央带二者很难区分。）前列腺包膜位于前列腺周边，呈细线状的、环形的低信号。

6. 前列腺静脉丛位于前列腺周围，呈蜿蜒状结构。T2WI 上呈双侧对称的高信号。（在 T1WI 上呈低信号）

7. 精囊在 T1WI 上呈现均匀的低信号。精囊在 T2WI 上呈“铺路石”样高信号。注意：前列腺癌累及精囊的表现如下，T2WI 上呈低信号；DWI 呈高信号；精囊腺肿块与前列腺肿块相连接。

十一、不同层面的解剖分区和影像学表现的对应特点如下图，即解剖学和影像学对应关系。

（1）基底部

①解剖图（图 6-1-12）

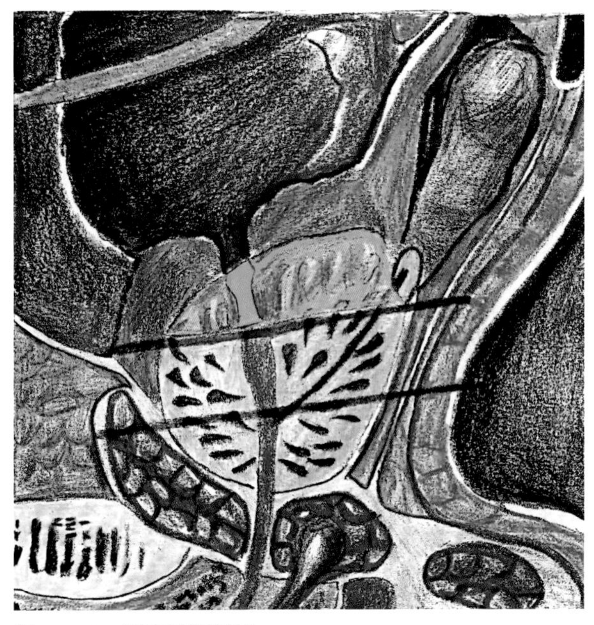

图6-1-12　基底部解剖图

②分区图（图 6-1-13）

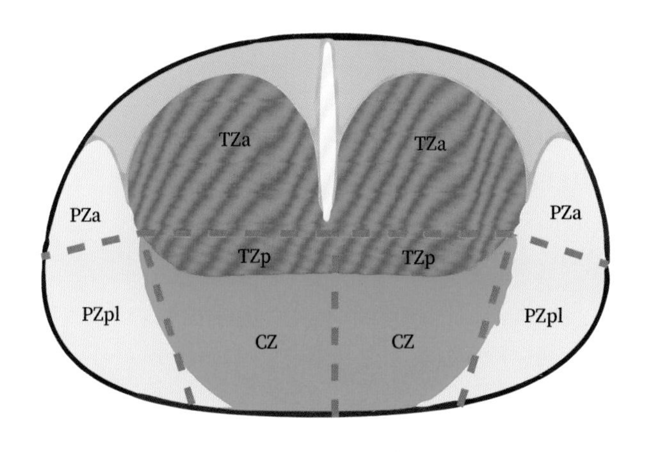

图6-1-13　基底部分区图

③影像图（图 6-1-14）

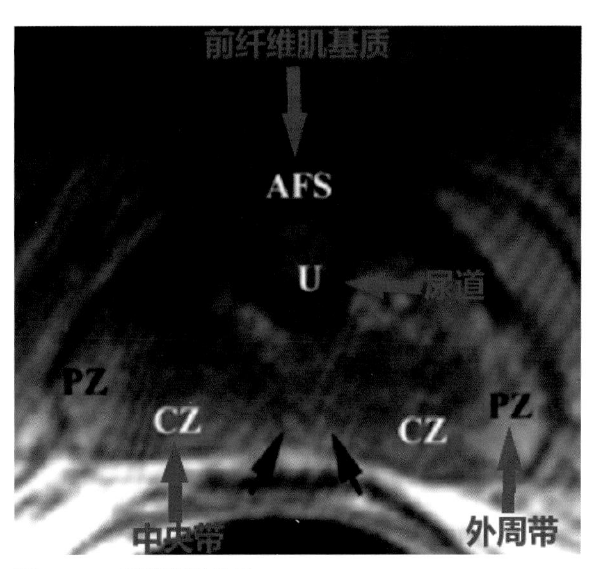

图6-1-14　基底部影像图

（2）中部

①解剖图（图 6-1-15）

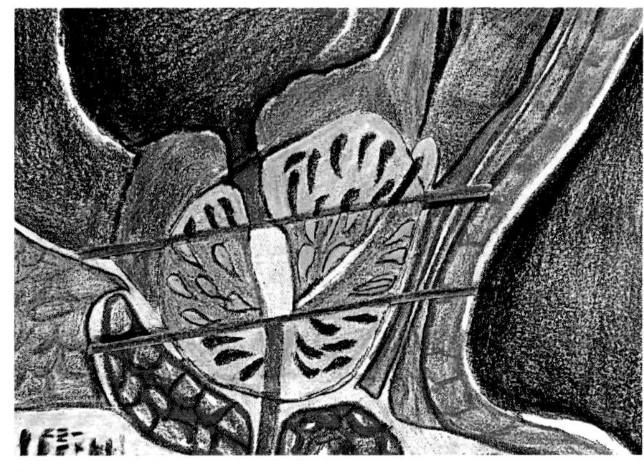

图6-1-15　中部解剖图

②示意图（图 6-1-16）

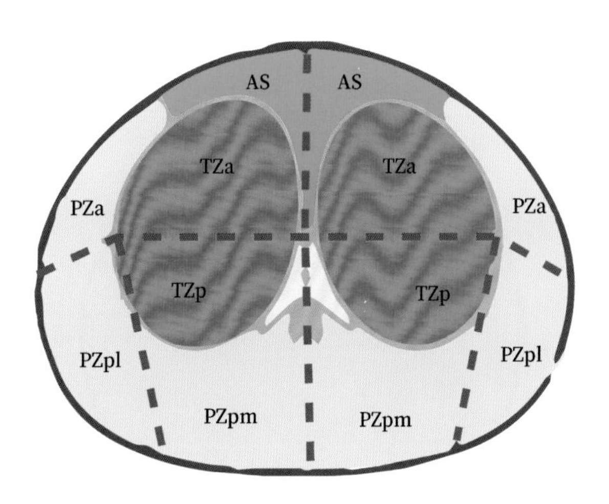

图6-1-16　中部分区图

③影像图（图 6-1-17）

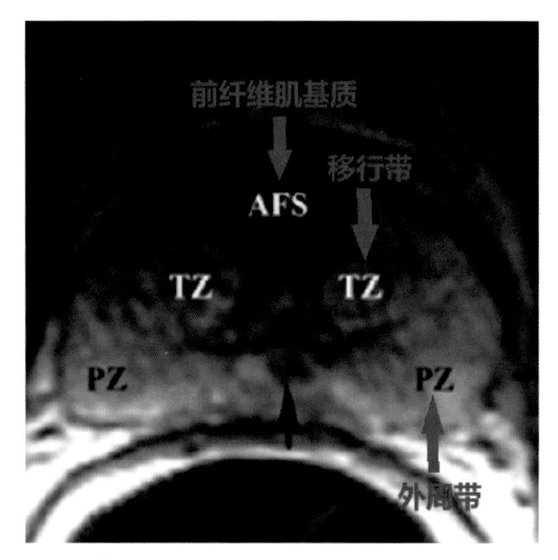

图6-1-17 中部影像图

(3) 尖部

①解剖图（图 6-1-18）

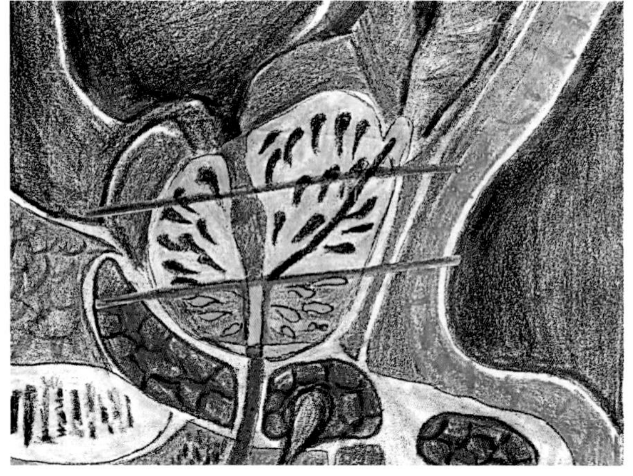

图6-1-18 尖部解剖图

②分区图（图 6-1-19）

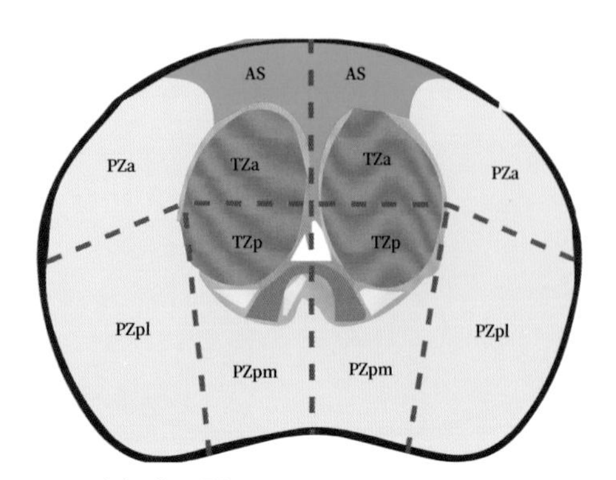

图6-1-19 尖部分区图

③影像图（图 6-1-20）

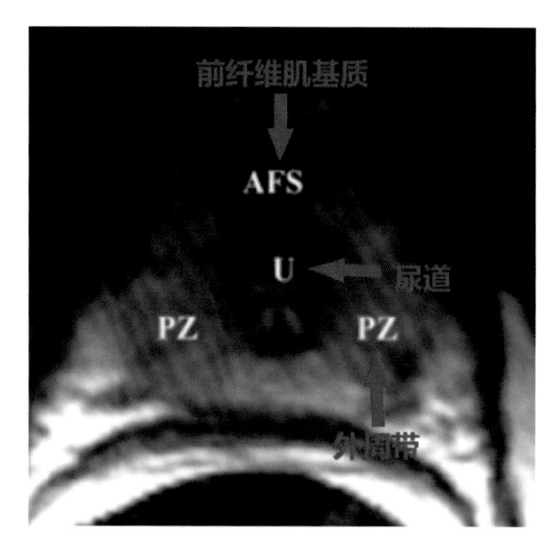

图6-1-20 尖部影像图

(4) 冠状位

①解剖图（图 6-1-21）

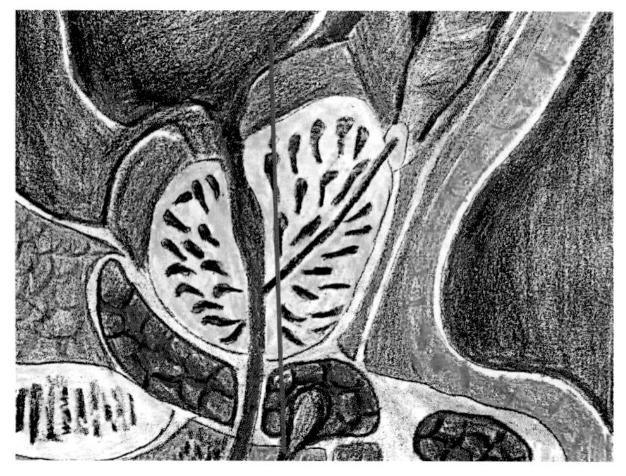

图6-1-21 冠状位解剖图

②分区图（图 6-1-22）

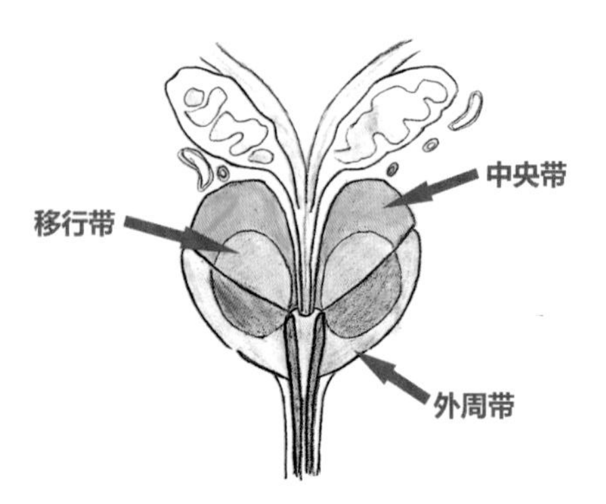

图6-1-22 冠状位分区图

③影像图（图 6-1-23）

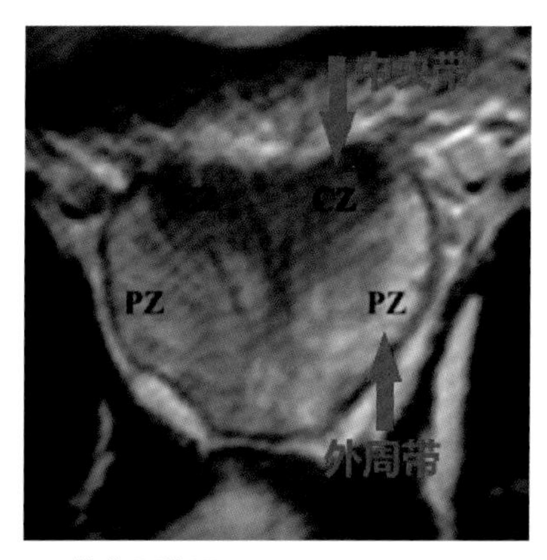

图6-1-23　冠状位影像图

（5）矢状位

①解剖图（图 6-1-24）

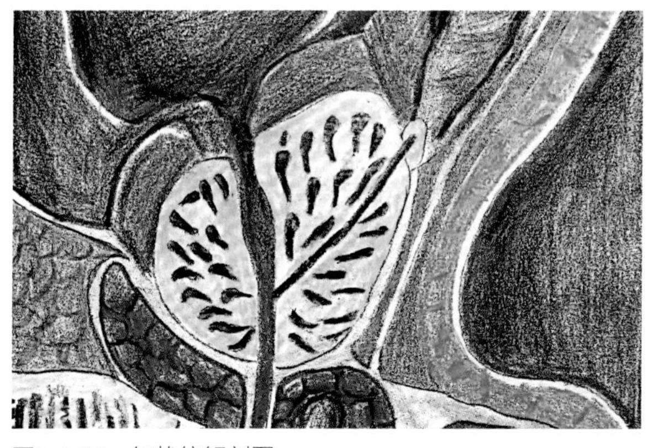

图6-1-24　矢状位解剖图

②分区图（图 6-1-25）

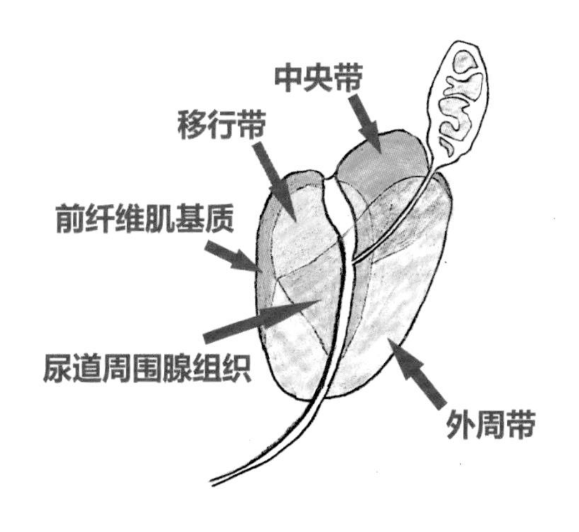

图6-1-25　矢状位分区图

③影像图（图 6-1-26）

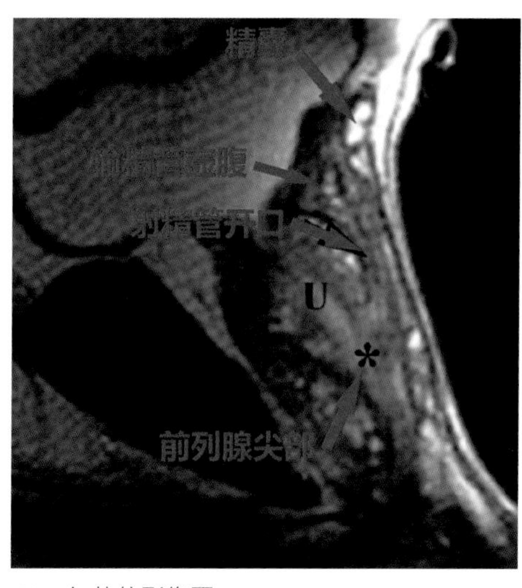

图6-1-26　矢状位影像图

十二、下面重点介绍前列腺癌的不同核磁成像方式的影像学表现。

1. 正常情况下，外周带位于前列腺的后外侧和尖部，呈现高信号，但如果在外周带 T2WI 上呈低信号，可能提示有前列腺癌。但并不绝对，也可见于慢性前列腺炎、活检后出血、肉芽肿性病变。此时如果 DWI 也呈高信号，高度提示前列腺癌。

2. 图 6-1-27 所示为 T2WI 发现低信号结节，诊断考虑为外周带癌。

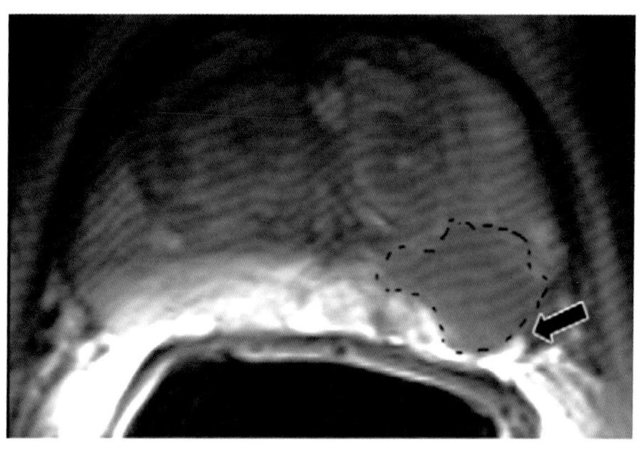

图6-1-27　T2WI像示低信号结节

3. 除了 T2WI 的低信号表现以外，也要结合 DWI 和表观扩散系数（Apparent Diffusion Coefficient，ADC）来看。前列腺癌组织 DWI 呈高信号。ADC 是一个反映扩散加权成像中不同水分子扩散运动速度和范围的参数。前列腺癌区域的水分子自由运动减弱，因此 ADC 值减低。下面我们看前列腺外周带癌患者的一组 T2WI、DWI、ADC 图像（图 6-1-28 ~ 图 6-1-30）。

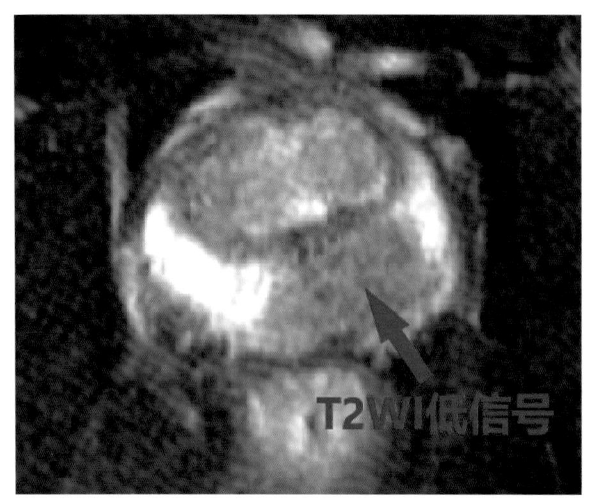

图6-1-28 T2WI像示前列腺外周带低信号

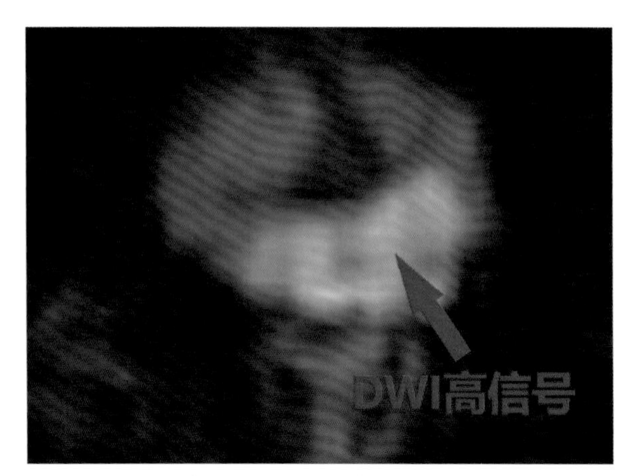

图6-1-29 DWI像示前列腺外周带高信号

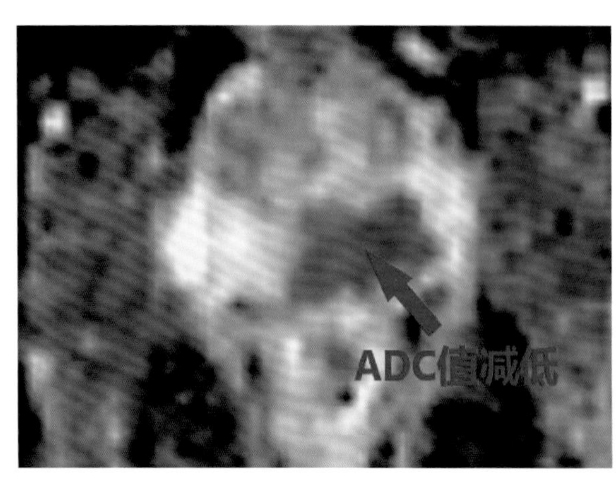

图6-1-30 ADC值降低

4. 前列腺癌多发生于外周带（70%），但也有少数发生移行带癌。下面介绍移行带癌的典型影像学表现。如图 6-1-31 和图 6-1-32 所示，在 T2WI 上呈现凸透镜样的、边界不清的，均一、中等低信号病灶。

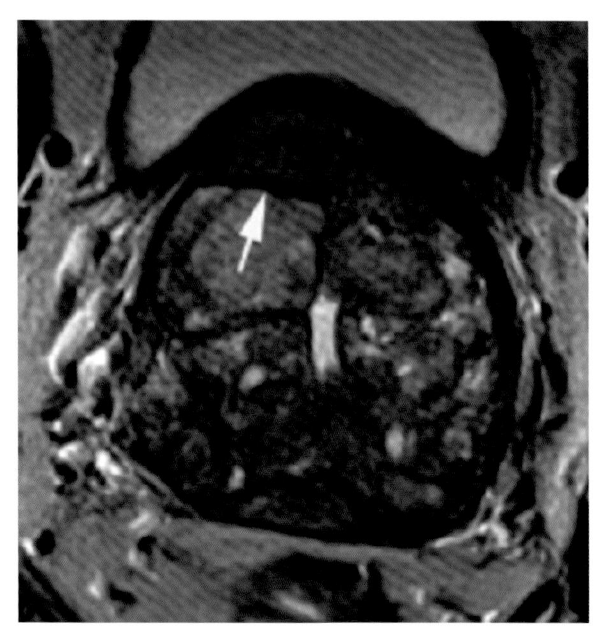

图6-1-31 T2WI像示移形带中等低信号病灶

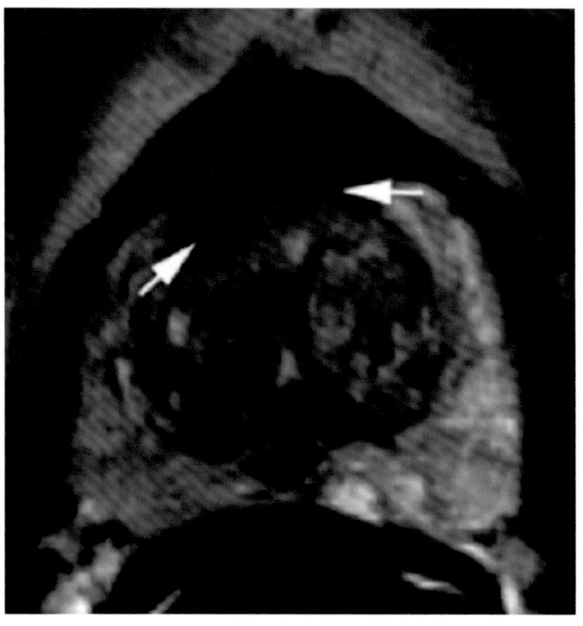

图6-1-32 T2WI像示移形带中等低信号病灶

5. 下面我们看前列腺移行带癌患者的一组 T2WI（图 6-1-33）、DWI（图 6-1-34）、ADC 图像（图 6-1-35）。

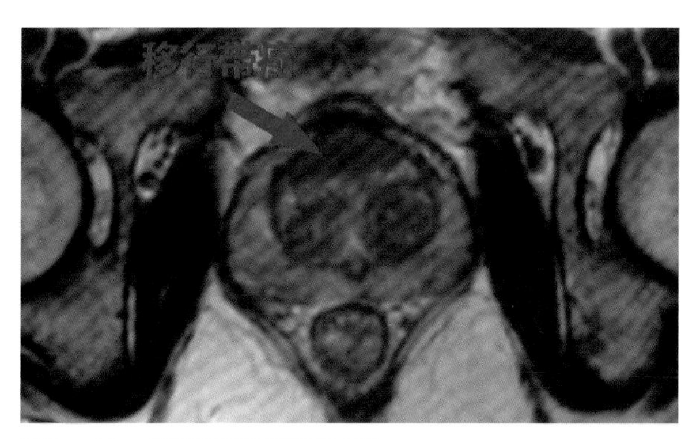

图6-1-33　前列腺移行带T2WI像

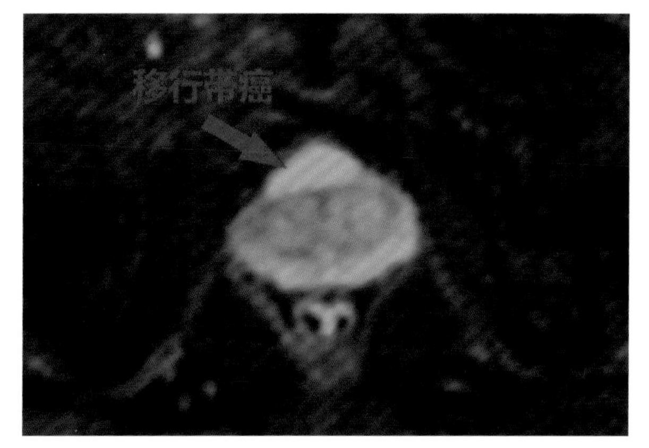

图6-1-34　前列腺移行带DWI像

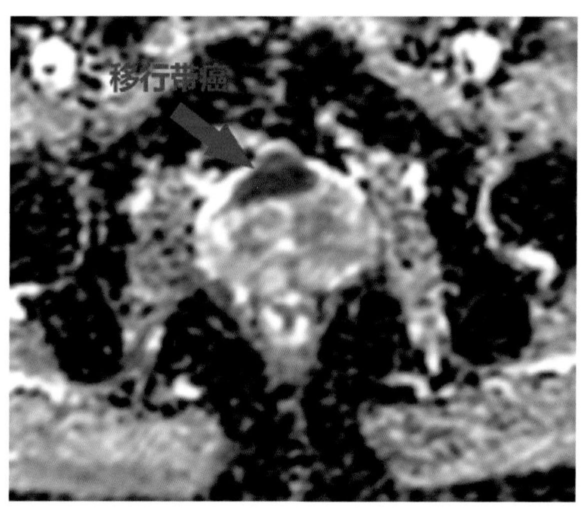

图6-1-35　前列腺移行带ADC图像

（刘苗　裴新龙　编写）

第二节　一例经腹膜外途径的腹腔镜根治性前列腺切除术

一、病例介绍：患者63岁男性。主因“发现PSA增高20天”就诊。身高169 cm，体重51.7 kg。tPSA 16.34 ng/ml，fPSA 2.58 ng/ml。前列腺穿刺12针中1针阳性，病理提示前列腺腺泡腺癌，Gleason评分3+4=7分。诊断为前列腺癌。手术方式为经腹膜外途径的腹腔镜根治性前列腺切除术。

二、前列腺MRI提示前列腺增大，直径5.2 cm × 4.2 cm × 5.2 cm（左右 × 前后 × 上下），前列腺增生，前列腺癌不除外，盆腔少量积液（图6-2-1）。前列腺增生明显，两侧叶凸入膀胱（图6-2-2）。

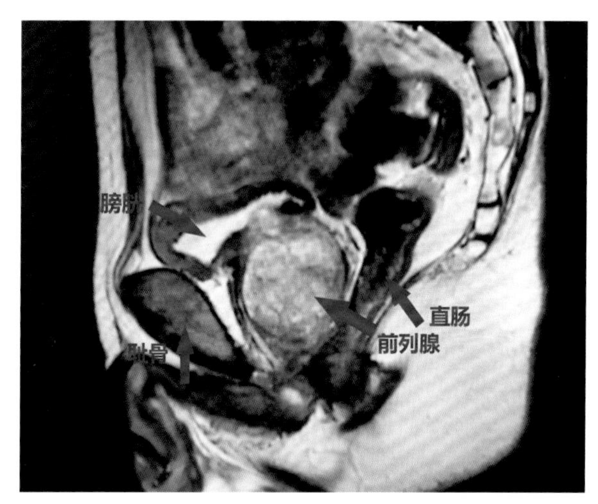

图6-2-1　前列腺MRI提示前列腺增大

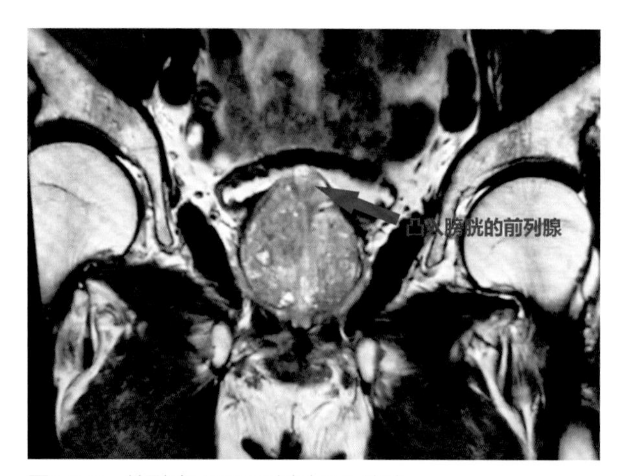

图6-2-2 前列腺MRI示两侧叶凸入膀胱

三、患者选择平卧位。在脐部下方切开横行切口。采用两把甲状腺拉钩，平行切口方向牵拉暴露。采用电刀切开皮下脂肪层，暴露其下方的白色质韧的腹直肌前鞘（图 6-2-3）。

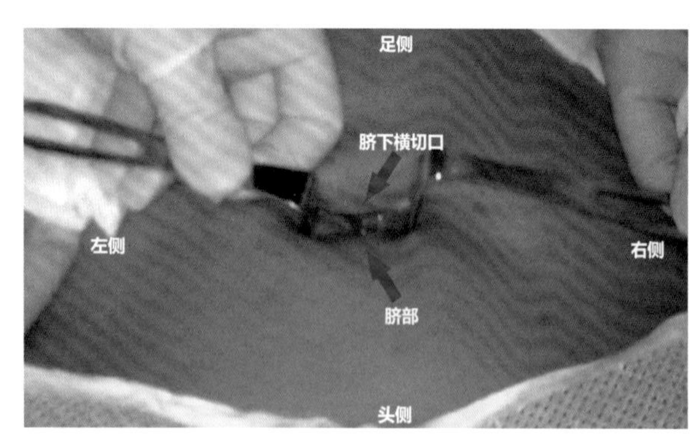

图6-2-3 暴露皮下腹直肌前鞘

四、保留中线的腹直肌前鞘不切开，以避免损伤腹膜（因此处腹直肌前鞘、后鞘融合为白线）。在中线两侧分别切开腹直肌前鞘（图6-2-4）。

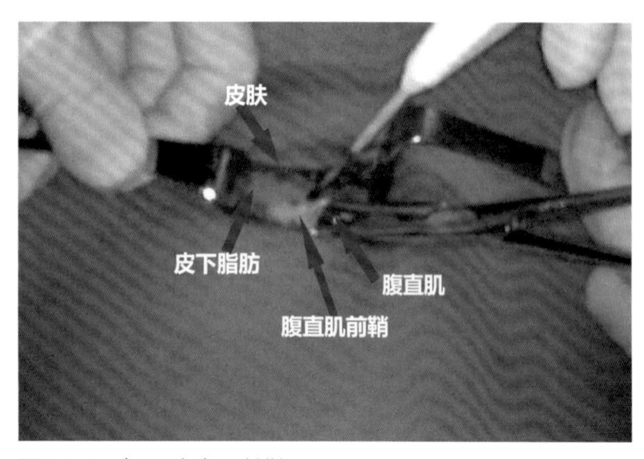

图6-2-4 切开腹直肌前鞘

五、中线两侧的腹直肌前鞘被切开后，分别暴露出下方的腹直肌肌肉层。采用甲状腺拉钩将腹直肌肌肉向两侧钝性牵拉后，暴露出腹直肌下方的腹直肌后鞘（图 6-2-5）。

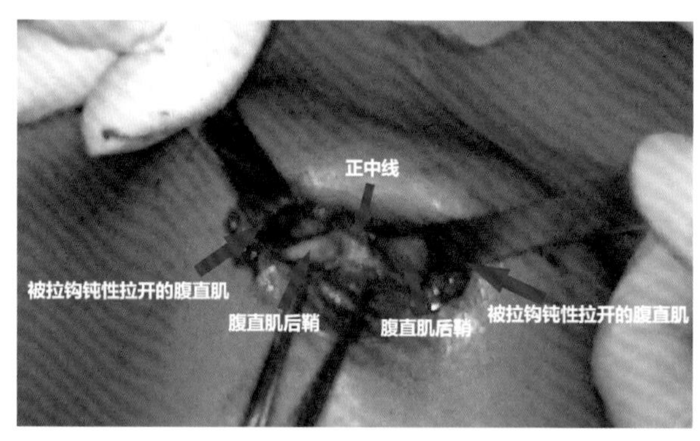

图6-2-5 暴露腹直肌下方的腹直肌后鞘

六、采用弯钳夹闭中线处腹直肌前鞘与后鞘融合形成的致密结缔组织。弯钳向下压迫，使左右两侧空间相通（图 6-2-6）。

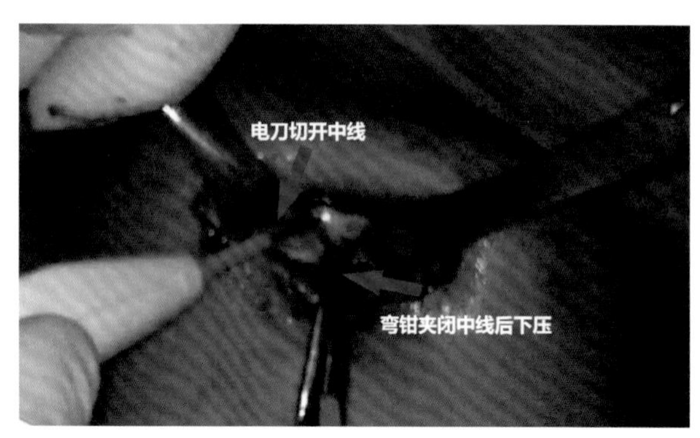

图6-2-6 弯钳下压使腹直肌左右两侧空间相通

七、暴露出腹膜外空间，空间的上界是腹直肌肌肉，下界是腹直肌后鞘（图 6-2-7）。

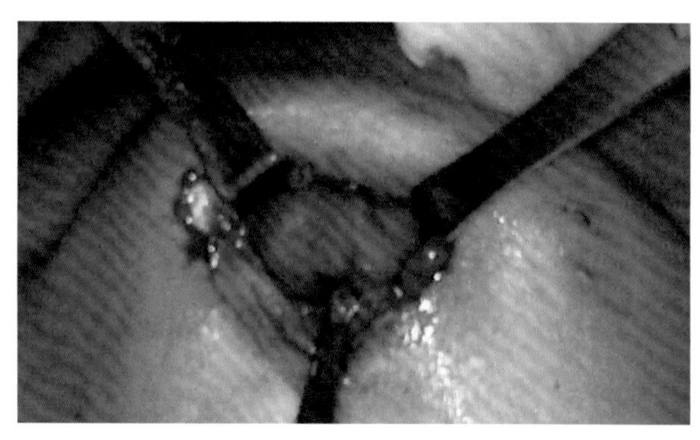

图6-2-7 暴露腹膜外空间

八、采用自制的球囊扩张腹膜外空间（图 6-2-8）。

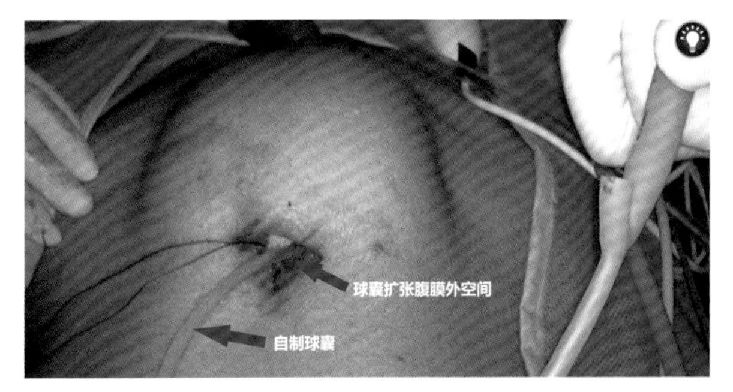

图6-2-8　扩张腹膜外空间

九、采用缝线缝合封闭腹部横切口。置入 12 mm 的镜头穿刺器后，建立气腹（图 6-2-9）。

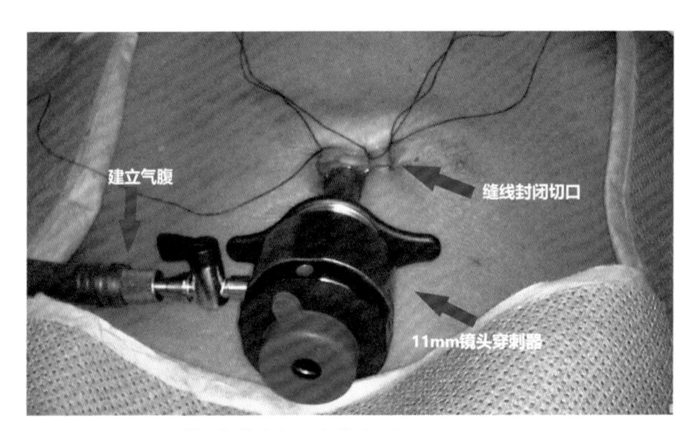

图6-2-9　置入镜头穿刺器建立气腹

十、图 6-2-10 示仅通过球囊扩张，未进行切开游离时的腹膜外空间。

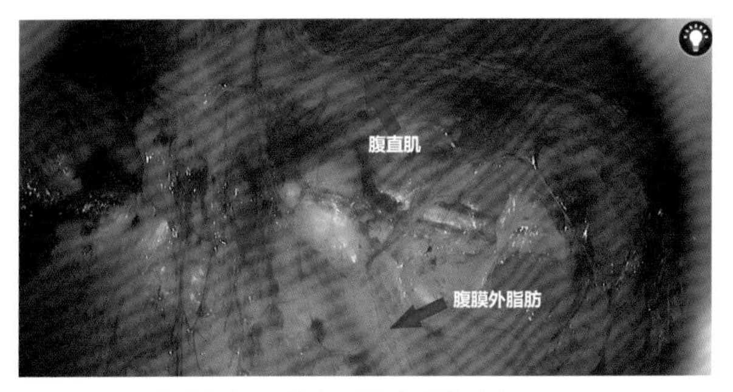

图6-2-10　未进行切开游离时的腹膜外空间

十一、通过镜头孔置入腹腔镜，在腹腔镜镜头的直视下，在右侧腹直肌旁脐水平以下置入 12 mm 穿刺器（图 6-2-11）。此时需要警惕避免损伤腹壁下血管。图中可见腹壁下血管与右手穿刺器的位置临近。直视下穿刺时需要避免穿刺器损伤血管造成出血。

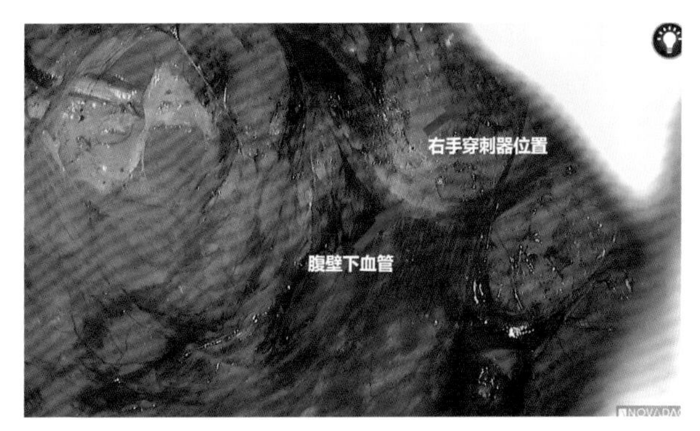

图6-2-11　右侧腹直肌旁脐水平以下置入穿刺器

十二、同法置入左手 5 mm 穿刺器。图 6-2-12 示外景下三孔法腹腔镜手术的穿刺器布局。

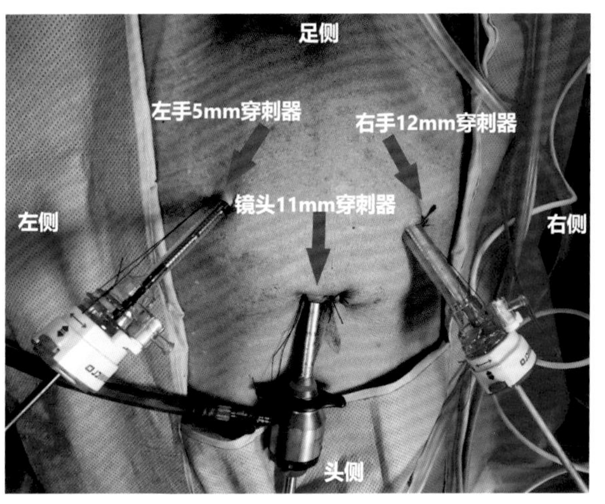

图6-2-12　外景下三孔法腹腔镜手术穿刺器布局

十三、从足侧远端向头侧近端，游离前列腺前脂肪（图 6-2-13）。留取标本术后送病理。

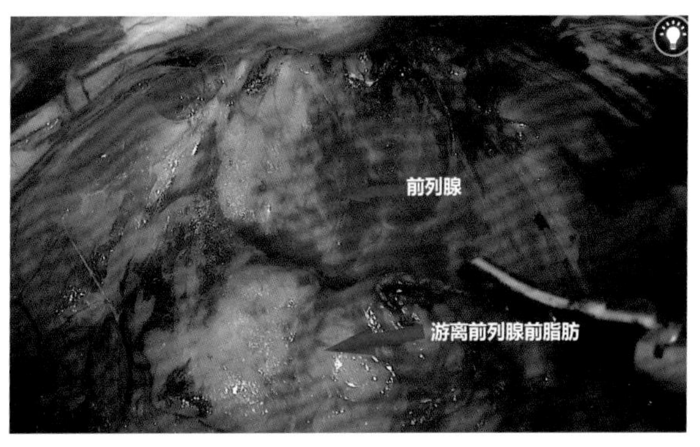

图6-2-13　游离前列腺前脂肪

十四、清扫双侧髂外闭孔淋巴结。在腹膜外空间内，寻找到右侧耻骨作为解剖标志。在耻骨下方 1 ~ 2 cm 处，可以游离暴露出右侧闭孔神经和闭孔血管。在耻骨上方，有旋髂深静脉，术中需要避免损伤。在其外侧背侧有右侧髂外静脉。术中游离右侧髂外闭孔淋巴结（图 6-2-14）。

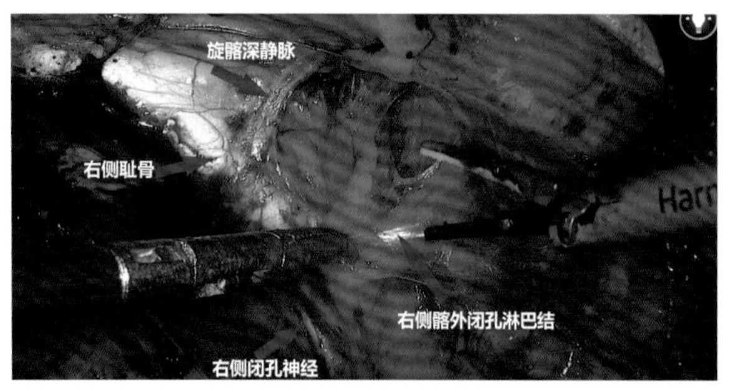

图6-2-14　游离右侧髂外闭孔淋巴结

十五、同法处理左侧。图 6-2-15 观察到左侧闭孔神经和伴行的闭孔血管走行于左侧耻骨下方 1 ~ 2 cm 处。在耻骨上方可见左侧髂外动脉和髂外静脉。游离清扫左侧髂外闭孔淋巴结。

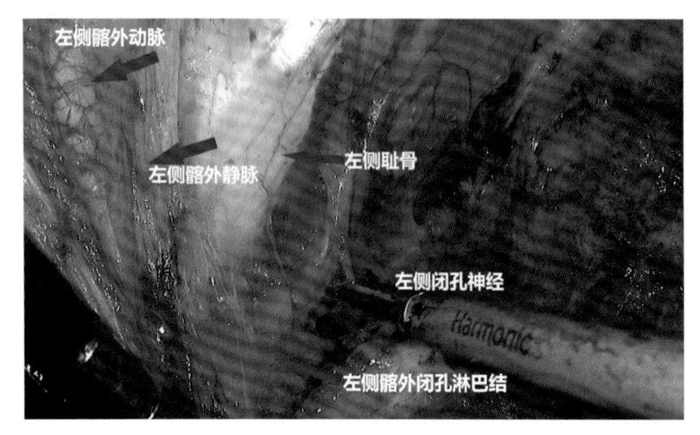

图6-2-15　游离清扫左侧髂外闭孔淋巴结

十六、本例患者前列腺增生明显，为了避免损伤双侧输尿管口，采用侧入路方法切开膀胱颈。如图 6-2-16 所示，寻找膀胱颈位置后，在右侧切开膀胱颈。在切开膀胱颈时，腹腔镜下超声刀较机器人下单极电剪有优势。超声刀的做功方式是夹闭后切开。前列腺组织质地较韧，超声刀可以夹持柔软的膀胱颈，而夹不住质韧的前列腺，因此超声刀不易切入前列腺内部组织中；而机器人单极电剪则有可能切入前列腺内部组织中。

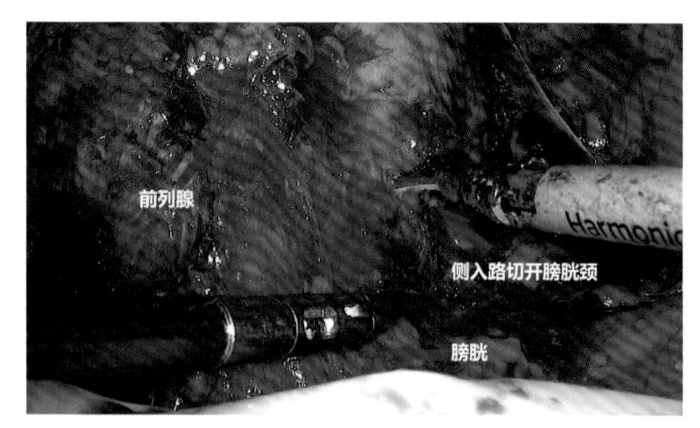

图6-2-16　右侧切开膀胱颈

十七、从右侧入路切开膀胱颈后，可见暴露出膀胱黏膜。沿着前列腺与膀胱间的层次切开膀胱颈（图 6-2-17），可见前列腺增生明显，两侧叶凸入到膀胱中，膀胱颈口扩大。

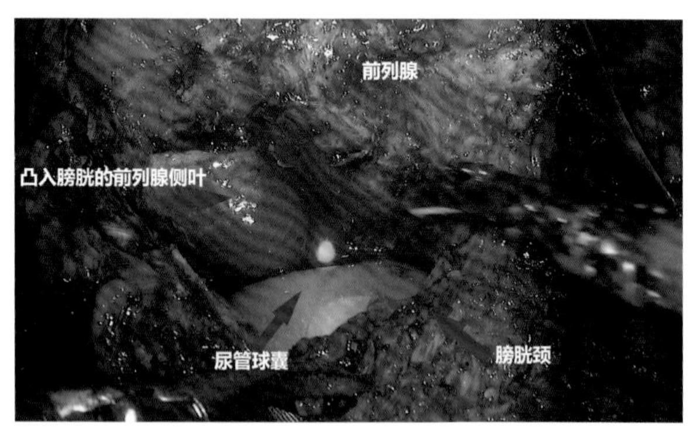

图6-2-17　沿前列腺与膀胱间切开膀胱颈

十八、在耻骨上经皮肤置入肝针，引入腹膜外空间后，将肝针穿入尿管末端的侧孔中，再经过腹膜外空间顶部穿出皮肤。牵拉尿管起到悬吊作用（图 6-2-18）。在术中需要注意肝针的末端避免损伤一侧的髂血管，避免出血。

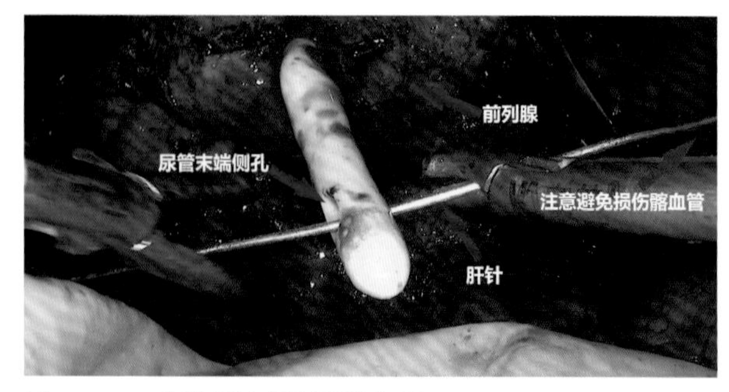

图6-2-18　牵拉尿管起到悬吊作用

十九、尿管悬吊后有助于暴露前列腺背侧层

面（图 6-2-19）。

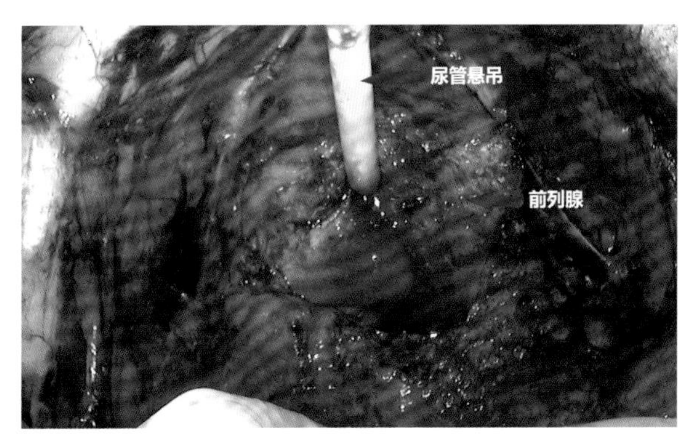

图6-2-19　暴露前列腺背侧层面

二十、仔细辨认双侧输尿管口的位置，术中避免损伤输尿管口，避免缝合时误扎输尿管口。在右侧前列腺、膀胱壁、侧韧带形成的三角形中，游离暴露，扩大层面（图 6-2-20）。

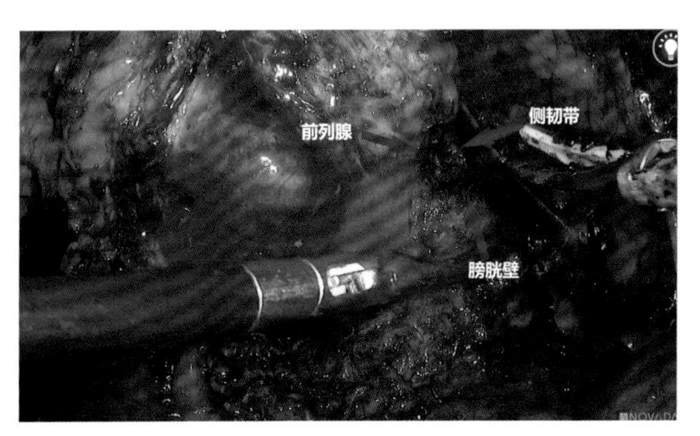

图6-2-20　游离右侧前列腺、膀胱壁、侧韧带形成的三角

二十一、将右侧侧韧带向外推压，切开前列腺包膜与膀胱颈口间的层面，以此切开膀胱颈口的背侧（图 6-2-21）。

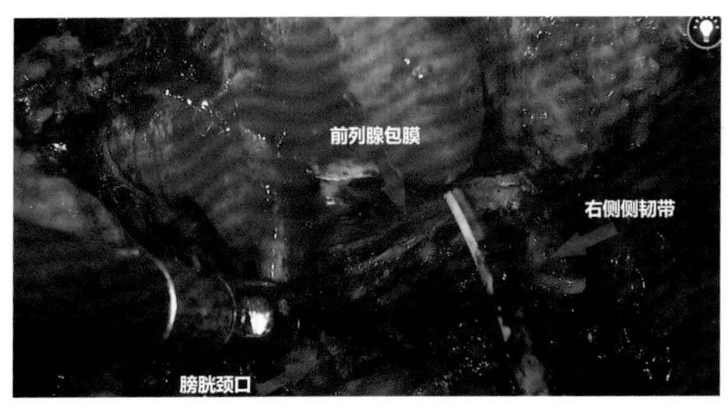

图6-2-21　切开膀胱颈口背侧

二十二、切开膀胱颈口的背侧层面后，在前列腺与膀胱间有一特殊解剖结构，名为膀胱前列腺肌（VPM）。切开 VPM 后暴露其后方的输精管和精囊（图 6-2-22）。

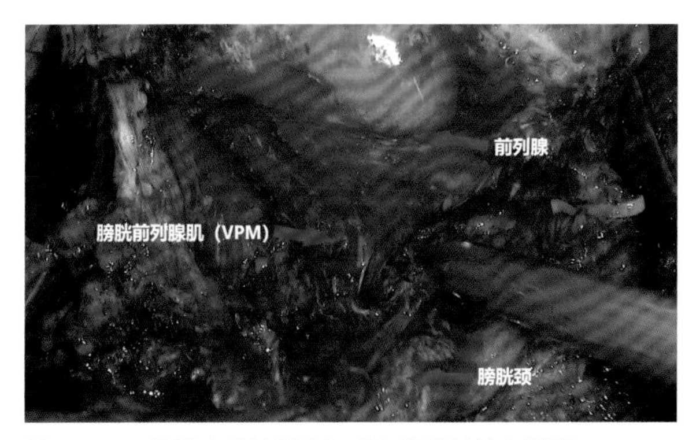

图6-2-22　暴露膀胱前列腺肌后方的输精管和精囊

二十三、游离暴露左侧输精管和精囊（图 6-2-23）。采用筋膜内法游离保护左侧侧韧带。

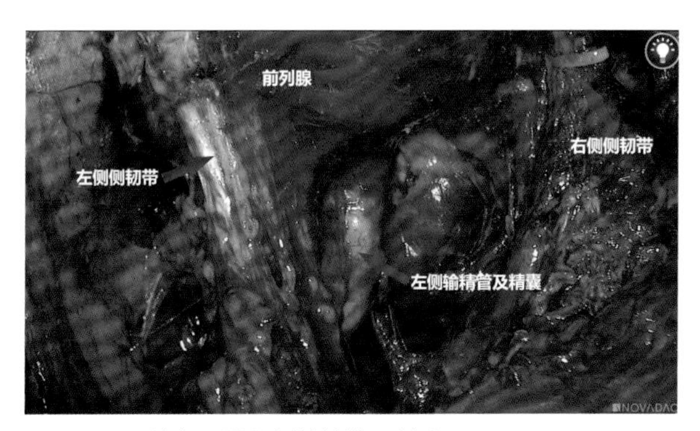

图6-2-23　游离暴露左侧输精管和精囊

二十四、前列腺相关筋膜的分离方法（图 6-2-24）：

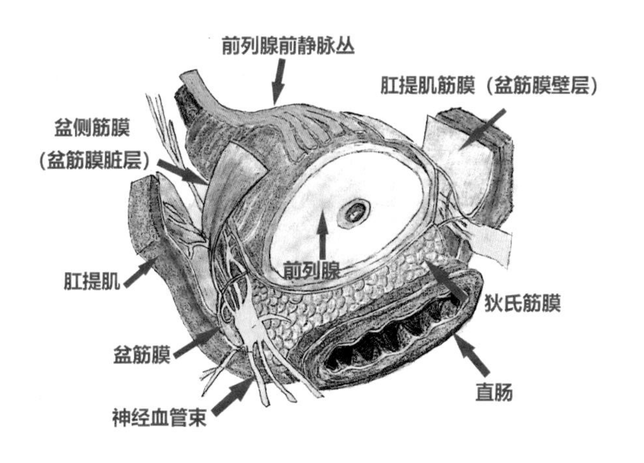

图6-2-24　前列腺相关筋膜解剖示意图

①筋膜内技术：前列腺两侧的分离层面在前列腺筋膜内。此种分离的方法前列腺表面将没有筋膜覆盖，仅有前列腺包膜。前列腺背侧面的分离层面是在狄氏筋膜与前列腺之间。

②筋膜间技术：前列腺两侧的分离层面在前列腺筋膜外，但在盆筋膜内。前列腺背侧面的分离层面是在狄氏筋膜与前列腺之间。

③筋膜外技术：前列腺两侧的分离层面在盆腔筋膜外与肛提肌筋膜间。前列腺背侧的分离层面在狄氏筋膜与直肠周围脂肪之间。

二十五、在精囊下方切开狄氏筋膜，游离暴露前列腺背侧层面（图 6-2-25）。直至前列腺尖部。本例患者术中采用了“Hood 技术”的新型方式。在术中保留了 Retzius 间隙，包括：①保留部分膀胱前列腺肌前围裙（Apron）；②保留盆筋膜；③保留耻骨前列腺韧带；④保留大部分 Santorini 血管丛。

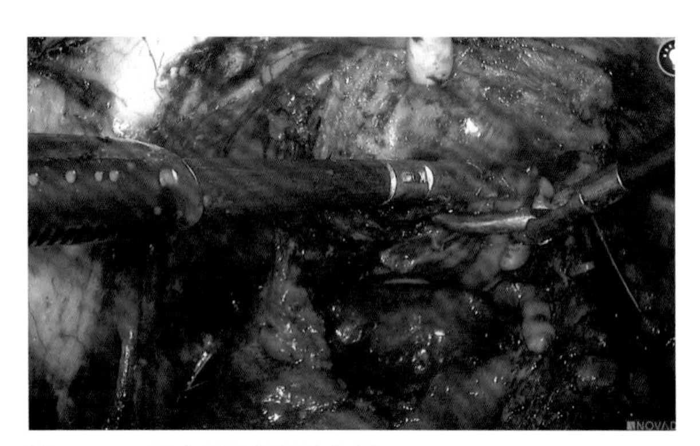

图6-2-25 游离暴露前列腺背侧

二十六、在前列腺尖部采用冷剪刀锐性切开尿道（图 6-2-26）。

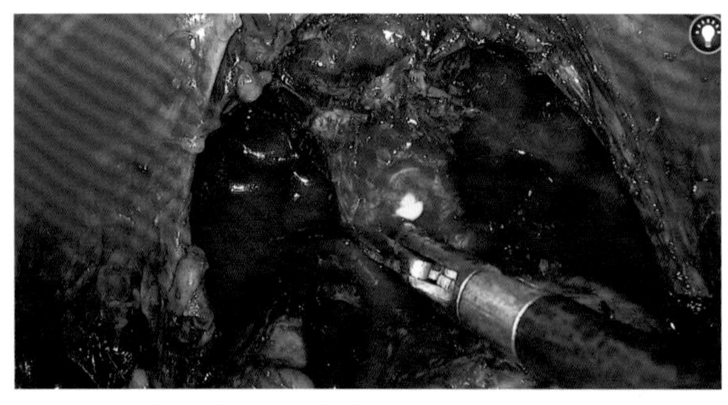

图6-2-26 前列腺尖部锐性切开尿道

二十七、前列腺完整切除后（图 6-2-27）。

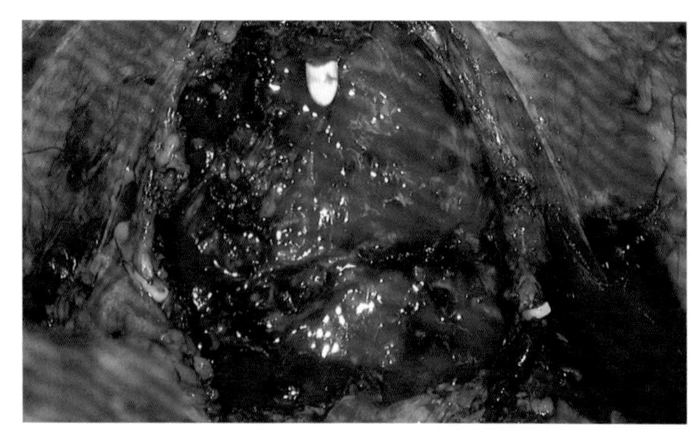

图6-2-27 前列腺完整切除后术野

二十八、采用后重建技术（Rocco 缝合），以减少膀胱与尿道吻合时的张力（图 6-2-28）。

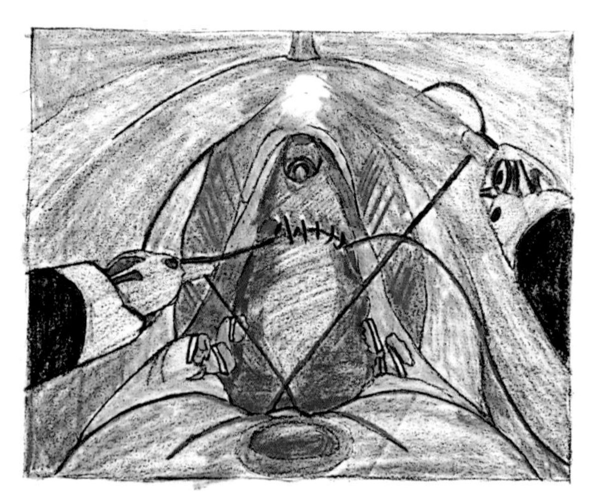

图6-2-28 Rocco 缝合示意图

二十九、采用后重建技术缝合尿道背侧组织和膀胱前列腺肌（VPM）（图 6-2-29）。

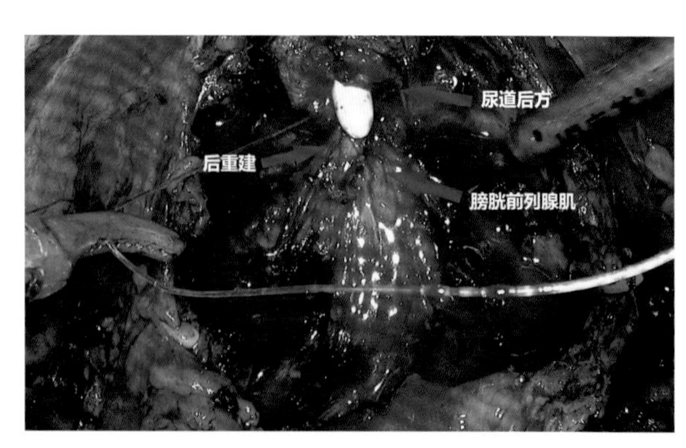

图6-2-29 后重建技术缝合尿道背侧组织和膀胱前列腺肌

三十、本例患者前列腺增生明显，膀胱颈口扩大。术中将膀胱颈口进行后方重建，缩小颈口

（图 6-2-30）。

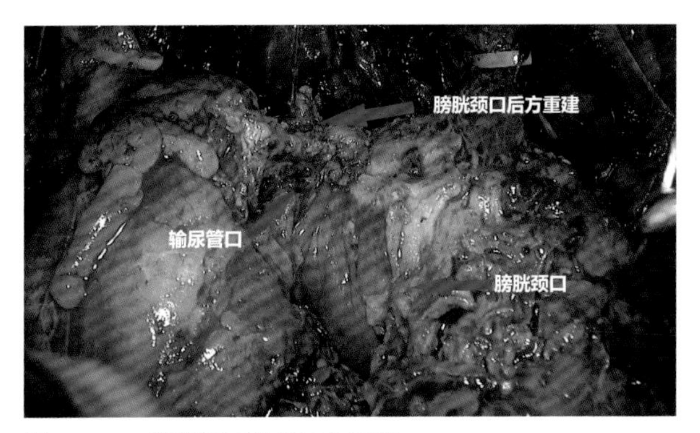

图6-2-30 膀胱颈口进行后方重建

三十一、进行膀胱尿道吻合，缝合后壁（图 6-2-31）。

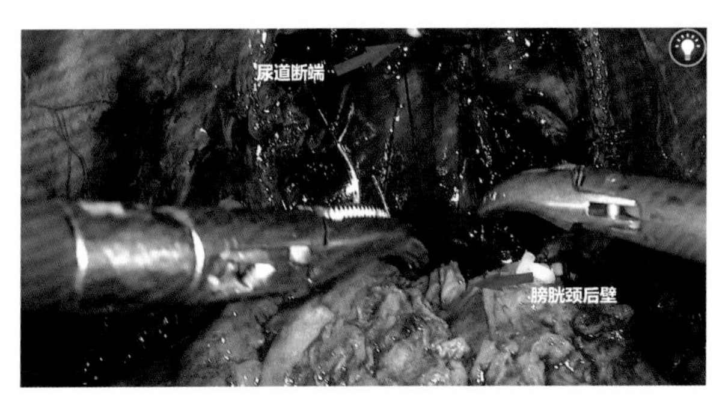

图6-2-31 膀胱尿道吻合并缝合后壁

三十二、将后壁缝线拉紧后（图 6-2-32）。再缝合前壁。

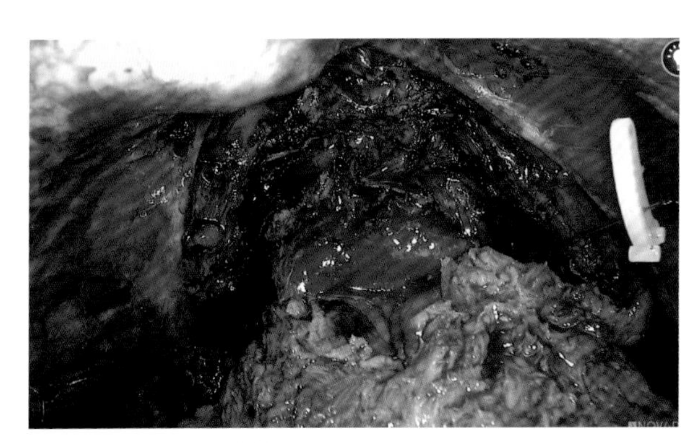

图6-2-32 后壁缝线拉紧

三十三、图 6-2-33 示完成膀胱尿道吻合后术野。

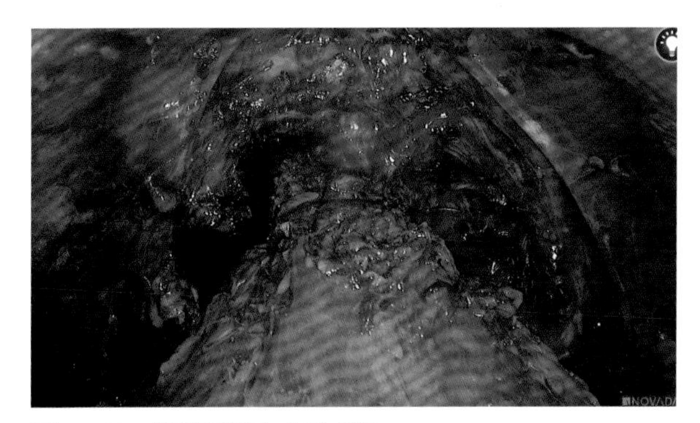

图6-2-33 膀胱尿道吻合后术野

三十四、图 6-2-34 示术后大体标本。

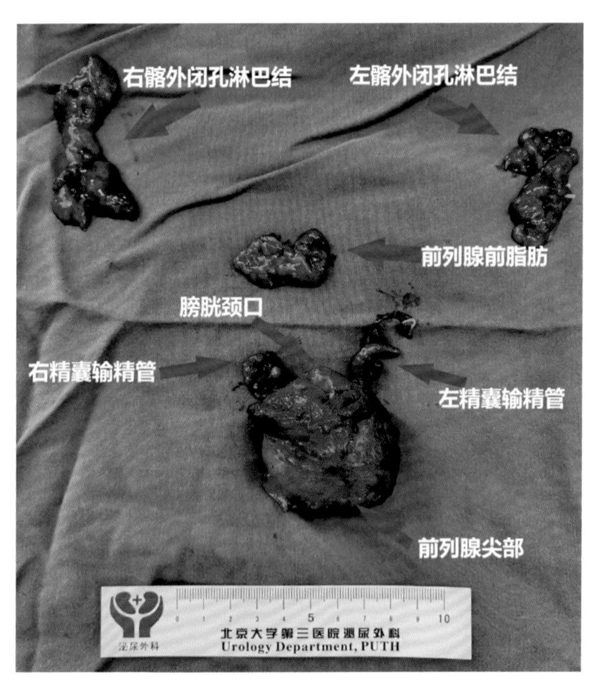

图6-2-34 大体标本

视频24

（刘茁 张洪宪 编写）

（刘茁 视频编辑）

第三节　膀胱尿道吻合的针法角度——腹腔镜根治性前列腺切除术的重要步骤之一

一、本中心采用的膀胱尿道吻合法为“单线八针吻合法”。采用“Y604”缝线。其针弧度为5/8，圆针针长26 mm，线径3-0。术后7天张力下降至50%～60%，将在术后90天至120天吸收。缝线截取25至30 cm，其末端打结（3个）并夹闭血管夹（1枚）。

二、采用“单线八针吻合法”。首先缝合后壁。

1. 膀胱颈后壁的4点处，由外向内缝合；然后由内向外吻合尿道4点方向［膀胱颈后壁与尿道吻合第1针（1/4）］。

2. 在膀胱颈后壁6点处和尿道对应位置进行吻合［膀胱颈后壁与尿道吻合第2针（2/4）］。

3. 在膀胱颈后壁8点处和尿道对应位置进行吻合［膀胱颈后壁与尿道吻合第3针（3/4）］。

4. **反针缝合**的方法：在膀胱颈9点方向与尿道吻合［膀胱颈后壁与尿道吻合第4针（4/4）］。

三、之后将后壁吻合线收紧。将导尿管置入膀胱，气囊暂时不注水。

1. 继续在膀胱颈前壁11点（**反针缝合**）方向与尿道相应位置进行吻合。

2. 在膀胱颈前壁1点（**反针缝合**）方向与尿道相应位置进行吻合。

3. 在膀胱颈前壁3点（正针缝合）方向与尿道相应位置进行吻合。

4. 在膀胱颈前壁4点（正针缝合）方向与尿道相应位置进行吻合。

四、共缝合8针。收紧缝线，打结，尿管气囊内注水。

五、【第一针】在膀胱颈后壁4点处和尿道对应位置进行吻合。

1. 针持夹针，夹持位置位于1/2至1/3之间。1/3处易转针，且力度不足；1/2处出针距离短，无法从膀胱颈口黏膜穿出。故夹持位置位于1/2至1/3之间为宜。针持所在直线应该与圆针所在平面相垂直，避免出现角度偏移造成转针。保持针持长轴不变，通过右手手腕转动针持发力，避免出现针持移动（图6-3-1）。

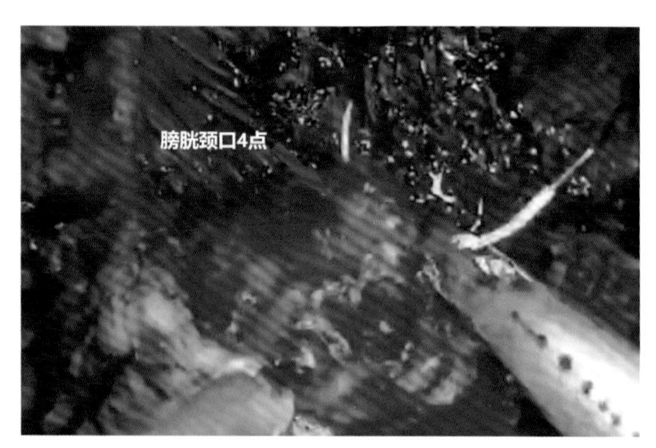

图6-3-1　右手腕部发力保持针持不动

2. 左手弯钳加持穿出膀胱颈口的针尖后，右手针持松开。针穿出膀胱颈后右手针持重新夹持圆针1/2至1/3之间位置。

3. 在进一步缝合尿道对应位置前，先将缝线拉扯至尾端，以避免后续步骤绕线而降低效率。

4. 在进一步缝合尿道对应位置前，针持夹针位置位于1/2至1/3之间。针持与圆针平面相垂直（图6-3-2）。

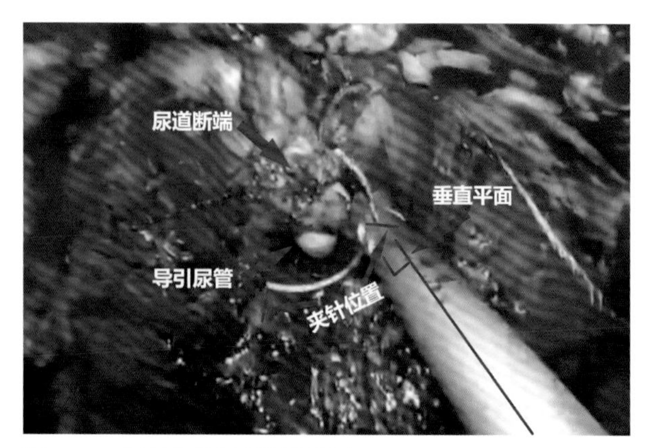

图6-3-2　针持与圆针平面相垂直

5. 保持针持长轴不变，通过右手手腕转动针持，使针尖角度如图6-3-3所示。

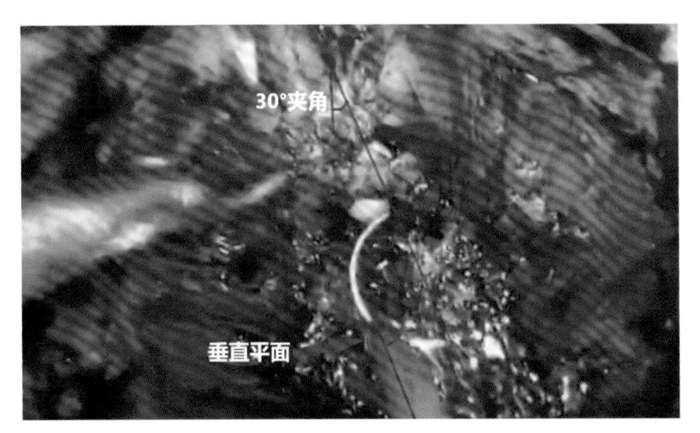

图6-3-3　针尖角度与垂直平面夹角

6. 针尖紧贴导引尿管头端，随着尿管牵出，针尖随之移动到尿道口中（图 6-3-4）。

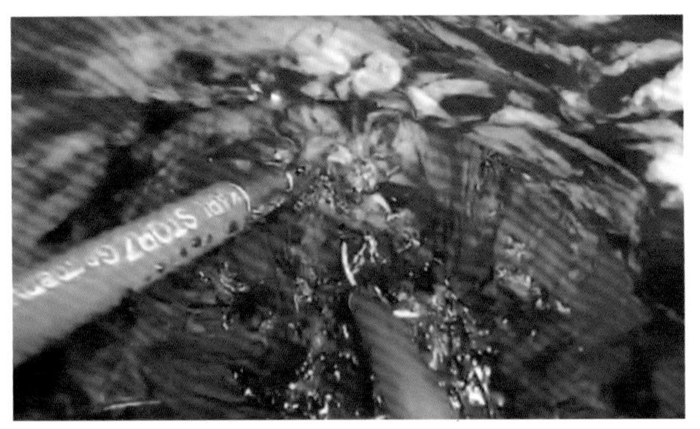

图6-3-4　针尖移动到尿道口

7. 保持针持长轴不变，通过右手手腕转动针持发力，避免出现针持移动。如图 6-3-5 所示针尖从 4 点位置穿出尿道口黏膜。

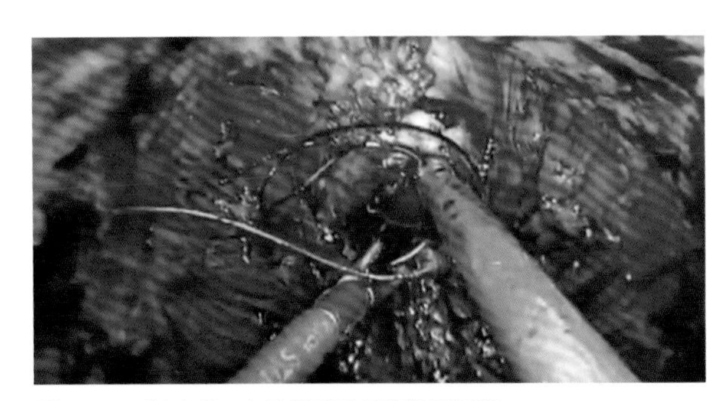

图6-3-5　针尖从4点位置穿出尿道口黏膜

六、【第二针】在膀胱颈后壁 6 点处和尿道对应位置进行吻合。

1. 从第二针开始，所有缝合均应在前针缝线的屏幕左侧进针，以避免绕线。缝合手法同第一针（即夹针于 1/2 至 1/3 之间。针持与圆针平面垂直。保持针持长轴不变，通过右手手腕转动针持发力）（图 6-3-6）。

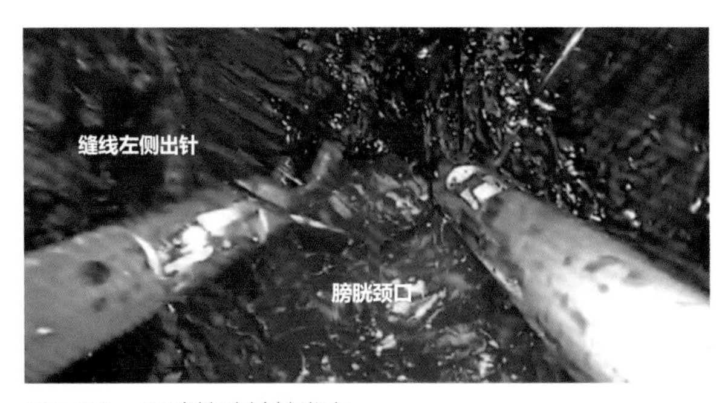

图6-3-6　手腕转动针持发力

2. 针尖紧贴导引尿管头端，随着尿管牵出，针尖随之移动到尿道口中，同第一针。保持针持长轴不变，通过右手手腕转动针持发力，同第一针。如图6-3-7所示针尖从6点位置穿出尿道口黏膜。

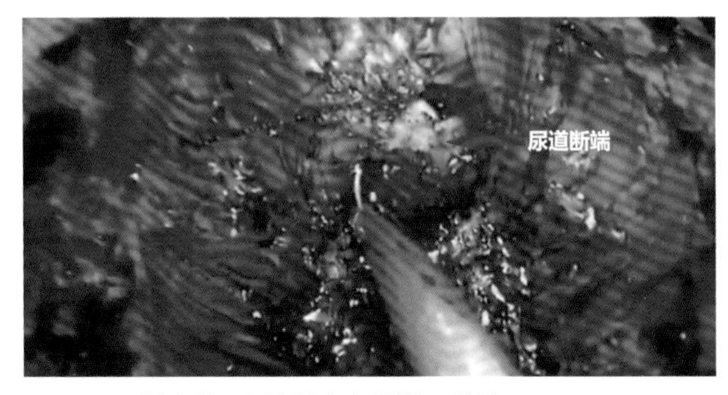

图6-3-7　针尖从6点位置穿出尿道口黏膜

七、【第三针】在膀胱颈后壁 8 点处和尿道对应位置进行吻合。

1. 采用左手弯钳持针，为左手的正手缝合。缝合手法同前（即夹针于 1/2 至 1/3 之间，针持与圆针平面垂直。保持针持长轴不变，通过左手手腕转动针持发力）（图 6-3-8）。

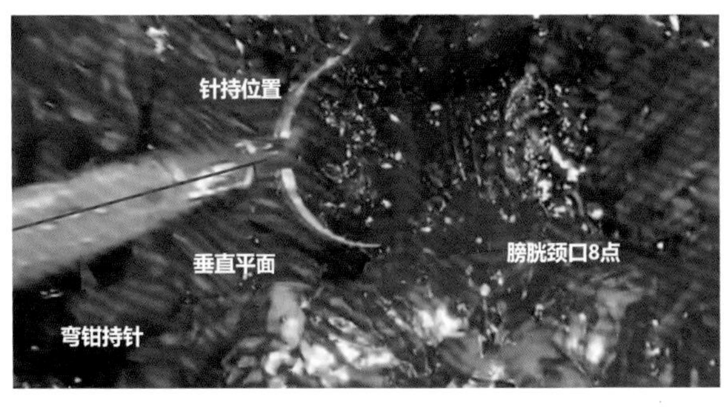

图6-3-8　左手手腕转动针持发力

2. 缝合尿道端，更改为右手针持持针，为右手的正手缝合。针尖紧贴导引尿管头端，随着尿管牵出，针尖随之移动到尿道口中，同前。保持针持长轴不变，通过右手手腕转动针持发力，同前。如图 6-3-9 所示针尖从 8 点位置穿出尿道口黏膜。

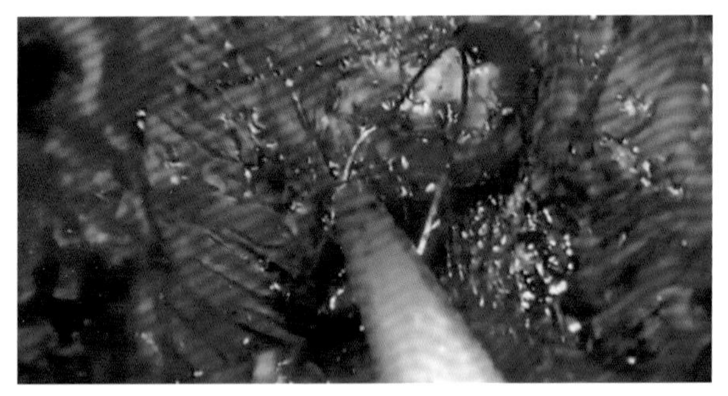
图6-3-9 针尖从8点位置穿出尿道口黏膜

八、**【第四针】反针缝合**的方法：在膀胱颈 9 点方向与尿道吻合。

1. 这里介绍一个操作技巧。缝合过程中应该保持针持所在直线与圆针所在平面相垂直。而腹腔镜为二维视野，缺少景深概念。二维视野看似垂直，而三维视野实际存在偏角。在技巧上如下图。左手弯钳夹持针尖，右手针持牵拉缝线，此时存在偏角的圆针平面将会矫正为垂直平面（图 6-3-10）。

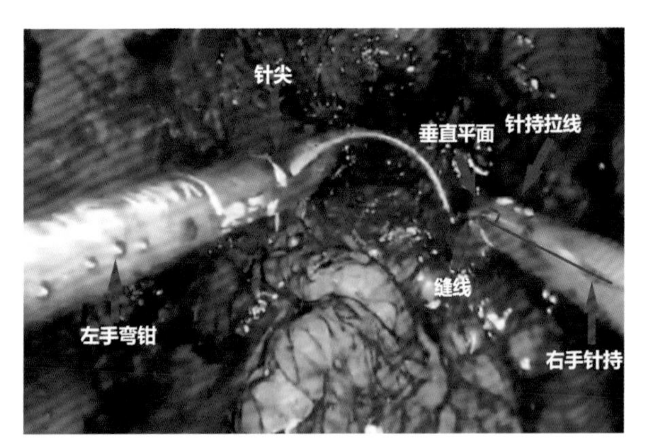

图6-3-10 圆针平面矫正为垂直平面

2. 采用右手针持持针，为右手的反手缝合。缝合手法同前（即夹针于 1/2 至 1/3 之间。针持与圆针平面垂直。保持针持长轴不变，通过右手手腕转动针持发力（图 6-3-11）。

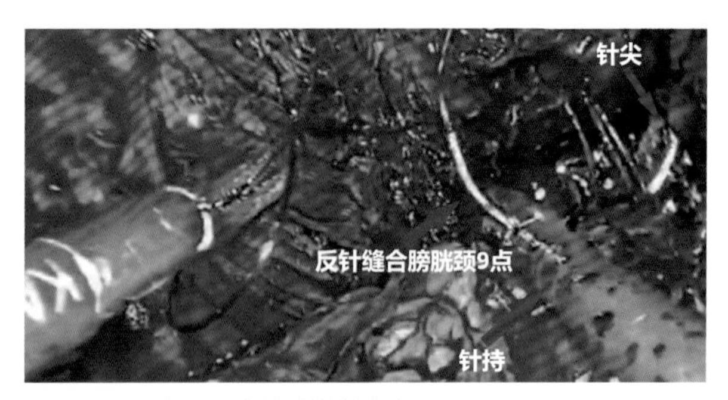

图6-3-11 右手手腕转动针持发力

3. 缝合尿道端，右手针持持针，为右手的反手缝合。针尖紧贴导引尿管头端，随着尿管牵出，针尖随之移动到尿道口中，同前。保持针持长轴不变，通过右手手腕转动针持发力，同前。如图 6-3-12 所示针尖从 9 点位置穿出尿道口黏膜。

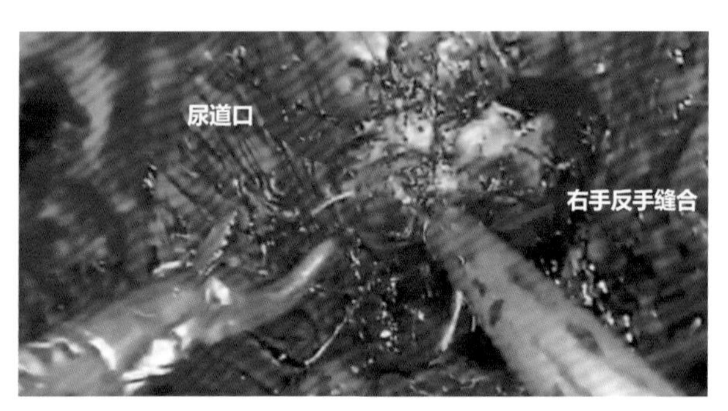

图6-3-12 针尖从9点位置穿出尿道口黏膜

4. 从屏幕右侧向左侧收紧缝线。将膀胱颈后壁上提与尿道断端贴紧。

九、【第五针】在膀胱颈前壁 11 点（**反针缝合**）方向与尿道相应位置进行吻合。

1. 采用右手弯钳持针，为右手的反手缝合。缝合手法同前（即夹针于 1/2 至 1/3 之间。针持与圆针平面垂直。保持针持长轴不变，通过右手手腕转动针持发力）如图 6-3-13。

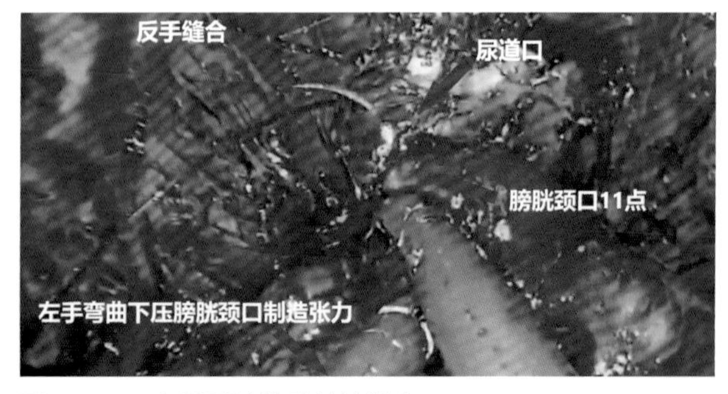

图6-3-13 右手手腕转动针持发力

2. 从第五针开始缝合膀胱颈口前壁为贯通缝合，从膀胱颈口穿入到尿道口穿出，一针贯通缝合，如图 6-3-13 所示。针尖从 11 点位置穿出尿道口。

十、【第六针】在膀胱颈前壁 1 点（**反针缝合**）方向与尿道相应位置进行吻合。

1. 采用右手弯钳持针，为右手的反手缝合。缝合手法同前（即夹针于 1/2 至 1/3 之间。针持与圆针平面垂直。保持针持长轴不变，通过右手手腕转动针持发力。）

2. 从膀胱颈口穿入到尿道口穿出，一针贯通缝合如图6-3-14所示。针尖从1点位置穿出尿道口。

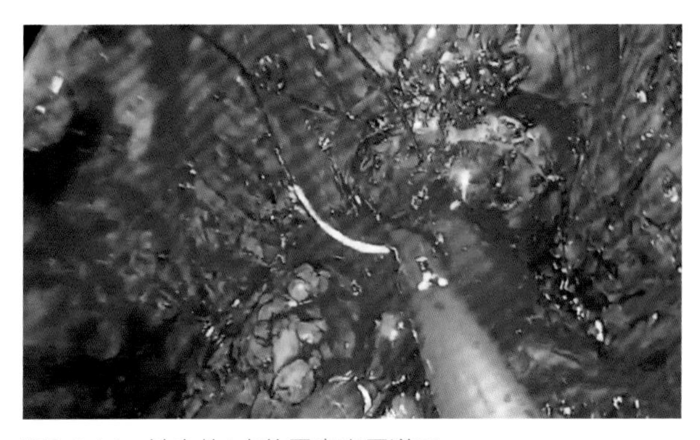

图6-3-14　针尖从1点位置穿出尿道口

十一、【第七针】在膀胱颈前壁 3 点（正针缝合）方向与尿道相应位置进行吻合。

1. 采用右手弯钳持针，为右手的正手缝合。缝合手法同前（即夹针于 1/2 至 1/3 之间。针持与圆针平面垂直。保持针持长轴不变，通过右手手腕转动针持发力。）

2. 从膀胱颈口穿入到尿道口穿出，一针贯通缝合如图6-3-15所示。针尖从3点位置穿出尿道口。

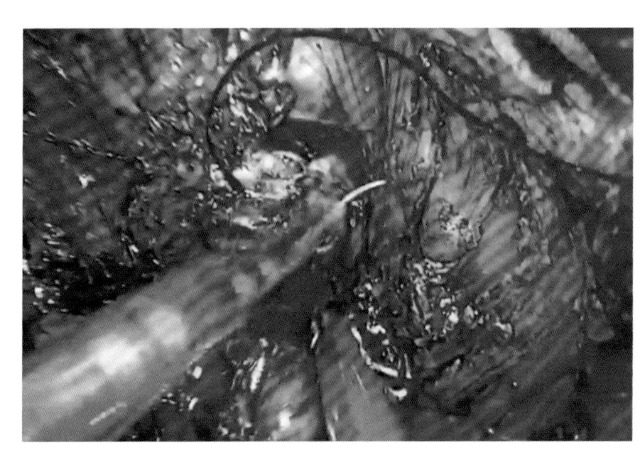

图6-3-15　针尖从3点位置穿出尿道口

十二、【第八针】在膀胱颈前壁 4 点（正针缝合）方向与尿道相应位置进行吻合。

1. 采用右手弯钳持针，为右手的正手缝合。缝合手法同前（即夹针于 1/2 至 1/3 之间。针持与圆针平面垂直。保持针持长轴不变，通过右手手腕转动针持发力。）

2. 从膀胱颈口穿入到尿道口穿出，一针贯通缝合。针尖从 4 点位置穿出尿道口。

3. 共缝合 8 针。收紧缝线，打结，尿管气囊内注水。

十三、要点总结

1. 缝线种类和长度：Y604 缝线，弧度为 5/8，缝长 25 ~ 30 cm。

2. 针持夹针，夹持位置位于 1/2 至 1/3 之间。

3. 针持所在直线应该与圆针所在平面相垂直，避免出现角度偏移造成转针。

4. 通过右手手腕转动针持发力。

5. 尿道断端缝合是操作难点。注意进针位置、角度、手腕手法、尿管伸缩配合等。

6. 线左进针，避免绕线。

7. “针持拉线尾”法，纠正垂直平面（针持所在直线与圆针所在平面相垂直）。

十四、“单线八针吻合法”总结如图 6-3-16。

缝针顺序	膀胱颈前壁 / 后壁	位置	正手缝合 / 反手缝合	膀胱颈和尿道断端分别出针 / 贯通出针	持针器械	节点
第一针	后壁	4 点	正手	分别出针	针持	-
第二针	后壁	6 点	正手	分别出针	针持	-
第三针	后壁	8 点	正手	分别出针	左手弯钳	-
第四针	后壁	9 点	反手	分别出针	针持	后壁吻合线收紧；将导尿管置入膀胱（气囊不注水）
第五针	前壁	11 点	反手	贯通出针	针持	-
第六针	前壁	1 点	反手	贯通出针	针持	-
第七针	前壁	3 点	正手	贯通出针	针持	-
第八针	前壁	4 点	正手	贯通出针	针持	收紧缝线，打结，尿管气囊内注水

图6-3-16　“单线八针吻合法”总结

（刘茁　郭巍　编写）

第四节 采用改良 HOOD 技术的机器人根治性前列腺切除术

一、刘磊老师曾经在手术之余给笔者讲过“不射之射”中纪昌的典故，从而启发笔者对于手术哲学的理解。说射箭手年轻时需要学习各种技巧，锻炼眼力、手力等技能。而炉火纯青的高手，不用弓箭，仅用射箭的姿势却能使苍鹰落地。比喻要达到某种最高境界，就是不须刻意追求具体技巧，而是将其融入自然之中，甚至是将其忘记。外科手术亦是如此。今天我们总结归纳“学习笔记”，就是为了终有一天能够把这些技巧技能形成肌肉记忆，融入血液；终有一天，我们也将忘记“学习笔记”中的“招数”，无招胜有招，造福我们的患者。

二、英文单词“Hood”翻译为中文是风帽、兜帽。如图 6-4-1 所示，兜帽是指外衣的一部分，是那种可拉起蒙住头颈的帽子。

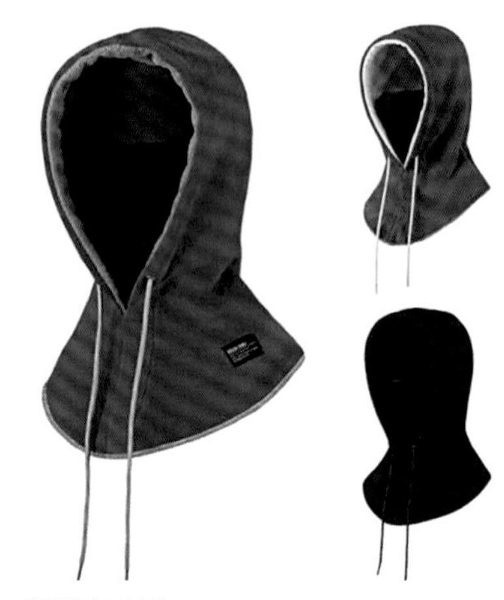

图6-4-1 兜帽的示例

三、“HOOD 技术”是一种治疗前列腺癌的机器人手术技术，因为应用此方法切除前列腺后，尿道周围保留了完整的支撑结构，形似头罩样分布于尿道残端周围，因此得名。传统的“HOOD 技术”是指通过前入路方法，在不显露 Retzius 间隙（又称耻骨后间隙或膀胱前间隙）条件下，仅游离膀胱前壁局限的范围，保留尿道周围支撑结构，完成机器人根治性前列腺切除术。解剖结构图如图 6-4-2 所示。

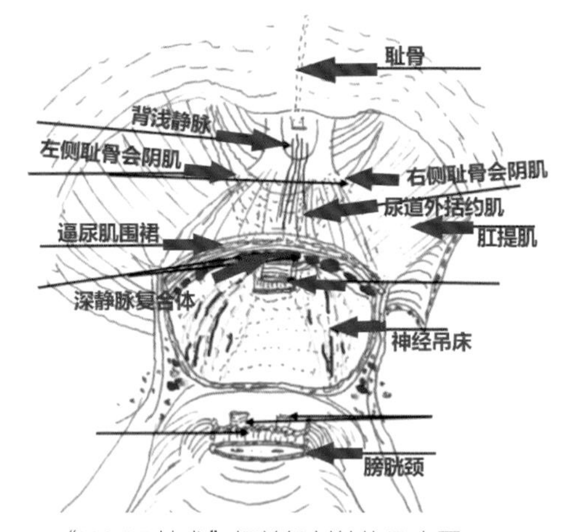

图6-4-2 “HOOD技术”相关解剖结构示意图

四、病例介绍：患者 65 岁男性，主因“体检发现 PSA 增高 1 年”就诊。tPSA 7.65 ng/ml，f/t 0.12。后复查 tPSA 升高至 10.3 ng/ml。外院行前列腺穿刺活检提示左侧叶为前列腺腺泡腺癌，Gleason 评分为 3+3=6 分。既往有高尿酸血症病史、甲硝唑过敏史。查体前列腺质韧，未触及明显结节，与直肠间层次分明。

五、男性生殖系统 MRI 平扫提示：前列腺体积增大，大小为 4.3 cm × 2.5 cm × 5.0 cm。移行带信号混杂，可见结节状混杂 T2 信号。外周带信号不均匀，可见多发片状 T2 低信号，DWI 可见片状高信号，ADC 信号减低。局部 T1 低信号。考虑前列腺癌可能性大，前列腺外周带出血。图 6-4-3 示 MRI 平扫矢状位的前列腺。图 6-4-4 示 MRI 平扫冠状位的前列腺。图 6-4-5 示 MRI 平扫水平位（轴位）的前列腺。

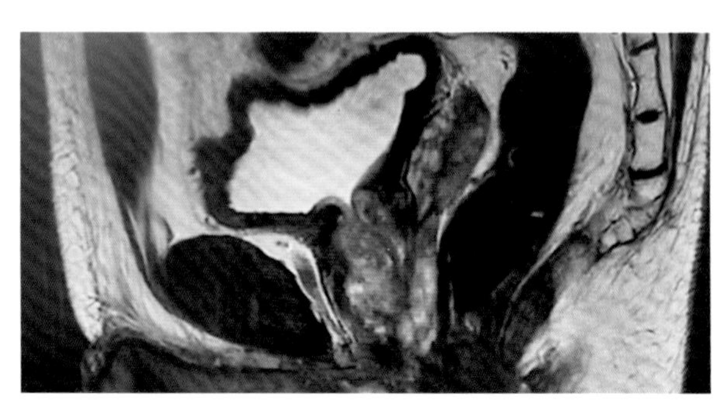

图6-4-3 MRI平扫矢状位的前列腺

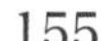

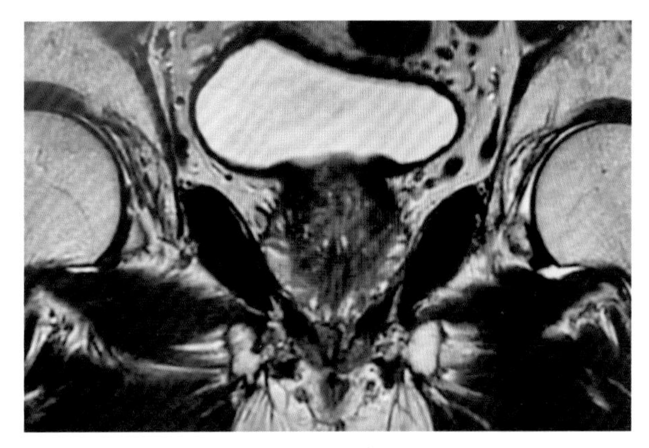

图6-4-4　MRI平扫冠状位的前列腺

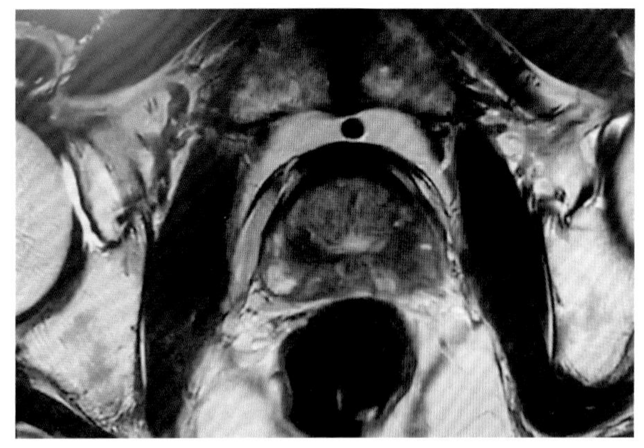

图6-4-5　MRI平扫水平位（轴位）的前列腺

六、机器人机械臂的穿刺器位置及辅助孔位置如下：在脐上 2 cm 置入 8 mm 的镜头穿刺器。分别在右、左腹直肌旁距镜头孔 8 cm 处留置 8 mm 机械臂套管，分别连接机械臂控制电剪和马里兰钳。在右侧腋前线与镜头孔水平线交点处留置 8 mm 穿刺器连接第四机械臂。在左侧腋前线对应位置留置 12 mm 辅助穿刺器。在镜头穿刺器和左手穿刺器头侧置入 12 mm 辅助穿刺器，使三点呈等边三角形。如图 6-4-6 所示。

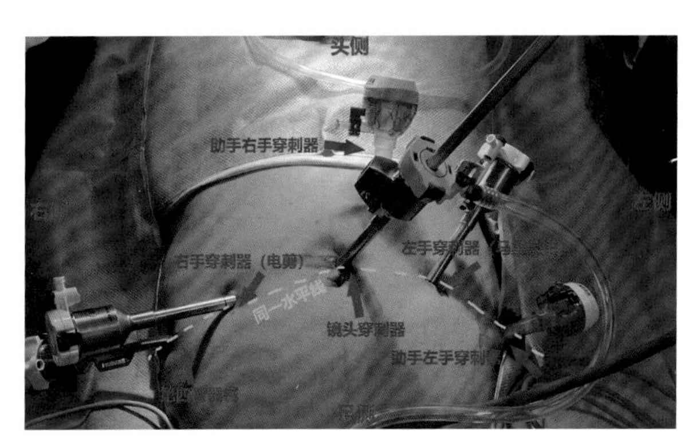

图6-4-6　穿刺器位置及辅助孔位置

七、对于初学者而言，笔者认为机器人根治性前列腺切除术是一个步骤极为复杂繁琐的手术，其中有很多细节值得注意。本节将把重点放在切开脐相关韧带、清扫前列腺表面脂肪、切开膀胱颈腹侧面、切开膀胱颈口背侧面、游离输精管和精囊等。而侧韧带处理、前列腺背侧层面游离细节、膀胱尿道吻合等步骤将在其他章节详细阐述。万事开头难，手术第一步是从腹腔空间进入腹膜外空间。我们首先需要了解一些解剖名词。如图 6-4-7 红色箭头所示，在正中央的是脐正中韧带，又叫脐内侧襞。所谓“襞”是指衣服或某些器物上的褶子，这里是指组织形成的褶皱。在其两侧的是脐内侧韧带，又叫脐内侧襞，如蓝色箭头所示。再向外有脐外侧韧带，又叫脐外侧襞，其内部走行着腹壁下血管，如绿色箭头所示。

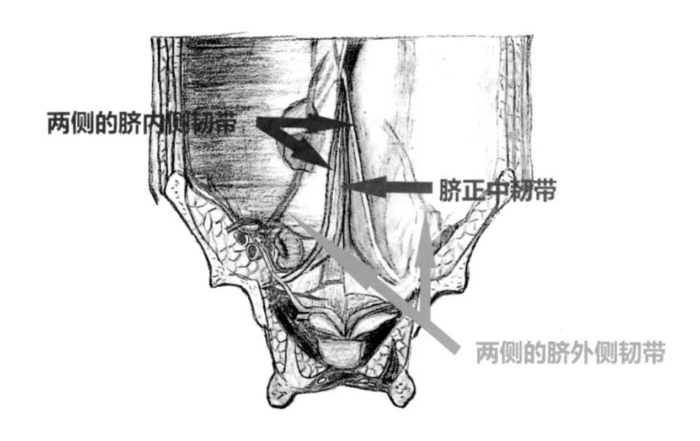

图6-4-7　进入腹膜外空间涉及的解剖结构

八、第一阶段：切开脐相关韧带。有术者习惯单纯在脐正中韧带行横向切口。本例选择了切开脐内侧韧带和脐正中韧带的“三角形”切口。如图 6-4-8 所示，先在左侧的脐内侧韧带的外侧切开腹膜。在手法上，用第四臂钳夹持脐正中韧带，创造切割张力。左、右手配合，左手马里兰钳向下夹持左侧的脐内侧韧带，右手电剪切开腹膜。

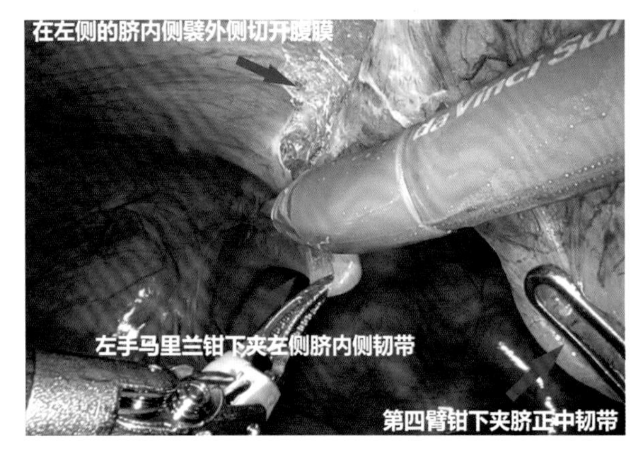

图6-4-8 切开腹膜的位置与手法

九、同法切开右侧的脐内侧韧带（图6-4-9）。

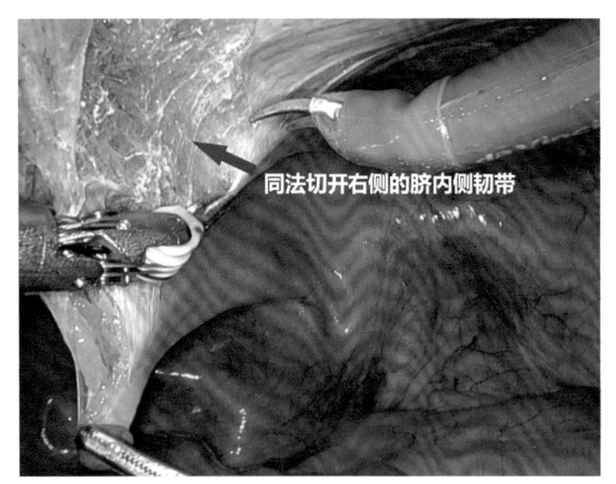

图6-4-9 切开右侧的脐内侧韧带

十、横向切开脐正中韧带（图6-4-10），连接前述步骤的两条切割线。

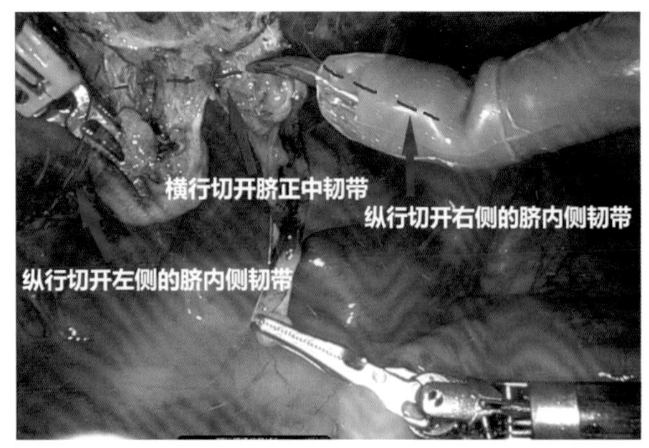

图6-4-10 横向切开脐正中韧带

十一、向下翻转脂肪团，暴露腹壁下空间，如图6-4-11所示。

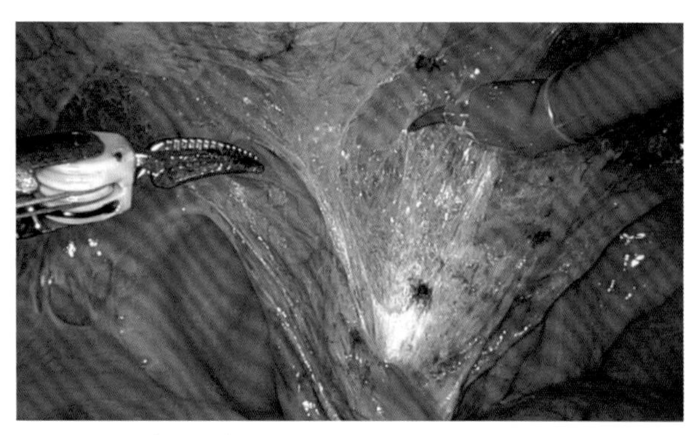

图6-4-11 向下翻转脂肪团

十二、进一步游离腹膜外空间的疏松结缔组织（图6-4-12），直至暴露骨盆壁。

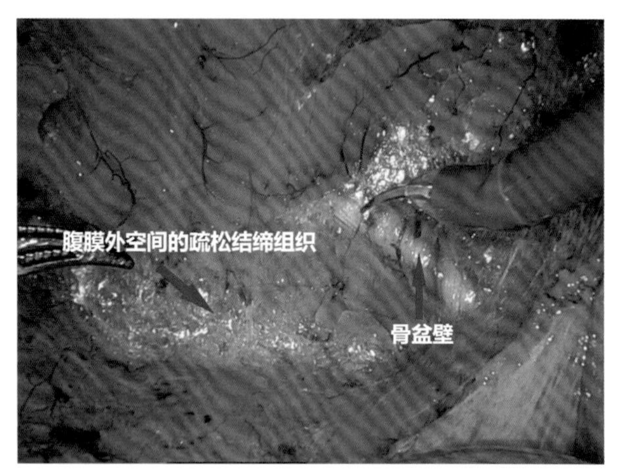

图6-4-12 游离腹膜外空间的疏松结缔组织

十三、第二阶段：清扫前列腺表面脂肪。进一步游离，暴露出前列腺前脂肪。在手法上，利用第四臂钳夹脂肪并下压膀胱，以创造张力。图6-4-13示下压膀胱暴露前列腺前脂肪。

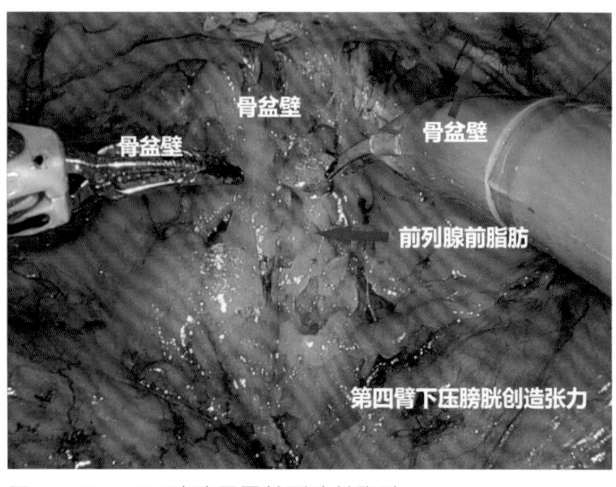

图6-4-13 下压膀胱暴露前列腺前脂肪

十四、清理前列腺前脂肪。在步骤上，先切开前列腺前脂肪团两侧，再横向连接。从远端向近端翻转脂肪团，直至完全切除，如图 6-4-14 所示。

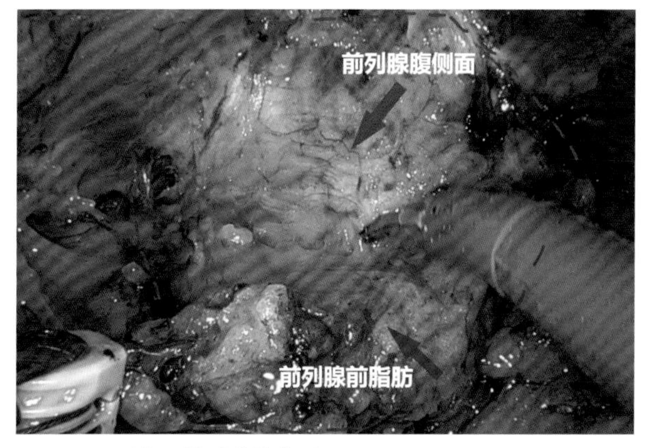

图6-4-14　清理前列腺前脂肪

十五、第三阶段：切开膀胱颈腹侧面。判断膀胱颈的位置。请助手协助牵拉尿管，固定处为前列腺，移动处为膀胱。切开腹侧面的膀胱颈口，如图 6-4-15 所示。

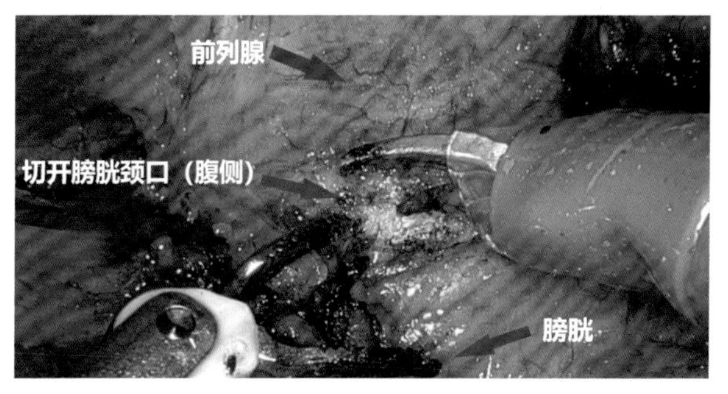

图6-4-15　切开膀胱颈腹侧面

十六、沿着层次逐步切开膀胱颈口（图6-4-16），直到切开尿道，可见尿道黏膜及内部的尿管。

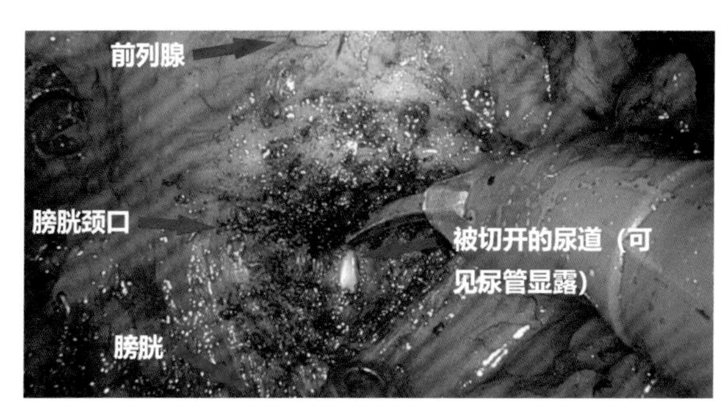

图6-4-16　逐步切开膀胱颈口

十七、第四阶段：切开膀胱颈口背侧面。切开膀胱颈口是手术难点，对于初学者而言，是最具挑战性的一步。其难点在于评估膀胱与前列腺之间的背侧组织平面。在手法上，剪刀所在平面要垂直于被切割平面。如果太紧贴前列腺，很可能会进入前列腺而完全错过精囊；如果太贴近膀胱，则有可能切穿膀胱壁。新手更容易犯的错误是前者，即太贴近前列腺方向。如图 6-4-17 所示，在操作技巧上，用第四臂钳夹持并提拉尿管制造切割张力。助手弯钳协助下压膀胱，制造张力。术者用剪刀切开膀胱颈口背侧面。这里有一个外科医生和麻醉医生配合细节，可适当限制静脉输液量，减少尿量，避免尿液过多通过膀胱颈切口渗入操作野。

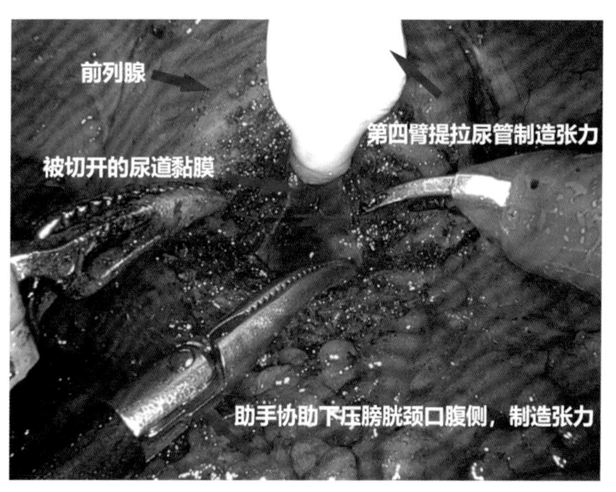

图6-4-17　创造张力后切开膀胱颈口背侧面

十八、图 6-4-18 为本例患者矢状位 MRI，显示膀胱、前列腺、精囊的解剖位置关系。

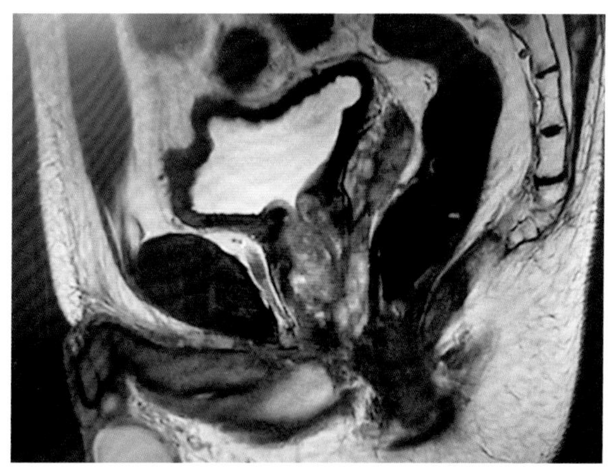

图6-4-18　本例患者矢状位MRI图像

十九、解剖图（图6-4-19）中显示膀胱、前列腺、精囊、输精管、狄氏筋膜的相对关系。

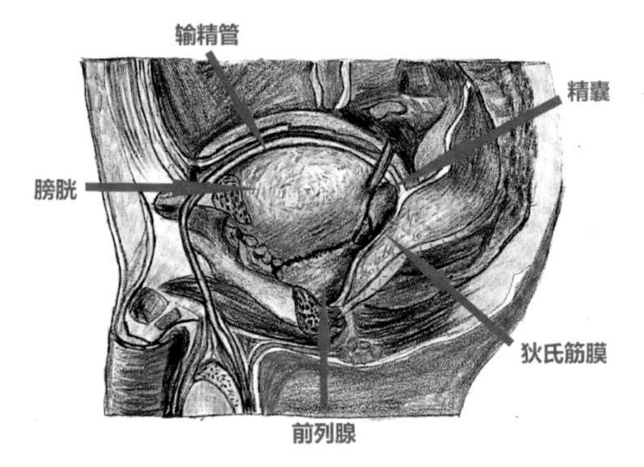

图6-4-19 膀胱、前列腺、精囊、输精管、狄氏筋膜的相对关系

二十、图6-4-20所示剪刀切割手法，为垂直刀头切开膀胱颈背侧面。

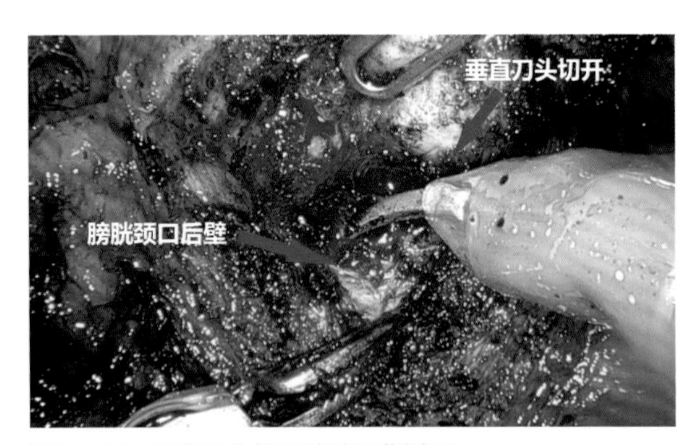

图6-4-20 垂直刀头切开膀胱颈背侧面

二十一、在操作手法上，采用“十字交叉法”的操作技巧。如图6-4-21所示，左手马里兰钳撑开待切开的组织，右手剪刀垂直于马里兰钳平面，剪开组织。“十字交叉法”利用了左手自给自足地为右手创造张力的优势。

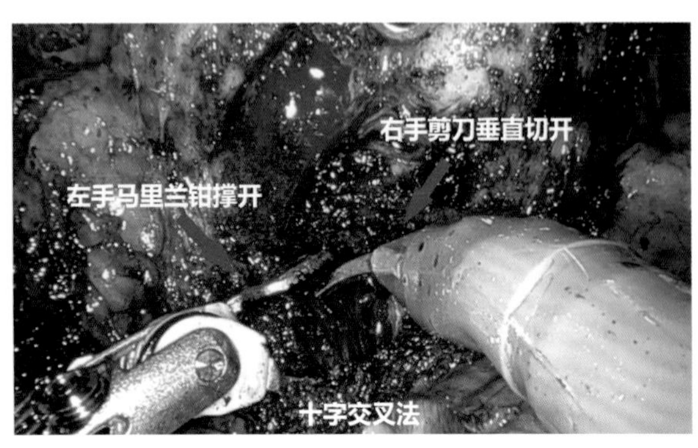

图6-4-21 “十字交叉法”有利于创造张力

二十二、在切开膀胱颈背侧面这一步骤，与游离精囊这一步骤之间，还有一个重要步骤，即切开膀胱前列腺肌。所谓膀胱前列腺肌（vesico prostatic muscle，VPM）是指离断膀胱颈后壁后，可在膀胱颈后方精囊前方观察到的膜结构。一些患者的VPM呈肌性鞘膜结构，另有一些为纤维样鞘膜结构。膀胱前列腺肌的走行为纵向肌纤维。这一解剖结构的重要意义和标志作用是，切开VPM能看到精囊。如图6-4-22所示，白色解剖结构为膀胱前列腺肌。

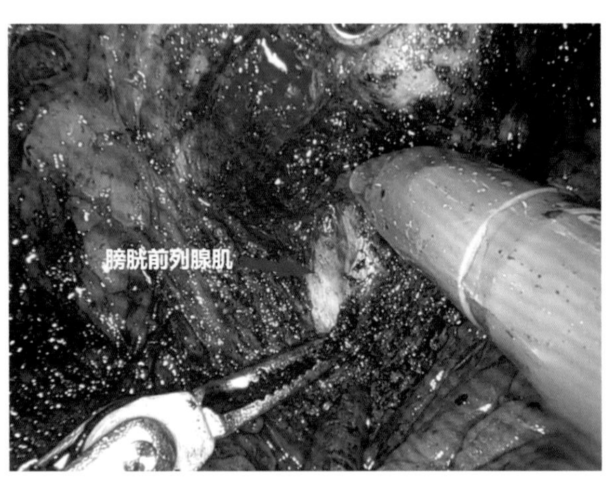

图6-4-22 切开膀胱前列腺肌可见精囊

二十三、第五阶段：游离输精管和精囊。图6-4-23所示为精囊、输精管、膀胱、前列腺之间的解剖位置关系。

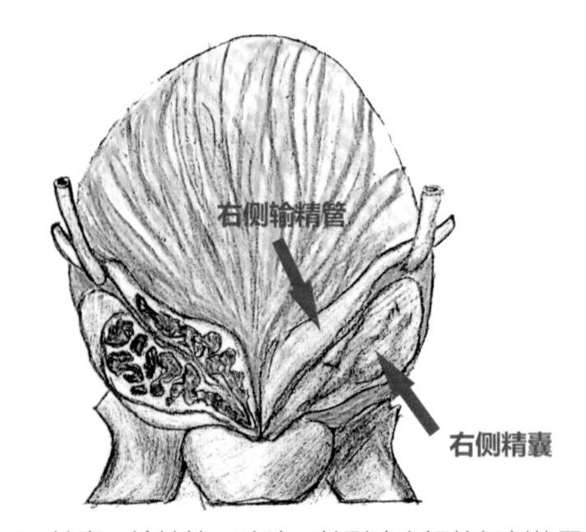

图6-4-23 精囊、输精管、膀胱、前列腺之间的解剖位置关系

二十四、图6-4-24示游离右侧输精管。采用钝性结合锐性的方式游离右侧输精管并切断。在输精管旁有伴行的小血管，予以凝断。

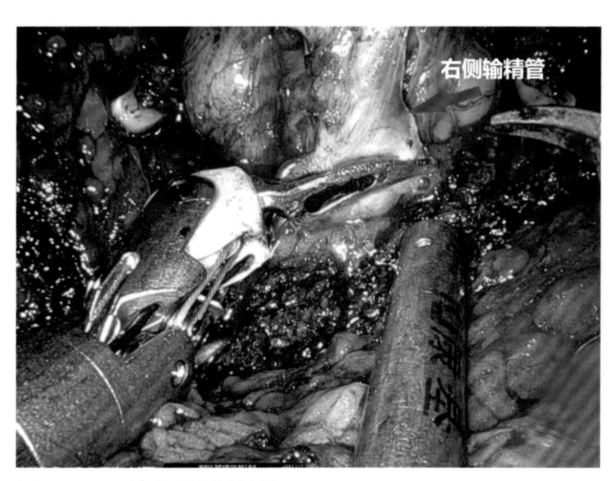

图6-4-24　游离右侧输精管

二十五、游离右侧精囊（图 6-4-25）。在精囊角处有精囊动脉，术中予以切断。

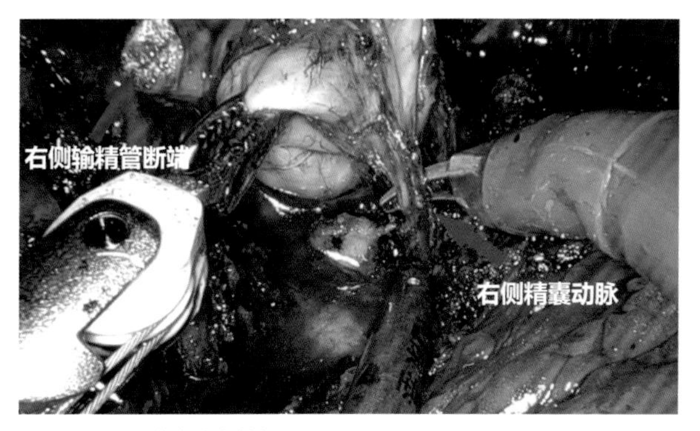

图6-4-25　游离右侧精囊

二十六、采用第四臂提拉输精管断端，进一步将在精囊与狄氏筋膜之间的层面紧贴精囊游离，如图 6-4-26 所示。

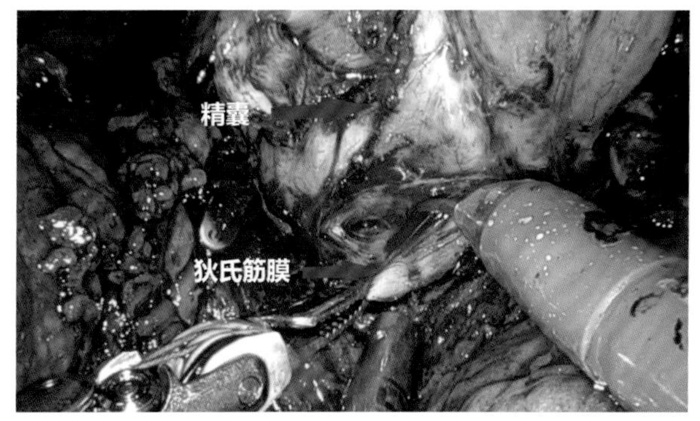

图6-4-26　游离精囊与狄氏筋膜之间的层面

二十七、沿着前列腺包膜，游离前列腺与逼尿肌围裙、神经吊床间的层面（图 6-4-27）。

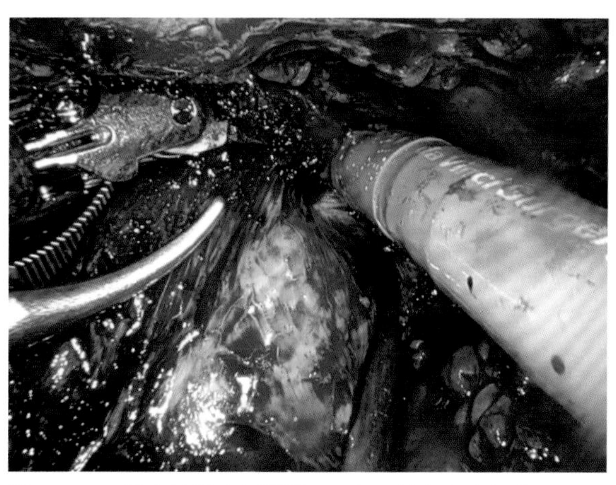
图6-4-27　游离前列腺与逼尿肌围裙、神经吊床间的层面

二十八、如图 6-4-28 所示，最终仅剩尿道与前列腺相连。切断尿道。

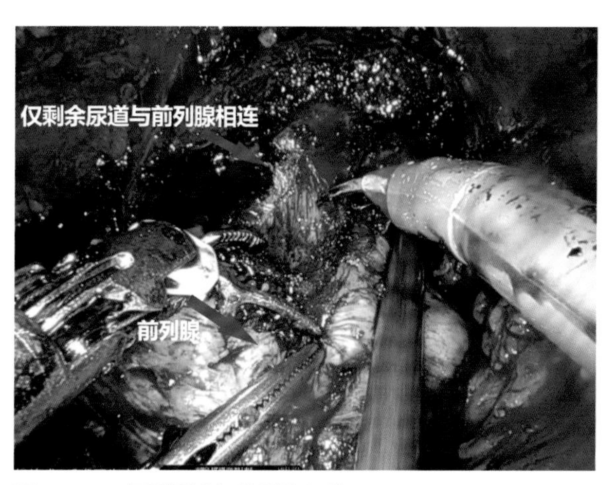

图6-4-28　仅剩尿道与前列腺相连

二十九、图 6-4-29 示前列腺完整切除后的兜帽形结构。

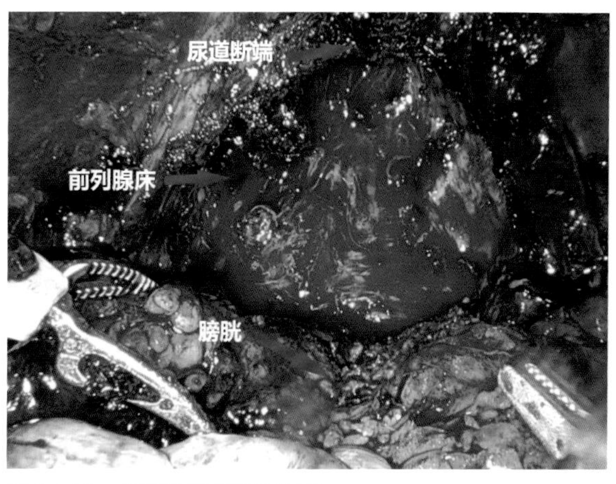

图6-4-29　切除后的兜帽形结构

三十、图 6-4-30 所示为切除的前列腺、精囊大体标本。术后病理提示前列腺腺泡腺癌，Gleason 评分为 4 + 3 分，分级分组为Ⅲ / Ⅳ，可见导管内癌；癌主要分布于前列腺中下部左右两叶，双侧精囊及双侧输精管断端未见癌。

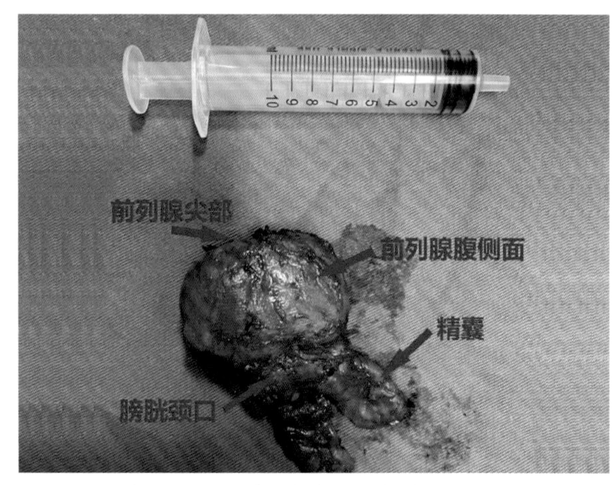

图6-4-30　切除的前列腺、精囊大体标本

视频25

（刘茁　刘磊　陈纪元　编写）
（刘茁　视频编辑）

第五节　机器人根治性前列腺切除术的“限速步骤”

一、本节回顾一台机器人辅助腹腔镜下根治性前列腺切除术的视频，重点关注“打开盆筋膜”“缝扎背深静脉复合体（DVC）”“切开膀胱颈口”“游离输精管精囊”这四个步骤的技巧。

二、病例介绍：患者 70 岁男性，主因“体检发现 PSA 升高 3 个月”就诊。BMI 30.4 kg/m^2，TPSA 41 ng/ml。前列腺穿刺确诊为前列腺腺癌 Gleason 评分 5 + 4=9 分。采用术前 ADT 治疗 1 个月。复查 TPSA：0.31 ng/ml。既往肠梗阻。直肠指诊提示前列腺质硬，与直肠层次无粘连。

三、男性生殖系统 MRI 平扫提示前列腺癌。初步诊断为前列腺癌（T2N0M0），行机器人辅助腹腔镜下根治性前列腺切除术。图 6-5-1 ~ 图 6-5-3 中 MRI 平扫提示前列腺癌。

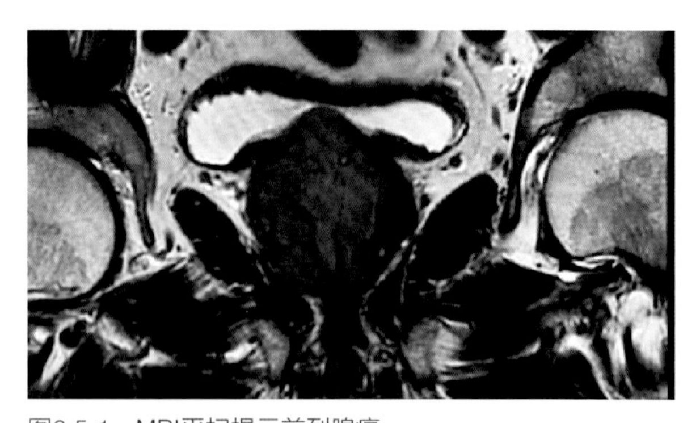
图6-5-1　MRI平扫提示前列腺癌

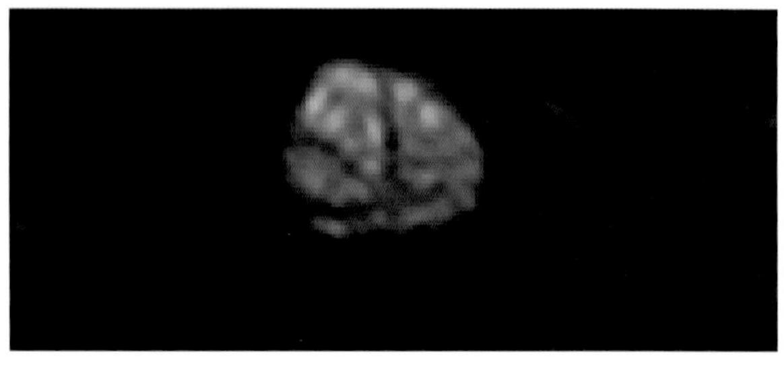
图6-5-2　放大的前列腺MRI图像

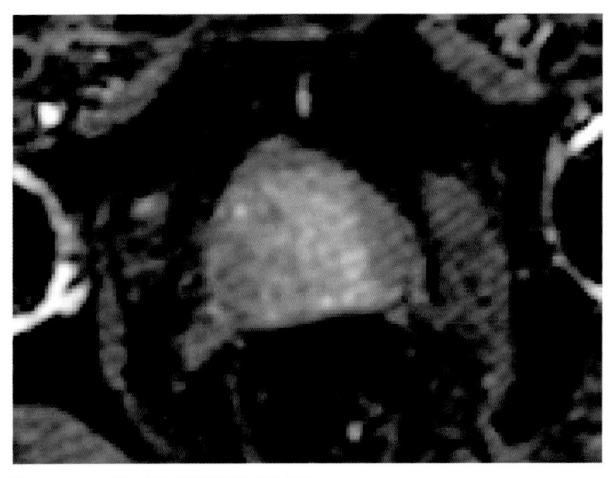

图6-5-3　放大可见前列腺肿物

四、机器人辅助腹腔镜下根治性前列腺切除术包括以下步骤：清扫前列腺前脂肪、打开盆筋膜、缝扎背深静脉复合体（DVC）、切开膀胱颈口前壁、切开膀胱颈口后壁、游离输精管精囊、切断双侧的侧韧带、切断前列腺尖部、膀胱尿道吻合等诸多步骤。为了抓住重点，本节将重点介绍其中部分手术步骤。

五、首先介绍打开盆筋膜的技巧。如图6-5-4所示，可见盆筋膜（会阴筋膜）与肛提肌之间的解剖位置关系。

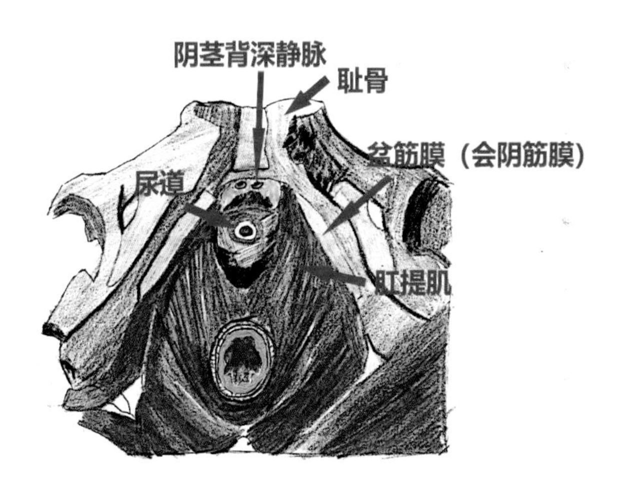

图6-5-4　盆筋膜（会阴筋膜）与肛提肌之间的解剖位置关系

六、在打开盆筋膜的过程中。右手剪刀可以采用电凝档位切割盆筋膜。切开后采用钝性游离法，沿层次深入，以增加效率。如图6-5-5所示，在手法上，剪刀闭合，向外侧拨动，即可拨开肛提肌和前列腺之间的层次。

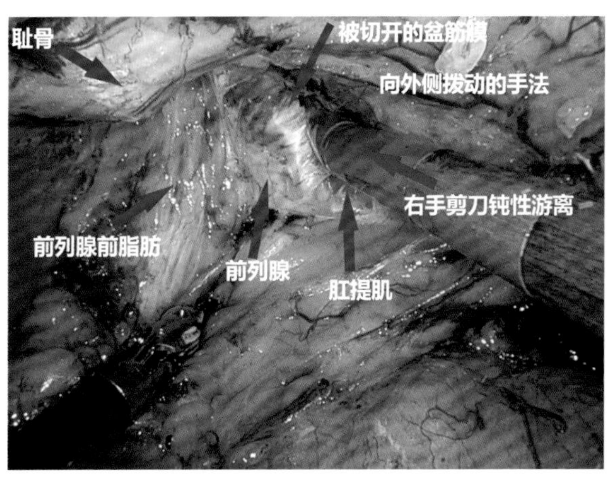

图6-5-5　剪刀拨开肛提肌和前列腺之间的层次

七、在前列腺与肛提肌之间存在一些连接组织，存在细小的滋养血管，是钝性分离潜在的出血点。用马里兰钳预防性地夹闭并电凝，以减少出血（图6-5-6）。

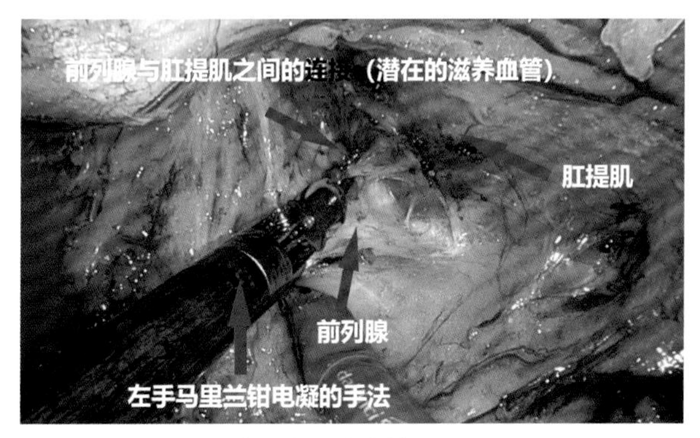

图6-5-6　预防性夹闭并电凝小血管

八、锐性切开盆筋膜有两种方法，一种是热剪刀法，一种是冷剪刀法。如图6-5-7所示，采用热剪刀的电凝档位切开。右手剪刀两齿张开，用下齿锐性切开盆筋膜。

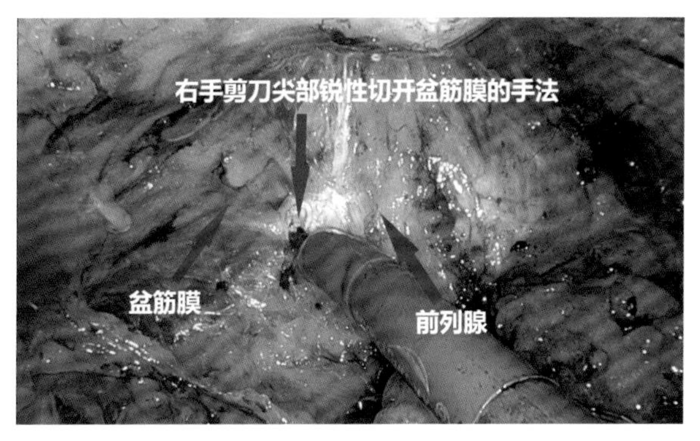

图6-5-7　热剪刀法切开盆筋膜

九、用马里兰钳双极电凝前列腺与肛提肌之间的连接组织，随后用冷剪刀锐性剪开电凝后的组织（图 6-5-8）。

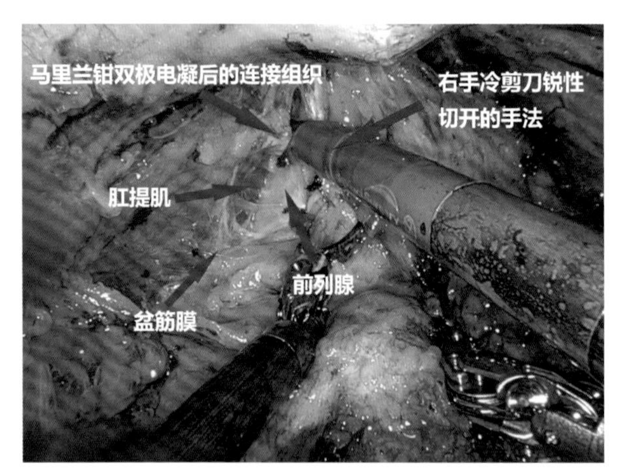

图6-5-8 电凝后冷剪刀锐性剪开连接组织

十、在打开双侧盆筋膜后，靠近镜头远端的横向盆筋膜的处理，容易造成出血。此处隐藏着阴茎背深静脉复合体（DVC）。如图 6-5-9 所示为误伤 DVC 时造成出血。为了避免出血，预防方法是预先缝扎 DVC。如果已经发生了出血，需要采用左手马里兰钳双极电凝止血。

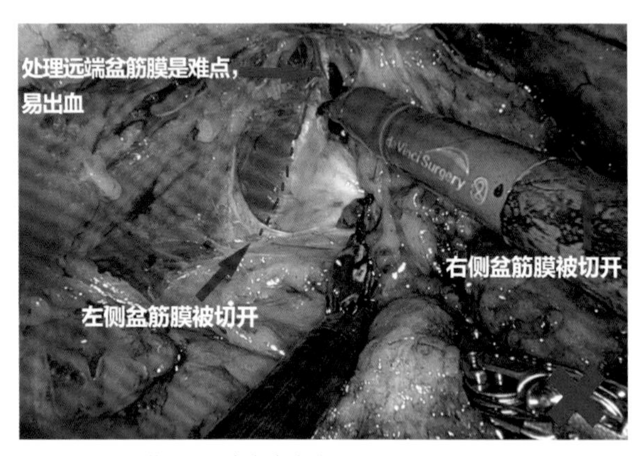

图6-5-9 误伤DVC时造成出血

十一、我们对上述打开盆筋膜这一步骤进行总结归纳：术者采用锐性游离和钝性“推挡”相融合的方式推进手术进度。锐性切开时剪刀既可以闭合两齿，采用电凝档位切割盆筋膜，也可以张开两齿，单纯采用下齿的电凝档位切割盆筋膜。但是单纯采用锐性切割方法很容易“误入歧途”，太靠近前列腺侧则容易切开前列腺包膜，太靠近肛提肌侧则容易切开肌肉纤维。为了更好走行于前列腺与肛提肌之间的正确层次，需要锐性切割和钝性“推挡”相结合。通过文末视频，读者可以观察到术者非常熟练巧妙地运用了钝性“推挡”增加了效率。另外值得一提的是，越靠近远端的盆筋膜，越容易误伤 DVC 造成出血。

十二、我们介绍 DVC 的缝扎技巧。本例采用 2-0 的可吸收倒刺缝线。如图 6-5-10 所示，入针方法分为三步：第一步，用第四臂钳夹持脂肪下压，创造张力，目的是展平 DVC 区域；第二步，左手马里兰钳在 DVC 右侧向内下方遮挡前列腺尖部，为缝针创造操作的空间；第三步，针持夹针从 DVC 右侧凹陷处入针。

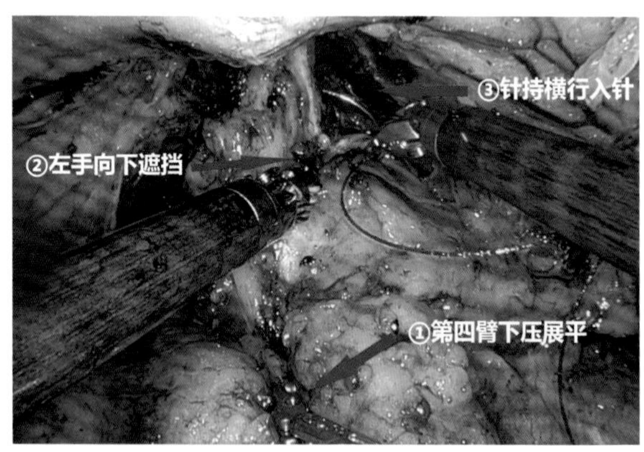

图6-5-10 三步法缝扎DVC

十三、如图 6-5-11、图 6-5-12 所示，出针方法也分为三步：第一步，左手马里兰钳在 DVC 左侧向内下方遮挡，对抗右手针持形成反作用力；第二步，右手针持夹针出针，让针尖最大程度上露出较长距离；第三步，左手不动，右手针持从右侧移动到左侧，抓持针尖，顺针弧度方向出针。

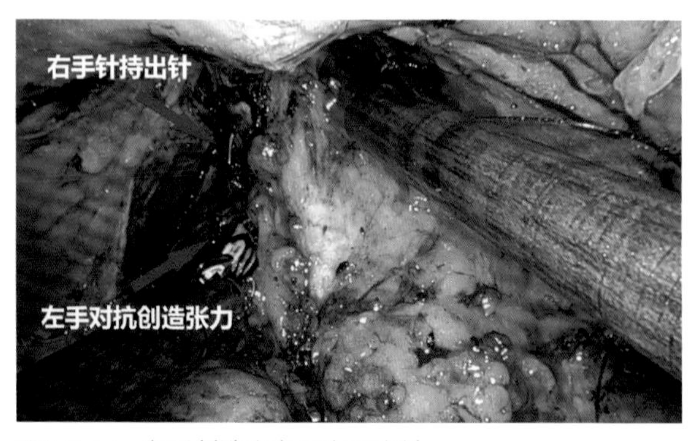

图6-5-11 左手创造张力后右手出针

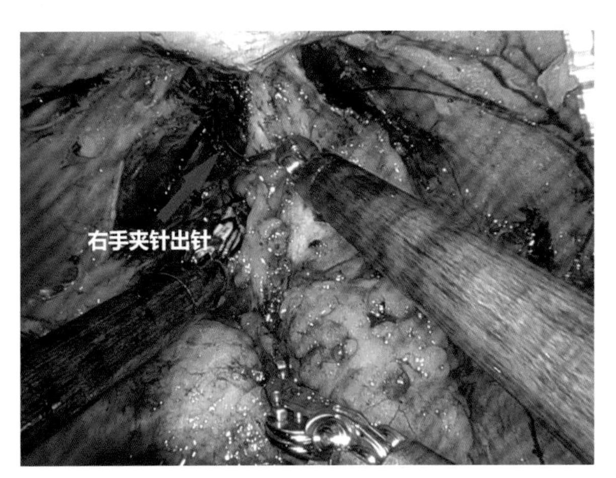

图6-5-12 移动右手针持出针

十四、针尖穿入到缝线末端小孔（图6-5-13），第一圈缝线不需要拉紧，缝合第二针。

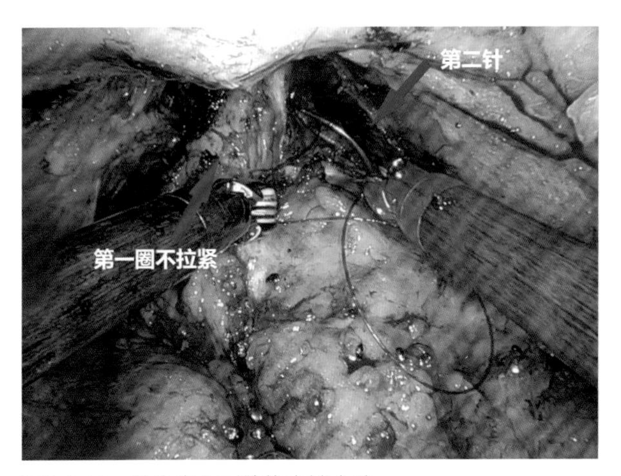

图6-5-13 针尖穿入到缝线末端小孔

十五、缝合第二针后，将第二圈缝线拉紧，缝第三针（图 6-5-14）。三针缝合后用剪刀剪断缝线。

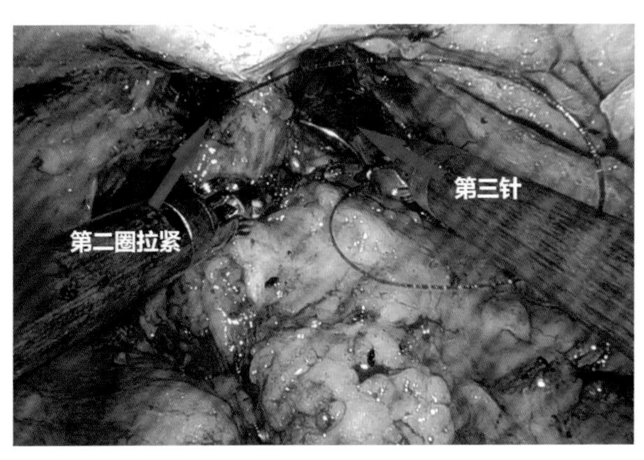

图6-5-14 将第二圈缝线拉紧后缝第三针

十六、我们对上述缝扎 DVC 这一步骤进行总结归纳：首先采用第四臂拉扯前列腺表面脂肪，将 DVC 展平创造张力；左手马里兰钳在 DVC 右侧遮挡创造空间；右手针持入针。随后左手马里兰钳在 DVC 左侧遮挡制造反作用力，右手针持最大程度伸出针尖。右手从 DVC 右侧移动到左侧夹住针尖出针。第一圈不拉紧，随后第二针、第三针拉紧。本步骤不是根治性前列腺切除术的限速步骤，通过练习可以快速推进。

十七、下面我们介绍切开膀胱颈口前壁的步骤。左手马里兰钳夹持近端脂肪，将膀胱颈口展平创造张力。右手剪刀闭合，采用电凝档位，用剪刀尖锐性切开膀胱颈口（图 6-5-15）。

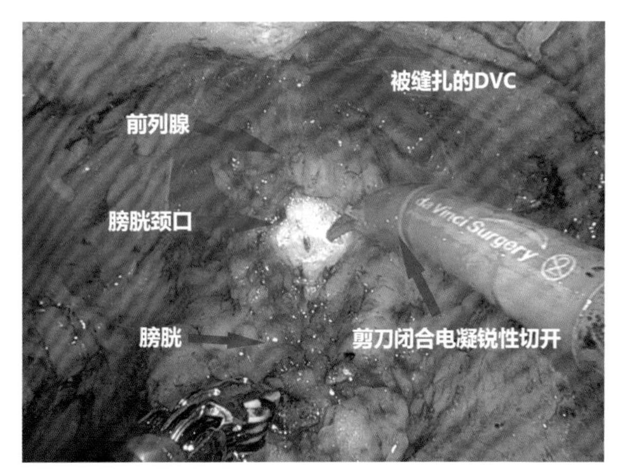

图6-5-15 锐性切开膀胱颈口

十八、在右手剪刀锐性切割过程中可能会有出血。如图 6-5-16 所示。因血管走行方向为上下走行而非左右走行，因此左手马里兰钳需要采用“横向止血”的方法，马里兰钳的圆弧侧（背侧）偏向组织出血处，以增加止血效率。

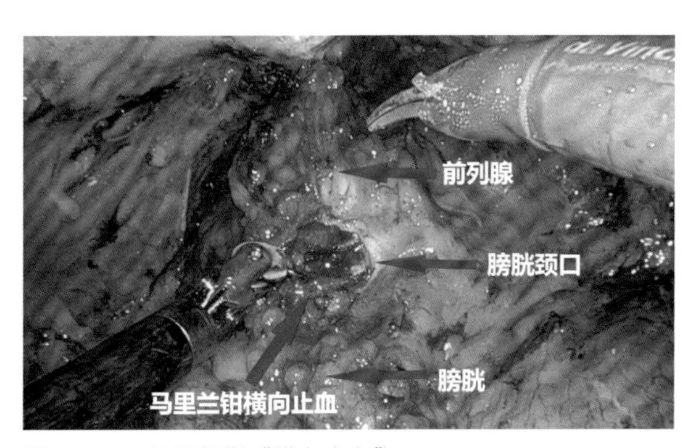

图6-5-16 马里兰钳“横向止血”

十九、在切开膀胱颈口前壁过程中，依然采用锐性和钝性游离相结合的方法，如图 6-5-17 所示。左手马里兰钳横向放置，圆弧侧（背侧）偏向组织。钳子两齿撑开层次。

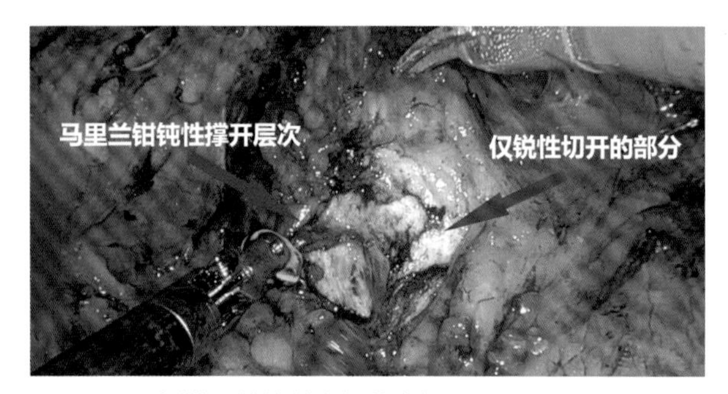

图6-5-17 锐性和钝性游离相结合切开膀胱径口前壁

二十、可以将马里兰钳的“横向止血”步骤和“横向钝性撑开”步骤相融合（图 6-5-18）。在钝性撑开过程中如果遭遇出血，可以第一时间及时止血。

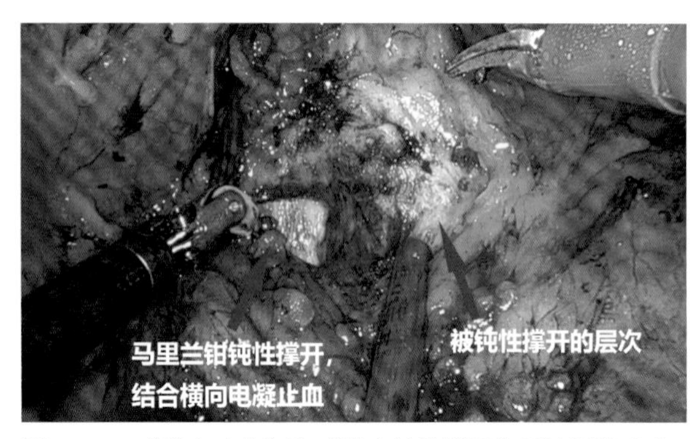

图6-5-18 “横向止血”和“横向钝性撑开”手法迅速止血

二十一、膀胱颈口前壁充分游离后如图 6-5-19 所示，可见前列腺基底被暴露，前壁仅剩余中心的尿道与膀胱相连。用右手剪刀锐性切开尿道。

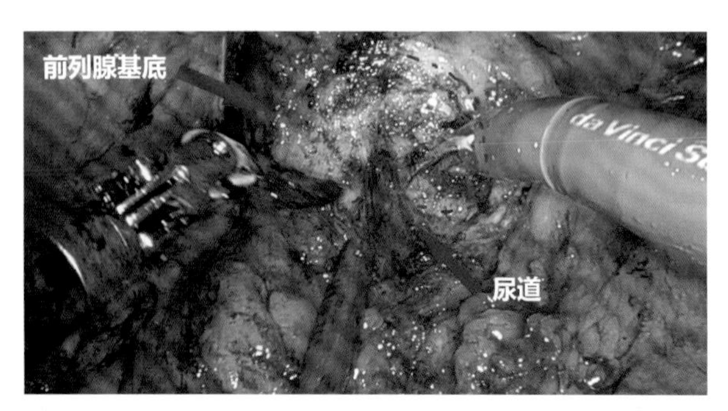

图6-5-19 充分游离膀胱颈口前壁

二十二、尿道切开后可以暴露出内部的黄色尿管。用第四臂钳夹持尿管尖端向上提起（注意，这是第四臂钳的第一种用法）。同时嘱助手在体外牵拉尿管。这样创造的张力可以使膀胱颈口的后壁被抬起，从而使术野得到充分暴露。如图 6-5-20 所示，是膀胱颈口后壁切开线形成之前的景象。

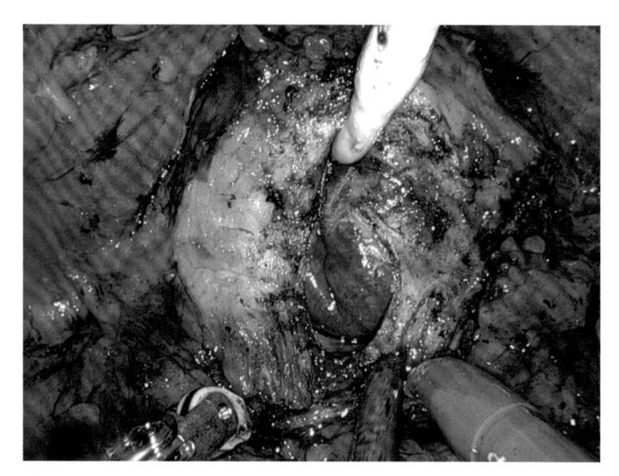

图6-5-20 膀胱颈口后壁切开线形成之前的景象

二十三、如图 6-5-21 所示，是膀胱颈口后壁切开线形成之后的景象。注意观察膀胱颈口后壁切开线的具体位置。

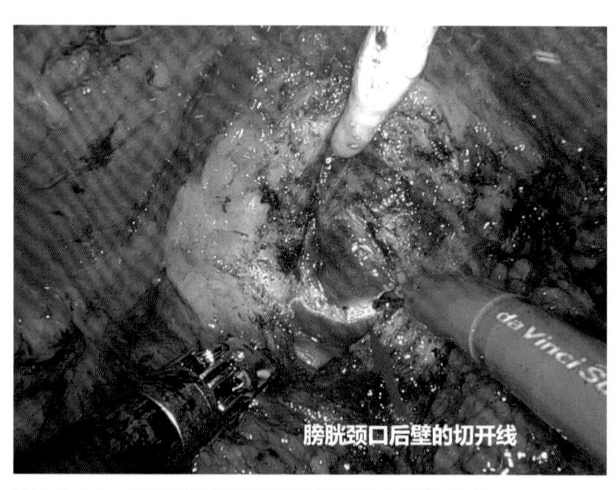

图6-5-21 膀胱颈口后壁切开线形成之后的景象

二十四、如图 6-5-22 所示，膀胱颈口后壁的切开不是先切开中间的黏膜处，再切开两侧。而是从左侧向中间，再向右侧的“全线”切开，避免中间部位“孤军深入”，左右“两翼”跟不上。

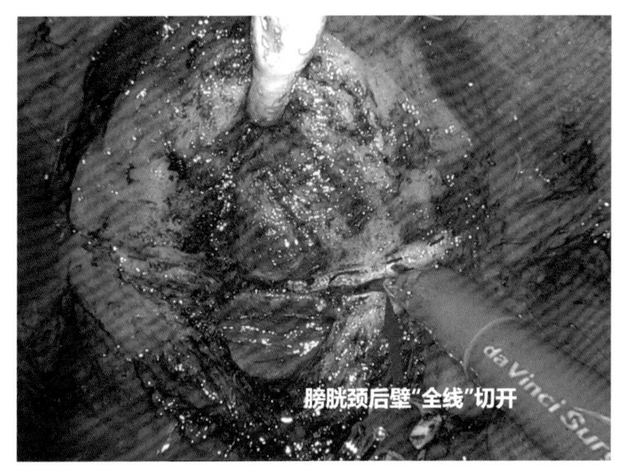

图6-5-22　膀胱颈后壁“全线”切开轨迹

二十五、随着膀胱颈口后壁切开的深度进展，第四臂提拉的张力将会减小。这里介绍第四臂弯钳协助暴露的一种技巧（注意，这是第四臂钳的第二种用法）。嘱助手将尿道尖端撤回尿道，右手弯钳的钳头闭合，直接钻进尿道孔洞（图 6-5-23）。随后向上挑起第四臂，向上提拉创造张力。膀胱颈口后壁被张力展平，方便后续操作（图 6-5-24）。

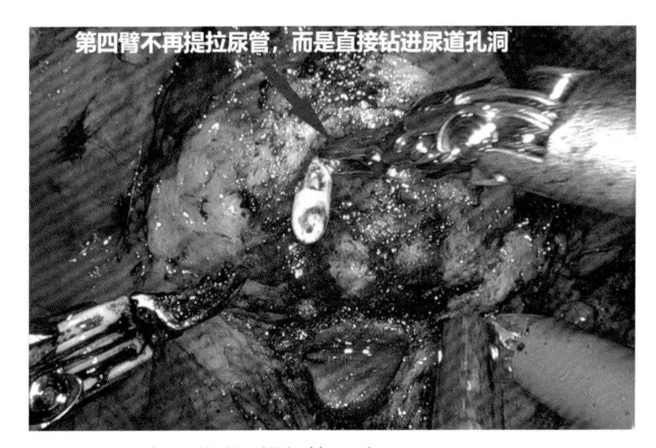

图6-5-23　在尿道孔洞挑起第四臂

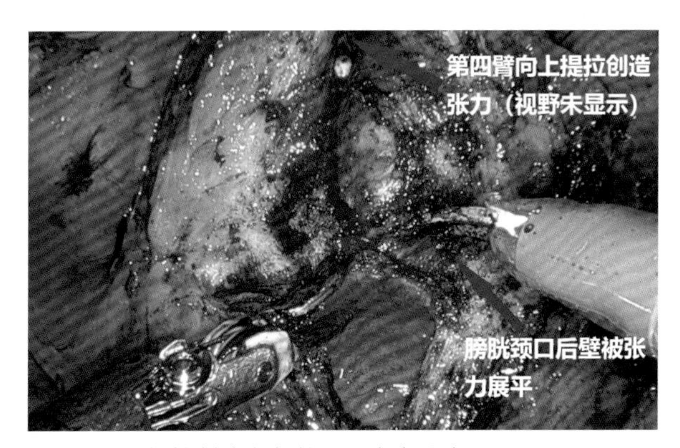

图6-5-24　提拉创造张力以展平膀胱后壁

二十六、在切开膀胱颈口后壁过程中，要沿着正确层次才能暴露输精管精囊，进入后续步骤。避免“误入歧途”，如果太靠近前列腺侧，则可能锐性切开前列腺腺体内部，永远无法暴露输精管精囊；如果太靠近膀胱侧，则可能切开膀胱壁，进入到膀胱黏膜层次（即切穿膀胱）。初学者容易犯的错误是太过靠近膀胱侧。在文末手术视频中，读者可以观察到术者为了避免损伤膀胱而采用的技巧。

二十七、如图 6-5-25 所示，在切开左侧膀胱颈口后壁时，右手剪刀闭合进入膀胱内部探查以避免切穿膀胱壁。

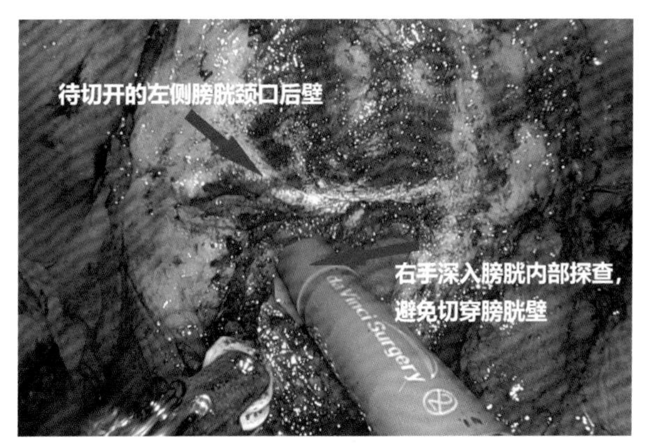

图6-5-25　右手探查膀胱内部以避免切穿膀胱壁

二十八、如图 6-5-26 所示，在切开右侧膀胱颈口后壁时，左手马里兰钳闭合进入膀胱内部探查以避免切穿膀胱壁。

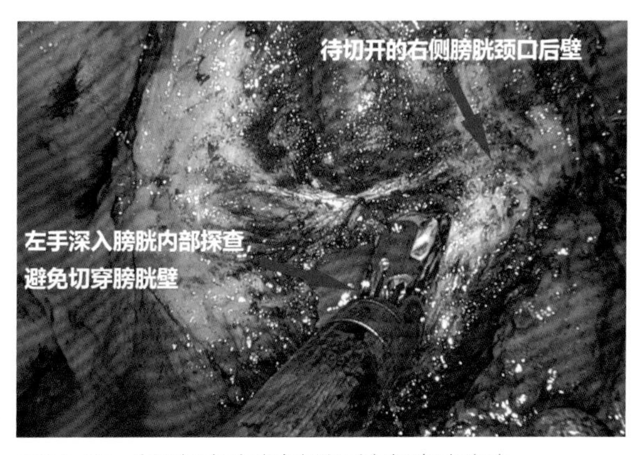

图6-5-26　左手探查膀胱内部以避免切穿膀胱壁

二十九、如图 6-5-27 所示，在切开正中的膀胱颈口后壁时，右手剪刀闭合进入膀胱内部探查以避免切穿膀胱壁。以上就是术者为了避免损伤膀胱而采用的技巧。

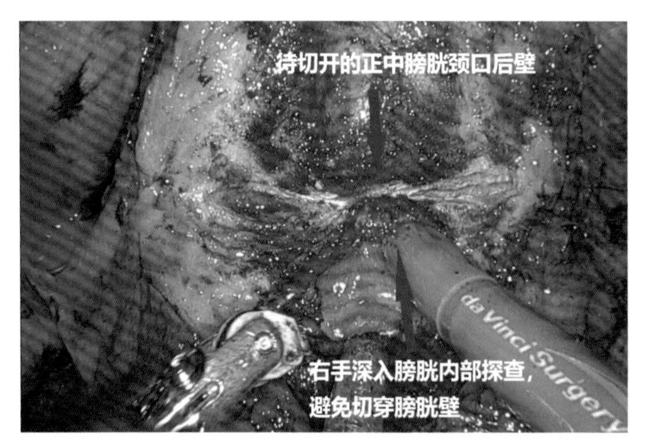

图6-5-27　切开正中的膀胱颈口后壁时右手探查内部

三十、随着膀胱颈口后壁切开深度的增加，第四臂的张力进一步减少。这里介绍第四臂弯钳协助暴露的另一种技巧（注意，这是第四臂钳的第三种用法）。第四臂钳张开，上齿进入到尿道孔道中，上下齿闭合夹持前列腺腺体，向上提拉创造新的张力（图 6-5-28）。

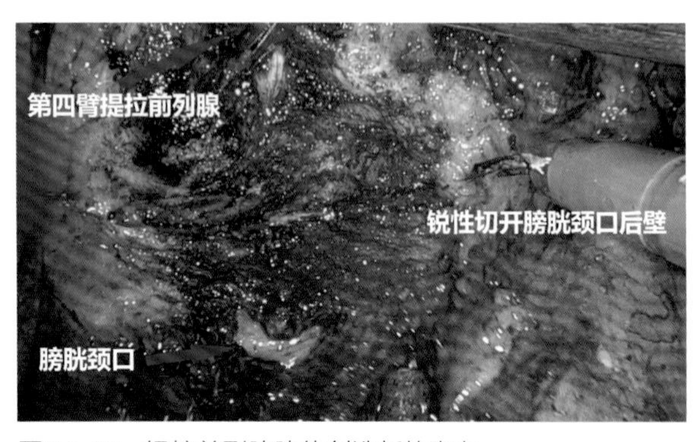

图6-5-28　提拉前列腺腺体创造新的张力

三十一、这里我们对上述“切开膀胱颈口前壁、切开膀胱颈口后壁”这一步骤进行总结归纳：膀胱颈口前壁游离过程中，要注重左手马里兰钳“横向止血”的方法。采用锐性和钝性游离相结合的方法。左手马里兰钳横向放置，圆弧侧（背侧）偏向组织，钳子两齿撑开层次，即“横向钝性撑开”。“横向止血”步骤和“横向钝性撑开”步骤相融合。准确找准膀胱颈口后壁切开线的具体位置。膀胱颈口后壁的切开是左侧、中间、右侧的“全线”切开，不要在中间的黏膜段“孤军深入”。避免“误入歧途”，即避免太靠近前列腺侧，避免太靠近膀胱侧。将左右手器械伸入膀胱内部探查，以避免切穿膀胱壁。值得一提的是，贯穿手术过程中第四臂钳的应用。第四臂钳协助暴露有三种方法：第一种是夹持尿管尖端向上提起；第二种是钳头闭合直接钻进尿道孔洞后向上挑起；第三种是孔钳张开后上齿深入到尿道孔道中，上下齿闭合夹持前列腺腺体向上提拉。三种方法依次应用于膀胱颈口后壁切开中的前期、中期和后期。“切开膀胱颈口”过程是整台根治性前列腺切除术的限速步骤，是手术难点。

三十二、膀胱颈口后壁被完全切开后，将会暴露下方的脂肪。在脂肪中寻找输精管。手术进入“游离输精管精囊”即前列腺后方的重要步骤。

三十三、采用第四臂钳夹持输精管并向上提拉创造张力（图 6-5-29）。左手马里兰钳提拉上方组织以创造张力，右手剪刀闭合后大幅度地钝性游离左侧组织。需要注意钝性游离过程中紧贴精囊，以避免损伤下方直肠。

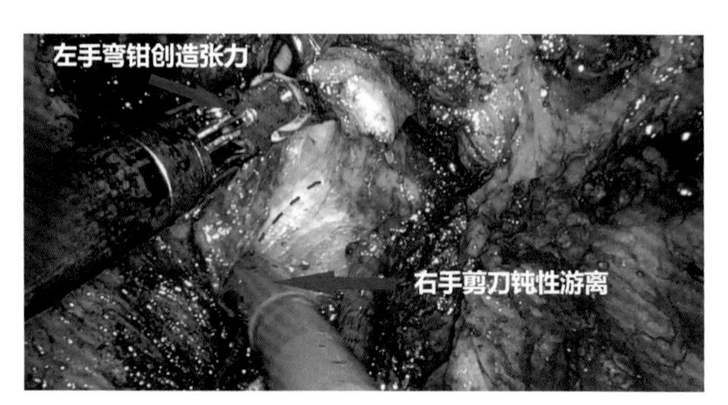

图6-5-29　提拉输尿管创造张力后右手钝性游离

三十四、图 6-5-30 示右手剪刀闭合后大幅度地钝性游离右侧组织。

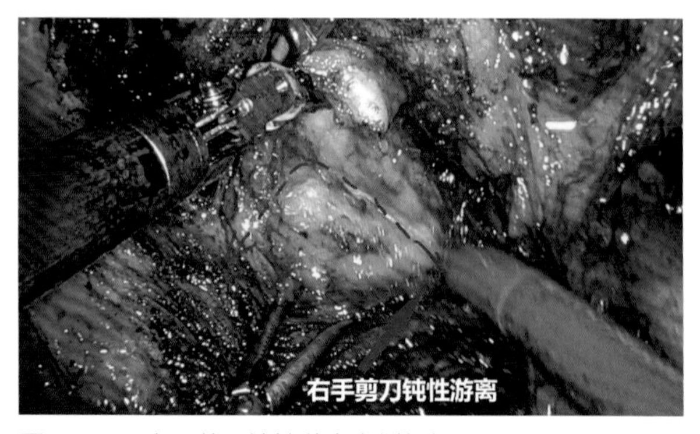

图6-5-30　右手剪刀钝性游离右侧组织

三十五、随着游离层次的深入。用第四臂钳提拉输精管精囊，创造张力以暴露前列腺后壁。在技巧上要注重左手马里兰钳的协助作用。如图 6-5-31 所示，是前列腺后壁未被左手马里兰钳撑开时的术野。

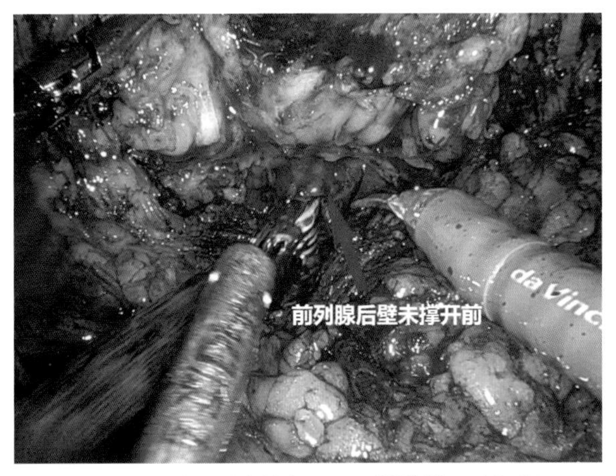

图6-5-31　前列腺后壁未被左手马里兰钳撑开时的术野

三十六、图 6-5-32 示左手马里兰钳夹持精囊下方组织创造张力后的术野表现。

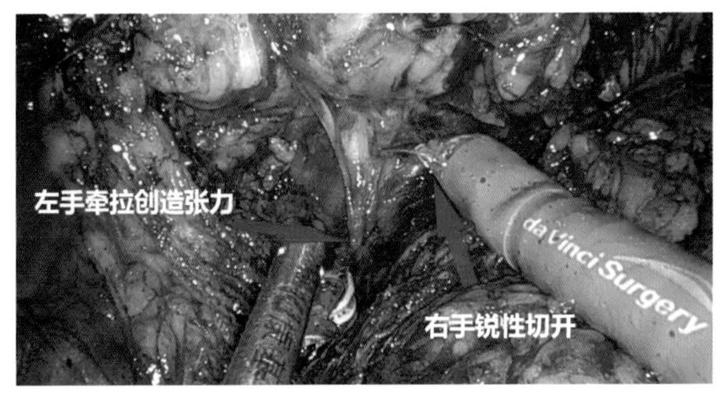

图6-5-32　创造张力后的术野表现

三十七、为了避免损伤直肠，右手剪刀紧贴前列腺侧锐性切开（图 6-5-33），以暴露前列腺后壁。

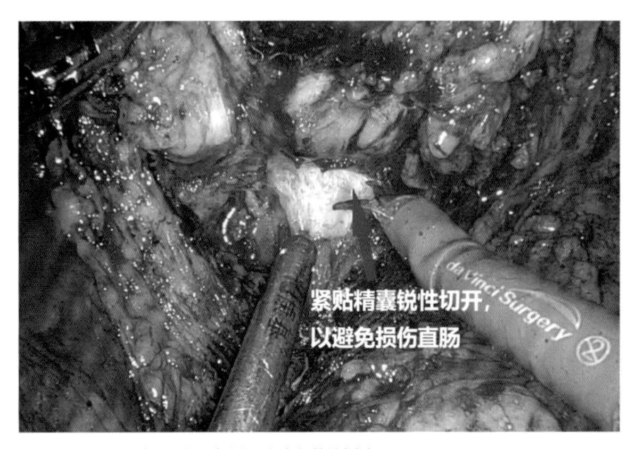

图6-5-33　右手紧贴前列腺侧锐性切开

三十八、这里我们对上述“游离输精管精囊（前列腺后壁）”这一步骤进行总结归纳：正确的膀胱颈口后壁切开是本步骤的先决条件。左手马里兰钳提拉创造张力后，右手剪刀闭合大幅度地钝性游离组织是增加效率的要点。值得注意的是无论是锐性还是钝性游离，过程中都要紧贴精囊，避免损伤下方直肠。输精管精囊完全游离后，用第四臂钳提拉输精管精囊。要注重左手马里兰钳的协助作用。左手马里兰钳夹持精囊下方组织创造张力后，右手剪刀再紧贴前列腺侧锐性切开。

（刘茁　刘磊　陈纪元　编写）

（刘茁　视频编辑）

视频26

第七章　膀胱癌手术学习笔记

第一节　一文读懂：完全机器人下原位膀胱构建术（有图有真相）

一、复杂的完全机器人下原位膀胱构建术可以简单地概括为“七步法”：①新膀胱尿道吻合；②新膀胱肠道截取；③恢复肠管连续性；④新膀胱储尿囊构建；⑤双侧输尿管的 Wallace 吻合；⑥输尿管与肠管输入袢吻合；⑦关闭储尿囊开口。

二、划重点！原位膀胱手术中的几个重要数字：①距回盲部 35 ~ 40 cm 处寻找到回肠最低点作为新膀胱颈口；②在肠道最低点头侧切开 1.5 ~ 2 cm，作为新膀胱的膀胱颈口；③新膀胱尿道吻合后，以吻合口为标志，向尾侧截取 10 cm 肠管，向头侧截取 40 cm 肠管；④去管化范围包括吻合口尾侧的 10 cm 肠管以及吻合口头侧的 30 cm 肠管；⑤保留近端 10 cm 肠管作为输入袢；⑥需要重建的肠管总长为 40 cm；⑦在输尿管 Wallace 法吻合中需要距末端 2 ~ 3 cm 纵行切开输尿管，长度约 2 ~ 3 cm（图 7-1-1）。

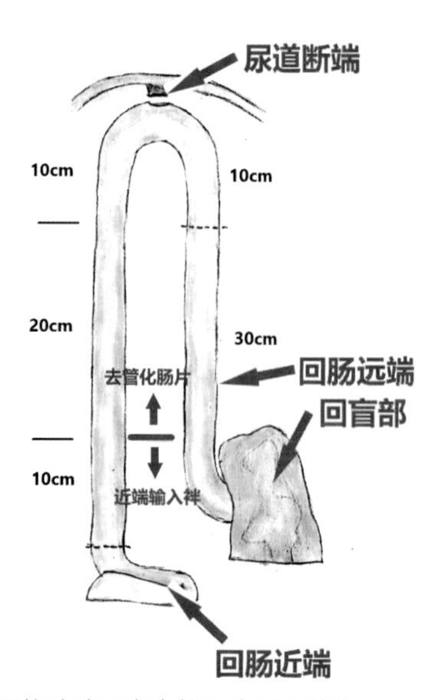

图7-1-1　原位膀胱手术中的几个重要数字

三、在进行原位新膀胱手术前需要进行一项准备工作：将左侧输尿管自结肠系膜下方移至右侧。图 7-1-2 示操作前的初始画面，帮助了解相应解剖结构。

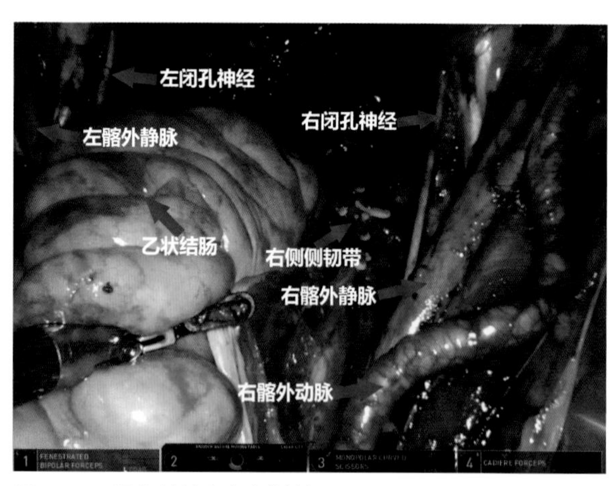

图7-1-2　操作前的各解剖结构

四、工欲善其事必先利其器。介绍一下器械：术中左手机械臂采用的是开窗双极钳（Fenestrated Bipolar Forceps）；右手机械臂采用单极电剪刀（Monopolar Curved Scissors）或针持（Needle Driver）；第四臂采用的是卡迪尔钳（Cadiere Forceps）。

五、采用第四臂的卡迪尔钳从乙状结肠系膜下方掏入（图 7-1-3）。转换至左侧，自乙状结肠系膜的左侧将第四臂钳从左侧掏出。抓持左侧输尿管末端血管夹的 7 号丝线。从结肠系膜下方掏出（图 7-1-4）。移动至右侧，将原右侧的右输尿管末端与移动至右侧的左输尿管末端，将其血管夹的两条丝线向上提起。在丝线上固定一枚新的血管夹（图 7-1-5）。

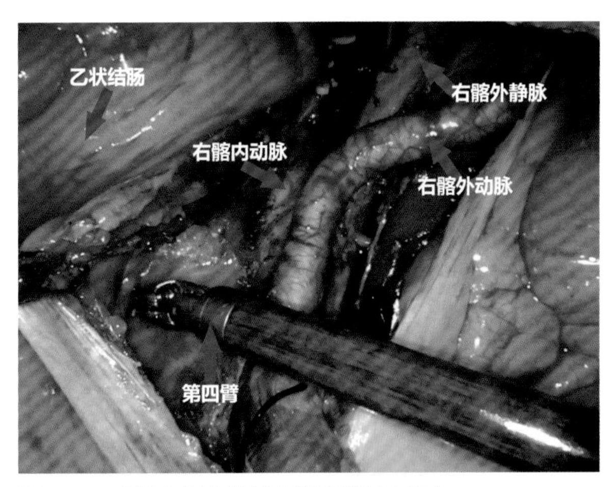

图7-1-3　卡迪尔钳从乙状结肠系膜下方掏入

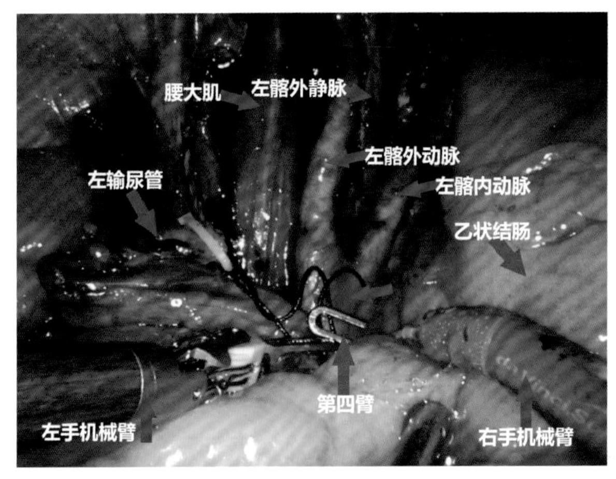

图7-1-4　在左侧将输尿管末端血管夹的丝线从结肠系膜下方掏出

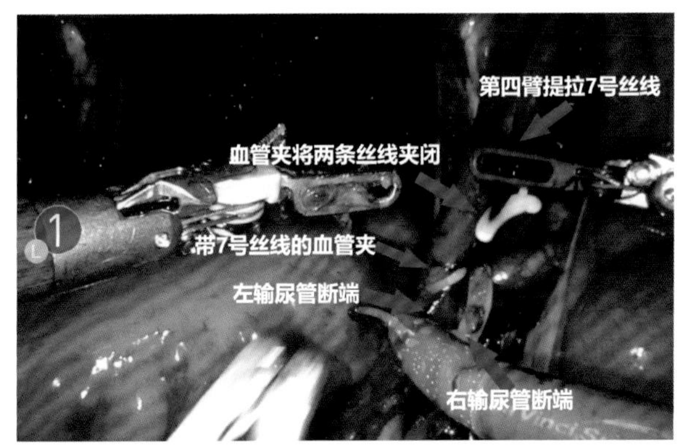

图7-1-5　将左、右输尿管的两条丝线向上提起并用血管夹固定

六、采用 Rocco 后重建技术，减小吻合张力（图 7-1-6 ~ 图 7-1-9）。将肠道最低点与尿道固定在一起（图 7-1-10、图 7-1-11）。在肠道最低点头侧切开 1.5 ~ 2 cm，作为新膀胱的膀胱颈口（图 7-1-12）。

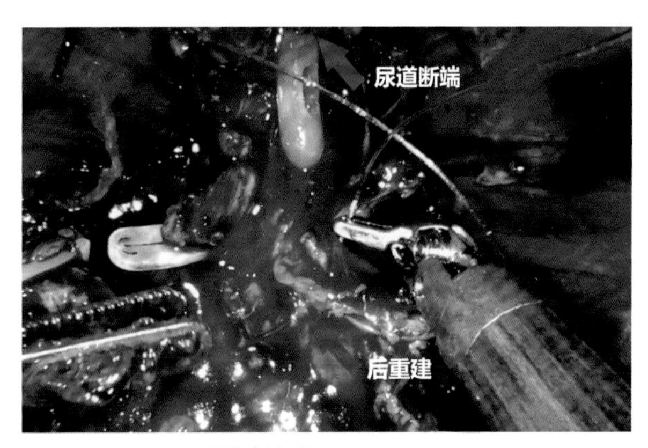

图7-1-6　Rocco后重建技术

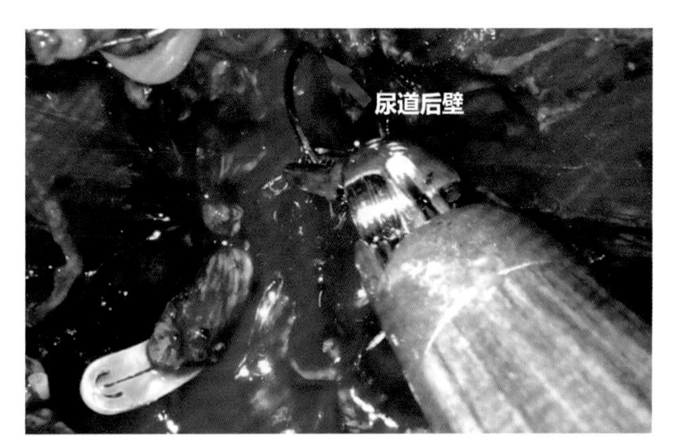

图7-1-7　术中可见尿道后壁

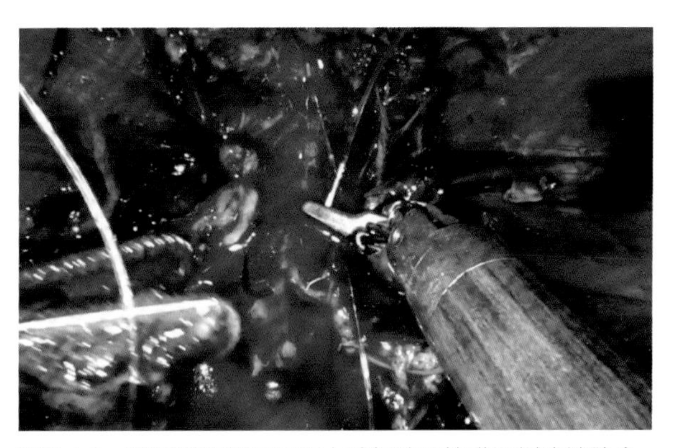

图7-1-8　将尿道括约肌后正中嵴与狄氏筋膜近侧残端缝合

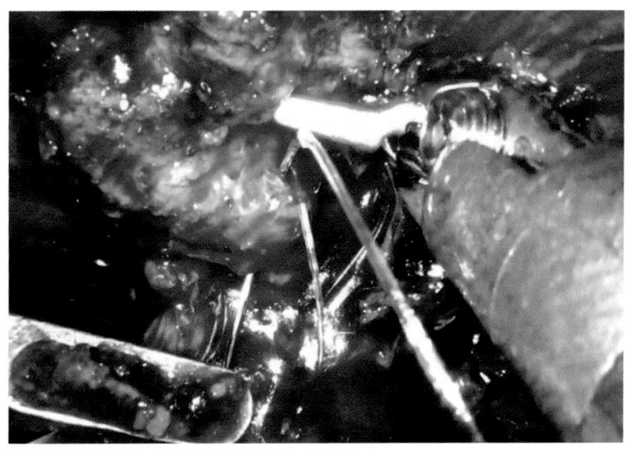

图7-1-9　将后正中嵴悬吊在膀胱后壁

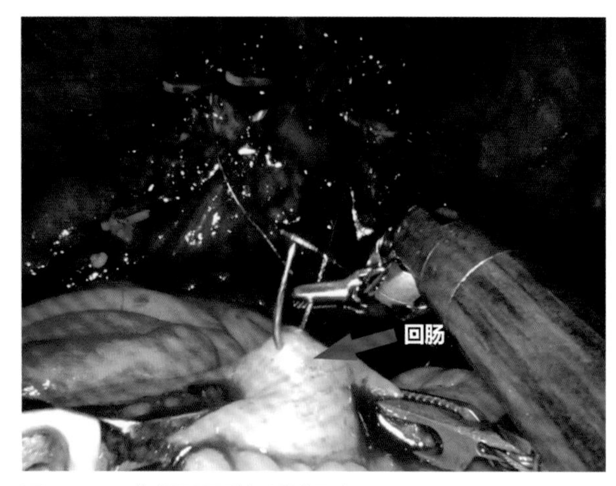

图7-1-10 钩起回肠壁与尿道固定

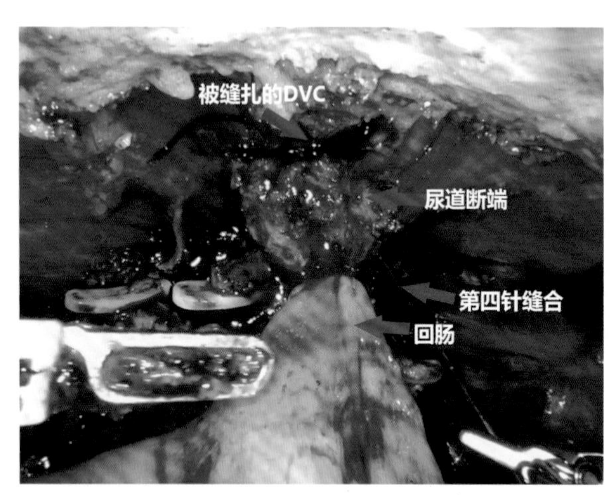

图7-1-11 将肠道最低点与尿道固定在一起

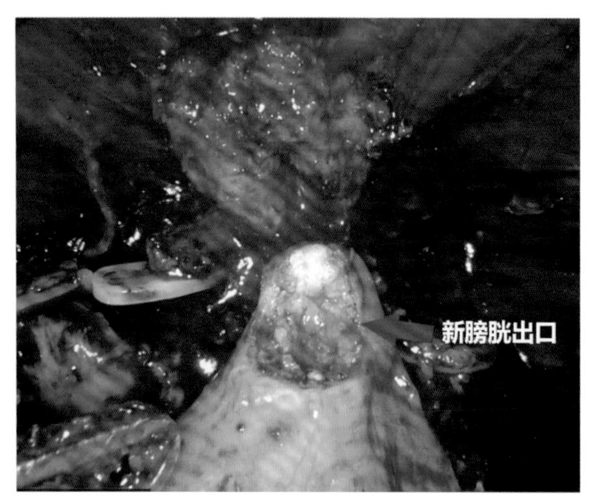

图7-1-12 切开肠道最低点头侧作为新膀胱的膀胱颈口

七、采用 Van Velthoven 吻合法，用 3-0 双头倒刺线进行新膀胱尿道吻合。肠道与尿道吻合中存在张力，需要左右均匀缝合，逐步降低张（图 7-1-13 ~ 图 7-1-16）。

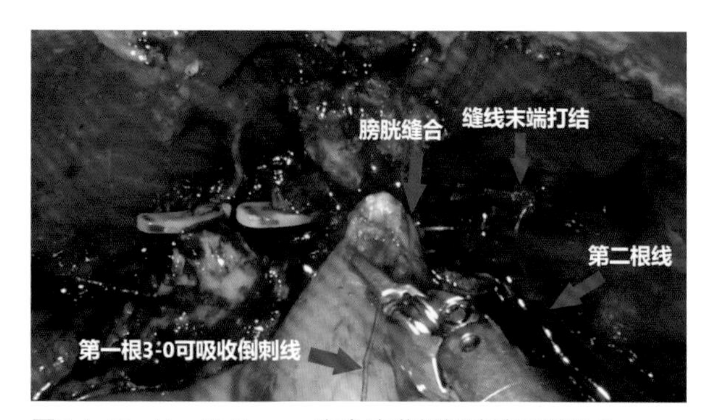

图7-1-13 Van Velthoven吻合法进行新膀胱尿道吻合

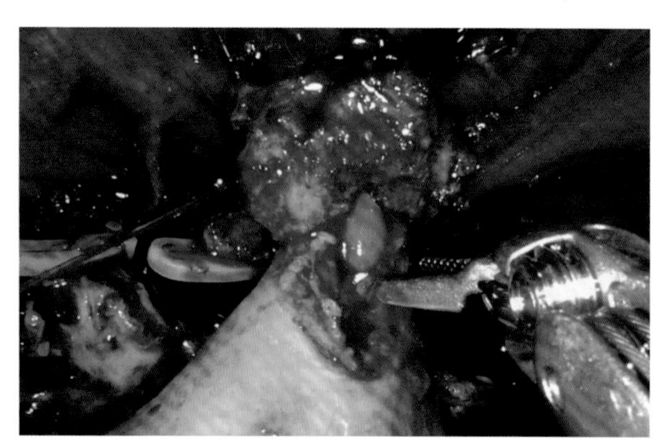

图7-1-14 新膀胱尿道吻合过程

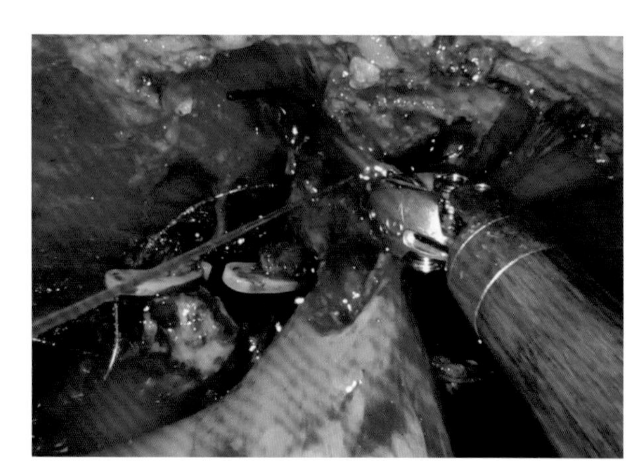

图7-1-15 左右均匀缝合吻合口

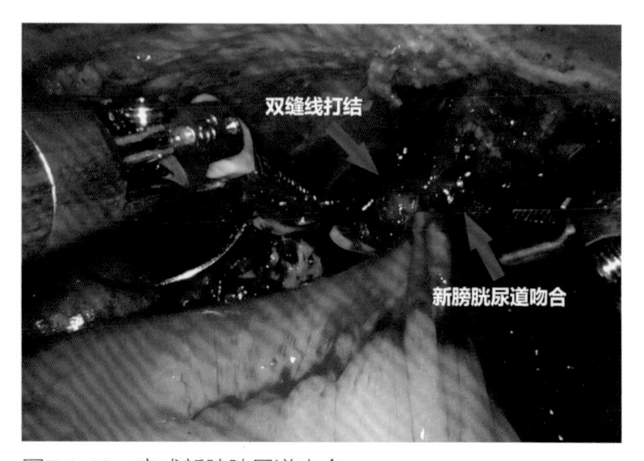

图7-1-16 完成新膀胱尿道吻合

八、以吻合口为标志，向尾侧截取 10 cm 肠管，向头侧截取 40 cm 肠管。采用 60 mm 钉枪，进行肠管截取（远端回肠与近端回肠），直线切割器对系膜缘截取新膀胱肠管（图 7-1-17 ~ 图 7-1-19）。

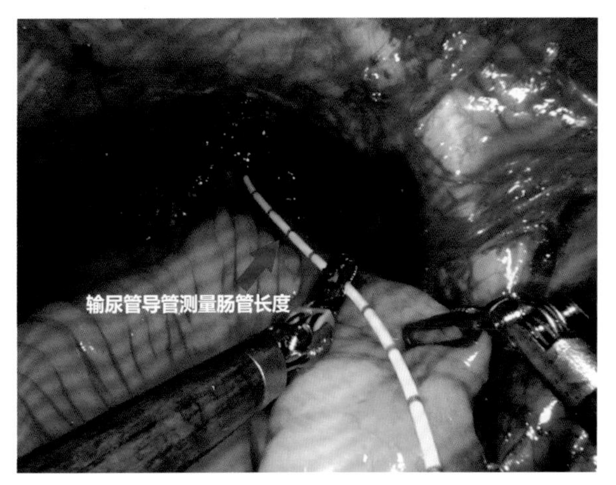

图7-1-17　采用输尿管导管的刻度测量肠管的长度

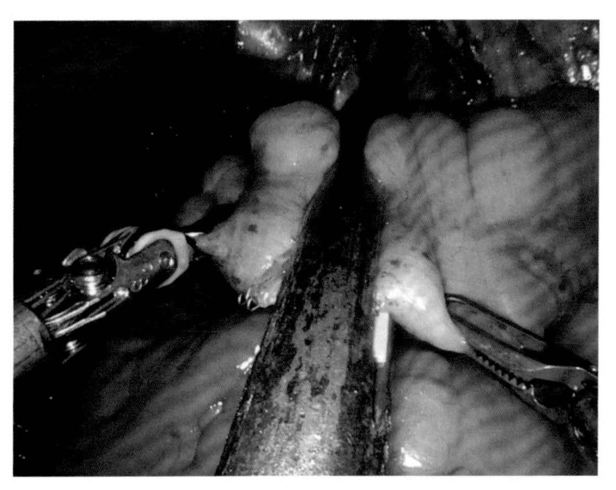

图7-1-18　截取远端回肠

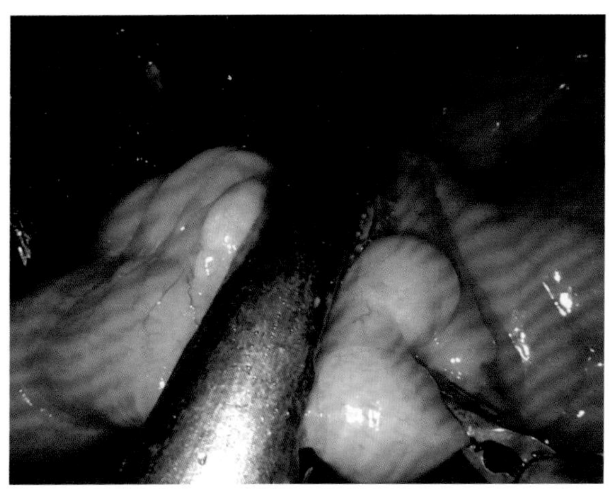

图7-1-19　截取近端回肠

九、左手机械臂采用开窗双极钳（Fenestrated Bipolar Forceps），向上提拉双侧肠管断端。右手机械臂采用单极电剪刀（Monopolar Curved Scissors）于肠管断端下方切开 1 cm 开口。采用直线切割器以侧侧吻合的方法，吻合肠管远近端并封闭共同开口，直线切割器封闭共同开口（图 7-1-20 ~ 图 7-1-22）。

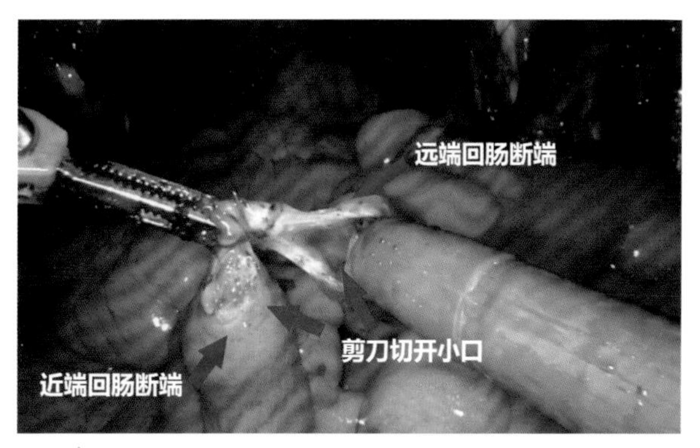

图7-1-20　提起双侧肠管断端并在下方切开小口

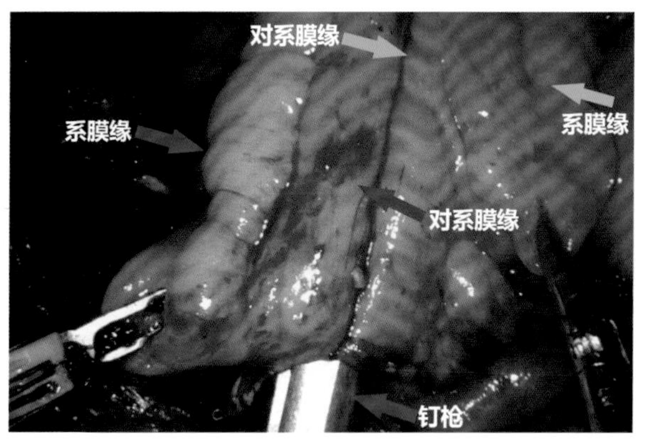

图7-1-21　肠管侧侧吻合

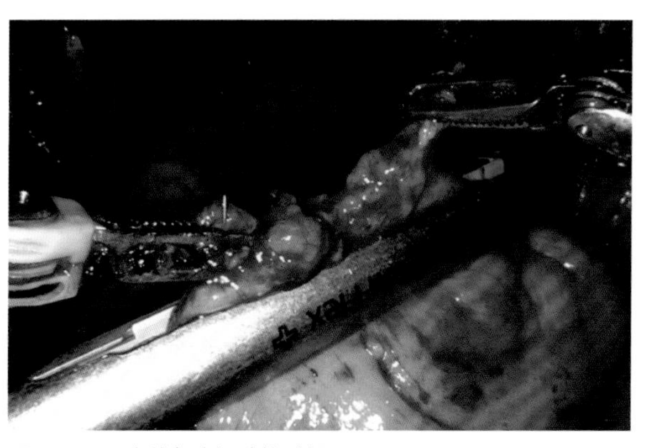

图7-1-22　直线切割器封闭共同开口

十、在新膀胱储尿囊构建的步骤中，首先，需要进行肠管去管化操作。如图 7-1-23 所示，去管化范围包括吻合口尾侧的 10 cm 肠管以及吻合口头侧的 30 cm 肠管，保留近端 10 cm 肠管作为输入袢。

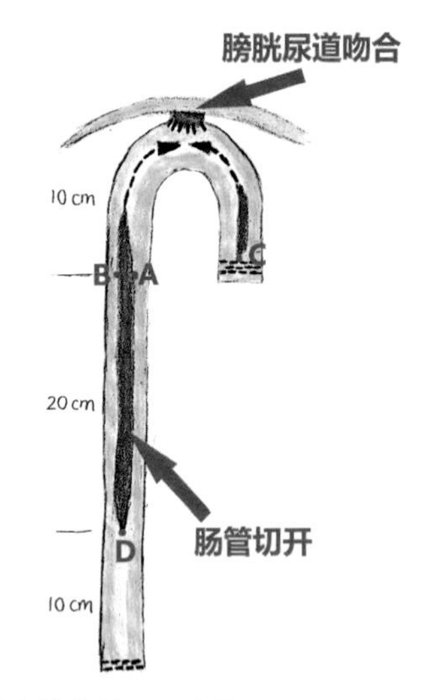

图7-1-23　肠管去管化范围示意图

十一、术中助手持吸引器置入待切开的肠管中，以此为中心，保证切除位置在对系膜缘（图 7-1-24）。图 7-1-25 示吻合口右侧的 10 cm 肠管以及吻合口左侧 30 cm 肠管被切开。

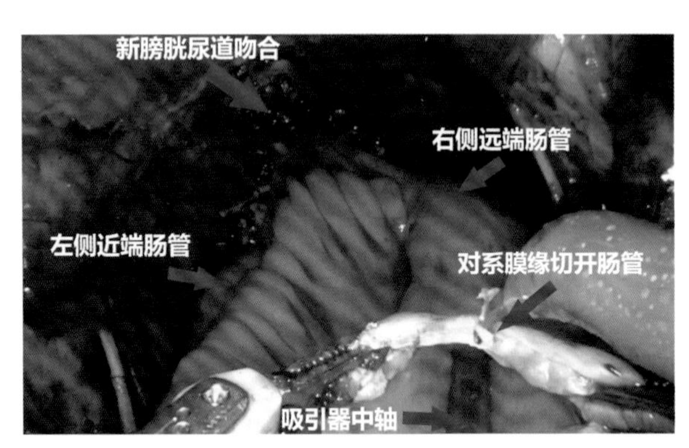

图7-1-24　参照吸引器位置切除对系膜缘

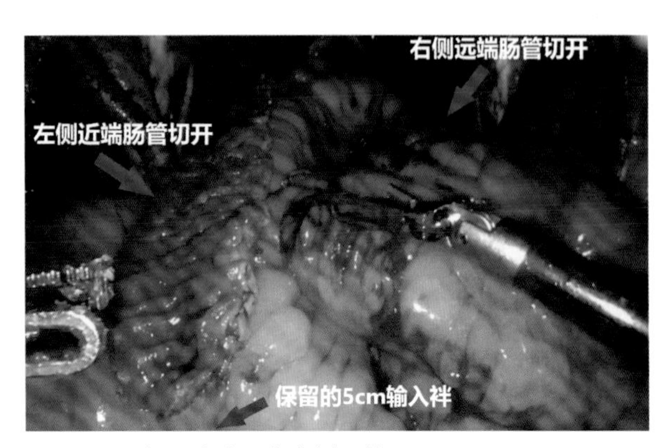

图7-1-25　切开吻合口左右侧肠管

十二、后壁吻合为第一次对折肠管，前壁吻合为第二次交叉对折肠管。将右侧肠管点 C 与左侧肠管点 D 对合。每隔 5 ~ 7 cm 缝合一针，共缝合 4 针牵引线（图 7-1-26 ~ 图 7-1-29）。

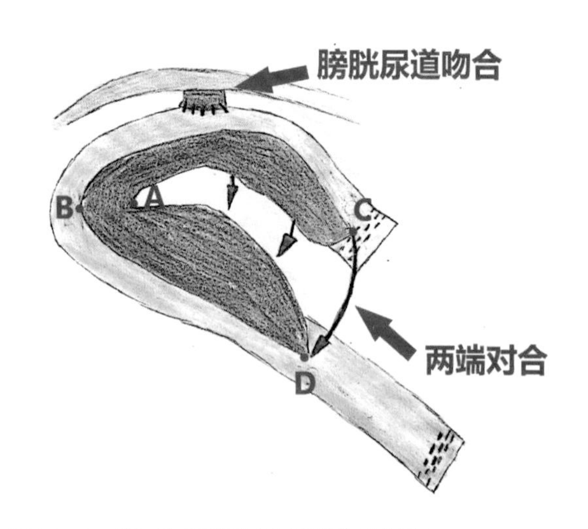

图7-1-26　第一次肠管对合时后壁缝合过程

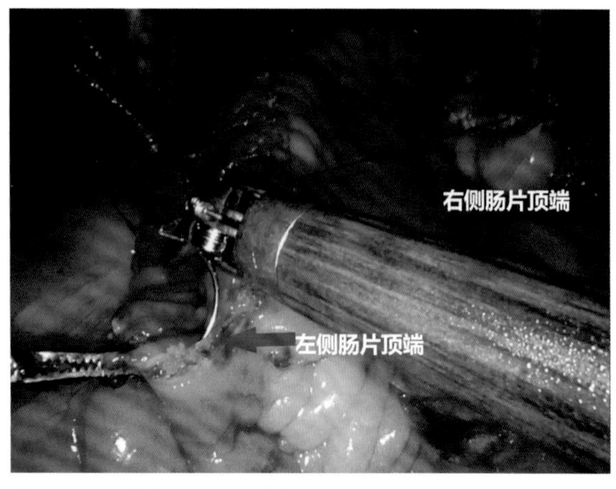

图7-1-27　将C点和D点对合

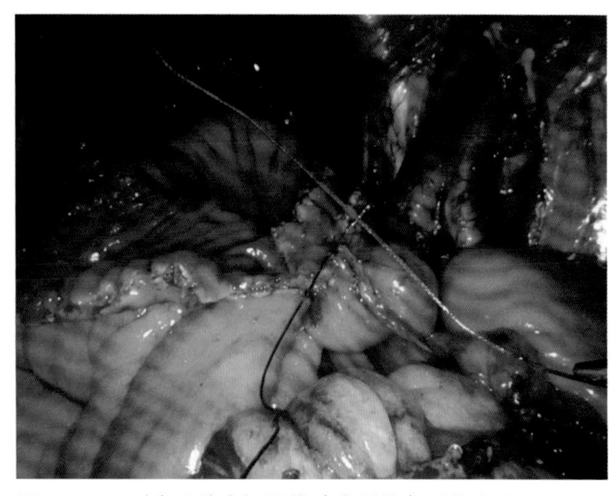

图7-1-28　对合后缝合标记线（牵引线）后的表现

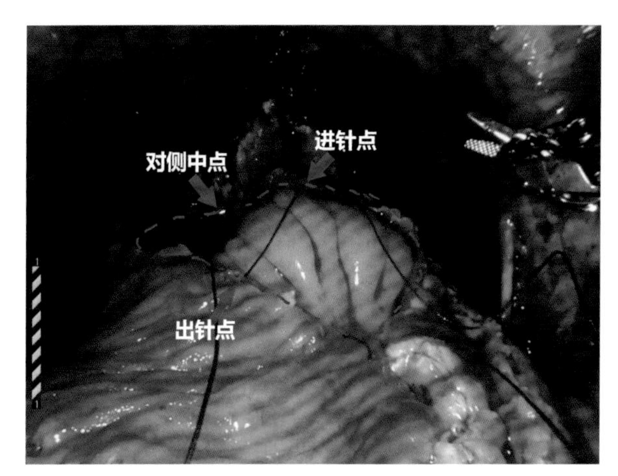

图7-1-29 每隔5～7 cm缝合一针

十三、助手针持将标记线悬吊，同时第四臂卡迪尔钳牵拉标记线，绷直肠段制造张力，然后用3-0可吸收的倒刺线连续内翻全层缝合，恢复后壁的连续性（图7-1-30、图7-1-31）。

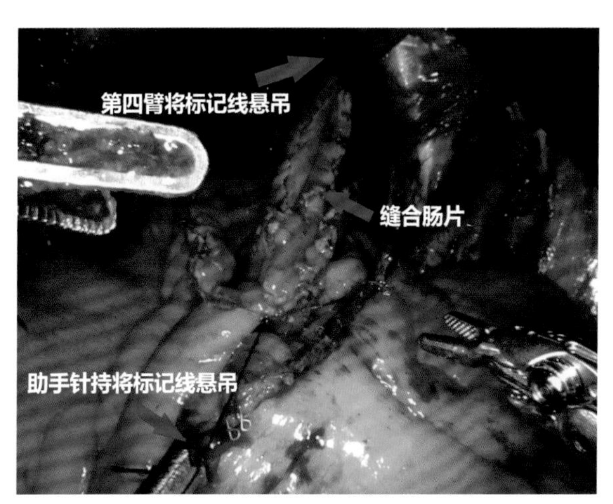

图7-1-30 连续内翻全层缝合

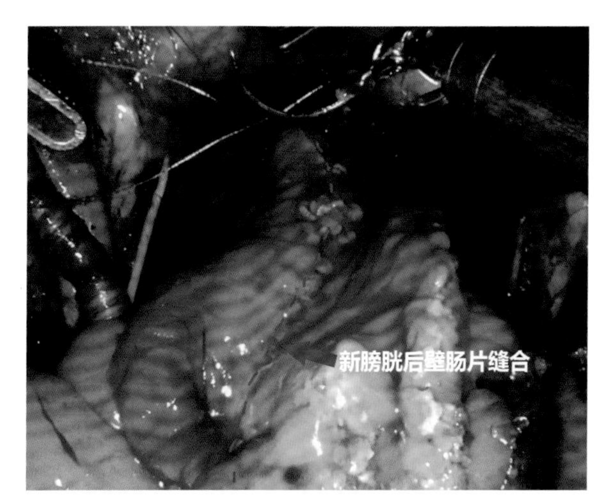

图7-1-31 新膀胱后壁缝合后表现

十四、完成后壁缝合后，就开始进行前壁的缝合。将之前吻合在一起的左右侧起始部肠壁（CD点）与左侧肠壁的中点（B）进行吻合。每隔5～7 cm缝合一针，共缝合4针牵引，完成前壁下半部分的缝合。保留上半部分开口不封闭（图7-1-32～图7-1-35）。

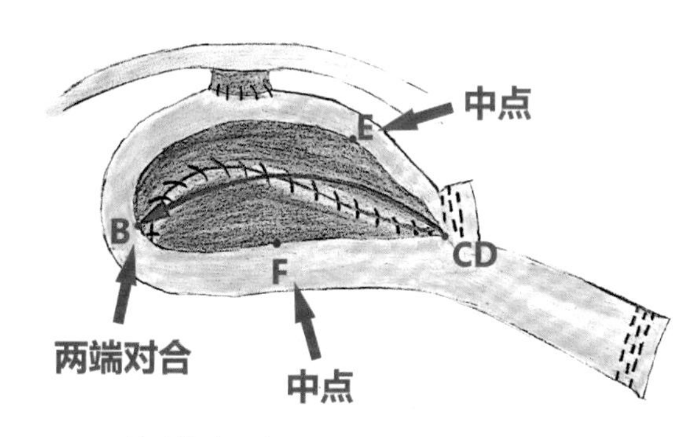

图7-1-32 前壁缝合示意图

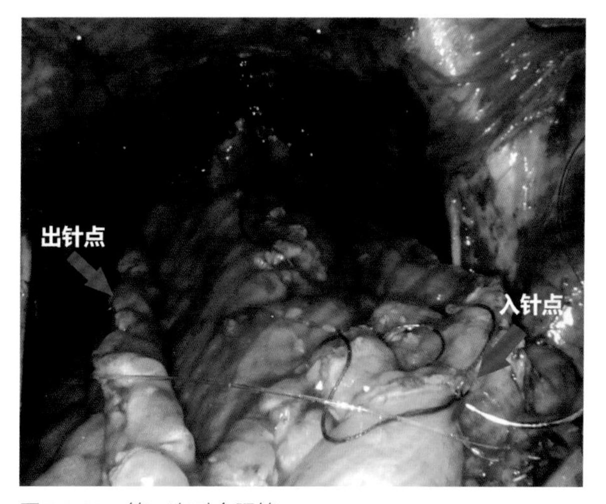

图7-1-33 第二次对合肠管

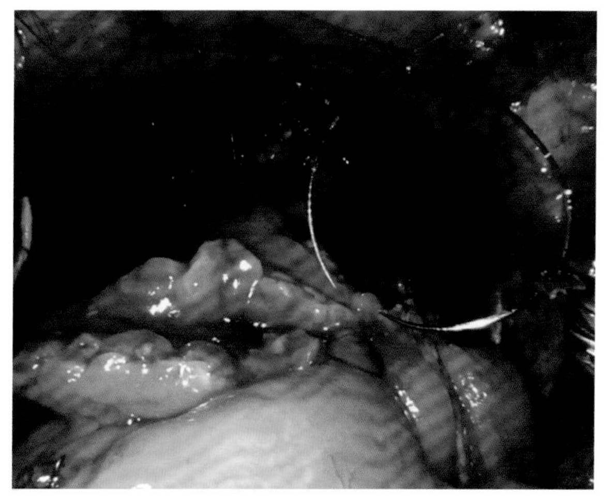
图7-1-34 对合后的表现

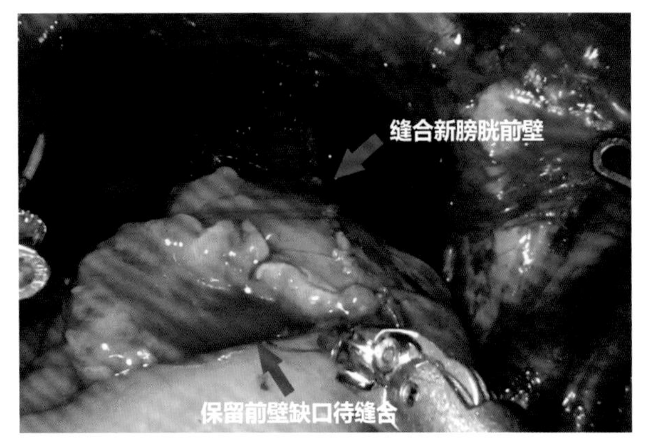

图7-1-35 完成前壁下半部分的缝合

十五、采用 Wallace 法吻合双侧输尿管（图 7-1-36）。

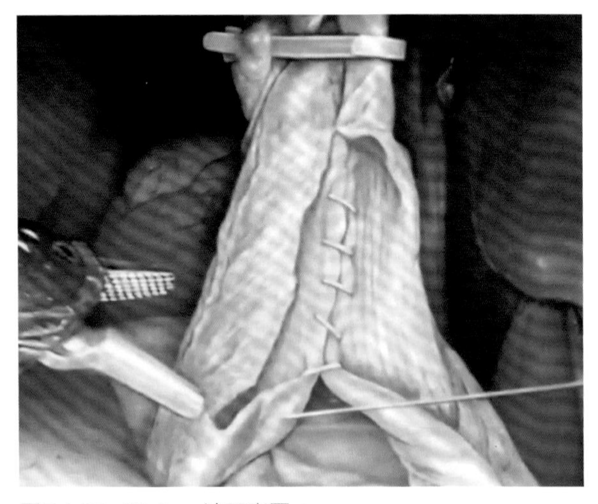
图7-1-36 Wallace法示意图

十六、第 4 臂提起双侧输尿管的带线 Hem-o-lok，形成有张力的倒“V”字形结构。距离输尿管断端 2 ~ 3 cm 纵行切开输尿管，长度约 2 ~ 3 cm。采用 3-0 可吸收线将输尿管相邻后壁连续缝合，拼接双侧输尿管开口，以备吻合（图 7-1-37）。

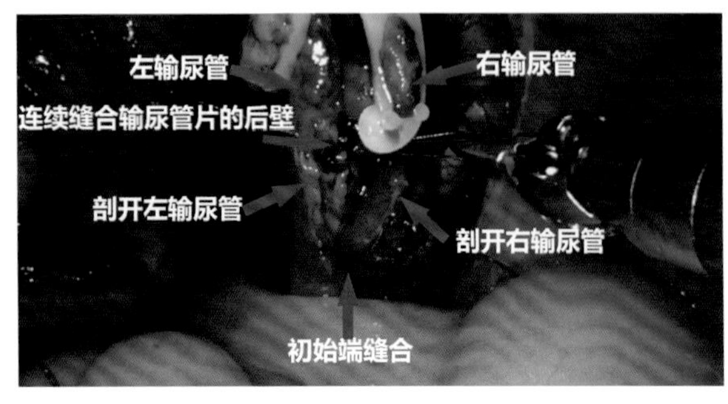

图7-1-37 纵行切开输尿管并拼接双侧输尿管开口

十七、助手在患者腹部正中、耻骨上方置入 5 mm 金属穿刺器。将输尿管单 J 管连同导丝由 5 mm 穿刺器置入。术者采用单极电剪剪开输入袢封闭的末端。将针持从输入袢的打开的末端伸入，自尚未封闭的储尿囊开口伸出，接引输尿管单 J 管。针持将输尿管支架穿行输入袢，并置入对应的一侧输尿管中。同法处理另外一支输尿管支架管（图 7-1-38）。

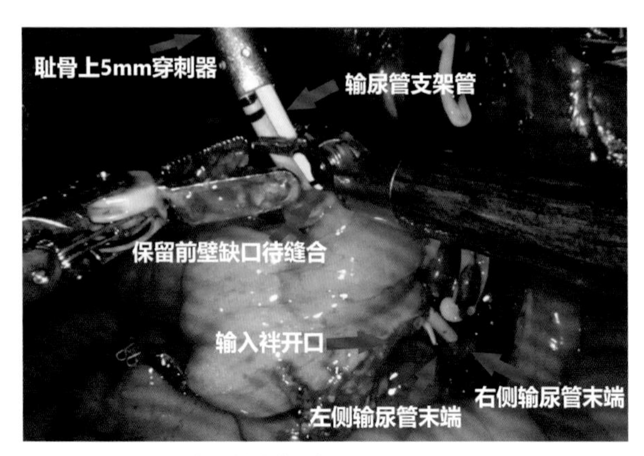

图7-1-38 置入输尿管支架管

十八、输尿管与肠管输入袢的端端吻合。采用 3-0 双头倒刺线，按照 Van Velthoven 吻合法，自 6 点开始，将输尿管全层与肠管全层进行连续吻合（图 7-1-39、图 7-1-40）。

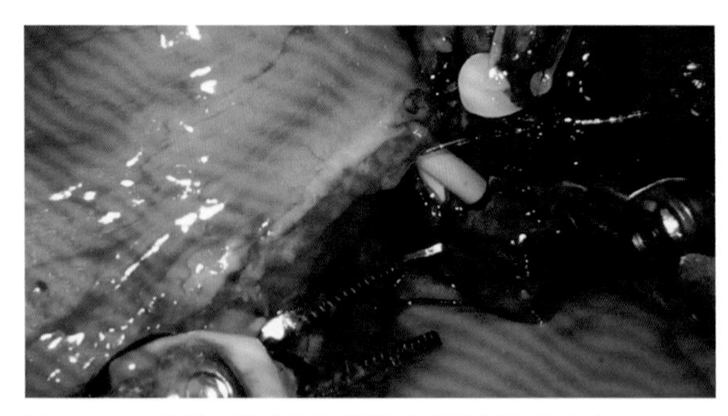
图7-1-39 将输尿管全层与肠管全层进行连续吻合

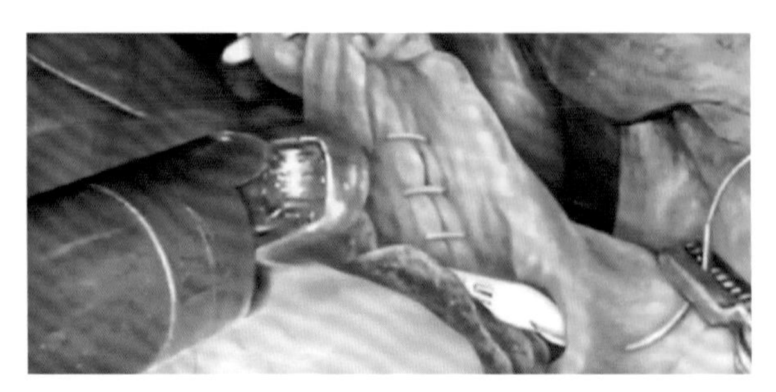
图7-1-40 输尿管与肠管输入袢的端端吻合示意图

十九、由 6 点至 12 点，逆时针先吻合右侧输尿管壁，在吻合至 12 点后，将双侧输尿管壁切断，但保留输尿管系膜，保持第四臂提拉输尿管，将输尿管拉至水平位置，则可显露左侧输尿管壁与肠管间隙（图 7-1-41），然后进行 6 点至 12 点的顺时针吻合，最后两根线在 12 点进行打结，完成吻合（图 7-1-42）。

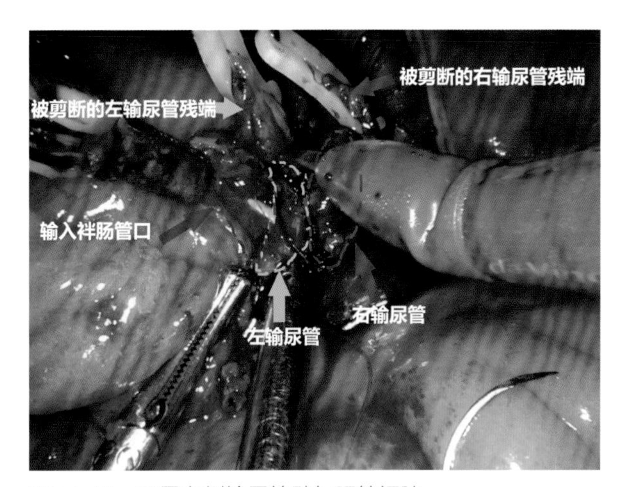

图7-1-41　显露左侧输尿管壁与肠管间隙

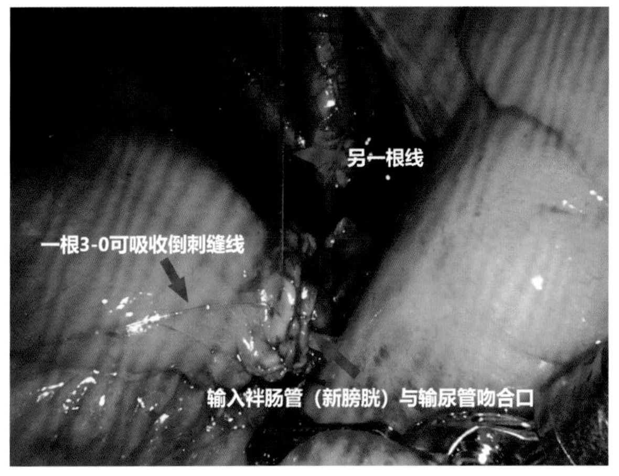

图7-1-42　完成输尿管与肠管全层吻合

二十、用 3-0 倒刺线连续缝合储尿囊残余开口。缝合过程中，在输尿管支架附近用倒刺线环绕支架管两圈后，继续缝合肠壁，拉紧缝线以固定支架管，两根支架管分开固定（图 7-1-43）。图 7-1-44、图 7-1-45 示完成新膀胱制作。

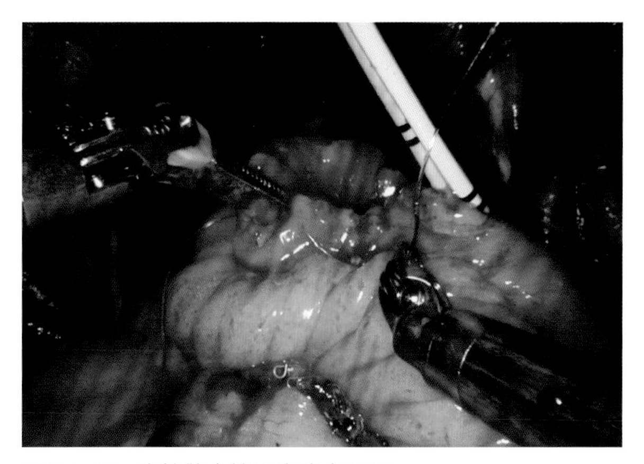

图7-1-43　连续缝合储尿囊残余开口

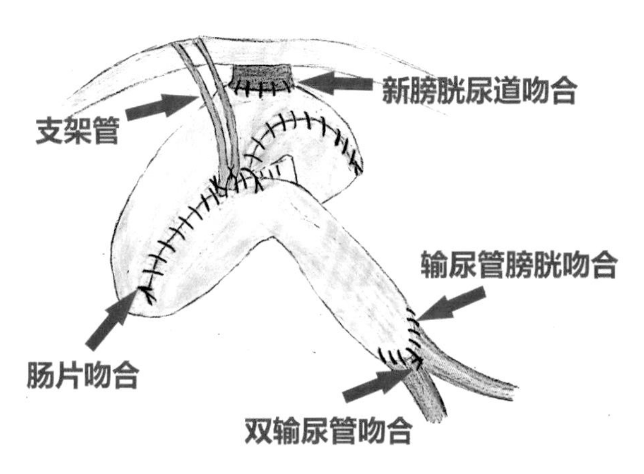

图7-1-44　完成新膀胱制作（示意图）

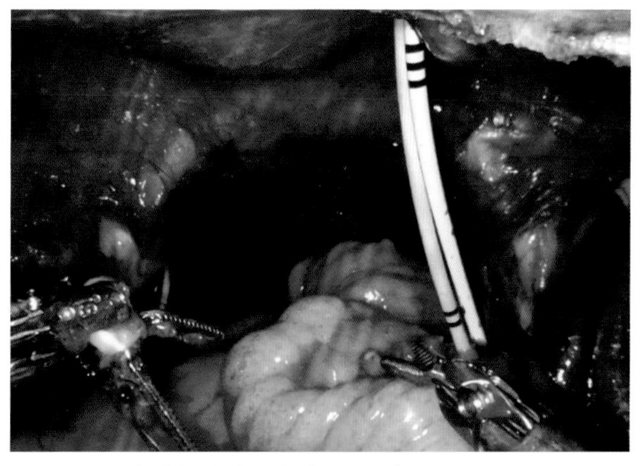

图7-1-45　完成新膀胱制作（实景图）

（刘茁　马潞林　张洪宪　陈纪元　编写）

（陈纪元　视频编辑）

视频27

第二节　一例女性患者行根治性膀胱全切＋回肠膀胱术（Bricker 术）

一、病例介绍：患者 65 岁女性，主因“膀胱癌术后 12 年，体检发现膀胱肿瘤 10 天”就诊。2001 年于外院因膀胱肿瘤行经尿道膀胱肿瘤电切术（TUR-Bt）。2020 年复发行再次 TUR-Bt。术后病理提示膀胱菜花样肿物，高级别尿路上皮癌。术后定期膀胱灌注治疗。10 天前体检发现膀胱肿瘤复发。行尿道膀胱肿瘤诊断性电切术。病理提示，膀胱肿瘤，高级别恶性肿瘤，符合高级别浸润性尿路上皮癌。既往高血压、机化性肺炎。图 7-2-1 泌尿系增强 CT 提示子宫膀胱间肿物。子宫前壁与膀胱间可见不均匀强化包块影，边界不清，直径 5.7 cm，多发肿大淋巴结。图 7-2-2 盆腔 MRI 平扫提示子宫前壁与膀胱间软组织有肿块，直径 5.8 cm，考虑恶性。多发淋巴结转移。

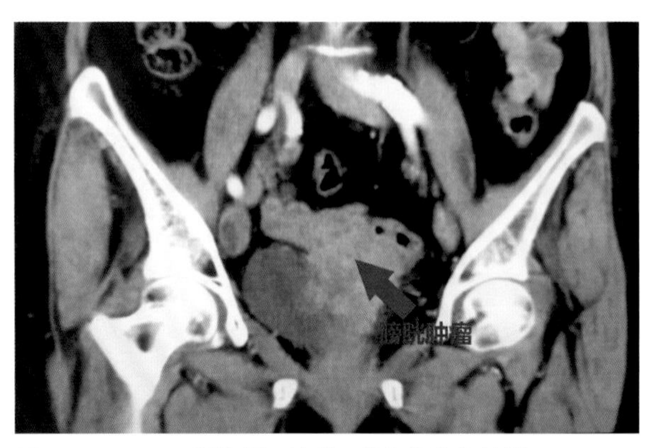

图7-2-1　CTU可见边界不清的不均匀强化包块影

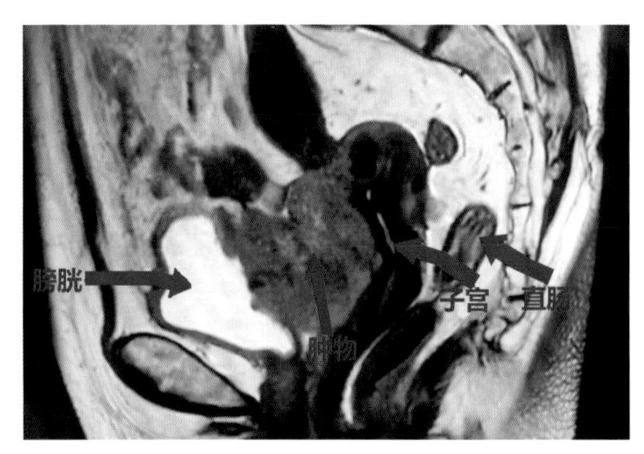

图7-2-2　盆腔MRI平扫可见软组织肿块

手术采用经腹腔途径下根治性膀胱全切术（女性）＋回肠膀胱术（Bricker 术）。体位采用平卧架腿（分腿）位。术中头低脚高以减少肠管对术区的遮挡。建立气腹后，首枚穿刺器（镜头穿刺器）选择脐上位置，在双侧腹直肌旁置入两枚 12 mm 穿刺器，在髂嵴内侧 5 cm 处分别置入两枚 5 mm 穿刺器。图 7-2-3 示术中所见，腹侧可见膀胱悬吊于腹壁，背侧可见直肠，子宫位于膀胱与直肠之间，膀胱与子宫之间可见肿物。

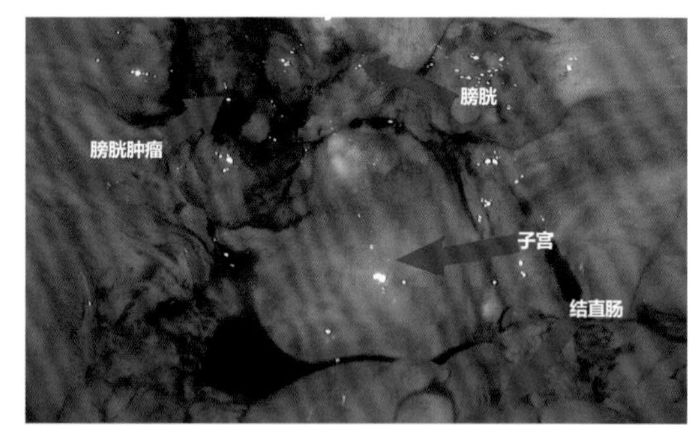

图7-2-3　置入穿刺器后的术中所见

二、首先游离暴露右侧的髂外动静脉，寻找游离右侧输尿管。在右侧髂外动脉搏动处切开腹膜，游离暴露右侧髂外动脉。游离暴露右侧髂外静脉，髂外静脉在动脉内侧，在更加内侧位置游离暴露保护右侧输尿管。将右侧髂外血管骨骼化的过程就是游离髂外淋巴结的过程。图 7-2-4 提示为游离暴露右侧髂外动脉，图 7-2-5 提示右侧髂外血管骨骼化。

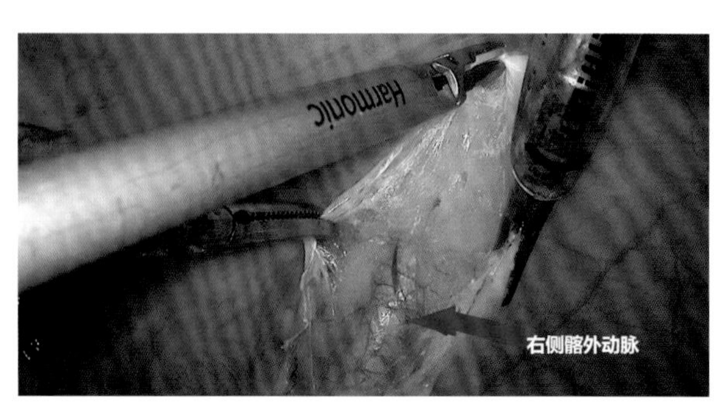

图7-2-4　游离暴露右侧髂外动脉

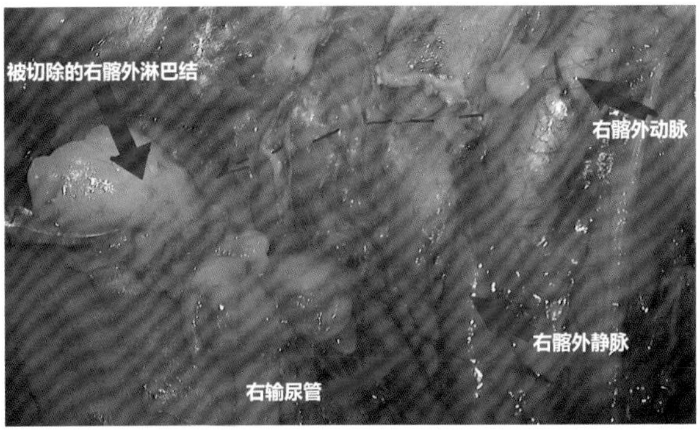

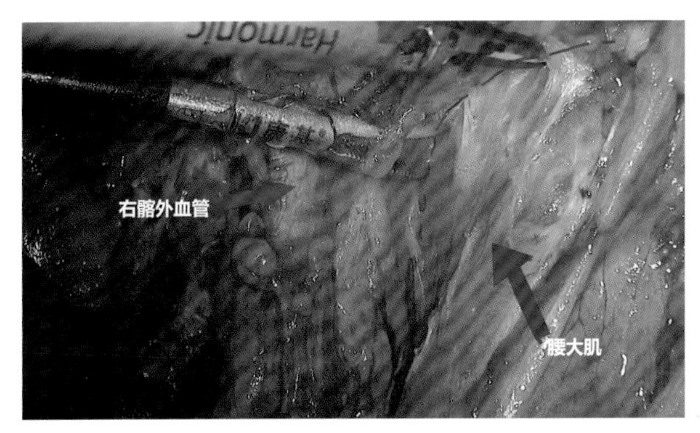

图7-2-5　右侧髂外血管骨骼化

三、下一步是清扫右侧的髂内闭孔淋巴结。将右侧髂外血管向中心线（即内侧）遮挡，紧贴腰大肌表面层面游离，一直到髂外血管的正下方。再将髂外血管向外侧遮挡，紧贴右髂外静脉表面游离脂肪淋巴结直到较深层面，与上一步的层面汇合。图 7-2-6 示清扫右侧的髂内闭孔淋巴结，图 7-2-7 示向深部游离脂肪淋巴结。

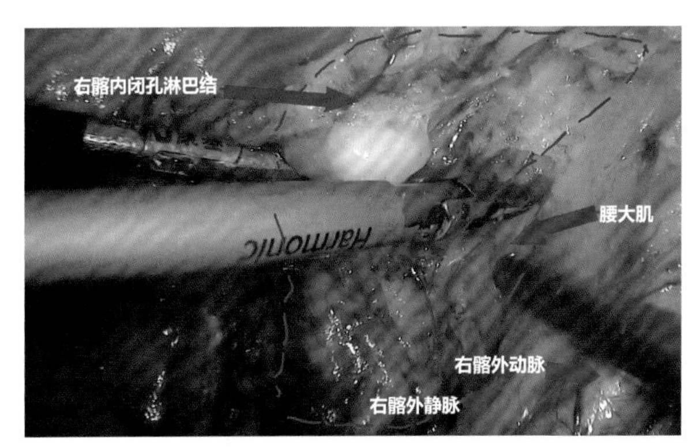

图7-2-6　清扫右侧的髂内闭孔淋巴结

图7-2-7　向深部游离脂肪淋巴结

四、进一步地，向更深层面游离可暴露右侧骨盆壁。在骨盆壁下方 1 ~ 2 cm 为右侧闭孔神经和闭孔血管，需要注意保护。寻找到右侧闭孔神经后，沿着闭孔神经由足侧向头侧清扫淋巴结至髂总动脉分叉为髂内外动脉处，为淋巴结清扫的头侧边界。在髂血管分叉处血管丰富，为避免出血，可选择用血管夹 Hem-o-lok 夹闭后切断。图 7-2-8 示更深层面可见右侧闭孔神经和闭孔血管。图 7-2-9 示淋巴结清扫的头侧边界为髂血管分叉处。

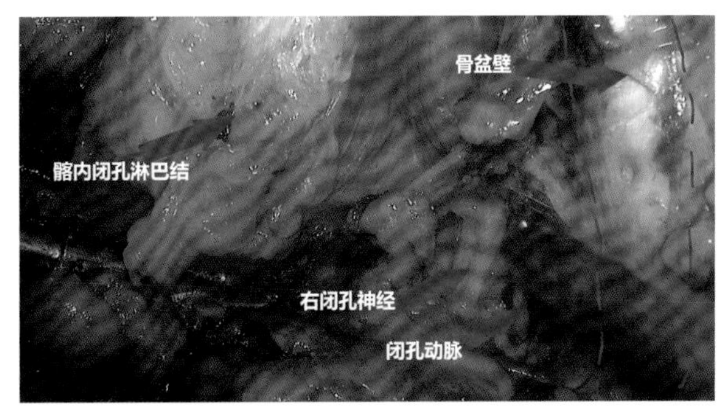

图7-2-8　更深层面可见右侧闭孔神经和闭孔血管

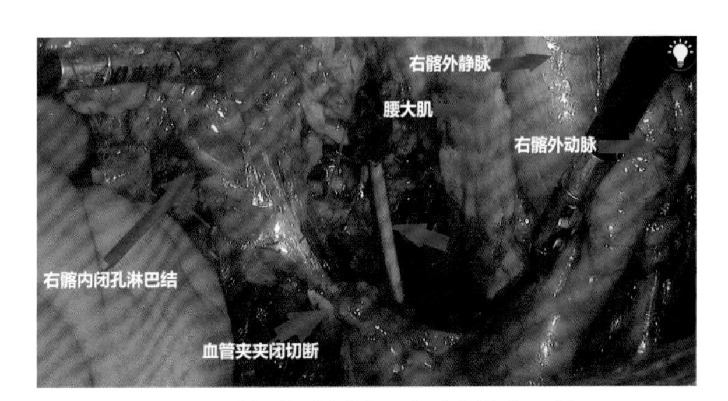

图7-2-9　淋巴结清扫的头侧边界为髂血管分叉处

五、同法处理左侧。图 7-2-10 示清扫左侧髂外淋巴结时，沿着左侧髂外动脉向足侧游离的过程。在左侧髂外动脉进入股管处有 Cloquet 淋巴结，即股管淋巴结，为淋巴结清扫的足侧边界。图 7-2-11 示腹膜后淋巴结分布区域。

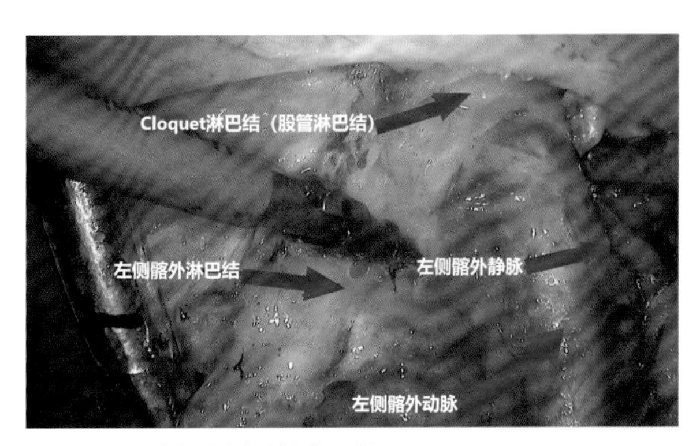

图7-2-10　清扫左侧髂外淋巴结

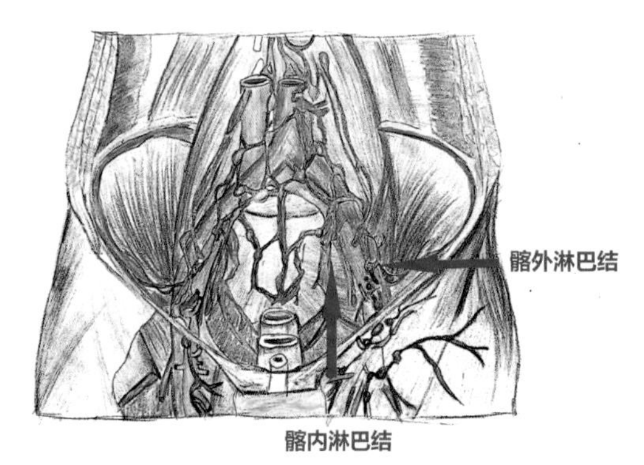

图7-2-11 腹膜后淋巴结分布区域

六、图 7-2-12 示左侧髂内髂外淋巴结清扫术后所见。可见从外侧向内侧分别为：左侧髂外动脉、左侧髂外静脉、闭孔神经、左侧输尿管。游离双侧输尿管至膀胱处，夹闭输尿管后用冷剪刀剪断。图 7-2-13 示游离双侧输尿管至膀胱处。

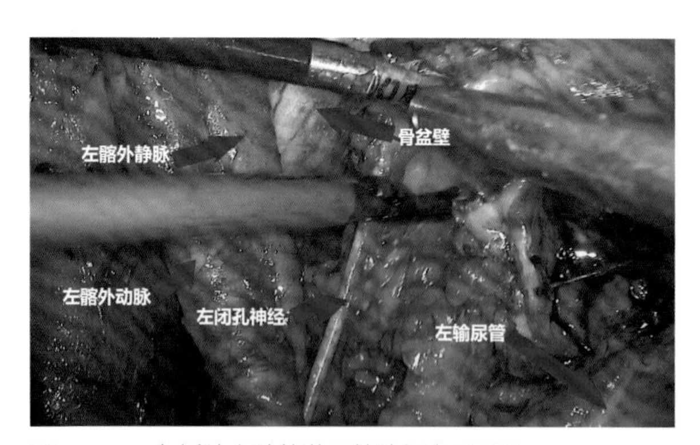

图7-2-12 左侧髂内髂外淋巴结清扫术后所见

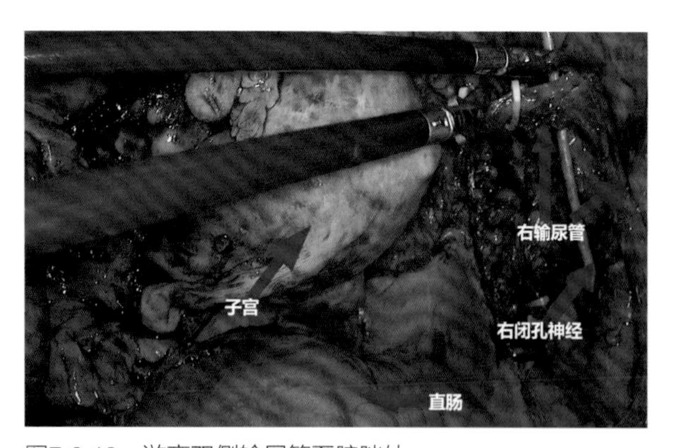

图7-2-13 游离双侧输尿管至膀胱处

七、助手用弯钳将子宫向上悬吊，以暴露子宫直肠凹陷。请助手用卵圆钳夹持碘伏纱布经阴道向上抬举，以判断宫颈位置。在子宫阴道交界处切开阴道后壁。游离膀胱的左右两侧壁。切开双侧的膀胱侧韧带。游离膀胱腹侧层面，切开前正中襞。图 7-2-14 示游离膀胱的左右两侧壁。图 7-2-15 示切开阴道后壁后暴露的阴道内部碘伏纱布。图 7-2-16 示游离膀胱腹侧层面。

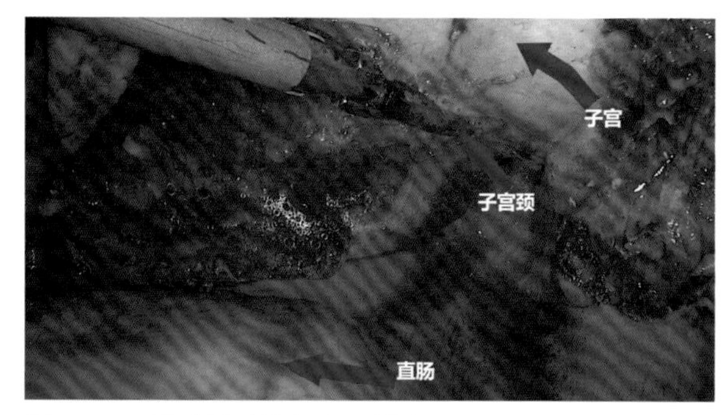

图7-2-14 游离膀胱的左右两侧壁

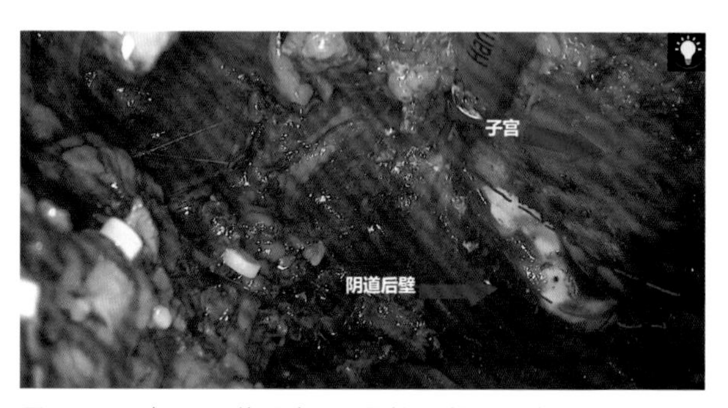

图7-2-15 切开阴道后壁后暴露的阴道内部碘伏纱布

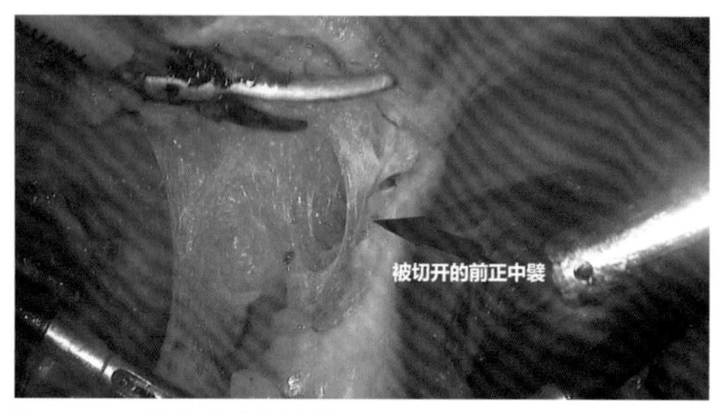

图7-2-16 游离膀胱腹侧层面

八、切开腹侧面的阴道前壁（图 7-2-17）。阴道呈“凹”字形包绕尿道。采用血管夹封闭近膀胱处的尿道断端，以防止尿液外渗。采用鱼骨线连续缝合阴道断端（图 7-2-18）。缝合尿道断端（图 7-2-19），将后腹膜加固缝合以增加盆底力量，避免脏器脱垂。将切除下的子宫、双附件、膀胱等置入标本袋。在输尿管断端用 4-0 缝合线缝针标记。图 7-2-20 示左侧输尿管断端用缝线标记的过程。经过左侧腹直肌旁的 12 mm 穿刺器置入 4-0 缝线，缝线末端夹持一枚血管夹，缝针标记左侧输尿管断端，以备后续吻合（图 7-2-21）。

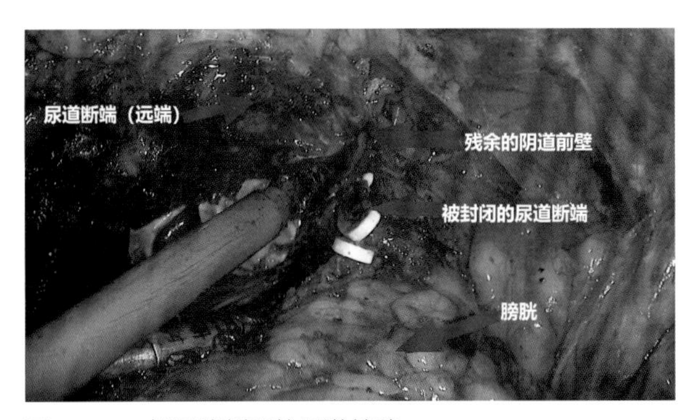

图7-2-17　切开腹侧面的阴道前壁

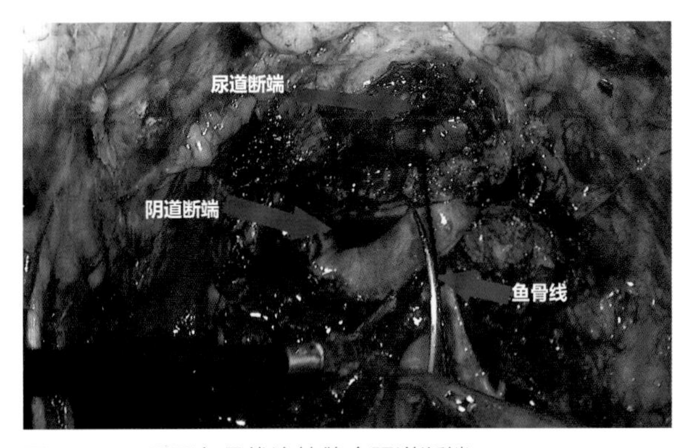

图7-2-18　采用鱼骨线连续缝合阴道断端

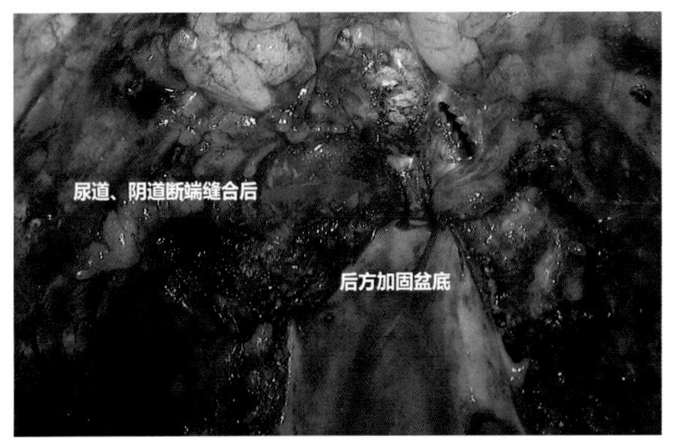

图7-2-19　缝合尿道断端

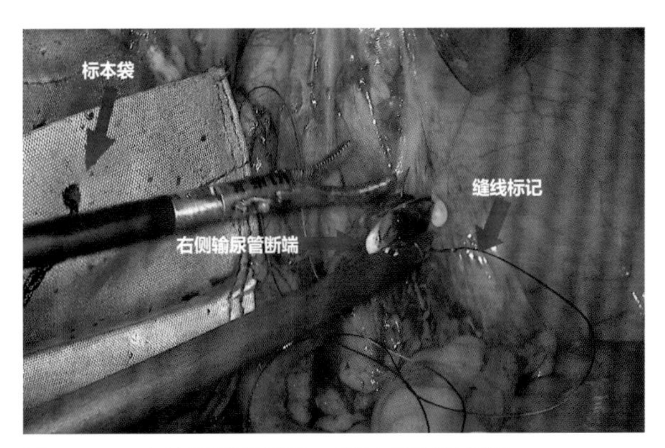

图7-2-20　在输尿管断端用4-0缝合线缝针标记

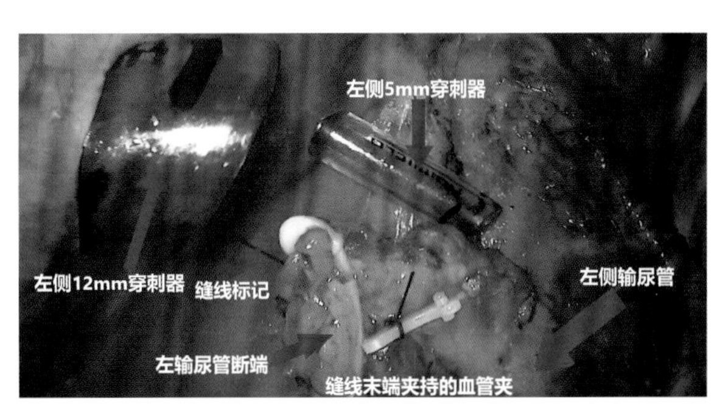

图7-2-21　左侧输尿管断端用缝线标记的过程

九、在距离回盲瓣 20 cm 处，在肠管系膜处用缝线标记，选择其近端的 10 ~ 20 cm 肠管作为储尿囊肠管（图 7-2-22）。选择腹部脐下正中小切口，取出标本袋。将缝线标记的一段肠管拿出体外（图 7-2-23）。所选择的肠管应该有良好的血管弓及合适的肠系膜（图 7-2-24）。切开远端和近端的肠系膜，避免损伤其间的弓状血管。

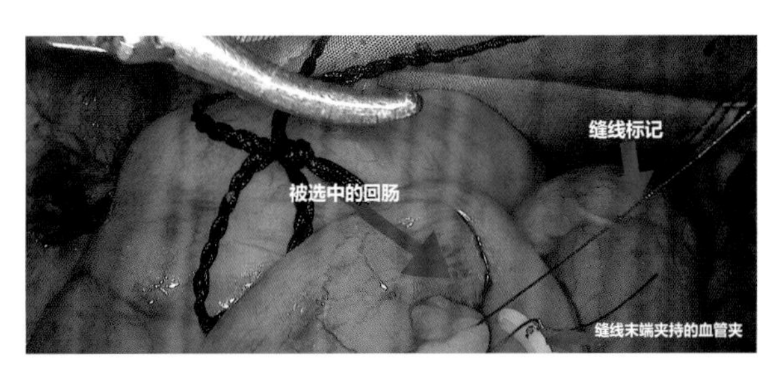

图7-2-22　距回盲瓣20cm处用缝线标记肠管

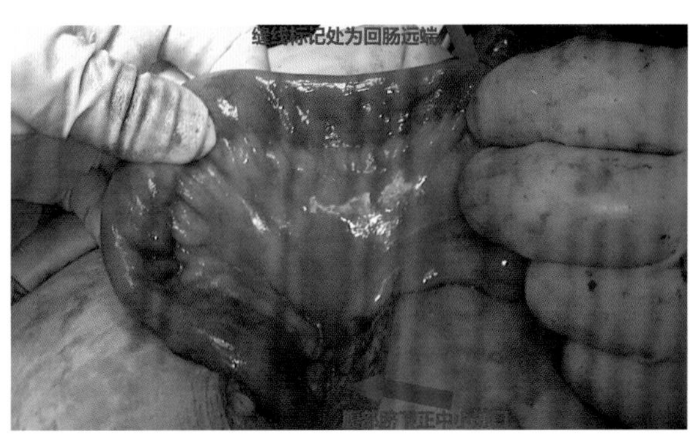

图7-2-23　将缝线标记的一段肠管拿出体外

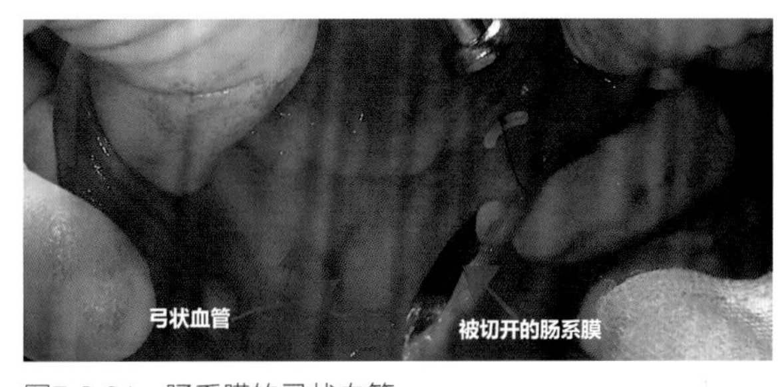

图7-2-24　肠系膜的弓状血管

十、采用直线切割器切断储尿囊两端的肠管（图 7-2-25～图 7-2-26）。图 7-2-27 示恢复肠道连续性。在远端和近端肠管的对系膜缘肠壁上，用电刀各切开一个小孔。打孔位置需选择在对系膜缘上，以避免肠管缺血。

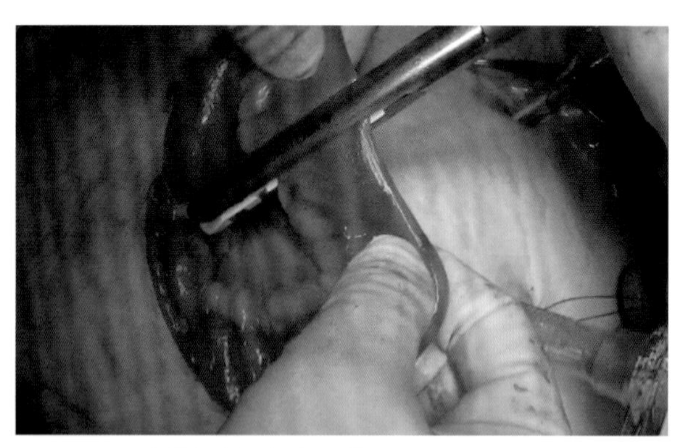
图7-2-25 直线切割器切断肠管

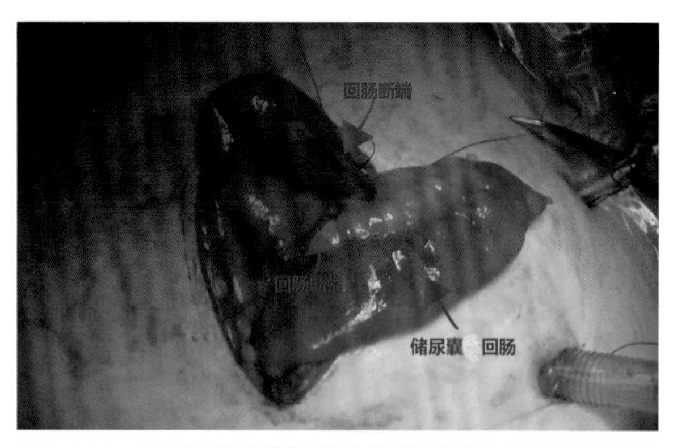

图7-2-26 采用两把直线切割器分别打断储尿囊双端肠管后的表现

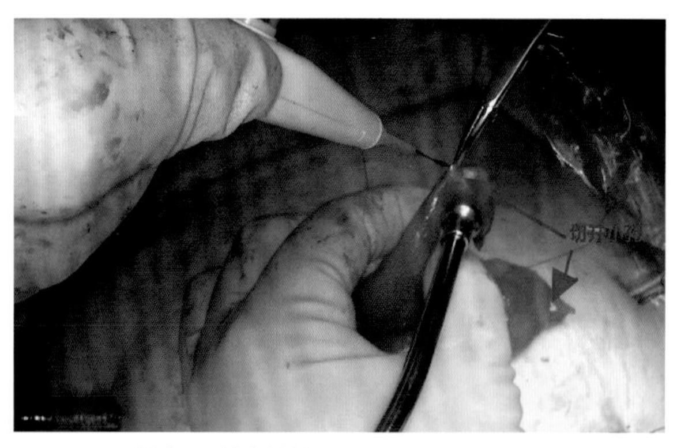
图7-2-27 恢复肠道连续性

十一、张开吻合器的两支，经小孔先套入粗支，再套入细支（图 7-2-28）。闭合吻合器两支（图 7-2-29），两段肠管断端平行摆放。吻合器打断后，将在两支之间形成肠道吻合口。将原电刀切开的两个“小孔”汇合形成“大孔”。通过小孔进行视诊观察有无出血（图 7-2-30），及时止血。在回肠形成的“裤衩”中央，采用 4-0 可吸收缝线进行浆肌层缝合以减少张力。

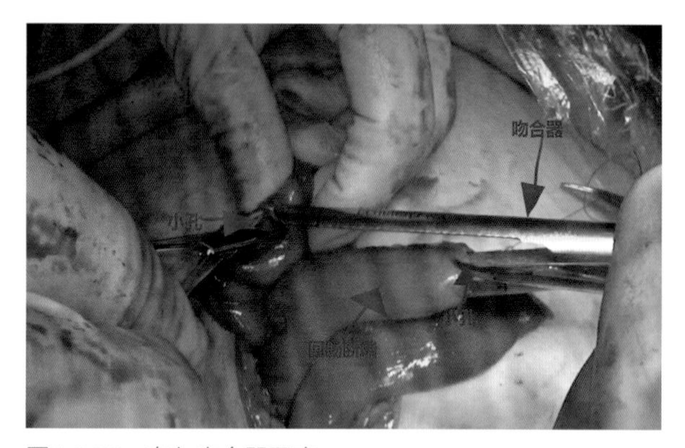

图7-2-28 套入吻合器两支

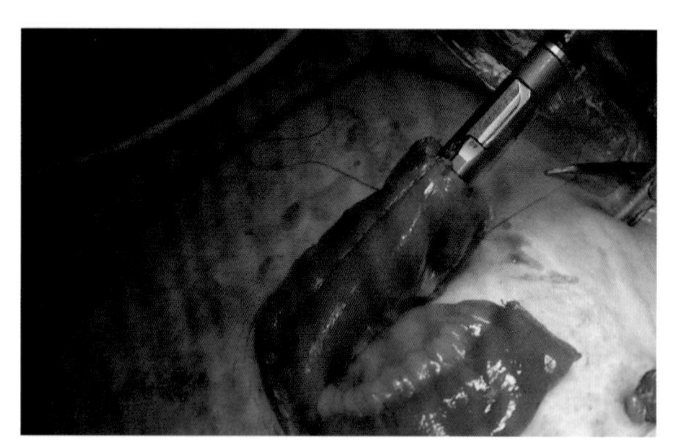
图7-2-29 闭合吻合器两支

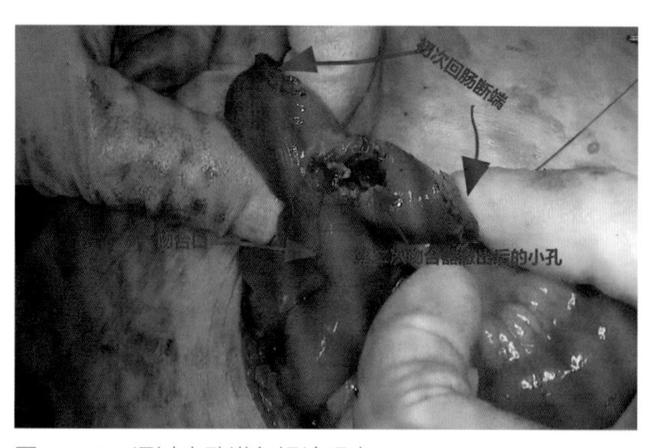
图7-2-30 通过小孔进行视诊观察

十二、采用水平褥式缝合的方式将“大孔”缝合（图 7-2-31），水平褥式缝合为内翻式缝合，缝合时需要缝合肠壁全层。“大孔”闭合后，采用可吸收缝线在浆肌层间断缝合，以减少张力（图 7-2-32）。将输尿管断端切取一段送检（图 7-2-33），以保证切缘阴性。

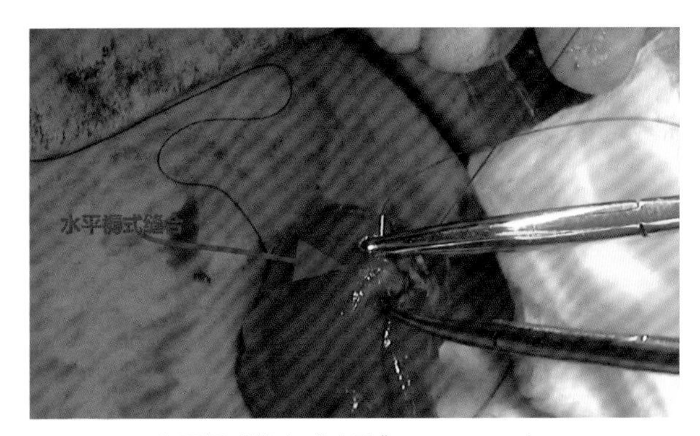

图7-2-31　水平褥式缝合“大孔”

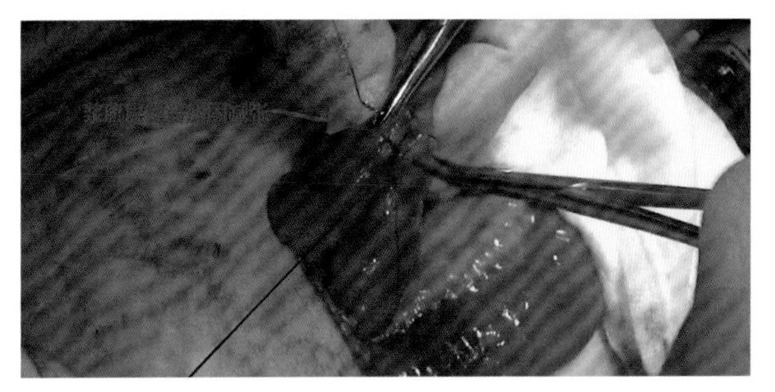

图7-2-32　浆肌层间断缝合

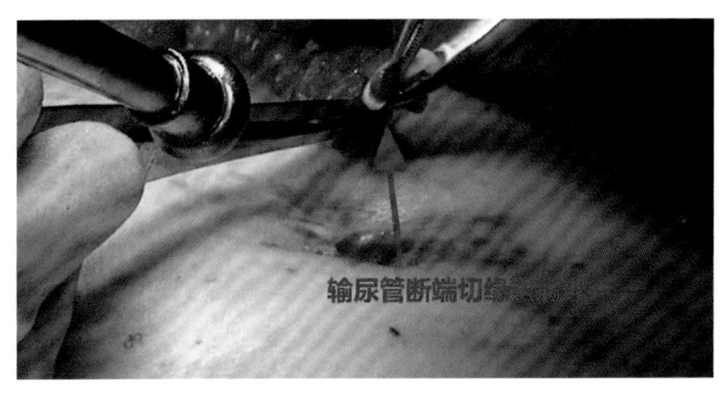

图7-2-33　输尿管断端切缘送检

十三、将输尿管末端用组织剪剖开一个斜面，以增加吻合口直径。向输尿管内置入黑泥鳅导丝，再经此导丝置入输尿管支架管（单J管）。采用可吸收缝线将输尿管支架管固定在输尿管管壁上（图 7-2-34）。同法处理另一侧输尿管。

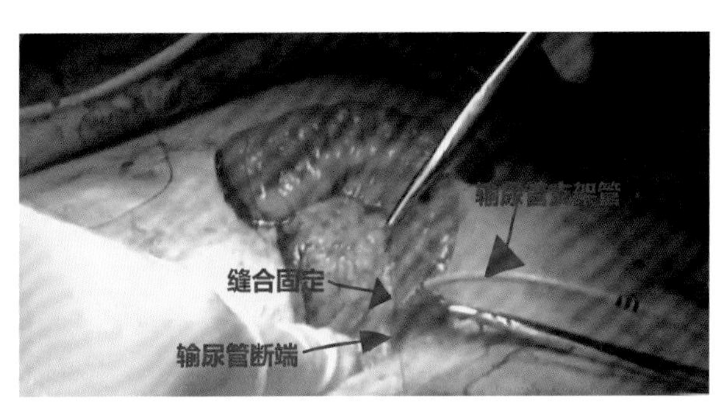

图7-2-34　将输尿管支架管固定在输尿管管壁上

十四、分辨识别储尿囊回肠的远端，将其封闭端用电刀切开以开放其远端（图 7-2-35）。经过储尿囊回肠远端置入一把血管弯钳，在储尿囊近端的肠管处用电刀切开一个小口，将一侧的输尿管支架管引入小口（图 7-2-36）。将输尿管末端与储尿囊回肠的小孔做黏膜对黏膜的端侧吻合（图 7-2-37）。同法处理另一侧输尿管。以上完成输尿管与储尿囊肠管的吻合。

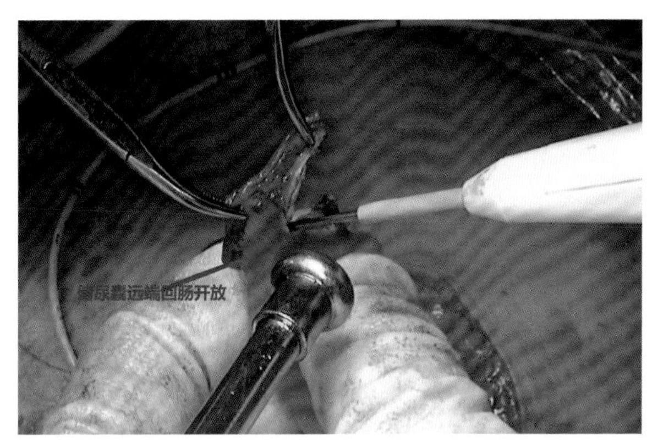

图7-2-35　开放储尿囊回肠远端

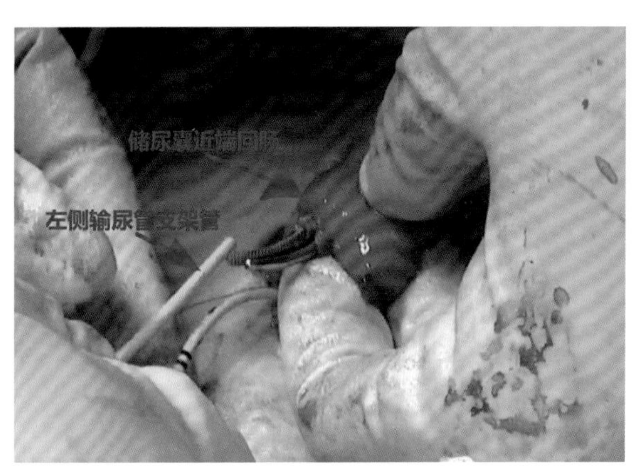

图7-2-36　将输尿管支架管引入小口

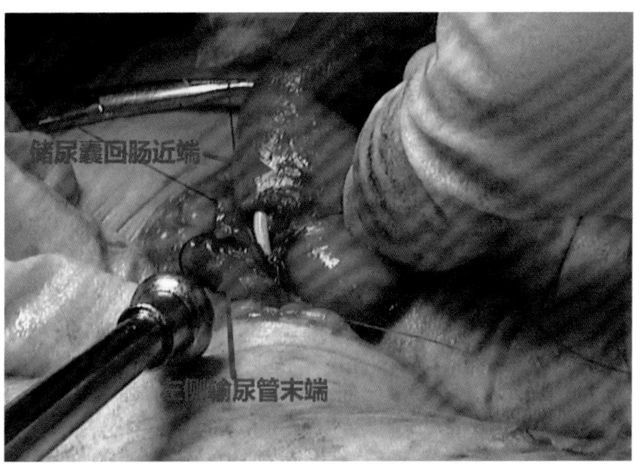

图7-2-37　输尿管末端与储尿囊回肠的端侧吻合

十五、在右侧腹壁皮肤选择造口位置（图7-2-38）。将储尿囊回肠的远端（尿液流出端）从腹壁的造口引出（图 7-2-39）。将肠管的浆肌层与腹壁的腱膜缝合固定。肠管末端用电刀剖开一个小口。采用 4-0 可吸收缝线依次缝合皮肤下结缔组织、肠管开口下方 1 cm 的浆肌层、肠管黏膜层（图 7-2-40），将肠管外翻以形成乳头结构。

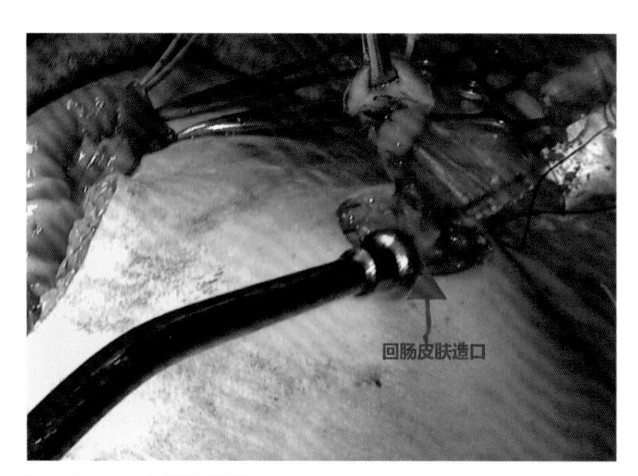

图7-2-38　右侧腹壁造口

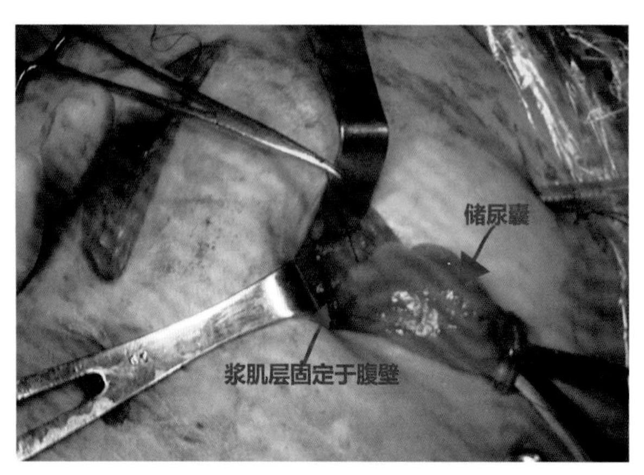

图7-2-39　将回肠远端从造口引出

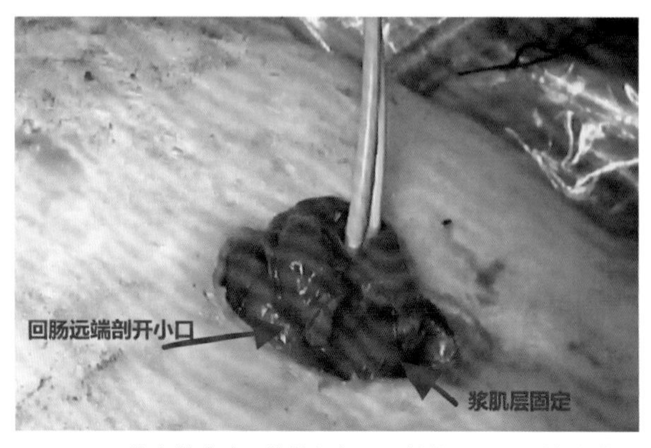

图7-2-40　依次缝合皮下结缔组织、肠管浆肌层、肠管黏膜层

十六、肠管做腹壁造口（图 7-2-41）。将双侧输尿管支架管缝合固定于皮肤以避免脱管（图 7-2-42）。

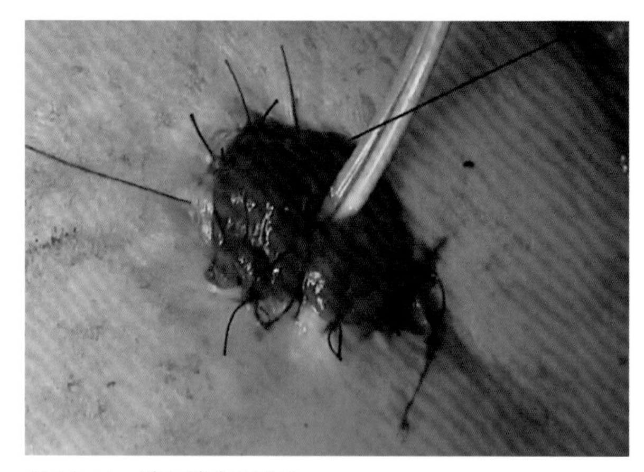

图7-2-41　造口缝合后改变

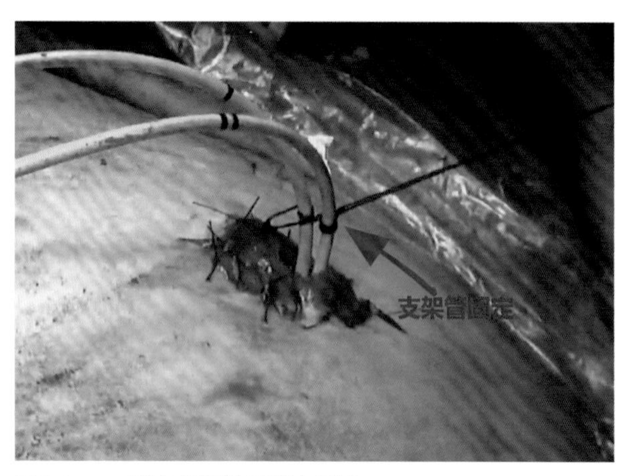

图7-2-42　固定双侧输尿管支架管

十七、切除的标本见图 4-2-43，宫颈阴道断端见图 4-2-44，肿瘤剖开观见图 4-2-45。

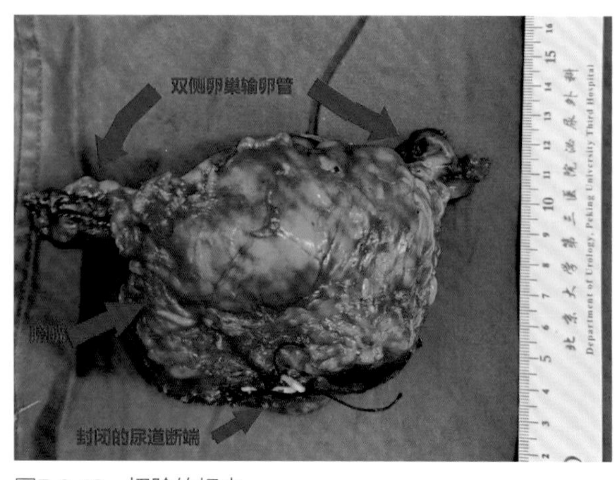

图7-2-43　切除的标本

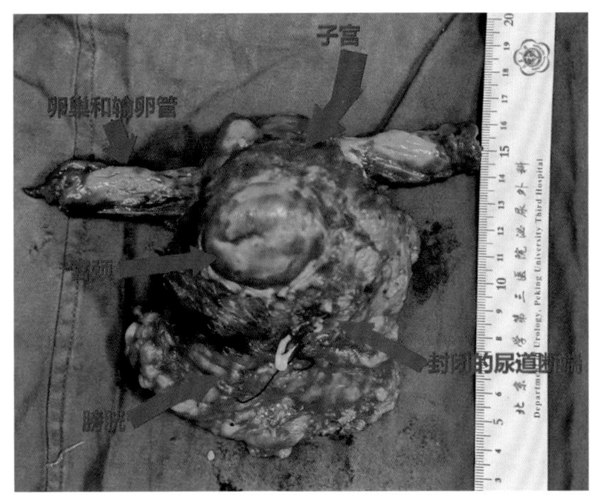

图7-2-44　宫颈阴道断端

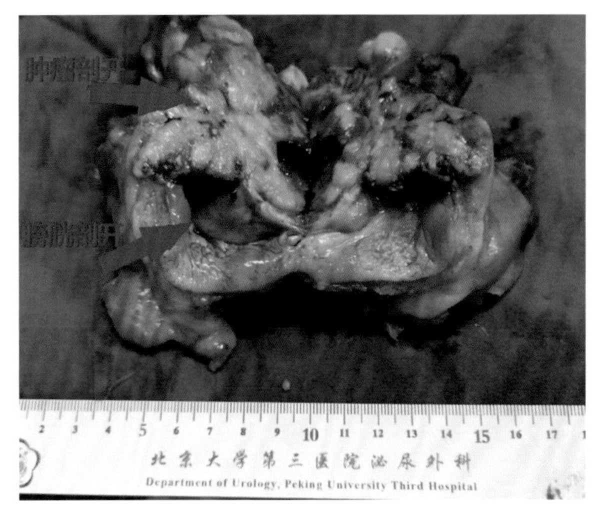

图7-2-45　肿瘤剖开观

（刘茁　张洪宪　张志鹏　陈纪元　编写）
（陈纪元　视频编辑）

视频28

第三节　膀胱前壁肿瘤的影像学空间转化和电切技巧

一、经尿道等离子膀胱肿瘤电切术（TUR-Bt）是泌尿外科治疗早期膀胱癌的常规手术。但这个手术并不简单。术前阅片和术中切除时肿瘤位置需要术者进行“空间转化”。疗效上，手术应该电切所有的肿瘤负荷，以降低复发率。但如果切割深度过深，可能造成膀胱穿孔。TUR-Bt术后容易出血，是泌尿外科非计划二次手术的常见类型之一。对于特殊位置的膀胱肿瘤（例如前壁）操作手法需要特殊技巧，对技术要求高；容易受到顶部气泡干扰，与助手配合的要求更高。多发膀胱肿瘤容易造成遗漏。

二、病例介绍：患者68岁男性，主因“间断无痛肉眼血尿2周”就诊。B超提示膀胱多发占位，最大直径约3 cm。既往慢性胃炎10年。初步诊断：膀胱癌（多发）。

三、行膀胱MRI检查提示膀胱内多发不规则结节状病变凸入腔内，大者位于左侧壁，约1.3 cm × 3.3 cm × 1.6 cm。图7-3-1示MRI冠状位，可见较大的膀胱肿瘤位于左侧壁。

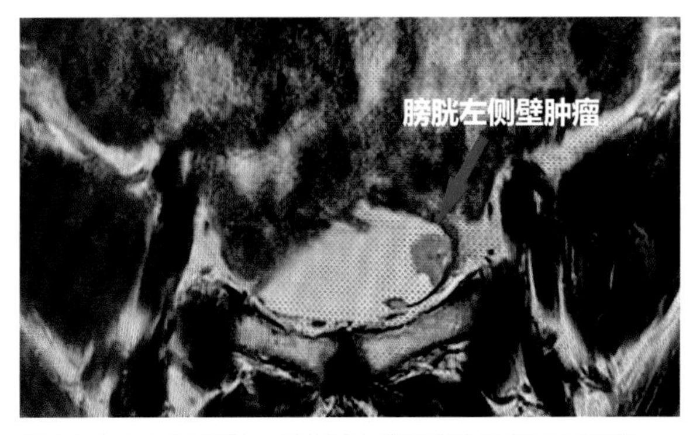

图7-3-1　MRI冠状位，可见较大的膀胱肿瘤位于左侧壁

四、图7-3-2示MRI水平位。可见同一枚膀胱肿瘤，位置更加靠近腹侧，为膀胱左侧壁偏

前壁肿瘤。与冠状位不同，水平位给出了更多的肿瘤位置信息：肿瘤更加靠近前壁。

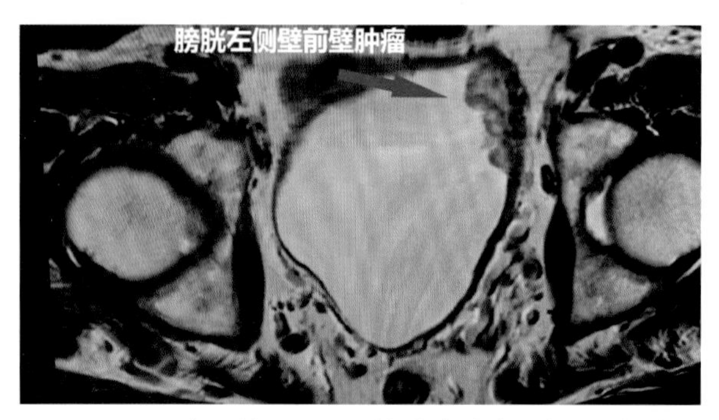

图7-3-2 MRI水平位可见同一枚膀胱肿瘤，位置更加靠近腹侧，为膀胱左侧壁偏前壁肿瘤

五、图 7-3-3 示 MRI 矢状位。可见同一枚膀胱肿瘤，位置更加靠近前壁。矢状位在冠状位和水平位基础上给出了更多的肿瘤位置信息。

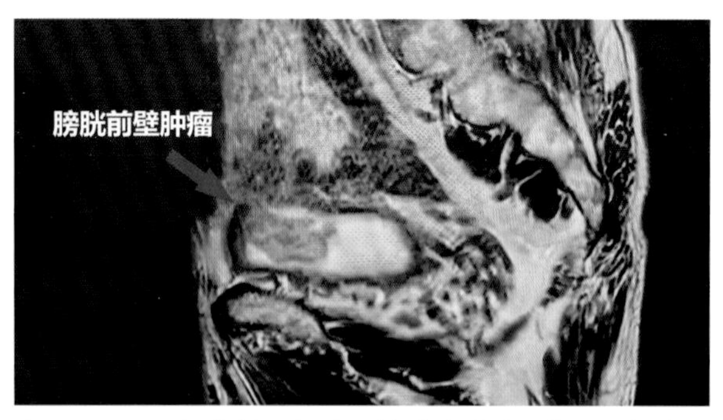

图7-3-3 MRI矢状位可见同一枚膀胱肿瘤，位置更加靠近前壁

六、综上，无论是 CT 或是 MRI，都应该从多个角度阅片来明确膀胱肿瘤的准确位置信息。再根据肿瘤位置信息，初步判断膀胱镜转动角度和电切环切割技巧。图 7-3-4 示膀胱左侧前壁肿瘤在术中 30° 经尿道膀胱电切镜下的视野。

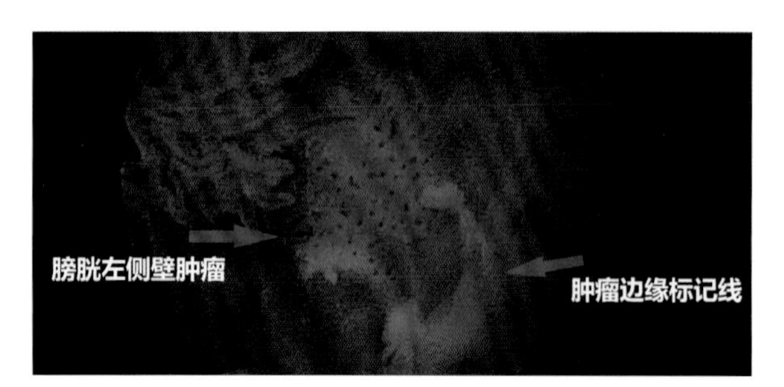

图7-3-4 膀胱左侧前壁肿瘤在术中30° 经尿道膀胱电切镜下的视野

七、本例患者特点是膀胱多发肿瘤。在术前核磁阅片时发现明显肿瘤 5 枚。术中探查切除数量为 17 枚。膀胱镜的敏感性明显高于影像学检查。对于多发肿瘤的手术策略是先标记再切割（图 7-3-5）。不能只探查不标记，以避免重复计数或漏计。不能先切割后标记，标记是诊断过程，切割是治疗过程。顺序应该是先诊断，后治疗。切割后出血可能会污染手术视野，降低后续探查的敏感性。标记的具体方法是，采用电切环的电凝档在膀胱肿瘤周围 0.5 cm 处标记印迹。电凝过程中应该注意避开输尿管管口位置，以避免损伤。

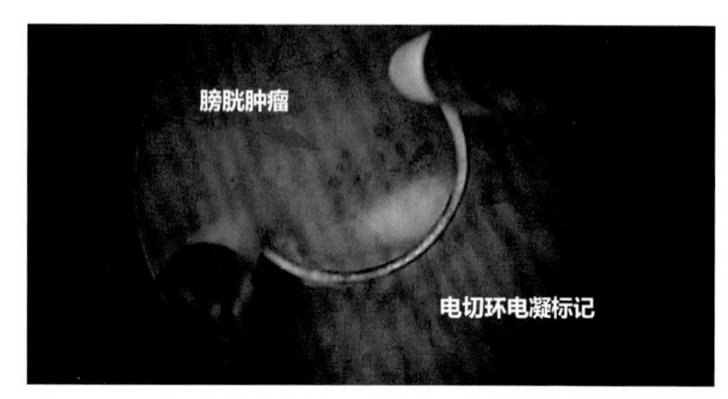

图7-3-5 对于多发肿瘤的手术策略是先标记再切割

八、对于体积较大的膀胱肿瘤，如图 7-3-6 所示的膀胱左侧前壁的肿瘤，可以沿肿瘤边缘 0.5 cm 处划出标记线。在完成标记步骤后，肿瘤切割前，可以使用 NBI（即为 Narrow Band Imaging，窄带显像技术）探查。避免肿瘤切割后再使用 NBI，失去阳性对照。大肿瘤切割后容易出血，造成术野污染影响探查效果，因此，肿瘤切割顺序的原则是先切割小肿瘤，再切割大肿瘤。

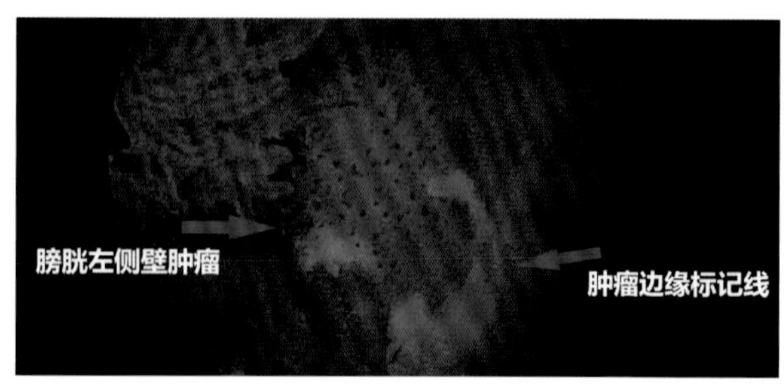

图7-3-6 膀胱左侧前壁的肿瘤，可以沿肿瘤边缘0.5cm处划出标记线

九、膀胱肿瘤电切操作时应该关注膀胱的充盈程度。如图 7-3-7 所示，正常膀胱壁的皱褶，

是膀胱充盈不足的表现。此时应该进一步向膀胱内注水。

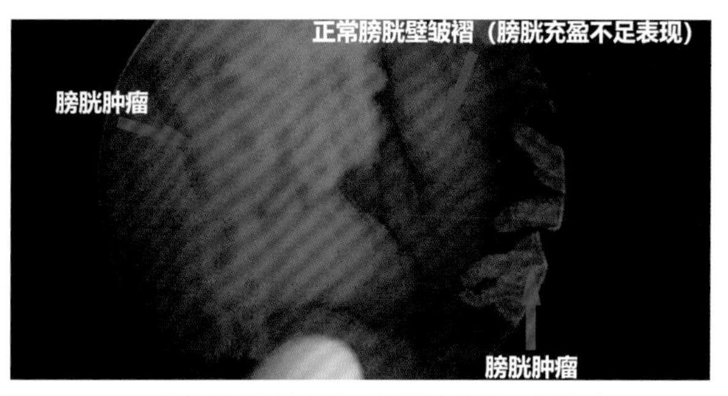

图7-3-7　正常膀胱壁的皱褶，是膀胱充盈不足的表现

十、如图 7-3-8 所示，正常膀胱壁展平，是膀胱充盈适宜的表现，此时利于切割。在操作过程中也应该避免膀胱过度充盈。膀胱过度充盈后有如下表现：肿瘤位置距离操作镜杆更远；视野更暗；膀胱壁皱褶消失，张力大。此时如果行电切术有可能造成膀胱穿孔。

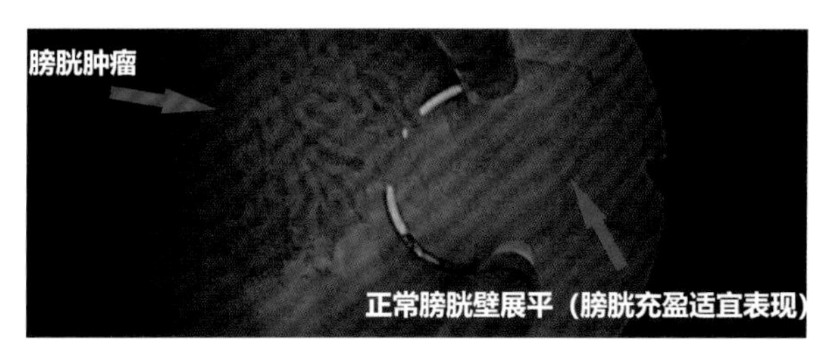

图7-3-8　正常膀胱壁展平，是膀胱充盈适宜的表现，此时利于切割

十一、图 7-3-9 示切割膀胱右侧前壁肿瘤所示，可见顶部的气泡干扰。等离子电切环做功应该在生理盐水中，而非气泡内，以避免爆裂发生。此时可以请助手压迫膀胱，将气泡挤压至切割范围旁。

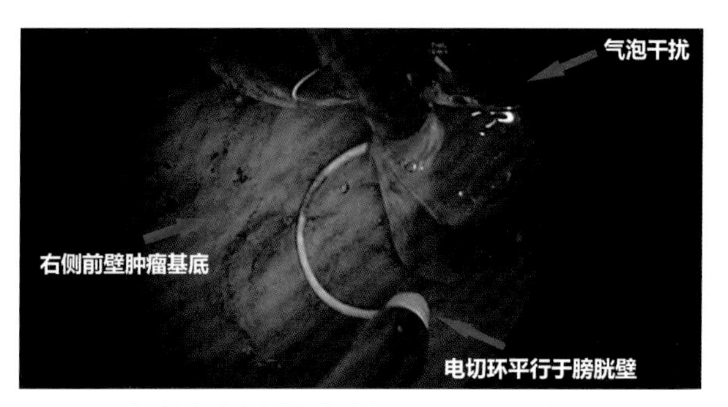

图7-3-9　切割膀胱右侧前壁肿瘤所示，可见顶部的气泡干扰

十二、助手压迫膀胱时应该注意“切哪压哪”的原则。例如图 7-3-10 中需要切割膀胱右侧前壁肿瘤，压迫位置应该就在切割的正上方。将气泡挤压到左侧。

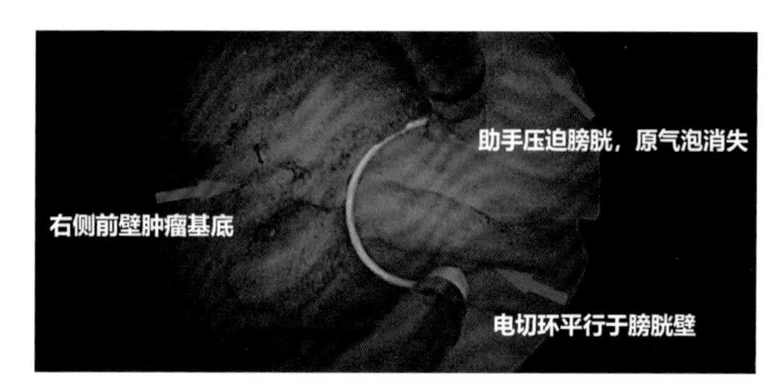

图7-3-10　需要切割膀胱右侧前壁肿瘤，压迫位置应该就在切割的正上方

十三、图 7-3-11 所示为膀胱左侧前壁肿瘤的切割方法。术中电切镜旋转 180°　。电切环与膀胱前壁平面相平行。切割难度较普通位置更大。在切割手法上采用“锄地式”切割。膀胱注水量为半充盈状态。

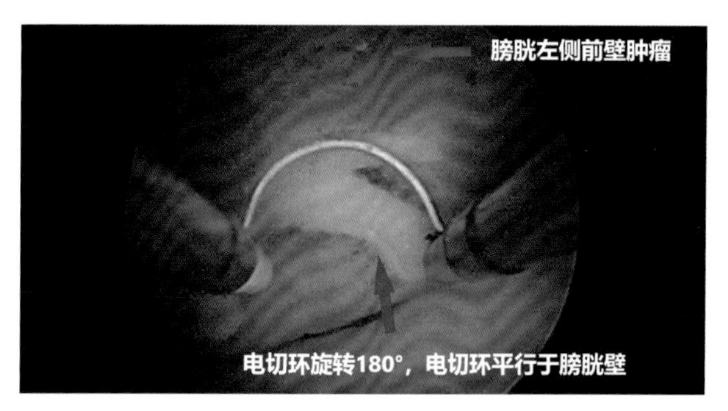

图7-3-11　膀胱左侧前壁肿瘤的切割方法

十四、切割部位首先进行瘤冠的切割（图 7-3-12）。当肿瘤体积较大时，应该注意刀法均匀。避免一个地方切割过深，膀胱穿孔后无法切割其他部分。

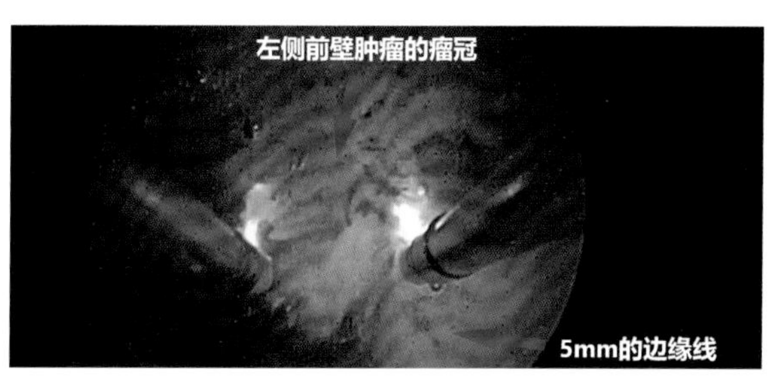

图7-3-12　切割部位首先进行瘤冠的切割

十五、距离肿瘤 0.5 cm 处切割肿瘤基底部分（图 7-3-13）。深度达到深肌层，可见肌层的纤维条索。

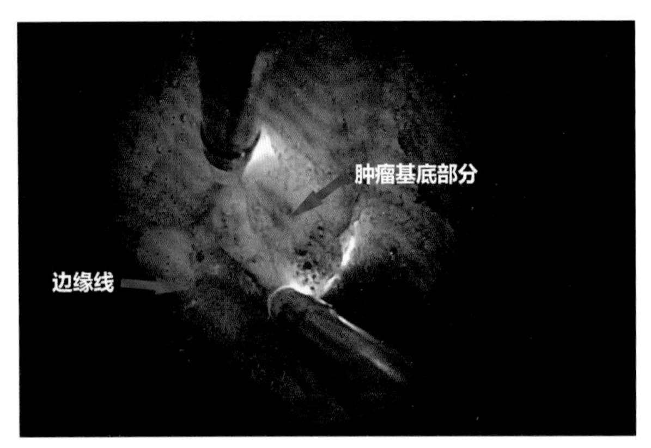

图7-3-13　距离肿瘤0.5cm处切割肿瘤基底部分

十六、切割后采用等离子电切环的电凝档进行凝血（图 7-3-14）。易出血的位置一个是切割床边缘，一个是切割床内部。下图示切割床边缘的止血。

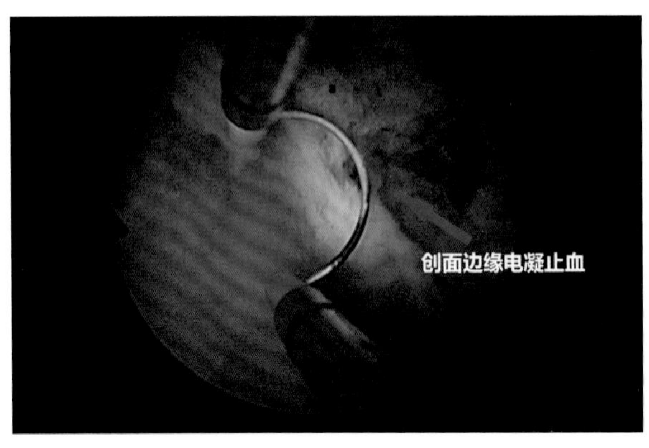

图7-3-14　切割后采用等离子电切环的电凝档进行凝血

十七、图 7-3-15 示膀胱左侧前壁肿瘤切割后表现，可见深肌层纤维，说明切割深度适宜。

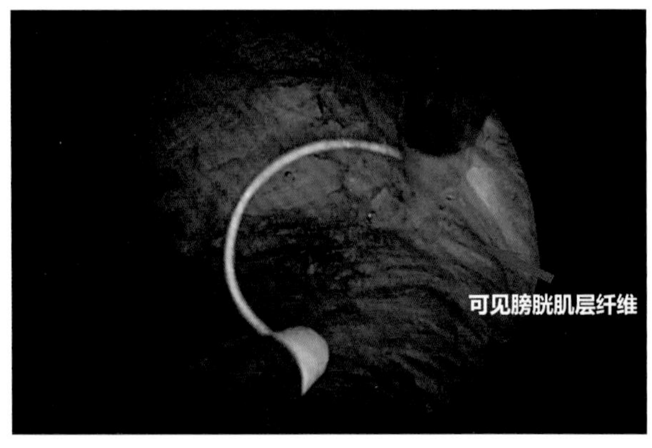

图7-3-15　膀胱左侧前壁肿瘤切割后表现，可见深肌层纤维，说明切割深度适宜

十八、图 7-3-16 示肿瘤大体标本。本例患者因为多发肿瘤，建议术后采用二次电切手术（TUR-Bt）以降低肿瘤复发率。

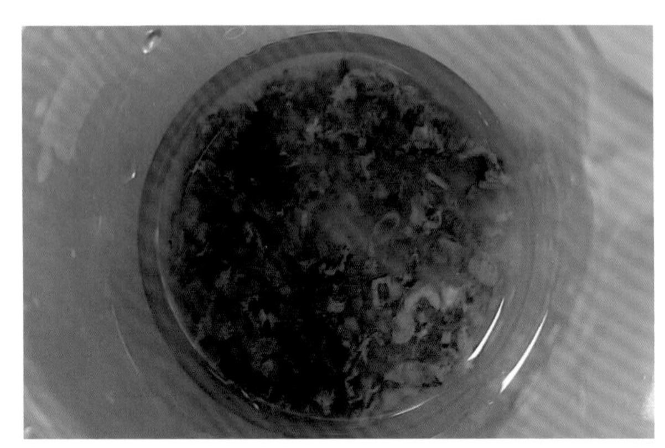

图7-3-16　肿瘤大体标本

视频29

（刘苗　侯小飞　刘磊　编写）
（刘苗　视频编辑）

第四节　回肠膀胱术（Bricker术）的手术细节解析

一、女性盆腔廓清术是一种针对妇科肿瘤复发的挽救性手术措施，是指对局部晚期或复发的盆腔肿瘤进行多脏器根治性切除。其手术范围包括膀胱切除。在尿流改道中可以选择进行回肠膀胱术。回肠膀胱术于1950年Bricker首次成功地应用于临床，故又称为Bricker术。其基本术式是取一段带系膜的游离回肠，将其近端关闭后与两侧输尿管吻合，远端行腹壁皮肤造口，尿液即经此造口排出体外。本节介绍此手术细节。

二、首先进行准备工作。肠管选取的标准是在距离回盲部20 cm处，在肠系膜处用缝线标记（标记处为回肠远端），选择其近端10～20 cm肠管作为储尿囊肠管。肠管吻合术内容在既往文字中有介绍，这里不赘述。将左侧输尿管断端牵拉到身体右侧，为后续做右侧回肠膀胱造口术做准备。左侧向右侧的通道在乙状结肠的后方，骶骨前方，高度位于腹主动脉分叉处稍下方水平。

三、如图7-4-1所示。术者采用弯钳或者长扁弯钳从回肠远端的开口伸入。用钳尖顶起回肠近端的肠壁。助手用电刀的电切挡切开一个小孔，作为左输尿管口的吻合口。钳头从小孔穿出并撑开。左侧输尿管口的小孔位置选择应偏向患者头侧，右侧输尿管口的小孔位置选择应偏向患者足侧。

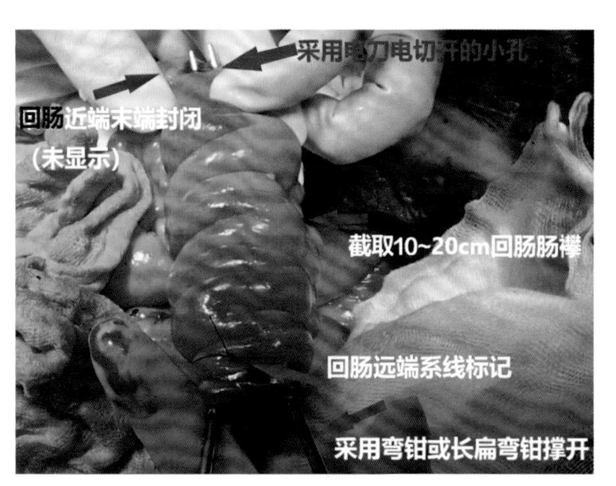

图7-4-1　术者采用弯钳或者长扁弯钳从回肠远端的开口伸入

四、将置管导丝的硬头端夹持在弯钳中，将弯钳从回肠管腔内撤出，保证导丝留在小孔内。如图7-4-2所示，用剪刀裁剪左侧输尿管口末端，剖开一个斜面，以增加吻合口直径。将置管导丝的软头引入到左侧输尿管内。

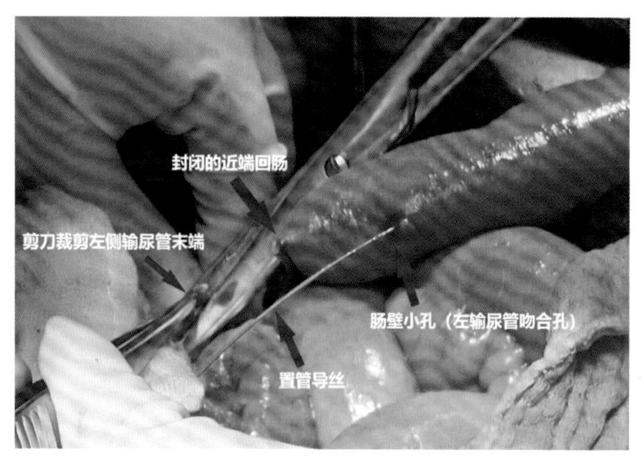

图7-4-2　用剪刀裁剪左侧输尿管口末端，剖开一个斜面，以增加吻合口直径

五、助手采用无损伤镊夹持左输尿管末端向上提拉，术者沿着置管导丝置入输尿管支架管（图7-4-3）。

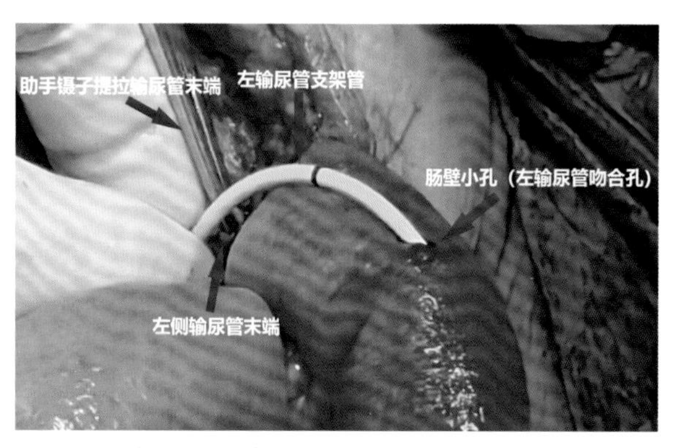

图7-4-3　助手采用无损伤镊夹持左输尿管末端向上提拉，术者沿着置管导丝置入输尿管支架管

六、在进行输尿管回肠吻合时，我们采用4-0带针的可吸收缝线，一包内含有5枚针线。如图7-4-4所示。（编者声明：本文不涉及商业利益，仅介绍本诊疗组经验）

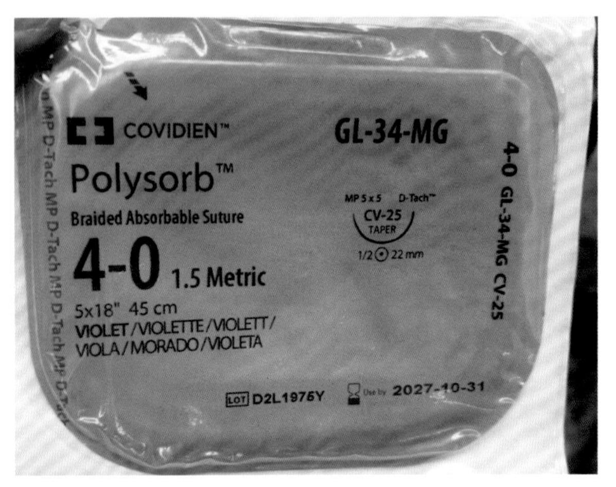

图7-4-4　输尿管回肠吻合时使用的4-0带针的可吸收缝线，一包内含有5枚针线

七、图 7-4-5 所示为输尿管膀胱吻合的具体针法。助手镊子协助向上提拉输尿管断端并固定支架管。术者使用第一根 4-0 带针的可吸收缝线。从肠壁小孔的外侧入针，从小孔内侧壁穿出；从输尿管“V”形尖端的内侧壁入针，从外侧穿出。

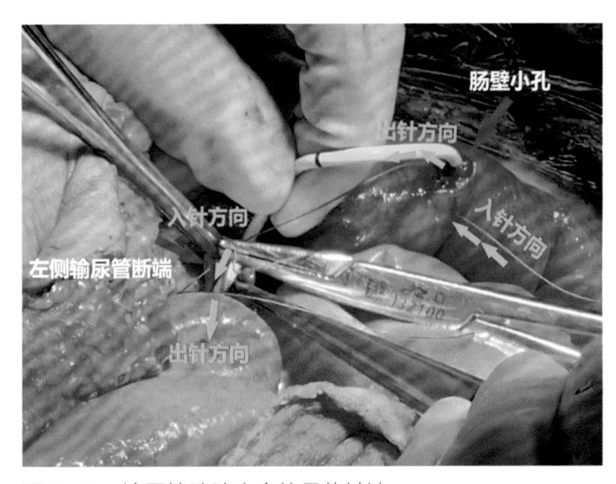

图7-4-5　输尿管膀胱吻合的具体针法

八、缝合第一针后打结，第一根缝线的短线线尾采用纹式钳夹持。首先缝合吻合口的右侧半圆，见图 7-4-6。方便术者右利手操作，采用连续缝合法，针距 1 mm，缝合右侧半圆。缝合后助手向上提拉带针的长线，缝合后右侧半圆（已缝合）向上，左侧半圆（未缝合）向下。将第一根缝线的短线线尾从输尿管的下方掏入到对侧，牵张后，左侧半圆（未缝合）向上，右侧半圆（已缝合）向下，方便右利手缝合。

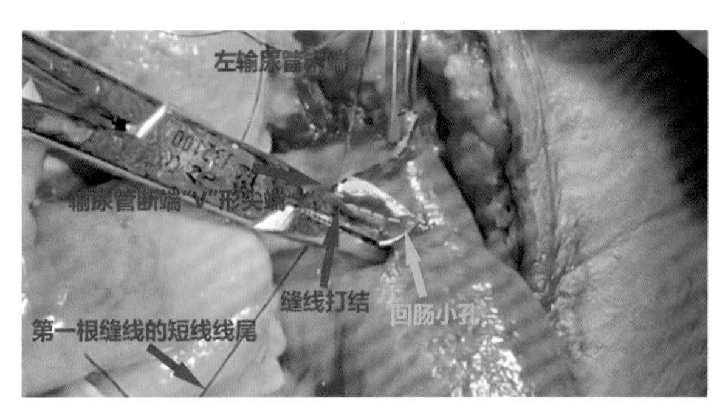

图7-4-6　缝合吻合口的右侧半圆

九、第二根缝线从第一根缝线的线结处开始，连续缝合左侧半圆，最后和第一根缝线打结，如图 7-4-7 所示。这里需要注意，在封闭吻合口的最后几针，不能急于拉紧缝线。可以只缝合不拉线，以避免空间小，术野暴露差。要保证输尿管管壁和回肠管壁黏膜对黏膜的吻合。

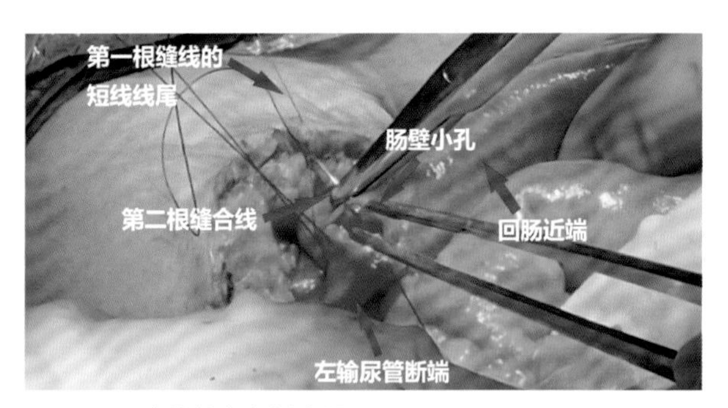

图7-4-7　连续缝合左侧半圆

十、同法处理右侧输尿管。如图 7-4-8 所示，在靠近足侧的回肠肠壁切开小孔，作为右输尿管吻合孔。左侧输尿管口的小孔位置选择应偏向患者头侧，右侧输尿管口的小孔位置选择应偏向患者足侧。

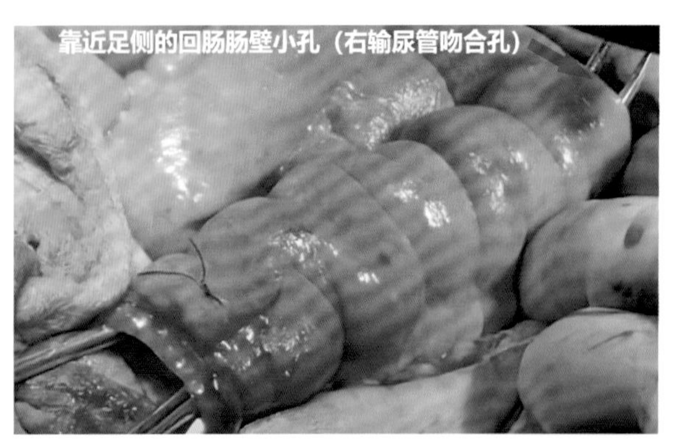

图7-4-8　在靠近足侧的回肠肠壁切开小孔，作为右输尿管吻合孔

十一、用剪刀裁剪右侧输尿管口末端，剖开一个斜面，以增加吻合口直径。将置管导丝的软头引入到右侧输尿管内（图 7-4-9）。同法做右侧输尿管与回肠的端侧吻合。

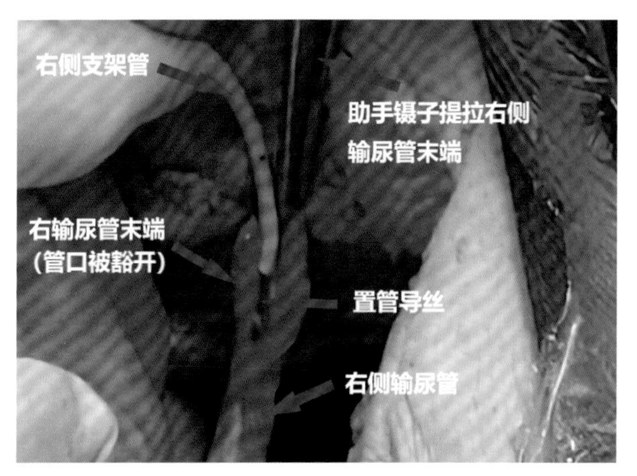

图7-4-9　将置管导丝的软头引入到右侧输尿管内

十二、在回肠远端的肠壁内侧，采用可吸收缝线固定两条支架管（图 7-4-10）。其中注意左侧支架管为绿色，右侧支架管为红色。（“右侧”英文名称为“Right”，“红色”英文名称为“Red”相近，方便记忆和区分侧别。）

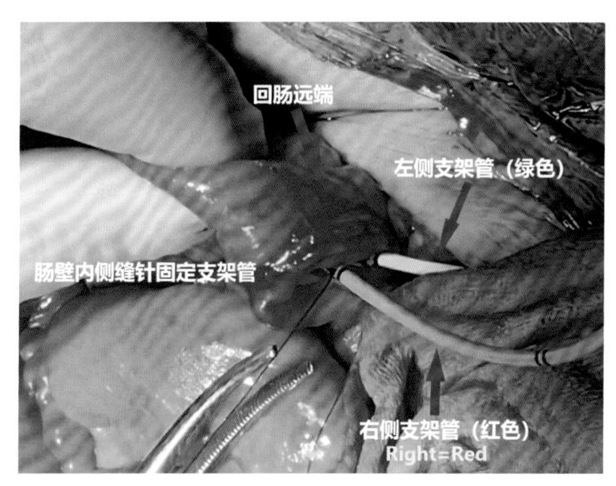

图7-4-10　在回肠远端的肠壁内侧，采用可吸收缝线固定两条支架管

十三、进行回肠膀胱与右侧腹壁之间的造瘘术。造瘘口位置选择在脐部水平偏足侧 1～2 横指处，在右侧腹直肌旁位置。采用艾利斯钳夹持此处的皮肤并向上提起，采用线剪切开皮肤，暴露出皮下脂肪组织（图 7-4-11）。

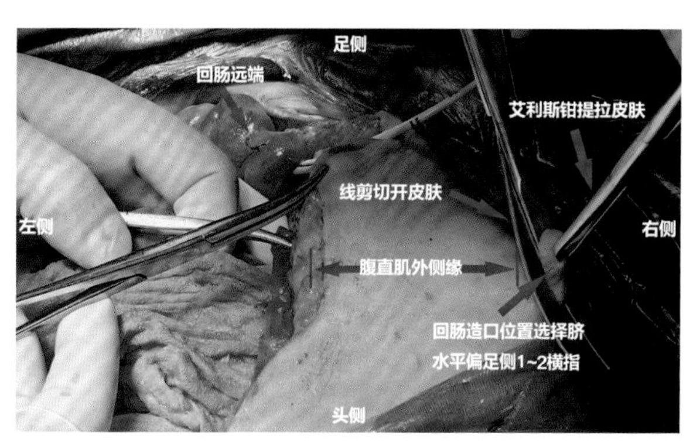

图7-4-11　采用艾利斯钳夹持此处的皮肤并向上提起，采用线剪切开皮肤，暴露出皮下脂肪组织

十四、采用艾利斯钳夹持皮下脂肪组织，用电刀切开皮下脂肪组织（图 7-4-12）。暴露下方的肌肉和腱膜。采用“十”字切开的方法切开肌肉和腱膜，扩大造瘘口直径。保证其直径大小允许术者两指通过。

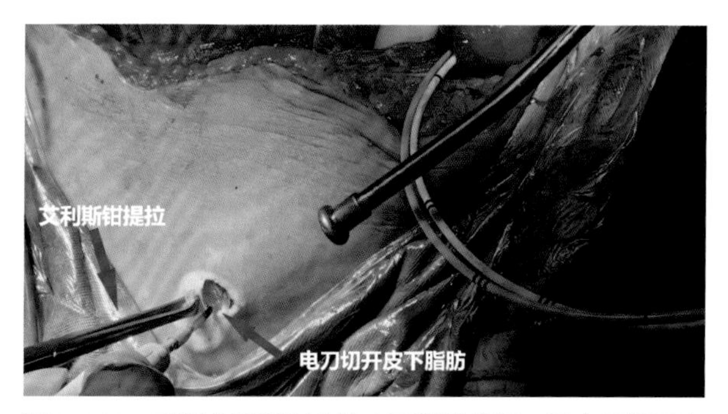

图7-4-12　采用艾利斯钳夹持皮下脂肪组织，用电刀切开皮下脂肪组织

十五、采用卵圆钳伸入到造瘘口，夹持回肠远端，将回肠远端连同支架管从造瘘口引出腹壁（图 7-4-13）。

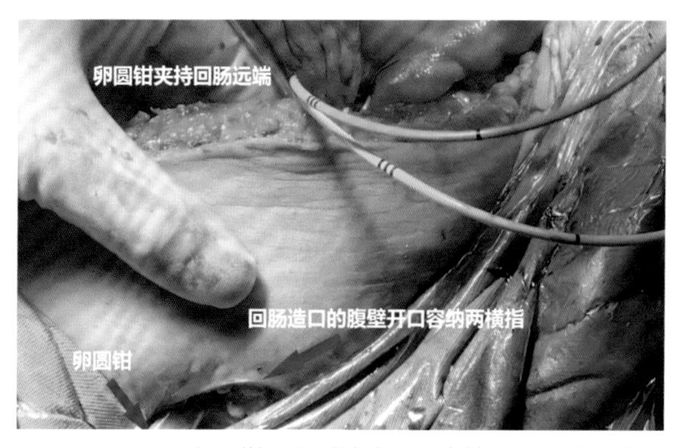

图7-4-13　采用卵圆钳深入到造瘘口，夹持回肠远端，将回肠远端连同支架管从造瘘口引出腹壁

十六、如图 7-4-14 所示，助手用甲状腺拉钩协助暴露。采用可吸收缝线将肠管的浆肌层和腹直肌的腱膜缝合固定。注意本层缝合在避免造瘘口回缩起到主要承受力作用（而非肠管与皮肤的缝合）。

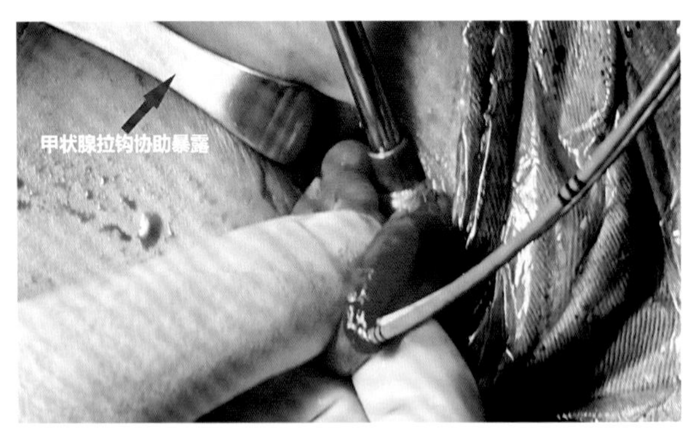

图7-4-14　助手用甲状腺拉钩协助暴露

十七、采用 4-0 可吸收缝线依次缝合皮肤及皮下结缔组织、肠管下方 1 cm 的浆肌层、肠管黏膜层，以形成外翻式乳头结构（图 7-4-15）。

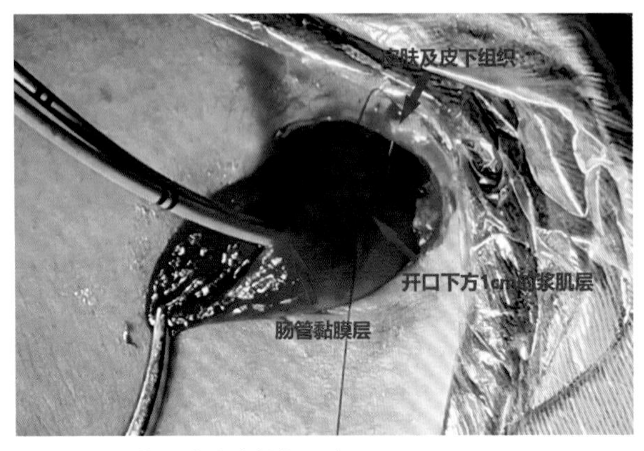

图7-4-15　外翻式乳头结构形成

十八、采用“蘑菇头”样引流管作为回肠内引流管，引流其分泌的肠液（图 7-4-16）。

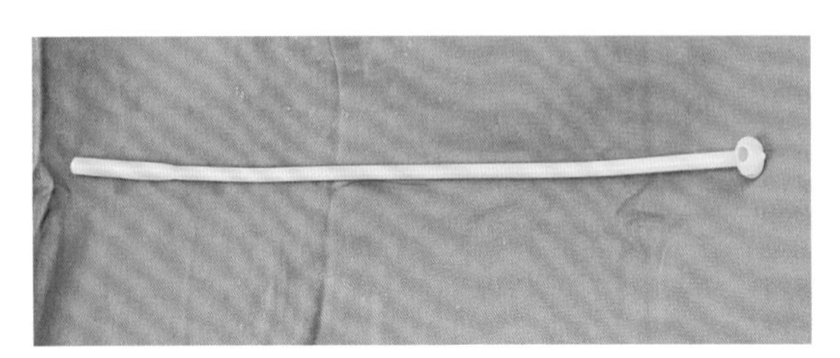

图7-4-16　采用“蘑菇头”样引流管作为回肠内引流管，引流其分泌的肠液

十九、图 7-4-17 示引流管末端的“蘑菇头”样改变。可对侧孔适当裁剪以增加孔径，改善引流效果。

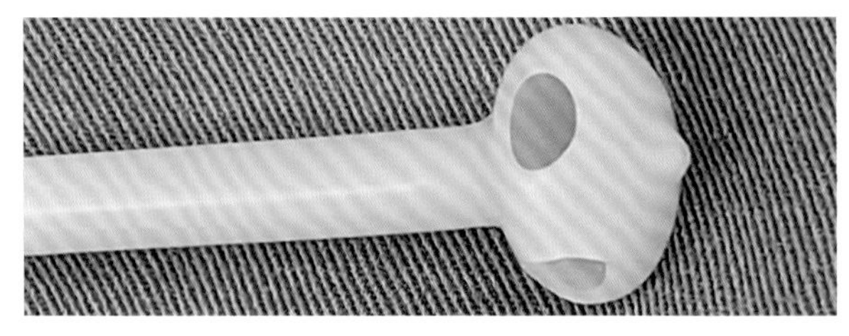

图7-4-17　引流管末端的“蘑菇头”样改变

二十、采用平镊顶入“蘑菇头”引流管的侧孔，涂抹碘伏溶液以减少摩擦阻力，将平镊和引流管作为一个整体置入到回肠内，再抽出平镊，将引流管留置在回肠内（图 7-4-18）。

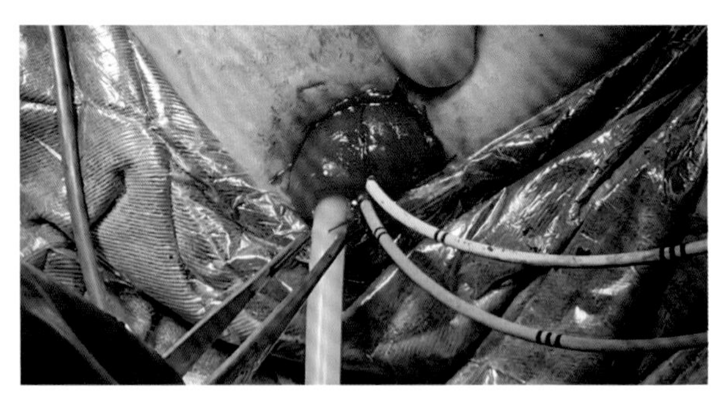

图7-4-18　采用平镊顶入“蘑菇头”引流管的侧孔

二十一、在皮肤处用角针 7 号丝线缝合固定回肠的引流管（图 7-4-19）。至此，完成回肠膀胱术。

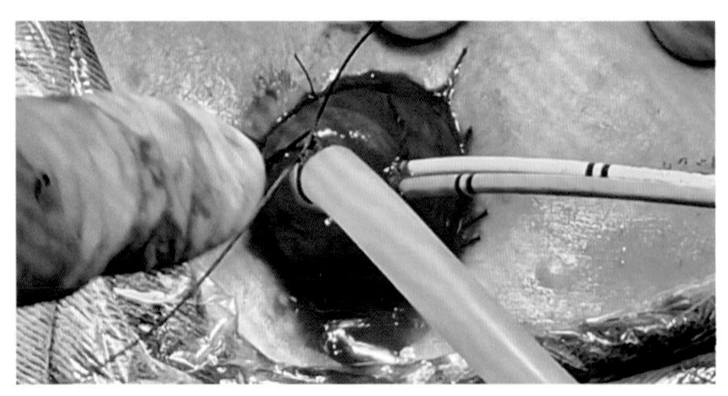

图7-4-19　在皮肤处用角针7号丝线缝合固定回肠的引流管

（刘茁　刘磊　编写）

第八章　阴茎癌手术学习笔记

第一节　阴茎部分切除术治疗阴茎癌的心得体会

一、病例介绍：患者35岁男性，主因“发现阴茎肿物半年”就诊（图8-1-1）。病理活检提示阴茎鳞状细胞癌。行蛛网膜下腔阻滞下阴茎部分切除术。

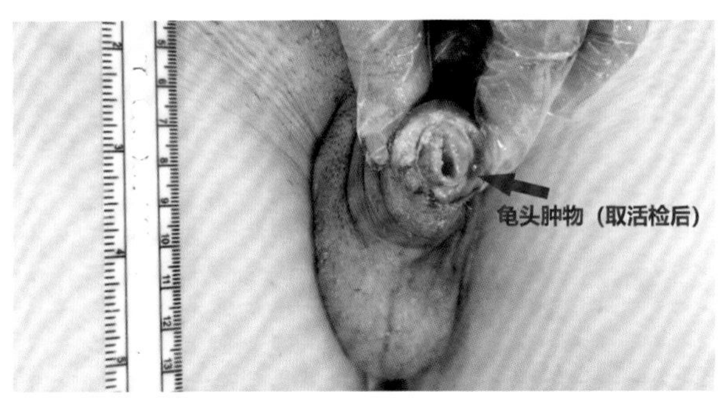

图8-1-1　阴茎肿物表面观

二、为了防止肿瘤细胞播散，造成种植转移，可以采用无菌手套包裹肿瘤。采用阻断带在阴茎根部勒紧以阻断血流（图8-1-2）。距离肿瘤1 cm处环形切开阴茎皮肤、筋膜，深至阴茎白膜。其中注意阴茎海绵体与尿道海绵体的腹背侧位置关系。阴茎背侧的尿道海绵体可以适度保留更多的长度，以避免缝合后包皮内翻覆盖尿道口。阴茎腹侧的阴茎海绵体可以保留较短长度。

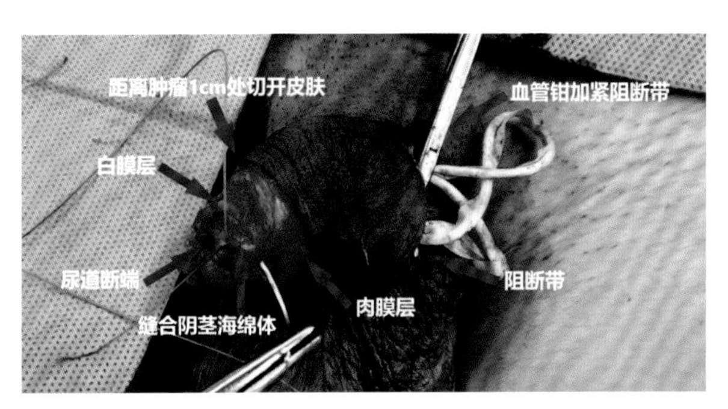

图8-1-2　采用阻断带在阴茎根部勒紧以阻断血流

三、图8-1-3显示阴茎部分切除术中从外向内层次分别为：皮肤、肉膜（阴茎浅筋膜）、白膜（Buck筋膜）。采用大刀，环周并逐层切开各层。在切开过程中，注意保护尿道黏膜的完整性。

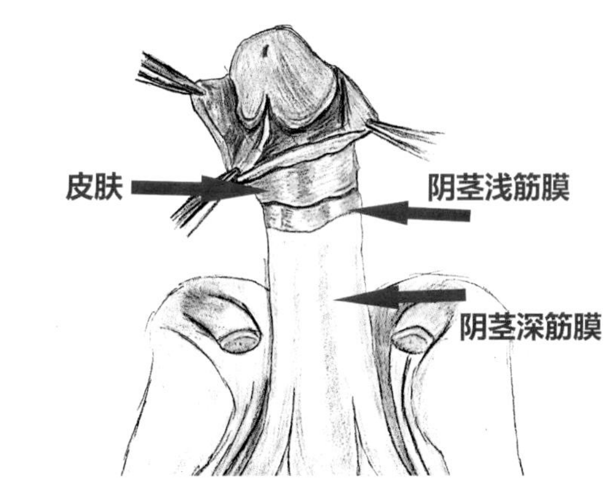

图8-1-3　阴茎部分切除术层次示意图

四、采用3-0可吸收缝线间断8字缝合左侧的阴茎海绵体断端（图8-1-4）。缝合进针点为左侧的阴茎白膜，缝针穿过阴茎海绵体，在中隔处出针（图8-1-5）。阴茎白膜及中隔为致密纤维组织能保证稳固。在进针出针的手感上能体会到致密纤维组织明显的韧性。同法处理右侧的阴茎海绵体断端。

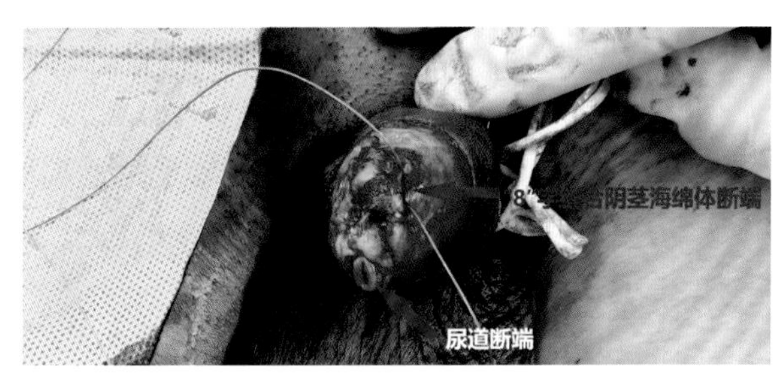

图8-1-4　间断8字缝合阴茎海绵体断端

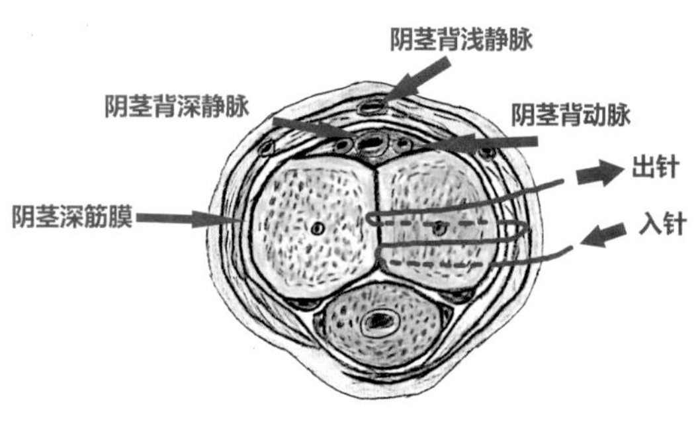

图8-1-5　缝合层次示意图

五、为了避免出血，将两侧的白膜进一步对合，采用间断缝合方法对合（图 8-1-6）。开放止血带，并充分止血。

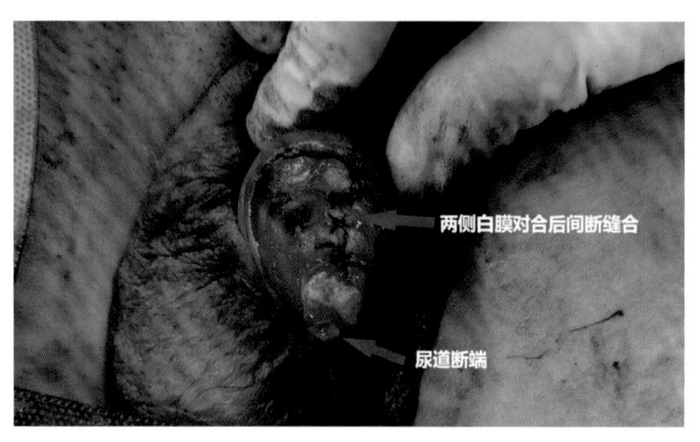

图8-1-6　间断缝合法对合两侧白膜

六、采用眼科剪横行剖开尿道断端，形成上下两瓣，呈现“鱼口样”。将黏膜外翻与皮肤缝合。形成稍向外突出的尿道外口，呈“乳头样”结构（图 8-1-7）。

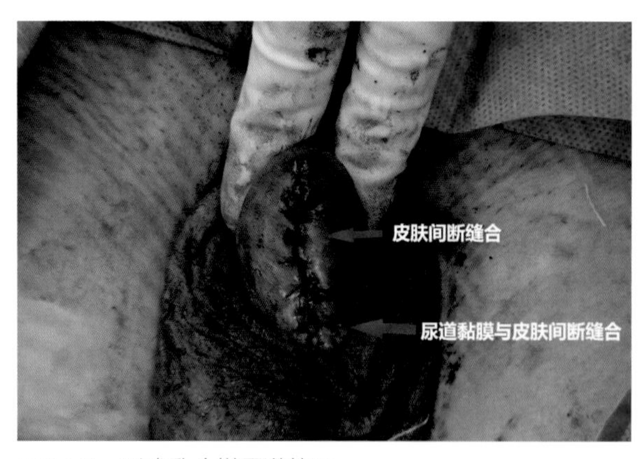

图8-1-7　形成乳头样尿道外口

七、插入双腔尿管（图 8-1-8）。局部外敷红霉素眼膏预防感染。采用凡士林纱布包扎后用普通纱布包扎。

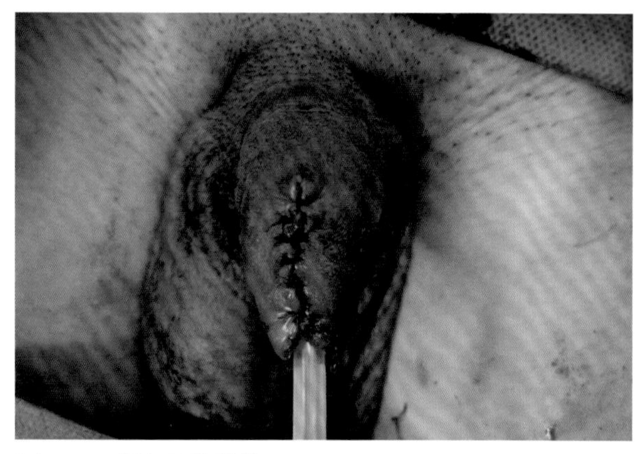

图8-1-8　插入双腔尿管

八、术后标本见图8-1-9。切缘断端见图8-1-10。

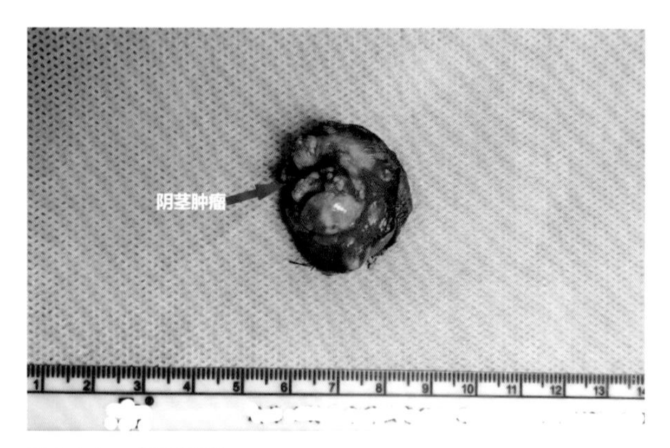

图8-1-9　术后标本

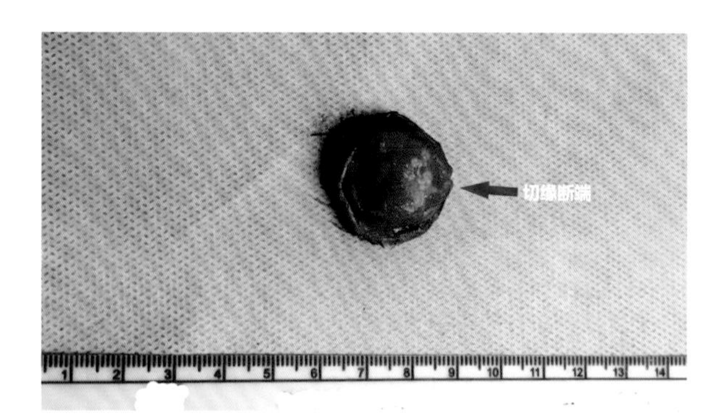

图8-1-10　切缘断端

（刘苗　郭巍　陈纪元　编写）

第二节　阴茎癌行阴茎部分切除术中的难点——海绵体白膜的缝合方法

一、病例介绍：患者47岁男性，主因“体检发现龟头肿物半年”就诊。既往糖尿病、肛瘘术后。当地医院行包皮环切术，术后病理提示为阴茎高分化鳞状细胞癌。本次行阴茎部分切除术，右侧腹股沟淋巴结活检术。

二、术前腹股沟淋巴结B超提示双侧腹股沟多发淋巴结增大，左侧最大者1.5 cm × 0.8 cm，右侧最大者1.0 cm × 0.6 cm，皮质厚，门结构清晰，内可见少量血流。阴阜偏右侧低回声结节，大小1.8 cm × 1.4 cm，似可见门样结构，内部回声不均匀，可见微小囊变区，可见少许血流。考虑转移性淋巴结可能。

三、术前血鳞状细胞癌相关抗原为0.71 ng/ml（正常值0 ~ 2.7 ng/ml）。

四、专科查体可见阴茎龟头处菜花样肿物，质硬（图8-2-1）。尿道口狭窄。阴茎背侧偏左处可见皮下囊肿。

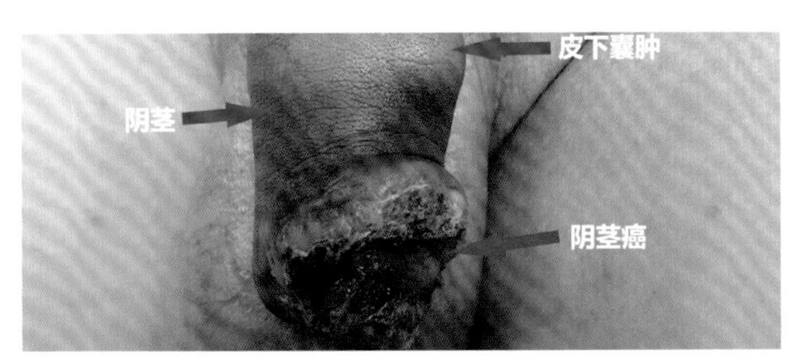

图8-2-1　泌尿外科男科专科查体可见阴茎龟头处菜花样肿物，质硬

五、腹盆腔增强CT提示阴茎不规则肿物，增强后有不均匀强化。图8-2-2示CT水平位可见阴茎癌。

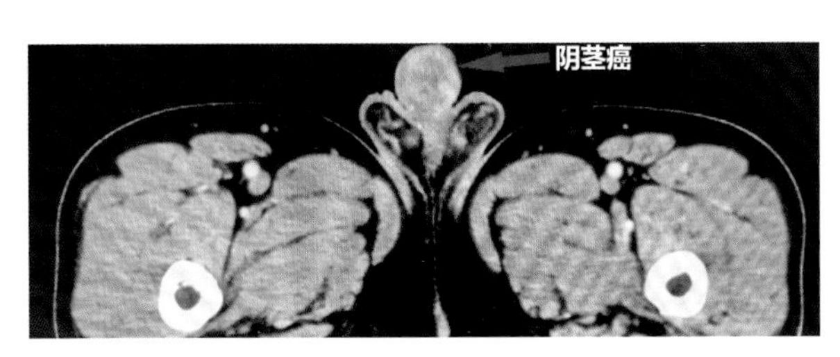

图8-2-2　CT水平位可见阴茎癌

六、图8-2-3示腹盆腔增强CT冠状位可见阴茎癌。

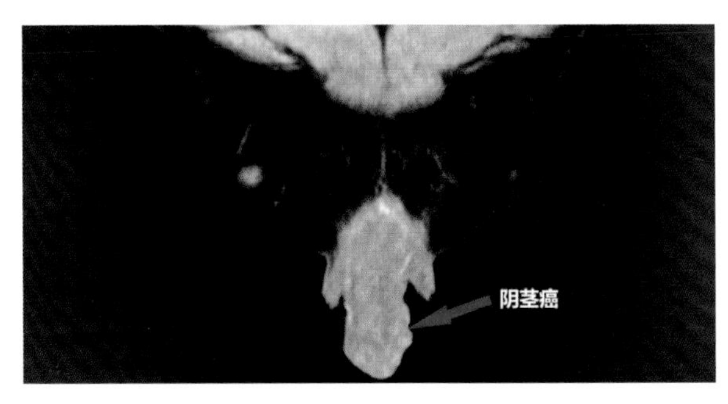

图8-2-3　腹盆腔增强CT冠状位可见阴茎癌

七、图8-2-4示腹盆腔增强CT水平位可见双侧腹股沟多发肿大淋巴结，最大者位于右侧，大小约1.5 cm × 1.8 cm，呈现不均匀强化。

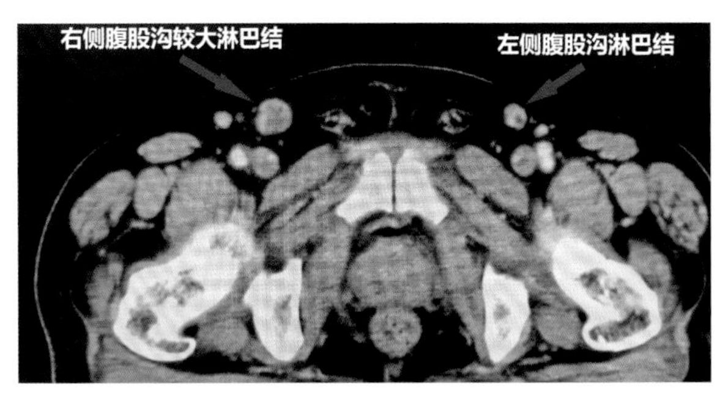

图8-2-4　腹盆腔增强CT水平位可见双侧腹股沟多发淋巴结

八、图8-2-5示腹盆腔增强CT冠状位可见双侧腹股沟多发肿大淋巴结，右侧为著。

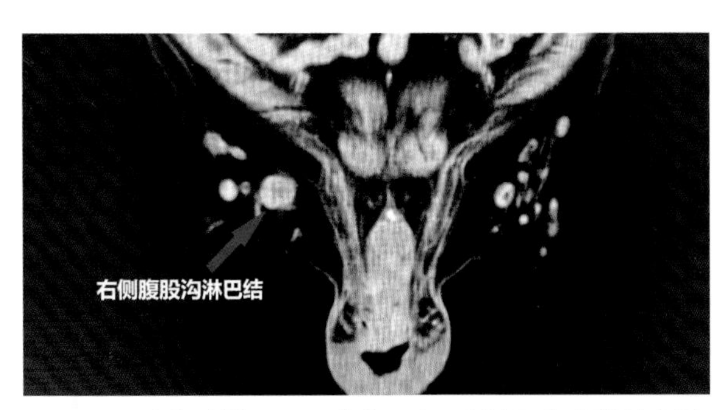

图8-2-5　腹盆腔增强CT冠状位可见双侧腹股沟多发肿大淋巴结

九、用一次性手套包裹龟头及阴茎肿瘤（图 8-2-6）。采用 7 号丝线双重结扎固定。坚持术中的“无瘤原则”避免肿瘤细胞播散。缝扎边缘距离肿瘤边缘距离约 1 cm。采用一次性手套的边缘部分制作阻断带，将阻断带缠绕在阴茎的根部。用纹式钳夹闭阻断带以控制阴茎血流。

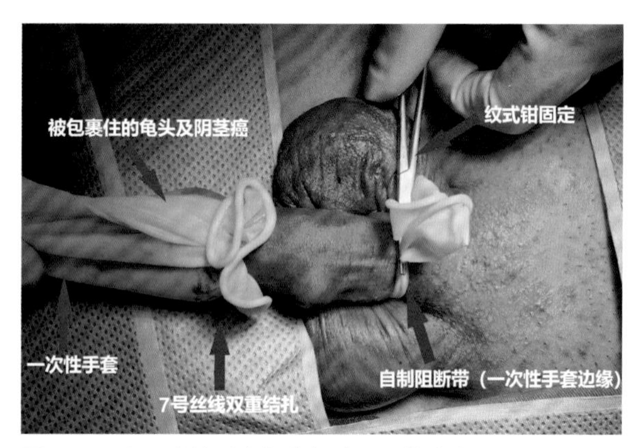

图8-2-6 用一次性手套包裹龟头及阴茎肿瘤

十、采用大刀切开阴茎皮肤，深度达到浅筋膜层。皮肤切口距离肿瘤约 2 cm。采用电刀切开阴茎浅筋膜和阴茎深筋膜，直到阴茎白膜的层面（图 8-2-7）。

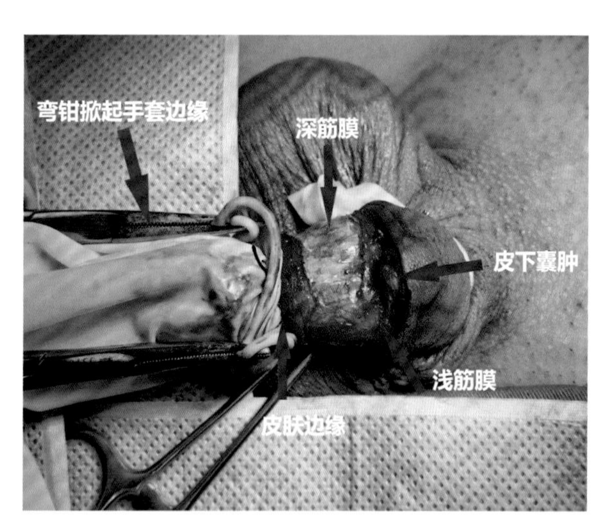

图8-2-7 采用电刀切开阴茎浅筋膜和阴茎深筋膜，直到阴茎白膜的层面

十一、解剖图（图 8-2-8）可见从外向内的层次依次为：皮肤、阴茎浅筋膜、阴茎深筋膜。

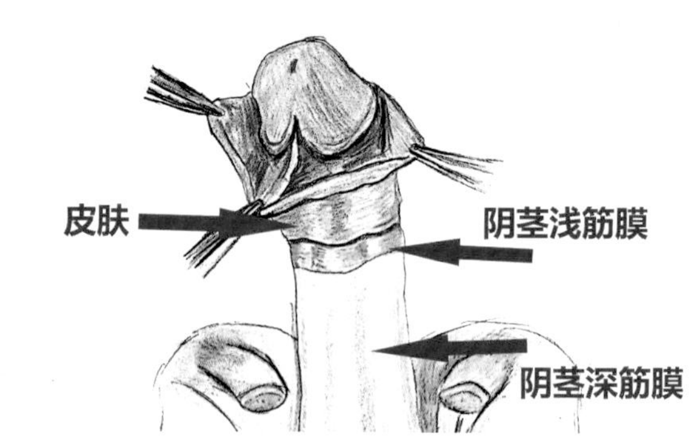

图8-2-8 从外向内的层次依次为皮肤、阴茎浅筋膜、阴茎深筋膜

十二、在阴茎的背侧表面可见静脉，为阴茎背浅静脉、阴茎背深静脉、阴茎背动脉（图 8-2-9）。

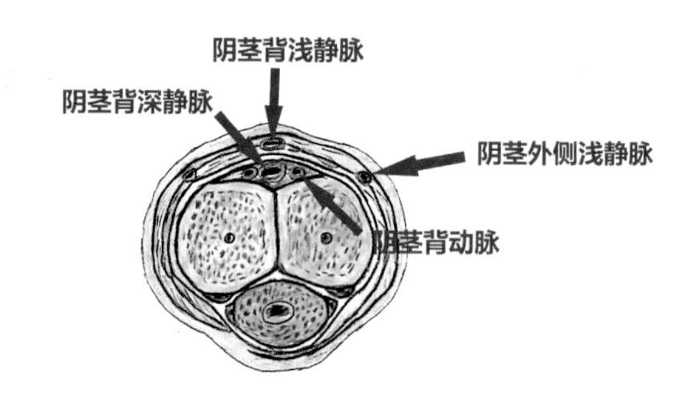

图8-2-9 阴茎的背侧表面可见静脉，为阴茎背浅静脉、阴茎背深静脉、阴茎背动脉

十三、采用圆针 4 号丝线将阴茎背部血管进行缝扎，以避免出血，如图 8-2-10 所示。采用大刀切开阴茎的白膜和双侧阴茎海绵体。切开时需要警惕深度，避免损伤其深方的尿道。

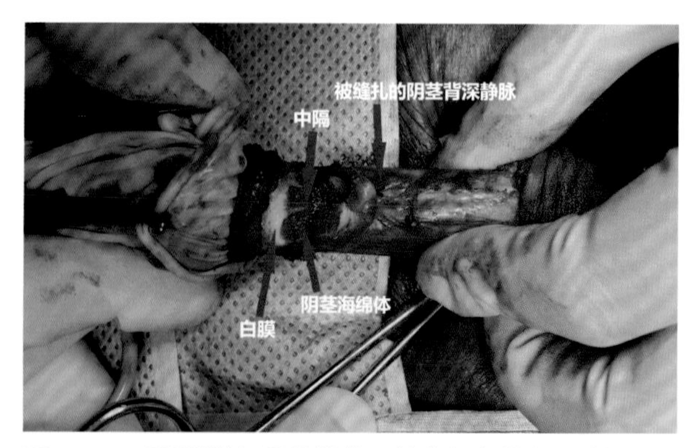

图8-2-10 采用圆针4号丝线将阴茎背部血管进行缝扎，以避免出血

十四、翻转阴茎至其腹侧。采用纹式钳的钳头钝性分离阴茎海绵体和尿道海绵体之间的层面。如图 8-2-11 所示，用纹式钳撑开，在阴茎海绵体的白膜和尿道之间的间隙深入。直至双侧同时打通。再用大刀将剩余阴茎海绵体完全切断。

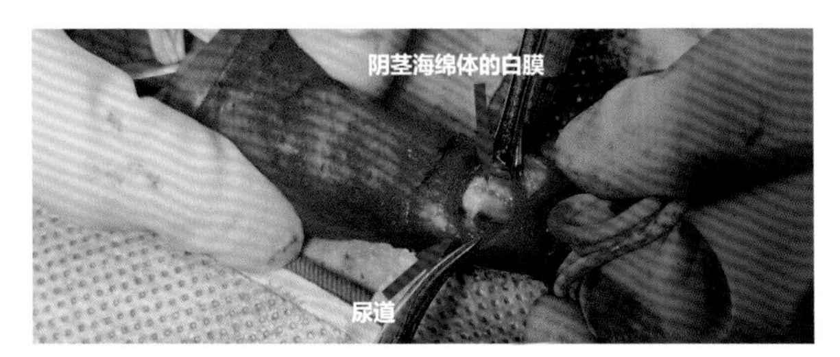

图8-2-11　用纹式钳撑开，在阴茎海绵体的白膜和尿道之间的间隙深入

十五、如图 8-2-12 所示，双侧阴茎海绵体被完全切断，仅剩余尿道海绵体相连，尽量保留更多的尿道海绵体。在贴近远端处用组织剪剪断尿道。

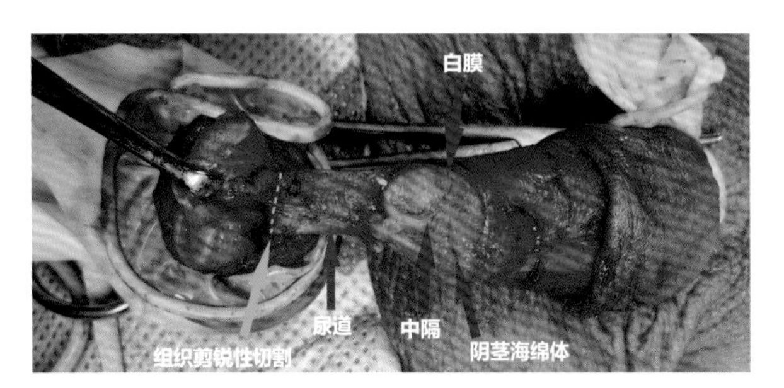

图8-2-12　双侧阴茎海绵体被完全切断，仅剩余尿道海绵体相连

十六、采用 2-0 的可吸收缝线缝合阴茎海绵体的白膜（图 8-2-13）。

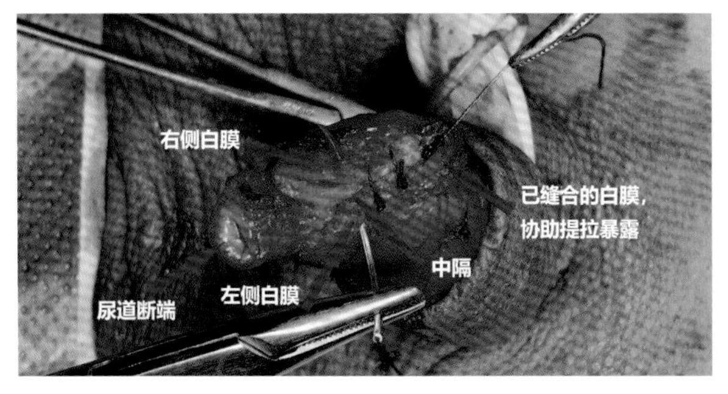

图8-2-13　采用2-0的可吸收缝线缝合阴茎海绵体的白膜

十七、所采用的 2-0 的可吸收缝线的缝线属性见图 8-2-14。

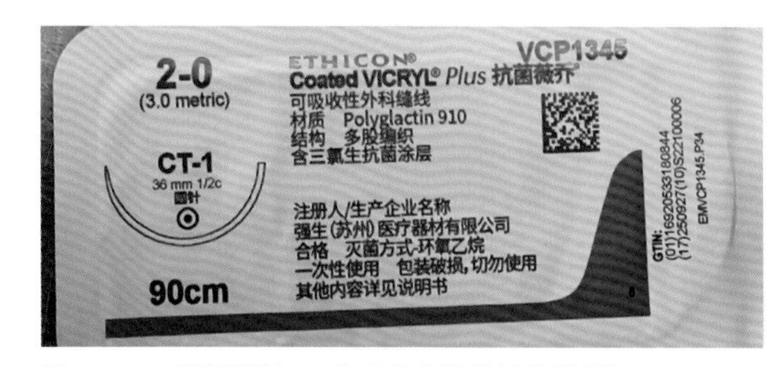

图8-2-14　所采用的2-0的可吸收缝线的缝线属性

十八、在缝合阴茎白膜的方法上有两种选择，本例选择第一种方法。第一种方法，如图 8-2-15 所示，从左侧的阴茎海绵体白膜外侧进针，从白膜内侧出针。从中隔一侧入针，从另一侧出针。从右侧阴茎海绵体白膜内侧入针，从白膜外侧出针。随后扎紧打结。继续间断缝合，保持紧密的针距。

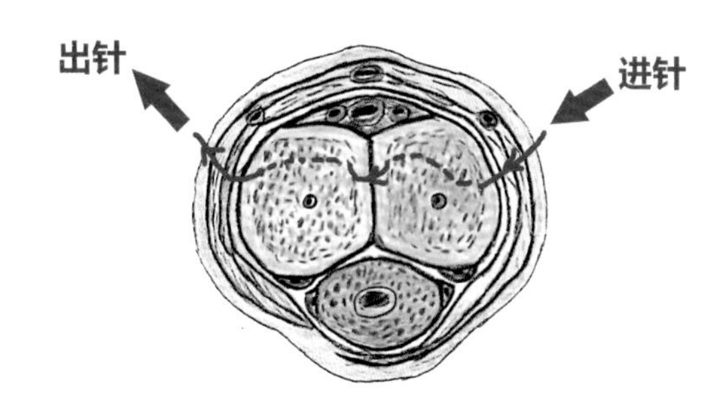

图8-2-15　从左侧的阴茎海绵体白膜外侧进针，从白膜内侧出针

十九、第二种方法是两侧阴茎海绵体分别缝扎。如图 8-2-16 所示，从左侧的阴茎海绵体白膜外侧进针，贯穿左侧阴茎海绵体内部，从中隔的外侧出针。重复一次，以形成“8”字缝合。同法处理右侧阴茎海绵体。

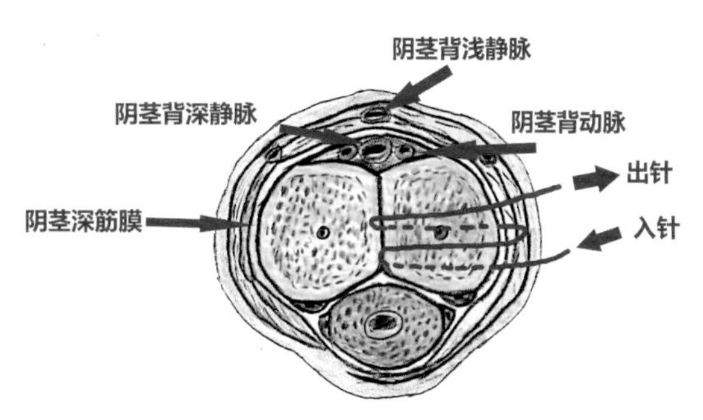

图8-2-16　从左侧的阴茎海绵体白膜外侧进针，贯穿左侧阴茎海绵体内部，从中隔的外侧出针

二十、如图 8-2-17 所示，完成阴茎海绵体白膜的缝合，随后缝合筋膜层。

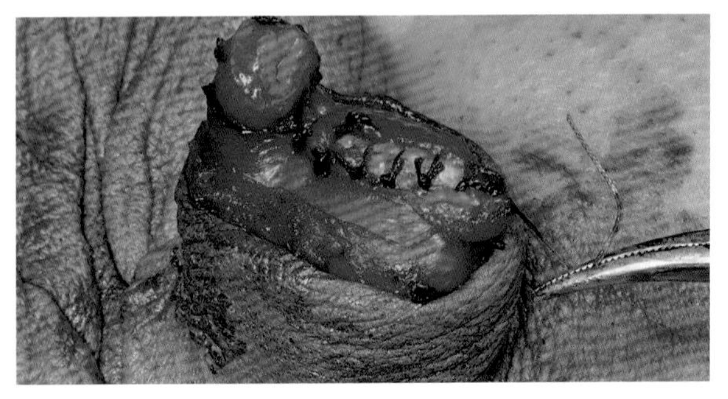

图8-2-17　完成阴茎海绵体白膜的缝合，随后缝合筋膜层

二十一、将筋膜层的两侧对合，在首尾两处先进行间断缝合，提拉后协助暴露（图 8-2-18）。再采用 2-0 可吸收缝线将浅筋膜和深筋膜全层缝合。

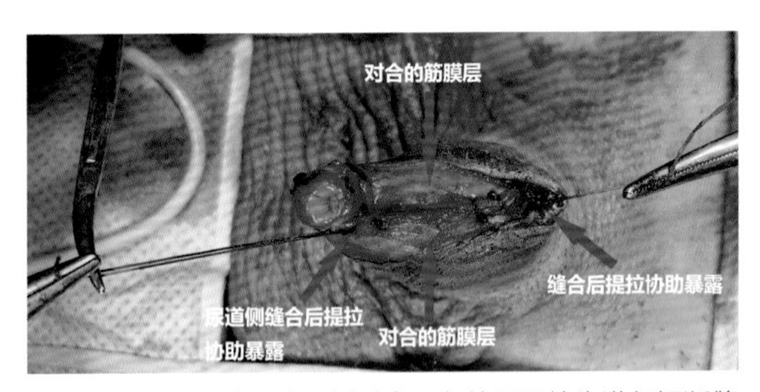

图8-2-18　将筋膜层的两侧对合，在首尾两处先进行间断缝合，提拉后协助暴露

二十二、筋膜层缝合后，采用 4-0 的可吸收缝线缝合皮肤。尿道外口需要进行“鱼口样”剪裁（图 8-2-19）。助手用两把镊子提拉尿道外口的上下边缘，协助暴露。术者采用组织剪将尿道外口的左右两侧剪开，以增加尿道外口的口径，避免狭窄。

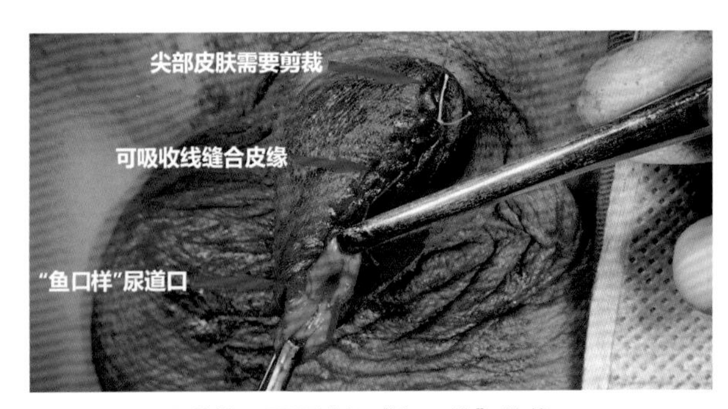

图8-2-19　尿道外口需要进行“鱼口样”剪裁

二十三、尿道外口黏膜与皮肤缝合采用 4-0 的可吸收缝线。缝线属性如图 8-2-20 所示。

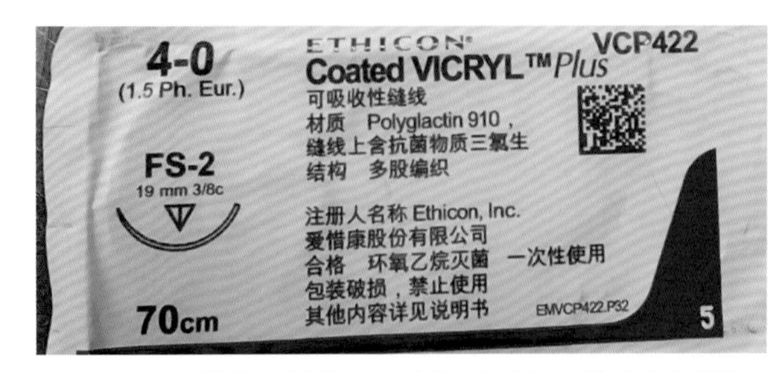

图8-2-20　尿道外口黏膜与皮肤缝合采用4-0的可吸收缝线

二十四、尿道外口黏膜与皮肤缝合需要采用“外翻”手法（图 8-2-21）。具体技巧是采用 4-0 可吸收缝针，从皮肤入针，在尿道外的浆膜层（尿道口近端 2 mm）缝一针，再从尿道口的黏膜出针。以此形成乳头状的外翻样结构，避免狭窄。

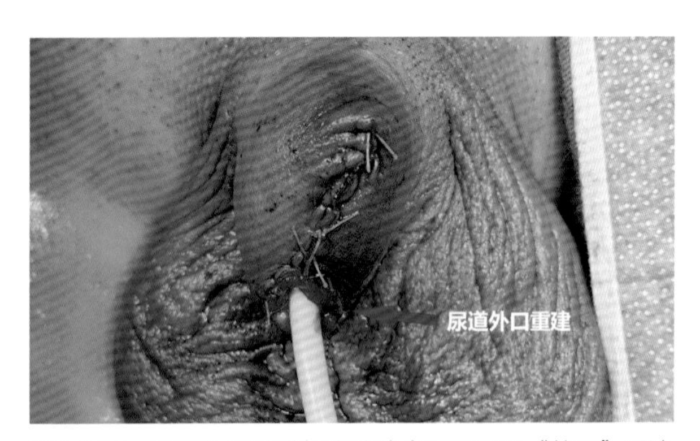

图8-2-21　尿道外口黏膜与皮肤缝合需要采用“外翻”手法

二十五、手术切除标本如图 8-2-22。从左至右依次为龟头及阴茎肿物、右侧腹股沟淋巴结、阴茎皮下囊肿。其中龟头展示肿瘤侧。

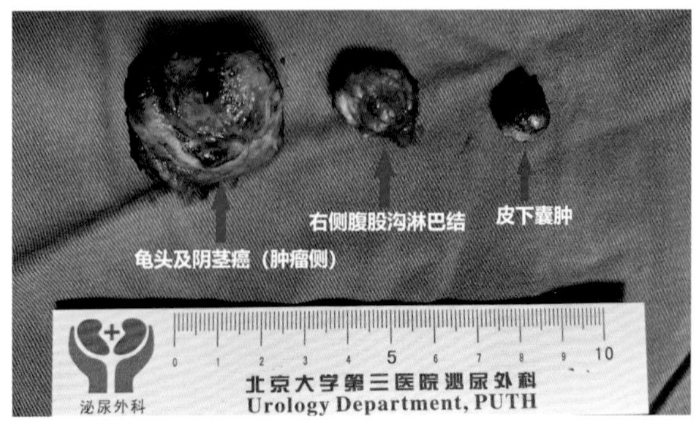

图8-2-22　手术切除标本

二十六、将龟头翻转，可见切面侧(图8-2-23)。从外向内的解剖结构依次为皮肤层、筋膜层、白膜层、海绵体和中隔。

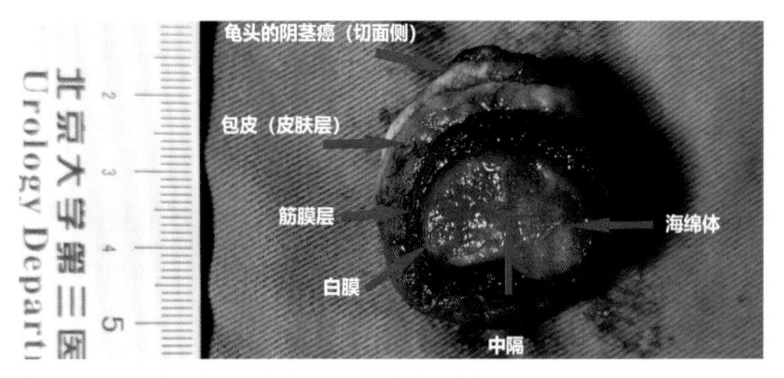

图8-2-23 将龟头翻转，可见切面侧

（刘茁 陈宇珂 萧畔 刘磊 编写）

第三节 机器人腹股沟淋巴结清扫术治疗阴茎癌淋巴结转移——全细节报告

一、病例介绍：患者47岁男性，主因“体检发现龟头肿物半年”就诊。既往糖尿病、肛瘘术后。2周前行阴茎部分切除术，右侧腹股沟淋巴结活检术。术后病理提示阴茎癌淋巴结转移。本次住院行机器人辅助腹腔镜下双侧腹股沟区淋巴结清扫术。

二、腹盆腔增强CT水平位可见双侧腹股沟多发淋巴结（图8-3-1），最大者位于右侧，大小约1.5 cm × 1.8 cm，呈现不均匀强化。

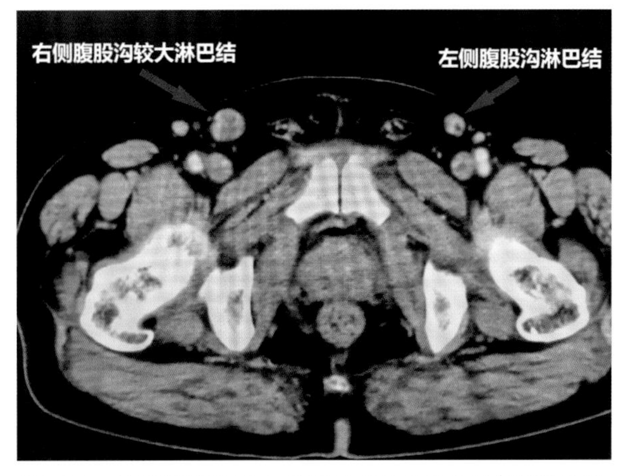

图8-3-1 腹盆腔增强CT水平位可见双侧腹股沟多发淋巴结

三、腹盆腔增强CT冠状位可见双侧腹股沟多发淋巴结，右侧为著（图8-3-2）。

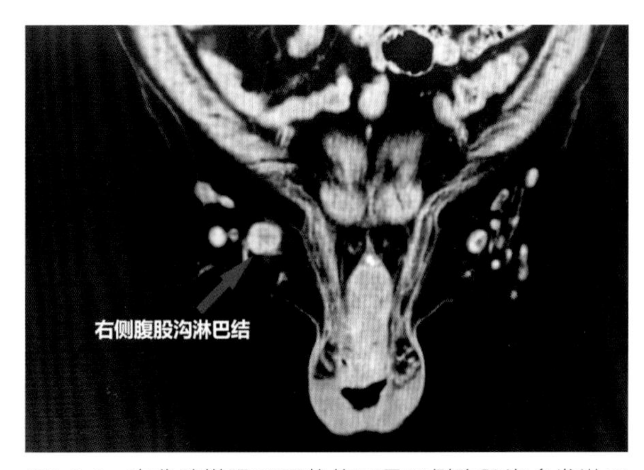

图8-3-2 腹盆腔增强CT冠状位可见双侧腹股沟多发淋巴结，右侧为著

四、在解剖结构上，腹股沟区淋巴结大致分为两种，一种是浅组淋巴结，一种是深组淋巴结。如图8-3-3所示，浅组淋巴结又分为上浅组淋巴结和下浅组淋巴结。上浅组淋巴结横行走向，下浅组淋巴结纵行走向。在实际手术中，通常不区分上浅组和下浅组，而是作为一个整体进

行清扫。浅组淋巴结在大隐静脉附近，因此术中需要将大隐静脉及其属支静脉骨骼化，以达到清扫彻底的目的。解剖上还有两个重要结构，一个是阔筋膜，一个是筛筋膜。阔筋膜分布面积广泛，但在大隐静脉根部有一个裂孔，在裂孔的内部是筛筋膜。如果清扫深组淋巴结，术中需要切开筛筋膜。

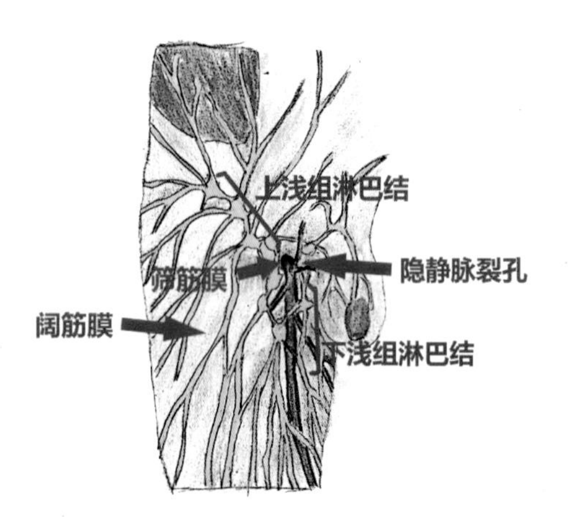

图8-3-3　浅组淋巴结又分为上浅组淋巴结和下浅组淋巴结

五、切开筛筋膜后能够进入到深组淋巴结的层面。如图 8-3-4 所示，深组淋巴结分布在股静脉周围。术中需要将股静脉、股动脉骨骼化已达到清扫彻底的目的。

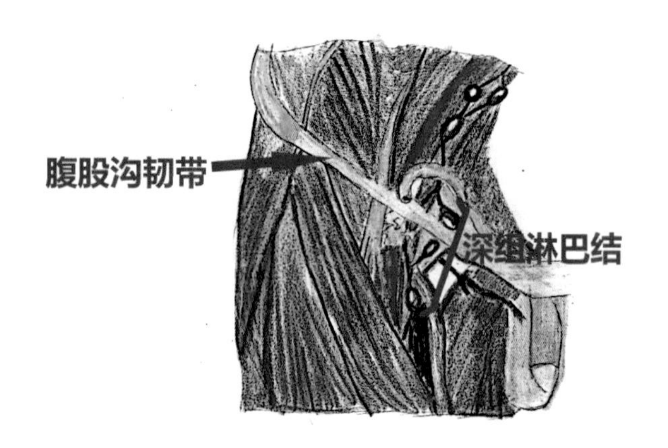

图8-3-4　深组淋巴结分布在股静脉周围

六、本例患者行机器人辅助腹腔镜下双侧腹股沟区淋巴结清扫术。选择顺行切除方向，即从头侧朝向足侧。图 8-3-5 示平卧分腿位的具体操作方法。患者臀部达到绿色布巾的边缘，上身平卧。下肢托板分开，采用棉垫包裹下肢避免压疮，用绑腿带将下肢固定到托板上。

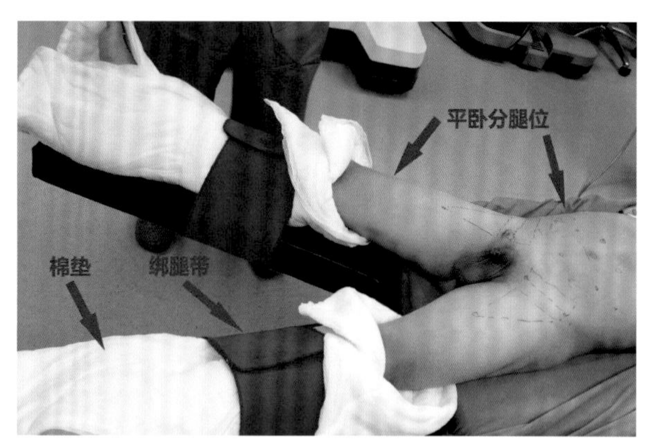

图8-3-5　平卧分腿位的具体操作方法

七、图 8-3-6 示清扫范围。图中红色箭头标注了右侧及左侧的腹股沟韧带。淋巴结清扫的头侧边界是距离腹股沟韧带上方 2 cm 处。内侧边界为长收肌的边缘，外侧边界为缝匠肌的边缘。足侧边界是股三角的尖端。所谓“股三角”是指位于股前内侧部的上 1/3，为“底在上”“尖朝下”的三角形凹陷，由腹股沟韧带、缝匠肌和长收肌围成。在穿刺器布局方面，一共有六个孔。镜头孔选择脐部下方的横行切口。在镜头孔正下方 8 cm 处，创建一个机械臂孔，可供左、右侧手术所共用。在镜头孔水平，向右侧（或左侧）旁开 8 cm 处，创建一个机械臂孔。在头侧置入助手孔，与前述两孔呈等边三角形。

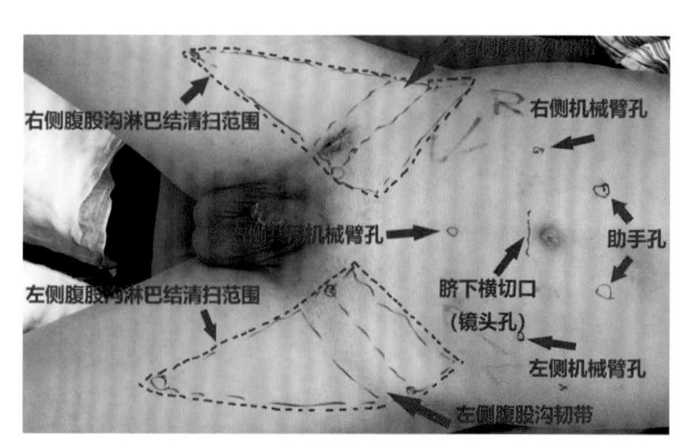

图8-3-6　淋巴结清扫范围

八、在脐部下方横行切开一个 2 cm 的切口，如图 8-3-7 所示。

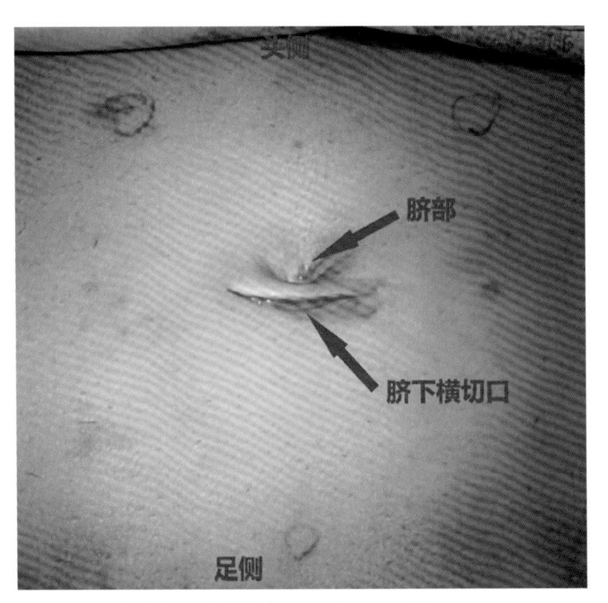

图8-3-7　在脐部下方横行切开一个2 cm的切口

九、分离皮肤和皮下脂肪组织，深度达到腹直肌前鞘层（图 8-3-8）。这里注意不要切开腹直肌前鞘。用两把艾丽斯钳夹持腹直肌前鞘固定。助手用甲状腺拉钩协助暴露。术者用弯钳分离腹直肌前鞘上方脂肪下方的层次。并用手指将空间扩大。此时注意虽然为双侧手术，但皮下空间的建立是依次建立而非同时，因此游离范围不要越过中线。

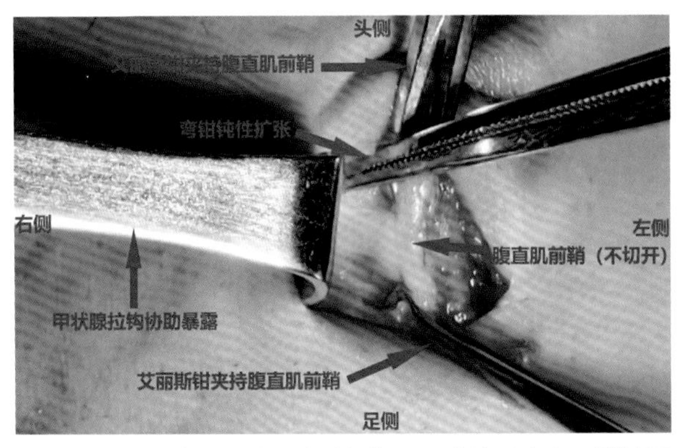

图8-3-8　分离皮肤和皮下脂肪组织，深度达到腹直肌前鞘层

十、采用自制的球囊置入到脐部切口内部，用手堵住以封闭切口防止漏气。助手用 50 ml 的注射器注入空气，共 12 次。其效果要保证皮下空间边界（即皮丘边界）超越穿刺孔的位置（图 8-3-9）。

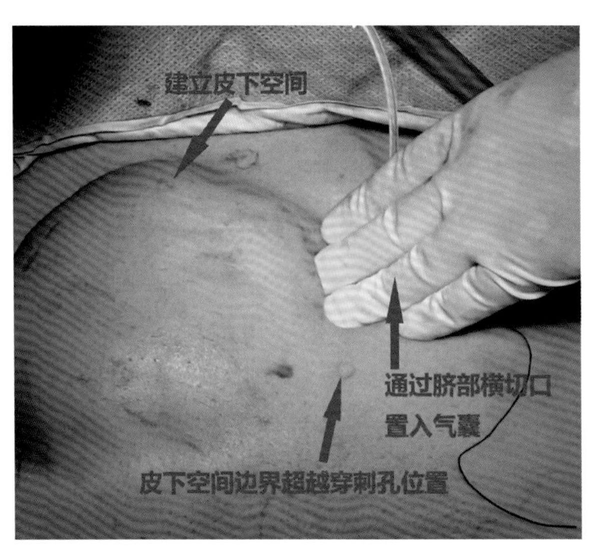

图8-3-9　采用自制的球囊创造皮下空间

十一、在脐下横切口置入 8 mm 的金属穿刺器（不带穿刺芯），采用角针 7 号丝线间断缝合避免漏气。分别置入右手机械臂穿刺器、左手机械臂穿刺器、助手穿刺器。在穿刺器置入手法上需要注意，与常规穿刺器垂直腹壁不同，本例手术穿刺器需要斜行置入。穿刺器布局如图 8-3-10。连接机器人。

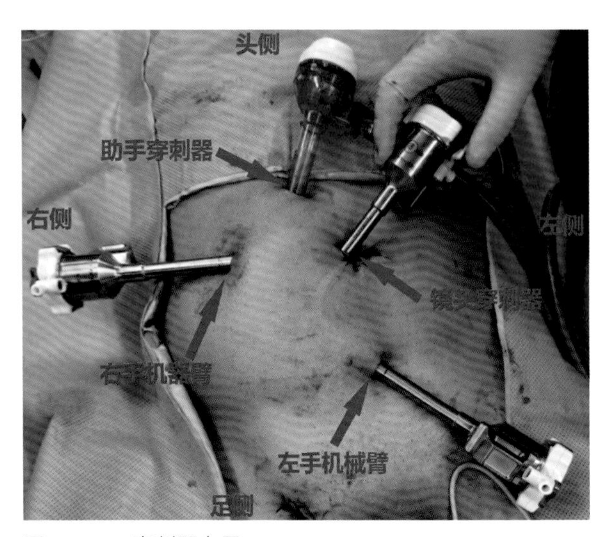

图8-3-10　穿刺器布局

十二、将腹腔镜镜头置入穿刺器后的景象如图 8-3-11 所示。在视野中缺乏明显的解剖标志，因此机器人定位需要结合外景。

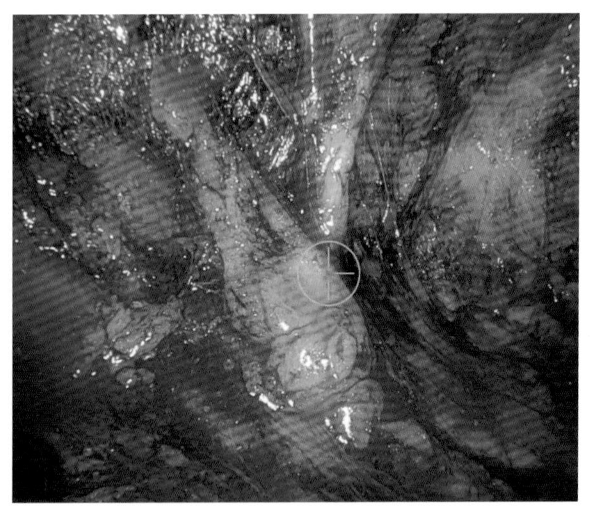
图8-3-11　将腹腔镜镜头置入穿刺器后的景象，缺乏明显的解剖标志

十三、如图 8-3-12 所示，因为皮下空间表浅，在外景中可以在皮肤看到明亮的腹腔镜光斑。应该让镜头所在轴线指向淋巴结清扫区域，以此方法完成机器人定位。

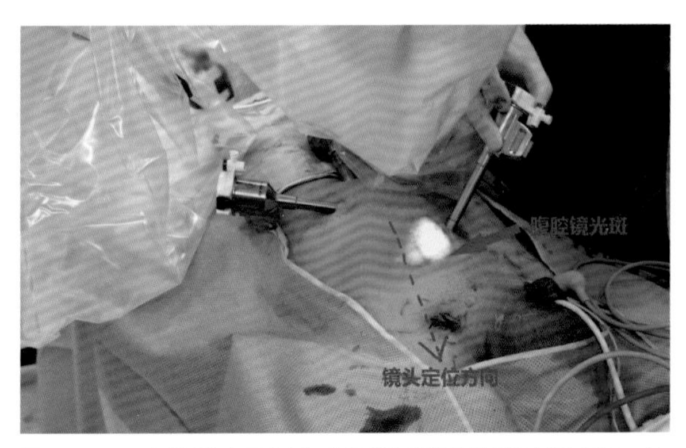

图8-3-12　在外景中可以在皮肤看到明亮的腹腔镜光斑，让镜头所在轴线指向淋巴结清扫区域

十四、图 8-3-13 所示淋巴结清扫的范围，包括了深组淋巴结和浅组淋巴结。

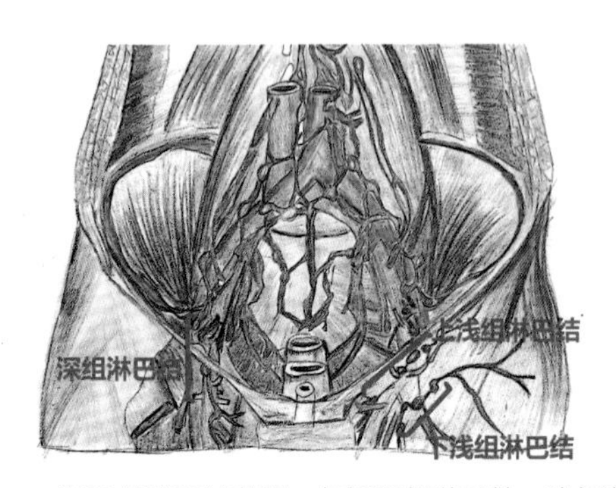

图8-3-13　淋巴结清扫的范围，包括深组淋巴结、浅组淋巴结

十五、在机器人视野下，缺少明显的解剖标志。因此首先需要向下打开脂肪，暴露出第一个解剖标志——腹外斜肌腱膜（图 8-3-14）。这里需要注意切开的位置是在下方的“地板”，而非上方的“天花板”，避免迷失方向。

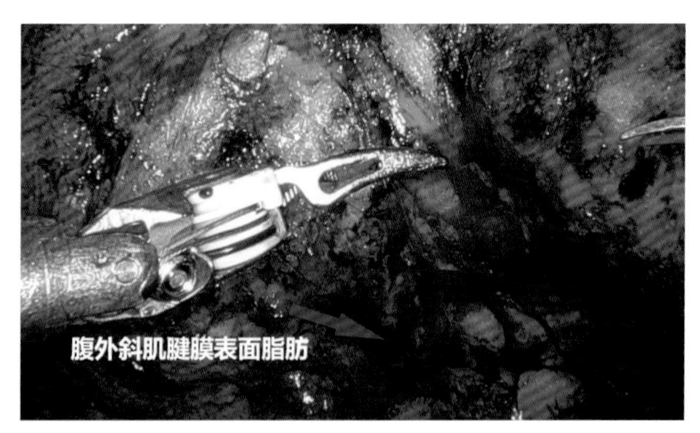

图8-3-14　暴露出腹外斜肌腱膜

十六、如图 8-3-15 所示，暴露出第一个重要解剖标志腹外斜肌腱膜后，向视野左右两侧打开。进一步向远端推进，寻找第二个重要解剖标志——腹股沟韧带。

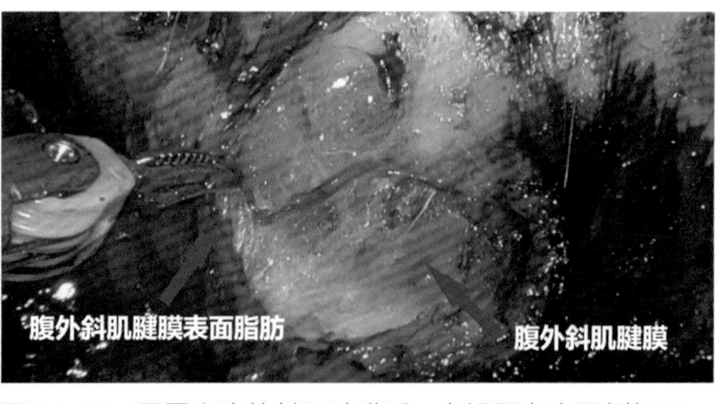

图8-3-15　暴露出腹外斜肌腱膜后，向视野左右两侧打开

十七、如图 8-3-16 所示，在深方可以见到白色质韧的腹股沟韧带。

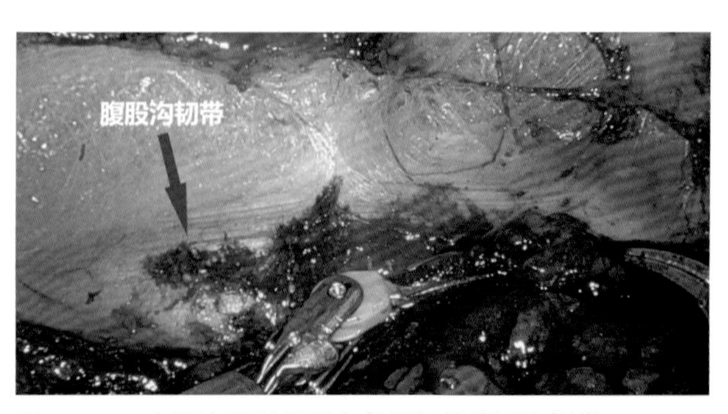

图8-3-16　在深方可以见到白色质韧的腹股沟韧带

十八、进一步地向左右两侧打开局面，将腹股沟韧带充分暴露，直到腹股沟韧带的边缘（图 8-3-17）。

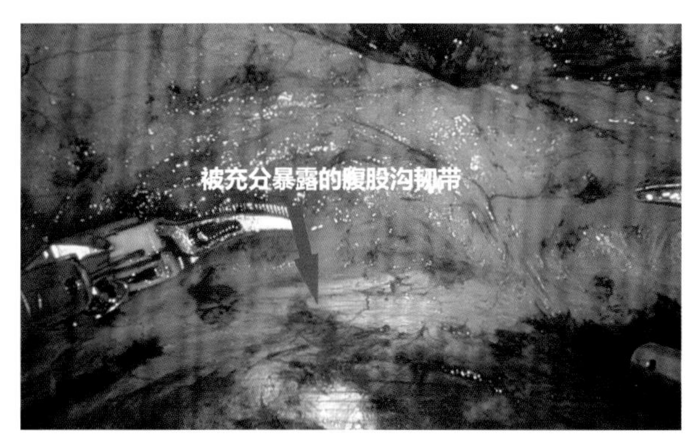

图8-3-17　进一步地向左右两侧打开局面，将腹股沟韧带充分暴露，直到腹股沟韧带的边缘

十九、到达腹股沟韧带边缘后，需要切开第三个重要解剖标志——阔筋膜（图 8-3-18），切开这个筋膜后才能找到深方的股动脉和股静脉（图 8-3-19）。

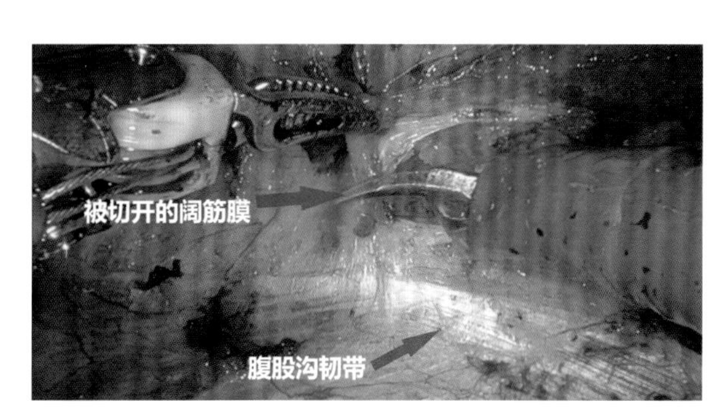

图8-3-18　切开第三个重要解剖标志——阔筋膜

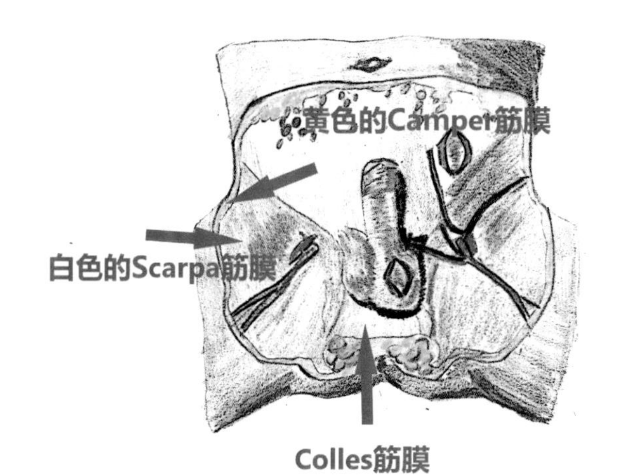

图8-3-19　切开筋膜后才能找到深方的股动脉和股静脉

二十、切开阔筋膜后暴露出深方的股动脉和股静脉，将这层筋膜的切口向左右两侧延伸（图 8-3-20）。

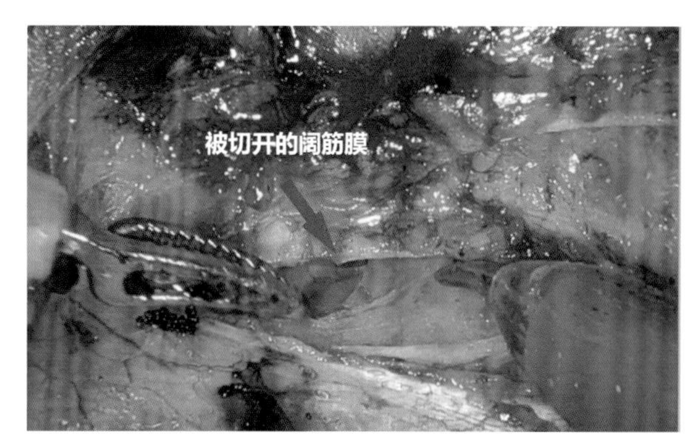

图8-3-20　切开阔筋膜后暴露出深方的股动脉和股静脉，将这层筋膜的切口向左右两侧延伸

二十一、清扫淋巴结的顺序是先清扫深组淋巴结，再清扫浅组淋巴结。深组淋巴结清扫的关键是将股动脉、股静脉骨骼化（图 8-3-21）。

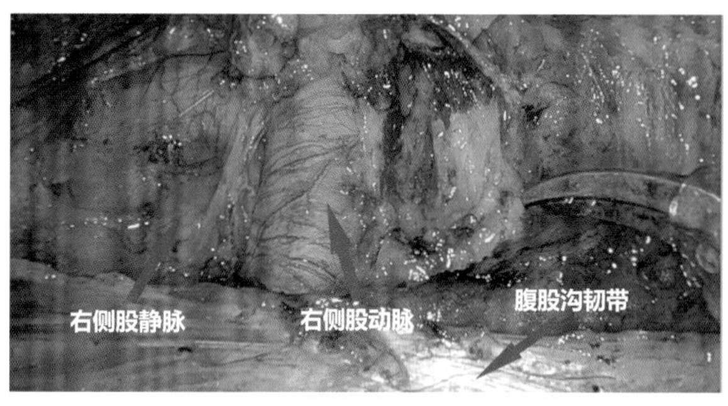

图8-3-21　深组淋巴结清扫的关键是将股动脉、股静脉骨骼化

二十二、右侧腹股沟深组淋巴结的底部是长收肌（图 8-3-22，图 8-3-23）。

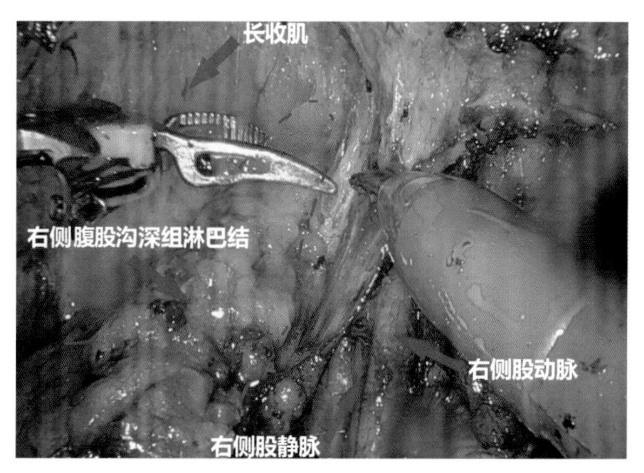

图8-3-22　右侧腹股沟深组淋巴结的底部是长收肌

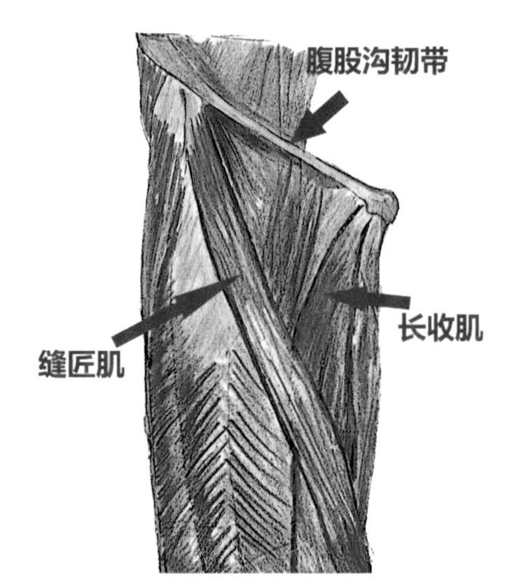

图8-3-23　解剖图示右侧腹股沟深组淋巴结的底部是长收肌

二十三、右侧腹股沟深组淋巴结完全清扫后可见下方的长收肌腱膜暴露（图 8-3-24）。

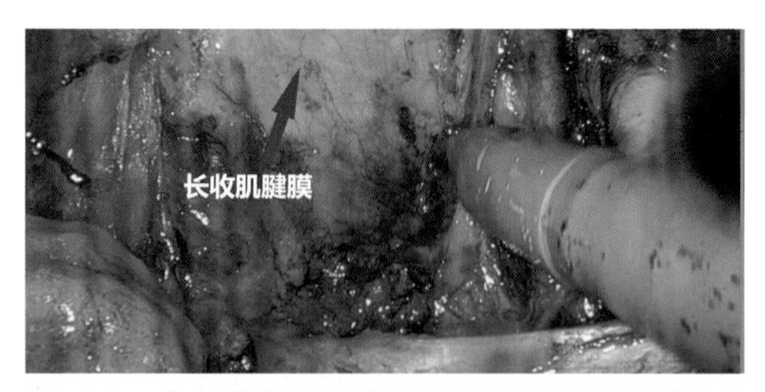

图8-3-24　右侧腹股沟深组淋巴结完全清扫后可见下方的长收肌腱膜暴露

二十四、在 Camper 筋膜和 Scarpa 筋膜之间的层次游离浅组淋巴结。在策略上首先游离浅组淋巴结的底部，即右侧股静脉股动脉层次，将浅组淋巴结自然悬吊在“天花板”上（图 8-3-25）。

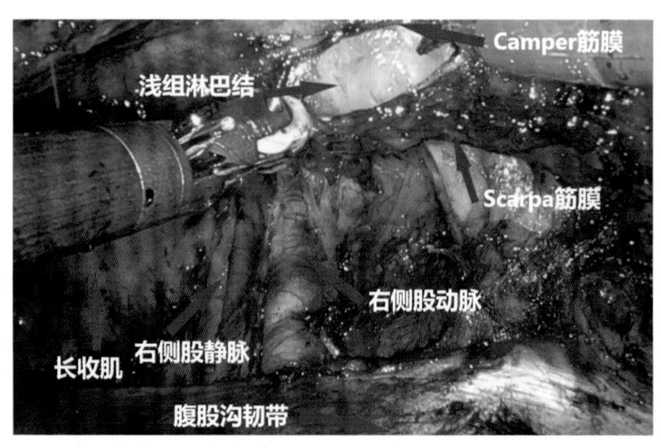

图8-3-25　在Camper筋膜和Scarpa筋膜之间的层次游离浅组淋巴结

二十五、在游离浅组淋巴结过程中，要注意钝性游离和锐性游离相结合的方式。因大隐静脉的属支深藏在脂肪内部，清扫中应避免损伤。图 8-3-26 可见腹壁浅静脉向腹壁方向走行。

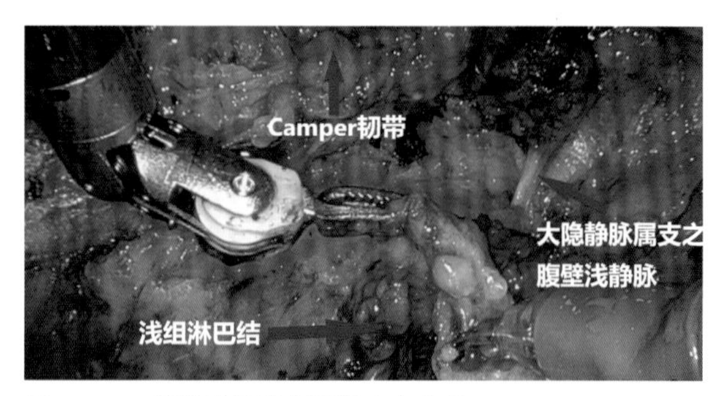

图8-3-26　腹壁浅静脉向腹壁方向走行

二十六、游离过程中，避免损伤大隐静脉及其属支，避免术后下肢静脉回流障碍造成水肿。图 8-3-27 示保留大隐静脉及其属支腹壁浅静脉和旋髂浅静脉。

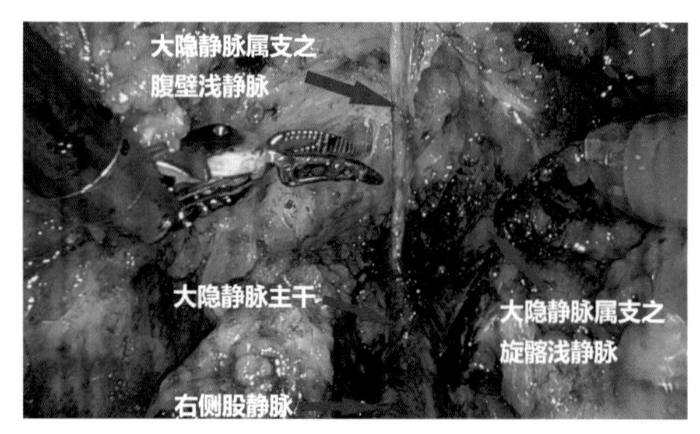

图8-3-27　保留大隐静脉及其属支腹壁浅静脉和旋髂浅静脉

二十七、图 8-3-28 示保留股外侧静脉和股内侧静脉。这两个大隐静脉的属支走向下方，回流下方血流。

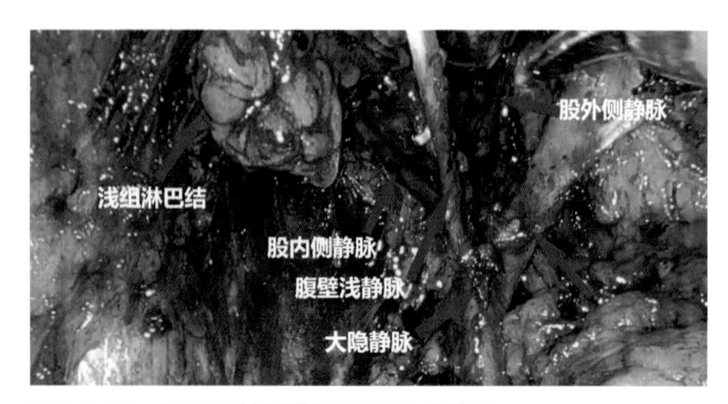

图8-3-28　保留股外侧静脉和股内侧静脉

二十八、图 8-3-29 示大隐静脉的常见的五个属支。

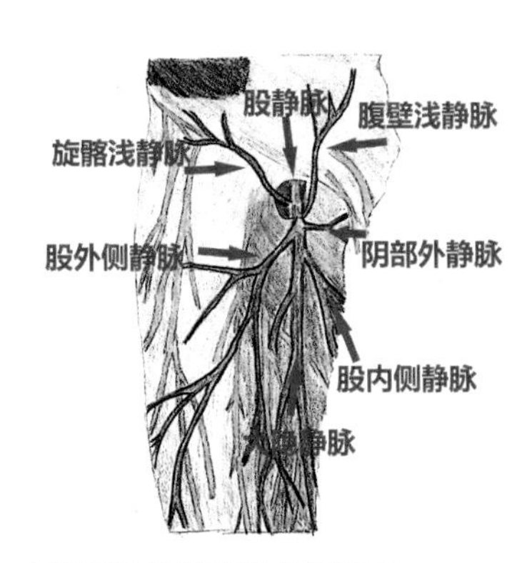

图8-3-29　大隐静脉的常见的五个属支

二十九、图 8-3-30 示右侧腹股沟区深组和浅组淋巴结清扫术后景象。

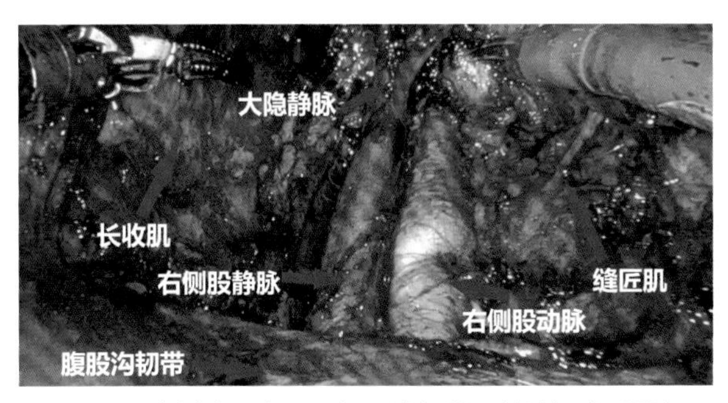

图8-3-30　右侧腹股沟区深组和浅组淋巴结清扫术后景象

三十、图 8-3-31 示左侧皮下空间建立。如前文所述，脐部下方的横行切口游离范围未过中线。因此，需要拆除间断缝合线，重新游离左侧腹直肌前鞘和皮下脂肪之间的层面。这里注意，在脐部横切口正下方足侧的穿刺器（向右侧方向置入）需要拔除，更改为向左侧方向重新置入。

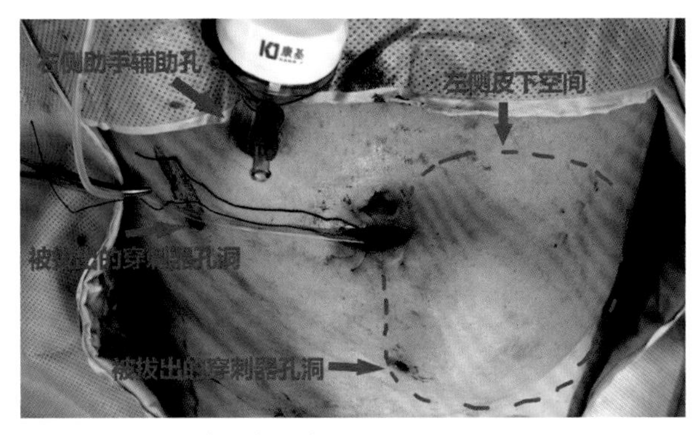

图8-3-31　左侧皮下空间建立

三十一、左侧区域穿刺器重新置入，具体见图 8-3-32。

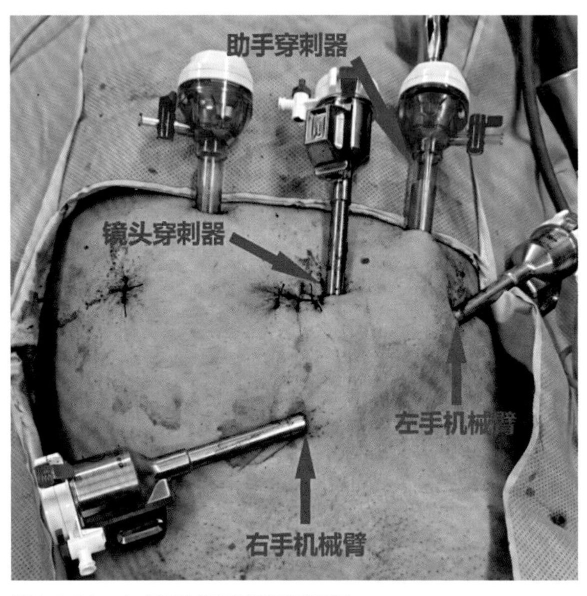

图8-3-32　左侧区域穿刺器重新置入

三十二、左侧腹股沟区淋巴结清扫步骤和方式与右侧呈镜像。图 8-3-33 示左侧腹股沟区淋巴结清扫结束后景象。

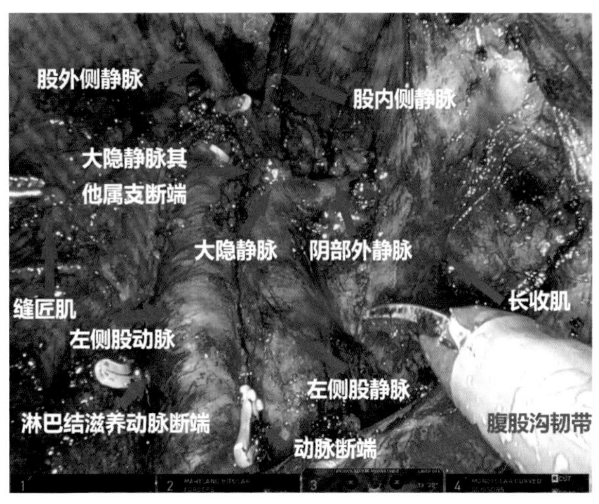

图8-3-33　左侧腹股沟区淋巴结清扫结束后景象

三十三、分别置入右侧和左侧腹股沟淋巴结区域引流管（图 8-3-34）。引流管末端应该在镜头直视下放到适当深度。为避免腹壁下存在死腔继发感染，在腹壁下置入引流管。

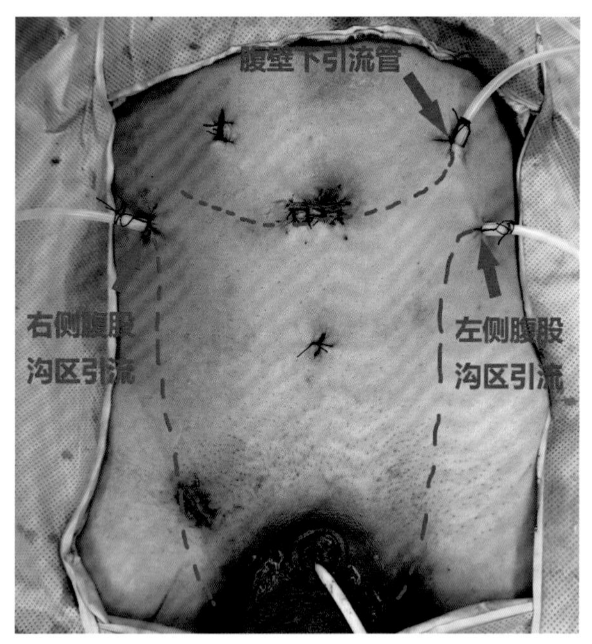

图8-3-34 分别置入右侧和左侧腹股沟淋巴结区域引流管

三十四、为避免术后下肢水肿、淋巴瘘、皮肤坏死，需要用弹力绷带加压包扎。如图 8-3-35 所示，助手使患者下肢屈曲外展，术者用弹力绷带缠绕股三角区。

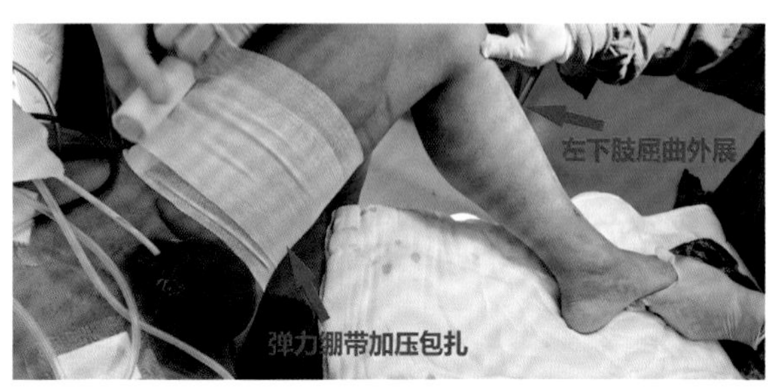

图8-3-35 助手使患者下肢屈曲外展，术者用弹力绷带缠绕股三角区

三十五、在腹壁下引流区域采用腹带加压缠绕，以避免死腔产生。包扎后如图 8-3-36 所示。

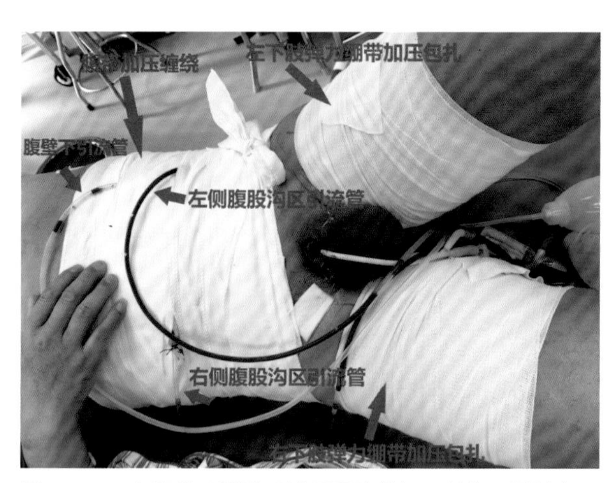

图8-3-36 在腹壁下引流区域采用腹带加压缠绕，以避免死腔产生

视频30

（刘茁、张帆、刘磊　编写）

（刘茁　视频编辑）

第九章　泌尿系结石手术学习笔记

第一节　输尿管软镜碎石取石术——从“零”开始的新手菜鸟笔记

一、病例介绍：患者 34 岁男性，主因“左侧腰痛 10 天”就诊。既往乙肝“大三阳”2 年。初步诊断为左侧输尿管结石、左肾结石。

腹盆腔 CT 平扫提示左侧输尿管高密度影，直径为 8 mm，伴随左肾积水。左肾内可见高密度影，直径 6 mm。影像诊断为左输尿管结石、左肾积水、左肾结石（图 9-1-1 ~ 图 9-1-4）。

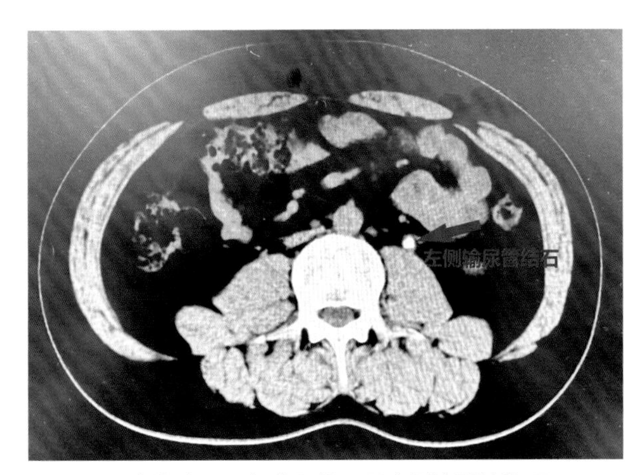

图9-1-1　腹盆腔CT平扫水平位可见左侧输尿管结石

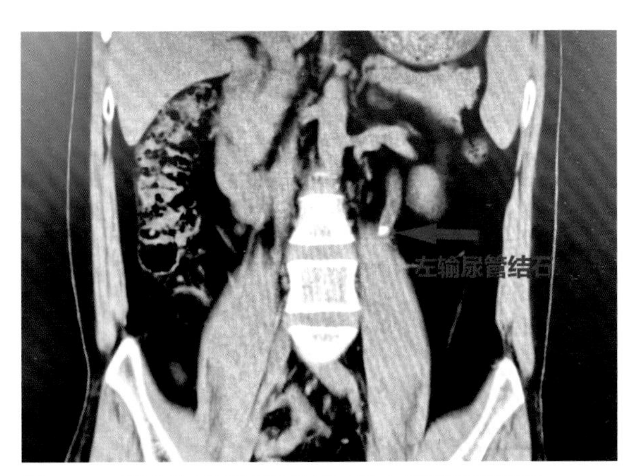

图9-1-2　腹盆腔CT平扫冠状位可见左侧输尿管结石

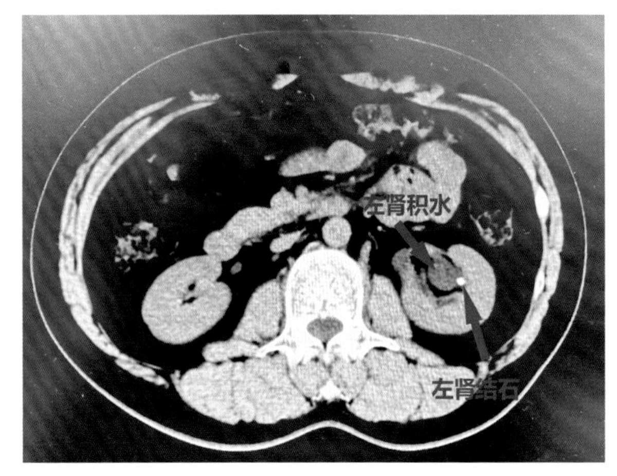

图9-1-3　腹盆腔CT平扫水平位可见左肾结石、左肾积水

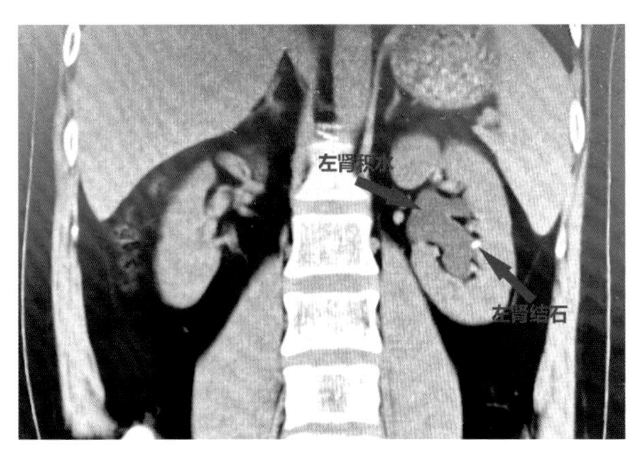

图9-1-4　腹盆腔CT平扫冠状位可见左肾结石、左肾积水

二、因本例患者合并乙肝，器械使用方面选择了不重复使用的 7.5Fr 一次性输尿管软镜（图 9-1-5）。其头端模组像素为 16W。软性操作部分通体为 7.5Fr，可以防止软镜进出鞘时占据鞘内空间不同导致的肾内压波动。其工作通道为 3.6Fr。术中通过降低肾内压 → 避免细菌回流 → 降低感染风险。这里我们引入“镜鞘比”的概

念。“镜鞘比”即为“输尿管镜直径 / 输尿管鞘内径”。推荐使用：输尿管镜直径 / 输尿管鞘内径（RESD）≤ 0.75，以维持较低肾内压和灌注。7.5Fr 软镜可以选择 10/12Fr 的输尿管鞘。本例患者输尿管条件良好，输尿管的管径宽，选择了 12/14Fr 的输尿管鞘。

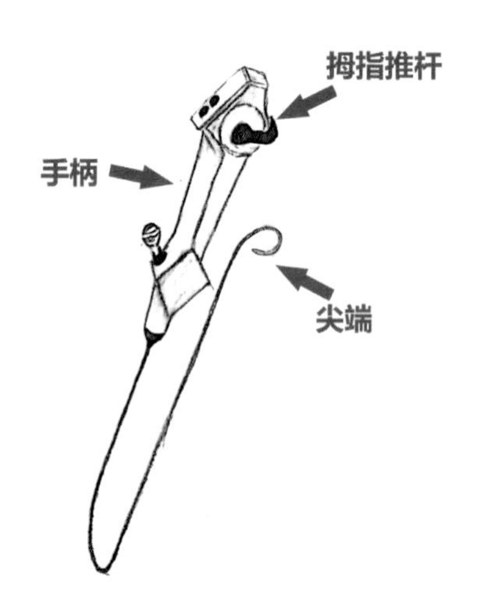

图9-1-5　7.5Fr一次性输尿管软镜

三、首先采用 F8/9.8 常规型号的输尿管硬镜探查至输尿管上段。术中可以观察到位于上段直径约 8 mm 的黄色结石（图 9-1-6）。考虑到患者同时合并左输尿管上段结石和左肾结石，在手术策略上，本例未选择直接通过硬镜在输尿管内进行碎石。如果“战场”选择在狭窄输尿管内，可能增加输尿管损伤风险，造成术后狭窄；如果“战场”选择在宽广的肾盂或肾盏，则操作空间大，尿路黏膜损伤风险小，有效避免输尿管损伤及狭窄。采用硬镜将结石顶入肾盂内，变为肾结石后再采用软镜处理。

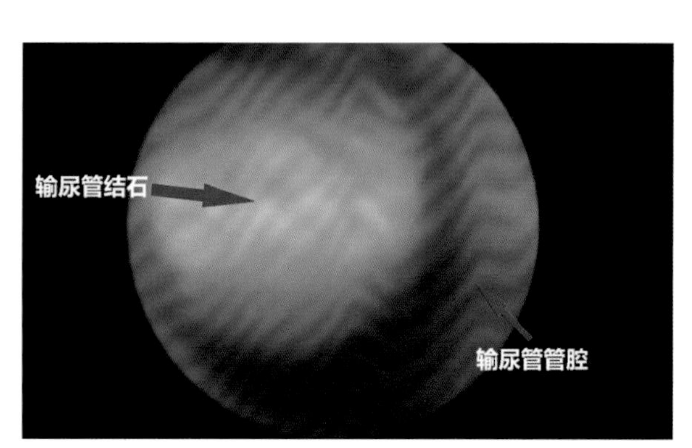

图9-1-6　位于上段的黄色结石

四、将输尿管硬镜镜头置入肾盂，在撤出输尿管硬镜前测量肾盂到尿道口的距离，并标记。撤出输尿管硬镜后，对比硬镜与一次性输尿管鞘长度。粗略估计输尿管鞘进入人体的长度。这里需要注意硬镜头端并非与输尿管鞘内芯的头端等长，而是将硬镜头端与输尿管鞘外鞘的头端等长（图 9-1-7），否则可能导致软镜镜鞘置入深度不足。

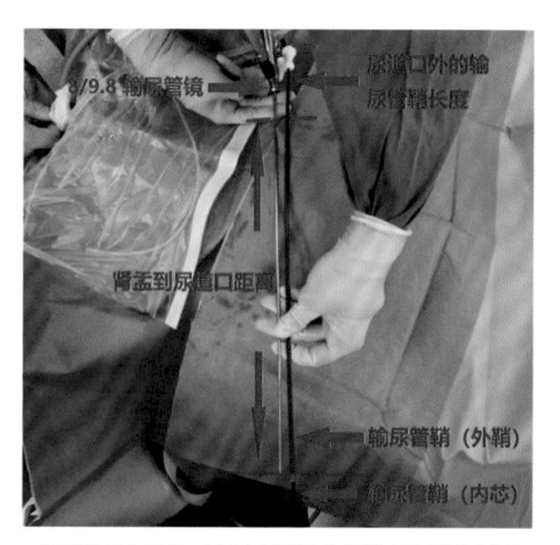

图9-1-7　将硬镜头端与输尿管鞘外鞘的头端等长

五、置入输尿管鞘是手术难点之一。左手提拉阴茎，将尿道拉直。右利手持带内芯的输尿管鞘沿着左侧输尿管走行的方向置入（图 9-1-8）。在置入过程中如遇到阻力，说明内芯头端到达左输尿管口。如果阻力明显说明输尿管口相对狭窄，应避免暴力操作造成输尿管口撕脱穿孔。可单纯采用纤细的输尿管鞘内芯（不带外鞘）置入，先行扩张。再更换为带外鞘的输尿管鞘，以起到逐步扩张作用。最终成功置入，其置入深度如前文所述。

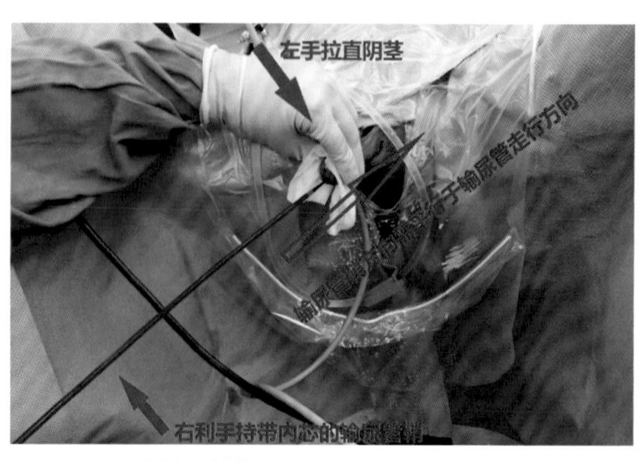

图9-1-8　置入输尿管鞘手法示意图

六、在置入输尿管鞘的右手操作手法上，本组习惯采用“持魔棒式”（图 9-1-9），以增加精细操作准度，并合理掌握力度。通常不采用“持笔式”或“持提琴式”。

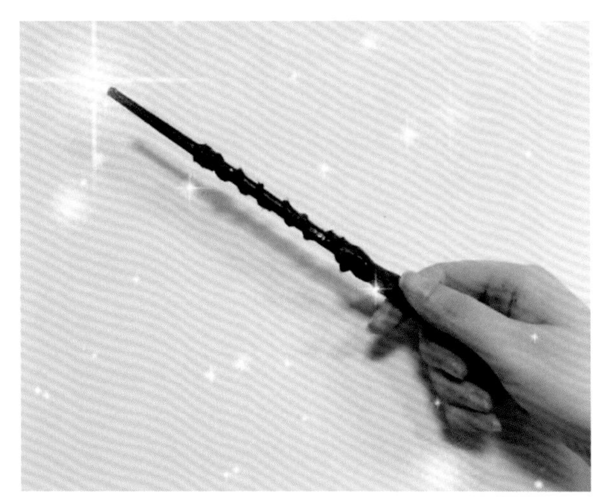

图9-1-9 “持魔棒式”手法示意图

七、如果术中发现输尿管鞘位置过低，远未达到肾盂，需要重新调整镜鞘。可以在软镜直视下，在镜鞘内置入导丝达到肾盂水平（图 9-1-10、图 9-1-11）。随后保证导丝和外鞘的位置不变撤出软镜。沿着导丝置入内芯。保证外鞘和内芯作为一个整体，在导丝引导下向肾盂推进。这里应该避免一种错误操作，即在没有内芯的情况下直接用空心的外鞘向肾盂推进，可能造成输尿管黏膜挫伤。当然，手术应该尽量一步到位，尽量避免因输尿管鞘位置过低而重新调整镜鞘的情况。

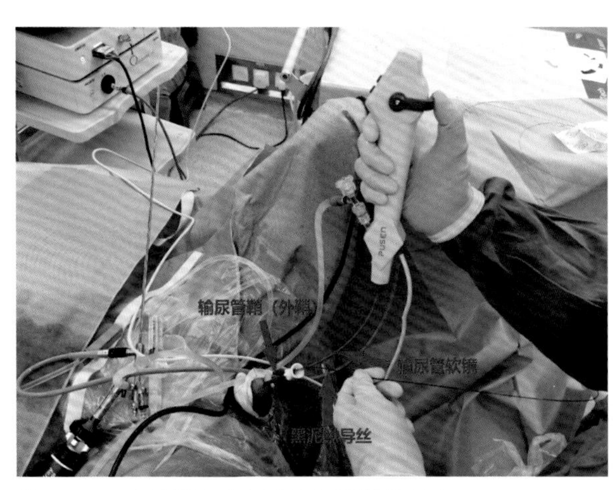

图9-1-10　在镜鞘内置入导丝达到肾盂水平

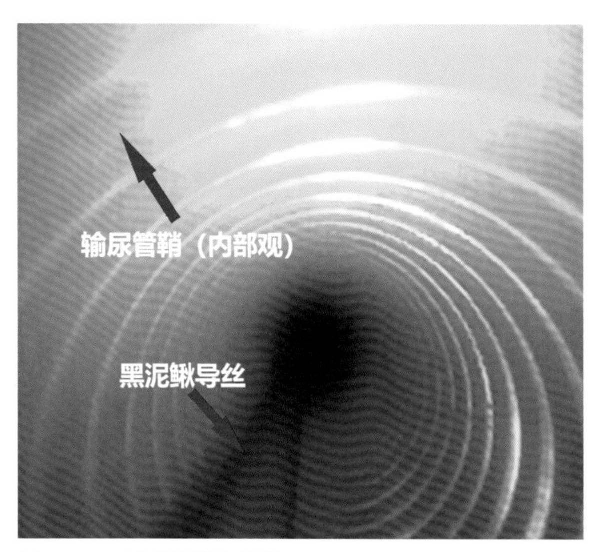

图9-1-11　输尿管鞘内部观

八、在软镜的操作上，术者可以通过三个方面表现主观能动性（图 9-1-12）。第一是左手协助软镜进出，可以控制视野的远近；第二是右手持手柄的左右摆动，对于左肾结石，术中手柄通常需要向左侧摆动或旋转；第三是右手拨动拇指推杆，术中通常进行的操作是向上拨动（使尖端向下弯曲），而向下拨动的操作行为基本用不到。

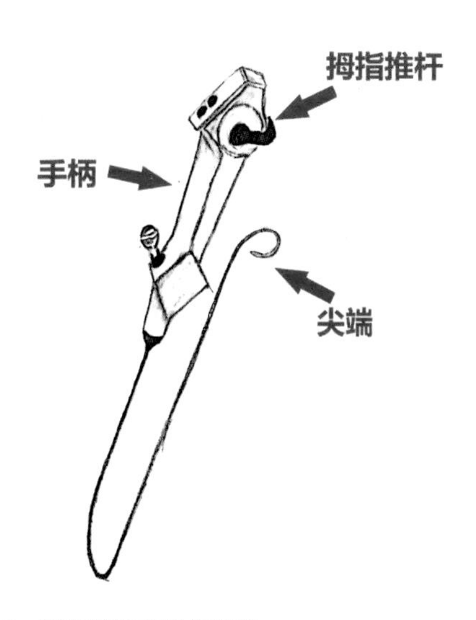

图9-1-12　输尿管镜的操作部件

九、在使用软镜对左肾各个肾盏进行探查时需要了解其解剖。图 9-1-13 示尸体肾脏冠状剖面，可见上组肾盏通常存在“漏斗样”解剖结构。上组肾盏（肾大盏）通常包括 2 个左右的肾小盏。其他解剖结构如图 9-1-13 所示。

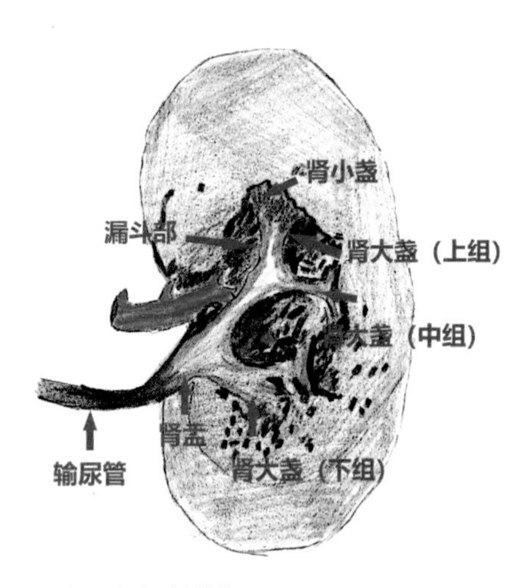

图9-1-13　肾盂部解剖结构

十、图 9-1-14 示软镜视野下上组肾盏的“漏斗样”解剖结构。镜头深入到漏斗部后可以更清楚地看到 2 个肾小盏。图 9-1-15 示软镜视野下左肾中组肾盏，图 9-1-16 示软镜视野下左肾下组肾盏（第一组），图 9-1-17 示软镜视野下左肾下组肾盏（第二组）。

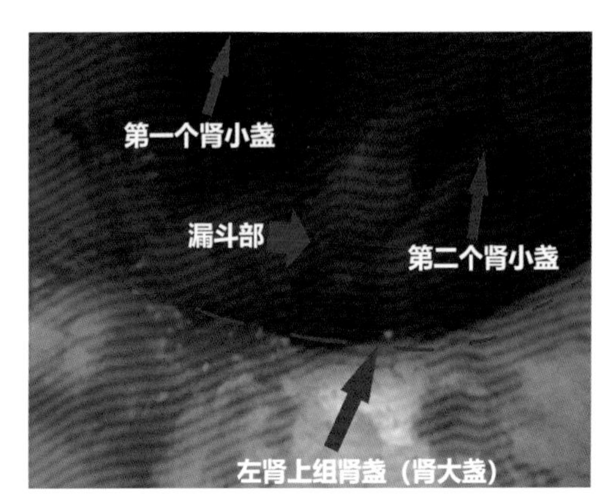

图9-1-14　软镜视野下上组肾盏的“漏斗样”解剖结构

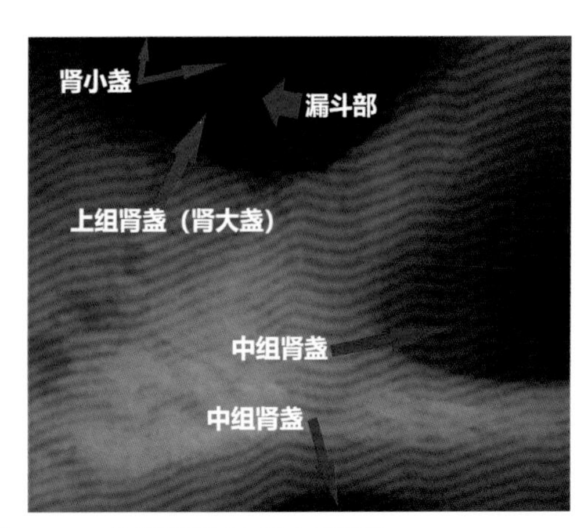

图9-1-15　软镜视野下左肾中组肾盏

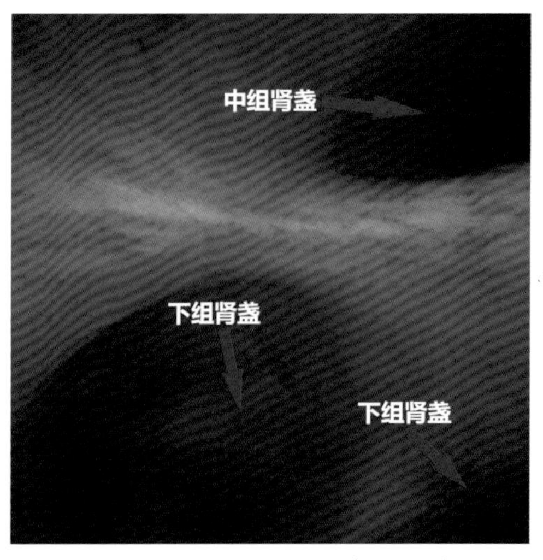

图9-1-16　软镜视野下左肾下组肾盏（第一组）

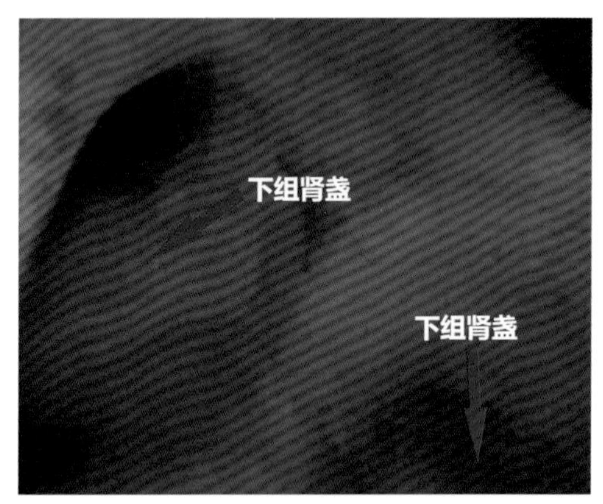

图9-1-17　软镜视野下左肾下组肾盏（第二组）

十一、本组碎石策略选择“碎块化”后取石，而非“粉末化”。激光设置为低频高能的“碎块化”模式。在操作技巧上选择单次做功的“点射”而非连续做功的“扫射”。激光做功靶点选择在结石正中心，而非结石边缘（图 9-1-18）。

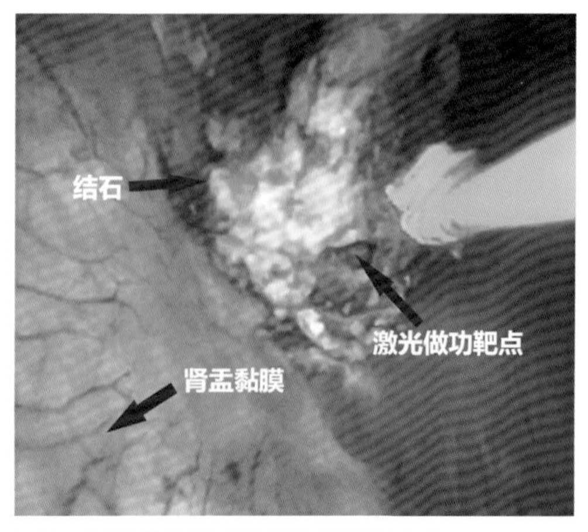

图9-1-18　激光做功靶点选择在结石正中心

十二、激光光纤伸出镜头的距离方面，通常伸出屏幕的 1/4 为宜。图 9-1-19 所示为激光光纤伸入过长，容易造成光纤杆晃动，操作不稳。

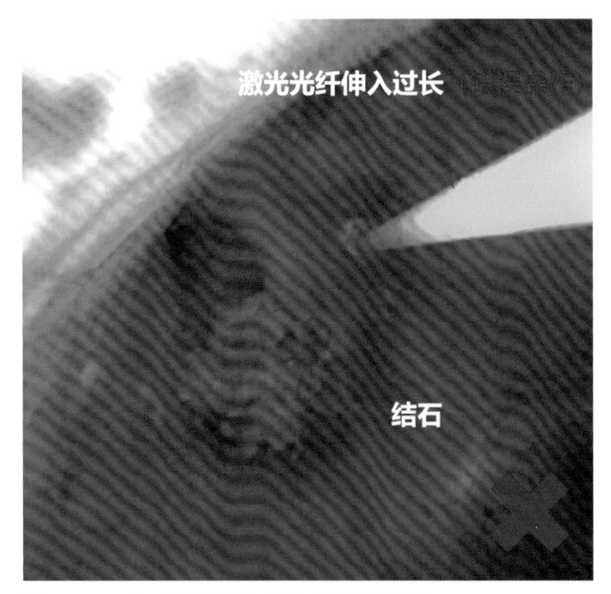

图9-1-19 激光光纤伸入过长（错误操作）

十三、激光光纤伸出镜头，占屏幕的 1/4 为宜，如图 9-1-20 所示。过短有损坏软镜设备可能。

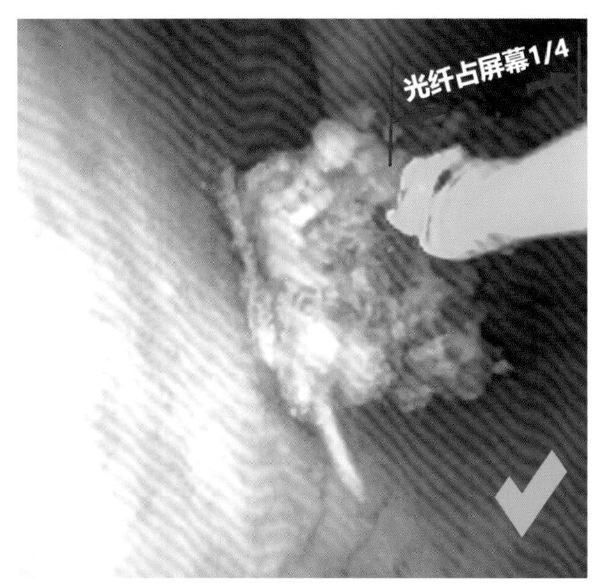

图9-1-20 激光光纤伸出镜头占屏幕的1/4为宜

十四、在激光做功平稳度方面，如果软镜操作熟练程度低，可能造成激光光纤与目标结石偏移。在手术中受到患者呼吸影响，肾脏会发生浮动。目标结石成为“移动靶”，术者需要让操作适应肾脏浮动的振幅。图 9-1-21 和图 9-1-22 示光纤向下偏移，与激光做功靶点不吻合。

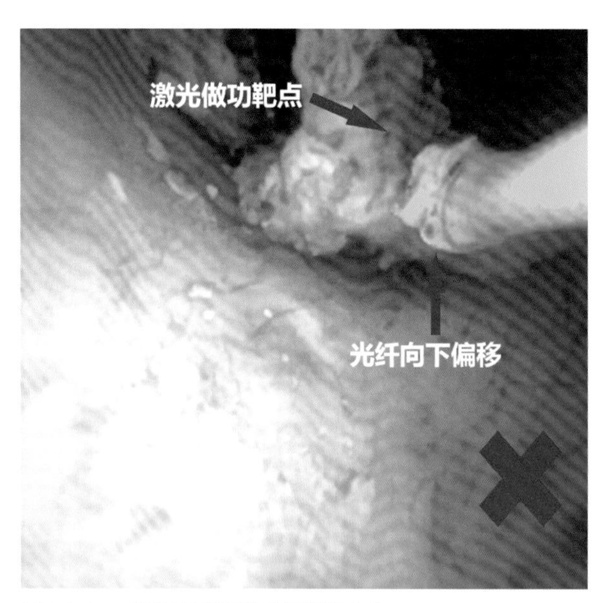

图9-1-21 光纤向下偏移（错误操作）

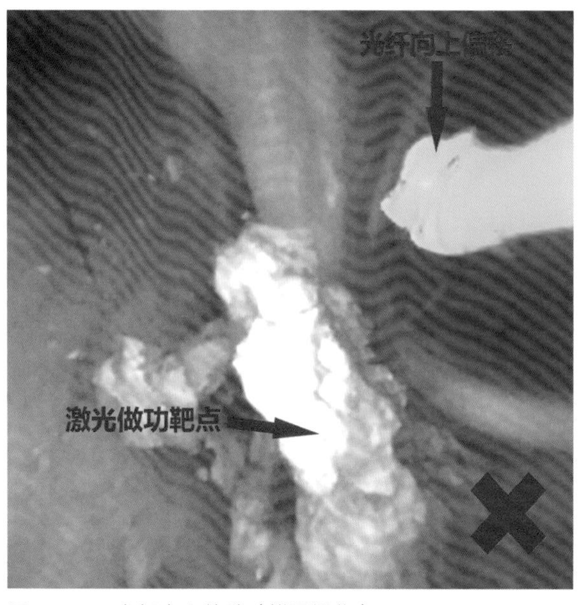

图9-1-22 光纤向上偏移（错误操作）

十五、术者让操作适应肾脏浮动振幅的同时，技巧上，还可以采用光纤杆将结石推挤到肾盏黏膜的“墙壁”上，结石将相对固定（图 9-1-23），肾盏黏膜如同切菜的案板。图 9-1-24 示黏附在左肾中盏的肾结石。

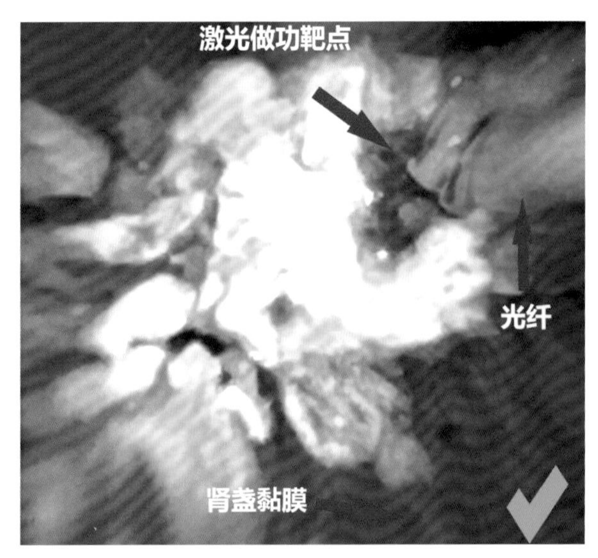

图9-1-23　利用光纤杆推挤作用使结石相对固定

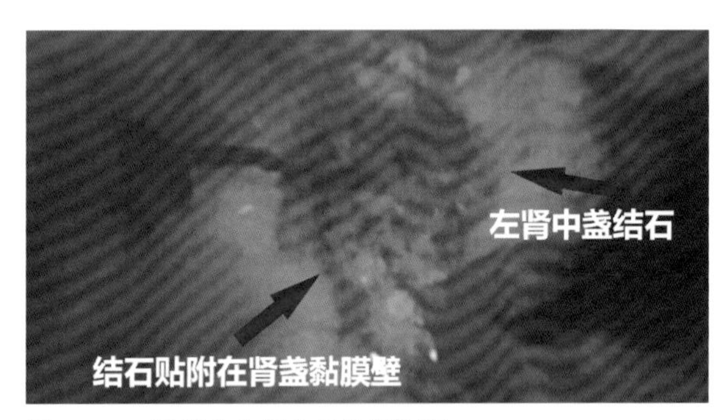

图9-1-24　黏附在左肾中盏的肾结石

十六、采用取石网篮取出结石需要注意网篮伸出软镜镜头的长度。图 9-1-25 所示取石网篮伸出镜头过长，在取出结石时，可能会增加阻力，甚至造成输尿管损伤。

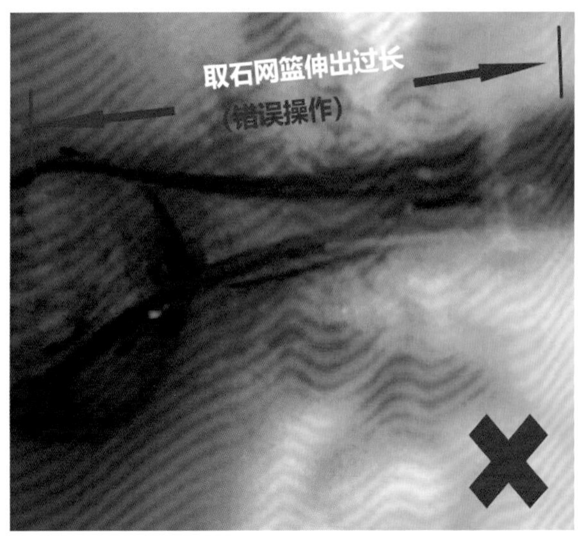

图9-1-25　取石网篮伸出镜头过长（错误操作）

十七、此外，取石网篮尽量每次只取一枚结石。所谓“贪多嚼不烂”，如果同时抓住多枚结石，可能在回撤时造成结石脱落，反而降低效率（图 9-1-26）。

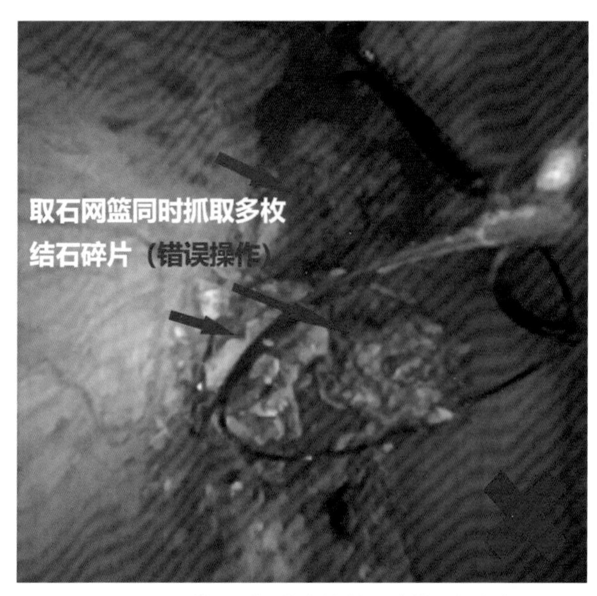

图9-1-26　取石网篮同时抓住多枚结石（错误操作）

十八、采用取石网篮正确的操作方法如图 9-1-27。在取石数量上，每次仅取出一枚结石；在网篮伸入镜头长度方面，应该尽量贴近镜头，避免伸出过多，增加取出难度；网篮抓取部位应该选择结石中下 1/3，如果抓取位置位于结石正中或上部，可能造成结石脱落。

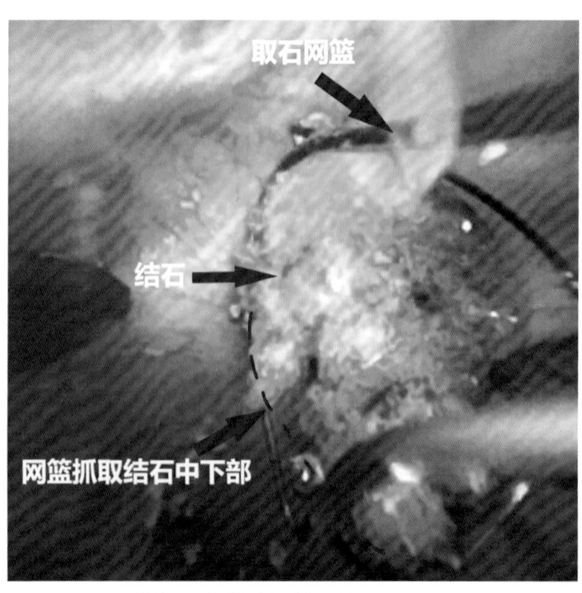

图9-1-27　网篮抓取部位选择结石中下1/3

十九、对于同时合并输尿管结石和肾结石者，可以边撤出输尿管软镜，边撤出输尿管鞘。探查输尿管全长有无结石残余，有无输尿管黏膜损伤（图 9-1-28），然后在输尿管硬镜下重新置入导丝并留置输尿管支架管。对于单纯肾结石，则可以在软镜视野下，在软镜与镜鞘间置入导丝，在软镜直视下将导丝置入肾盂。撤出软镜并保留输尿管鞘和导丝不变，再沿着导丝置入支架管。

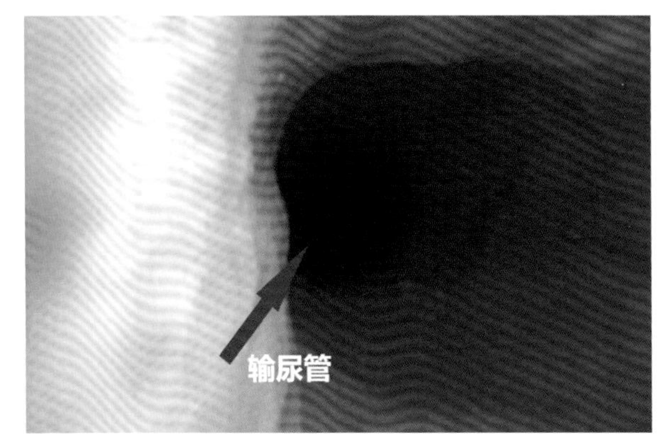

图9-1-28　探查输尿管情况

（刘茁　刘磊　陈纪元　编写）

（陈纪元　视频制作）

视频31

第二节　“小猫钓鱼法”——输尿管软镜碎石取石术的操作技巧

一、病例介绍：患者 38 岁男性，主因右侧腰痛 1 个月就诊。既往乙肝“大三阳”。初步诊断考虑为右肾结石。于局麻膀胱镜下行右侧输尿管支架管置入术，术后 2 周，行右侧输尿管软镜碎石取石术。本例患者输尿管软镜术前留置 D-J 管 2 周。文献报道如果不留置 D-J 管输尿管通道鞘置入失败率为 9.8%～22%。图 9-2-1 示腹盆腔 CT 平扫提示右肾下盏结石，直径为 1.1 cm。

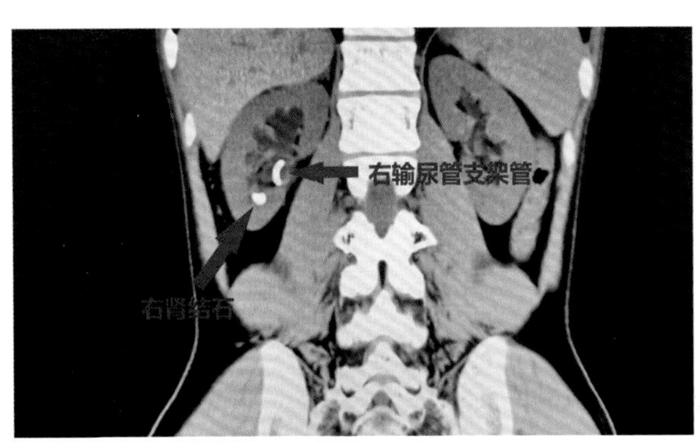

图9-2-1　腹盆腔CT平扫提示右肾下盏结石，直径为1.1cm

二、肾盂肾下盏漏斗夹角（IPA）＞ 30° 时输尿管软镜清石率为 92.5%，IPA ＜ 30° 时，清石率为 38.5%。图 9-2-2 示 IPA 夹角。

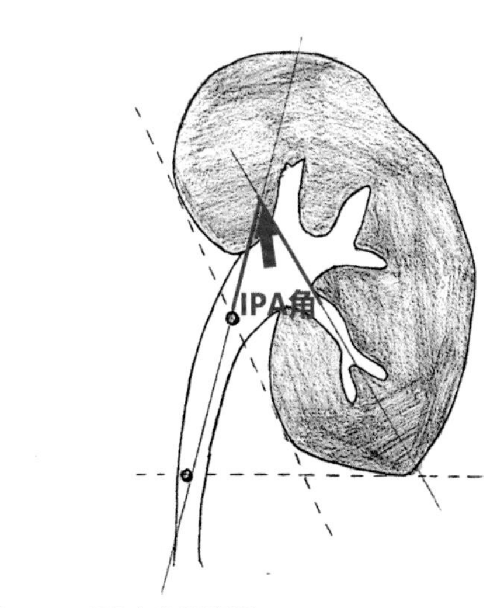

图9-2-2　IPA夹角示意图

三、拔除原输尿管支架管。先在黑泥鳅导丝

引导下，采用输尿管硬镜上行至肾盂。黑泥鳅导丝置入后保证位置不变，撤出输尿管镜。采用12/14F、46 cm 的输尿管鞘。输尿管鞘管和内芯均需要生理盐水润滑。输尿管鞘带芯沿着黑泥鳅导丝置入，通过输尿管口处可能有较小阻力。如果阻力较大则撤去输尿管鞘管单纯采用内芯扩张输尿管口。

四、输尿管鞘管置入后，进入约 43 cm。位置正确的判断标准：①拔出内芯可见鞘管内清亮的尿液流出。②小幅度活动鞘管内的黑泥鳅导丝，导丝可灵活移动（图 9-2-3），说明输尿管鞘管末端没有“顶死”黑泥鳅导丝（图 9-2-4）。③拔出内芯后可见黑泥鳅导丝上“悬挂”着“尿珠儿”，而非“血珠儿”，说明没有输尿管穿孔。

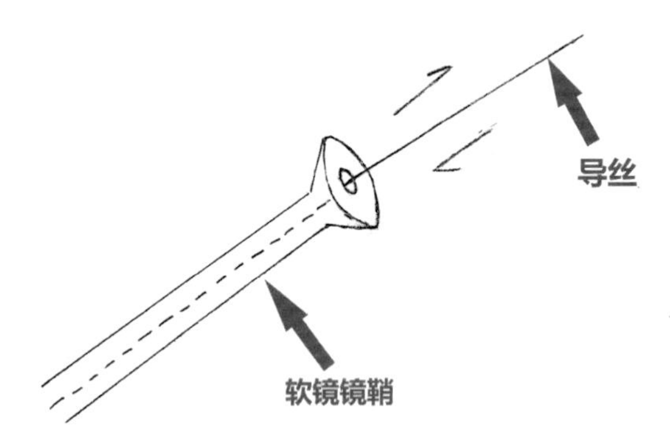

图9-2-3　位置正确时导丝应可灵活移动

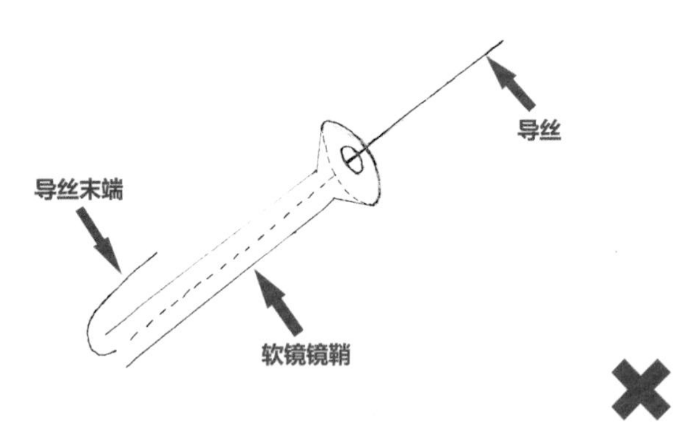

图9-2-4　输尿管鞘管末端没有“顶死”黑泥鳅导丝

五、操作期间注意水流压力，避免感染入血引起尿脓毒症或感染中毒性休克。人正常的肾内压为 10 mmHg。回流阈值为 30 ~ 35 mmHg，如果高于此阈值将导致肾小管静脉或淋巴回流。有学者研究发现输尿管软镜碎石手术中肾内压可以高达 50 ~ 350 mmHg。术中灌注方法有三：①手推注射器灌注；②吊袋灌注；③恒压灌注泵灌注。输尿管软镜碎石时间建议控制在 90 min 以内。

六、我们的经验是：连接生理盐水和水泵泵管，截断一段输血器，连接泵管。通过微调输血器滑轮以进一步精确操控冲水速度。在体外先调制水流速度，避免水流过快，增加水压；也要避免水流过缓，视野不清晰。

七、输尿管软镜沿镜鞘进入输尿管上段，出镜鞘后仍需沿左侧输尿管上行 2 ~ 3 cm 进入肾盂。图 9-2-5 示软镜视野下的右输尿管管腔。

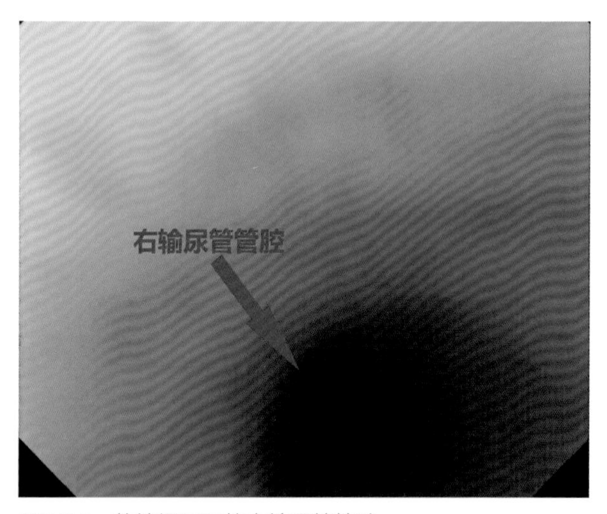

图9-2-5　软镜视野下的右输尿管管腔

八、进入肾盂后，镜头正对的位置是右肾上盏，其下方为右肾中盏。图 9-2-6 示右肾上盏和右肾中盏位置。

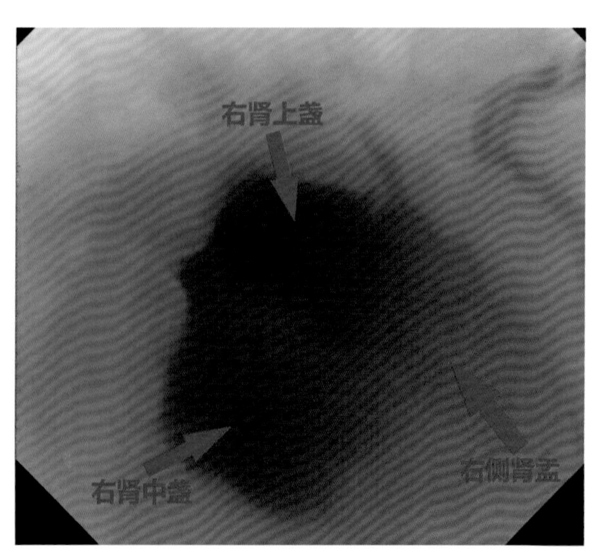

图9-2-6　右肾上盏和右肾中盏位置

九、软镜手柄的操作方法见图 9-2-7。对于右侧输尿管软镜，需要术者将右手手腕向右侧掰腕。

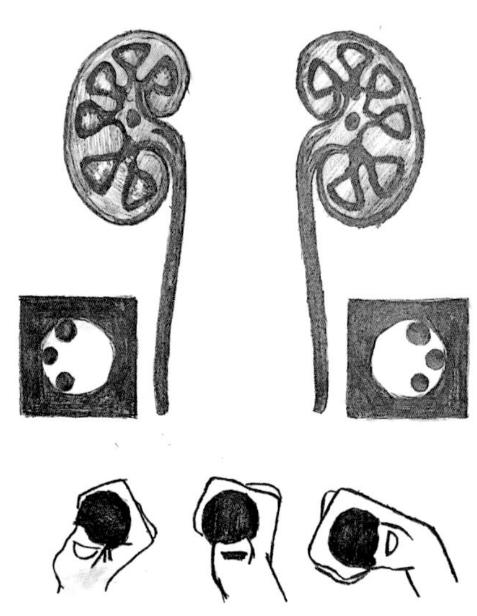

图9-2-7　软镜手柄操作方法示意图

十、图 9-2-8 示右肾上盏形态。此时输尿管软镜镜头直对右肾上盏，软镜末端弯曲度极小。图 9-2-9 示正对上组肾盏时软镜末端的位置和形态。图 9-2-10 示右肾上盏、中盏、下盏不同软镜末端角度。

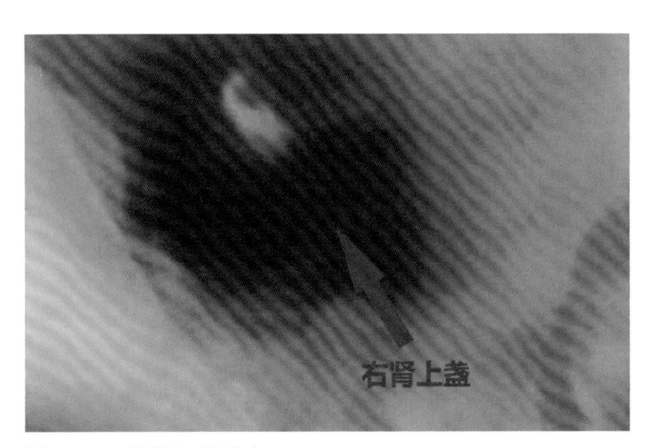

图9-2-8　右肾上盏形态

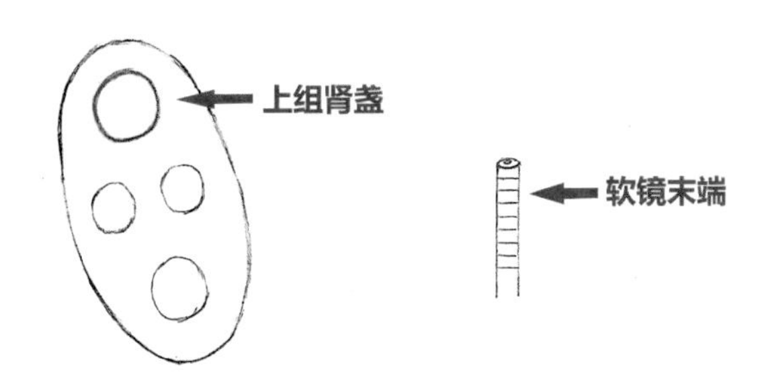

图9-2-9　正对上组肾盏时软镜末端的位置和形态

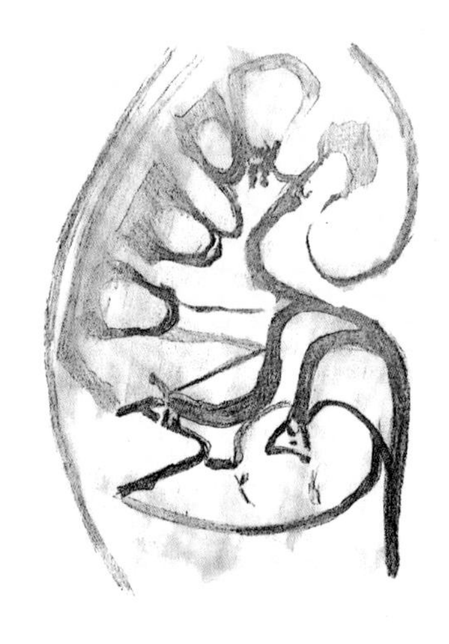

图9-2-10　右肾上盏、中盏、下盏不同软镜末端角度

十一、图 9-2-11 示右肾中盏形态，可见视野左侧的前组中盏和视野右侧的后组中盏，此时软镜末端弯曲。图 9-2-12 示正对中组肾盏时软镜末端的位置和形态。

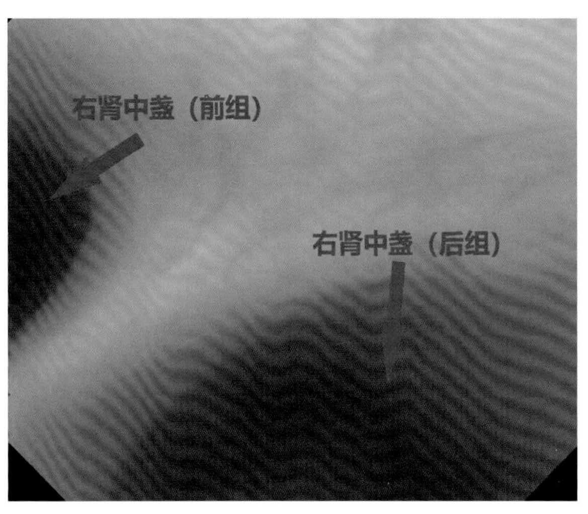

图9-2-11　右肾中盏形态

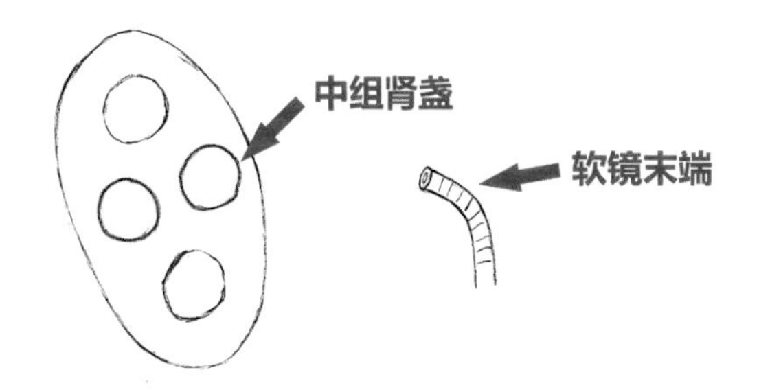

图9-2-12　正对中组肾盏时软镜末端的位置和形态

十二、图 9-2-13 示右肾下盏形态，下盏中发现右肾结石，此时软镜末端极度弯曲。图 9-2-14 示正对下组肾盏时软镜末端的位置和形态。

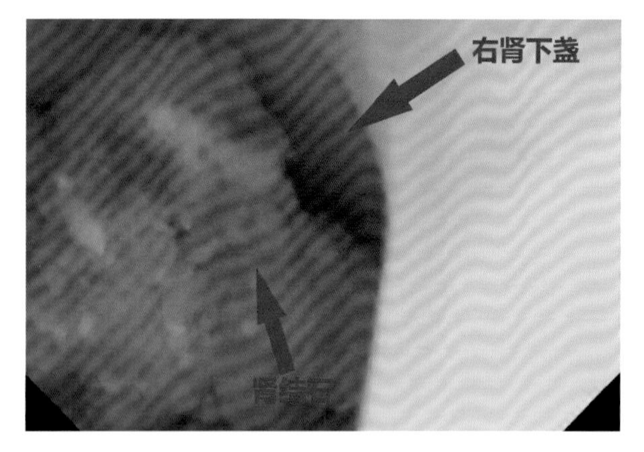

图9-2-13 右肾下盏形态

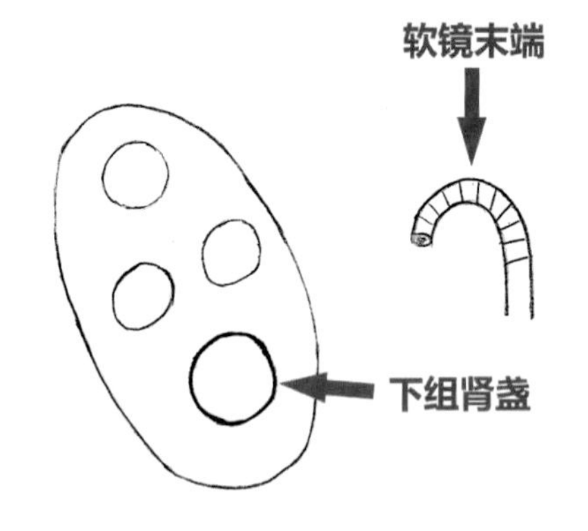

图9-2-14 正对下组肾盏时软镜末端的位置和形态

十三、发现结石后引入钬激光光纤。激光光纤伸出输尿管软镜的距离应该在 3 ~ 4 mm 左右，以避免软镜被激光损伤。显示屏上的判断依据是达到屏幕的四分之一至三分之一（图 9-2-15）。当激光光纤伸出输尿管软镜后首次被显示屏敏感地捕捉到的时候，伸出的实际距离在 1 ~ 2 mm。

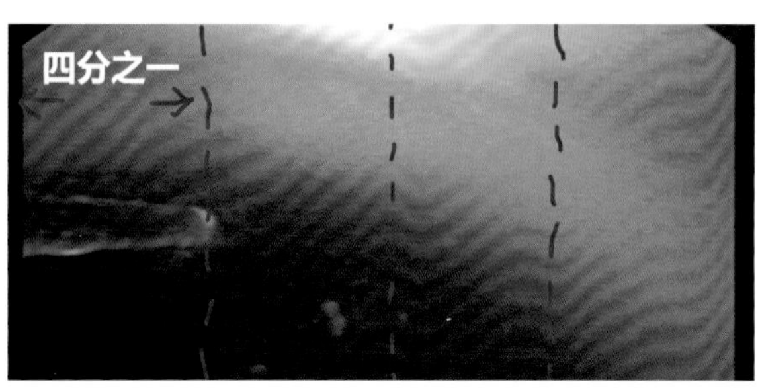

图9-2-15 激光光纤伸出输尿管软镜的距离达到屏幕的四分之一至三分之一

手术策略上，采用“小猫钓鱼法”，将右肾下盏结石移动至右肾上盏，如图 9-2-16 和图 9-2-17 所示。将结石破碎为少数几块结石碎片，再采用取石网篮取石。取石策略选择高能低频（频率 4-10 Hz，能量 0.6 ~ 2.0 J）。

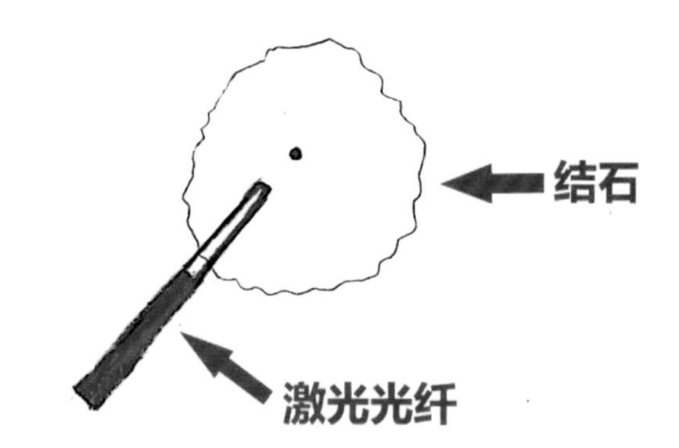

图9-2-16 用激光穿透结石中部

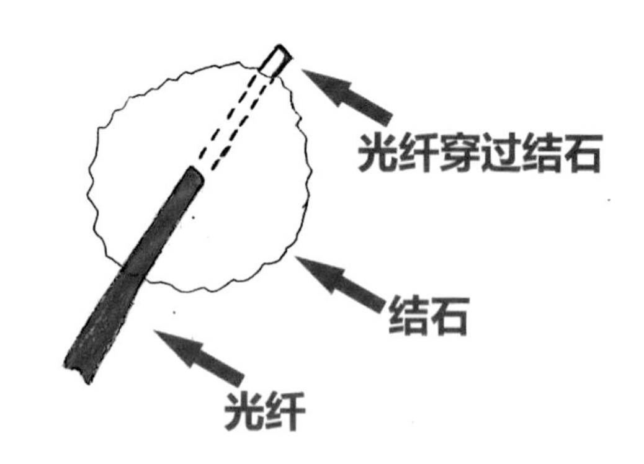

图9-2-17 将光纤穿过结石

十四、定位右肾下盏结石的中心部位，采用钬激光光纤做功，将结石中部击穿。随后将光纤穿过结石（图 9-2-18）。

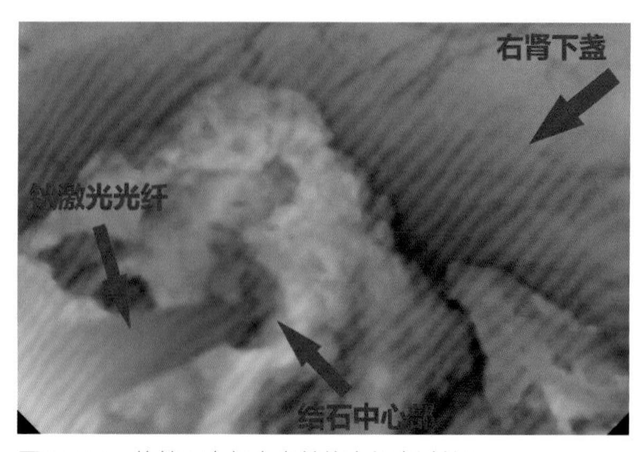

图9-2-18 将结石中部击穿并将光纤穿过结石

十五、通过改变软镜末端弯曲程度，将结石从下盏移动到右肾上盏（图 9-2-19）。

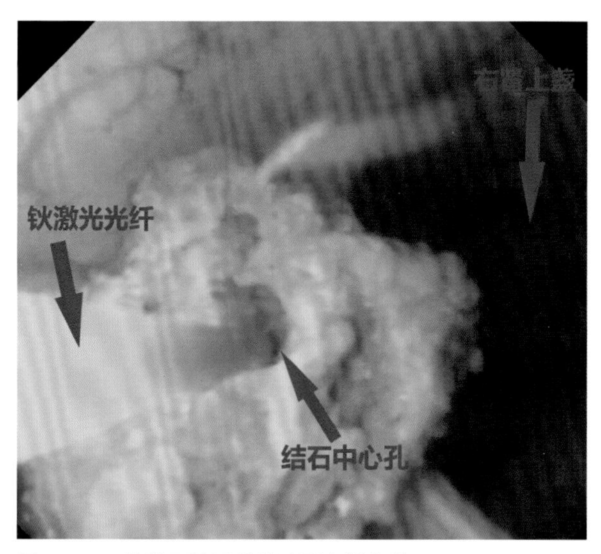

图9-2-19 将结石从下盏移动到右肾上盏

十六、因肾上盏的“直视性”优势，将肾下盏的结石移动到肾上盏，以降低手术难度。图 9-2-20 示光纤伸入孔洞后，随镜头一起移动到合适位置（例如从不方便操作的下盏移动到方便操作的上盏）。随后抽出光纤，将结石留置在右肾上盏。

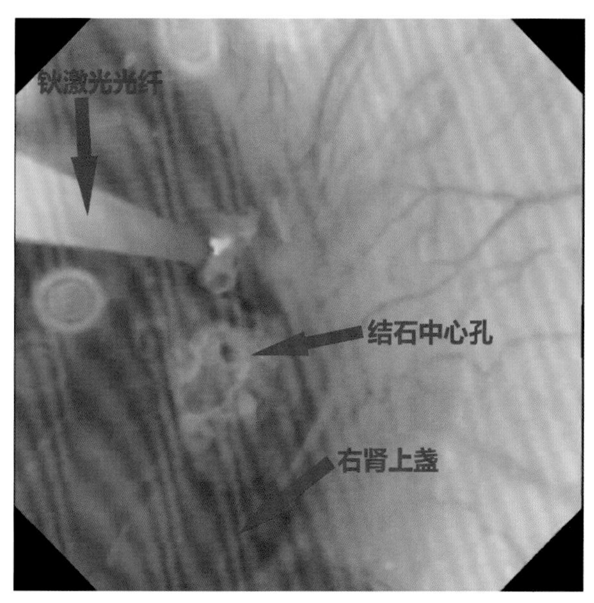

图9-2-20 将光纤随镜头移动到合适位置

十七、将结石分割为少数几块，采用取石网篮将结石碎块取出（图 9-2-21）。

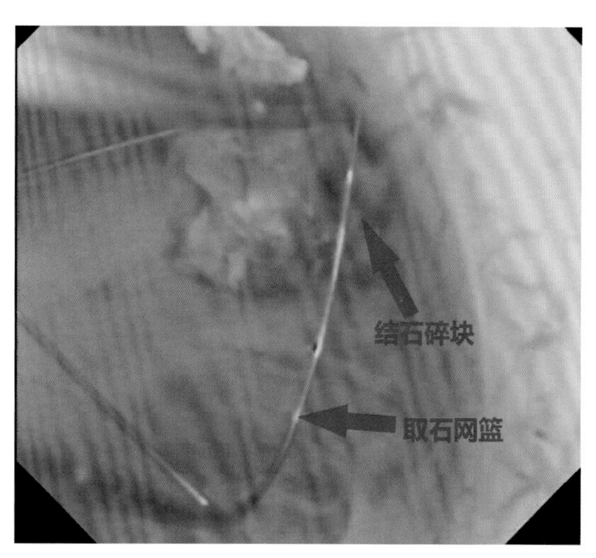

图9-2-21 将结石分割后取出

十八、残余结石采用高频率低能量模式，将结石碎片粉末化（图 9-2-22）。

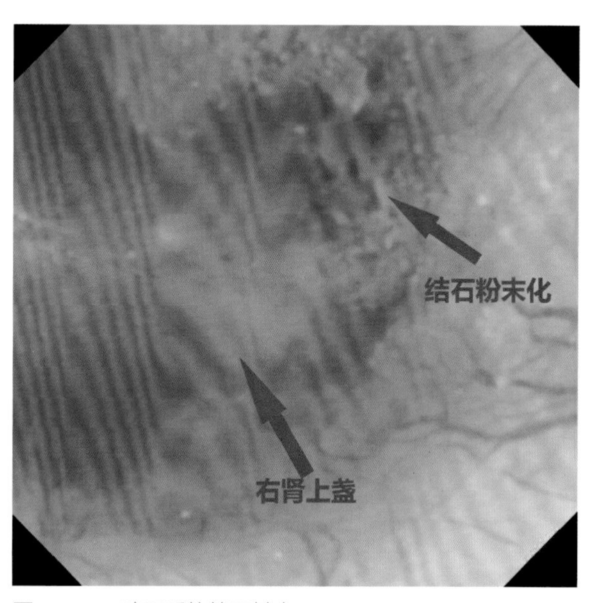

图9-2-22 碎石后的结石粉末

十九、碎石疗效评估，如结石＜2 mm 为无石；结石＞4 mm 为残留碎片；2～4 mm 碎片可能会生长，但与并发症发生或外科再次干预无关。无石的重复手术率为 3.5%；碎片 2～4 mm 的重复手术率为 8.2%；碎片＞4 mm 的重复手术率为 46.2%。

（刘苗 张洪宪 陈纪元 编写）

（陈纪元 视频制作）

视频32

第三节　输尿管狭窄条件下的“一期”输尿管软镜碎石术的操作技巧

一、病例介绍：患者44岁男性，主因“间断左侧腰痛2个月”就诊。2个月前出现左侧腰痛伴随肉眼血尿。CT提示左肾结石。首先行体外冲击波碎石。1周前复查左肾结石较前无明显变化。既往高血压、糖尿病、痛风、痔疮切除术后。主要诊断考虑为左肾结石。行全麻下左侧输尿管软镜碎石术。

二、腹盆腔CT平扫提示左肾结节状高密度影，最大直径为1.2 cm。诊断左肾结石。图9-3-1 CT冠状位图像显示结石，图9-3-2矢状位图像显示结石，图9-3-3横断面图像显示结石。

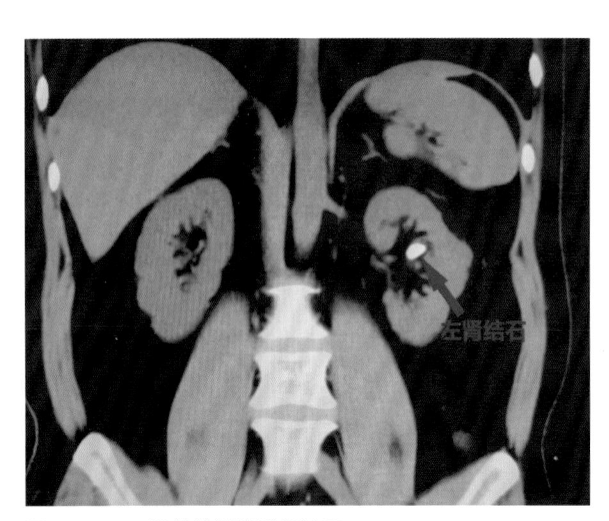

图9-3-1　CT冠状位图像显示结石

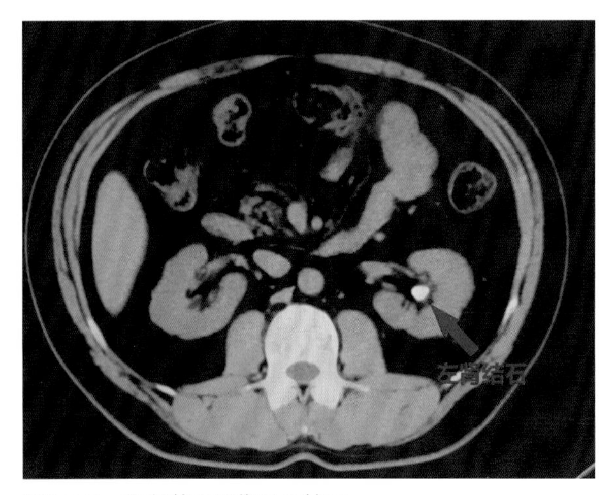

图9-3-2　CT矢状面图像显示结石

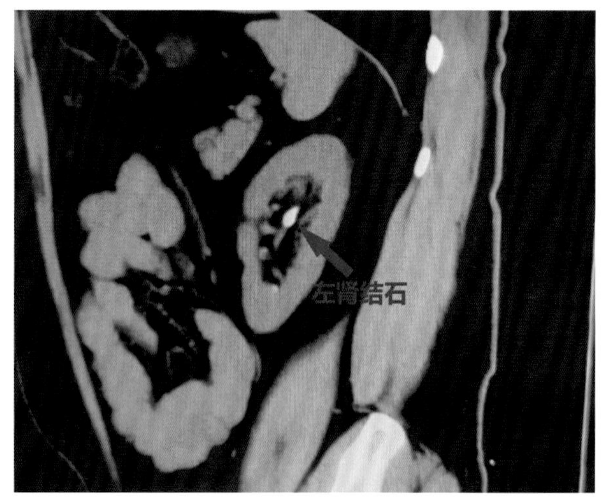

图9-3-3　CT横断面图像显示结石

三、手术先选择常规型号的输尿管硬镜探查，型号为F8/9.8。术中探查发现输尿管中段明显狭窄，遂更换为细输尿管硬镜，型号为F6/7.5（图9-3-4）。术中探查可以顺利通过输尿管狭窄段至接近肾盂水平。

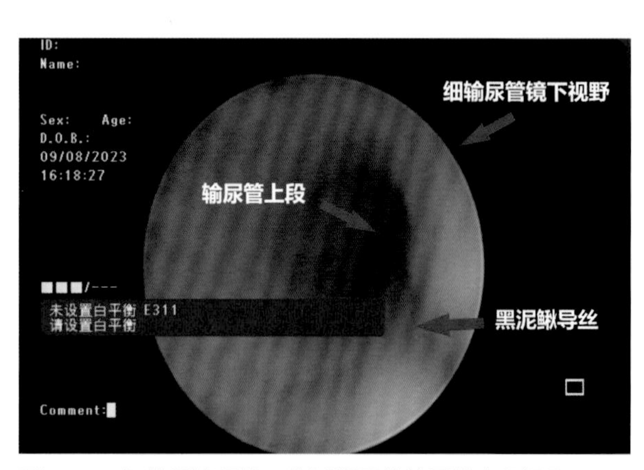

图9-3-4　细输尿管硬镜下靠近肾盂的输尿管上段视野

四、选择较细的输尿管软镜镜鞘，其型号为F11/13。沿着黑泥鳅导丝置入输尿管软镜镜鞘遇到明显阻力，镜鞘仅能到达输尿管中上段。对于此种方法，我们首先选择的是“软镜镜鞘内芯扩张法”。将软镜镜鞘的内芯和外鞘分离，仅采用内芯沿着黑泥鳅导丝置入，可以顺利置入肾盂。再将软镜镜鞘的内芯和外鞘组合，作为一个整体置入。

五、但遗憾的是，软镜镜鞘依然仅能置入到输尿管中上段。因输尿管管腔狭窄，无法将软镜镜鞘的外鞘成功置入肾盂的足够长度。在体外的软镜镜鞘长度过长，说明其末端未达到肾盂水平，仅达到输尿管中上段（图 9-3-5）。

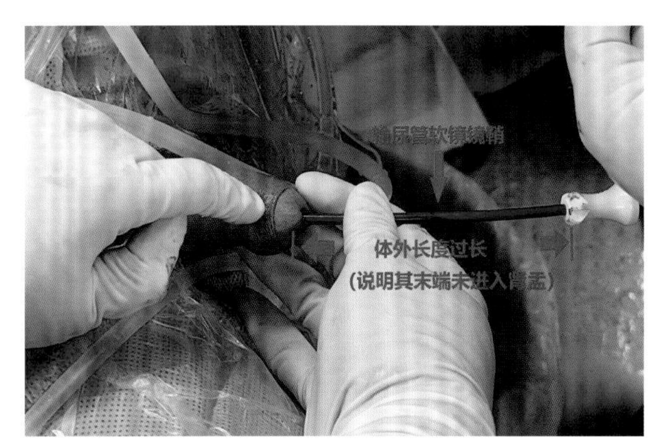

图9-3-5　镜鞘体外长度过长提示其末端未达到肾盂水平

六、在治疗决策上，有两种选择。保守方式：可以先留置左侧输尿管支架管 2 周，扩张输尿管后二期行输尿管软镜碎石术；积极方式：可以在软镜镜鞘末端位于输尿管中上段的基础上，采用输尿管软镜的裸镜沿着输尿管狭窄段缝隙上行至肾盂。后者虽然降低经济费用、减少患者住院次数和不必要痛苦，但对手术技术要求较高。权衡利弊后本例选择积极方式。

如图 9-3-6 所示，采用输尿管软镜顺利进入软镜镜鞘。图 9-3-7 所示为软镜镜头进入到镜鞘末端（输尿管中上段水平）。可见输尿管管腔狭窄，其管腔直径明显小于软镜镜鞘的直径。图 9-3-8 示输尿管蠕动时，输尿管的管腔进一步狭窄。

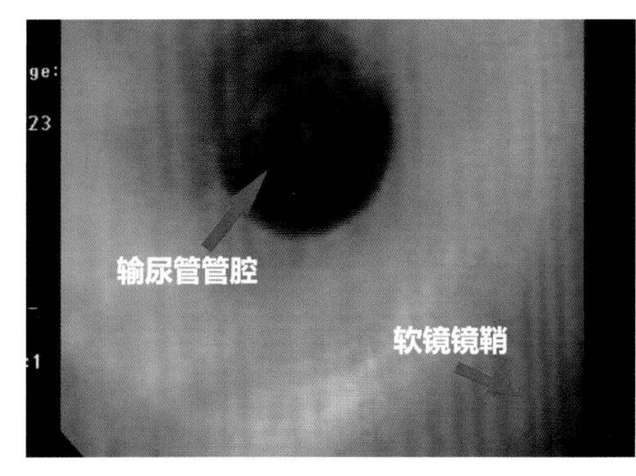

图9-3-6　进入软镜镜鞘

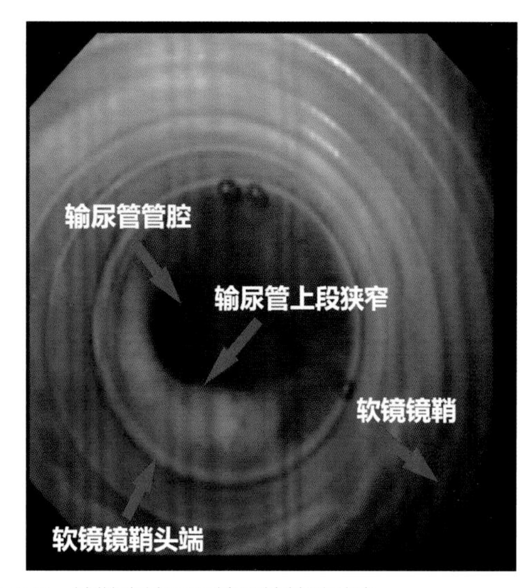

图9-3-7　镜鞘末端可见输尿管管腔狭窄

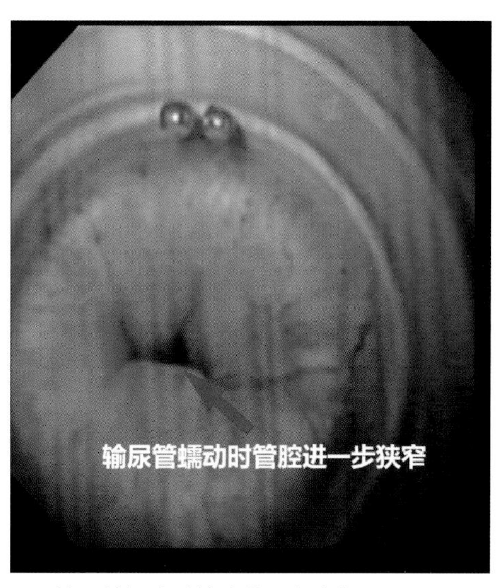

图9-3-8　输尿管蠕动时管腔进一步狭窄

七、因输尿管软镜裸镜的直径小于软镜镜鞘的直径，为裸镜进入狭窄输尿管提供可能。图 9-3-9 示裸镜进入狭窄段视野。可见输尿管管腔狭窄，狭窄段黏膜苍白僵硬。裸镜镜头进入无镜鞘路段的手术过程是本次手术的难点，此步骤手术耗时长。在此，我们总结以下原则：①采用“寻隙而入”的方法。术中始终保持管腔的孔洞位于镜头视野正中心。②输尿管上段狭窄而迂曲，术者需要不断调节软镜镜头方向，保持镜头长轴与管腔轴心平行，考验术者技术。③在上行过程中，如果镜头模糊，可能提示镜头误入黏膜层，需要及时退镜，并重新寻找正确通道。

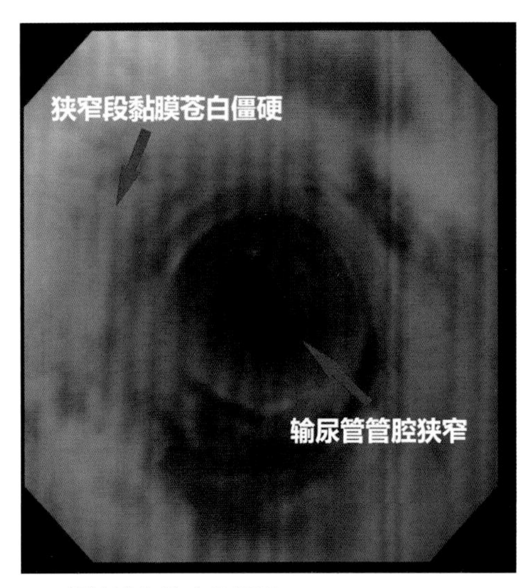

图9-3-9 裸镜进入狭窄段视野

八、图 9-3-10 示软镜裸镜顺利进入肾盂，可见镜头正对的上组肾盏。图 9-3-11 示在肾盂中可以探查到直径为 1.2 cm 的黄褐色结石。

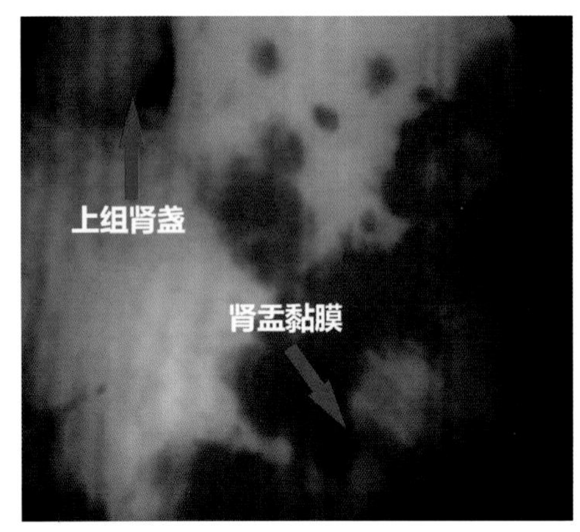

图9-3-10 软镜裸镜顺利进入肾盂

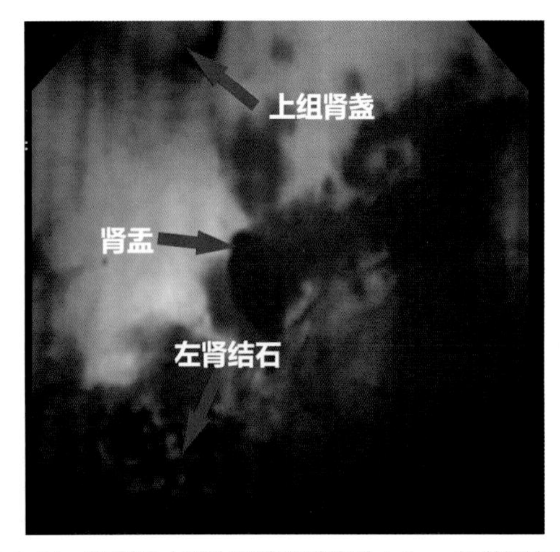

图9-3-11 在肾盂中可以探查到直径为1.2 cm的黄褐色结石

九、在碎石策略上，我们选择从头至尾的粉末化策略，放弃碎片化策略。其原因在于，如选择碎片化策略，术中需要采用取石网篮取石。如果此时软镜镜鞘成功置入肾盂，取石网篮抓取的结石碎片可以通过质硬的镜鞘，取出体外。但本例软镜镜鞘未置入肾盂。与质硬的镜鞘形成对比的，是柔软脆弱的输尿管狭窄上段。一旦结石在无镜鞘保护的狭窄段发生嵌顿，术者将会陷入“进退两难”的境地。取石网篮抓取结石碎片如果强行通过其狭窄段时将会划破黏膜。另外由于软镜头端质地柔软，又没有足够力量将嵌顿的结石重新推入肾盂。

十、采用高频率低能量的激光功率（0.5 J、20 Hz）将结石粉末化（图 9-3-12）。在操作技巧上，有以下技巧：①激光的靶点应该位于结石边缘，而非中央。采用“蚕食”的方法，将结石边缘粉末化。②光纤头端与结石的距离，应该采用“半接触式”。完全接触结石，能量过大，可能会形成较大结石碎片，距离较远完全不接触则降低碎石效率。采用“半接触式”利用激光产生的爆破力将结石边缘粉末化。③在结石部位上，应该均匀地沿着整个结石边缘碎石，而非局限于结石一隅。

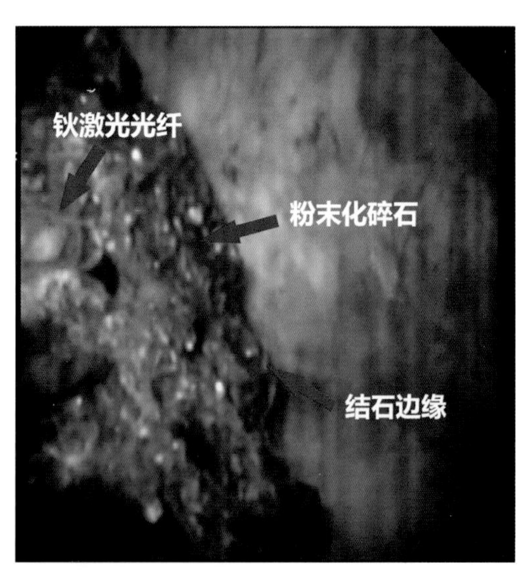

图9-3-12 粉末化策略碎石

十一、在碎石过程中，需要警惕肾盂高水压，可能造成感染入血形成尿脓毒症。因此时输尿管软镜镜鞘未置入肾盂，在软镜裸镜与外鞘间的缝隙狭窄，回水通道可能受阻。如图 9-3-13 所示，为了降低肾盂高水压，助手需要用注射器间断吸水，降低肾盂高压。

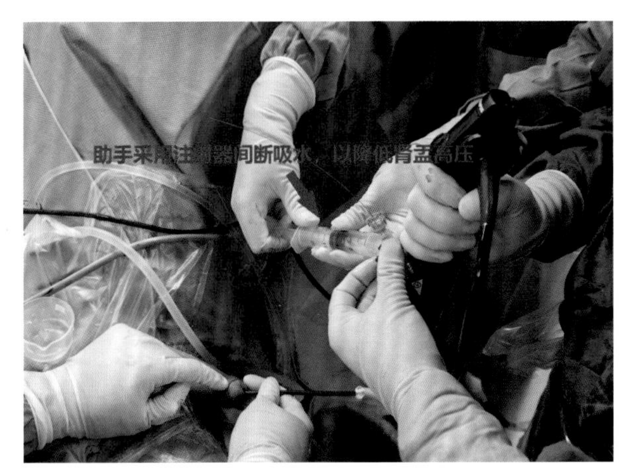

图9-3-13　助手配合吸水以降低肾盂压力

十二、在碎石初期，结石体积大，因重力作用，在激光碎石过程中，结石比较沉着。但在碎石后期，残余结石体积缩小，重力减少，结石比较飘忽。手术难度增加。可以将残余结石置入合适的肾盏（图 9-3-14），利用肾盏的狭小空间固定结石，可一定程度降低手术难度。图 9-3-15 所示为结石完全粉末化后，形成的泥沙样结晶。

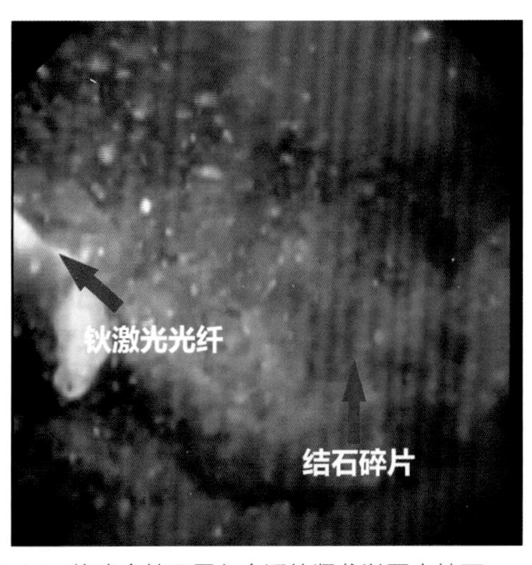

图9-3-14　将残余结石置入合适的肾盏以固定结石

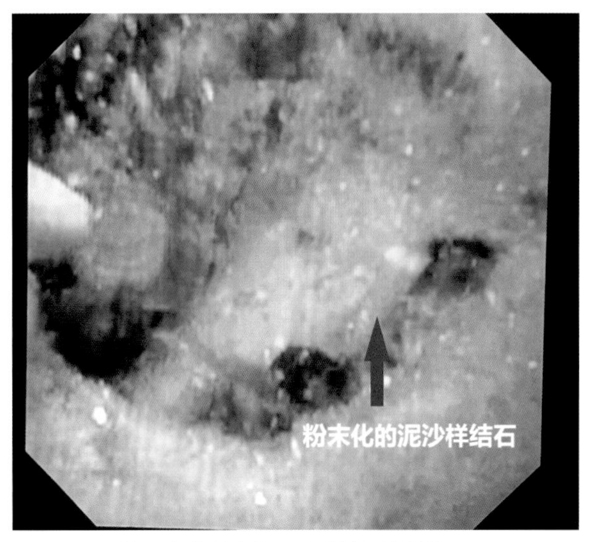

图9-3-15　结石完全粉末化后形成的泥沙样结晶

十三、碎石结束后留置左侧输尿管支架管。图 9-3-16 示左侧输尿管上段迂曲，支架管位置良好。

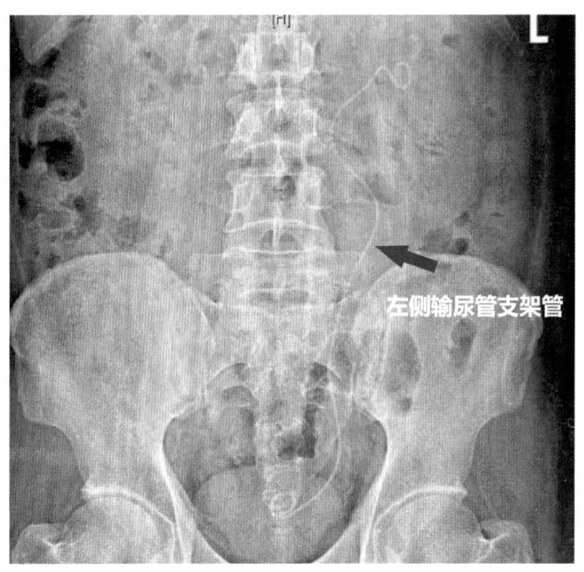

图9-3-16　左侧输尿管上段迂曲，支架管位置良好

（刘苗　张洪宪　陈纪元　编写）
（刘苗　视频剪辑）

视频33

第四节　输尿管软镜碎石取石术治疗肾盏憩室结石的手术技巧

一、病例介绍：患者 41 岁男性，主因“左侧腰背部疼痛 5 年”就诊。患者 5 年前出现左侧腰背部阵发性绞痛。既往体健。行泌尿系 CT 提示左侧肾盏憩室伴多发结石形成。1 个月前行左侧输尿管支架管置入术。初步诊断为左侧肾盏憩室多发结石。行输尿管软镜碎石取石术。

二、泌尿系 CT 示：左肾上极见囊状低密度影，其内可见多发结节状高密度影，较大者直径为 1.1 cm，边界清。增强扫描排泄期可见造影剂进入。诊断考虑为左侧肾上极肾盏憩室伴其内多发结石形成。图 9-4-1 示泌尿系 CT 提示左侧肾上极肾盏憩室伴其内多发结石形成。

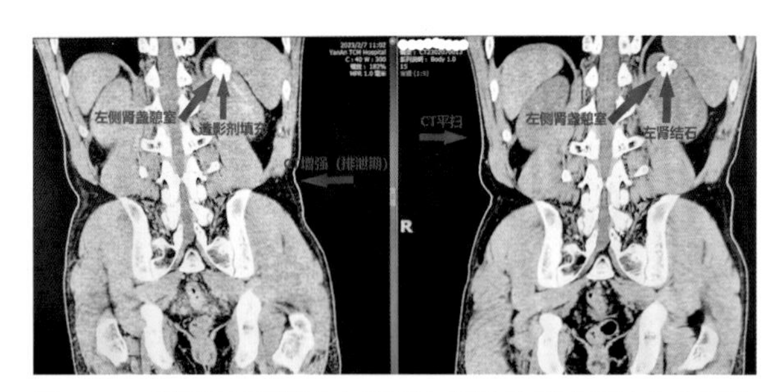

图9-4-1　泌尿系CT提示左侧肾上极肾盏憩室伴其内多发结石形成

泌尿系增强 CT 排泄期（矢状位）可见造影剂从集合系统通过细小通道流入肾盏憩室内部（图 9-4-2）。

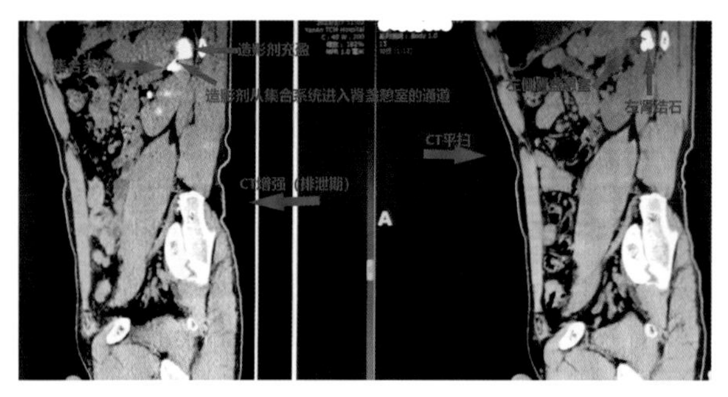

图9-4-2　泌尿系增强CT可见造影剂流入肾盏憩室

三、肾盏憩室结石的软镜手术治疗难点在于憩室开口的寻找和辨认。输尿管软镜下视野难以辨认肾盏憩室开口。结合术前泌尿系增强 CT（CTU）造影剂可以进入肾盏憩室的影像学特点，术中采用美蓝染色协助判断肾盏憩室开口。采用注射器吸取美蓝溶液，通过软镜通道打入肾盂。美蓝溶液通过细小的肾盏憩室开口可以进入肾盏憩室腔隙内部（图 9-4-3）。随后采用无色透明的生理盐水冲洗肾盂，使集合系统内部美蓝迅速冲淡。但由于肾盏憩室开口细小，其腔内美蓝弥散消退缓慢。

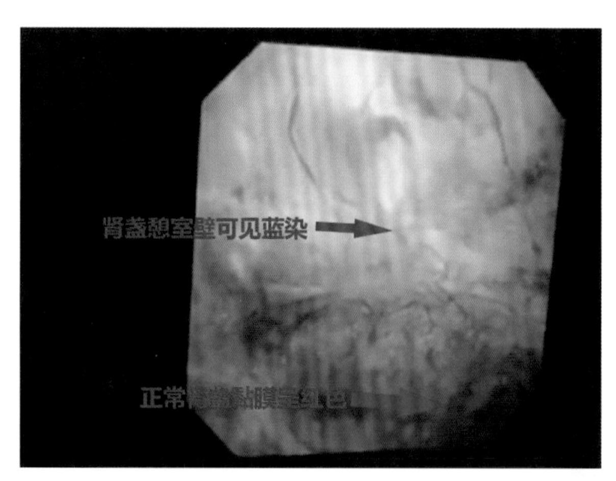

图9-4-3　肾盏憩室腔内美蓝透过憩室壁显像

四、术中采用 B 超结合软镜影像联合判断肾盏憩室位置（图 9-4-4）。软镜镜头的头端靠近肾盏憩室后，可以被 B 超影像所捕捉。利用 B 超动态影像的特点，台上术者控制软镜头端摆动，台下助手可以看到 B 超影像随之摆动，由此确认软镜镜头与肾盏憩室的相对位置关系。

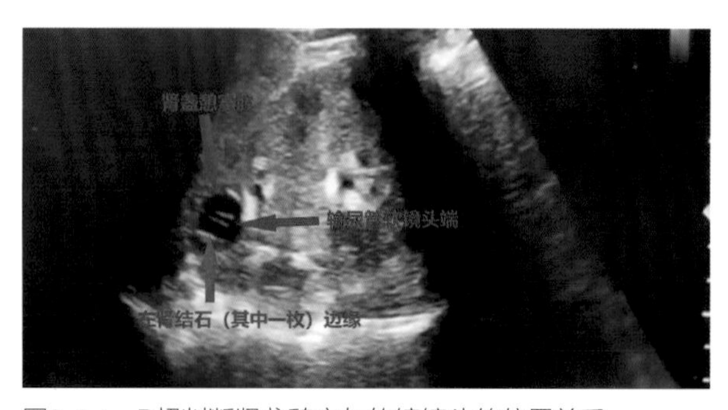

图9-4-4　B超判断肾盏憩室与软镜镜头的位置关系

五、图 9-4-5 示输尿管软镜头端的双轨样改变，及其与肾盏憩室的相对位置关系。

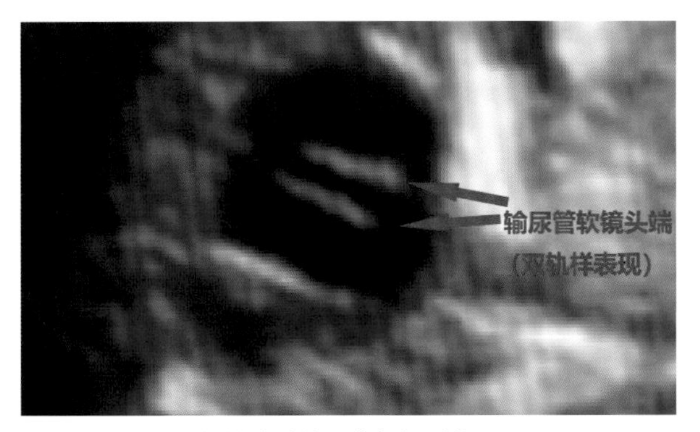

图9-4-5　B超下软镜头端的形态与相对位置

六、采用钬激光光纤对准目标肾盏憩室壁的黏膜做功，切开憩室壁（图 9-4-6）。

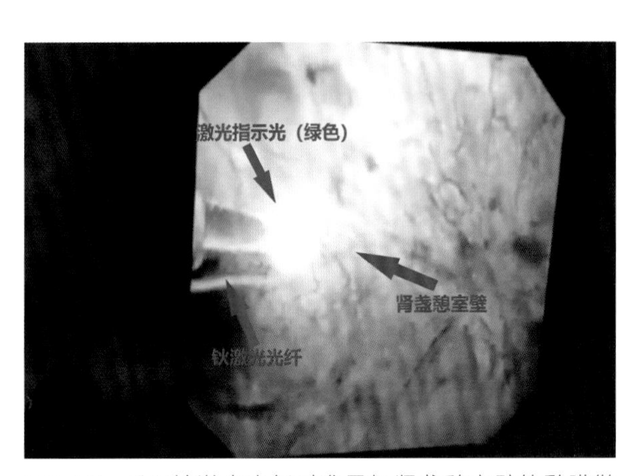

图9-4-6　采用钬激光光纤对准目标肾盏憩室壁的黏膜做功，切开憩室壁

七、图 9-4-7 示激光切开憩室壁后，观察到其后方的憩室腔。图 9-4-8 示进一步扩大肾盏憩室的孔洞。

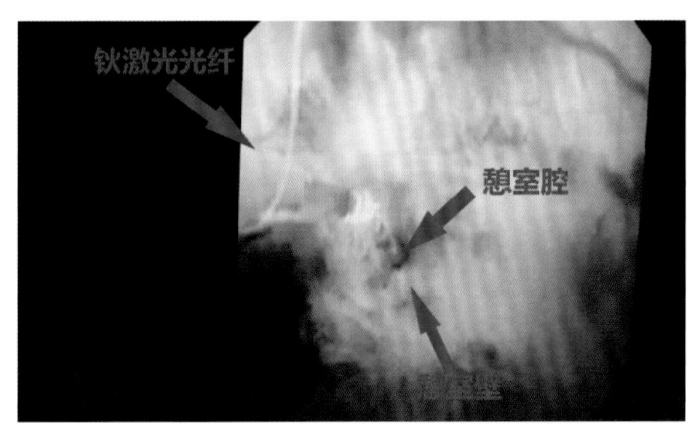

图9-4-7　切开憩室壁后可见憩室腔

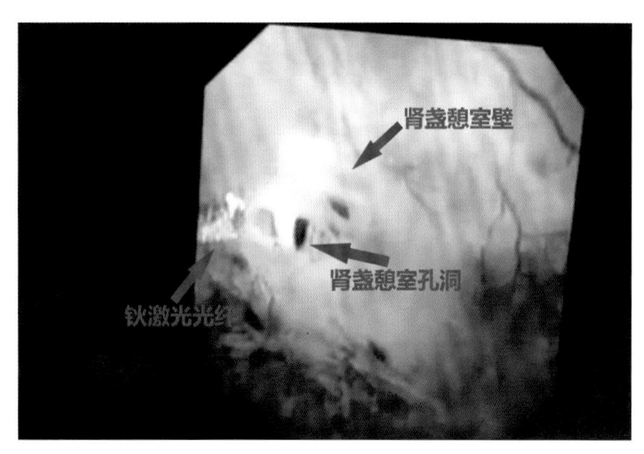

图9-4-8　进一步扩大肾盏憩室的孔洞

八、从手术安全性出发，在进一步扩大肾盏憩室孔洞之前。在输尿管软镜操作通道内撤出钬激光光纤，将导丝置入到软镜通道内部。使导丝顺利进入肾盏憩室的孔洞。图 9-4-9 示通过软镜通道将导丝置入憩室。

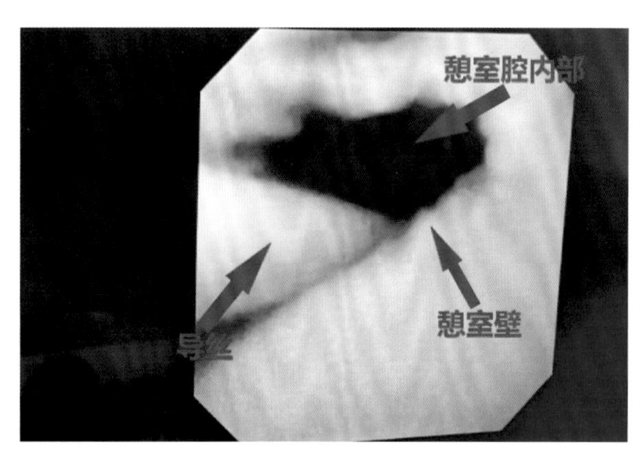

图9-4-9　通过软镜通道将导丝置入憩室

九、采用术中 B 超观察，可以看到肾盏憩室内部的导丝，由此判断导丝已经顺利进入肾盏憩室（图 9-4-10）。

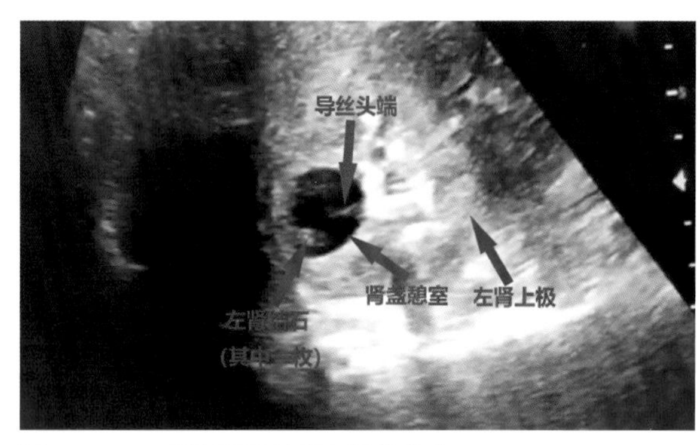

图9-4-10　B超提示导丝进入肾盏憩室

十、撤出导丝后，重新引入钬激光光纤，在原肾盏憩室的小孔洞周围进一步切开憩室壁（图 9-4-11）。在激光切割黏膜时尽量控制出血量，以避免出血造成视野浑浊，增加手术难度。

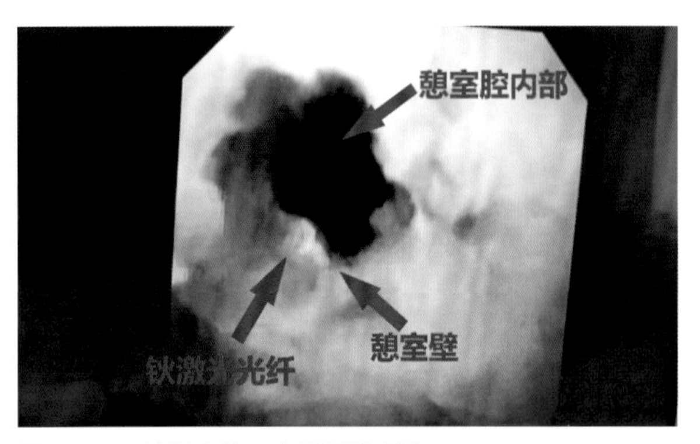

图9-4-11 钬激光进一步切开憩室壁

十一、将输尿管软镜头端通过切开的肾盏憩室的大孔洞，进入憩室腔内部，可见肾盏内的结石（图 9-4-12）。结石多发，呈现鹅卵石状。

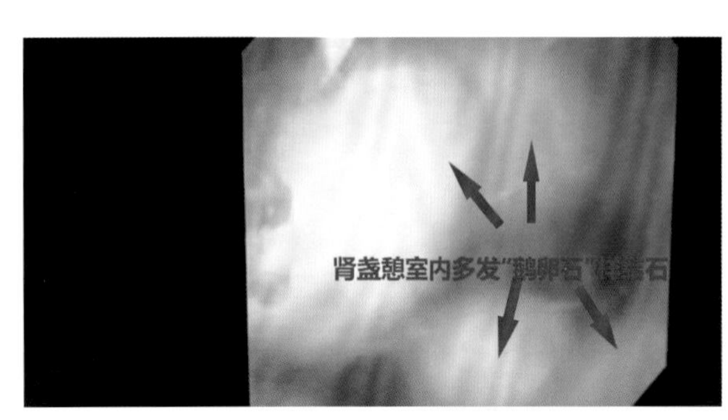

图9-4-12 憩室内多发结石

采用钬激光光纤将结石粉末化（图 9-4-13），大块结石碎片采用取石网篮取出体外。

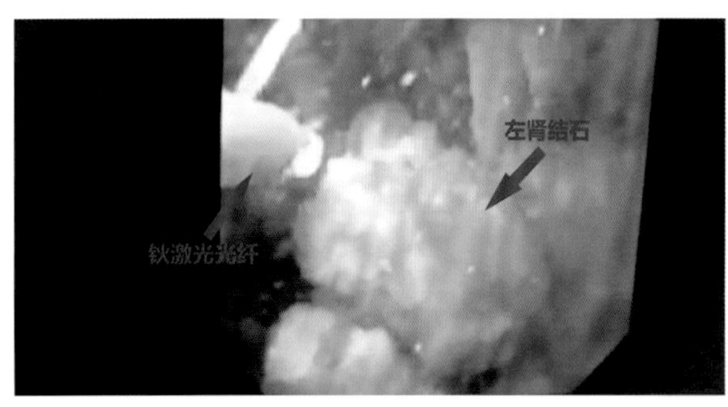

图9-4-13 采用钬激光光纤将结石粉末化

十二、输尿管软镜碎石取石结束后，通过软镜通道置入导丝，导丝头端进入肾盏憩室内部。留置导丝并保持位置不变，撤出输尿管软镜，更换为输尿管硬镜。在硬镜下置入输尿管支架管（图 9-4-14），术毕。图 9-4-15 示软镜取出的大块肾盏结石碎片标本。

图9-4-14 在硬镜下置入输尿管支架管

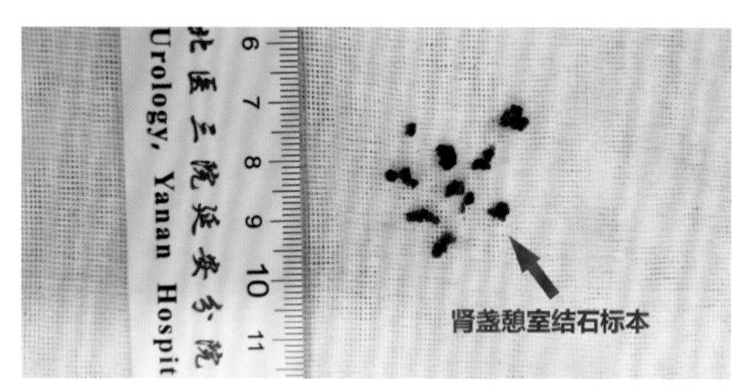

图9-4-15 软镜取出的大块肾盏结石碎片标本

十三、总结：肾盏憩室结石较普通肾结石手术难度较大。表现在：①憩室开口的寻找和辨认存在难度；②憩室壁切开可能造成术中出血，造成视野浑浊影响手术进程；③憩室定位不准确可能造成肾实质损伤，严重者可能损伤血管造成大量出血，甚至肾脏丢失可能；④容易造成结石残余，术后结石碎片或粉末排除困难。

十四、常规肾结石或输尿管结石术前行腹盆腔 CT 平扫即可，而对于肾盏憩室结石需要行泌尿系增强 CT，通过观察 CT 排泄期造影剂是否渗入肾盏憩室内部，初步判断肾盏憩室开口，便于手术策略制订。

十五、术中可以通过美蓝试验和 B 超寻找辨认憩室开口。其中，B 超结合软镜直视是手术难点，对术者和助手的良好配合及默契程度要求较高。

（刘茁 郭巍 陈纪元 编写）

第五节　一台尿道结石碎石术——初学者适用

一、病例介绍：患者 51 岁男性，主因“排尿困难 2 周”就诊。2 周前突发排尿困难，伴随血尿、尿急、尿痛。既往有左肾结石、左输尿管结石病史、高血压、糖尿病、阑尾切除术后。

泌尿系 CT 平扫提示尿道走行区可见高密度结节，诊断尿道结石（图 9-5-1）。

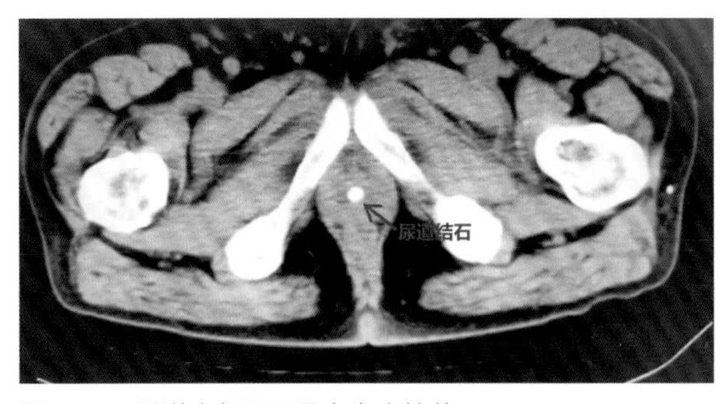

图9-5-1　尿道走行区可见高密度结节

二、在器械选择方面，本例患者选择肾镜进行操作，因肾镜外鞘较为粗大，有利于结石排出。肾镜外鞘为 F22。膀胱电切镜外鞘为 F24～27。常规输尿管镜为 F8/9.8。

三、在手术策略方面，不考虑直接在尿道内进行碎石操作。因为在操作中，有误伤尿道黏膜形成瘢痕狭窄可能。因此考虑将尿道结石“推入”膀胱，再按照膀胱结石行碎石术。

四、将尿道结石“推入”膀胱需要掌握操作技巧，避免镜头直接接触结石而造成器械损坏或尿道黏膜出血。左手将尿道上提并与腹壁呈 90° 角。在冲水同时右手持肾镜（带外鞘）直视下进入尿道口。抬起肾镜的后端使镜身与腹壁呈垂直位，借镜身的重力使之缓慢下降至球部。稍加用力，作一弧形动作将镜鞘下压并轻巧向前推进，使尿道外括约肌被迫开放，将肾镜导入尿道前列腺部。肾镜沿尿道上行直至观察到尿道结石位于前列腺部尿道。进一步压低镜身，使之呈水平位或更低，后尿道遂呈一直线，同时将镜身进一步推向前。直视下镜头视野正对尿道后壁（不接触），而非正对尿道结石。最终使尿道结石顺利进入膀胱。（图 9-5-2）。

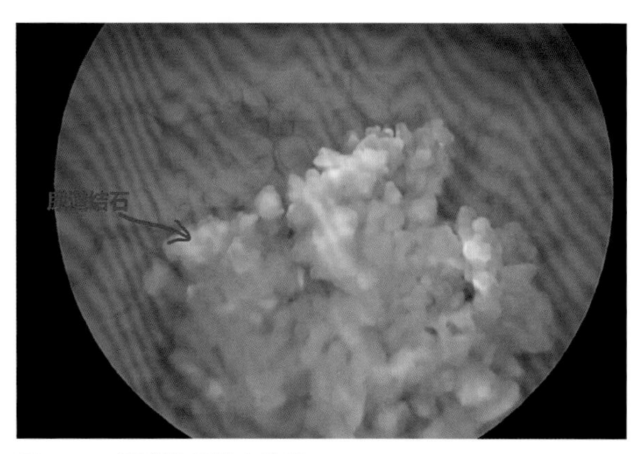

图9-5-2　尿道结石进入膀胱

五、在碎石策略上，选择将结石碎片化而非粉末化（图 9-5-3）。碎片化效率高，将结石震碎为小块，再通过“宽敞”的肾镜镜鞘“冲出”。在能量上选择高能低频，本例患者术中选择 1 J，20 Hz。粉末化效率较低，碎石时间长，且膀胱空间大结石不易固定，不作为首选。附三种碎石策略：①粉末化策略选择高频低能（频率 15～80 Hz，能量 0.2～0.5 J），适合质软结石；②破碎后取石网篮策略选择高能低频（频率 4～10 Hz，能量 0.6～2.0 J），适合质硬小体积结石；③爆米花（非接触式）策略中高频中等脉冲能量（10～20 Hz，能量 1～1.5 J）。

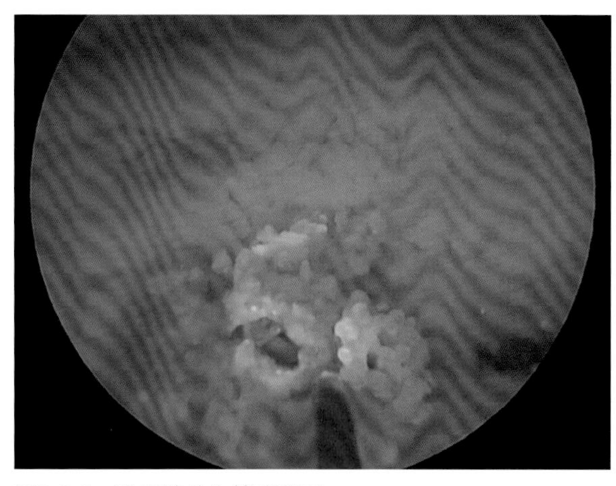

图9-5-3　采用碎片化策略碎石

六、将光纤对准结石中心，将结石碎片化。将结石抵压在膀胱底部击碎（图 9-5-4），以避免结石活动。尿道结石碎片化改变，如图 9-5-5。碎石时灌注压力避免过大，避免将结石冲跑。

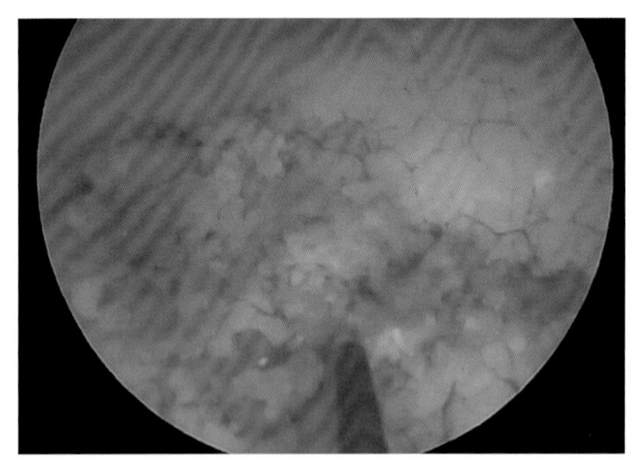
图9-5-4　将结石抵压在膀胱底部击碎

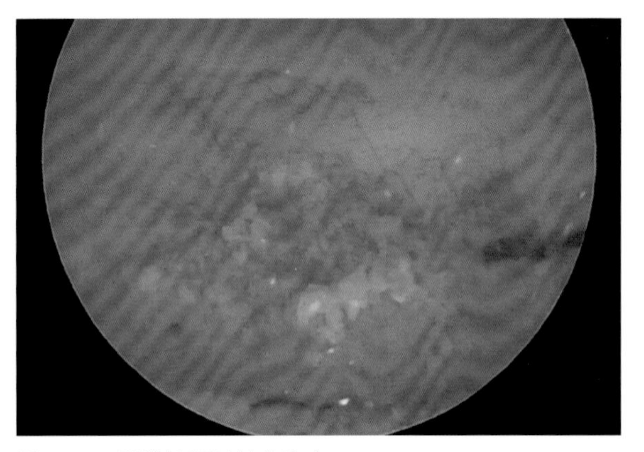
图9-5-5　尿道结石碎片化改变

七、将肾镜镜鞘与肾镜镜身分离，将镜鞘抵住结石远端的膀胱壁，快速将肾镜撤出镜鞘，将结石碎片引出体外（图 9-5-6 和图 9-5-7）。

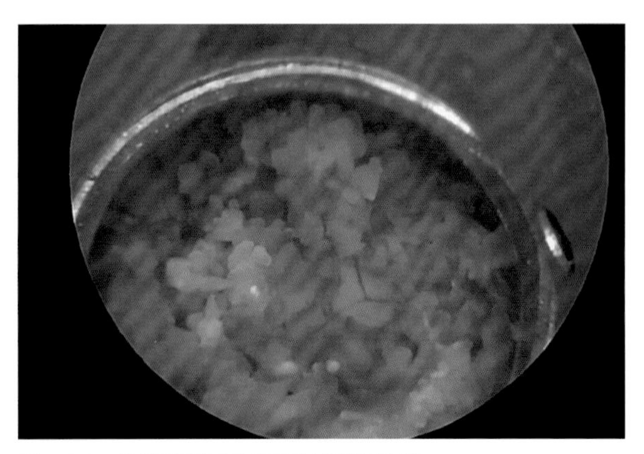
图9-5-6　快速撤镜将结石碎片引出体外

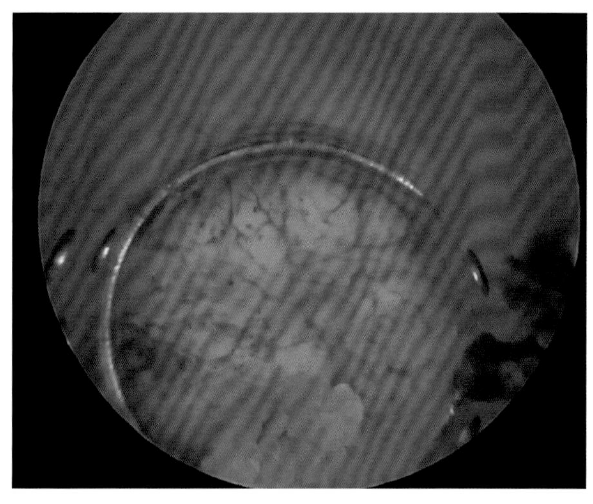
图9-5-7　将镜鞘抵住结石远端的膀胱壁

八、排出结石，留置 16F 双腔尿管。图 9-5-8 示排出结石。

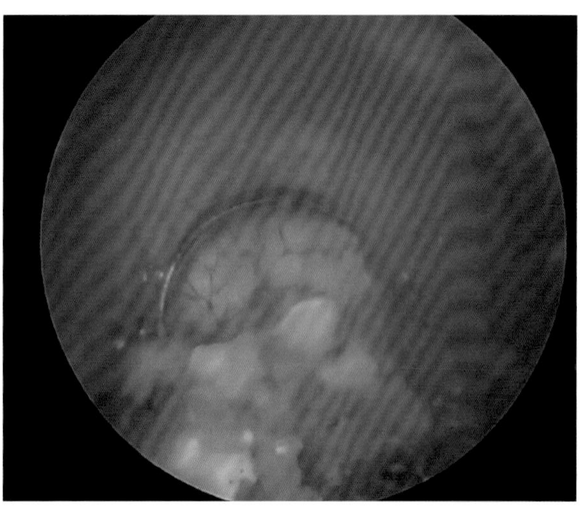
图9-5-8　排出结石

视频34

（刘苗　张洪宪　陈纪元　编写）
（刘苗　视频编辑）

第六节　经皮肾镜碎石取石术——从“零”开始的新手菜鸟笔记

病例 1：

一、病例介绍：患者 58 岁男性，主因“左侧腰痛 2 个月”就诊。既往强直性脊柱炎 30 年，双侧肾结石行经皮肾镜碎石术后 10 年。本次住院诊断为左肾结石。拟行左侧经皮肾镜碎石取石术。

二、泌尿系 CT 提示左侧肾盂内高密度影，直径为 2 cm，诊断考虑为左肾结石。图 9-6-1 示泌尿系 CT 横截面可见左侧肾盂内高密度影。图 9-6-2 示泌尿系 CT 冠状面可见左侧肾盂内高密度影。

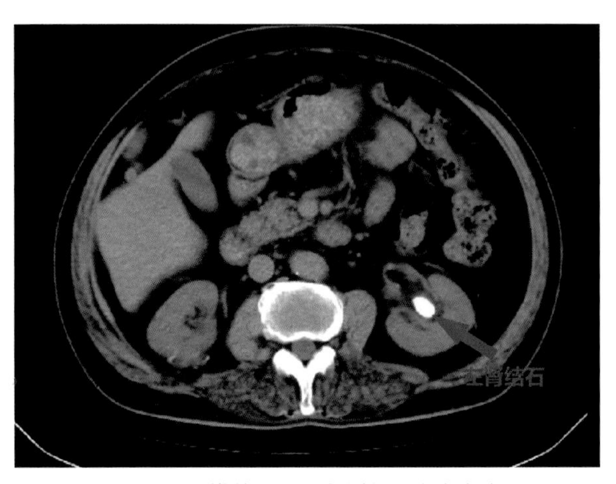

图9-6-1　泌尿系CT横截面可见左侧肾盂内高密度影

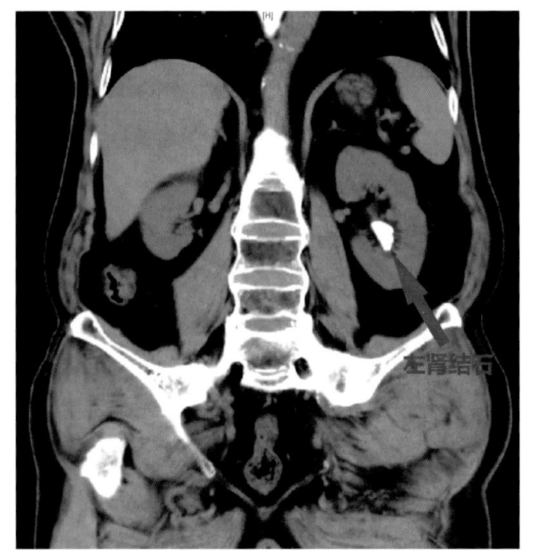

图9-6-2　泌尿系CT冠状面可见左侧肾盂内高密度影

三、经皮肾镜碎石术的核心要点是穿刺通道的建立。其中 B 超在辅助建立穿刺通道过程中扮演重要作用。本中心采用的是美国 GE 彩超 LOGIQ P5 的超声仪器（图 9-6-3）。

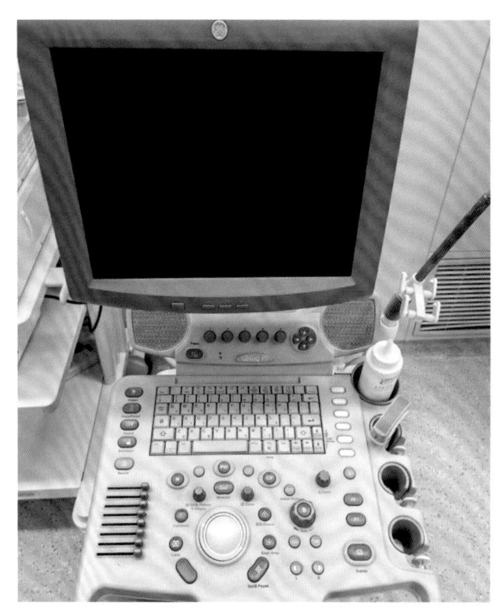

图9-6-3　美国GE彩超LOGIQ P5超声仪器

四、如图 9-6-4 所示，超声仪器的操作面板有多种功能。其中较为重要的用红色框出。彩色血流可以观察肾脏血流情况，增益可以增加对比度，深度可以调整大小。图 9-6-5 示术中采用的超声探头。

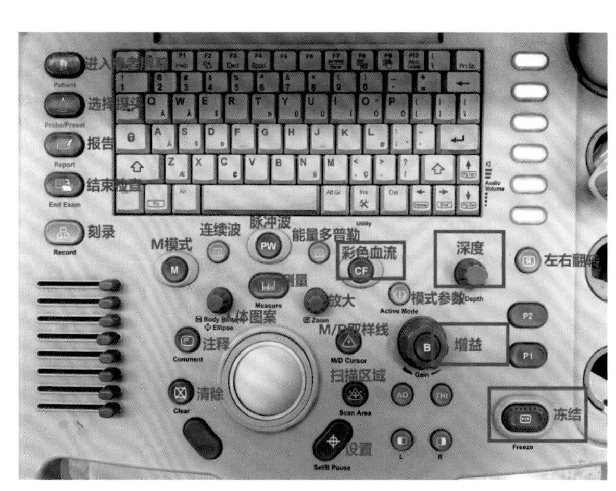

图9-6-4　超声仪器操作面板

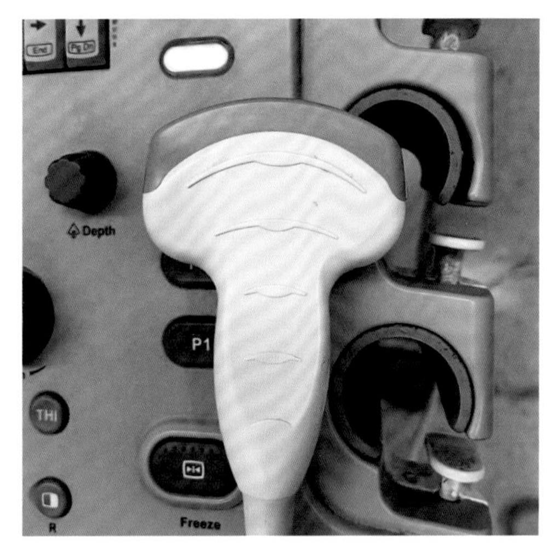

图9-6-5　术中采用的超声探头

五、穿刺点选择位置为第12肋下(图9-6-6)。或选择第11肋间(腋后线与肩胛下线间区域)。图9-6-7示肾脏上方的骨性结构和腰部肌肉解剖位置。

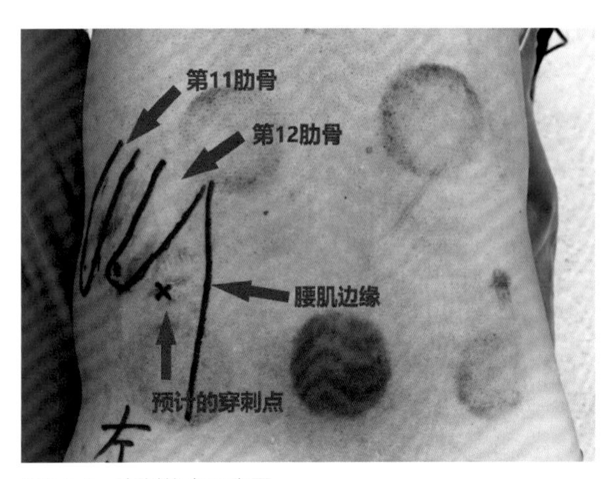

图9-6-6　穿刺位点示意图

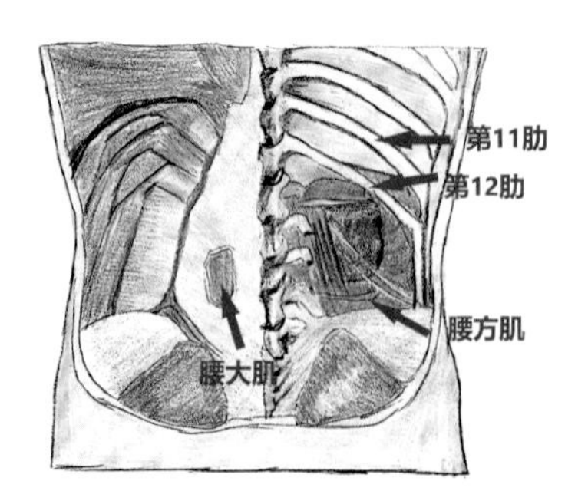

图9-6-7　肾脏上方的骨性结构和腰部肌肉解剖位置

六、如图9-6-8所示，通常因肝脏压迫作用，右侧肾脏位置较左侧肾脏更低。

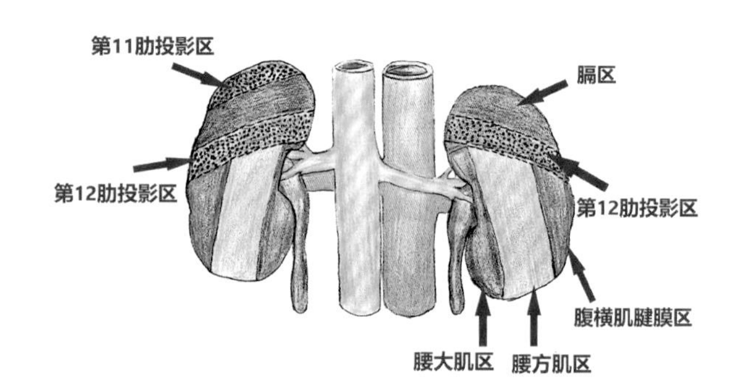

图9-6-8　两侧肾脏位置示意图

七、超声探头长轴所在的直线应该与后正中线呈30°角(图9-6-9)。这样能够保证探头长轴与肾脏长轴相平行，使超声能够扫到肾脏的最大截面。图9-6-10示超声探头在人体表面的方位。图9-6-11示肾脏的解剖位置。

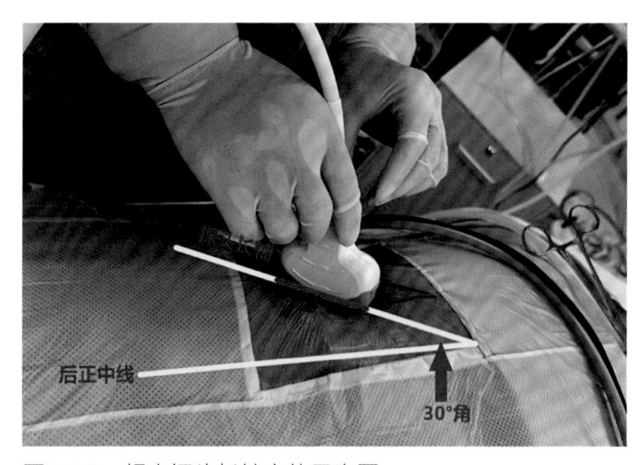

图9-6-9　超声探头长轴方位示意图

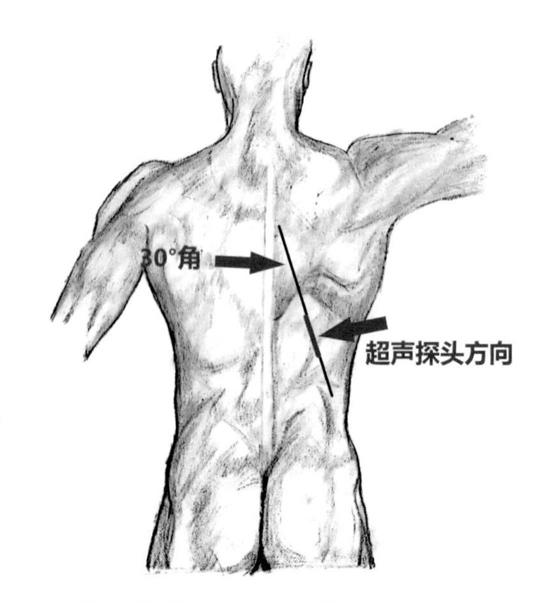

图9-6-10　超声探头在人体表面的方位

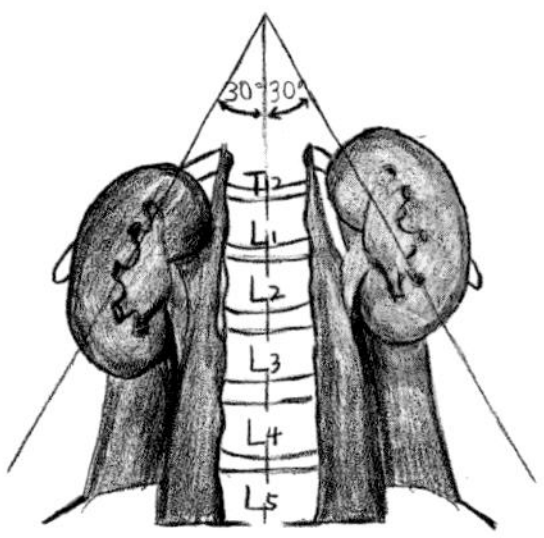

图9-6-11　肾脏的解剖位置

八、超声显示左肾结石表现为强回声，后伴声影（图 9-6-12）。周围的肾窦脂肪虽然也表现为强回声，但其后方没有声影。肾皮质呈现低回声。通过预先留置的左侧输尿管导管注射生理盐水，制造人工肾积水后，在结石周围出现低回声的液性暗区。

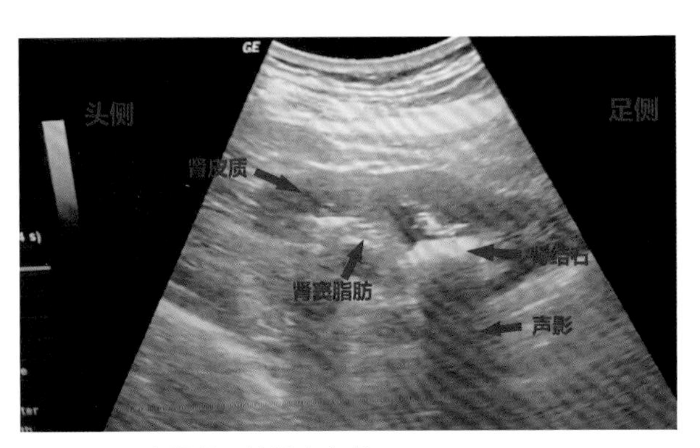

图9-6-12　左肾结石的超声表现

九、超声探头扫及左肾最大切面后，尽量保持固定不变。在探头一侧距离其 0.5 cm 处选择穿刺点，将穿刺针倾斜一定角度后向深方穿刺。图 9-6-13 示穿刺针角度与穿刺点位置示意图。

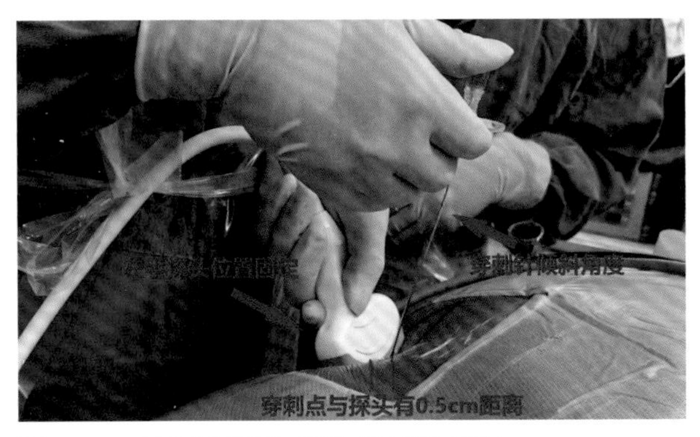

图9-6-13　穿刺针角度与穿刺点位置示意图

十、理想穿刺位置为穹窿部，穹隆末端的肾乳头为相对无血管区。图 9-6-14 示超声影像表现，可见穹窿部的形态表现，另可见穿刺针尖的强回声光团置入肾乳头过程。图 9-6-15 示穿刺位点与肾脏动脉的解剖关系图。

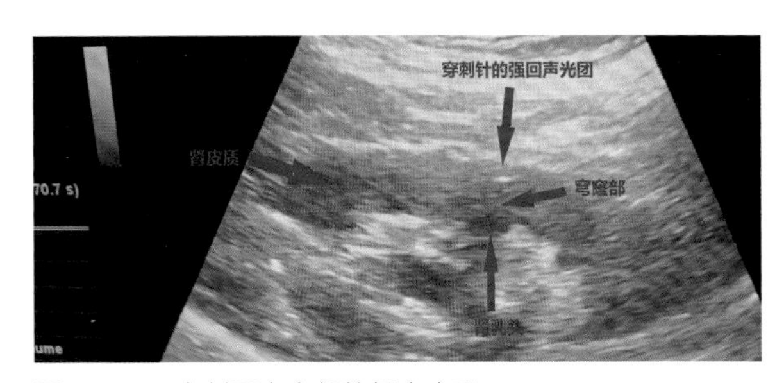

图9-6-14　穿刺至穹窿部的超声表现

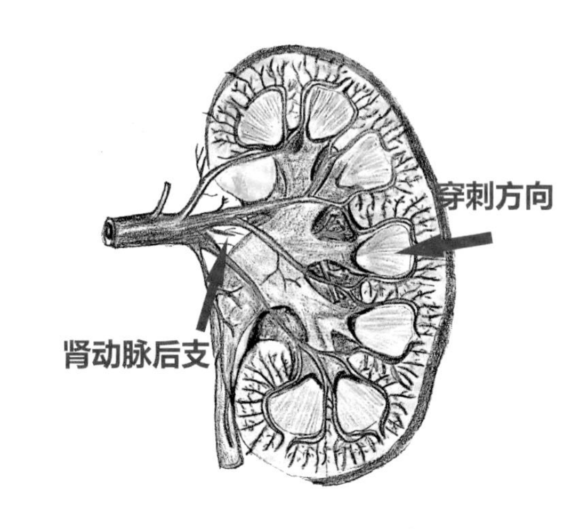

图9-6-15　穿刺位点与肾脏动脉的解剖关系图

十一、在穿刺针置入目标区域后，拔除穿刺针芯。助手向预先留置的左侧输尿管导管注射生理盐水，可见穿刺针鞘有液体流出（图9-6-16），证明穿刺针尖位于集合系统内，穿刺成功。

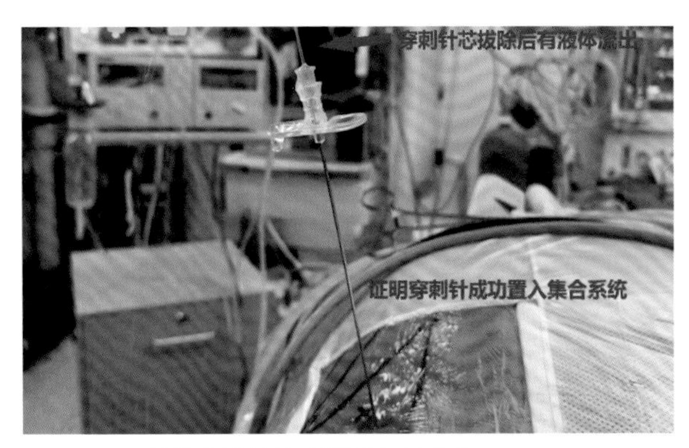

图9-6-16　针鞘有液体流出证明穿刺成功

十二、保持穿刺针鞘的位置不变，置入斑马导丝。置入后采用B超辅助观察斑马导丝的位置，保证其位于肾盂内部。图9-6-17示超声辅助观察斑马导丝位置。

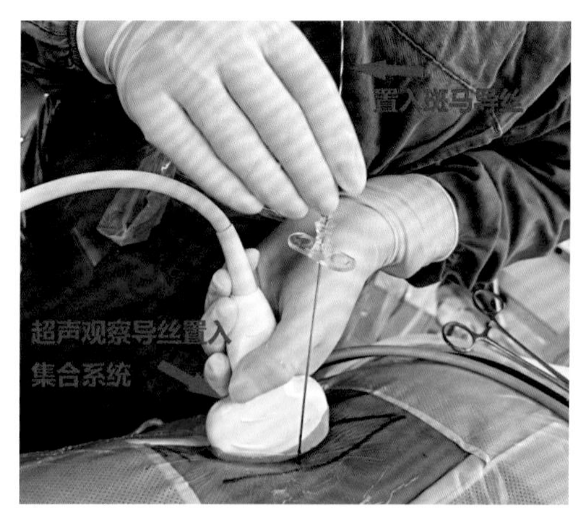

图9-6-17 超声辅助观察斑马导丝位置

十三、保持斑马导丝位置不变，撤回穿刺针鞘，在撤出前需要提前测量穿刺针鞘在皮肤下的深度。本例患者为3.5横指（约7 cm）。通常来说，深度不超过9 cm。沿着斑马导丝置入一次性塑料扩皮器，其置入深度与此前穿刺针鞘深度相等。置入后，助手协助向输尿管导管注射生理盐水，如扩皮器末端流出液体，证明扩皮器末端位置位于肾脏集合系统内（图9-6-18）。

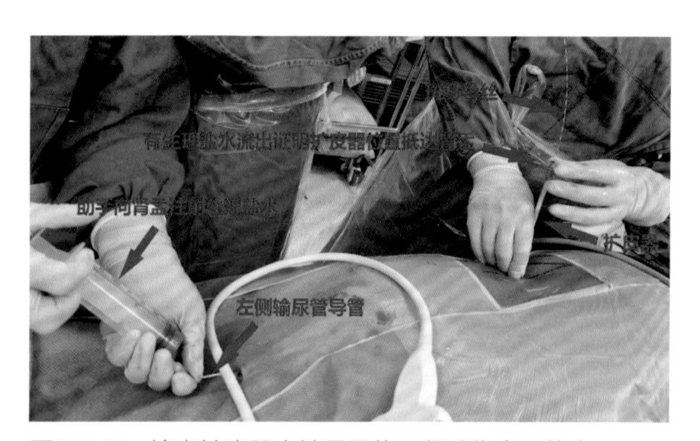

图9-6-18 检查扩皮器末端是否位于肾脏集合系统内

十四、图9-6-19示成功置入一次性塑料外鞘。采用输尿管镜置入塑料外鞘观察置入深度。如果没有观察到肾盂黏膜，则可能穿刺深度过深或过浅。临床中常见的情况是穿刺深度不足。其原因在于穿刺针鞘置入深度如为3.5横指，小号扩皮器因其直径大于穿刺针鞘，在置入相同深度（3.5横指）时，会将组织沿置入方向向前推挤；同理，大号扩皮器直径更大，进一步将组织向前推挤，最终导致穿刺深度不足，需要适度增加穿刺深度以矫正。

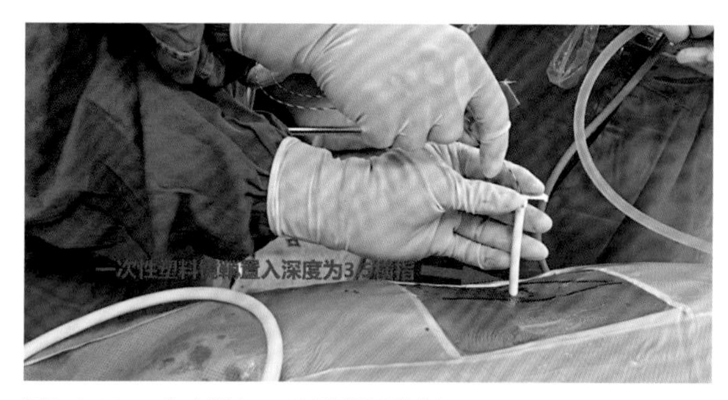

图9-6-19 成功置入一次性塑料外鞘

十五、理想的穿刺位点是置入肾乳头。如图9-6-20所示，外鞘顺利置入肾乳头后，可以观察到“被劈裂”的肾乳头。此种方法出血少。

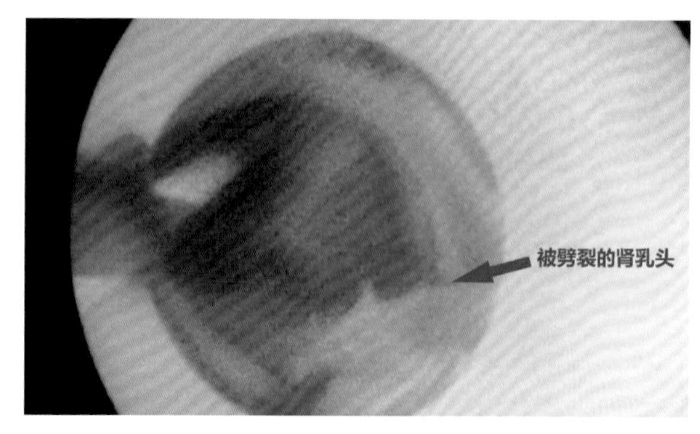

图9-6-20 置入肾乳头后可见被其被劈裂

十六、置入输尿管镜观察置入深度良好，可以看到肾结石和周围正常肾盂黏膜（图9-6-21）。

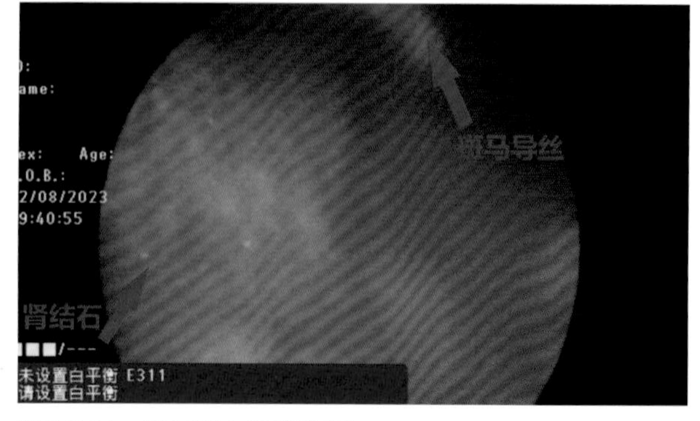

图9-6-21 观察置入深度良好

十七、撤出斑马导丝，置入 J 型导丝，置入金属的中央导杆和金属扩张器（图 9-6-22）。将 J 形导丝置入到近左肾下盏水平。在保持 J 型导丝位置不变的情况下，J 形导丝的末端可以阻止金属扩张器置入位置过深。图 9-6-23 示经皮肾镜相关器械。

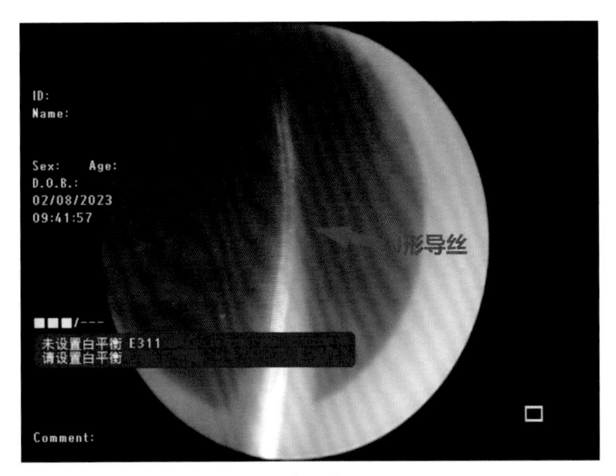

图9-6-22　置入中央导杆和金属扩张器

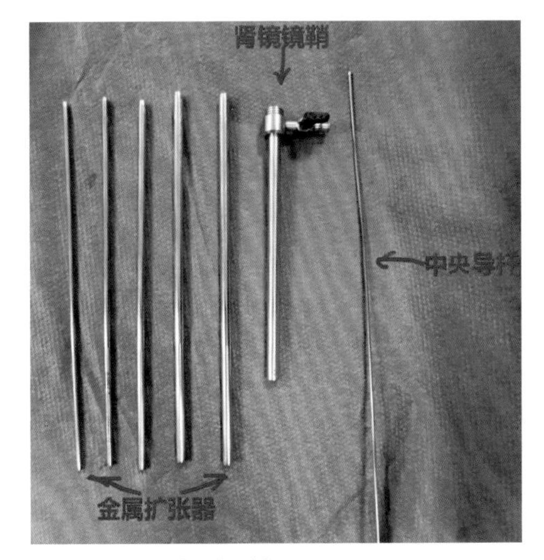

图9-6-23　经皮肾镜相关器械

十八、在置入金属的肾镜外鞘时，需要注意操作姿势和手法。如图 9-6-24 所示，术者左手持中心导杆位置保持不变。右手持金属扩张器和肾镜外鞘发力。将会有两次“突破感”：第一次突破感来自其突破腰背筋膜的致密结缔组织；第二次突破感来自肾被膜的致密结缔组织。少数情况下第二次突破感不强烈。注意保持适当深度，避免过深造成黏膜损伤。图 9-6-25 示金属肾镜外鞘的置入深度。

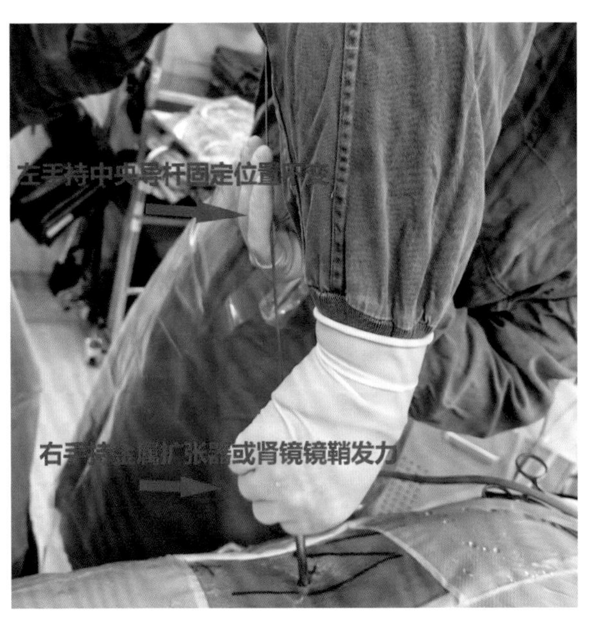

图9-6-24　置入外鞘时的操作姿势与手法

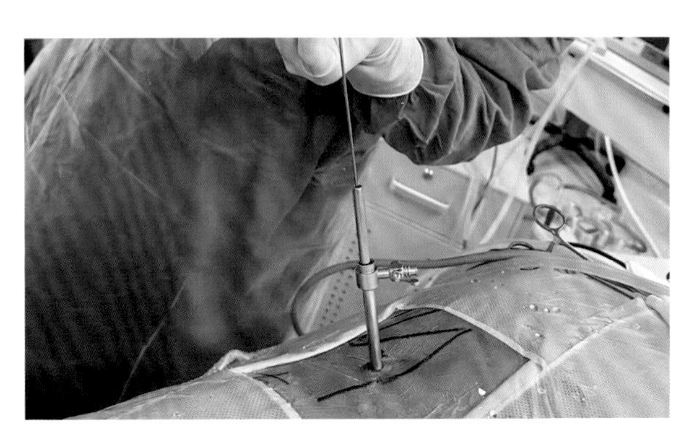

图9-6-25　金属肾镜外鞘的置入深度

十九、引入肾镜后可以观察到肾结石（图 9-6-26）。引入 EMS 操作杆进行碎石步骤。

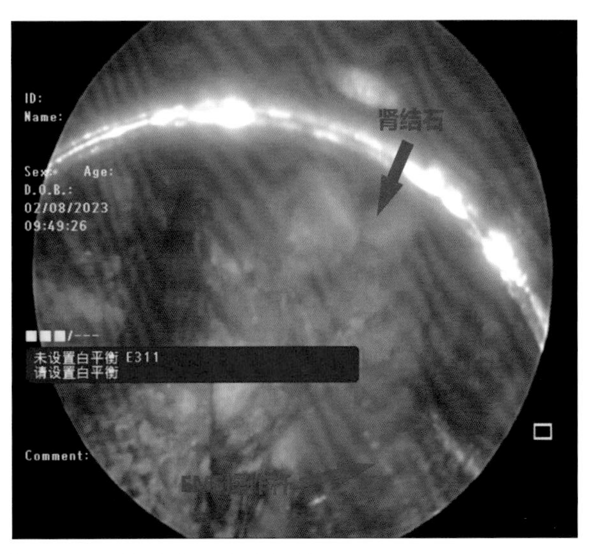

图9-6-26　通过肾镜观察到肾结石

二十、图 9-6-27 示碎石中术者与助手的配合方法，和各自的姿势手法。术者右手持 EMS 操作杆，左手持肾镜。助手左手需要固定外鞘保持其位置不变，避免通道丢失。助手右手把控吸引装置，配合术者 EMS 做功碎石。

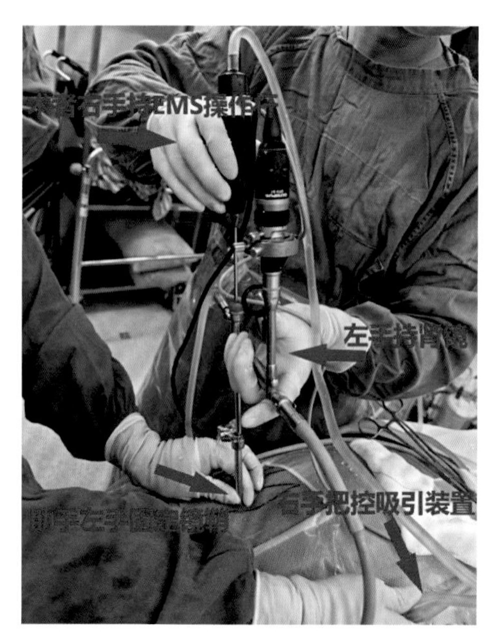

图9-6-27　术者与助手的手法配合

二十一、本例患者穿刺位置为中组靠近背侧的肾盏。如图 9-6-28 所示，在观察左输尿管时，外鞘的方向与背部皮肤呈现夹角。

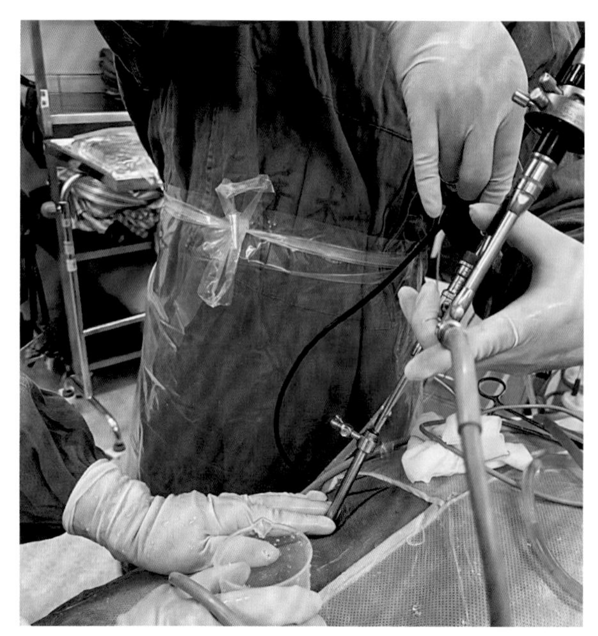
图9-6-28　外鞘的方向与背部皮肤呈现夹角

二十二、镜下表现可见左输尿管及其内部的黄色输尿管导管（图 9-6-29）。采用“鳄鱼嘴”钳取出附近的结石碎片（图 9-6-30）。

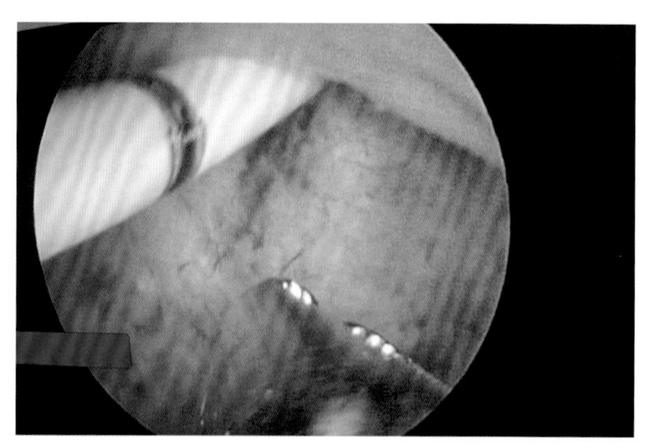
图9-6-29　左输尿管及输尿管导管

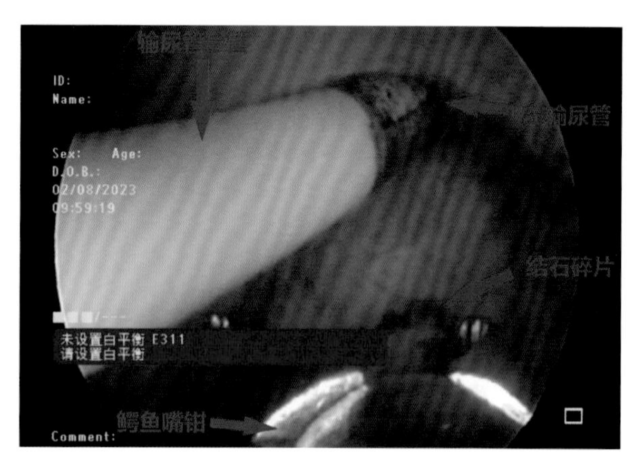

图9-6-30　取出结石碎片

在探查肾盂及其他肾盏后，最后探查上组肾盏。如图 9-6-31 所示，可见肾镜方向及其与腰部皮肤的夹角。可见镜身角度撬动较大，容易出血造成视野浑浊，因此将此处探查作为手术最后步骤。图 9-6-32 示镜下表现，可见上组肾盏。

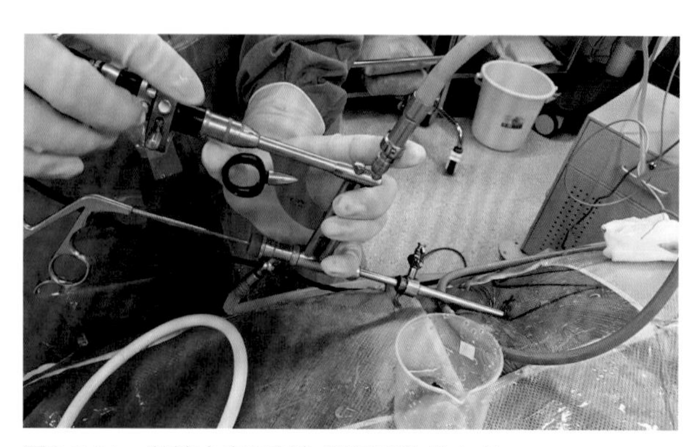
图9-6-31　肾镜方向及其与腰部皮肤的夹角

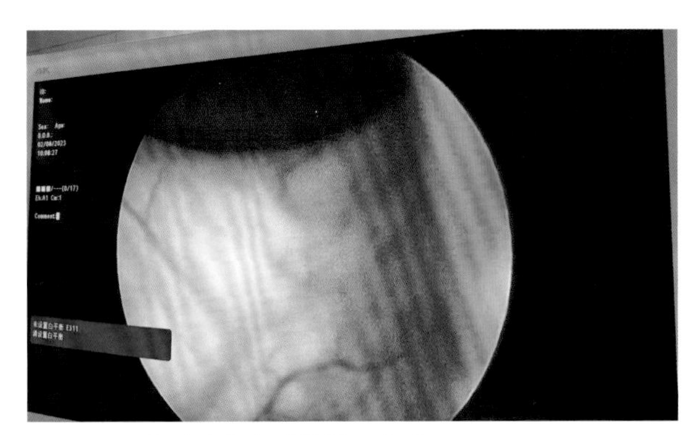

图9-6-32　探查上组肾盏的镜下表现

二十三、本例患者选择“无管化”处理方式，未留置左肾造瘘管。图 9-6-33 示缝合经皮肾镜手术切口。图 9-6-34 示取出的结石碎片。

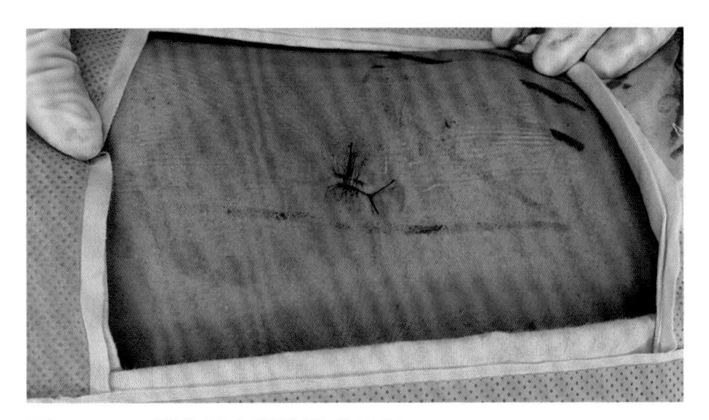

图9-6-33　缝合经皮肾镜手术切口

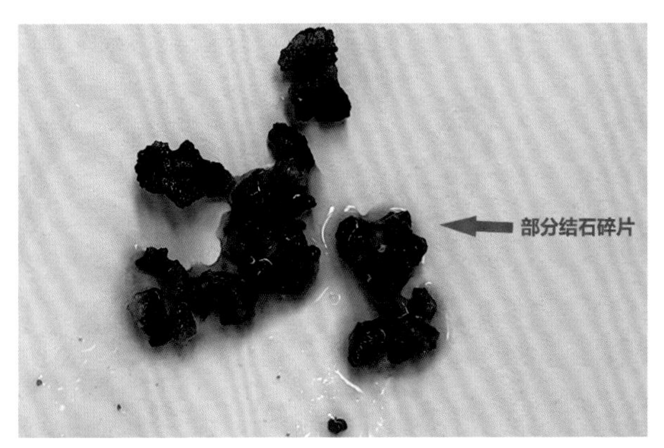

图9-6-34　取出的结石碎片

病例 2:

一、病例介绍：患者 60 岁男性，主因“间断左侧腰腹部疼痛 3 个月”就诊。

二、腹盆腔 CT 平扫提示左输尿管上段多发高密度影，大小为 6 mm × 8 mm，其以上输尿管、肾盂扩张；右侧肾盂铸型高密度钙化影，大小 3.5 cm × 2.1 cm × 4.2 cm，诊断考虑左输尿管上段结石，左肾积水，右肾盂结石。图 9-6-35 示腹盆腔 CT 横截面图像。图 9-6-36 示腹盆腔 CT 冠状位图像。图 9-6-37 示左肾积水的 CT 冠状位表现。

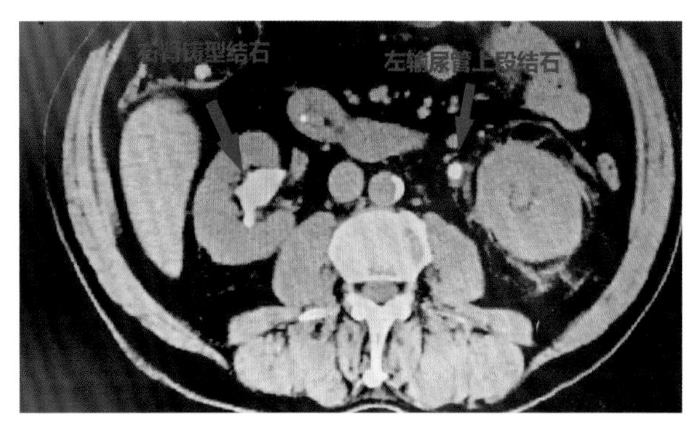

图9-6-35　腹盆腔CT横截面图像

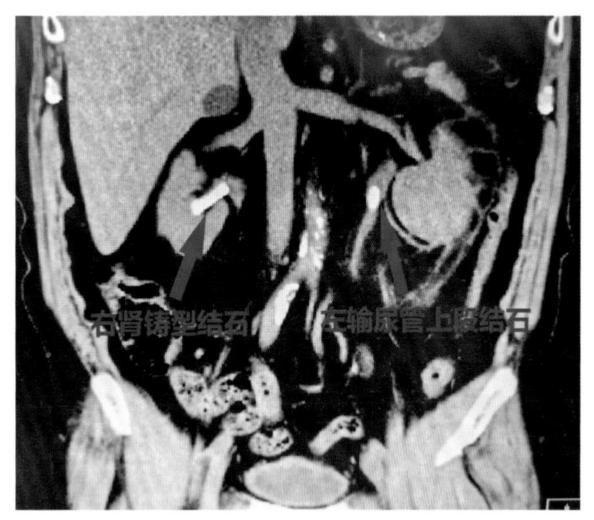

图9-6-36　腹盆腔CT冠状位图像

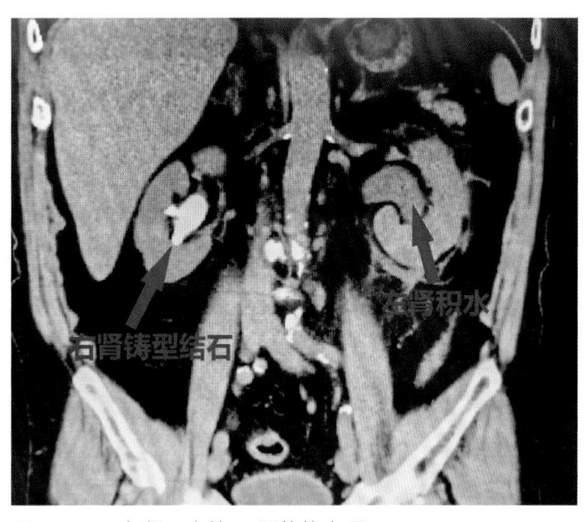

图9-6-37　左肾积水的CT冠状位表现

三、本例患者同时存在左输尿管结石和右肾铸型结石。从结石处理原则上，应该优先处理输尿管结石，解除梗阻挽救肾功能。为避免分期手术的弊端，本例患者选择同期行双侧经皮肾镜碎石术，先进行左侧经皮肾镜碎石术。图 9-6-38 可见微通道下的左侧输尿管结石。

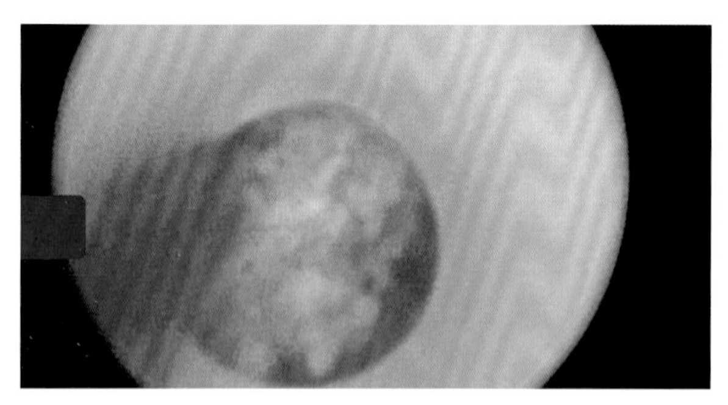

图9-6-38 微通道下的左侧输尿管结石

四、将输尿管导管向远端略撤出（图9-6-39）。采用鳄鱼嘴钳夹持并一次性取出输尿管结石（图9-6-40）。最后助手协助向预先留置的左侧输尿管支架管末端注射生理盐水。将残存的左侧输尿管结石冲出。

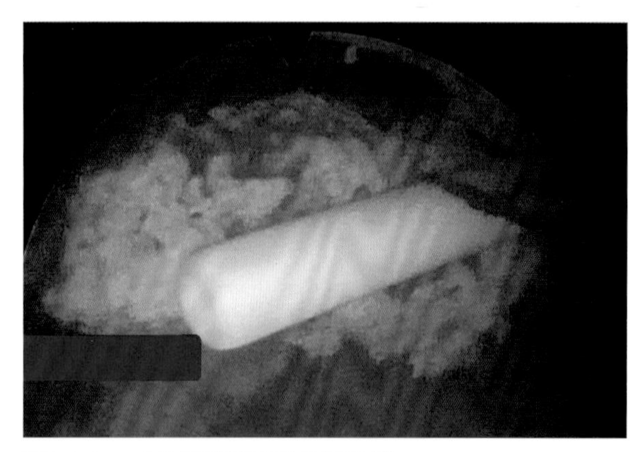

图9-6-39 向远端略撤出输尿管导管

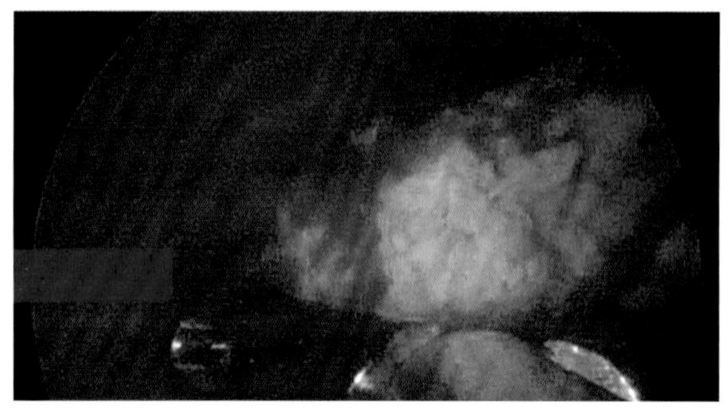

图9-6-40 取出输尿管结石

左侧输尿管结石取出后，进行右侧经皮肾镜碎石术。图 9-6-41 示置入微通道后，引入输尿管镜可见金黄色脂肪颗粒，表明置入深度过深。

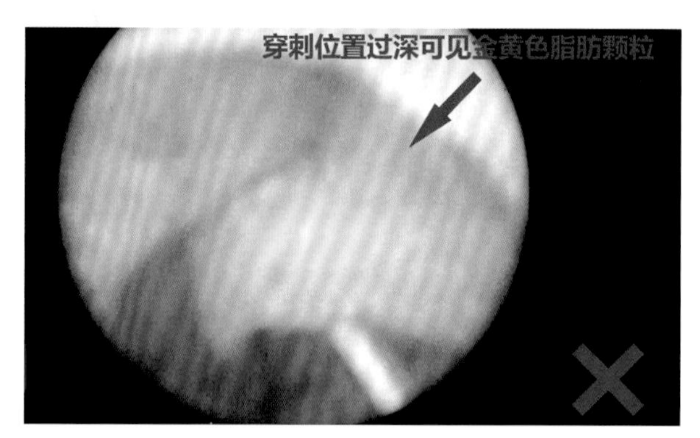

图9-6-41 穿刺位置过深可见金黄色脂肪颗粒

调整一次性塑料镜鞘，寻找到肾盂，如图9-6-42所示可见正常肾盂黏膜和肾结石。向一次性塑料镜鞘内置入J形导丝（图 9-6-43），置入金属的肾镜外鞘。图 9-6-44 所示可见前述步骤中穿刺过深造成的黏膜损伤，可见金黄色脂肪颗粒。肾镜下探查可以观察到黄色铸型结石（图 9-6-45）。镜下可以观察到被劈裂的肾乳头，说明穿刺通道是沿着穹隆方向的正确最佳位置（图 9-6-46）。

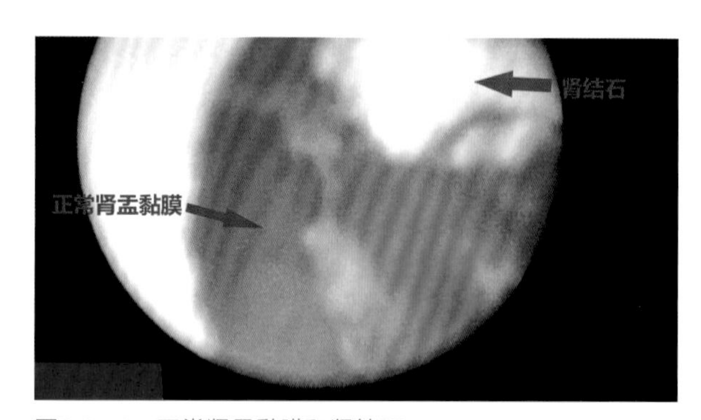

图9-6-42 正常肾盂黏膜和肾结石

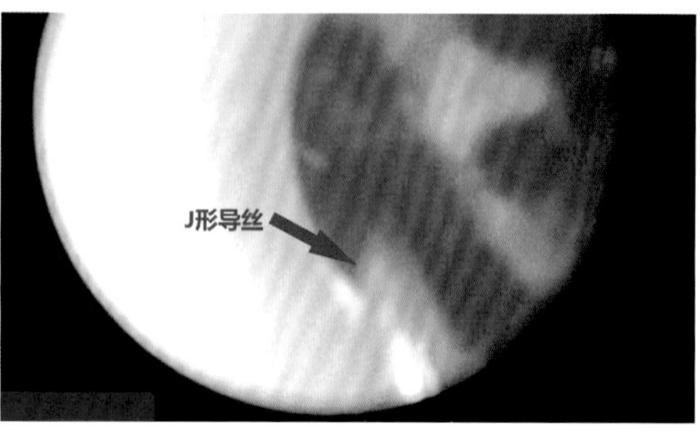

图9-6-43 置入J形导丝

图9-6-44　穿刺过深造成的黏膜损伤

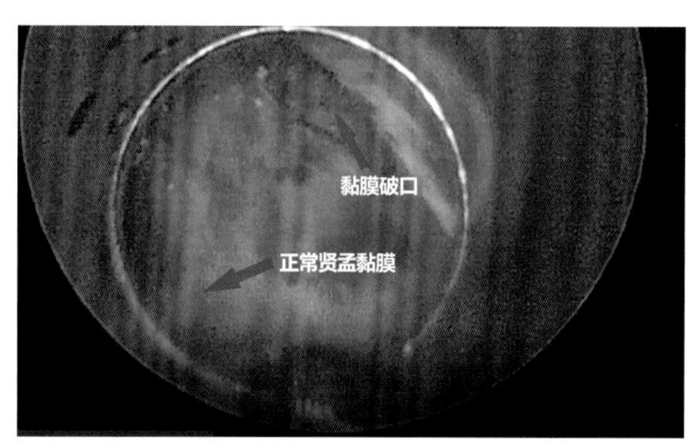

图9-6-47　黏膜损伤破口

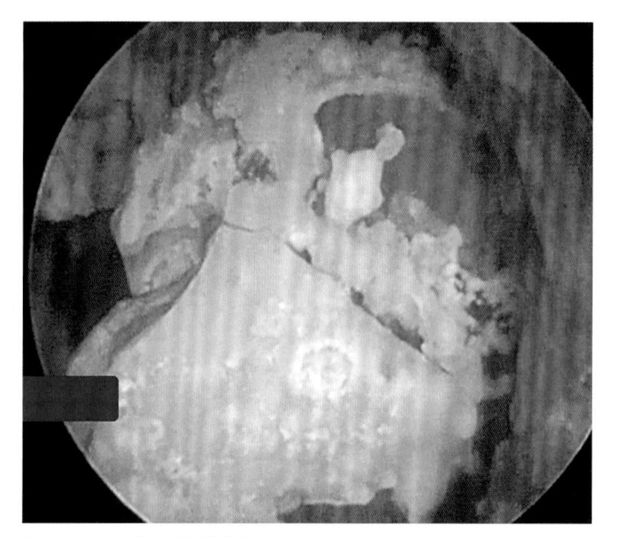

图9-6-45　黄色铸型结石

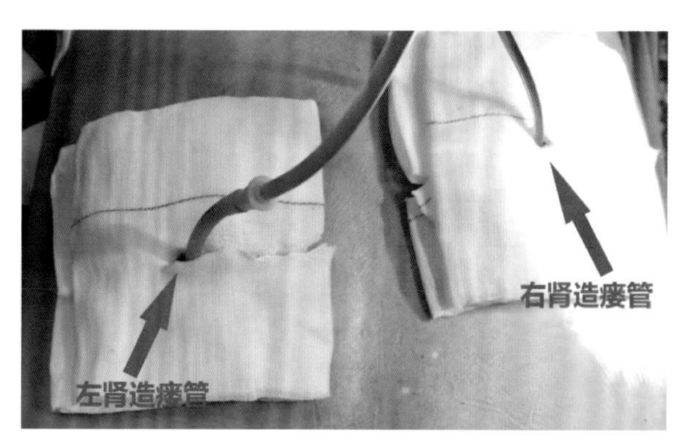

图9-6-48　留置双侧肾造瘘管后位置

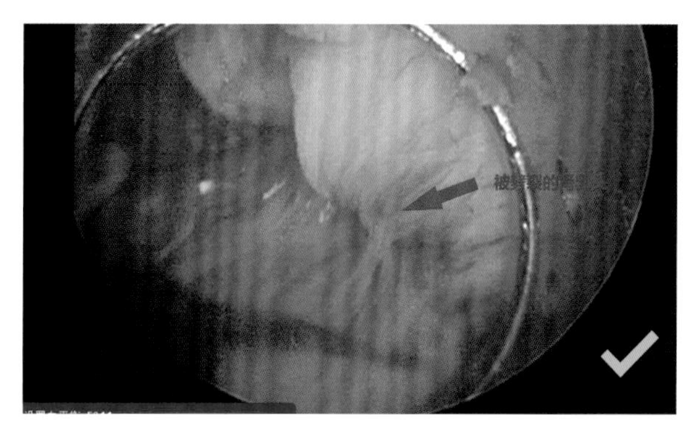

图9-6-46　被劈裂的肾乳头提示穿刺通道位置正确

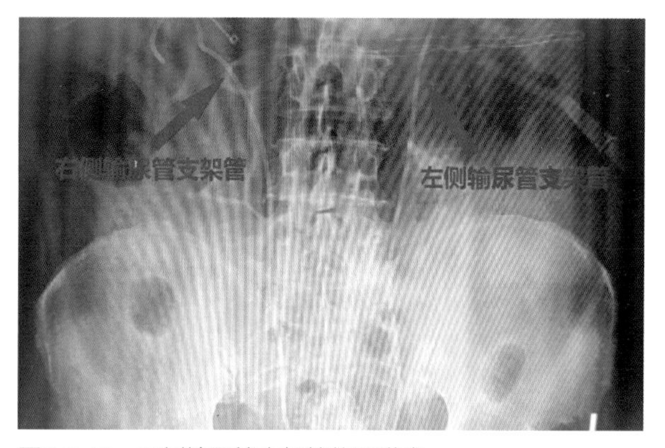

图9-6-49　双侧输尿管支架管位置满意

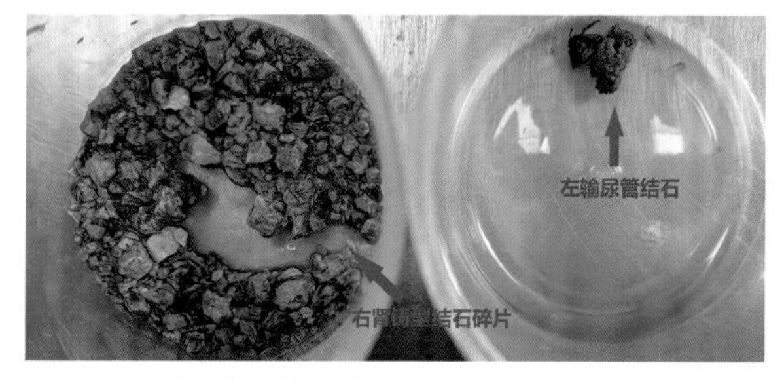

图9-6-50　右肾铸型结石碎片和左输尿管结石

五、结石清除后探查可见黏膜损伤破口，内可见黄色脂肪颗粒（图 9-6-47）。周围为正常肾盂黏膜。图 9-6-48 示留置双侧肾造瘘管后位置。图 9-6-49 示术后 KUB 平片提示双侧输尿管支架管位置满意。图 9-6-50 示结石碎片，烧杯中分别为右肾铸型结石碎片、左输尿管结石。图 9-6-50 示双侧结石碎片。

（刘茁　刘磊　陈纪元　编写）

（陈纪元　视频制作）

视频35

第七节 多通道下的经皮肾镜碎石术——手术技巧的“机智问答”

一、佛学有两个术语：一个叫“渐悟”、一个叫“顿悟”。渐悟如静坐参禅，经过内心空灵状态下长时间的思考而领悟，当年佛祖释迦牟尼就是在菩提树下参禅而渐悟佛理真谛。而顿悟即有醍醐灌顶功效，豁然开朗，对于一件事或者一个道理因为某个因素或者原因突然领悟，顿悟需要的是特定的环境和因素。

二、刘磊老师说过腹腔镜、机器人等手术学习好比“渐悟”的过程，通过观看视频并付出时间努力就能掌握。而经皮肾镜碎石手术学习好比“顿悟”的过程，更加看重一种手感，这种手感往往只可意会不可言传，需要通过实践体会领悟。经皮肾镜碎石术的关键在于B超引导下穿刺通道的建立。这是一种“非直视”下的操作。彻底领悟需要人的“顿悟”。广义上所有B超引导下的操作，例如麻醉学里的B超引导下深静脉置管、B超引导下神经肌肉阻滞等都有类似特点。

三、本节介绍一例左肾多发鹿角形结石患者的诊治经验，术中采用多通道的经皮肾镜碎石术。多发鹿角形结石临床少见，因此作为多通道技术的学习资料很珍贵。这台手术给我们带来经验，也带来教训。

四、病例介绍：患者48岁女性，主因“发现双肾结石10年”就诊。既往高血压、高血脂、糖尿病、子宫切除术后。腹盆腔CT平扫提示左肾鹿角形结石、右肾小结石。行全麻下左侧经皮肾镜碎石取石术。

五、本例患者结石特点是上盏内侧盏和上盏外侧盏都有超大负荷结石、中盏腹侧盏小结石、下盏腹侧盏的大负荷结石。如图9-7-1所示，CT冠状位可见左肾上盏巨大的鹿角形结石。

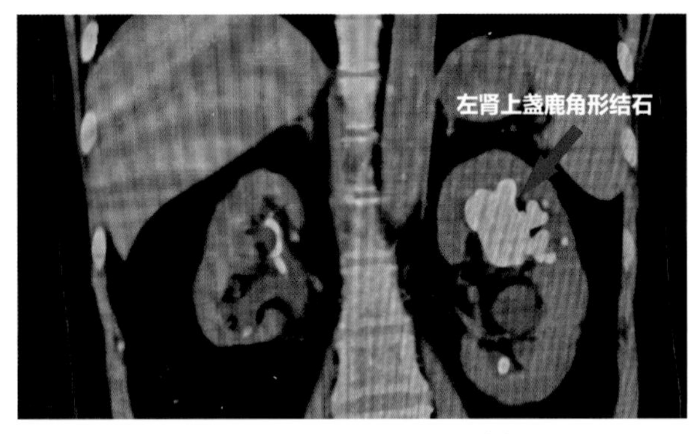

图9-7-1 CT冠状位可见左肾上盏巨大的鹿角形结石

六、如图9-7-2所示，CT冠状位可见左肾下盏的较大结石。

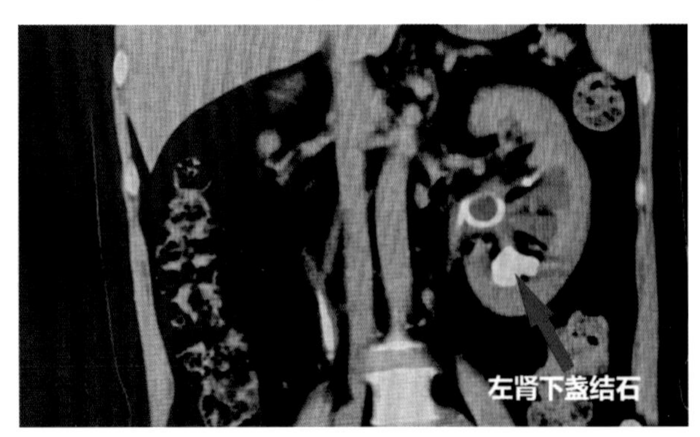

图9-7-2 CT冠状位可见左肾下盏的较大结石

七、如图9-7-3所示，CT水平位可见左肾上盏巨大的鹿角形结石。结石充满了左肾的内侧盏和外侧盏。

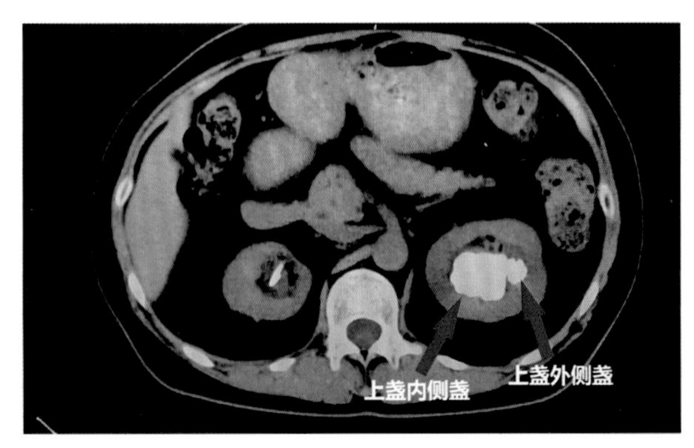

图9-7-3 CT水平位可见左肾上盏巨大的鹿角形结石，结石充满了左肾的内侧盏和外侧盏。

八、如图 9-7-4 所示，CT 水平位可见下盏腹侧盏的大负荷结石。

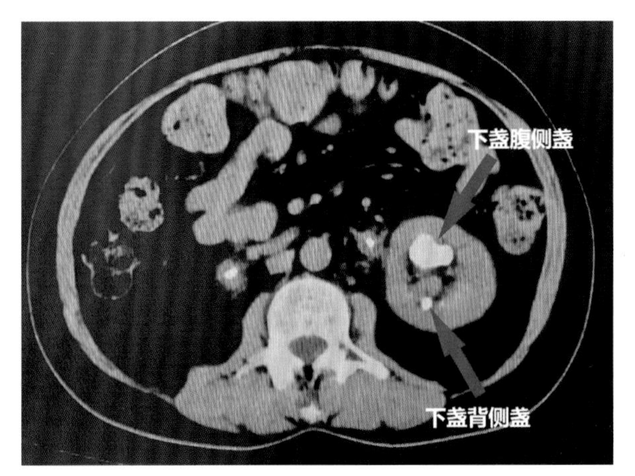

图9-7-4　CT水平位可见下盏腹侧盏的大负荷结石

九、如图 9-7-5 所示，CT 水平位可见中盏腹侧盏小结石。

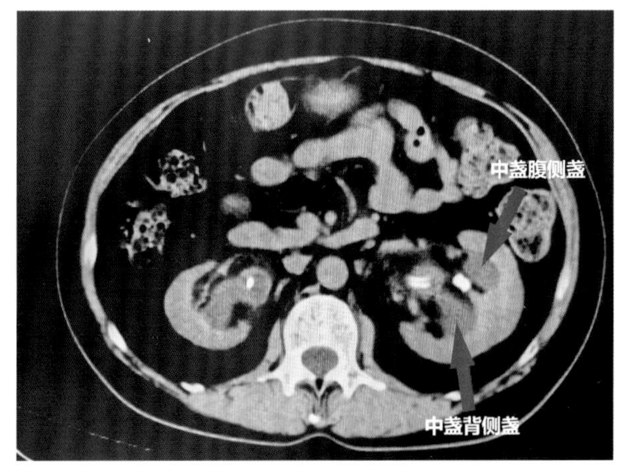

图9-7-5　CT水平位可见中盏腹侧盏小结石

十、经皮肾镜碎石术的手术准备，最重要的一点就是穿刺通道的设计，这也是手术学习的难点。为了弄清这一难点，刘磊老师用了很多时间和耐心讲解。以下以问答形式阐述。

——刘茁问：肾盏的解剖结构有什么特点？

——刘磊老师答：肾脏分为上组肾盏、中组肾盏和下组肾盏。又进一步细分为：上盏腹侧盏、上盏背侧盏（以上两种都是纵行盏，两盏有一个共同的漏斗通道）、中盏背侧盏、中盏腹侧盏、下盏背侧盏、下盏腹侧盏、下盏纵行盏（图 9-7-6）。

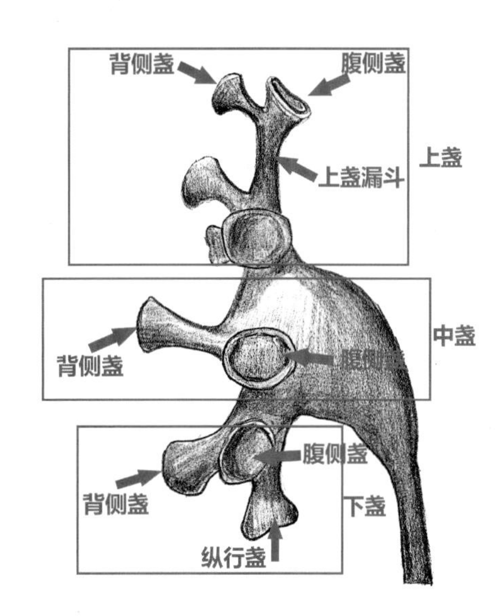

图9-7-6　肾盏的解剖结构

——刘茁问：上盏与下盏的腹侧背侧盏有何不同？

——刘磊老师答：上盏虽然也有“上盏腹侧盏”和“上盏背侧盏”之说，但是两者更加倾向于纵行盏。这与下盏不同。下盏有腹侧盏、背侧盏和纵行盏。下盏的腹侧盏、背侧盏与中盏的腹侧盏、背侧盏为平行盏，而上盏所谓的“腹侧盏”和“背侧盏”更加偏向纵行。

——刘茁问：穿刺通道为什么只选背侧盏，不选腹侧盏？

——刘磊老师答：通道选择上可以选择上盏背侧盏、中盏背侧盏、下盏背侧盏，通常不选择腹侧盏作为穿刺盏。为什么选择背侧盏而非腹侧盏呢？因为背侧盏所在的肾脏后段为相对无血管区或少血管区（图 9-7-7）。

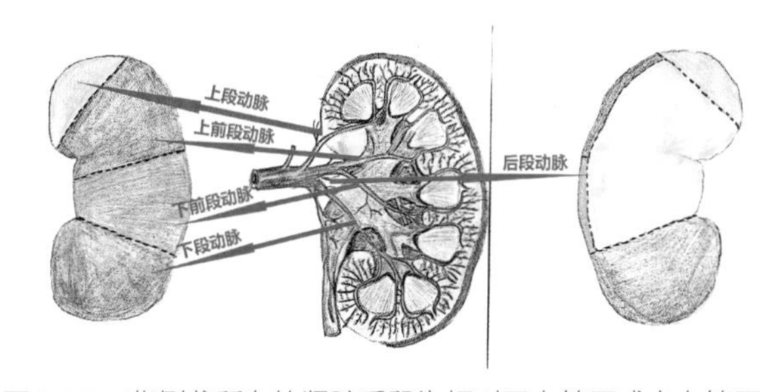

图9-7-7　背侧盏所在的肾脏后段为相对无血管区或少血管区

——刘茁问：同样是背侧盏，优先选上盏、

中盏、下盏哪个？

——刘磊老师答：通道优先顺序选择上，首选中盏背侧盏，其次是下盏背侧盏，最次是上盏背侧盏。其原因在于误穿盏颈造成出血问题。上盏的盏颈后方血供丰富，通常不作为首选。经验上，对于广泛分布于上中下盏而无积水的铸型结石，经皮肾镜碎石术最常选择的通道是中盏背侧盏。其适应性强，可以拐弯到上盏漏斗，可以看到中盏腹侧盏，可以看到下盏腹侧盏、下盏纵行盏。中盏背侧盏看下组背侧盏有一定难度，两盏互为平行盏，但偶尔也可看到。

——刘茁问：什么时候用到上盏背侧盏、下盏背侧盏通道？

——刘磊老师答：通过下盏背侧盏通道可能能看到上盏结石。通过下盏背侧盏通道，有可能能看到中盏腹侧盏结石，也有可能无法看到。但通常不能看到中盏背侧盏结石（因互为平行盏）。下盏通道的另一个弊端是不易进入输尿管。

通过上盏看下盏有可能看到下盏结石。但无论是下盏通道看上盏结石，还是上盏通道看下盏结石，都会有一定长度的镜身通过肾脏组织，操作有很大难度，活动度低，损伤出血概率大。通过下盏通道看中盏也有很大难度（上盏本身是纵行盏，穿刺通道通常位于第 11 肋间）。

因此认为选择下盏或上盏通道往往适合处理该通道内本身结石。

——刘茁问：本例患者的结石特点是什么？如何选通道？

——刘磊老师答：本例患者结石特点是上盏内侧盏和上盏外侧盏都有占据的超大负荷结石、中盏腹侧盏小结石、下盏腹侧盏的大负荷结石。

本例患者术中选择了上盏背侧盏作为主要通道（因为上盏的超大负荷结石）、中盏背侧盏作为辅助通道（为了同时顾及中盏腹侧盏小结石和下盏腹侧盏大结石），而没有选取下盏背侧盏作为通道。

另外一个原则是结石负荷。哪一个盏里面结石负荷大，选择哪一个盏作为主要通道。本例患者因上盏的超大负荷结石而选择上盏背侧盏作为主要通道。

——刘茁问：本例患者结石特点是上盏的超大负荷结石、下盏腹侧盏的大负荷结石。为什么没有选择上盏背侧盏和下盏背侧盏作为主要通道呢？

——刘磊老师答：①中组腹侧盏小结石通过下盏背侧盏不易触及。②通过下盏背侧盏的通道进入下盏腹侧盏结石，并非易事，因为两盏轴线角度< 90°，镜身不易拐弯。③中盏通道的轴线与人体腹壁平面相对垂直，而下盏或上盏的轴线偏斜。在进入其他肾盏碎石时活动度小。就如同腹腔镜手术中穿刺器置入原理类似，垂直置入后其活动度更大，而斜行置入相对固定而不易活动。

——刘茁问：中盏通道与上盏通道同时建立？还是碎石后依次建立？

——刘磊老师答：“穿刺通道前置”非常重要。本例患者首先在中盏背侧盏置入穿刺针，沿其通道置入导丝并留置，随后再在上盏置入通道进行碎石。术者没有选择先进行上盏碎石，碎石后再置入中盏穿刺通道。后者的劣势在于肾周渗液和血肿会影响 B 超的影像学灵敏性，降低穿刺通道成功置入的概率。

十一、超声探头长轴所在的直线应该与后正中线呈 30° 角。这样能够保证探头长轴与肾脏长轴平行，使超声能够扫到肾脏的最大截面（图 9-7-8）。

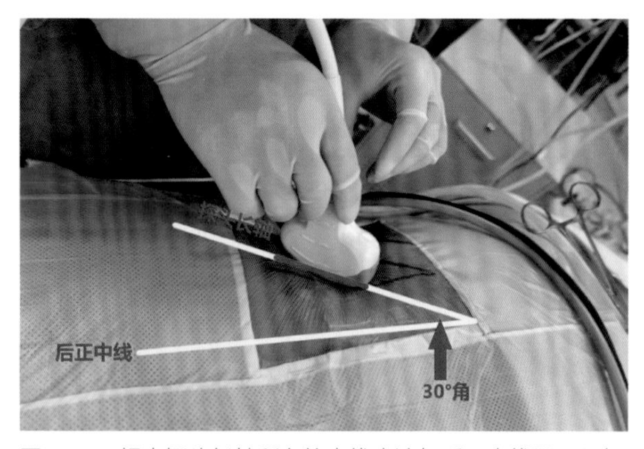

图9-7-8 超声探头长轴所在的直线应该与后正中线呈30° 角

十二、在这个超声的最大截面上通常可以看到四个盏，从头侧到足侧分别是上盏的纵行盏、中盏背侧盏、下盏背侧盏和下盏的纵行盏。图 9-7-9 所示为 B 超下影像，可见红色箭头标注的扩张积水的中盏背侧盏。

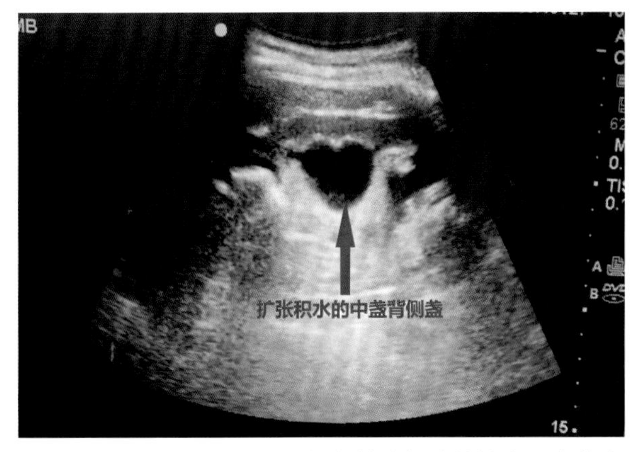

图9-7-9　B超下影像，可见红色箭头标注的扩张积水的中盏背侧盏

十三、在B超引导下置入穿刺针，成功置入中盏背侧盏。通过穿刺针置入导丝（图9-7-10）。

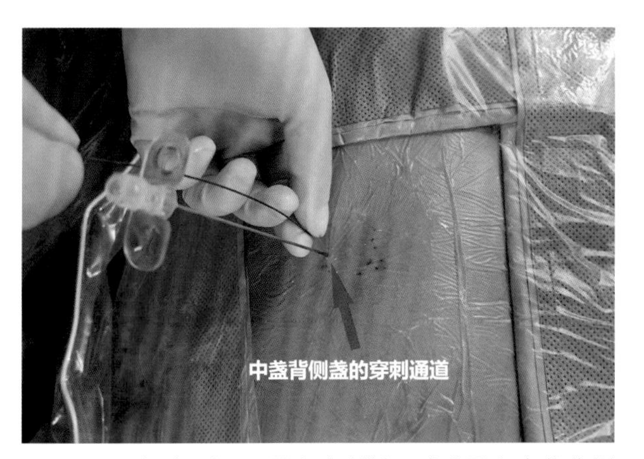

图9-7-10　在B超引导下置入穿刺针，成功置入中盏背侧盏，通过穿刺针置入导丝

十四、在B超影像下观察到穿刺针成功置入中盏背侧盏（图9-7-11）。

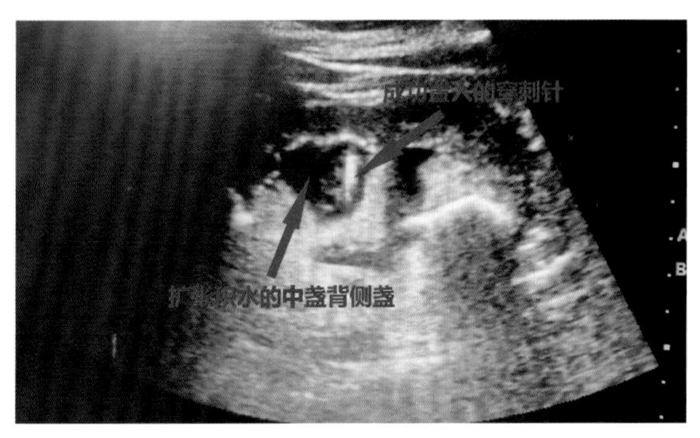

图9-7-11　B超影像下观察到穿刺针成功置入中盏背侧盏

十五、将中盏的导丝预先留置，采用静脉贴膜将导丝后端固定（图9-7-12）。中盏穿刺通道将会在上盏通道完成碎石步骤后启用。

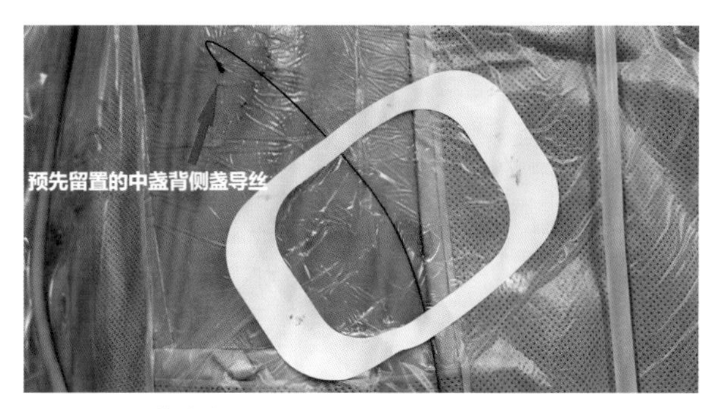

图9-7-12　将中盏的导丝预先留置，采用静脉贴膜将导丝后端固定

十六、B超下观察到左肾上盏的巨大结石。如图9-7-13示，巨大结石在B超中并非体积巨大，而是呈现窄片状强回声，其后方有大面积声影。

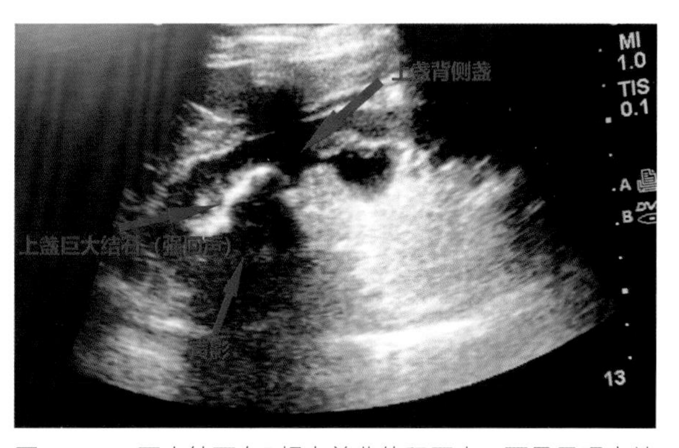

图9-7-13　巨大结石在B超中并非体积巨大，而是呈现窄片状强回声，其后方有大面积声影

十七、在B超引导下成功置入上盏背侧盏通道（图9-7-14）。

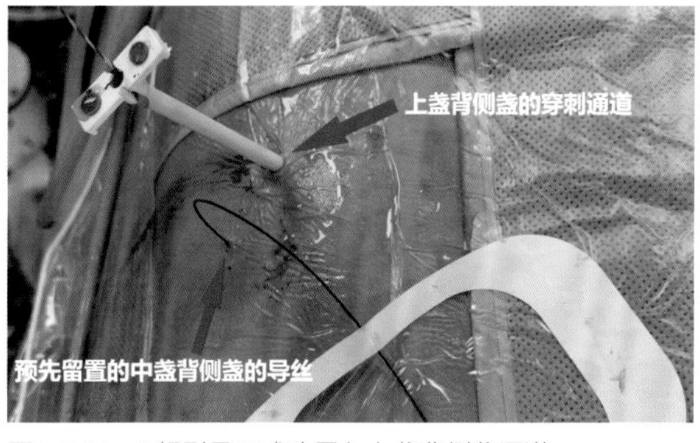

图9-7-14　B超引导下成功置入上盏背侧盏通道

十八、将细通道更换为金属粗通道（图9-7-15）。

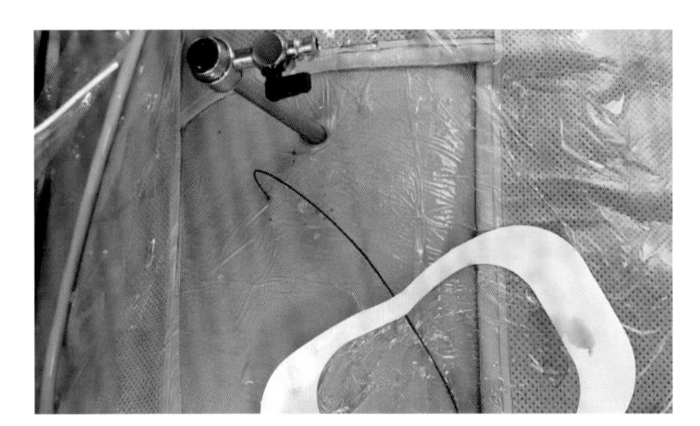

图9-7-15 将细通道更换为金属粗通道

十九、图 9-7-16 示在上盏背侧盏通道下可以见到上盏的巨大结石。采用 EMS 和气压弹道碎石法对结石进行粉碎，用异物钳将结石碎片取出。

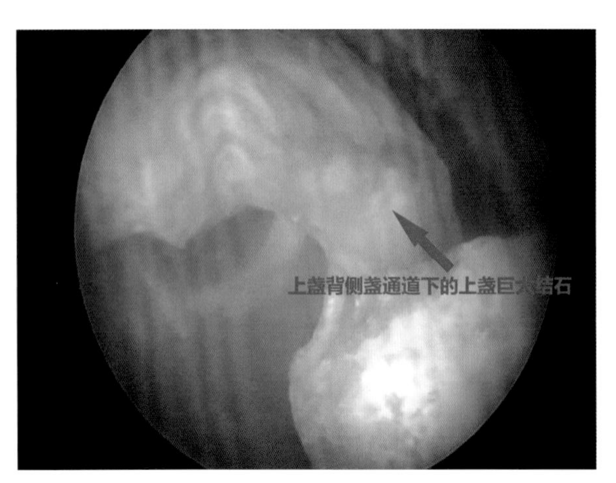

图9-7-16 在上盏背侧盏通道下可以见到上盏的巨大结石

二十、选择一次性的经皮肾镜镜鞘。如图 9-7-17 所示。

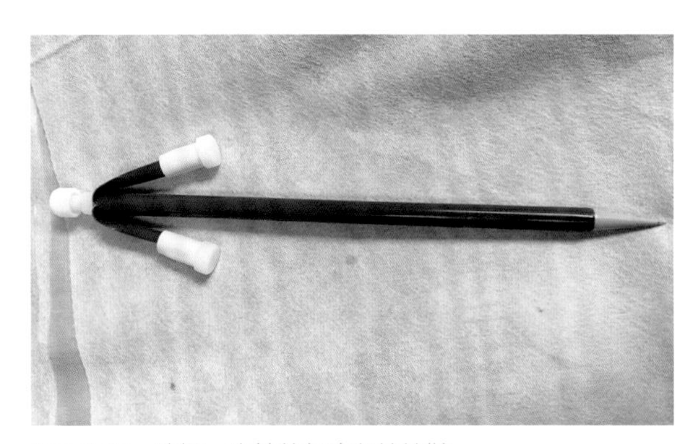

图9-7-17 选择一次性的经皮肾镜镜鞘

二十一、上盏背侧盏通道完成碎石后，在金属通道内临时置入闭孔器，避免通道出血。通过预先在中盏背侧盏留置的导丝，置入一次性经皮肾镜通道。如图 9-7-18 所示，引入肾镜。

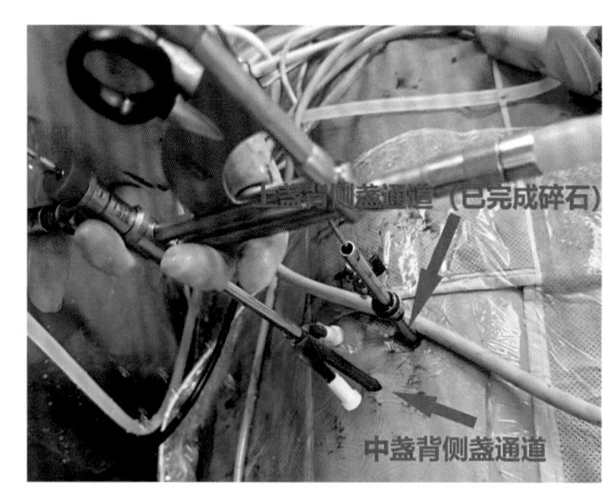

图9-7-18 通过预先在中盏背侧盏留置的导丝，置入一次性经皮肾镜通道

二十二、图 9-7-19 示通过中盏背侧盏通道下看到的中盏腹侧小结石。

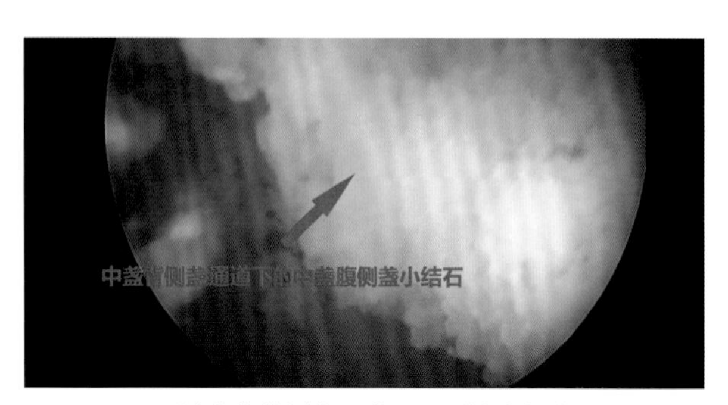

图9-7-19 通过中盏背侧盏通道下看到的中盏腹侧小结石

二十三、图 9-7-20 示通过中盏背侧盏通道下看到的部分的下盏腹侧盏较大结石。

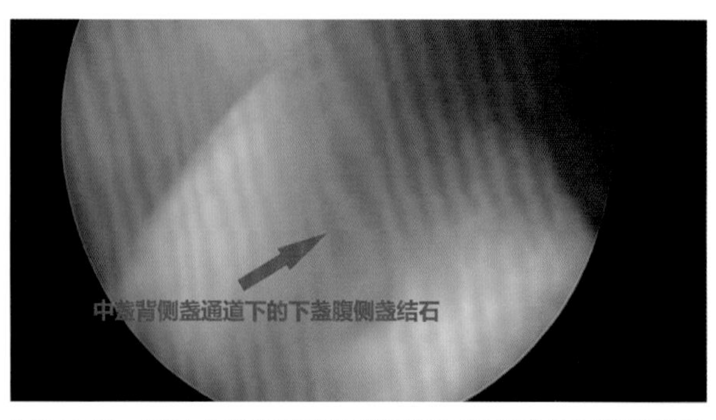

图9-7-20 通过中盏背侧盏通道下看到的部分的下盏腹侧盏较大结石

二十四、本例患者的中盏背侧盏通道无法观察到下盏腹侧盏结石的全貌，强行操作可能会导致中盏盏颈撕裂造成出血。权衡利弊，本次手术无法在中盏通道内完成下盏结石的碎石手术。

二十五、尝试通过下盏置入穿刺通道。通过超声观察，此时肾周渗液较多，严重影响了超声视野。如图 9-7-21 所示，B 超无法区分肾脏结构、结石位置和下盏解剖定位，因此决定择期处理下盏结石。

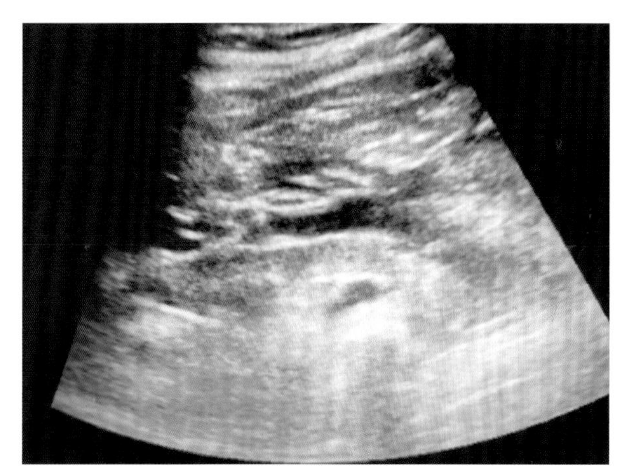

图9-7-21　B超无法区分肾脏结构、结石位置和下盏解剖定位

二十六、图 9-7-22 所示为术后 KUB 平片。可见下盏结石仍有残余，但原上盏巨大结石、中盏小结石已经完全清除。

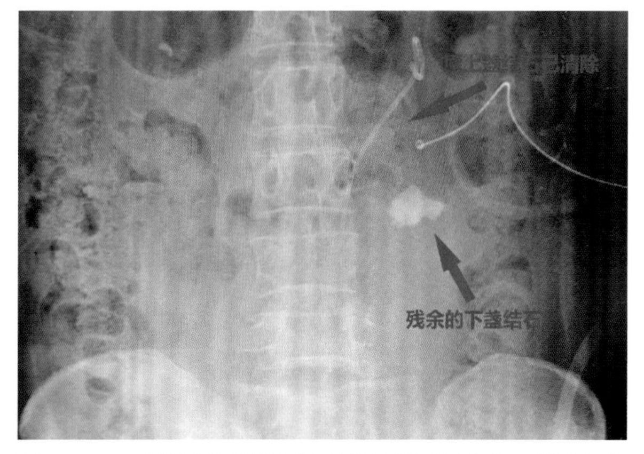

图9-7-22　术后KUB平片可见下盏结石仍有残余，但原上盏巨大结石、中盏小结石已经完全清除

二十七、图 9-7-23 示结石标本。

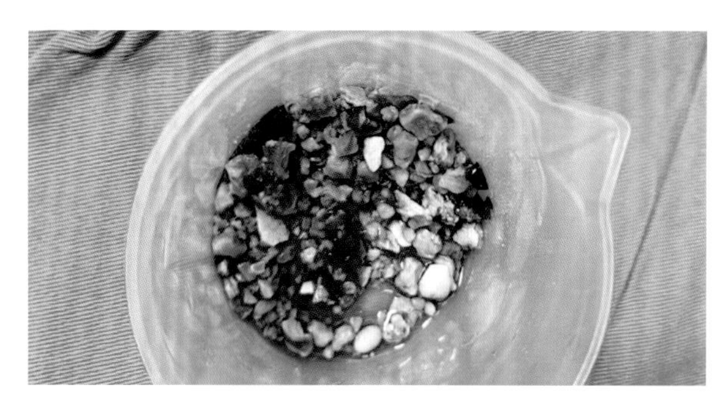

图9-7-23　结石标本

二十八、手术后回顾。本例患者的中盏背侧盏没有起到碎石通道作用的原因分析：①中盏背侧盏的盏颈狭窄；②中盏背侧盏的轴线与下盏腹侧盏角度＜ 90°，镜身不易拐弯。

二十九、回顾本例患者，中盏背侧盏提示其盏颈狭窄的影像学表现是（图 9-7-24）：中盏背侧盏有扩张积水，但是没有结石梗阻，提示其盏颈狭窄的解剖结构异常。

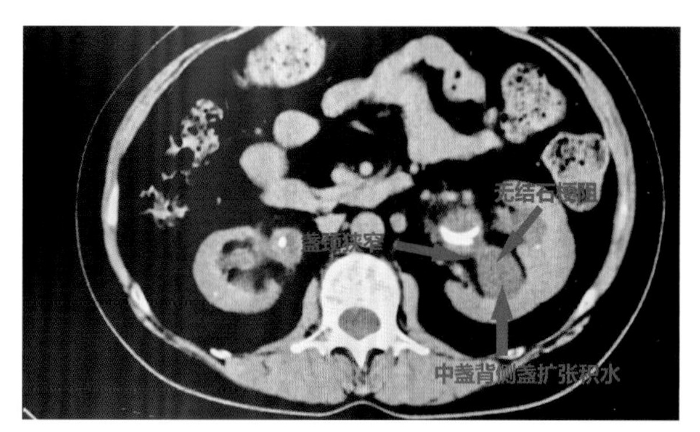

图9-7-24　中盏背侧盏提示盏颈狭窄

三十、避免“邮票式”肾脏损伤。对于一个肾脏不易选择过多通道，就如同两张相连邮票间的孔洞，容易造成撕裂一样。因此，本例患者没有选择上、中、下均预先留置穿刺通道的方法。结石手术为良性疾病的治疗，手术效果不能以牺牲患者安全为代价。懂得知难而退也是一种手术智慧。

（刘苗　刘磊　编辑）

（刘苗　视频剪辑）

视频36

第八节　多种方案，随机应变——充满“变数”的多通道经皮肾镜碎石术

一、病例介绍：患者 63 岁男性，主因“体检发现右肾结石 2 个月”就诊。门诊 B 超提示左肾结石。既往冠心病、腰椎术后。初步诊断：左肾结石。

二、KUB 平片提示左肾区可见铸型高密度影，诊断左肾铸型结石（图 9-8-1）。

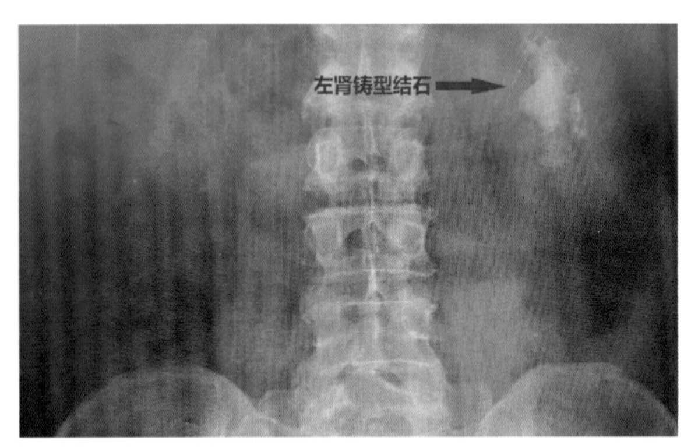

图9-8-1　KUB平片提示左肾区可见铸型高密度影，诊断左肾铸型结石

三、泌尿系 CT 提示左肾盂、肾盏扩张，腔内可见不规则形、鹿角状充盈缺损。诊断考虑左肾铸型结石（图 9-8-2）。

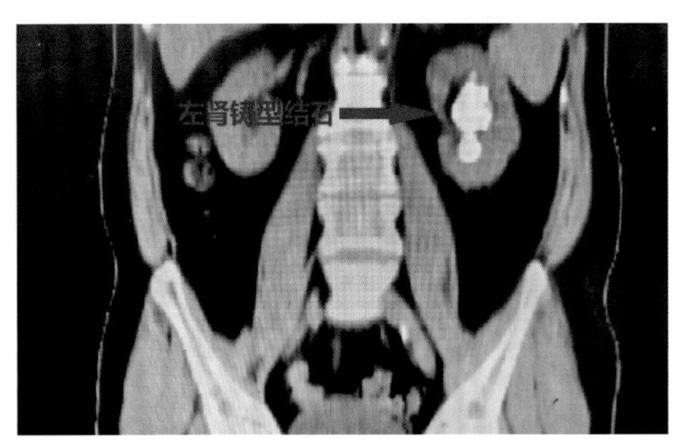

图9-8-2　泌尿系CT提示左肾盂、肾盏扩张，腔内可见不规则形、鹿角状充盈缺损，诊断考虑左肾铸型结石

四、CT 水平位不同的截面可分别见到左肾上盏结石（图 9-8-3）、左肾中盏结石（图 9-8-4）、左肾下盏结石（图 9-8-5）。

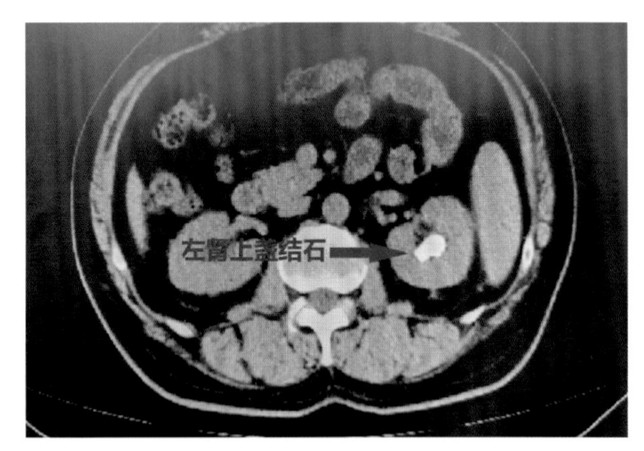

图9-8-3　CT水平位见左肾上盏结石

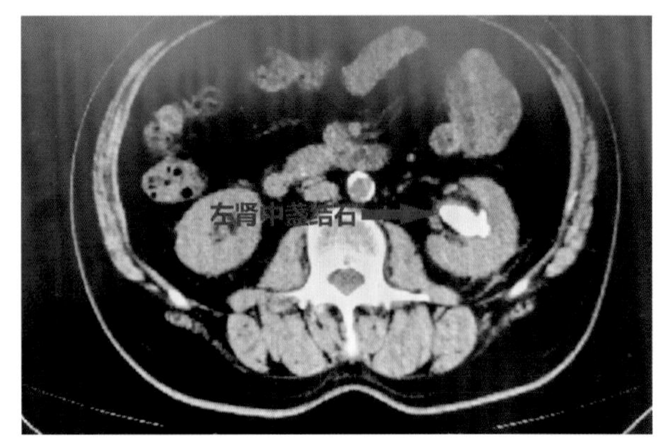

图9-8-4　CT水平位见左肾中盏结石

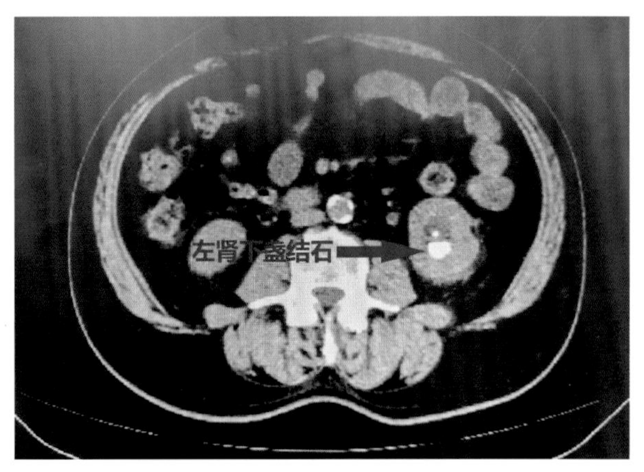

图9-8-5　CT水平位见左肾下盏结石

五、手术方式选择全身麻醉下左侧经皮肾镜碎石取石术。因结石负荷过大，且广泛分布于肾脏的上、中、下盏，决定采用多穿刺通道模式。

六、多穿刺通道有主要通道和次要通道之分。通常来说选择中组背侧盏作为主要通道，可以兼顾肾盂结石、中组结石、输尿管结石。对于宽度大、长度短的“高适应性”中盏可以完成上组和下组碎石。但对于宽度窄、长度长的“低适应性”中盏则需要次要通道作为辅助。次要通道的选择原则根据其内部结石负荷决定。本例患者上组肾盏结石负荷较下组肾盏更大，因此首选方案选择上组肾盏作为次要通道，即**“中主上次”“先上后中”**方案。

七、本例患者主要通道选择左肾中组肾盏的背侧盏。次要通道选择左肾上组肾盏的背侧盏。手术策略上，先穿刺次要盏，留置导丝后；再穿刺主要盏，创造主要通道完成最大程度碎石；随后在次要盏导丝基础上，创造次要通道，完成其余碎石。

八、经皮肾镜碎石手术是一个“变数很大”的手术，术前需要制订多种备选方案。本例手术中，在穿刺上组肾盏时，选择了第 11 肋间的穿刺位置。但是在 B 超最大平面最适宜位置下，穿刺针受到了肋骨的遮挡，无法按照既定的“先次要，再主要”原则，优先完成上组肾盏穿刺。更改为优先穿刺中组肾盏，即选择第 12 肋下的穿刺位置。手术方案调整为**“中主上次”“先中后上”**，这是本例手术的第 1 个变数。

九、在第 12 肋下拟行中组肾盏穿刺时，在 B 超最大平面最适宜位置下，穿刺针再次受到了肋骨的遮挡。遂再次更改穿刺位置，避开肋骨，以中下盏结石作为目标靶点。在第 12 肋下穿刺成功后，进入集合系统，直视下发现空间小且结石小，推断穿刺所在盏为下组肾盏。手术方案调整为**“中主下次”“先中后下”**，这是本例手术的第 2 个变数。

十、在下组肾盏通道的头侧，重新在 B 超引导下，将穿刺针置入中组肾盏，成功建立中组肾盏通道。通过中组肾盏通道，在镜头直视下完成肾盂、中组肾盏、输尿管内的碎石。再通过下组肾盏通道，在镜头直视下完成下组肾盏、上组肾盏的碎石。

十一、本例手术的难点在于上组肾盏的碎石。原定方案选择通过建立上组肾盏通道，完成上组肾盏难度小且安全性高，但是因为肋骨遮挡失去穿刺机会。如果选择中组肾盏通道完成上组肾盏碎石，需要对中组肾盏的“适应性”要求高。只有在中组背侧肾盏盏颈宽且短的解剖优势下，才能通过“锐角”完成上盏碎石。如果选择下组肾盏通道完成上组肾盏碎石，则是通过“钝角”完成上盏碎石，手术难度相对较低。

十二、以上是手术整体过程的概述，下面我们讨论具体操作手法。在既往章节中，我们介绍过超声探头的操作手法。具体如下：超声探头长轴所在的直线应该与后正中线呈 30° 角。这样能够保证探头长轴与肾脏长轴平行，使超声能够扫到肾脏的最大截面（图 9-8-6）。随后根据 B 超影像进行微调，获得肾脏的最大截面。

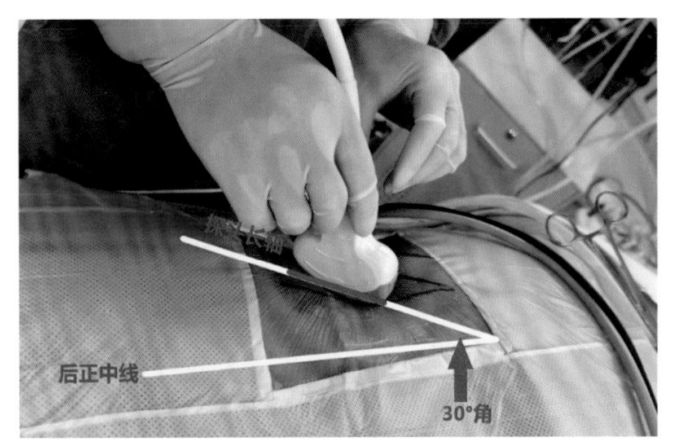

图9-8-6　超声探头长轴所在的直线应该与后正中线呈30°角，保证探头长轴与肾脏长轴平行，使超声能够扫到肾脏的最大截面

十三、在超声的最大截面上可以看到四个盏，从头侧到足侧分别是上盏纵行盏、中盏背侧盏、下盏背侧盏和下盏的纵行盏。图 9-8-7 可见高回声的肾脏被膜、强回声的左肾铸型结石。

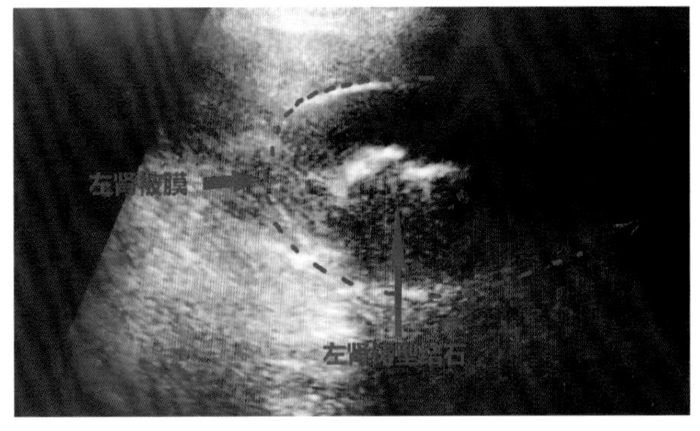

图9-8-7　高回声的肾脏被膜、强回声的左肾铸型结石

十四、入针手法上本诊疗组习惯侧入法，即穿刺针在超声探头侧方置入。左手持超声探头，右手持穿刺针。保持左手探头位置不变，用右手穿刺针去寻找探头下的最大肾脏平面（图 9-8-8 和图 9-8-9）。

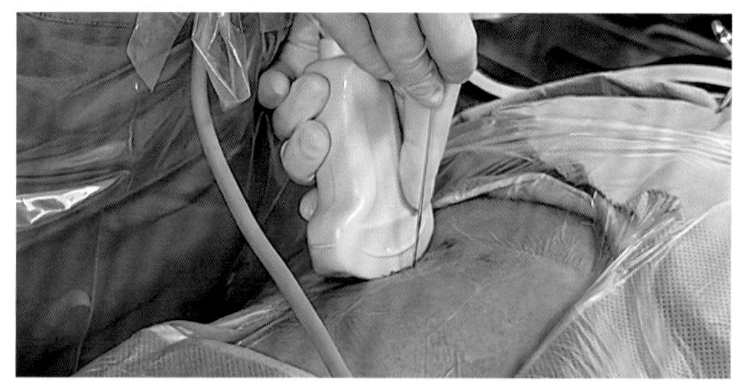

图9-8-8　左手持超声探头，右手持穿刺针

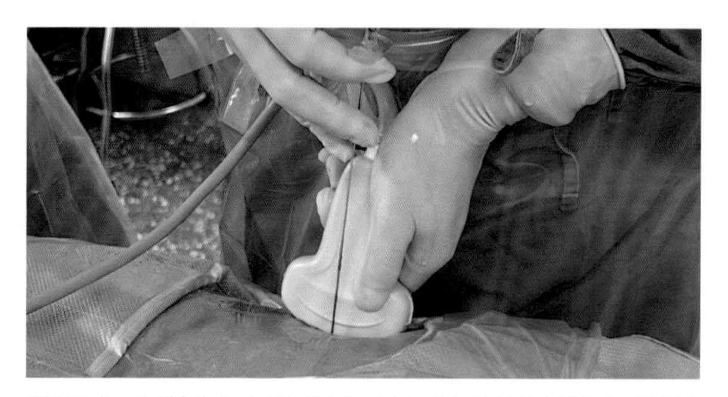

图9-8-9　保持左手探头位置不变，用右手穿刺针去寻找探头下的最大肾脏平面

十五、超声探头位置固定不变，即能保证肾脏最大截面不变，保证结石这一穿刺目标靶点不变。用穿刺针动态寻找穿刺靶点。侧入法只能在针尖接近结石穿刺靶点时才能在 B 超下显示强回声（图 9-8-10），而穿刺针尖在皮下隧道穿行时无法看到强回声光点。术中通过抖动右手穿刺针，通过判断 B 超下组织振动间接判断针尖位置。在穿刺过程中，穿刺针可能受到肋骨阻挡无法进针，则需要更换皮肤穿刺点位置。

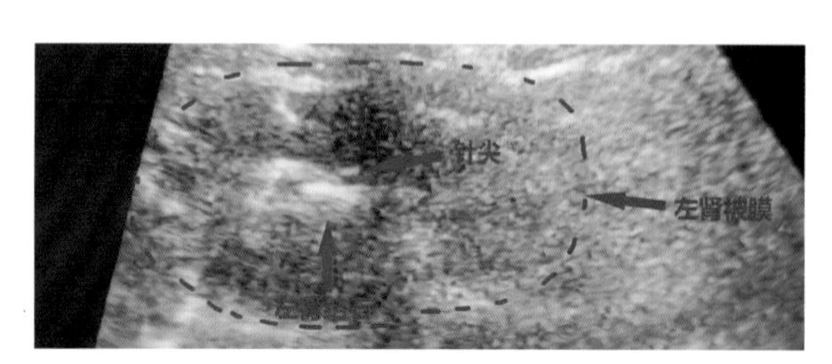

图9-8-10　侧入法只能在针尖接近结石穿刺靶点时才能在B超下显示强回声

十六、穿刺针成功置入集合系统的金标准，是液体通过穿刺针鞘流出。拔除穿刺针芯后，助手协助向左侧导管注射生理盐水，穿刺针鞘有清凉液体流出。穿刺针成功置入集合系统的次要判断方法，是穿刺针碰壁结石时术者感受到的阻力触感。穿刺针理想置入深度是三个半横指距离。穿刺针置入深度越短，说明穿刺针与肾脏平面垂直入针可能性更大，穿刺针置入深度越长，说明穿刺针与肾脏平面斜行入针可能性更大，应避免置入深度过深。

十七、穿刺针成功置入集合系统后，需要采用扩张器扩张。扩张器原则是“宁浅勿深”，避免集合系统对侧黏膜损伤。穿刺针细锐，而扩张器粗钝。扩张器进入皮下组织肌肉后会整体向前推挤组织，因此通常扩张器置入深度长于穿刺针置入深度。因此按照三个半横指置入扩张器后，采用输尿管镜探查结果往往不到位。如图 9-8-11 所示，白色塑料微通道末端未达到集合系统，尚在组织内部。

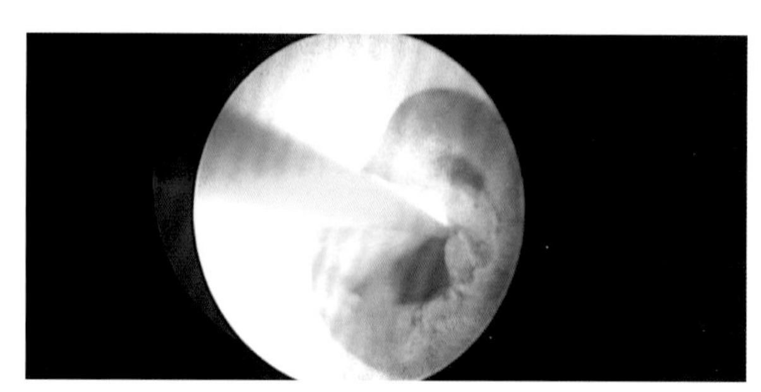

图9-8-11　白色塑料微通道末端未达到集合系统，尚在组织内部

十八、需要重新调整扩张器位置。本例患者扩张器置入深度达到五横指，再次使用输尿管镜探查可见成功置入集合系统，可见肾盂内结石（图 9-8-12）。

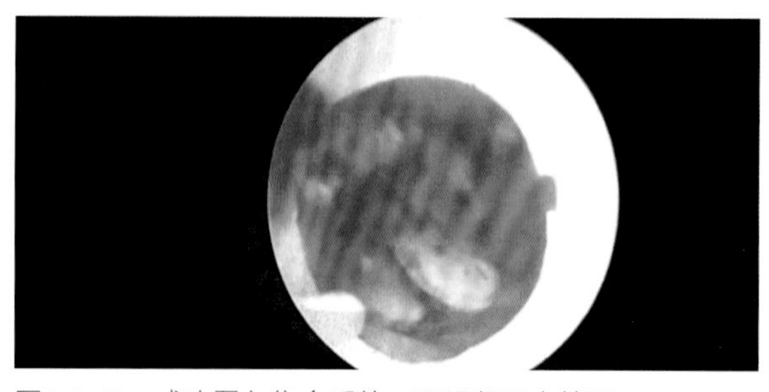

图9-8-12　成功置入集合系统，可见肾盂内结石

十九、进一步采用金属叠状扩张器扩大通道，置入肾镜探查集合系统，判断所处位置为左肾下盏（图 9-8-13）。保留左肾下盏通道作为次要通道。

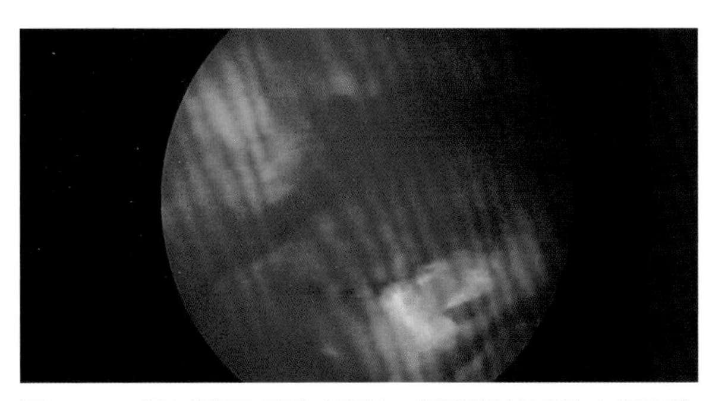

图9-8-13　置入肾镜探查集合系统，判断所处位置为左肾下盏

二十、重新在左肾中盏置入穿刺针。穿刺针置入时术者手感有结石阻力，间接说明置入至集合系统。采用扩张器扩开，置入白色塑料微通道镜鞘。如图9-8-14所示，可直视下见到肾盂结石。

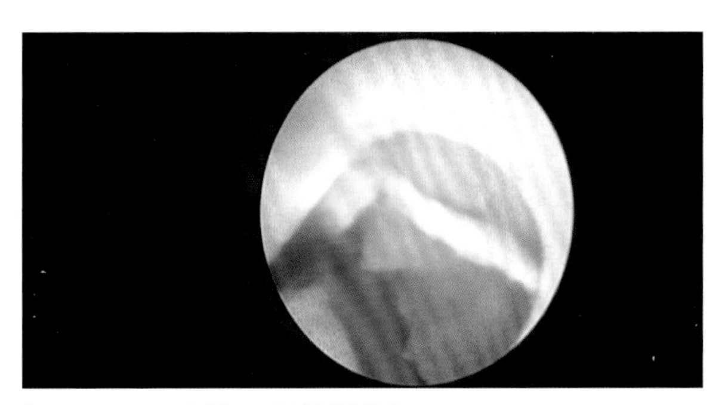

图9-8-14　可直视下见到肾盂结石

二十一、在白色塑料微通道镜鞘的基础上，进一步采用黑色塑料镜鞘，外景如图 9-8-15 所示。其置入深度保持“宁浅勿深”原则，置入深度与白色镜鞘相同。

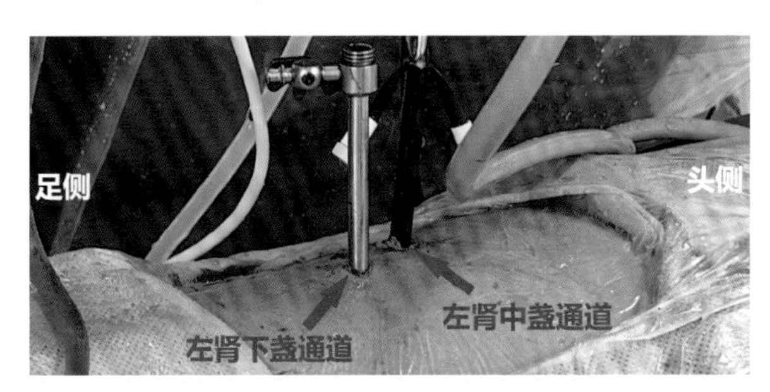

图9-8-15　在白色塑料微通道镜鞘的基础上，进一步采用黑色塑料镜鞘

二十二、因黑色镜鞘宽度大，对组织向深方推挤，因此置入深度往往不足。如图 9-8-16 所示，镜头直视下可见肾外脂肪组织，是置入深度不足的表现。

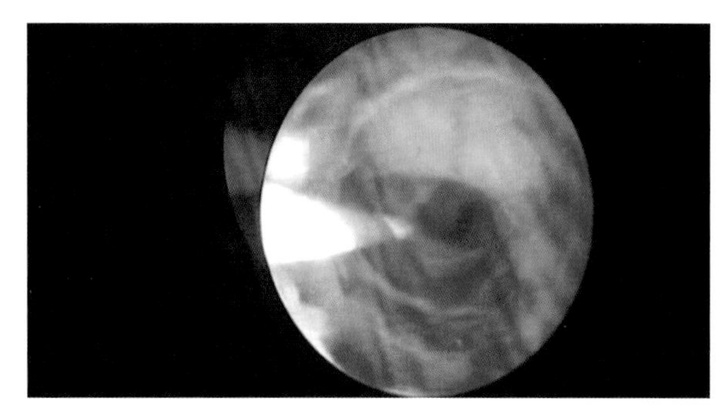

图9-8-16　镜头直视下可见肾外脂肪组织，是置入深度不足的表现

二十三、在黑色镜鞘内部重新置入内芯，增加适当的置入深度。如图 9-8-17 所示，再在肾镜直视下观察，置入深度达到集合系统。

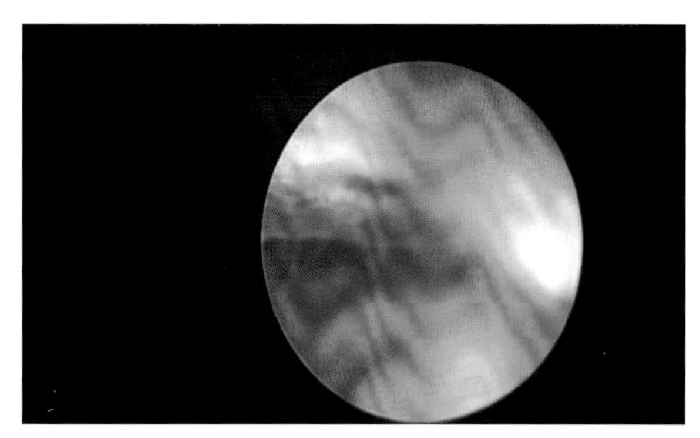

图9-8-17　在肾镜直视下观察，置入深度达到集合系统

二十四、采用异物钳将肾盂内血块清除，保持清晰的视野（图 9-8-18）。

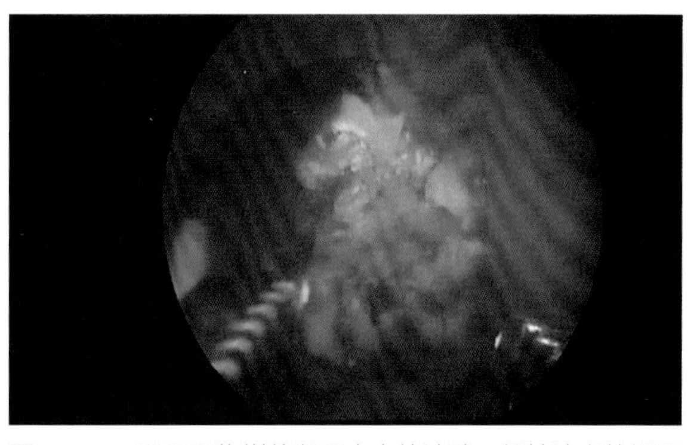

图9-8-18　采用异物钳将肾盂内血块清除，保持清晰的视野

二十五、在中组肾盏通道内，将肾盂内结石用超声气压弹道碎石清石，如图 9-8-19 所示。

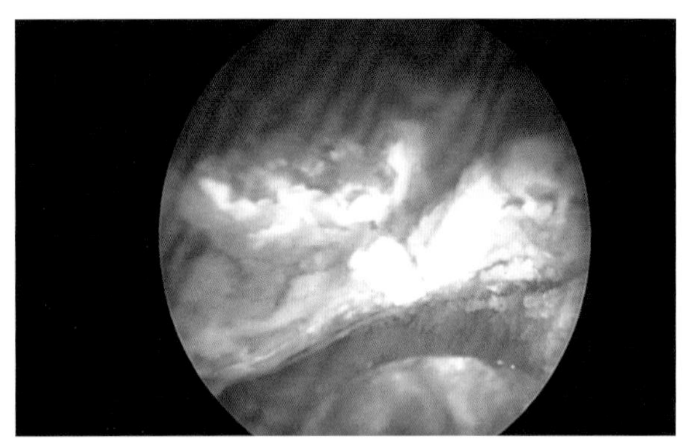

图9-8-19 在中组肾盏通道内，将肾盂内结石用超声气压弹道碎石清石

二十六、肾盂内除铸型结石以外，还有多发的、小体积的鹅卵石样结石，为继发石（图9-8-20）。较大者采用 EMS 碎块化。小块结石采用“冲出法”清除。将黑色肾镜镜鞘抵住肾盂黏膜（图 9-8-21），随着肾镜注水增加压力，后退镜身后碎石随压力冲出（图 9-8-22）。

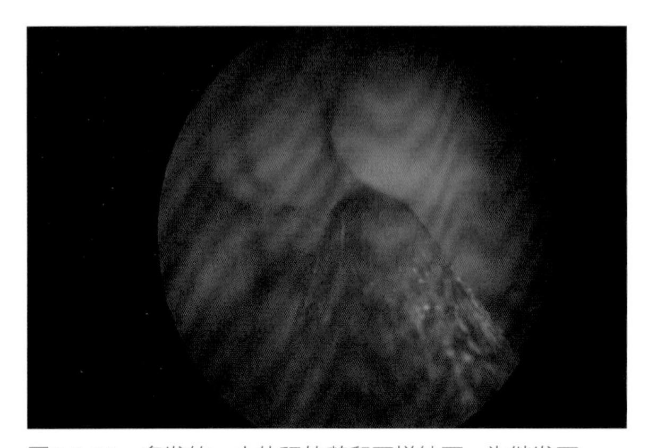

图9-8-20 多发的、小体积的鹅卵石样结石，为继发石

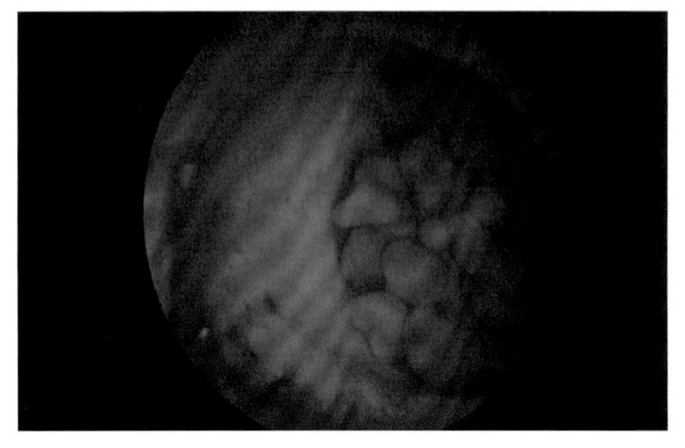

图9-8-21 将黑色肾镜镜鞘抵住肾盂黏膜

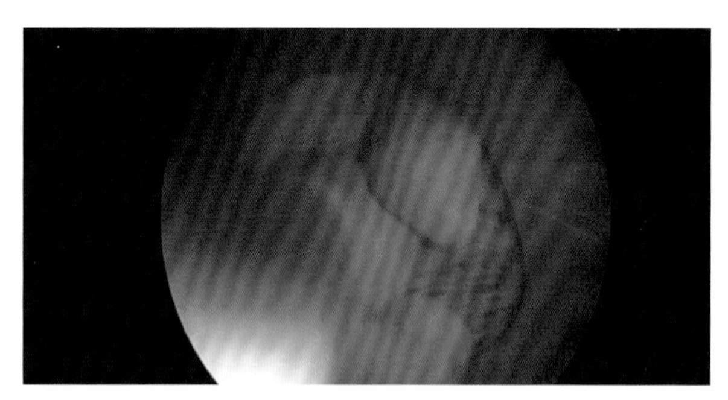

图9-8-22 随着肾镜注水增加压力，后退镜身后碎石随压力冲出

二十七、中组肾盏通道适合处理输尿管结石。如图 9-8-23 所示，中组肾盏与输尿管相对，镜头直视下可见输尿管内黄色导管。为避免输尿管内形成“石街”，助手可以用注射器向输尿管导管内冲入生理盐水，将输尿管内碎石冲出。

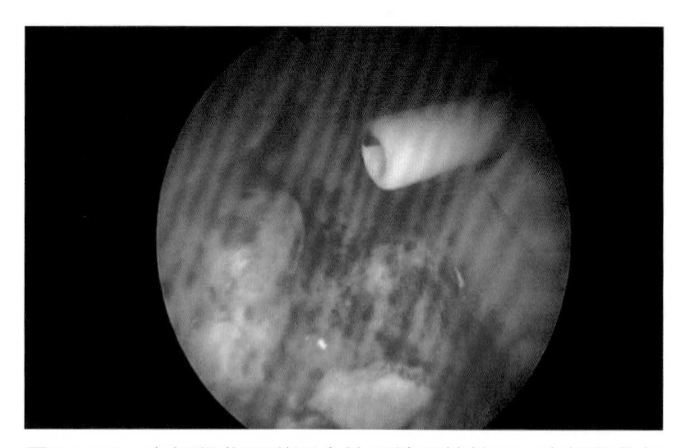

图9-8-23 中组肾盏通道适合处理输尿管结石，中组肾盏与输尿管相对

二十八、将肾镜从中组肾盏通道撤出，从下组肾盏通道置入。通过下组肾盏通道处理上组肾盏结石。如图 9-8-24 所示，镜头直视下可见上组肾盏结石边缘，可见中组肾盏通道的黑色镜鞘。

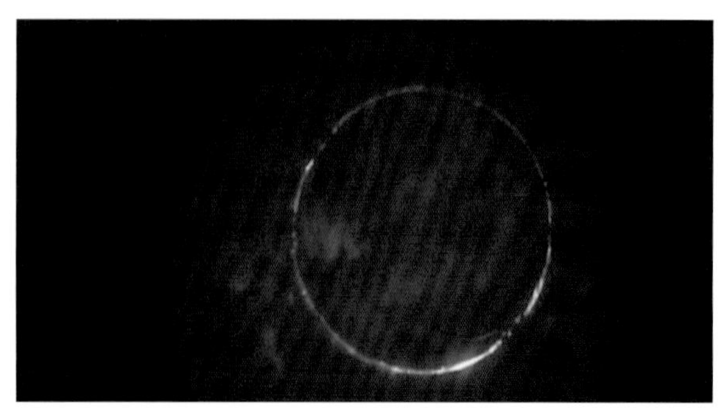

图9-8-24 镜头直视下可见上组肾盏结石边缘，可见中组肾盏通道的黑色镜鞘

二十九、图 9-8-25 示外景经过下盏通道完成上组肾盏结石的碎石过程。肾镜镜身压低，镜头偏向头侧。

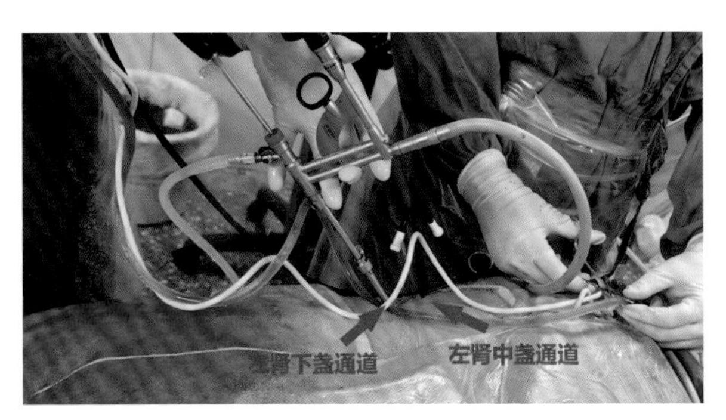

图9-8-25　经过下盏通道完成上组肾盏结石的碎石过程。肾镜镜身压低，镜头偏向头侧

三十、图 9-8-26 示内镜下经过下盏通道完成上组肾盏结石的碎石。

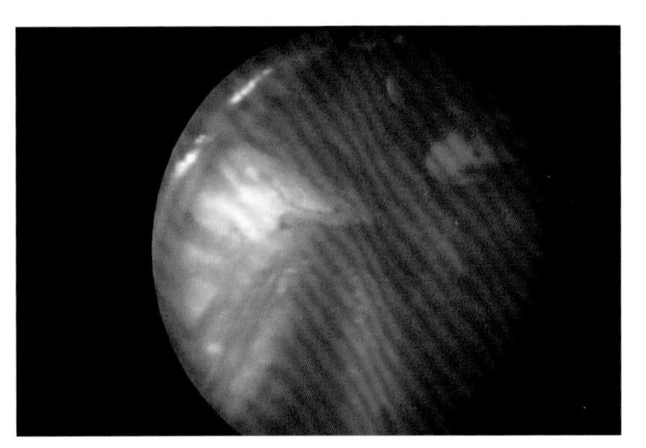

图9-8-26　内镜下经过下盏通道完成上组肾盏结石的碎石

三十一、图9-8-27示上组肾盏结石清除后表现。

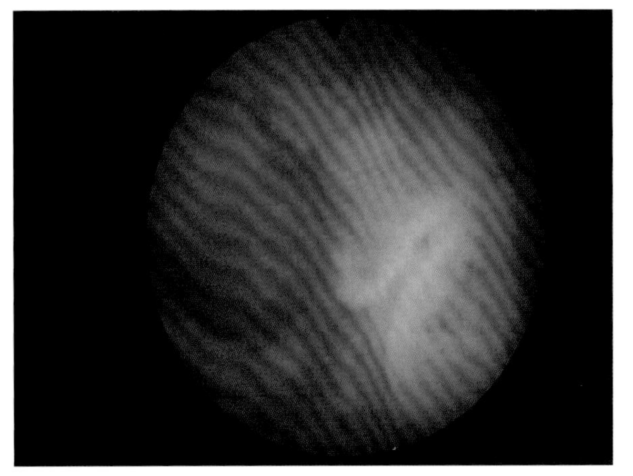

图9-8-27　上组肾盏结石清除后表现

三十二、结石清除后留置输尿管支架管（图 9-8-28）。

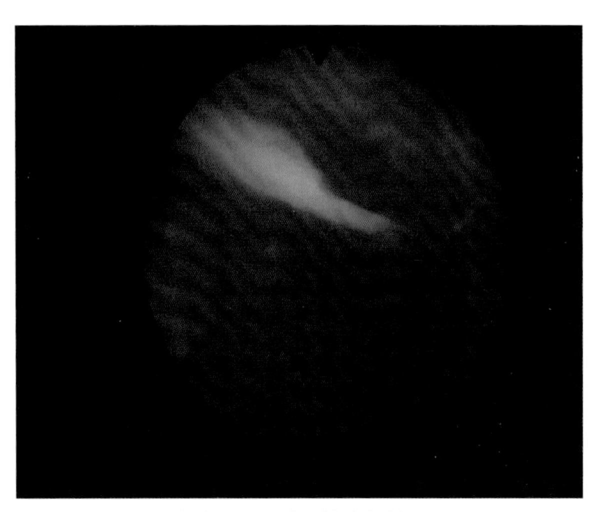

图9-8-28　结石清除后留置输尿管支架管

三十三、图 9-8-29 示在中组肾盏和下组肾盏留置肾造瘘。

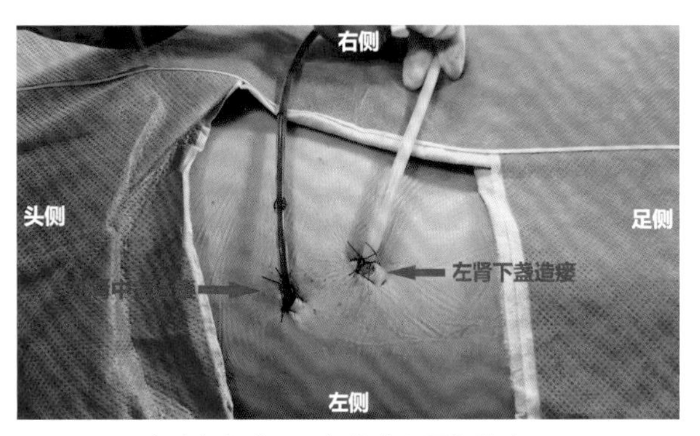

图9-8-29　在中组肾盏和下组肾盏留置肾造瘘

三十四、图 9-8-30 示结石碎片。

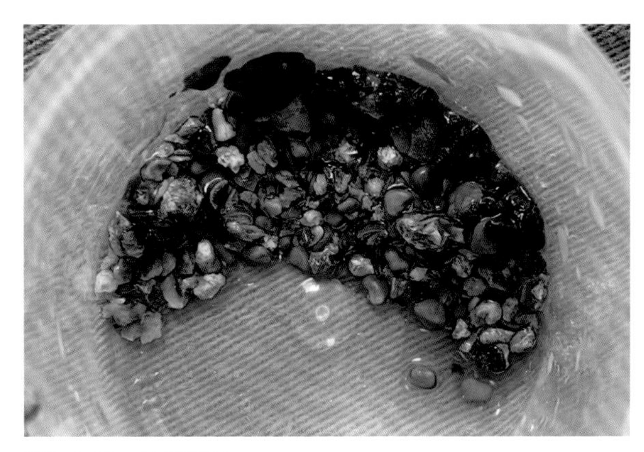

图9-8-30　结石碎片

三十五、术后 KUB 平片示左肾铸型结石被清除（图 9-8-31）。

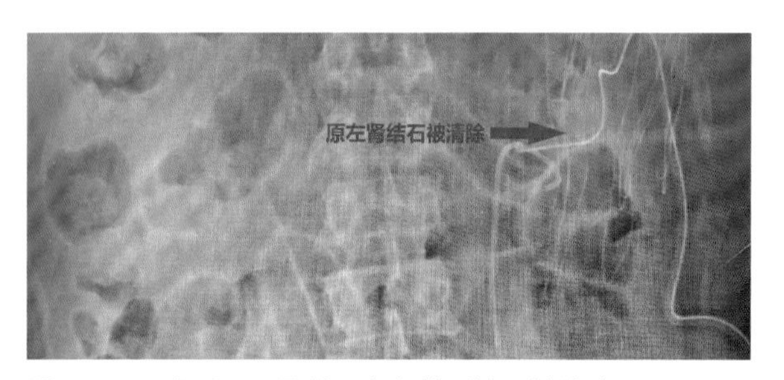

图9-8-31 术后KUB平片示左肾铸型结石被清除

（刘茁 刘磊 编写）
（刘茁 视频编辑）

视频37

第九节 如何做好一台二期经皮肾镜碎石术

一、病例介绍：患者 42 岁男性，主因“右肾术后 10 年，体检发现双肾结石 8 个月”就诊。患者 10 年前因右侧腰痛体检发现右肾结石，行手术治疗。8 个月前外院体检发现双肾结石、右侧输尿管结石，行腹腔镜右侧肾盂输尿管切开取石术，左侧输尿管软镜碎石术。因结石负荷大，术后有残余。2 个月前再次于外院行左侧输尿管软镜碎石术，右侧经皮肾镜碎石取石术。术后依然有残余结石，为进一步治疗收入我院。

二、泌尿系增强 CT 提示左肾多发结石，最大者直径为 1.2 cm，下盏为著。诊断考虑左肾多发结石（图 9-9-1）。

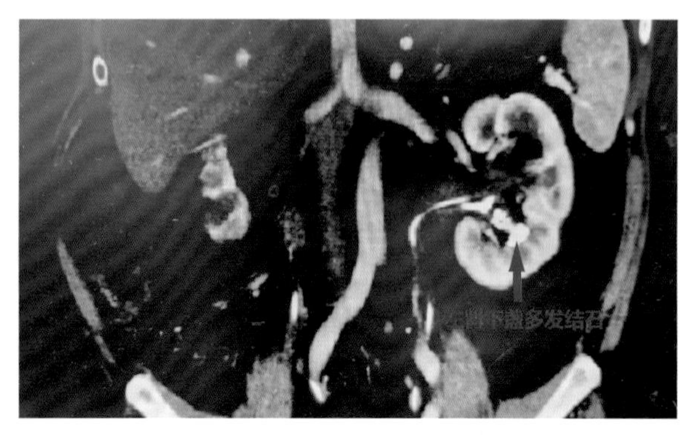
图9-9-1 泌尿系增强CT提示左肾多发结石，下盏为著

三、KUB 平片提示原右侧肾区高密度影未显示，左侧肾区可见多发结节状、斑点状高密度影，诊断考虑左肾多发结石（图 9-9-2）。

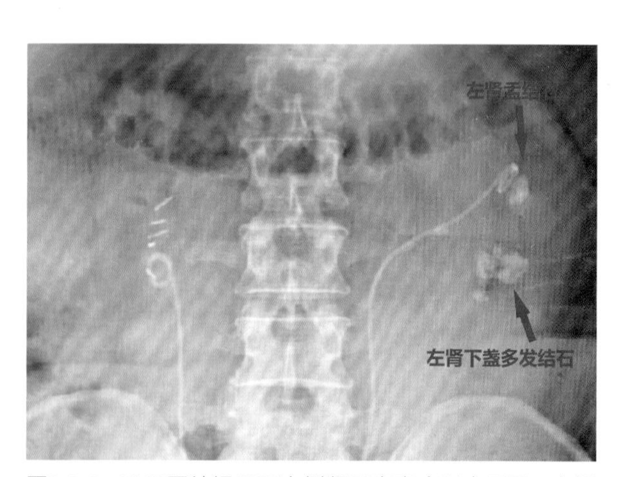

图9-9-2 KUB平片提示原右侧肾区高密度影未显示，左侧肾区可见多发结节状、斑点状高密度影，诊断考虑左肾多发结石

四、一期手术治疗，患者全麻下行左侧经皮肾镜碎石取石术。术中 B 超可见左肾下盏多发强回声伴随声影（图 9-9-3）。选择左肾下盏背侧盏作为穿刺通道。

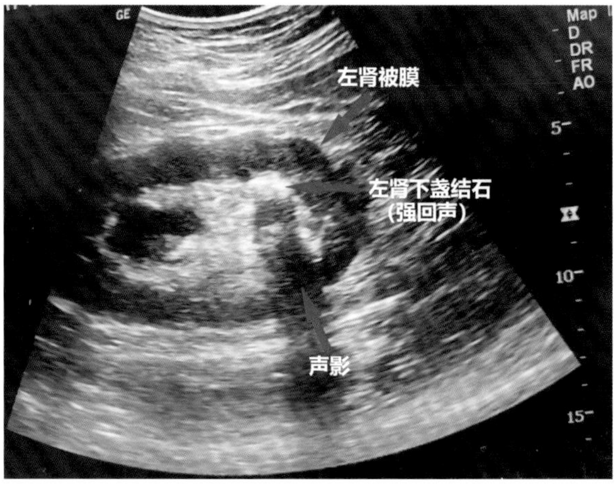

图9-9-3　一期经皮肾镜手术中B超可见左肾下盏多发强回声伴随声影

五、通过左肾下盏背侧盏的金属外鞘置入肾镜碎石。通过肾镜可以置入 EMS 操作杆和异物钳，在操作方面碎石效率高，但在探查方面存在视野盲区；通过纤维膀胱软镜可以置入激光和取石网篮，在操作方面碎石取石效率低，但在探查方面具有翻转灵活的优势（图 9-9-4）。

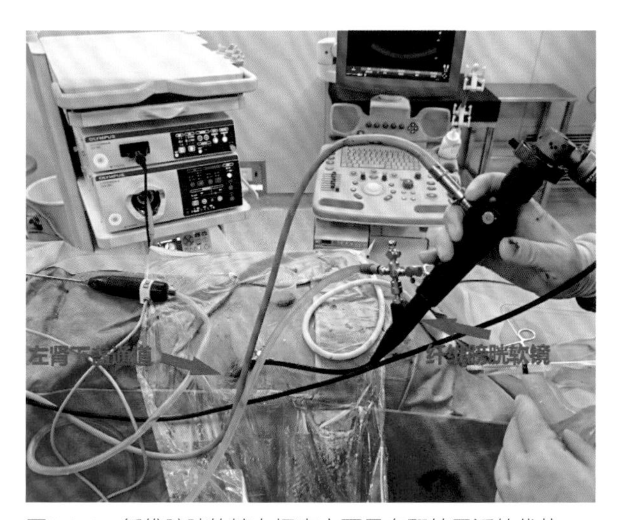

图9-9-4　纤维膀胱软镜在探查方面具有翻转灵活的优势

六、一期经皮肾镜碎石术后复查 KUB 平面，可见原左侧肾脏大部分结石被清除，但仍有少量结石碎片残余（图 9-9-5）。可以选择的治疗方式包括：择期行二期经皮肾镜碎石取石术；择期行输尿管软镜碎石取石术；择期行体外冲击波碎石；排石药物保守观察。权衡利弊，结合患者意愿选择二期经皮肾镜碎石取石术。

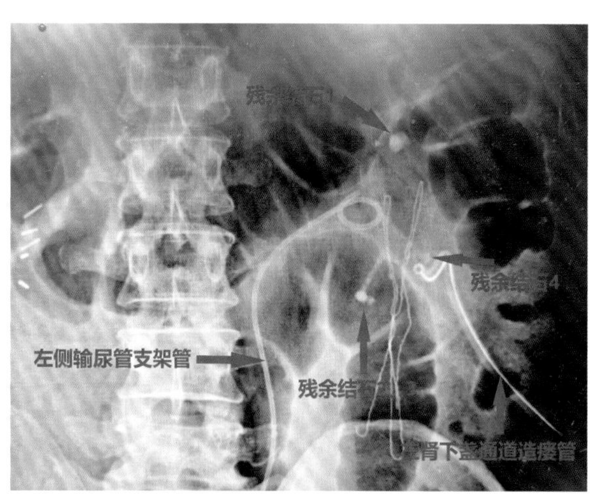

图9-9-5　一期经皮肾镜碎石术后复查KUB平面，可见原左侧肾脏大部分结石被清除，但仍有少量结石碎片残余

七、一期手术 1 周后，二期经皮肾镜碎石术的麻醉方式选择腰麻，即蛛网膜下腔阻滞。蛛网膜下腔阻滞术是将局麻药注入蛛网膜下腔，作用于脊神经根而使相应部位产生麻醉作用。选择腰麻而非全麻以减少麻醉深度影响。腰麻平面为胸 8 水平。通过“头低脚高”体位变化使麻醉平面移动到胸 6 水平。肾脏长 10 ~ 12 cm、宽 5 ~ 6 cm、厚 3 ~ 4 cm、重 120 ~ 150 g。肾门的位置：右肾门正对第二腰椎横突，左侧正对第一腰椎横突。肾上端的位置：左肾上端平第 11 胸椎下缘，下端平第 2 腰椎下缘。右肾比左肾低半个椎体。本例患者的二期经皮肾镜碎石术行腰麻后，麻醉效果满意（图 9-9-6）。

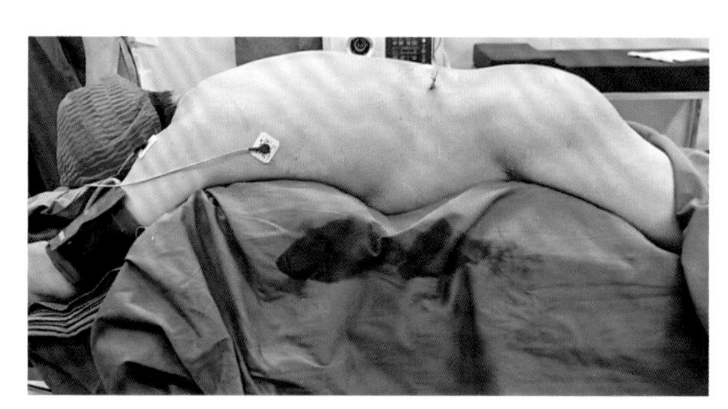

图9-9-6　二期经皮肾镜碎石术行腰麻后，麻醉效果满意

八、将一期经皮肾镜碎石术中留置的左侧肾造瘘管剪断（图 9-9-7）。采用碘酒酒精的消毒方式进行皮肤和造瘘管断端的消毒。不常规采用碘伏消毒，以避免贴膜与皮肤粘贴不牢。

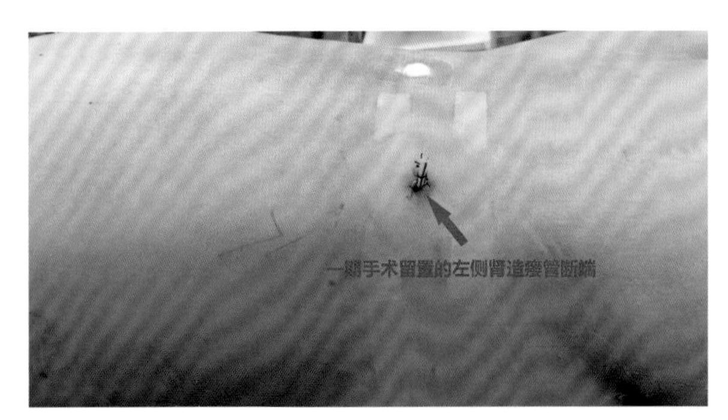

图9-9-7 将一期经皮肾镜碎石术中留置的左侧肾造瘘管剪断

九、沿造瘘管断端置入导丝，使导丝末端置入肾盂内有阻力感（图 9-9-8）。保持导丝位置不变，将造瘘管断端小心拔除。左肾造瘘管除引流左肾尿液作用外，也有压迫造瘘通道避免出血的作用。二期手术中拔除造瘘管断端可能造成出血。对于出血风险大的患者，为避免造瘘管通道出血，可以将一期和二期手术间隔延长至 2 周，为窦道形成创造良好条件。

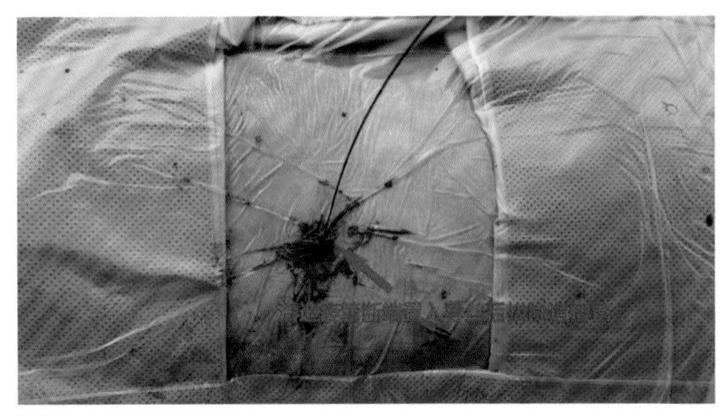

图9-9-8 沿造瘘管断端置入导丝，使导丝末端置入肾盂内有阻力感

十、沿导丝置入金属的叠状扩张器，先置入管径较细的扩张器（图 9-9-9）。

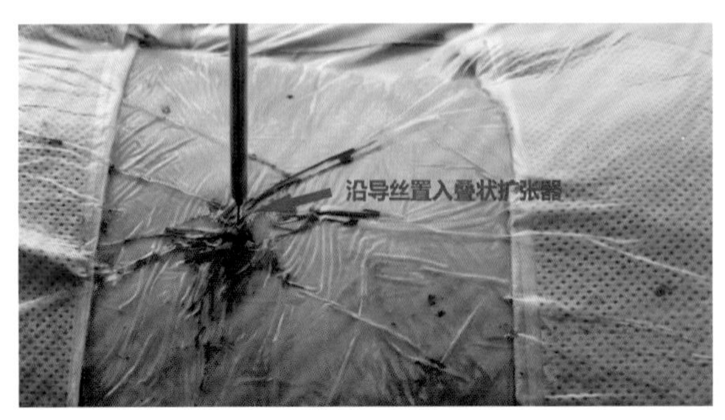

图9-9-9 沿导丝置入金属的叠状扩张器，先置入管径较细的扩张器

十一、在细号扩张器外置入金属扩张器（图 9-9-10）。

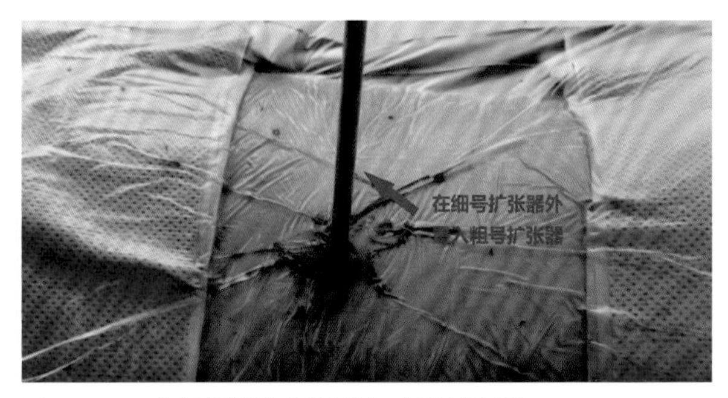

图9-9-10 在细号扩张器外置入金属扩张器

十二、最后置入肾镜外鞘（图 9-9-11）。操作原则为“宁浅勿深”，避免尿路黏膜损伤造成出血。

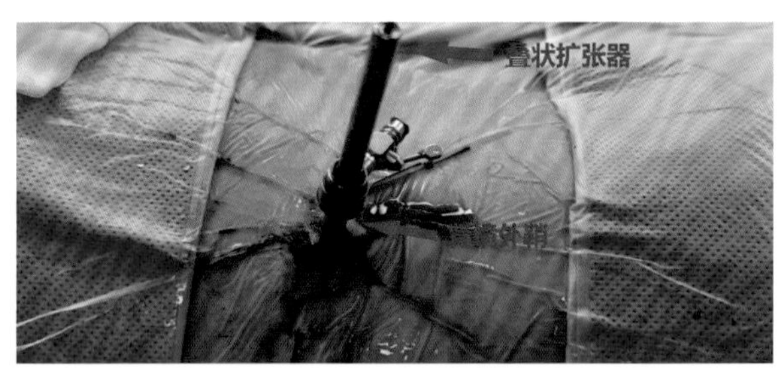

图9-9-11 置入肾镜外鞘

十三、图 9-9-12 示留置外鞘后表现。二期经皮肾镜碎石术与一期手术过程存在区别：①麻醉方面：二期手术可以选择腰麻，降低了全麻风险；②体位方面：二期手术体位选择俯卧位，避免截石位体位中转；③通道方面：二期手术可以选择初次手术通道，简化了 B 超定位、穿刺针置入、一次性扩张器置入过程，通道成功置入率高；④残石方面：二期手术对结石清除率要求更高。

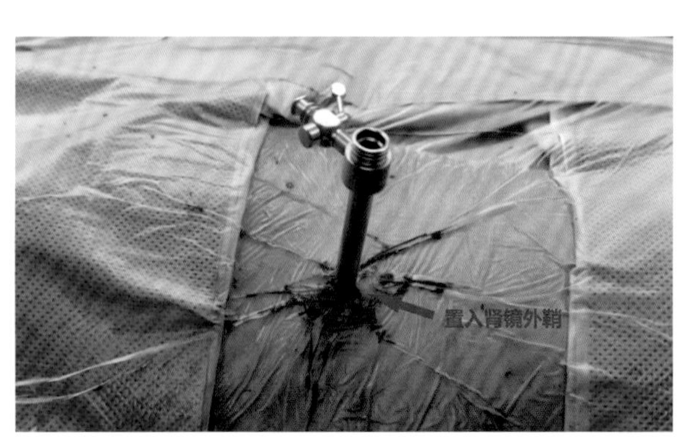

图9-9-12 留置外鞘后表现

十四、通过金属肾镜外鞘置入肾镜。直视下可以观察到视野下组织非集合系统（图9-9-13）。这是经皮肾镜碎石术中常见的并发症。肾镜外鞘置入后的效果有三种情况：①理想情况是成功置入集合系统，可以见到尿路黏膜或结石；②置入深度不足，位于肾皮质内部或脂肪内部；③置入深度过长，穿过集合系统并且置入对侧的尿路黏膜中。对于后面两种情况遵循的原则是“宁浅勿深”。采用的具体操作方法是将肾镜外鞘“回撤”。在回撤过程中如果看到脂肪，说明是置入深度不足，如果看到集合系统，说明是置入深度过长。错误操作是在不知情下盲目“深捅”，造成进一步损伤。

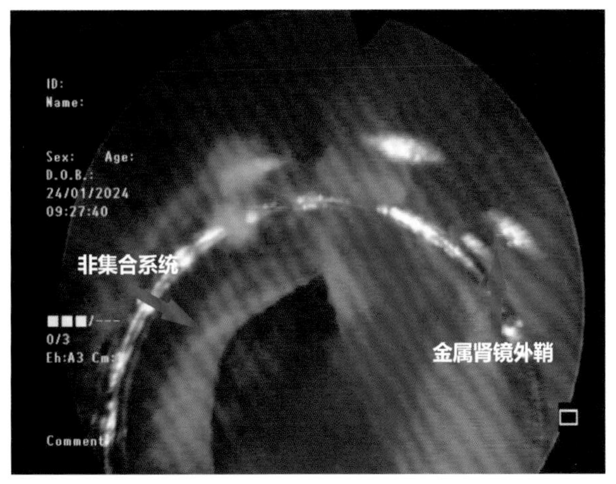

图9-9-13 通过金属肾镜外鞘置入肾镜，直视下可以观察到视野下组织非集合系统

十五、沿着肾镜外鞘置入导丝，在导丝引导下找到集合系统（图9-9-14）。

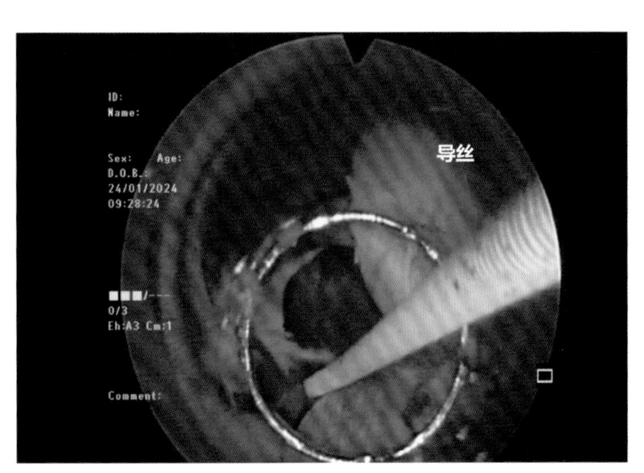

图9-9-14 沿着肾镜外鞘置入导丝，在导丝引导下找到集合系统

十六、手术实践过程中，容易出现“导丝受压现象”，即导丝已经成功置入集合系统，但是肾镜无法探查到正常尿路黏膜。这可能是由于肾镜外鞘置入深度过长，肾镜外鞘将导丝压迫进入黏膜下层所致。如图9-9-15所示，图①中导丝成功置入到集合系统。在图②中肾镜外鞘置入深度过长，突破对侧尿路黏膜进入黏膜下层次。但肾镜直视下依然可以看到导丝。继续增加肾镜深度也无法找到集合系统。正确的做法是沿着导丝弯曲的方向“回撤”外鞘，即可看到正常尿路黏膜。

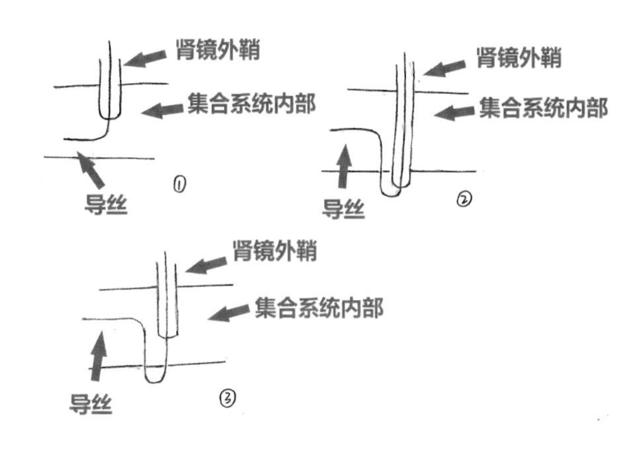

图9-9-15 出现“导丝受压现象”

十七、肾镜外鞘成功进入集合系统后，可以见到内部血凝块。血凝块会干扰手术操作视野（图9-9-16），采用异物钳将血凝块逐一清除。

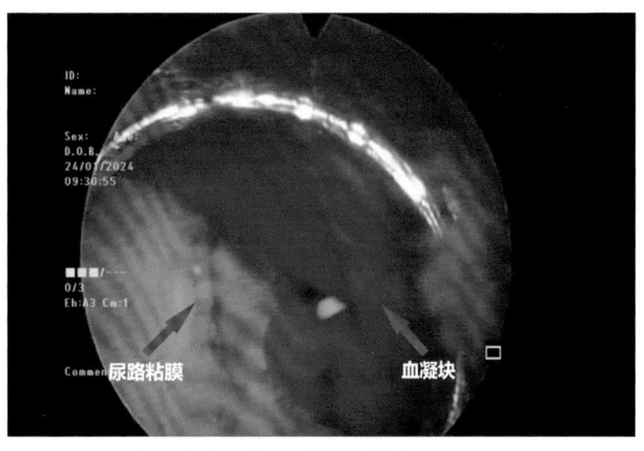

图9-9-16 血凝块会干扰手术操作视野

十八、图9-9-17所示为清除的血凝块。

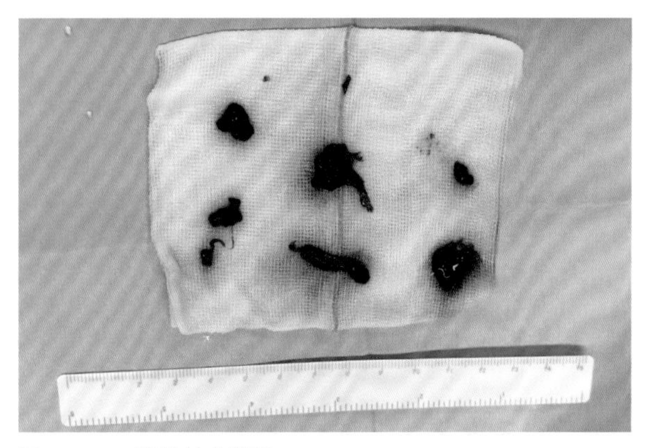

图9-9-17　清除的血凝块

十九、二期经皮肾镜手术中出血导致视野浑浊是手术难点。出血主要原因一方面是拔除前期放置的造瘘管，造成压迫解除后的通道渗血；另一方面是重新置入通道所导致的新出血。图 9-9-18 所示为术中的浑浊视野，为手术增加了难度。

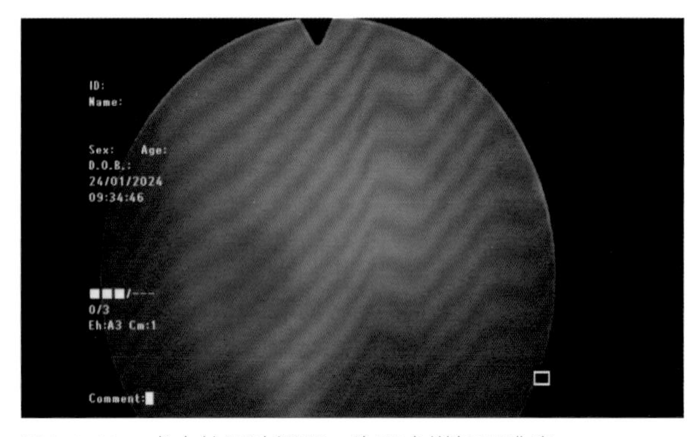

图9-9-18　术中的浑浊视野，为手术增加了难度

二十、经皮肾镜碎石取石术无法一期完成的主要原因有两点：第一是出血，第二是相对视野盲区。出血造成视野浑浊，可能导致结石碎片遗漏。相对视野盲区的具体位置与穿刺通道有关：①如果以中组肾盏的背侧盏为穿刺通道，下组背侧盏为其平行盏，是相对视野盲区；②如果以下组肾盏的背侧盏为穿刺通道，中组背侧盏为其平行盏，是相对视野盲区；③如果以上组肾盏的背侧盏为穿刺通道，中组肾盏是相对视野盲区。

二十一、对于出血，预防出血比术中处理更加重要。穿刺通道建立需要遵行“宁浅勿深”原则。在穿刺针置入后，可以请助手用注射器在输尿管导管注入生理盐水，观察穿刺针鞘有无出水，由此判断穿刺针是否成功置入集合系统。在随后使用扩张器时，扩张器的置入深度通常比穿刺针深，这是因为管径粗大的扩张器会将组织挤压向深方推进。扩张器的置入深度比穿刺针深一般小于 2 cm。

二十二、有医生习惯采用扩张器置入后采用注射器注水观察有无出水的方法，由此判断扩张器是否在集合系统内部。如果出水证明扩张器在集合系统内部，但是不出水则可能造成误判，而盲目增加扩张器置入深度。这里我们的建议是对于穿刺针置入要求出水，而扩张器置入不强求出水。

二十三、术中出血以预防为主。在处理方法上有以下选择：①镜头靠近黏膜壁，沿着黏膜壁平行移动；②适当提高冲洗液高度或速度，大量冲洗；③镜鞘压迫止血法，适当将金属外鞘伸入集合系统，通过镜鞘压迫出血点。

二十四、图 9-9-19 为肾镜视野下的左肾上盏表现。

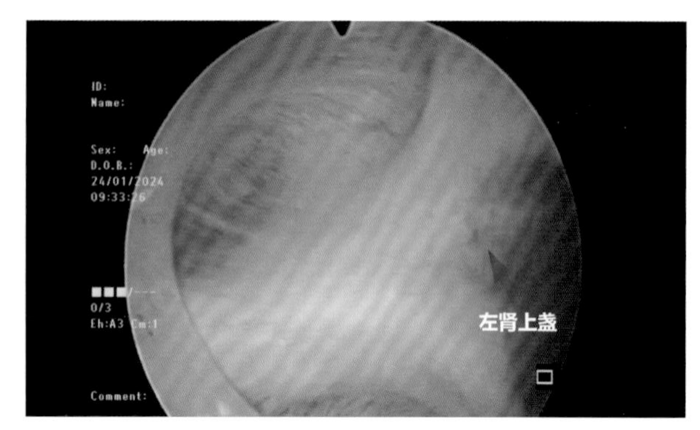

图9-9-19　肾镜视野下的左肾上盏表现

二十五、图 9-9-20 所示为肾镜后退观察左肾上盏漏斗。

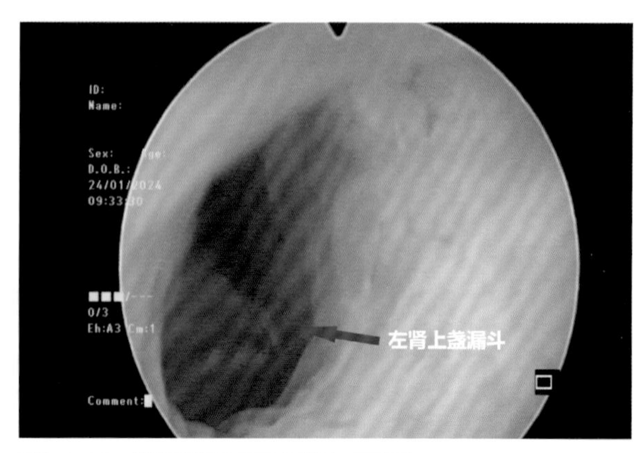

图9-9-20　肾镜后退观察左肾上盏漏斗

二十六、图 9-9-21 示观察左侧输尿管，可见输尿管内初次手术放置的支架管。

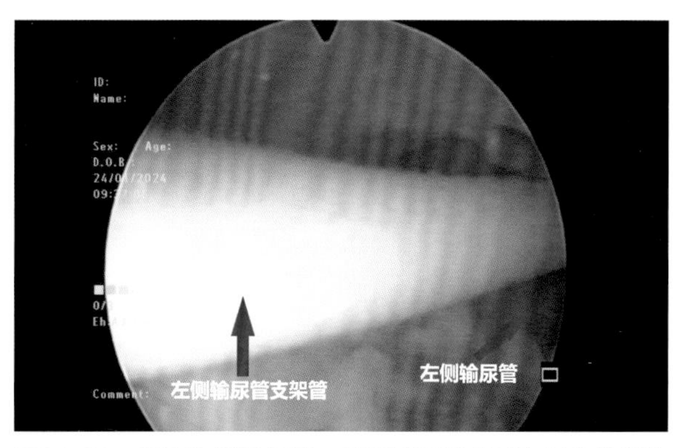

图9-9-21　观察左侧输尿管，可见输尿管内初次手术放置的支架管

二十七、因为肾镜直杆不可弯曲的特点，为了进一步增加探查的灵活性，更换为纤维膀胱软镜（图 9-9-22）。

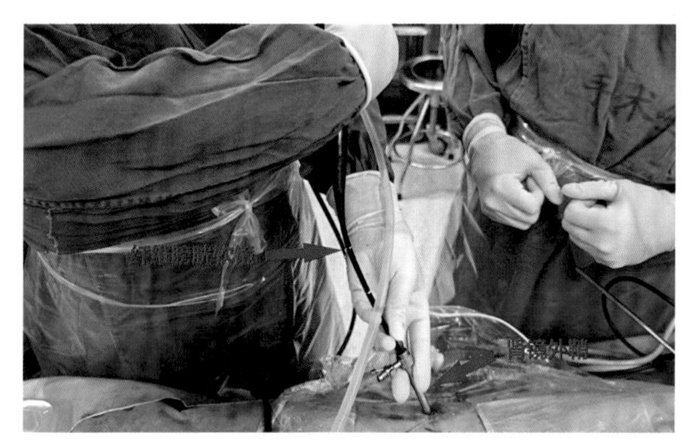

图9-9-22　因为肾镜直杆不可弯曲的特点，为了进一步增加探查的灵活性，更换为纤维膀胱软镜

二十八、图 9-9-23 可见软镜视野下出血后视野浑浊的表现。

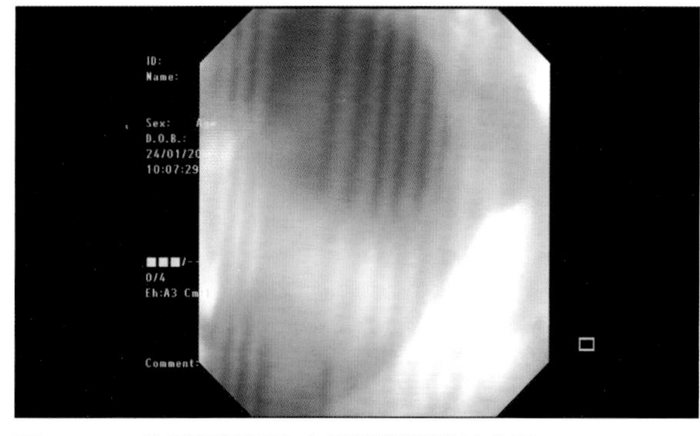

图9-9-23　软镜视野下出血后视野浑浊的表现

二十九、图9-9-24示软镜视野下的左肾中盏。

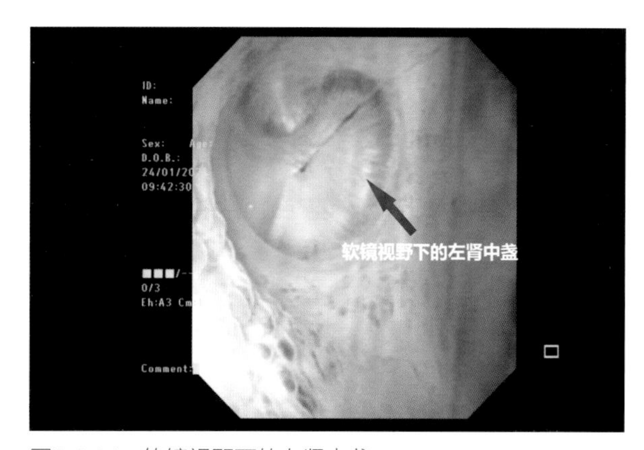

图9-9-24　软镜视野下的左肾中盏

三十、图 9-9-25 示左肾视野下的左肾其他中盏。

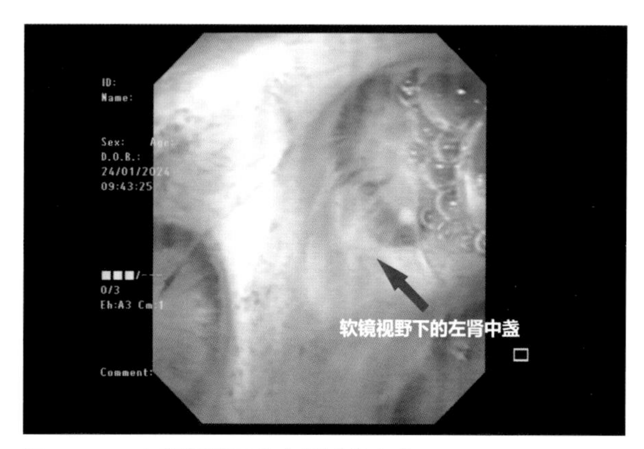

图9-9-25　左肾视野下的左肾其他中盏

三十一、图 9-9-26 示左肾中盏的残余结石。

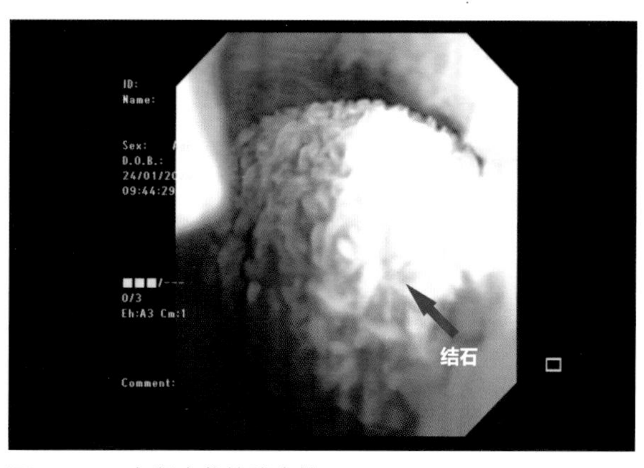

图9-9-26　左肾中盏的残余结石

三十二、图 9-9-27 示中盏的残余结石碎片。

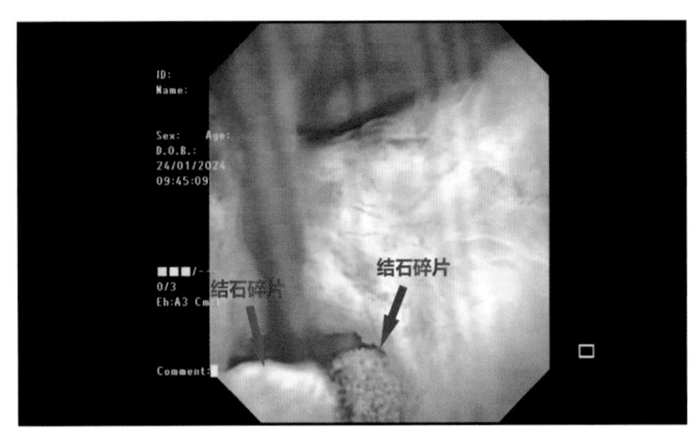

图9-9-27　中盏的残余结石碎片

三十三、采用取石网篮将结石碎片取出（图9-9-28）。

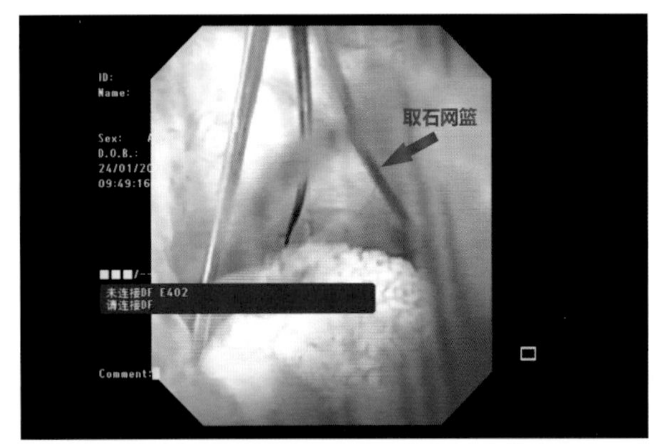

图9-9-28　采用取石网篮将结石碎片取出

三十四、采用取石网篮将其他的结石碎片依次取出（图 9-9-29）。

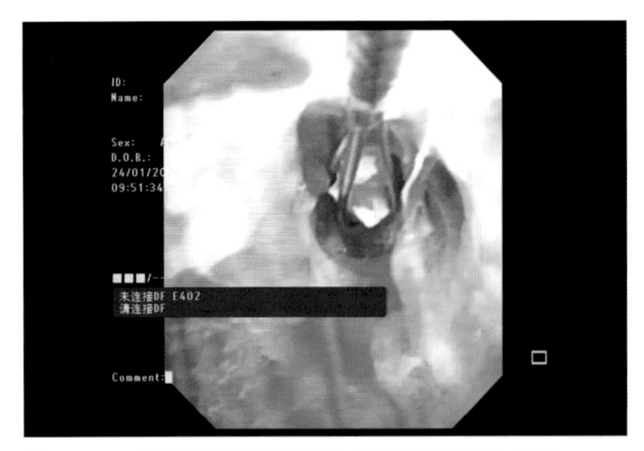
图9-9-29　采用取石网篮将其他的结石碎片依次取出

三十五、图 9-9-30 可见肾盂内一枚小的结石碎片。在置入取石网篮时，因为软镜冲水力量漂走。后经过软镜多次全肾探查均未发现。这种现象我们称之为“捉迷藏现象”。在肾镜或软镜探查过程中，为了视野清晰，需要通过镜身冲入生理盐水。但直径较小的结石受到冲水力量后漂走。镜头所示位置，即冲水受力位置。镜头看哪里，哪里的结石就会被冲向别处。对于直径小于 2 mm 结石，可以采用保守排石的方法。对于 2 ~ 4 mm 或 4 mm 以上结石，应该降低冲水速度。在视野浑浊和“捉迷藏现象”之间权衡利弊。

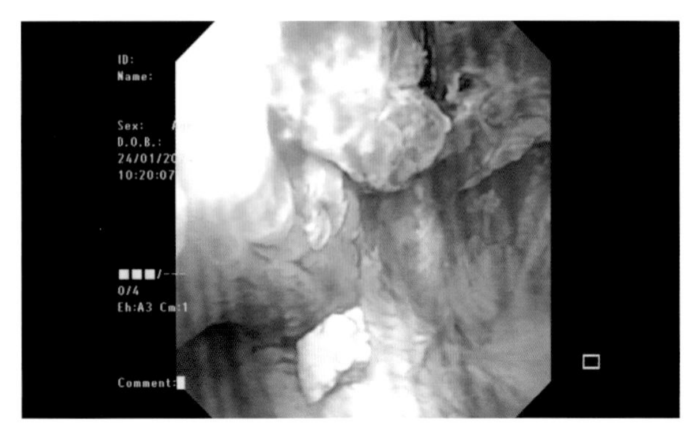
图9-9-30　肾盂内一枚小的结石碎片

三十六、图 9-9-31 示软镜视野下的左肾下盏。

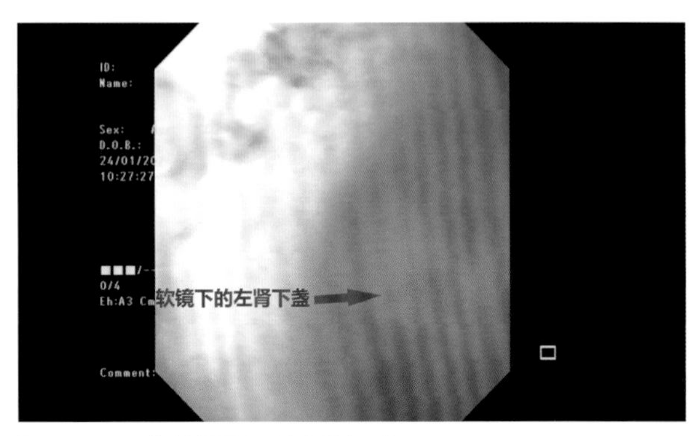

图9-9-31　软镜视野下的左肾下盏

三十七、图 9-9-32 示肾造瘘管的制作，选择 T 形管。用剪刀将头端剪断。

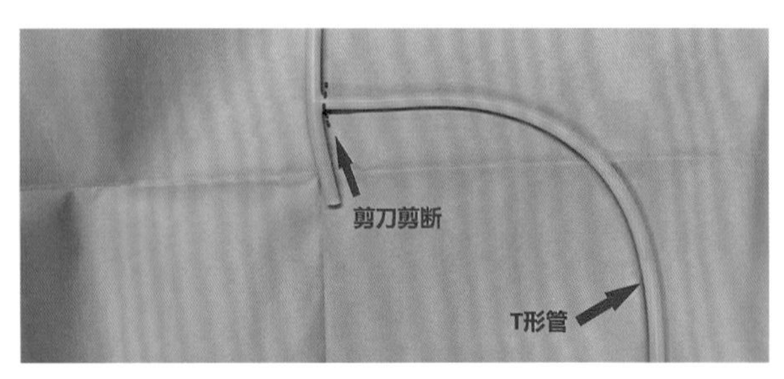

图9-9-32　肾造瘘管的制作，选择T形管，用剪刀将头端剪断

三十八、在头端用剪刀进行剪裁，使之形成鱼口样结构，以避免管口正对尿路黏膜造成引流不畅。在距离管口 1 cm 以内剪裁侧孔（图 9-9-33）。造瘘管侧孔的剪裁方法与常规腹腔镜引流管侧孔的剪裁方法不同。前者侧孔数量唯一，且距离管口近，这样可以避免侧孔达到肾盂以外，进而避免尿外渗。

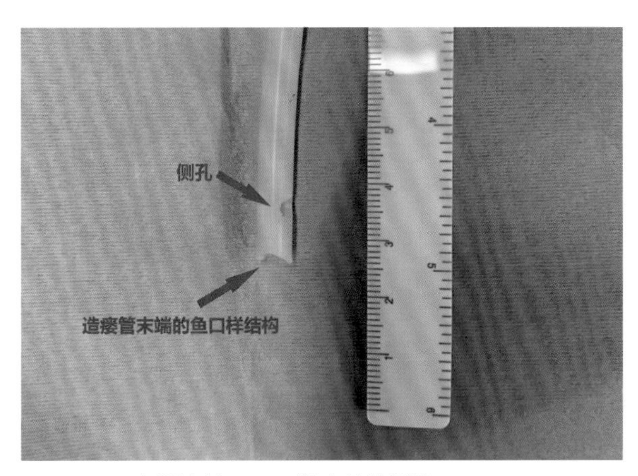

图9-9-33　在距离管口1cm以内剪裁侧孔

三十九、图 9-9-34 示取出的残余结石。

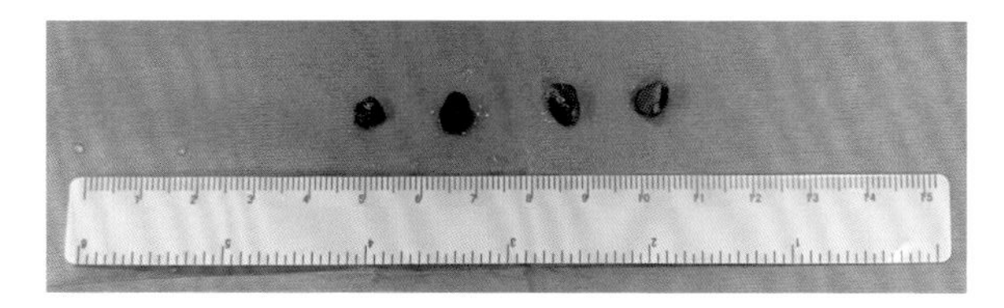

图9-9-34　取出的残余结石

四十、图 9-9-35 示二期经皮肾镜碎石术后 KUB 平片，可见原左侧肾区结石完全清除。

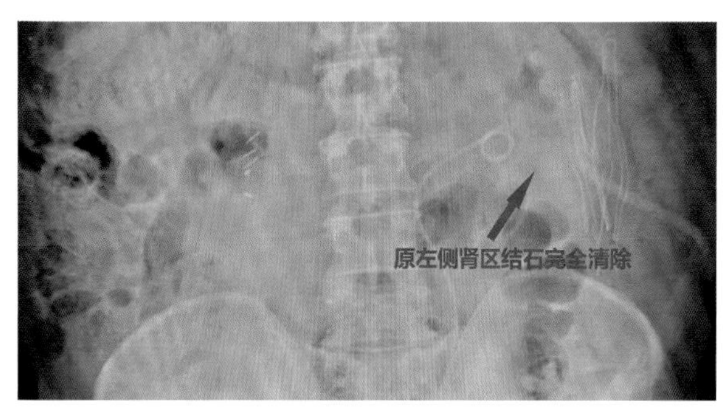

图9-9-35　二期经皮肾镜碎石术后KUB平片，可见原左侧肾区结石完全清除

（刘茁　刘磊　编写）

（刘茁　视频编辑）

视频38　视频39

第十章　前列腺增生手术学习笔记

第一节　三叶法？整叶法？傻傻分不清楚？一文读懂所有HoLEP术式

经尿道钬激光前列腺剜除术（HoLEP）是治疗男性患者下尿路症状（LUTS）和良性前列腺增生（BPH）有效的治疗方式。与传统的经尿道前列腺电切术（TUR-P）相比，HoLEP在术后导管插入术时间、住院时间和术中出血方面等更具有优势。HoLEP术有很多手术变种，例如“三叶法”“两叶法”“整叶法”等，很容易让人混淆。本节总结归纳了各个手术变种的具体步骤，以加深读者对HoLEP的理解，提高手术技术。

一、三叶法

在1998年，一位名叫Gilling的学者及其团队首次描述了HoLEP手术联合粉碎器的手术技术。其采用的方法就是所谓的“三叶法”。早期他们只报道了14例患者的小样本量研究结果，后来该团队增加了病例数，此外也有其他国家其他团队学者不断改进优化这种“三叶法”手术方式。与其他术式相比，三叶法可能是最早期、最经典的方式之一。图10-1-1示经典三叶法手术步骤[1]。

1．在步骤A中，首先辨认精阜位置。在精阜水平7点钟位置处（中叶与右侧叶之间）用激光切开黏膜直至外科包膜层面。同法处理5点钟位置。5点和7点位置呈倒“V”型。在增生的中叶和右侧叶交界处，用激光光纤锐性切开一条沟壑。其近端位置为膀胱颈黏膜，远端位置达到精阜水平。深度上切开黏膜层直至外科包膜层。同法处理左侧。

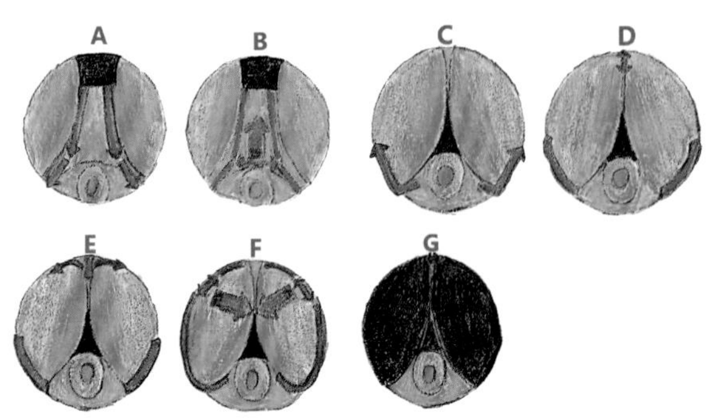

图10-1-1　经典三叶法手术步骤

2．在步骤B中，在精阜近端位置，用激光横向切开黏膜，连通前述步骤中的5点和7点沟壑，深度达到外科包膜层。用镜鞘钝性撬动中叶腺体，手法上钝性撬动结合锐性切割。直至达到近端的膀胱颈黏膜处。用激光锐性切割膀胱颈口黏膜，使中叶完全游离脱落。至此完成中叶切除。

3．在步骤C中，在7点钟位置处切开右侧叶黏膜层直至外科包膜层。同法从5点钟位置处理左侧叶黏膜。

4．在步骤D中，翻转镜身180°，在12点钟位置处切开前联合处的尿道黏膜。

5．在步骤E中，针对右侧叶，从12点位置开始逆时针方向切开右侧叶的黏膜。同法针对左侧叶，从12点位置开始顺时针切开左侧叶黏膜。

6．在步骤F中，将步骤D（患者背侧）和步骤E（患者腹侧）的黏膜划线连通。沿着外科包膜的层面剜除右侧叶和左侧叶。

7．在步骤G中，将12点钟的残余腺体进行切除修剪。

8．总结“三叶法”手术方式。其优点在于：①步骤流程化，适合初学者入门；②适合中叶增生明显的患者，中叶切除后为后续步骤创造了足够的操作空间；③将前列腺整体分为三个部分，相对不容易迷失层面。

9．其缺点在于：①与整叶法相比步骤略繁琐，其中步骤A中切开沟壑的过程、左右侧两条沟壑横线连通的过程、12点钟腺体切开的过程，以上三个步骤与整叶法相比是“多余”步骤。

二、两叶法

（一）两叶法之一，图 10-1-2 示两叶法手术步骤[2]。

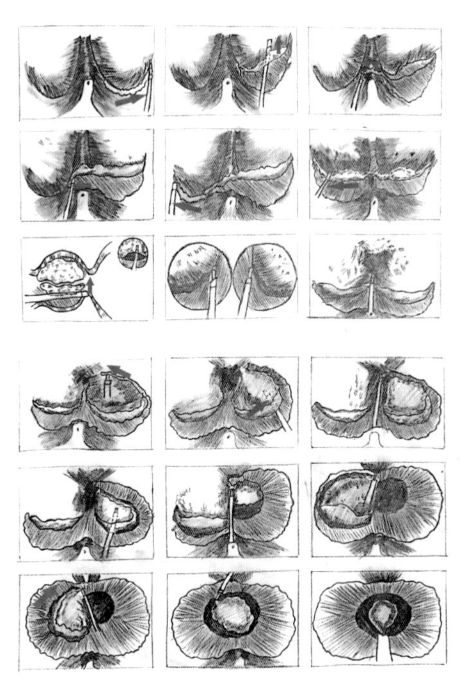

图10-1-2　两叶法手术步骤

1．在步骤 A 中，在中叶与左侧叶交界的 5 点钟方向切开尿道黏膜达到外科包膜层面。在步骤 B 中，在左侧叶的腺体和外科包膜层面最大限度地剜除。

2．在步骤 C 中，在精阜的近端位置，延续上述步骤的黏膜切割线，从左侧向右侧锐性切开尿道黏膜。在步骤 D 中，将中叶腺体和外科包膜的层面最大程度地剜除，以向上顶起中叶。

3．在步骤 E 到步骤 F 中，与步骤 A 到步骤 B 相同方法处理右侧叶。

4．从步骤 A 到步骤 F 的整个步骤，术者将整个前列腺（包括右侧叶、中叶、左侧叶）作为一个整体来处理。其目的是切开黏膜后将整个前列腺腺体的背侧层面向上顶起。在步骤 G 中，将操作区域从前列腺尖部的远端位置向膀胱颈口的近端位置推进。其手术方法与本书中肿瘤切除的“下极上翻法”有异曲同工之妙。

5．在步骤 I 中，将整个前列腺腺体这个整体从中间劈开，作为左侧部分和右侧部分。在步骤 J 到步骤 N 中，在左侧部分的腺体和外科包膜层面间剜除。其方法与“三叶法”中的步骤 F 相同。步骤 P 到步骤 Q 是处理右侧部分，其步骤相当于左侧部分的“镜像”，具体同前。

6．两叶法的优点在于：①适合中叶增生不明显，两侧叶增生明显的患者；②手术思路上，将增生的右侧叶、狭小的中叶和增生的左侧叶作为一个“整体”。先切开这个“整体”的背侧的尿道黏膜，找到正确的外科包膜层面。再游离这个“整体”的背侧，相当于“下极上翻法”掀起。最后将“整体”从中间劈开一分为二，分别剜除腺体的腹侧和两侧。③在手术步骤上与“三叶法”相比，简化了中叶的切割和剜除。

7．缺点在于：①适合于中小体积前列腺，对于大体积前列腺作为“整体”而从背侧掀起，空间较小；②在中线处向上掀起“整体”时镜鞘对尿道外括约肌压力尚可，而从中线偏向左右两侧时，由于空间受限镜鞘可能撬动尿道外括约肌；③两叶法依然需要从中间劈开腺体，增加了手术步骤。

（二）两叶法之二：两叶法也有变种，例如北医三院刘可医生介绍的七步两叶法。图 10-1-3 示七步两叶法手术步骤[3]。

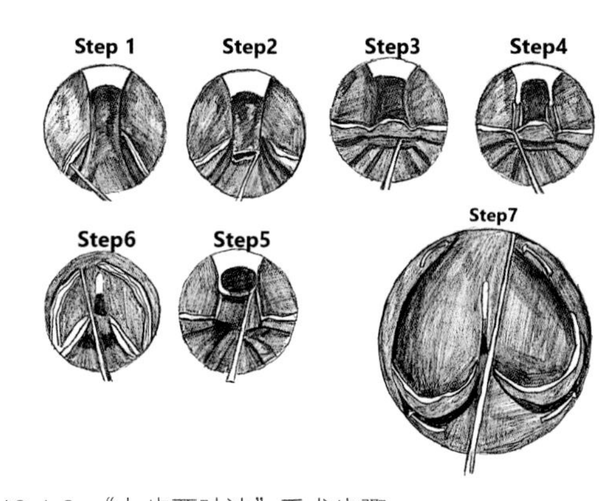

图10-1-3　“七步两叶法”手术步骤

1．在步骤 1 到步骤 2 中，术者采用“倒‘V’型划桨法”切开精阜两侧 5 点钟和 7 点钟黏膜，找到外科包膜层面。在精阜近端横向连通左右两侧沟，其操作意义在于寻找到正确的外科包膜。这一步骤与传统的“三叶法”中的步骤A到步骤B相同。

2．步骤 3 中，将前列腺作为“整体”，游离这个“整体”的背侧，将整个腺体向上掀起。这一步骤借鉴了“两叶法”步骤 A～G 的优点。

3．在步骤4到步骤5中，术者切割中叶两旁的沟壑，用镜鞘剜除中叶，完成中叶的切除。这一步骤与传统的“三叶法”中步骤B切除中叶的步骤相同。

4．在步骤6到步骤7中，是本方法的特色。术者所谓的“七步两叶法”中的“两叶”，指的是“中叶”和左右侧叶连同前联合作为的“整叶”。一方面前部步骤里面的中叶切除为本步骤提供了空间。另一方面，“整叶”的背侧层面已经完成基本游离。剩余的连接在于腹侧层面和腺体两侧。用激光切开黏膜后剜除，达到“整叶”的切除术。

5．“七步两叶法”的优点：①适合中叶增生的患者；②容易找到正确的外科包膜；③将前列腺作为“整体”，游离这个“整体”的背侧，增加了手术效率；④中叶切除创造了空间；⑤将左右侧叶作为“整叶”切除，增加了手术效率。

6．缺点在于：①对于大体积前列腺，将前列腺作为“整体”，游离这个“整体”的背侧，空间有限，撬动尿道外括约肌；②与整叶法相比步骤略繁琐，其中5点7点打沟的过程、左右侧两条沟横线连通的过程、中叶剜除的过程，以上三个步骤与整叶法相比是“多余”步骤。

三、整叶法

（一）整叶法之一：图10-1-4示整叶法之一的手术步骤[4]。

整叶法的变种较多，这里介绍几种常见术式。

1．如图10-1-4所示：在步骤1中，以精阜为解剖标志，在精阜水平的5点钟和7点钟位置切开尿道黏膜，找到外科包膜。

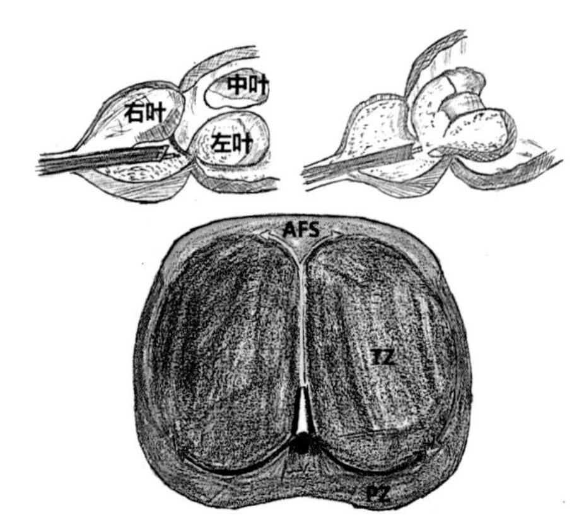

图10-1-4　整叶法之一的手术步骤

2．在步骤2中，将镜头翻转180°，在12点钟位置激光切开黏膜，分开左右侧叶，直至达到前纤维肌间质（AFS）。

3．在步骤3到步骤4中，是腹背侧剜除（Anteroposterior separation）步骤。

4．整叶法的优点：①适合小体积前列腺，适合中叶增生不明显而侧叶增生明显患者；②手术步骤简化，缩短手术时间，简化了“三叶法”中5点7点打沟的过程、左右侧两条沟横线连通的过程、中叶剜除的过程。

5．缺点在于：①手术空间小；②镜鞘撬动可能造成尿道括约肌损伤。

（二）整叶法之二：图10-1-5示整叶法之二的手术步骤[5]。

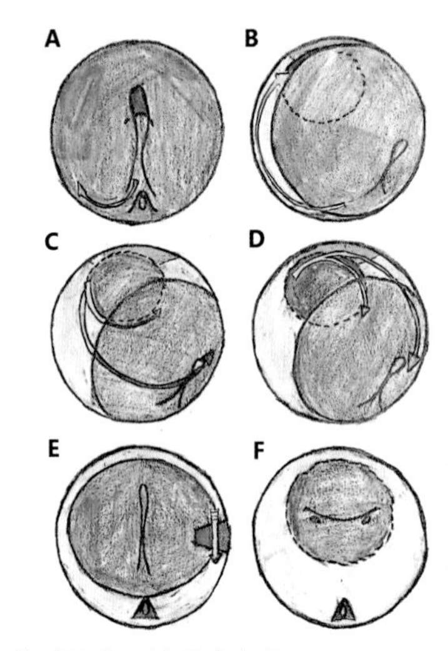

图10-1-5　整叶法之二的手术步骤

1．在步骤A中，在从精阜的侧面7点钟方向切开黏膜，暴露正确的外科包膜层面以剜除右叶。

2．在步骤B中，在右侧叶腺体和外科包膜间剜除，并向膀胱颈方向逆行行进。通过切割前纤维肌间质的纤维以暴露膀胱腔。

3．在步骤C中，此时镜鞘已到达膀胱腔，向右叶和中叶底部顺行剜除。

4．在步骤D中，顺行解剖左叶，完成整个腺瘤的整体摘除。

5．在步骤E到步骤F中，切割顶端的黏膜带，同时避免损伤括约肌。直至完全摘除的腺体被推入膀胱腔。

（三）整叶法之三：图10-1-6示整叶法之三

的手术步骤[6]。

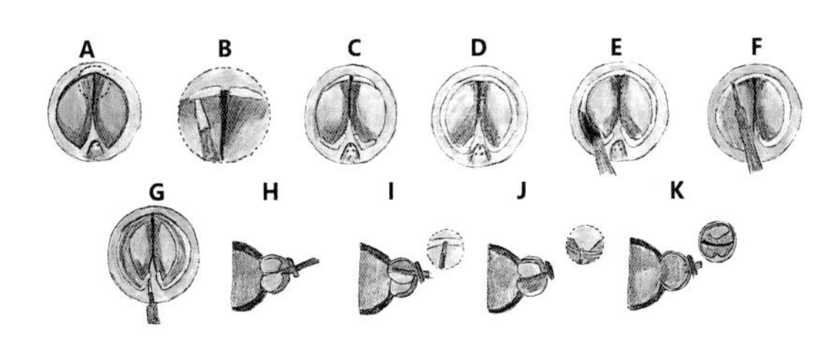

图10-1-6　整叶法之三的手术步骤

1. 手术步骤大致分为两个部分：步骤 a 到步骤 d 是第一部分，为黏膜划线部分；步骤 e 到步骤 k 是第二部分，是从远端向近端深入部分。

2. 术者从 12 点钟位置从中点向两个侧方黏膜划线。随后在精阜两旁的 5 点和 7 点处黏膜划线，并寻找外科包膜层面。将腹侧标记线与背侧标记线相互连接，完成 360° 环周的标记线勾画。

3. 以 5 点 7 点外科包膜层面，逐渐深入腺体与外科包膜层面，剜除腺体。从前列腺尖部的远端不断深入膀胱颈口的近端。最后切断膀胱颈口黏膜，将整叶腺体推入膀胱腔内。

（四）整叶法之四：图 10-1-7 示整叶法之四的手术步骤[7]。

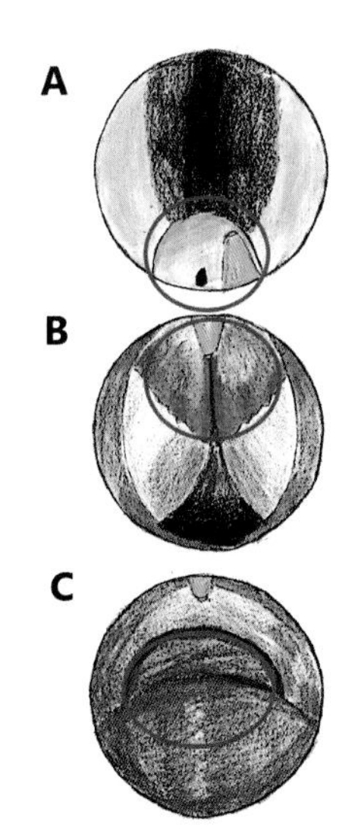

图10-1-7　整叶法之四的手术步骤

1. 首先，在精阜周围做一个倒 U 形（马蹄形）切口，并提起中叶进行剜除。进一步剜除前列腺尖部位置的两侧叶。

2. 随后，从 10 点钟位置到 2 点钟位置进行另一个倒 U 形切口；两个侧叶的腺瘤在顶部被完全游离。接下来，在顶部和腺体之间形成通道，随着剜除术的进行到达膀胱颈。

3. 对膀胱颈进行第三个倒置切口，以便将腺瘤部分地从膀胱颈分离；两个侧叶被环周剜除。在中叶切除至膀胱颈后，附着于前列腺腺瘤的剩余黏膜在 4 点至 8 点钟位置之间被切开。与其他整体方法不同，这种技术不应用纵向切口。

总而言之，无论是经典三叶法、两叶法或整叶法，没有最好的术式，只有最适合的术式。术者可以根据患者前列腺增生的疾病特点，结合自身手术经验和擅长，选择最合适的手术方式。

参考文献

[1] Kim M，Lee HE，Oh SJ. Technical aspects of holmium laser enucleation of the prostate for benign prostatic hyperplasia. Korean J Urol，2013，54(9): 570-579.

[2] Gong YG，He DL，Wang MZ，et al. Holmium laser enucleation of the prostate: a modified enucleation technique and initial results. J Urol，2012，187: 1336-1340.

[3] Ke Liu，Chunlei Xiao，Yichang Hao，et al. ‘Seven-step two-lobe’ HoLEP: a modification to gain efficiency of the enucleation applying relatively low-power holmium laser devices. World J Urol，2021，39(7): 2627-2633.

[4] minagawa S，Okada S，Sakamoto H，et al. En-Bloc technique with anteroposterior dissection holmium laser enucleation of the prostate allows a short operative time and acceptable outcomes. Urology，2015，86: 628-633.

[5] Ito，ToshikiTamura，KeitaOtsuka，et al.Development of a Complete En-Bloc Technique with Direct Bladder Neck Incision: A Newly Modified Approach for Holmium Laser Enucleation of the Prostate. Journal of endourology，2019，33(10): 835-840.

[6] Saitta G，Becerra JEA，Del Álamo JF，et al. ‘En Bloc’ HoLEP with early apical release in men with benign prostatic hyperplasia. World J Urol，2019，37(11): 2451-2458.

[7] Miernik A，Schoeb DS. “Three horse shoe-like incision” holmium laser enucleation of the prostate: first experience with a novel en bloc technique for anatomic transurethral prostatectomy. World J Urol，2019，37: 523-528.

（刘茁　郭巍　刘可　肖春雷　编写）

第二节　经尿道钬激光前列腺剜除术（HoLEP）的心得体会（一）（初学者适用）

一、包膜层面的寻找

1. 在前列腺尖部，选择精阜两侧的小凹处作为起始操作点，见图 10-2-1。垂直向深部切开黏膜并沿沟壑方向两侧扩展，找到外科包膜的层面。

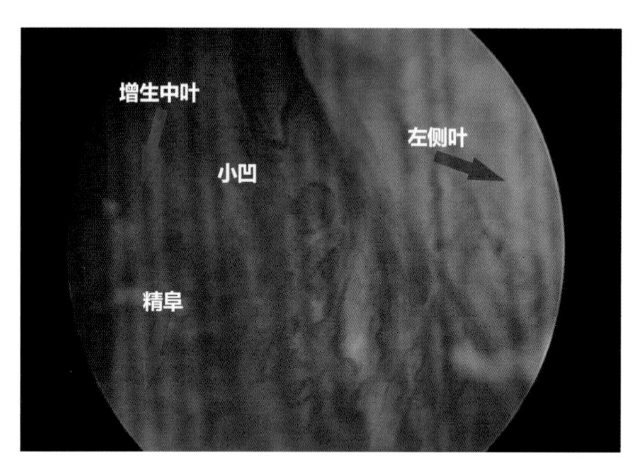

图10-2-1　精阜两侧的小凹处作为起始操作点

2. 外科包膜的特点：因有纤维组织而颜色发白而有韧性。光滑有光泽（与腺体表面毛糙发黄不同），表面可有小血管。

3. 精阜与右侧叶之间的小凹处为 7 点钟方向，精阜与左侧叶间小凹处为 5 点钟方向，因此有两次机会找到外科包膜。

4. 手法上采用“八”字划桨法钝性分离找包膜，见图 10-2-2。

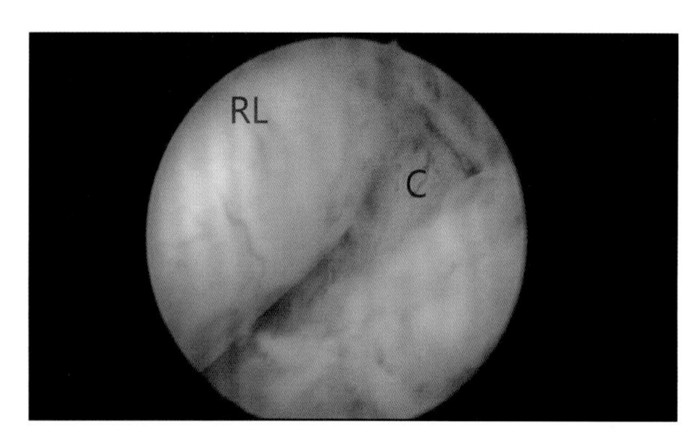

图10-2-2　倒“V”型划桨法钝性分离找包膜。RL，右侧叶；C，包膜

5. 在精阜近端，切开连接 5 点和 7 点之间的黏膜直到外科包膜层面。从而将原 5 点和 7 点沟槽打通相连，见图 10-2-3。

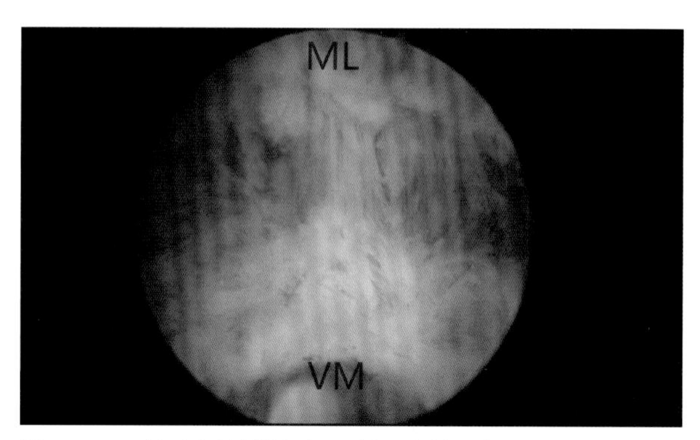

图10-2-3　精阜近端横行切开使两侧包膜平面相连。ML，中叶；VM，精囊

6. 找到正确的外科包膜层面是手术要点。深度太浅造成黏膜出血增多，腺体残余增多，解剖层次迷失而误入歧途。深度太深则造成穿孔和（或）损伤。

二、中叶两侧切开沟壑

1. 在增生的中叶和右侧叶间的自然间隙切开沟壑，方向从前列腺尖部逆行到膀胱颈，见图 10-2-4。

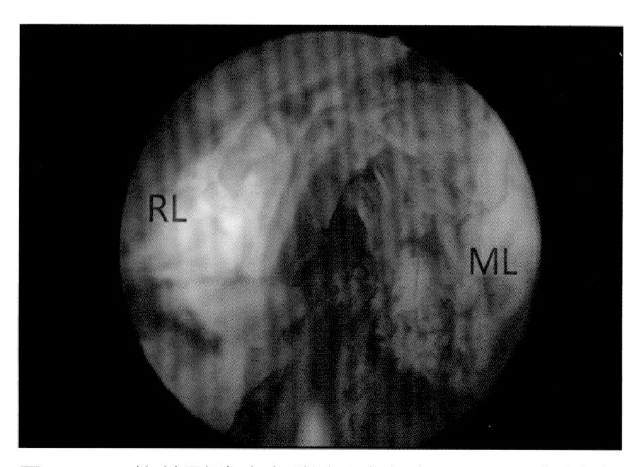

图10-2-4　从前列腺尖部逆行到膀胱颈。RL，右侧叶；ML，中叶

2. 在前述步骤中精阜旁7点方向已经达到外科包膜层面，以此为标志。在此步骤的打沟过程中，其深度需要达到外科包膜层面。

三、中叶剜除

1. 采用镜鞘钝性撬起中叶，方向从前列腺尖部到膀胱颈部。过程中辅助激光光纤锐性切割。达到膀胱颈黏膜后，采用单纯的锐性切割方法从5点或7点位置向中间切开中叶与膀胱颈间的黏膜，并整块推入膀胱，见图10-2-5。

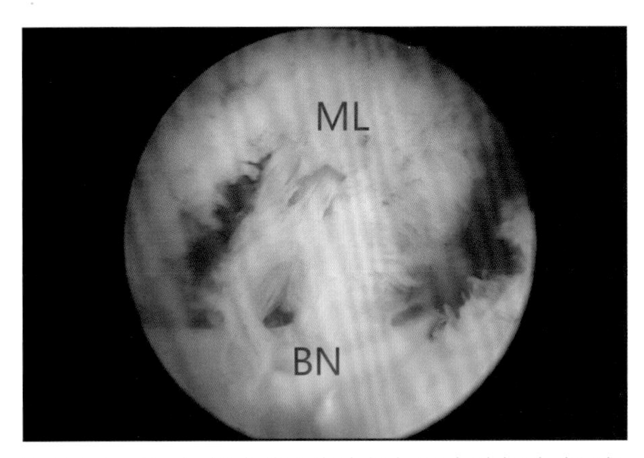

图10-2-5 从5点或7点位置向中间切开中叶与膀胱颈间黏膜。ML，中叶；BN，膀胱颈

2. 激光光纤锐性切割的深度要掌握好分寸。前列腺增生会导致膀胱颈抬高，从前列腺尖部到膀胱颈口的逆行过程有“爬坡”现象。激光切割太深，容易造成穿孔，损伤膀胱；切割太浅容易造成腺体残余，降低手术效率，影响疗效。

四、侧叶黏膜划线

1. 在前述步骤中精阜旁5点和7点方向已经达到外科包膜层面，以此为患者背侧标志。翻转镜头180°，在精阜正上方偏近端位置，切开12点黏膜作为患者腹侧标志。

2. 右侧叶从7点钟顺时针向12点钟划标记线，左侧叶从5点钟逆时针向12点钟划标记线（图10-2-6）。划标记线时切开黏膜直到外科包膜层。在寻找两侧叶外科包膜的未知层面时，可以延续原精阜旁5点和7点的外科包膜已知层面。

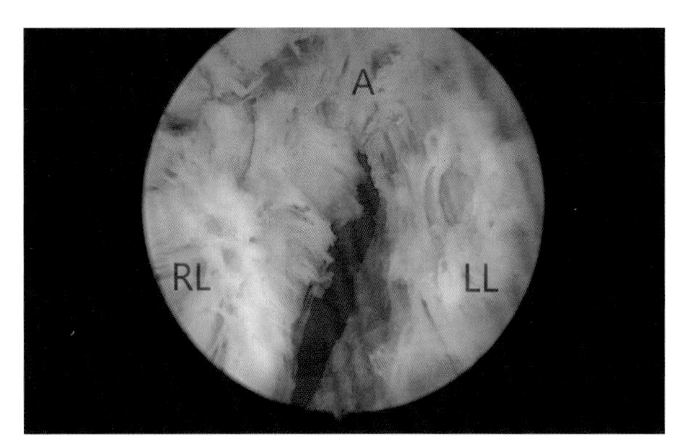

图10-2-6 侧叶黏膜划线。RL，右侧叶；LL，左侧叶；A，前基质

五、侧叶剜除

1. 开始侧叶剜除前，要有保护尿道外括约肌的意识。与中叶剜除不同，在操作中应该减少镜鞘钝性撬动侧叶的动作，以避免对尿道外括约肌的撕裂；在激光切割时要注意精阜的位置，避免超出精阜远端。

2. 在操作手法上，为保护尿道外括约肌，虽然镜鞘不能钝性撬动侧叶，但镜鞘可以为激光光纤创造张力。在激光光纤切割过程中，通过旋转镜身角度，让镜鞘卡在腺体与外科包膜之间，形成张力。在手术策略上，激光光纤应避免向一个不变的方向“孤军深入”，而是呈扇面样地大范围弧形移动，剜除侧叶（图10-2-7）。

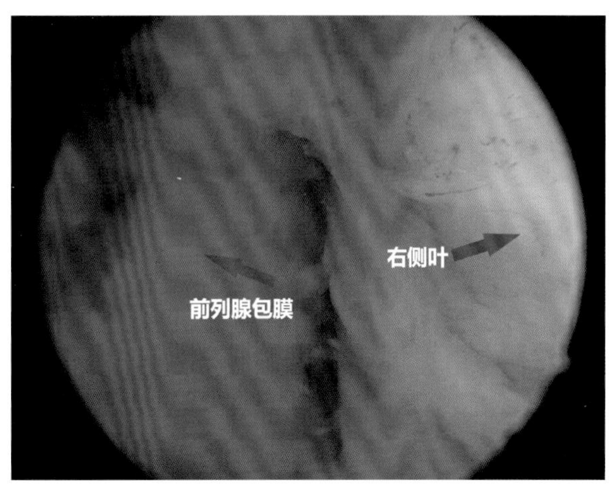

图10-2-7 右侧叶剜除

六、侧叶黏膜划线和剜除的交替往复

在学习早期笔者把侧叶黏膜划线和侧叶剜除当做两个相互独立的步骤，认为黏膜划线在前，剜除在后。随着例数增多，认识到这两个步骤可

以交替进行。原精阜旁5点（或7点）的外科包膜是已知的层面，沿已知层面用激光锐性切开腺体和包膜间的未知层面；随着手术进行，侧叶黏膜形成张力和阻碍，此时向远端撤出镜鞘，用激光在黏膜划线，解除张力；再将镜鞘向近端深入到腺体与包膜间用激光锐性切割；循环往复，直至膀胱颈部。图10-2-8示侧叶黏膜划线和剜除的交替往复示意图。

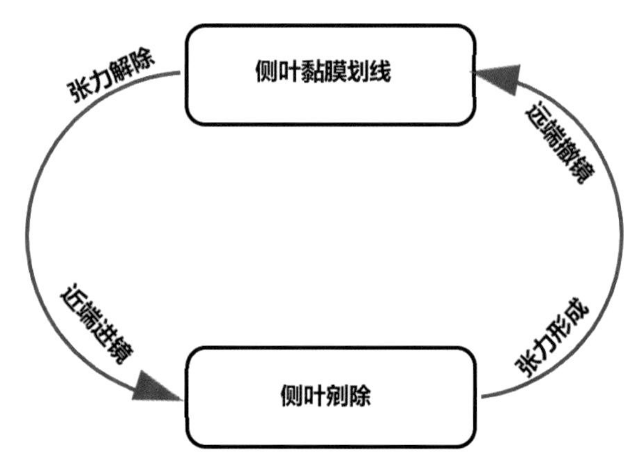

图10-2-8 侧叶黏膜划线和剜除的交替往复示意图

七、创面止血

1. 将激光频率调整成为高频率低能量模式。对于前列腺剜除后的创面出血，激光光纤距离出血点2～3 mm凝固止血。

2. 对于膀胱颈口的黏膜出血，可以采用“搂草法”，先将激光光纤伸入近端的膀胱内部，光纤杆压住黏膜后，将黏膜从膀胱内翻卷到远端方向的前列腺窝内。这种方法可以将不便止血的平行方向（出血点与激光光纤平行）变为直对方向（出血点与激光光纤垂直）。图10-2-9示膀胱镜黏膜止血。

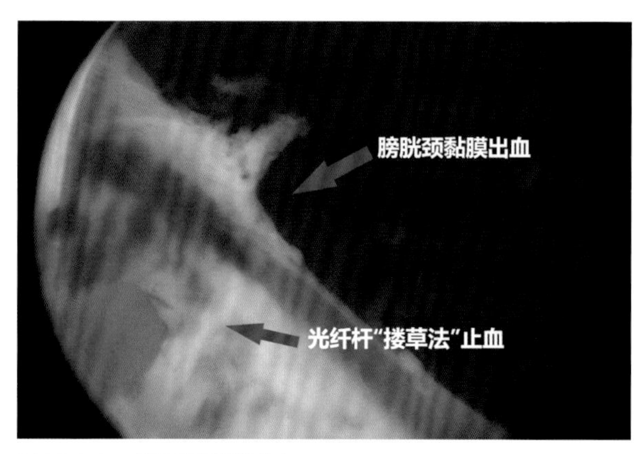

图10-2-9 膀胱镜黏膜止血

八、组织粉碎

1. 保留电切镜外鞘，退出内鞘和手件，连接旋切镜并使用组织粉碎器将膀胱中剜除的组织粉碎。为避免粉碎器误伤膀胱黏膜：在粉碎期间保证两个进水口持续灌注；助手协助进行耻骨上膀胱触诊以保持膀胱扩张。

2. 鉴别剜除组织块或膀胱黏膜的方法：如果吸除粉碎过程中，组织块左右摆动，说明是前列腺剜除组织块；如果只向一侧倾斜，说明是误吸了膀胱黏膜。图10-2-10示组织粉碎过程。

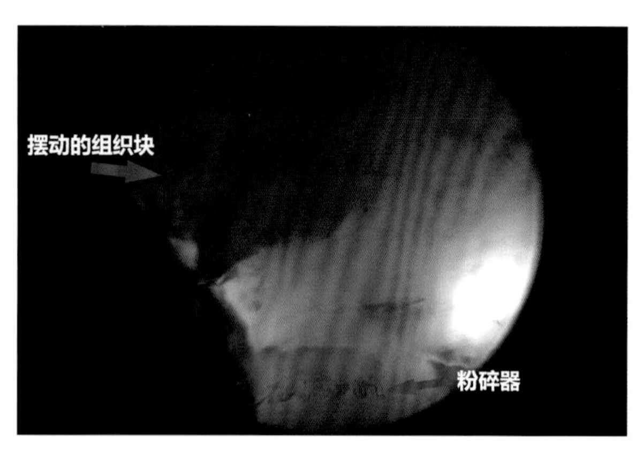

图10-2-10 组织粉碎

（刘苗 刘可 郭巍 陈纪元 编写）

第三节　经尿道钬激光前列腺剜除术（HoLEP）的心得体会（二）

HoLEP 手术的难点在于以下六点：①外科包膜的寻找；②避免尿道括约肌因镜杆撬动而撕裂；③尿道黏膜切开造成的出血；④避免层次的迷失，避免错层出现；⑤大体积前列腺的手术处理；⑥中叶凸入膀胱颈的处理。

一、外科包膜的寻找

1. 外科包膜的寻找是 HoLEP 手术重要步骤之一。外科包膜寻找的最佳位置是精阜两旁 5 点或 7 点位置。在精阜与右侧叶（或左侧叶）之间位置，再偏向近端 5 mm 左右有一个天然形成的“小凹”。在这个点持续做功直至达到外科包膜（内包膜）。外科包膜的辨认方法是“白里透红”的模型结构，表面可能有小血管。在 5 点（或 7 点）的黏膜层到外科包膜层之间，如果用激光做功于组织，其颜色也可以是“白色”，但这时层次深度往往不够。如果颜色为“红色”，则可能达到解剖包膜（外包膜），是层次过深的表现，严重过深则可能看到外周脂肪，造成尿外渗。

2. 外科包膜的寻找具有重要意义。HoLEP 手术是不断从“已知层面”向“未知层面”延伸扩展的。5 点（或 7 点）处外科包膜的寻找，对于传统三叶法中的中叶剜除和两侧叶剜除层面寻找具有重要作用。图 10-3-1 示 5 点和 7 点处外科包膜。

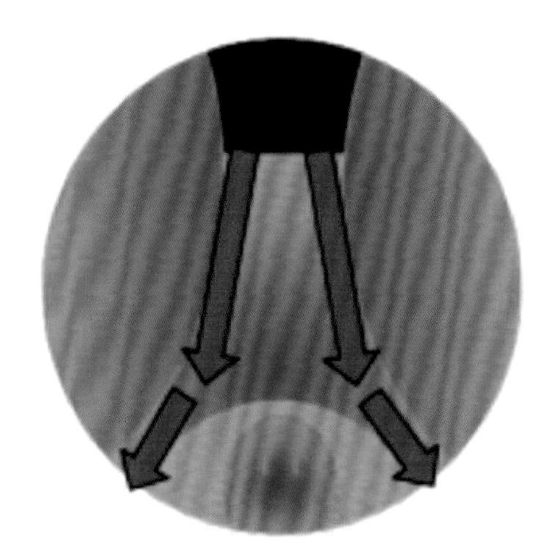

图10-3-1　5点和7点处外科包膜

3. 外科包膜层次的寻找不能太深，也不能太浅。层次太深，则可能造成前列腺穿孔造成尿外渗；层次太浅，则可能造成腺体残余，影响手术疗效；层次太浅意味着在腺体内层面进行，手术效率低，手术时间延长；层次太浅容易出现层次紊乱，出现错层，迷失方向。

4. 外科包膜层次的寻找在 5 点钟或 7 点钟位置各有一次试错的机会。在精阜近端将 5 点 7 点左右两处“连线过程”中，能将一侧的正确的“已知层面”延伸到另外一侧，从而纠正另一侧的错误层面。图 10-3-2 示连通左右两侧层次。

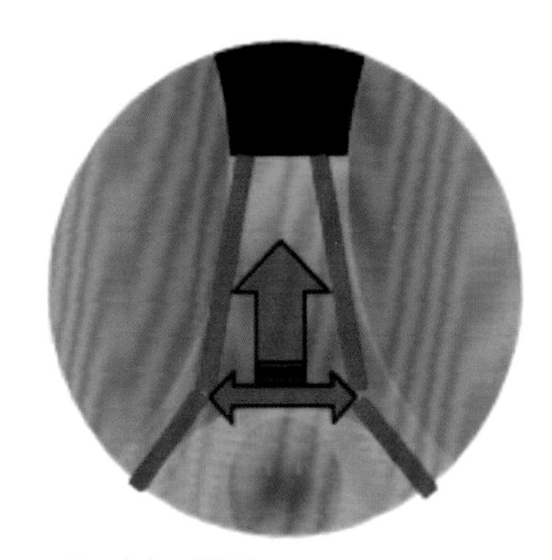

图10-3-2　连通左右两侧层次

5. 在“5 点—7 点连线过程”后，可以使用镜身钝性撬动中叶的背侧层面。一方面钝性撬动较锐性分割效率较高；另外一方面达到了外科包膜层面的延伸，避免错层。当中叶被适度翘起后，中叶与右侧叶（或左侧叶）之间的黏膜将形成新的张力，继续钝性撬动中叶将会受到阻碍。此时，需要在中叶与右侧叶（或左侧叶）切开沟壑。

二、避免层次的迷失，避免错层出现

1. HoLEP 手术与其他泌尿外科手术一样，被前辈学者划分为若干个手术步骤，以方便新手学习。新手即使牢记了手术步骤，但手术效果也可能各不相同。其原因不仅在于每一个手术步骤是否做了，更在于每一个手术步骤是否做到位。如果一个手术步骤不到位，后续步骤无法进展，或为后续步骤人为增加了手术难度。而高手将每一个手术步骤做到位，整体全局来看是不断简化手术降低难度的过程。正如中叶与右侧叶（或左侧叶）“打沟”过程。“打沟”过程，不仅仅是用激光光纤切开尿道黏膜，而且要达到足够深度，达到外科包膜层面。在近端的膀胱颈口处，切开深度基本与三角区齐平，通常可以看到环形纤维。在远端的前列腺尖部，前述步骤的精阜两旁 5 点（或 7 点）的外科包膜层面是已知层面。可以选择从近端到远端的顺行操作，也可以选择从远端到近端的逆行操作。但要保证“打沟”在同一条线上，不要打出两条线。整条线的深度要均匀一致，并且都达到足够的深度。如果深浅不一，中叶剜除将会很困难。

2.“打沟”步骤做到位，是中叶切除增加效率的关键。将镜身伸入到翘起的中叶和背侧外科包膜之间的层面，采用钝性和锐性相结合的方式剜除中叶。这里需要注意避免错层，深度太深可能达到外包膜层面甚至导致穿孔。大部分前列腺增生患者有膀胱颈口的抬高，在从远端向近端剜除中叶过程中有一个“爬坡”过程，坡度的斜率也是从小到大。如果采用一成不变的低坡度行进则可能造成层面过深。

3．中叶切除的最后步骤是切断中叶腺体与膀胱颈口黏膜的连接。正确的做法是从 5 点或 7 点的膀胱颈口外侧向中线切割黏膜。如果直接从中线部位切割，可能错层切入中叶腺体，造成腺体残余。在切割膀胱颈口黏膜时需要注意双侧输尿管口的位置，避免激光损伤。

三、避免尿道括约肌因镜杆撬动而撕裂

1．两侧叶剜除时容易出现镜杆撬动尿道外括约肌，造成括约肌撕裂。在正式的侧叶剜除之前，可把镜身向远端后退到精阜远端，观察括约肌的位置和张力。

2．找到精阜旁 5 点（或 7 点）的外科包膜的已知层面。沿着这个已知层面，在外科包膜与侧叶腺体之间按照解剖层次切开侧叶腺体的背侧层面。

3．随着侧叶背侧层面剜除的进行，侧叶黏膜将会形成张力。如果此时不顾这个张力而继续剜除，则镜杆撬动尿道外括约肌的力量加大，造成括约肌纤维撕裂。这时需要切割侧叶黏膜，即进行“侧叶黏膜预离断”的过程中，一方面减少张力，另一方面标进行标记划线。在术者学习曲线的早期，“侧叶黏膜预离断”应该保守，以避免损伤尿道括约肌。位置选择尿道括约肌及精阜的近端，位于中线和侧叶外侧之间，避免太过偏向外侧。

4．侧叶剜除的治疗矛盾性在于：如果想要剜除彻底，增加效率，就应该沿着腺体和外科包膜层面进行。但其缺点是镜杆容易撬动括约肌造成撕裂，尤其到 3 点（或 9 点）位置时最明显。如果想要保护括约肌，降低术后真性尿失禁，就应该避免镜杆太过偏向侧方。但其缺点是可能进入到腺体内部层次，出现错层，或者将整个侧叶腺体分批次切除，“剜除术”变成了“剜切术”。我们采取的办法是侧叶黏膜划线和剜除的交替往复：当侧叶黏膜形成张力和阻碍，此时向远端撤出镜鞘，用激光在黏膜划线，解除张力；再将镜鞘向近端深入到腺体与包膜间用激光锐性切割；循环往复，直至膀胱颈部。图 10-3-3 示侧叶黏膜划线和剜除的交替往复。

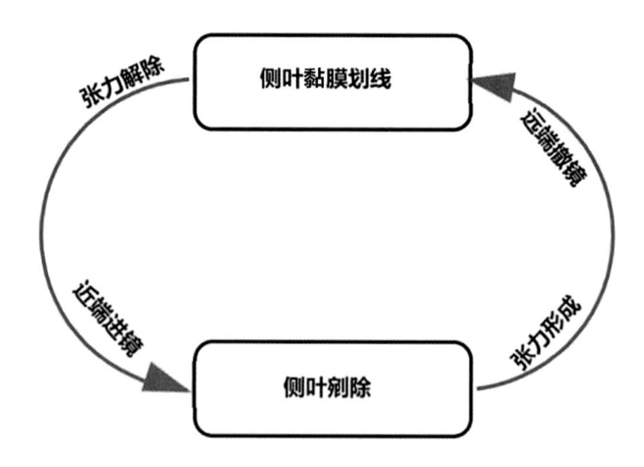

图10-3-3　侧叶黏膜划线和剜除的交替往复

5．在剜除侧叶过程中，激光做功应该避免“孤军深入”，而是“雨露均沾”。从 7 点顺时针到 9 点，再到 11 点，再逆时针折返回去，呈“扇面法”从远端向近端推进（图 10-3-4）。

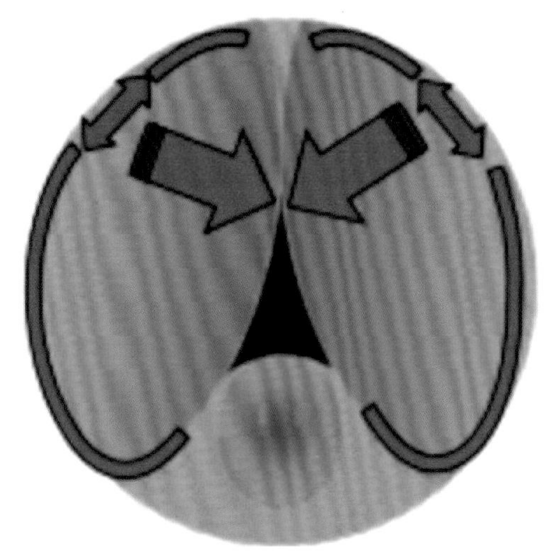

图10-3-4　“扇面法”推进

6. 对于三叶法中“天花板”的12点处理方法。远端达到膀胱颈口处。而近端不是在精阜的正上方，而是应该保守地更偏向近端5 mm，以避免损伤尿道括约肌。前列腺增生后，其腹侧与背侧的包膜长度并不完全相等，背侧的包膜长度往往长于腹侧包膜长度。如果正对精阜正上方有损伤尿道括约肌可能。12点黏膜处的处理，与其说是“打沟”，不如说是“打面”，此处的黏膜较薄，如果切开深度过深，可能会损伤前纤维肌间质（AFS），造成尿外渗。在12点处深度应该较浅，可以向左右两侧呈扇面状打出平面，再与两侧叶的黏膜预离断的划线相连。图10-3-5示12点处呈扇面状打出平面。

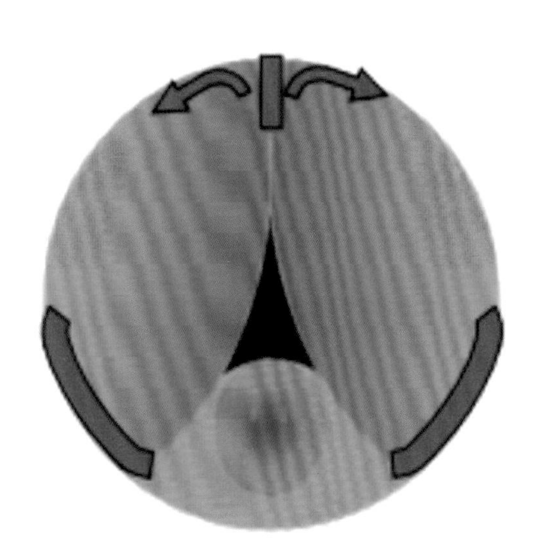

图10-3-5　12点处呈扇面状打出平面

7. 当侧叶从外科包膜被大部分游离下来后，膀胱颈口处的黏膜成了完全游离最后的羁绊。这里容易犯的错误是在膀胱颈口处留下过多腺体黏膜。正确的处理方法是，镜身从5点（或7点）深入到膀胱颈口处，这时激光光纤对的是膀胱空腔，在腺体与膀胱颈间切开黏膜。

四、尿道黏膜切开造成的出血

1. 贯穿整个手术，尿道黏膜切开都可能造成出血：无论是5点（或7点）切开寻找外科包膜；还是中叶与侧叶间“打沟”过程；又或者侧叶预离断时画标记线；再或者切断中叶或侧叶腺体与膀胱颈间黏膜。

2. 黏膜切开造成的出血，有可能是层次过浅，深度不足没有达到外科包膜。可以继续增加深度，当达到外科包膜时，黏膜的张力减少，出血可以得到有效控制。

3. 对于黏膜出血造成血性浑浊影响视野时，可以适当增加冲洗液袋子的高度，并采用高频率低能量的激光止血。止血时应保证“非接触式”避免损伤深部组织。对于出血不止必要时采用等离子电切镜的电凝模式止血。

4. 对于膀胱颈口的黏膜出血，可以采用“搂草式”止血。

（刘茁　郭巍　陈纪元　编写）

第四节 “HoLEP交替法”治疗大体积前列腺增生的心得体会

一、病例介绍：患者83岁男性，主因“排尿困难10年，加重2个月”就诊。IPSS评分25分，QOL评分6分。泌尿系B超提示前列腺体积90 ml。PSA 3.6 ng/ml。直肠指诊前列腺重度增生，中央沟消失。尿动力学检查提示膀胱出口梗阻。诊断良性前列腺增生，行经尿道钬激光前列腺剜除术。

二、膀胱镜下探查发现前列腺中叶突出明显，凸入膀胱腔内（图10-4-1），两侧叶增生明显，尿道受压狭窄。

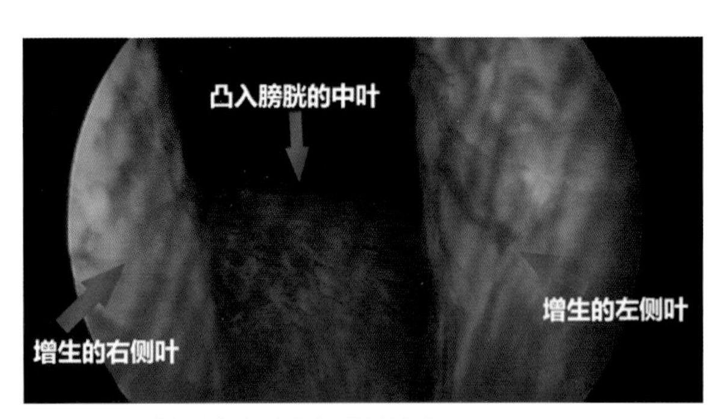

图10-4-1 前列腺中叶凸入膀胱腔内

三、将镜身向远端撤退至精阜处，在精阜与右侧叶间7点钟小凹处切开尿道黏膜（图10-4-2）。激光切割深度达到外科包膜层面（图10-4-3），以此7点钟位置为外科包膜的已知层面。同法处理精阜与左侧叶间的5点钟位置（图10-4-4），激光切割黏膜达到外科包膜层面。

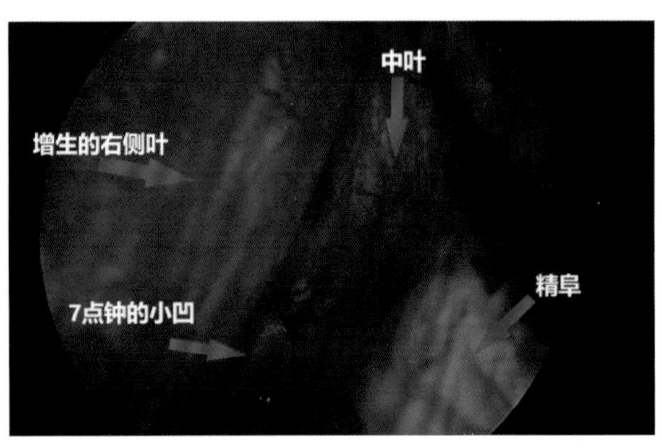

图10-4-2 7点钟小凹处切开尿道黏膜

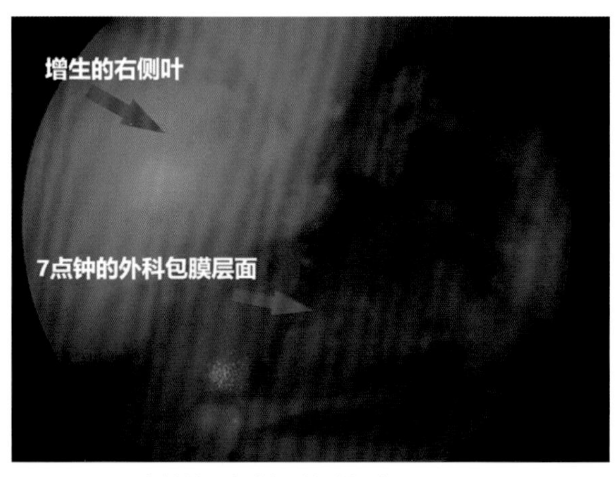

图10-4-3 7点钟位置切割至外科包膜层面

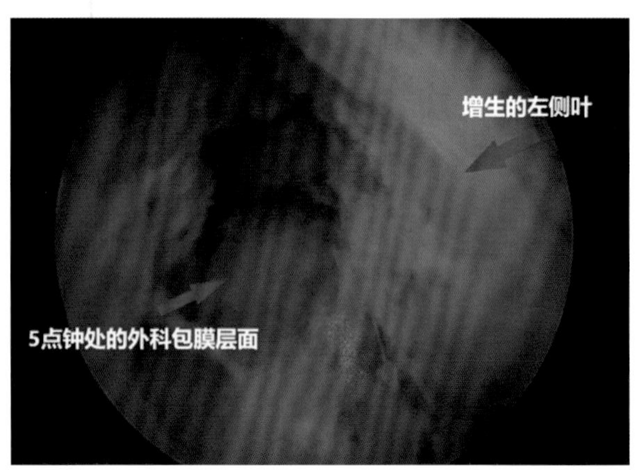

图10-4-4 同法处理5点钟位置

四、横向连接5点钟和7点钟连线，深度达到外科包膜层面。采用镜身钝性撬动前列腺中叶（图10-4-5），沿着外科包膜层面剜除中叶。

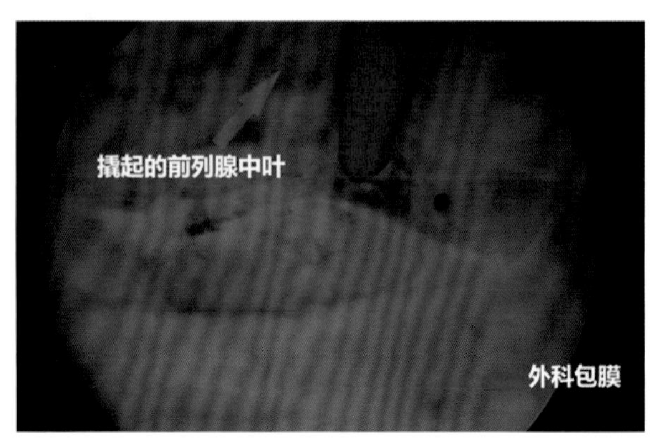

图10-4-5 镜身钝性撬动前列腺中叶

五、将镜身向近端伸入达到膀胱颈口水平，在右侧叶和中叶交界处的7点钟方向“打沟”，即切开尿道黏膜（图10-4-6）。在7点钟（和5点钟）方向切开黏膜达到外科包膜层面（图10-4-7）。在此步骤前，外科包膜的已知层面存在于三个解剖位置，分别是前述步骤中精阜近端水平7点位置、5点钟位置、中叶下方的外科包膜层面。7点钟打沟层面是从黏膜层→腺体层→外科包膜层逐层递进的，是未知层面。以三个已知层面的解剖位置为标记，将已知层面延伸到未知层面。

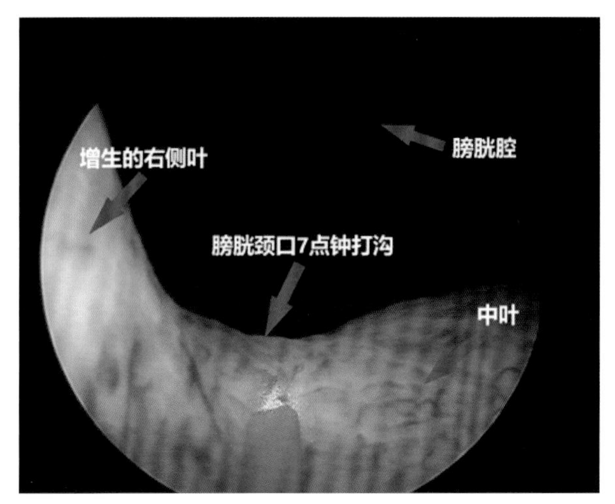

图10-4-6　7点钟方向切开尿道黏膜

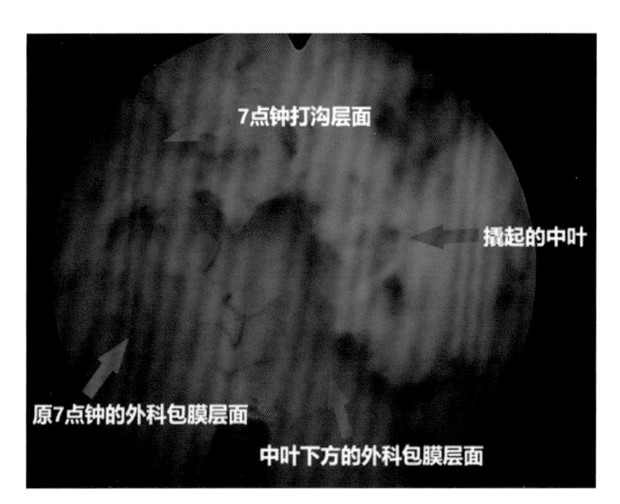

图10-4-7　在7点钟方向切开黏膜达到外科包膜层面

六、将中叶膀胱颈口处黏膜切开后，将游离的中叶推入膀胱腔内，如图10-4-8所示。

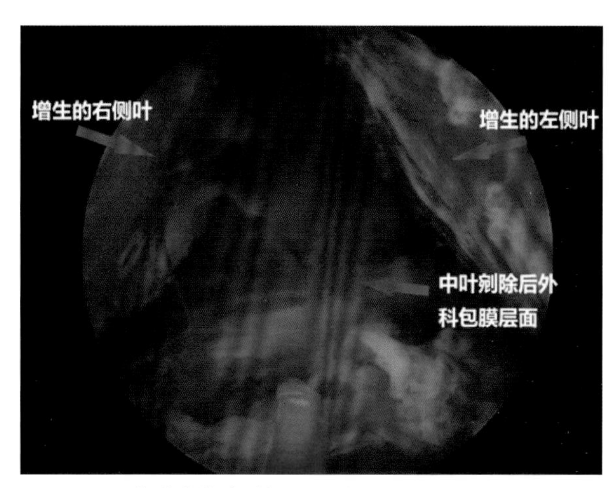

图10-4-8　将游离的中叶推入膀胱腔内

七、在切除侧叶之前，将镜身向远端退镜至尿道外括约肌处。观察外括约肌位置以避免损伤（图10-4-9）。

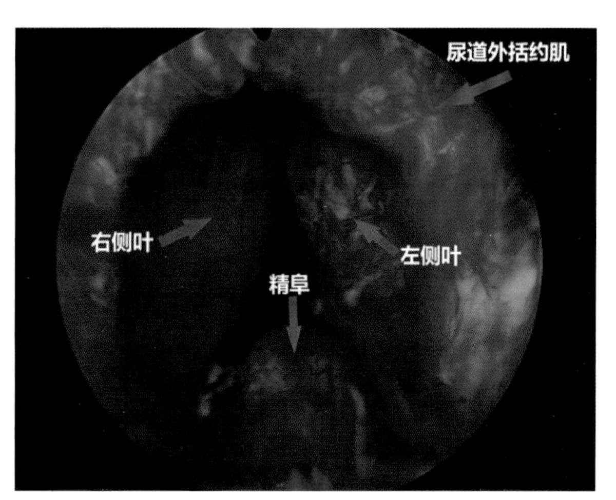

图10-4-9　观察外括约肌位置

八、大体积前列腺增生的侧叶剜除难度在于：①侧叶体积大，一个腔镜的筒状视野观察不了全貌，需要多个视野。新手操作时缺少“大局观”，容易迷失方向；②在黏膜预离断（即“侧叶黏膜划线”过程）中黏膜出血影响视野。③如果黏膜没有离断，从5点钟方向的外科包膜已知层面开始剜除，很容易“孤军深入”，由于黏膜牵扯造成尿道外括约肌纤维的撕裂。此外黏膜在没有离断下，剜除不彻底，容易残余腺体。④黏膜离断过程中，很容易进入到腺体内部的错误层面，而非外科包膜的正确层面，迷失方向。

九、图10-4-10示采用传统方法，激光切断左侧叶黏膜的过程。

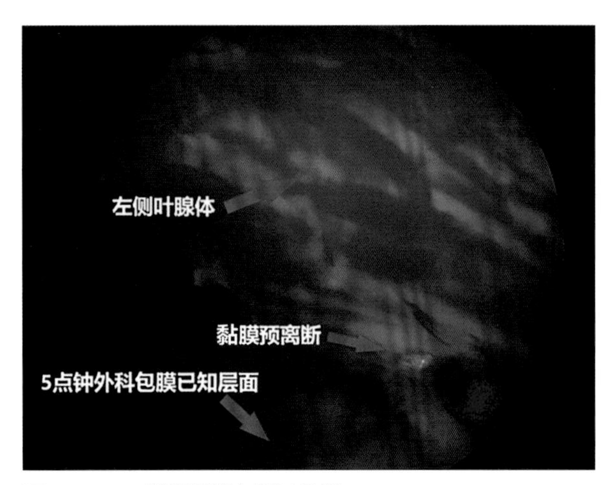

图10-4-10　激光切断左侧叶黏膜

十、黏膜切断容易造成出血，影响手术视野，如图 10-4-11。可先将镜头翻转 180°，在 12 点钟位置打沟做标记。作为左侧叶黏膜预离断的终点，如图 10-4-12。

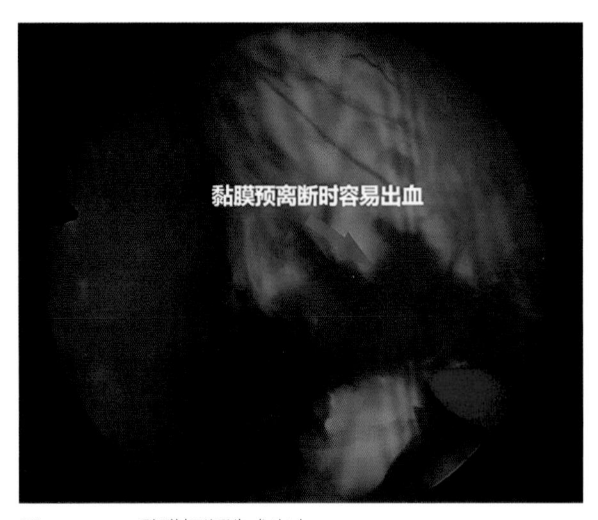

图10-4-11　黏膜切断造成出血

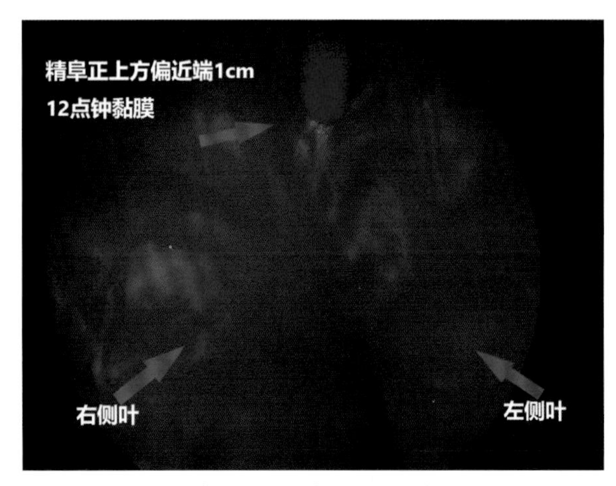

图10-4-12　将镜头翻转至12点钟位置打沟做标记

十一、总之，大体积前列腺增生患者的手术难点在于两侧叶切除。以下内容介绍“HoLEP 交替法”治疗大体积前列腺增生的心得体会。

十二、如图 10-4-13 所示，以剜除右侧叶为例。将镜身调整至精阜水平，观察右侧叶黏膜，准备切断。在前述步骤中，7 点钟的外科包膜已经被充分游离暴露，为已知层面。在 7 点钟位置，用激光切断一小段黏膜。切断后，局部张力减小。

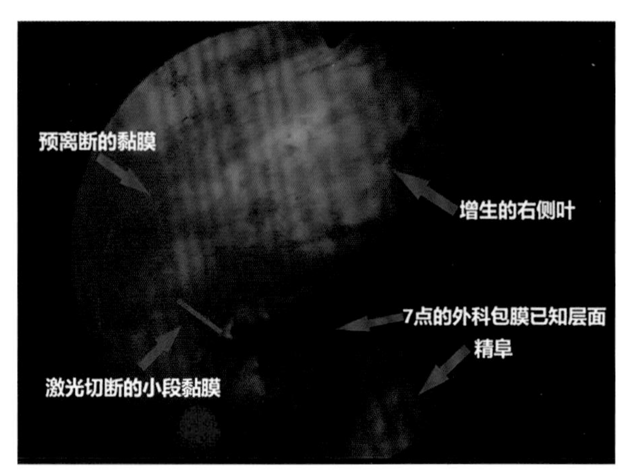

图10-4-13　激光切断右侧叶小段黏膜

十三、将镜身向近端推进，找到原来的外科包膜已知层面。在外科包膜已知层面与右侧叶之间，用激光沿着自然的解剖层次切开两者之间的连接（图 10-4-14）。

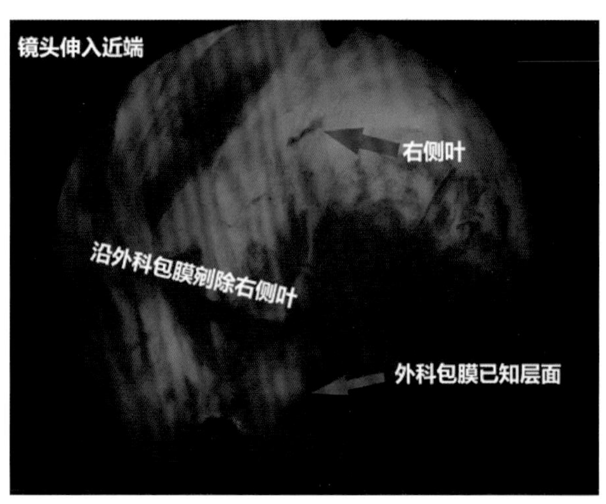

图10-4-14　切开已知层面与右侧叶间的连接

十四、当感知到张力后，将镜身向远端撤回。在第一次激光切断的小段黏膜末端，以此为新的起点，第二次用激光切断小段黏膜，进一步解除张力（图 10-4-15）。

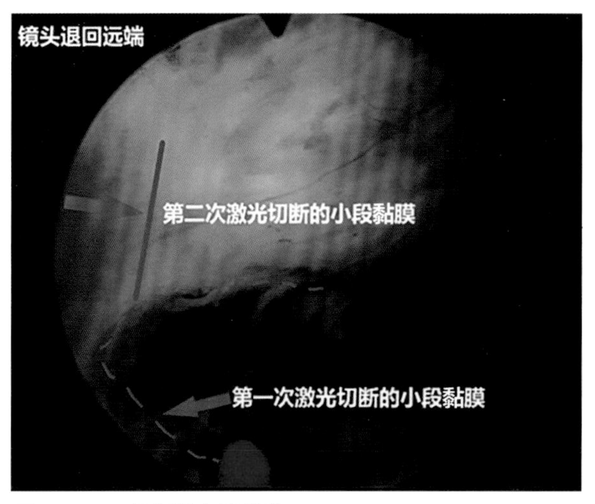

图10-4-15　切断的小段黏膜

十五、再次将镜头向近端伸入，达到右侧叶与外科包膜已知层面之间，沿着解剖层面剜除右侧叶（图 10-4-16）。当感受到张力时及时停止，避免镜身撬动损伤尿道外括约肌。

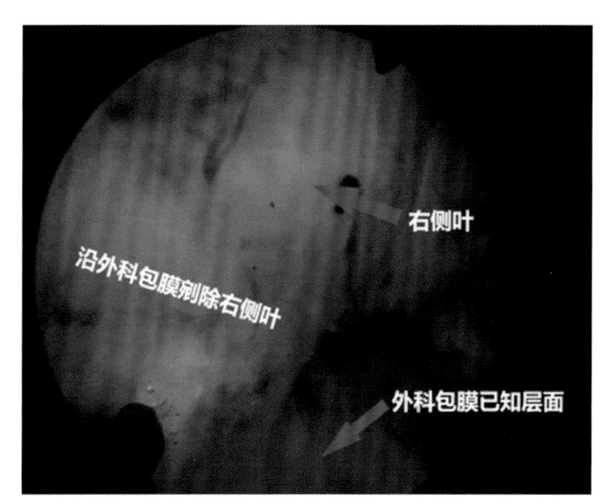

图10-4-16　沿着解剖层面剜除右侧叶

十六、再次将镜身向远端撤回，在第二次激光切断的黏膜断端处，以此为起点，第三次用激光切断小段黏膜，进一步解除张力（图 10-4-17）。

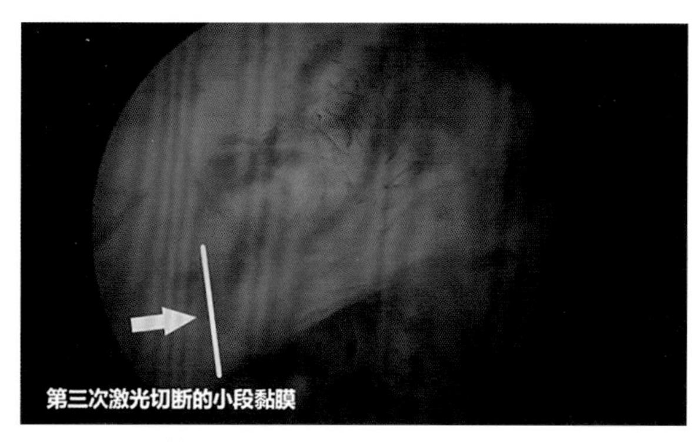

图10-4-17　第三次切断小段黏膜

由此交替，循环往复，撤镜切断小段黏膜解除张力，进镜剜除侧叶重新形成张力。图 10-4-18 示第四次用激光切断小段黏膜。图 10-4-19 示第五次用激光切断小段黏膜。图 10-4-20 示第六次，即最后一次用激光将剩余的黏膜完全切断。对于 90 ml 前列腺，“交替法”需要完成约 6 次的小段黏膜切断。

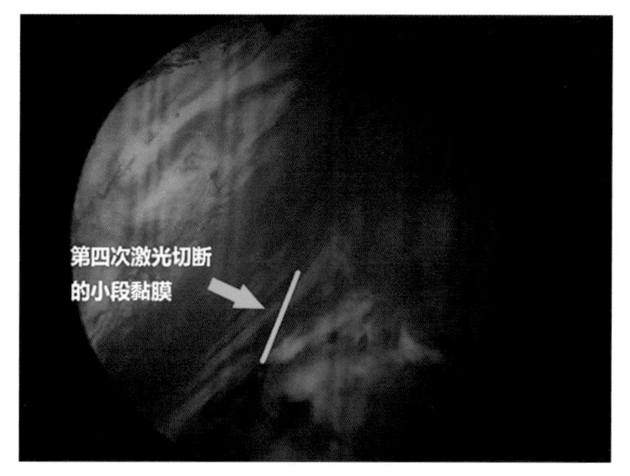

图10-4-18　第四次切断小段黏膜

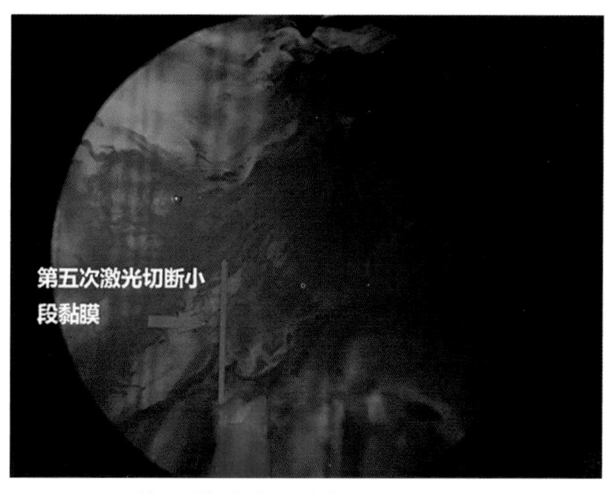

图10-4-19　第五次切断小段黏膜

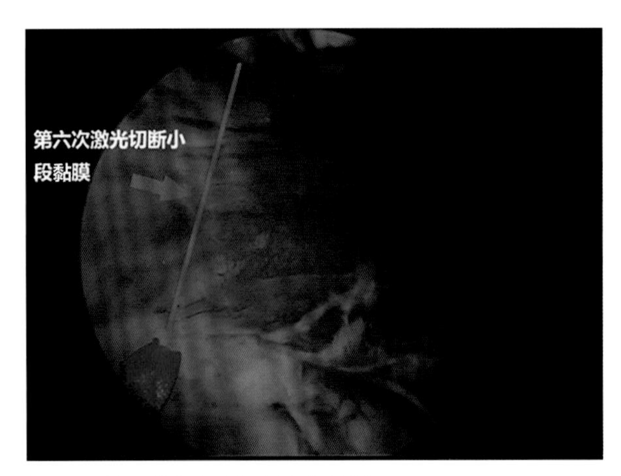

图10-4-20　将剩余的黏膜完全切断

十七、这种“交替法”的思路如图 10-4-21 所示。术者需警惕剜除大体积侧叶时因镜身撬动，以尿道外括约肌为支点造成的肌肉纤维撕裂，最终导致尿失禁。为了避免这种情况，采用的手段是对尿道黏膜激光离断，当侧叶表面黏膜与尿道外括约肌黏膜离断后，将减少张力而不会撕扯外括约肌。但是离断尿道黏膜会遇到困难，例如：如果直接以 5 点（或 7 点）处黏膜作为起始点逆时针（或顺时针）一次性切割到 12 点终点，会造成大量出血影响手术视野；此外，因为侧叶体积大，需要多个视野切割，划线有可能会偏离曲线，造成腺体残余；大体积腺体激光容易切入腺体而迷失层面，解决方法是以外科包膜的已知层面为基础，不断扩展未知层面。

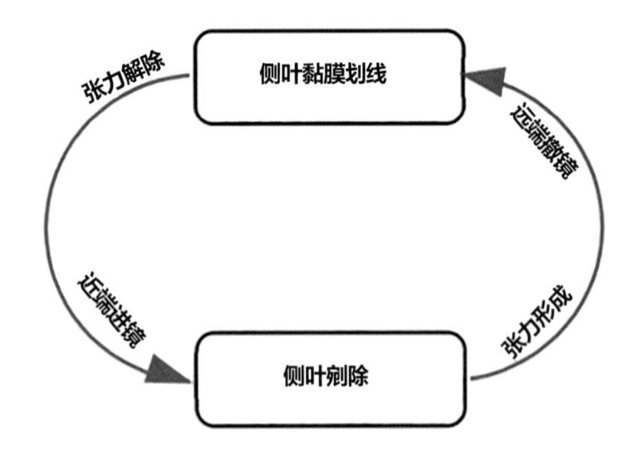

图10-4-21　“交替法”思路示意图

十八、这种“交替法”能够将 7 点钟（或 5 点钟）顺时针（或逆时针）到 12 点钟的黏膜离断分为 6 小段，每段黏膜切割距离小，造成的出血少，对视野影响在可控范围之内；手术沿着外科包膜的已知层面不断扩展，不容易迷失层面；小段切割黏膜，逐渐减少张力，避免了括约肌撕扯；6 个小段腺体呈现弧形，不容易偏离曲线，不易造成腺体残余。表 10-4-1 示传统法与交替法对比。

表10-4-1　传统法与交替法对比

	传统法	交替法
手术方法描述	以 5 点（或 7 点）处黏膜作为起始点逆时针（或顺时针）一次性切割到 12 点终点	将 5 点钟（或 7 点钟）逆时针（或顺时针）到 12 点钟的黏膜离断分为 6 小段，小段黏膜切割与侧叶剜除交替进行
尿道括约肌保护	镜身撬动时以尿道外括约肌为支点造成的肌肉纤维撕裂	黏膜离断分为 6 小段，逐渐减少张力，暴露尿道括约肌
黏膜出血	大段黏膜切割，出血多，视野差	小段黏膜切割，出血少，视野清楚
黏膜切割曲线	曲线偏离	标准曲线
侧叶切割平面	容易切割进入腺体层面	沿外科包膜的天然解剖层面
腺体残余	腺体残余多，排尿梗阻	腺体残余少，排尿通畅

十九、“交替法”背后蕴含的道理，就是手术中，组织器官的解剖位置、组织张力会随着手术操作的进行而不断发生变化，而手术操作应不断随着解剖结构的变化做出灵活的改变。

二十、图 10-4-22 示前列腺腺体剜除术后，尿道通畅，且括约肌保护良好。

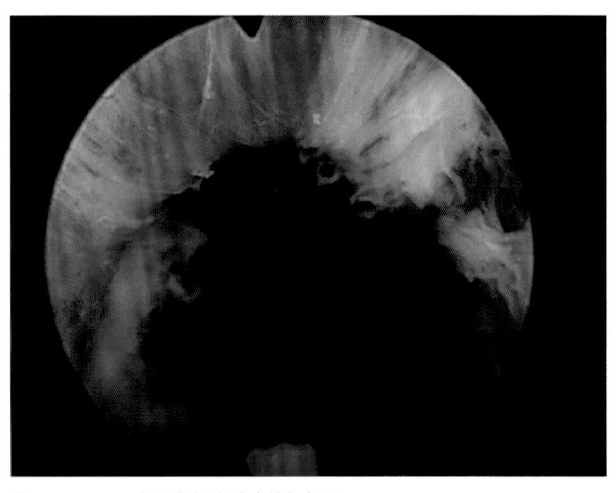

图10-4-22　前列腺腺体剜除术后

（刘茁　郭巍　陈纪元　编写）

第五节　排尿困难的永久性解决方案——B超引导下耻骨上膀胱穿刺造瘘术

一、病例介绍：患者79岁男性，主因“进行性排尿困难3年，加重至不能排尿1个月”入院。曾先后四次留置尿管。既往高血压、糖尿病、脑梗死、颈动脉硬化、双侧下肢静脉血栓。术前检查总PSA为2.780 ng/ml。B超提示前列腺增生，体积为4.3 cm × 4.0 cm × 4.8 cm，膀胱壁增厚、毛糙，呈膀胱炎表现。患者长期卧床不能行走。长期口服双联抗血小板药物、他汀类药物降脂、稳定斑块治疗。主要诊断为：前列腺增生、尿潴留。行局麻下B超引导下的耻骨上膀胱穿刺造瘘术。因本例患者术前服用双联抗血小板药物，术中出血风险大。故不采用常规大口径的金属造瘘器械，而选择小口径微创的一次性穿刺造瘘器械。

二、选择平卧位。通过导尿管向膀胱内注入300 ~ 500 ml的无菌生理盐水，使膀胱充分充盈。选择耻骨联合上方两横指处为穿刺位点。术前先用超声探头观察膀胱充盈情况。图10-5-1示穿刺位点与超声探头定位标记。

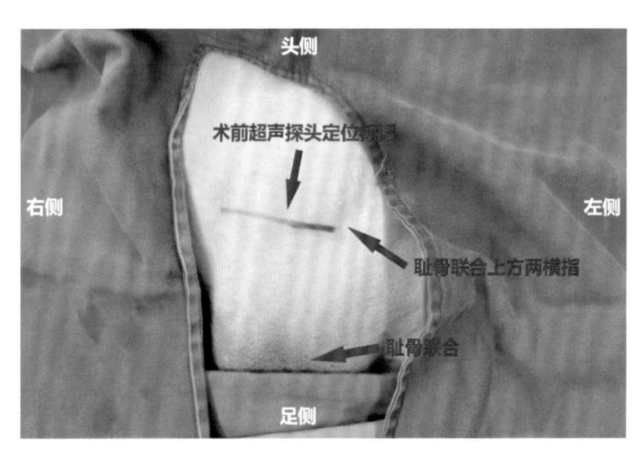

图10-5-1　穿刺位点与超声探头定位标记

常规消毒铺巾后，手术室布局如图10-5-2。术者站立于患者左侧；超声屏幕位于对侧；冲水装置位于患者足侧；器械台位于患者左侧偏足侧位置。

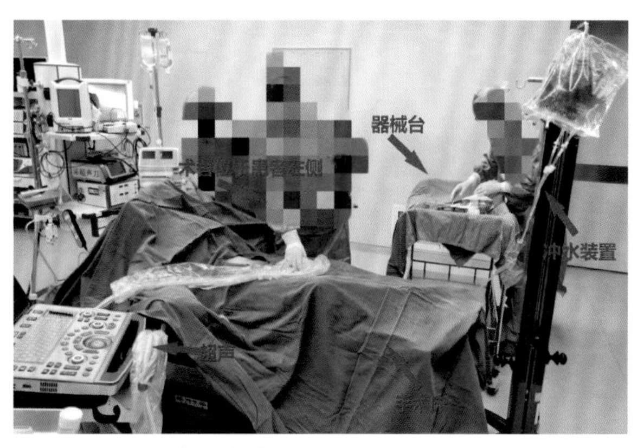

图10-5-2　人员与设备布局

三、术中采用B超再次观察膀胱充盈情况，避免损伤肠道。图10-5-3示B超下可见膀胱内导尿管。

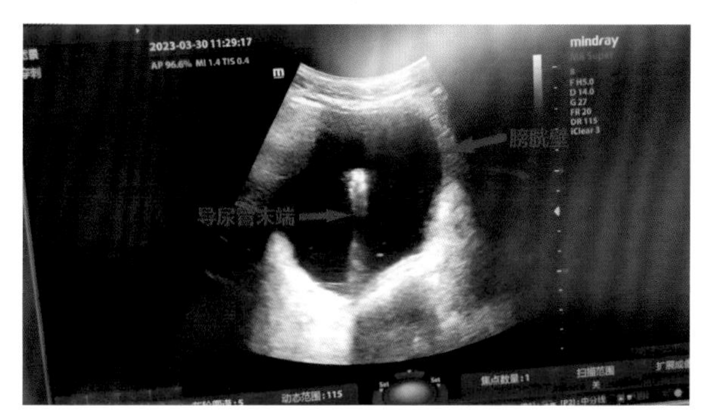

图10-5-3　B超下可见膀胱内导尿管

四、配制局麻药物，采用注射器吸注利多卡因注射液，在耻骨联合上方两横指处，注射至皮下组织，形成皮丘（图10-5-4）。

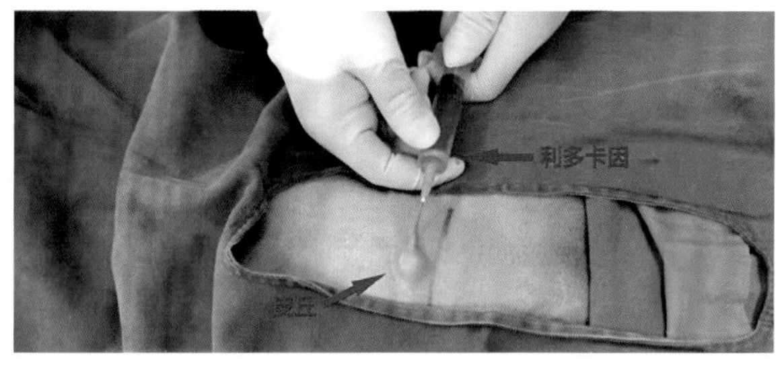

图10-5-4　在耻骨联合上方两横指处进行局麻

五、调整注射器针头角度，使之垂直于腹壁，边进针边推药。注意回抽试验避免药物入血。采用B超观察针尖位置是否进入膀胱。进入膀胱后测量针头置入腹壁的距离，为后续穿刺针置入距离做前期的测量。图10-5-5示进针并注意针尖是否进入膀胱。

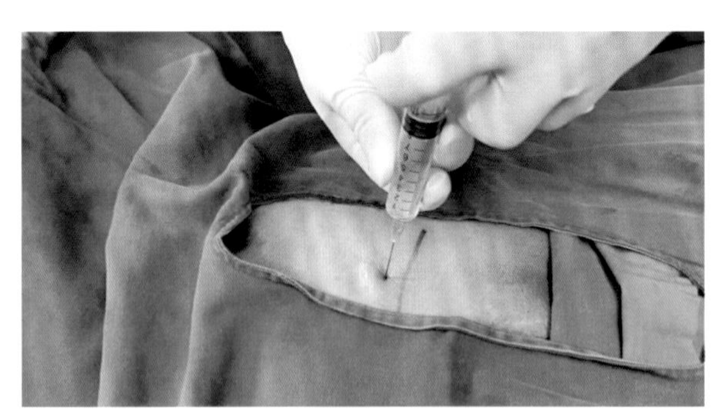
图10-5-5　进针并注意针尖是否进入膀胱

六、采用尖刀切开皮肤小口，手持穿刺针沿皮肤切口置入深方（图10-5-6），其置入深度与前期注射器针头置入的深度等距。

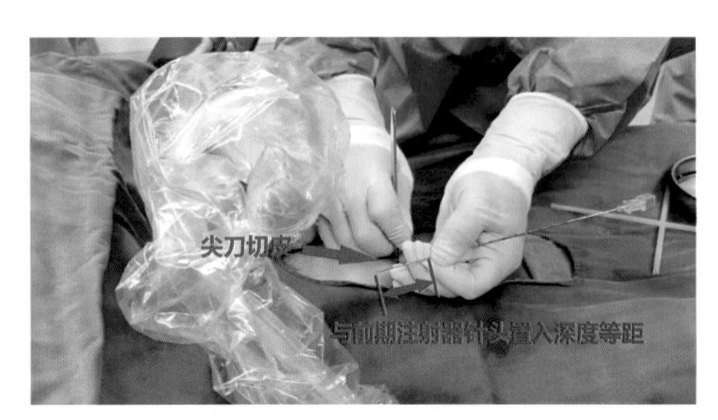

图10-5-6　手持穿刺针沿皮肤切口置入深方

七、采用B超观察到穿刺针位于膀胱内部（图10-5-7）。

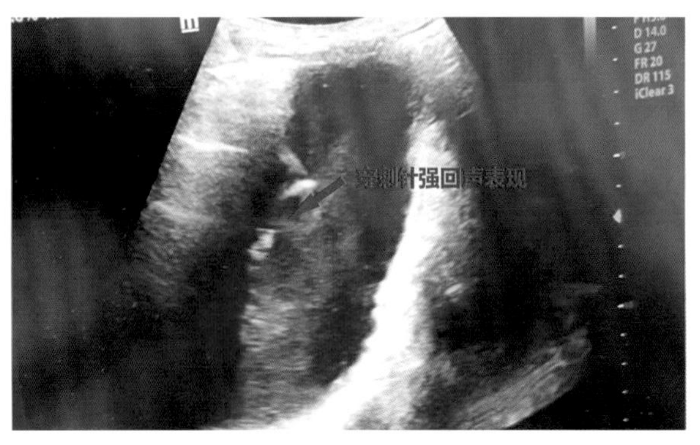

图10-5-7　B超观察到穿刺针位于膀胱内部

八、保留穿刺针的外鞘位置不变，拔除其内部的针芯。沿穿刺针外鞘引入导丝至正确位置（图10-5-8）。在膀胱内部的导丝末端从外鞘伸出后，末端将由伸直变为弯曲状态，提示导丝位置适宜。

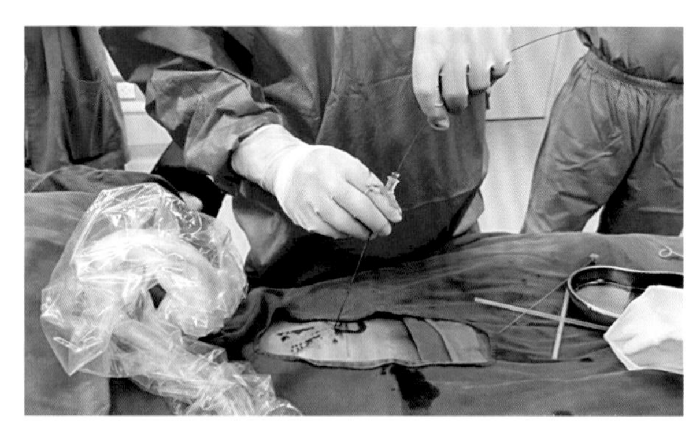
图10-5-8　沿穿刺针外鞘引入导丝至正确位置

九、保证导丝位置不变，拔出穿刺针外鞘。注意拔除穿刺针外鞘前先测量好其置入的深度。沿导丝置入造瘘管（图10-5-9），置入深度与前期穿刺器外鞘置入深度等距。

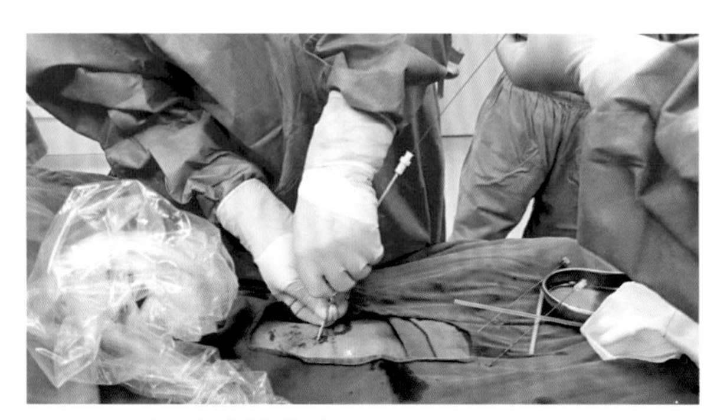
图10-5-9　沿导丝置入造瘘管

十、拔出导丝后可见清亮的尿液从造瘘管流出，证明手术成功（图10-5-10）。

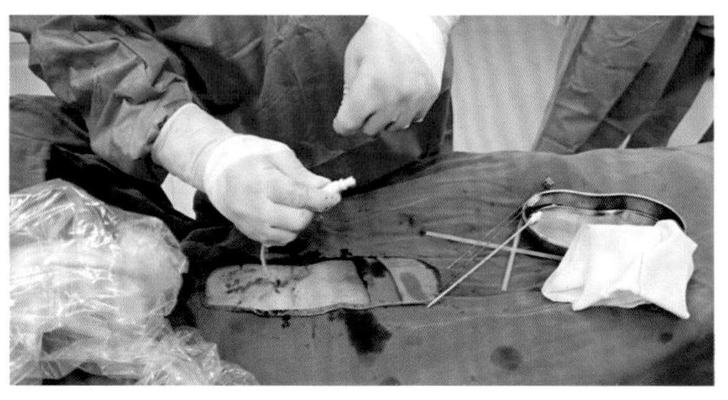
图10-5-10　清亮尿液从造瘘管流出提示手术成功

十一、将造瘘管外端的固定线拉紧（以此使膀胱内的造瘘管末端由伸直状态变为圆圈状态，起到固定造瘘管防止脱出膀胱的作用）。将固定线缠绕在造瘘管体外的末端，并用相应蓝色的装置固定（图 10-5-11）。连接造瘘管与尿袋。

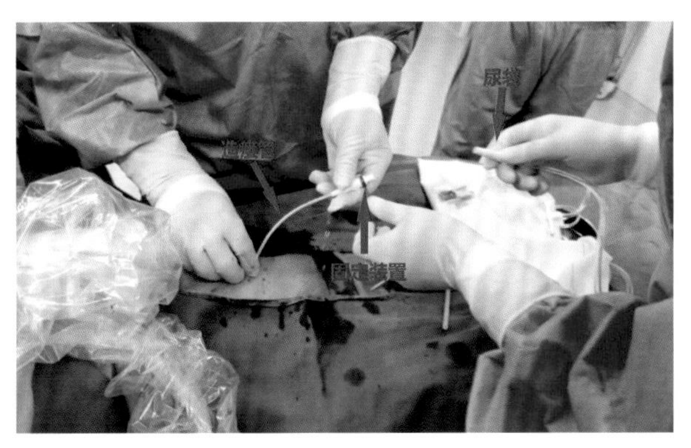

图10-5-11　固定造瘘管并与尿袋连接

十二、B 超下观察造瘘管末端位置良好（图 10-5-12）。

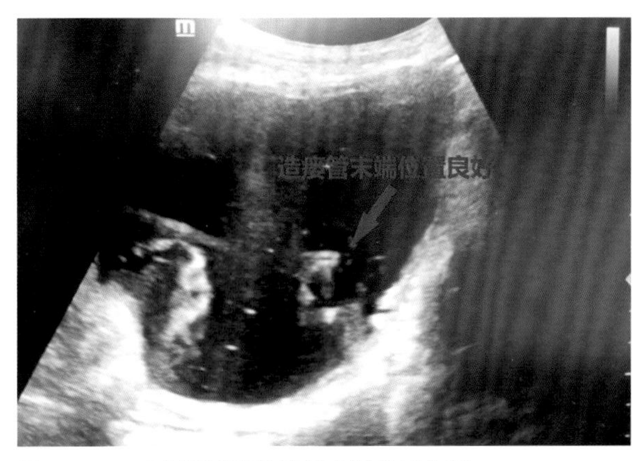

图10-5-12　B超下观察造瘘管末端位置良好

十三、记录造瘘管在体表的深度，采用丝线缝合固定于腹壁（图 10-5-13）。

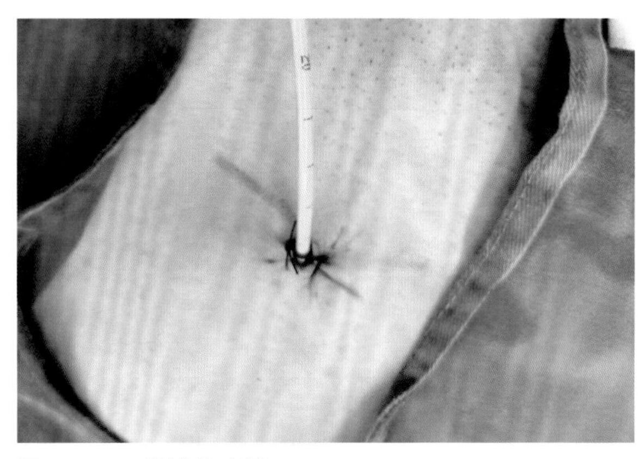
图10-5-13　固定造瘘管

总结

1. 穿刺位置选择耻骨联合的上方两横指处，在 B 超引导下穿刺以避免损伤肠管。

2. 注射器、穿刺针、造瘘管进出腹壁前均应测量深度，在器械更替时保证准确。

3. 熟练掌握 B 超技术，有助于配合手术过程，保证准确性和安全性。

（刘苗　郭巍　陈纪元　编写）

第十一章　精索静脉曲张手术学习笔记

第一节　治疗精索静脉曲张——显微镜精索静脉低位结扎术的手术技巧

一、简介

1．精索静脉曲张（varicocele，VC）是一种血管病变，指精索内蔓状静脉丛的异常扩张、伸长和迂曲，可导致疼痛不适及进行性睾丸功能减退、萎缩，是男性不育的常见原因之一。多见于青壮年，发病率占正常男性人群的10%～15%，在男性不育症中占19%～41%。精索静脉曲张好发于左侧，约占77%～92%。双侧发病占7%～22%，少见单发于右侧，约占1%。

2．在手术途径上，精索静脉结扎术可以分为经腹股沟途径、经腹膜后途经、经腹股沟下途径。在技术手段上，可以分为开放途径、显微技术腹股沟途径或者腹股沟下途径、腹腔镜途径等。图11-1-1示不同手术途径的切口位置。

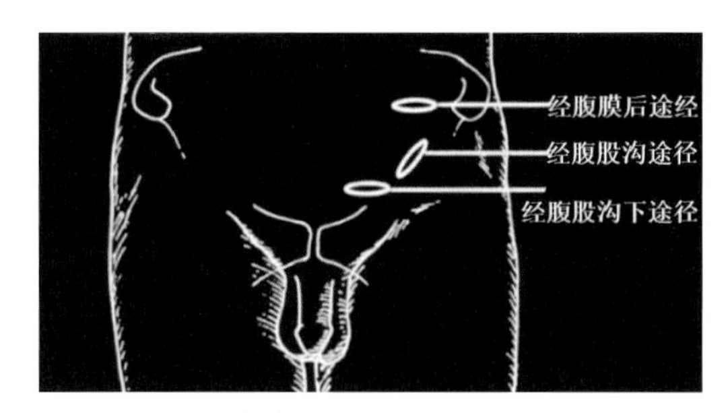

图11-1-1　不同手术途径的切口位置

二、显微镜精索静脉低位结扎术（经腹股沟下途径）的手术技巧

1．手术器械和材料的准备：显微外科器械、显微镜、冲水装置、手指套、橡胶带（可采用自制的1～2 mm手套橡胶片）、钛夹（结扎细小静脉）、1号丝线（结扎粗大静脉）、3-0可吸收缝线（皮下组织缝合）。图11-1-2示手术器械与材料。

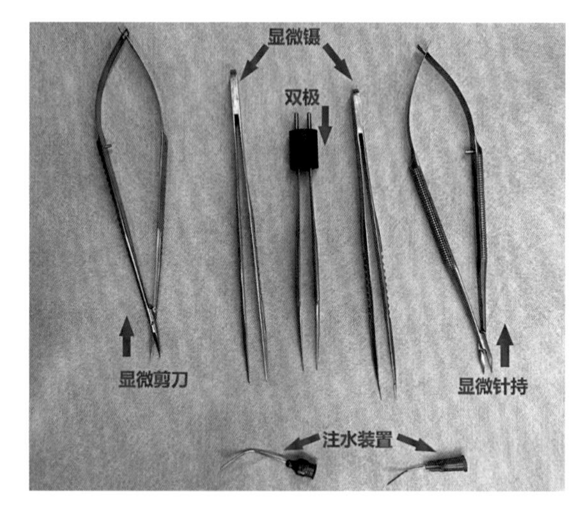

图11-1-2　手术器械与材料

2．患者采用全身麻醉方式，平卧体位。常规消毒铺巾。术中触诊外环口位置，在外环口体表投影做横向切口，长度约2～3 cm（图11-1-3）。切开皮肤及皮下脂肪浅层（图11-1-4）。

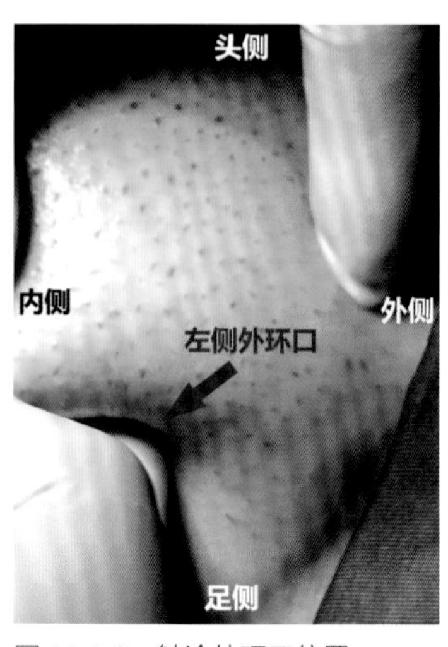

图11-1-3　触诊外环口位置

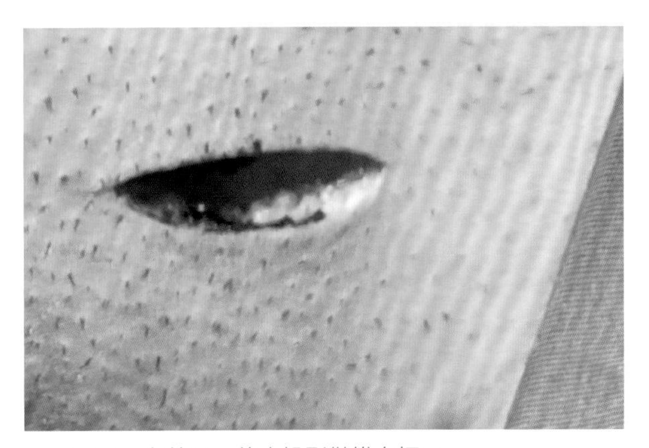

图 11-1-4　在外环口体表投影做横向切口

3. 腹壁下浅筋膜分为两层，浅层即 Camper 筋膜，含有脂肪组织；深层为 Scarpa 筋膜，如图 11-1-5。

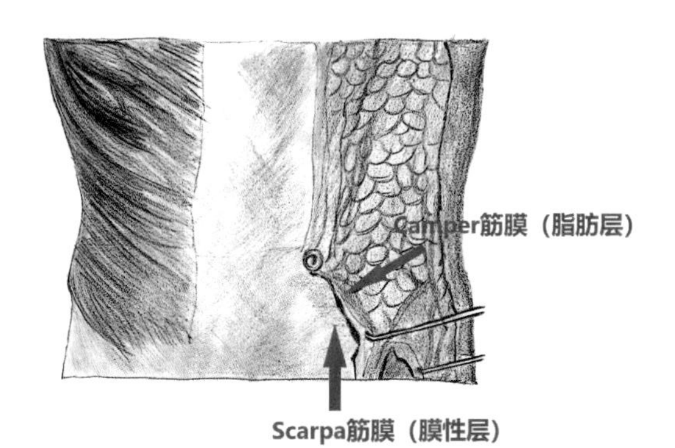

图 11-1-5　腹壁下浅筋膜解剖示意图

4. 采用两把血管弯钳相互交替撑开 Camper 筋膜和 Scarpa 筋膜，直至有落空感（图 11-1-6）。

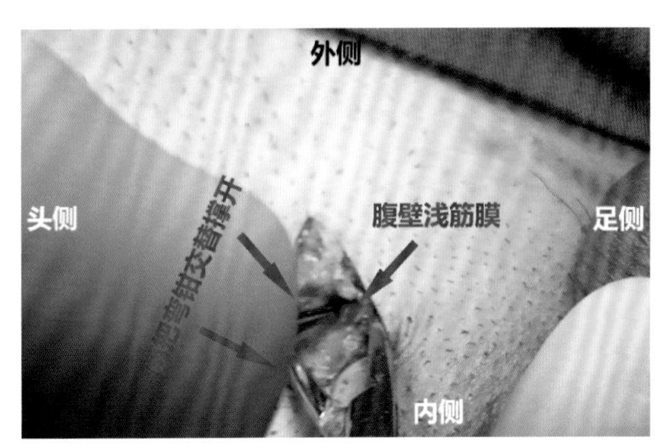

图 11-1-6　交替撑开两层腹壁浅筋膜

5. 采用两把甲状腺拉钩将左右侧分开，以暴露其下方精索（图 11-1-7）。

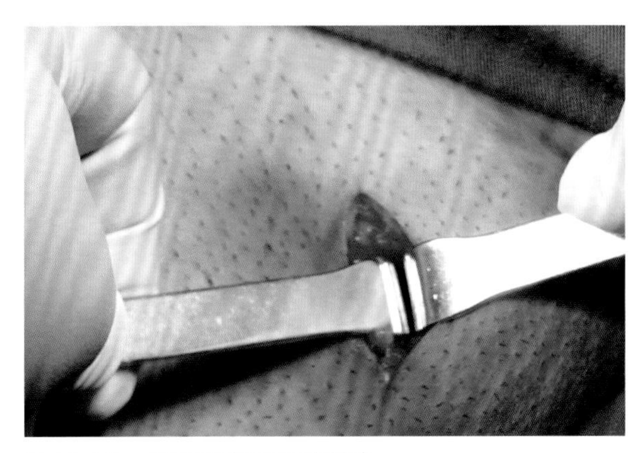

图 11-1-7　分开两侧暴露下方精索

6. 采用平镊（或采用 Babcock 钳）向上提起精索（图 11-1-8、图 11-1-9），游离分开精索周围的脂肪组织，使精索呈现游离状态。术者用示指在精索下方穿过，将精索向上提出（图 11-1-10）。用甲状腺拉钩代替术者示指穿过精索下方（图 11-1-11）。

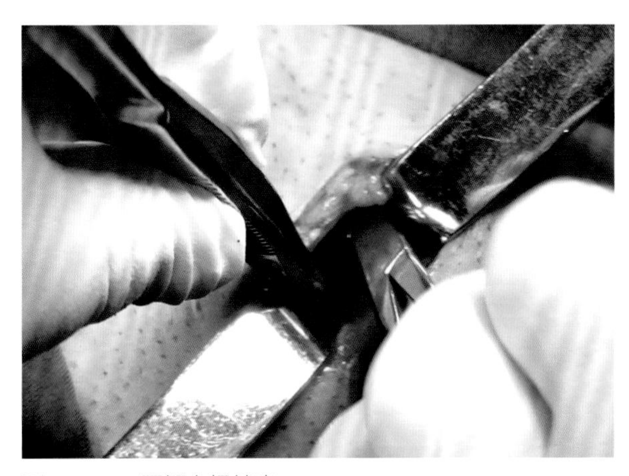

图 11-1-8　平镊上提精索

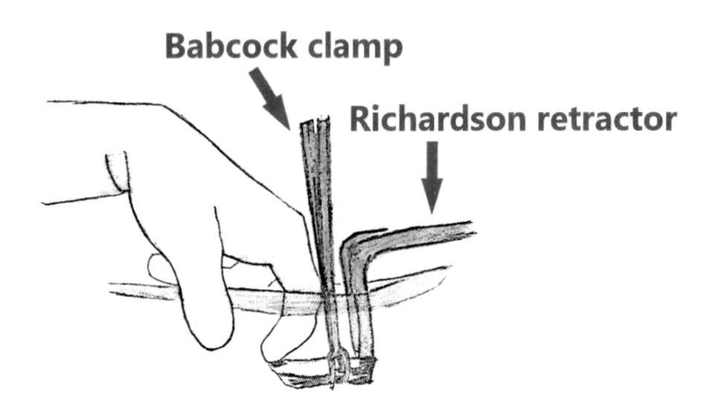

图 11-1-9　Babcock 钳上提精索

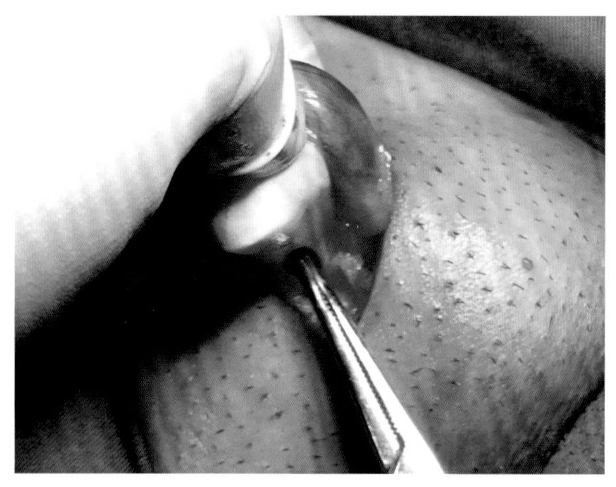

图 11-1-10　示指将精索向上提出

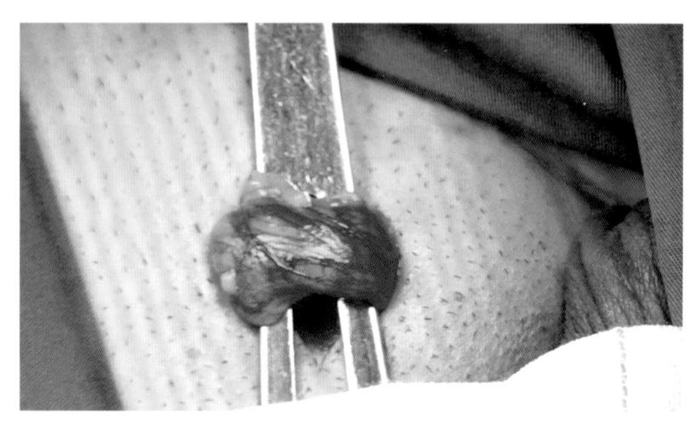

图 11-1-11　甲状腺拉钩穿过精索下方

7. 精索内筋膜与精索外筋膜解剖结果如图 11-1-12 所示。

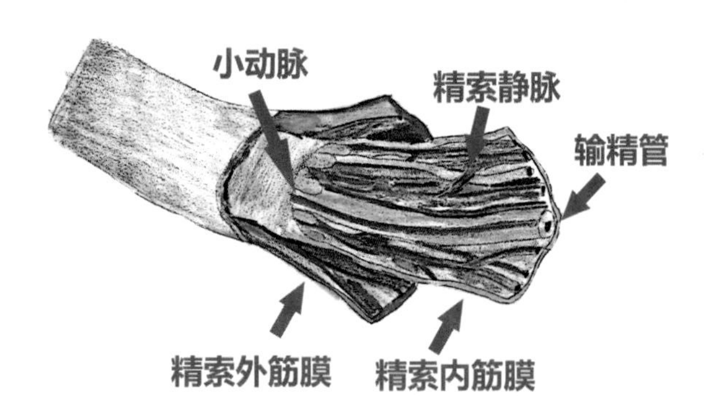

图 11-1-12　精索内筋膜与精索外筋膜解剖示意图

8. 采用电刀锐性切开精索外筋膜及提睾肌（图 11-1-13），用显微剪刀锐性剪开精索内筋膜（图 11-1-14），此时暴露其内部的精索静脉（图 11-1-15）。

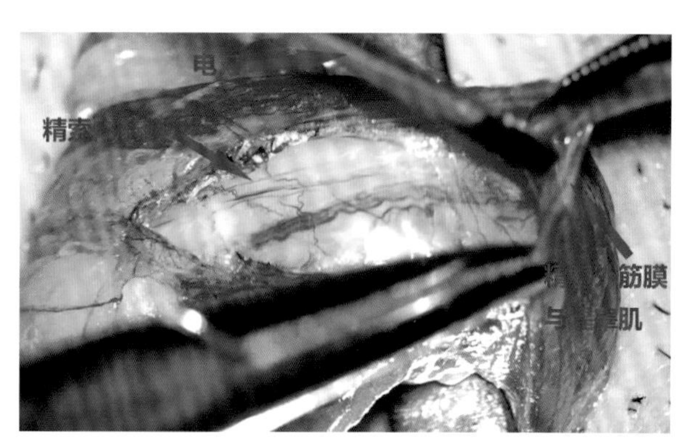

图 11-1-13　锐性切开精索外筋膜及提睾肌

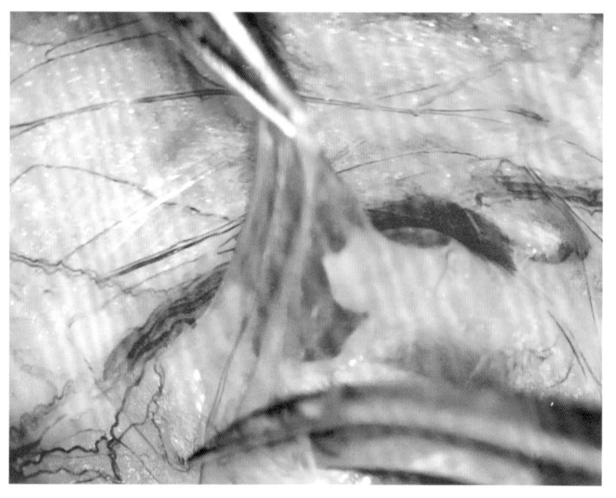

图 11-1-14　剪开精索内筋膜

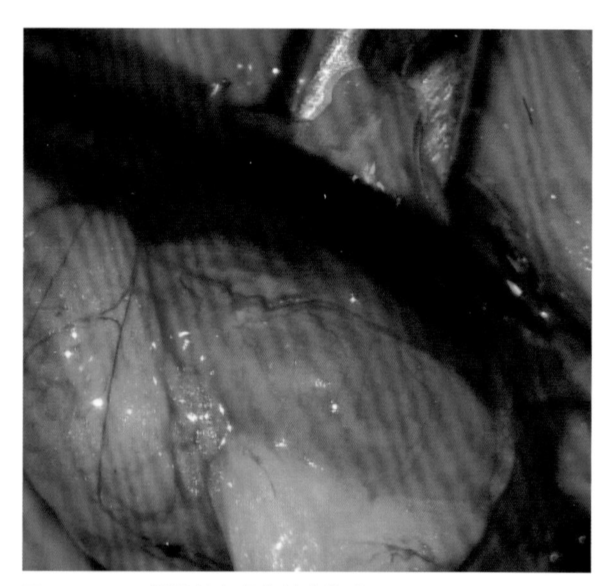

图 11-1-15　暴露其内部的精索静脉

9. 在精索静脉表面有一层薄薄的结缔组织，为血管鞘。采用显微剪刀紧贴精索静脉剪开血管鞘。小心分离静脉，以备结扎。图 11-1-16 示分离精索静脉。

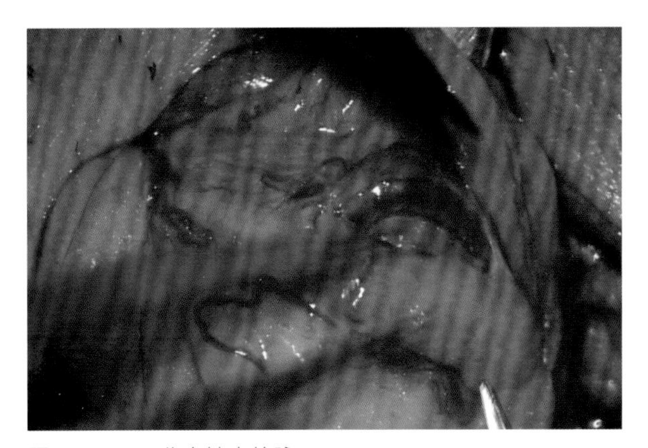
图 11-1-16　分离精索静脉

10. 在结扎精索静脉时，要保持结扎断端在同一平面（图 11-1-17）。一方面保证解剖层面清晰，另一方面避免同一静脉被多次结扎。

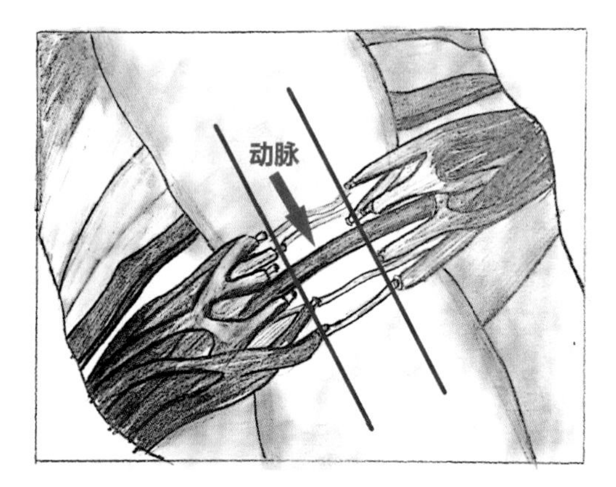

图 11-1-17　保持结扎断端在同一平面

11. 采用丝线结扎精索静脉（图 11-1-18）。在结扎过程中需要仔细辨认小动脉和小淋巴管，并予以保护，避免误扎。术者左手持显微镊将精索静脉向上提起，右手持显微针持（钳头闭合）从精索静脉下方穿过。张开钳头后夹持对合的丝线，将丝线从精索静脉下方掏出（图 11-1-19）。

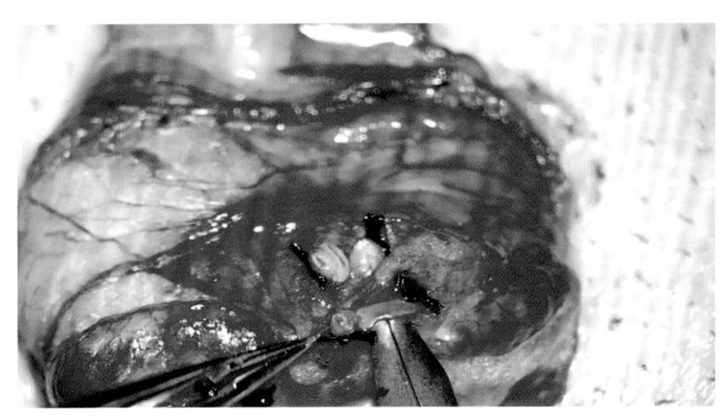
图 11-1-18　丝线结扎精索静脉

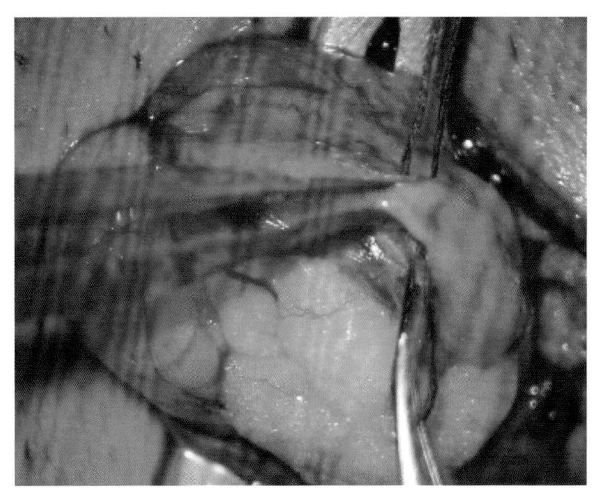
图 11-1-19　将丝线从精索静脉下方掏出

12. 将对合的一整根丝线，在对合弯曲处用剪刀剪断，成为左右两根丝线。分别在精索静脉的远近两端予以结扎（图 11-1-20）。

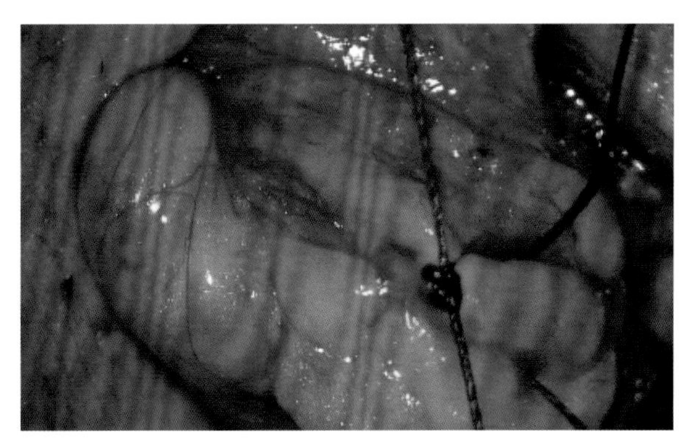
图 11-1-20　结扎精索静脉

13. 用显微剪刀切断两端被结扎的精索静脉，如图 11-1-21。

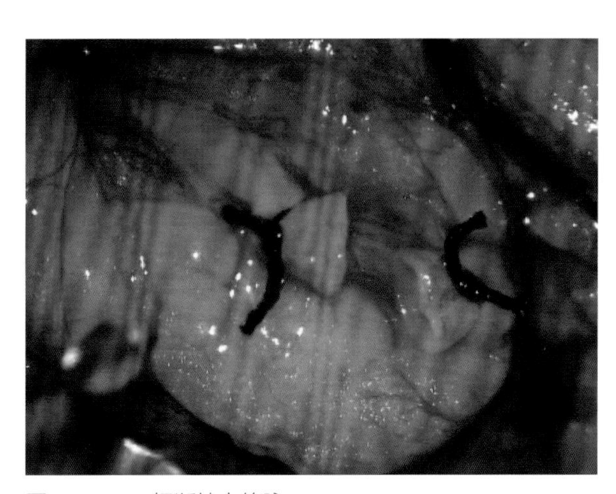
图 11-1-21　切断精索静脉

14．术者左手用显微镊子向上提起精索静脉。右手用钛夹钳将细小的精索静脉一端夹闭（图 11-1-22）。

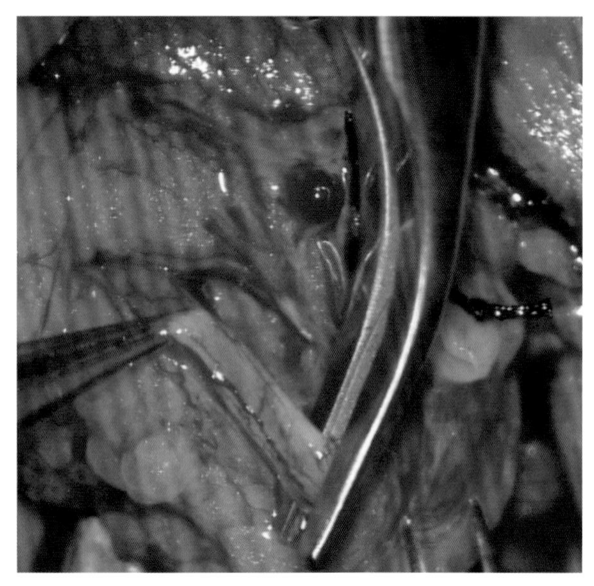

图 11-1-22　夹闭细小精索静脉

15．将显微针持从细小精索静脉下方掏出，随后撑开针持的钳头使一小段静脉形成张力，再在静脉另一端置入钛夹，随后剪刀切断静脉（图 11-1-23）。

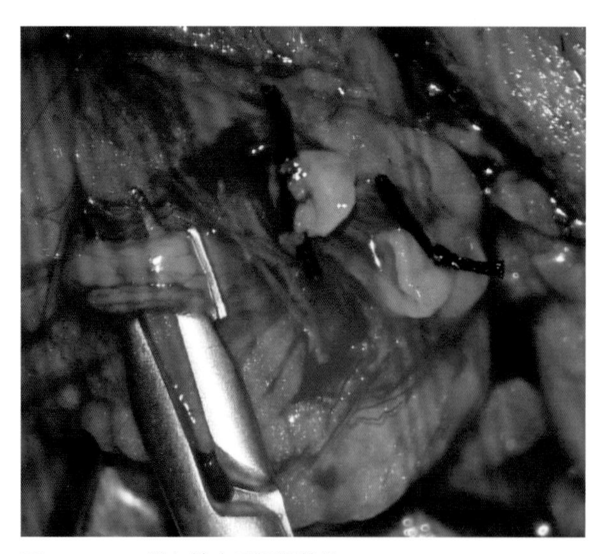

图 11-1-23　置入钛夹后切断静脉

16．显微镜下的淋巴管呈现透明管状结构（图 11-1-24）。对于淋巴管术中应该予以保留，以避免术后淋巴回流不畅，造成睾丸鞘膜积液。

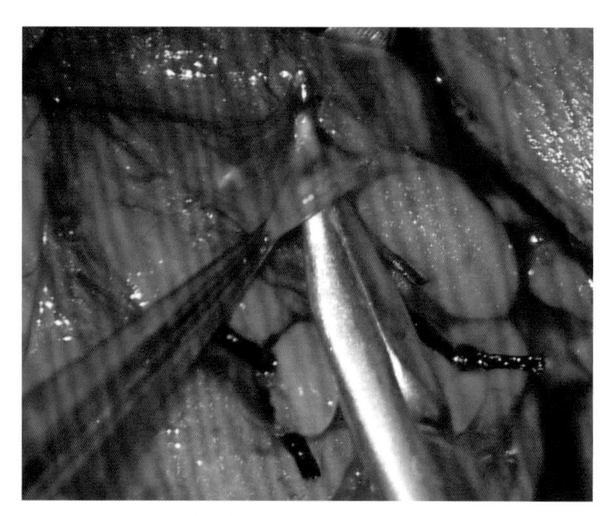

图 11-1-24　透明的淋巴管

17．采用可吸收缝线间断缝合提睾肌和精索外筋膜（图 11-1-25）。

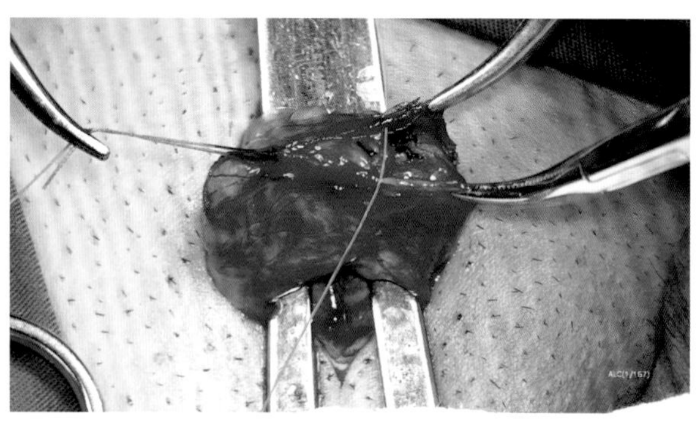

图 11-1-25　间断缝合提睾肌和精索外筋膜

18．仔细探查有无曲张的精索外静脉（图 11-1-26），必要时予以结扎。

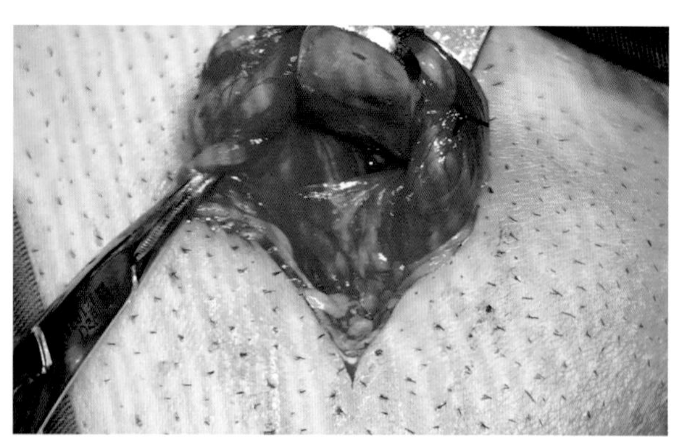

图 11-1-26　探查有无曲张的精索外静脉

19．采用可吸收缝线间断缝合腹壁下浅筋膜和皮下脂肪组织（图 11-1-27）。

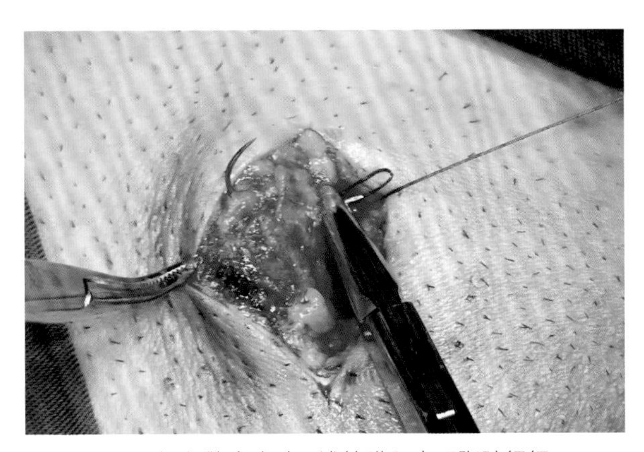

图 11-1-27　间断缝合腹壁下浅筋膜和皮下脂肪组织

20. 皮下组织缝合后表现，如图 11-1-28。

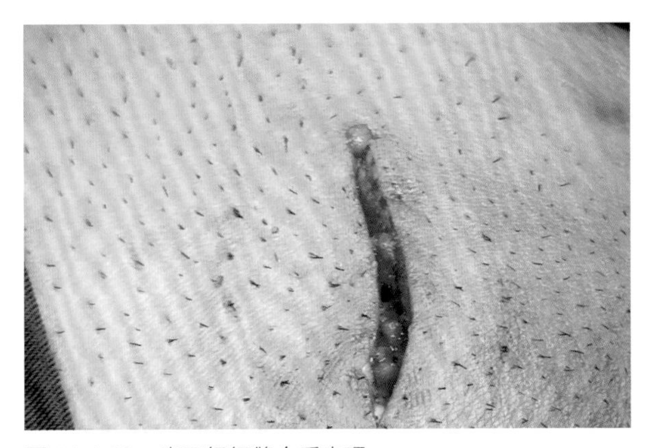

图 11-1-28　皮下组织缝合后表现

21. 采用皮内缝合技术缝合切口，以达到美观效果（图 11-1-29）。

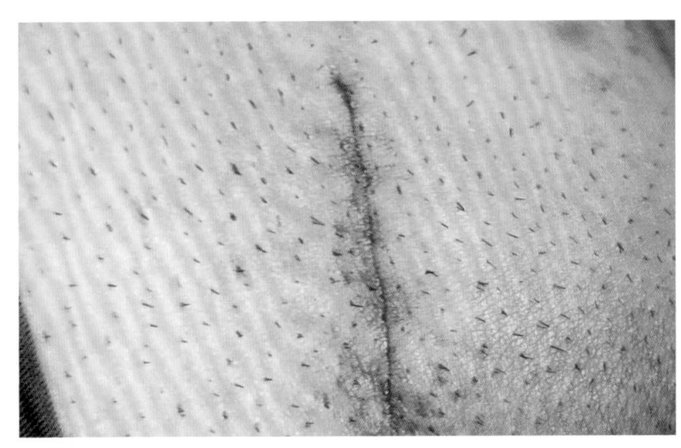

图 11-1-29　皮内缝合技术缝合切口

总结

1. 在结扎精索静脉时，要保持结扎断端在同一平面。一方面保证解剖层面清晰；另一方面避免同一静脉被多次结扎。

2. 紧贴静脉剪开血管鞘。对于术中粘连严重的患者，采用解剖剪锐性分离。

3. 术中分离出动脉后，可用 1 ~ 2 mm 宽度的橡胶带加以牵拉和保护（图 11-1-30）。

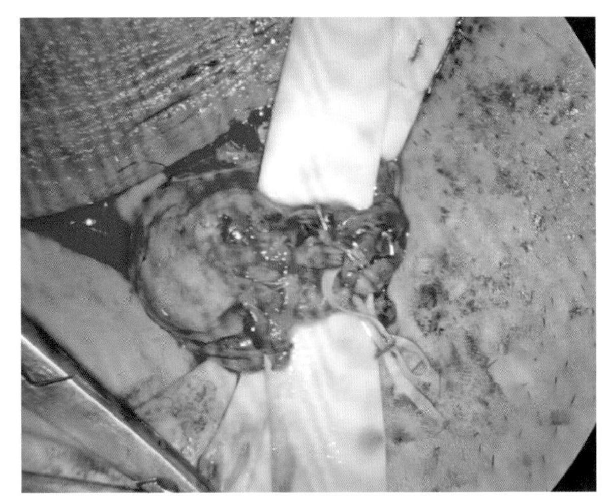

图 11-1-30　橡胶带保护动脉

4. 对于术中不易辨认的血管，应先予以保护，以避免误扎动脉。

5. 如动脉发生痉挛不易辨认时，可采用罂粟碱局部表面浸润，以恢复其搏动。也可采用微型血管多普勒超声设备协助判断，如图 11-1-31。

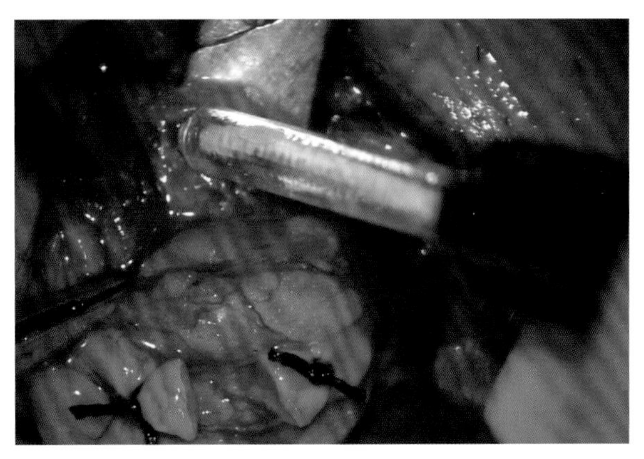

图 11-1-31　微型血管多普勒超声

（朱国栋　田雨　刘苗　赵勋　唐文豪　编写）

第二节 腹腔镜精索静脉高位结扎术的技术总结

一、病例介绍：患者32岁男性，主因“左侧阴囊坠胀1年”就诊。症状严重影响生活质量。查体及B超提示左侧精索静脉曲张。精液检查提示弱精子症。腹部B超未见明显异常。诊断左侧精索静脉曲张，行腹腔镜下左侧精索静脉高位结扎术。

二、患者平卧位。在脐部偏下方切开直径10 mm切口，图11-2-1示脐部下方切口。

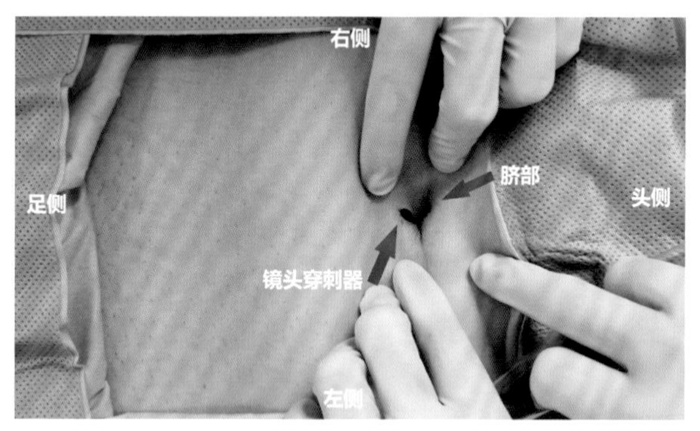

图11-2-1 脐部下方切口

三、在小切口内置入气腹针，气腹针刺入腹膜时有“突破感”。在气腹针上方置入5 ml的注射器，内含生理盐水。将气腹针的开关打开后，如生理盐水向下流入腹腔，证明气腹针成功置入腹腔。将气腹压力设置为12 ~ 15 mmHg。总的二氧化碳注入量约为4 L。当气腹压力达到设定值后，除去气腹针。置入11 mm金属穿刺器。取出穿刺芯。将穿刺器的开关阀打开后感到二氧化碳气体喷出，证明穿刺器成功置入腹腔。此时暂不连接穿刺器气阀与气腹管，避免穿刺器仅置入腹膜外空间，造成腹膜外气肿。图11-2-2示置入气腹针。

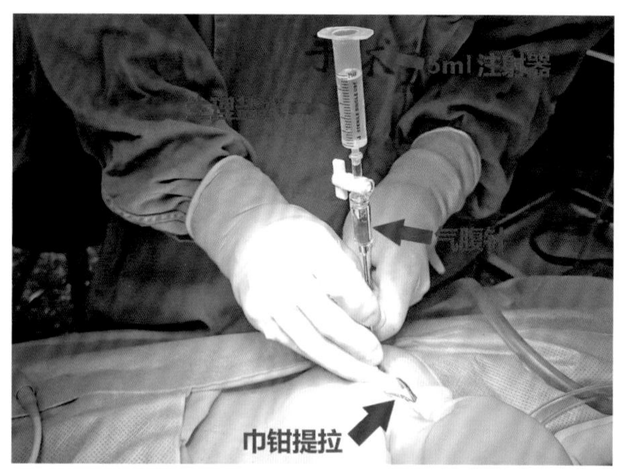

图11-2-2 置入气腹针

四、经过金属穿刺器置入腹腔镜，观察镜头成功进入腹腔后，再连接穿刺器气阀与气腹管。此时调整体位，从平卧位调整到头低足高位，利用重力作用，使肠管下垂以暴露术野。图11-2-3所示可见乙状结肠与腹壁间有明显粘连带。采用超声刀锐性松解粘连带。

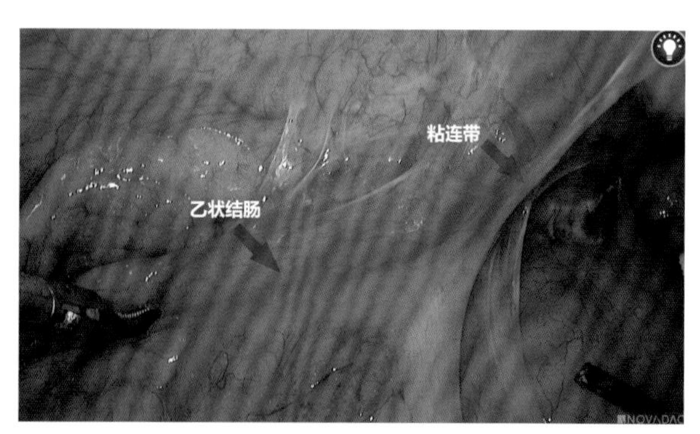

图11-2-3 乙状结肠与腹壁间有明显粘连带

五、图11-2-4示粘连带松解后，暴露出的左侧输精管、输精管周围滋养血管和髂血管。精索静脉在输精管外侧，图11-2-5示精索静脉与左侧输精管的位置关系。

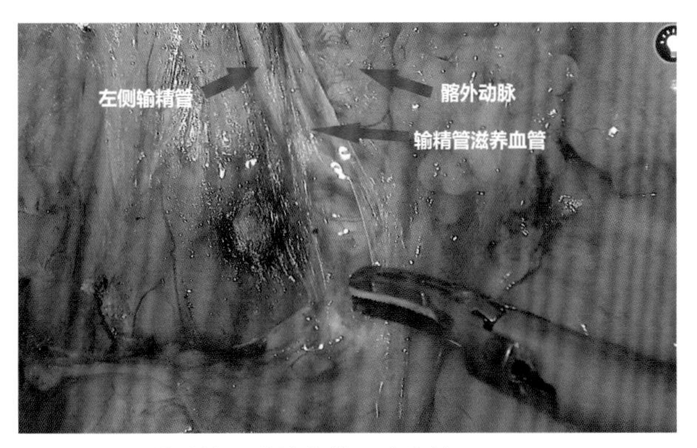

图 11-2-4　输精管、滋养血管和髂血管

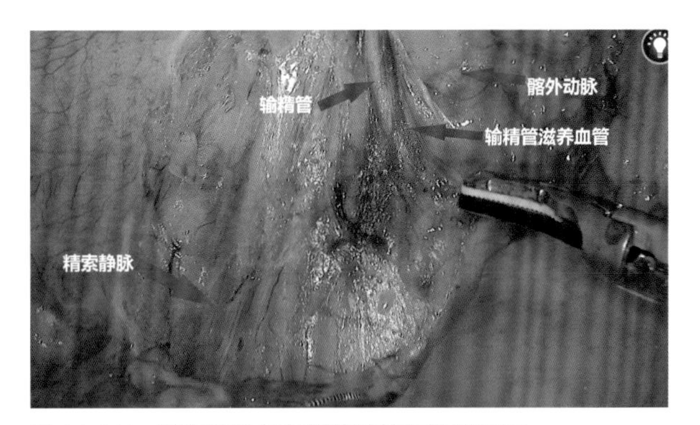

图 11-2-5　精索静脉与左侧输精管的位置关系

六、在游离精索静脉时，需要注意精细的操作手法。左手弯钳夹持精索静脉外侧的结缔组织，为右手创造张力。右手超声刀闭合后，用刀头钝性分离精索静脉内侧的结缔组织。图 11-2-6 示左、右手配合游离精索静脉。

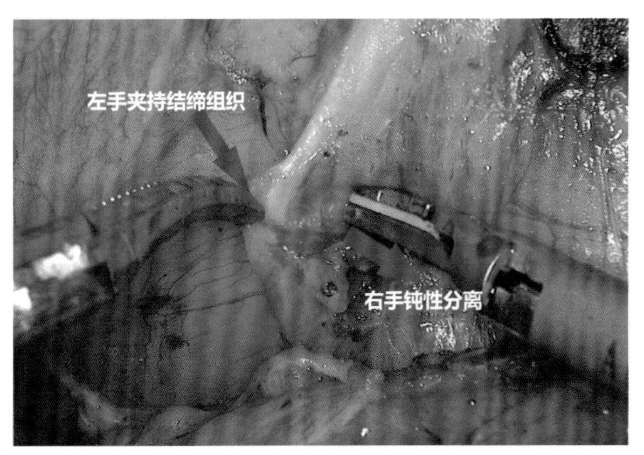

图 11-2-6　左、右手配合游离精索静脉

七、右手刀头钝性撑开，利用超声刀刀头的金属杆和塑料杆，将精索静脉内侧的组织分开。图 11-2-7 示钝性分离精索静脉内侧组织。

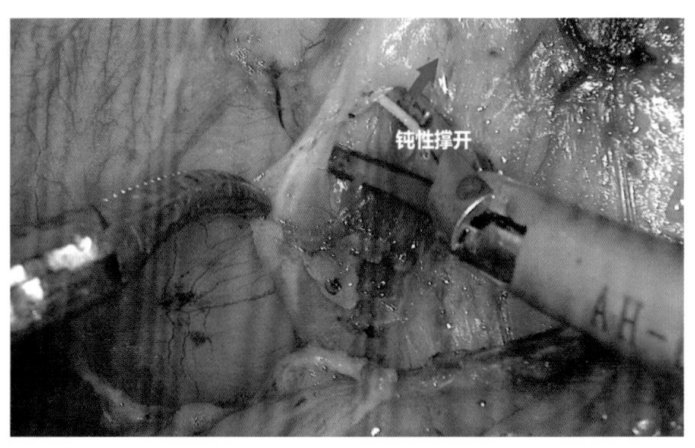

图 11-2-7　钝性分离精索静脉内侧组织

八、利用超声刀刀头的金属杆，完成更加精细的操作，将精索静脉表面的脂肪向上拨动，以充分暴露精索静脉。图 11-2-8 示拨动金属刀头暴露精索静脉。

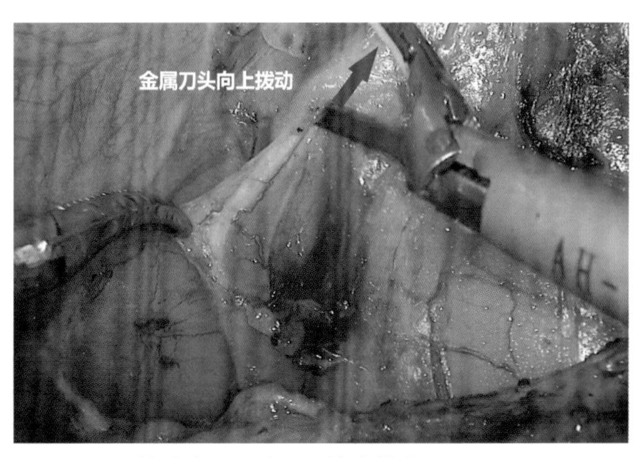

图 11-2-8　拨动金属刀头暴露精索静脉

九、左手弯钳夹持精索静脉，右手超声刀闭合，垂直于静脉走行方向钝性分离组织（图 11-2-9）。

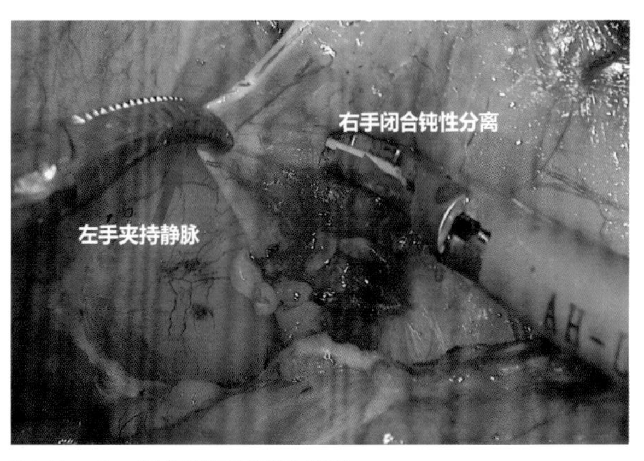

图 11-2-9　闭合超声刀钝性分离

十、左手弯钳夹持精索静脉，右手超声刀刀头撑开（图 11-2-10）。充分游离曲张的精索静脉后，采用血管夹多重夹闭精索静脉（图 11-2-11）。采用剪刀剪断精索静脉（图 11-2-12）。

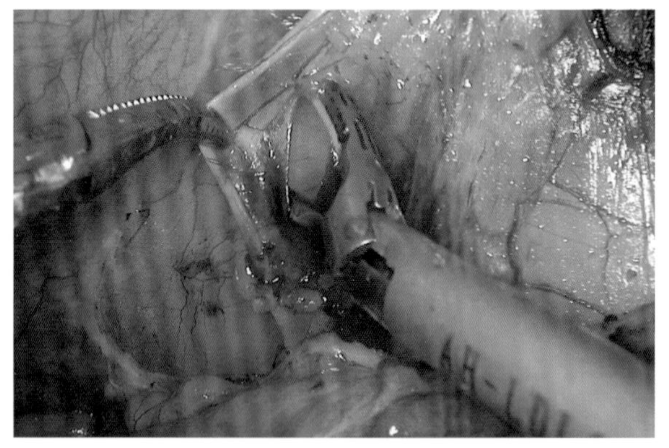

图 11-2-10 利用超声刀撑开精索静脉

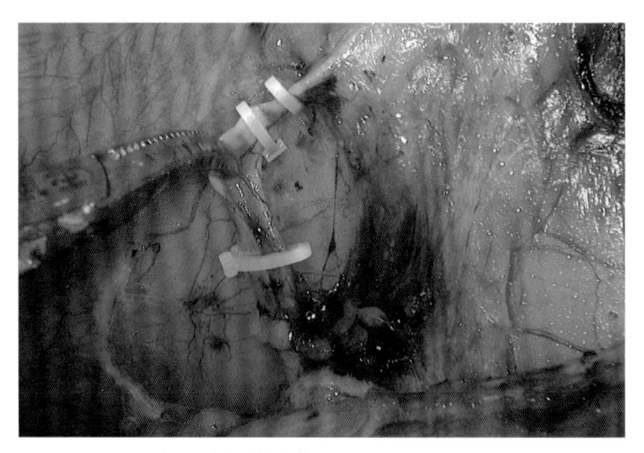

图 11-2-11 多重夹闭精索静脉

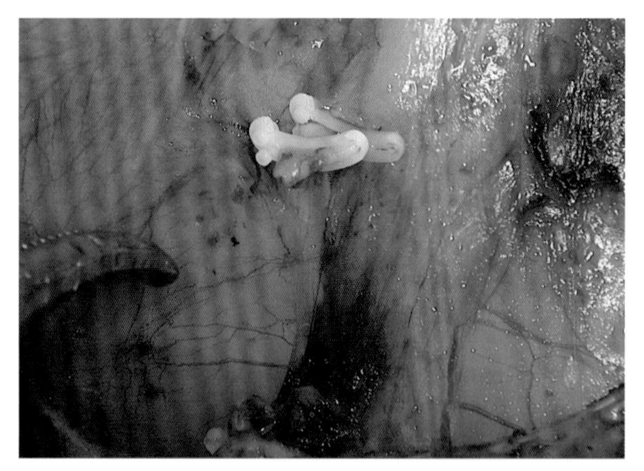

图 11-2-12 剪断精索静脉

十一、钝性游离精索静脉周围的脂肪团。图 11-2-13 可见晶莹剔透的淋巴管，术中予以保留，保证淋巴回流避免水肿。

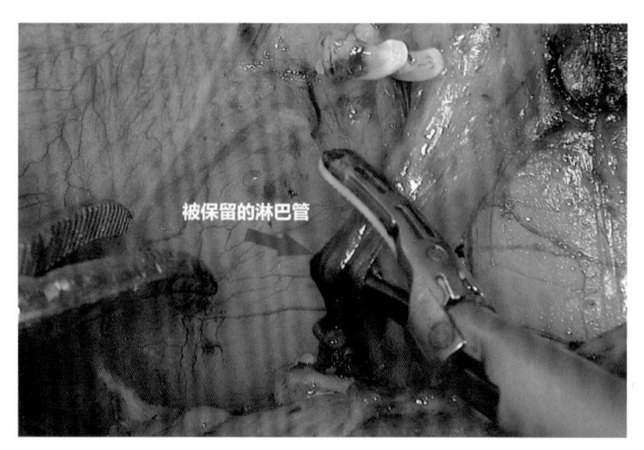

图 11-2-13 术中可见淋巴管

十二、探查原精索静脉外侧区域，观察有无残余的小静脉分支。图 11-2-14 示探查无残余精索静脉。

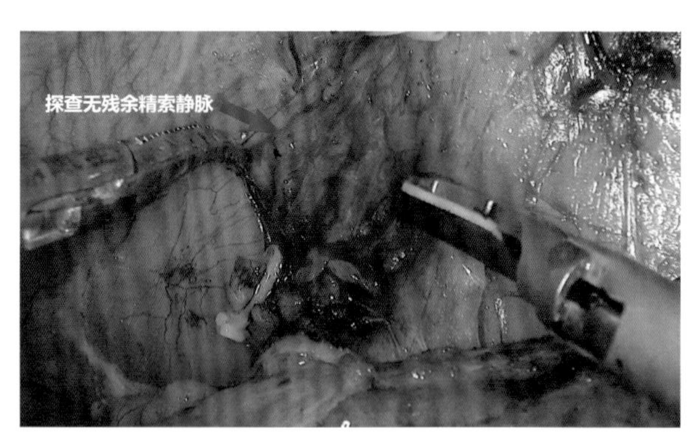

图 11-2-14 探查无残余精索静脉

十三、探查原精索静脉内侧区域，观察有无残余小静脉分支。图 11-2-15 示采用超声刀慢档凝断细小的静脉分支。

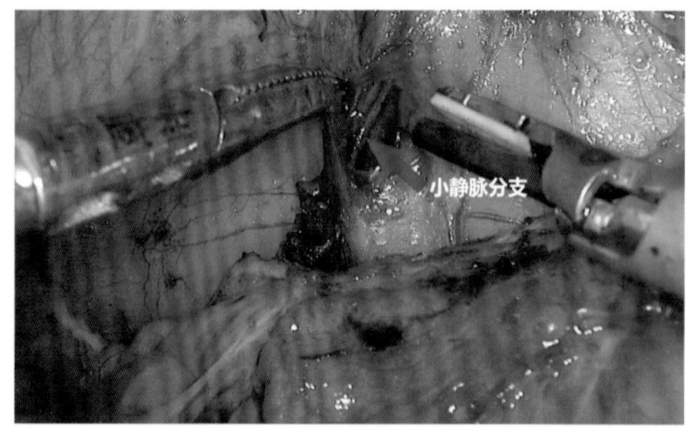

图 11-2-15 凝断细小的静脉分支

十四、术中注意辨认精索动脉，需要予以保留（图 11-2-16），以保证睾丸血供。

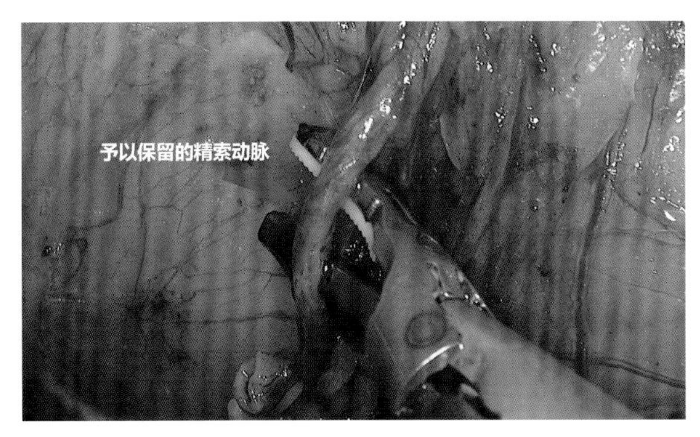

图 11-2-16　保留精索动脉

十五、图 11-2-17 示手术结束时场景：精索静脉被充分切断，精索动脉和细小淋巴管予以充分保留，输精管予以充分保留。

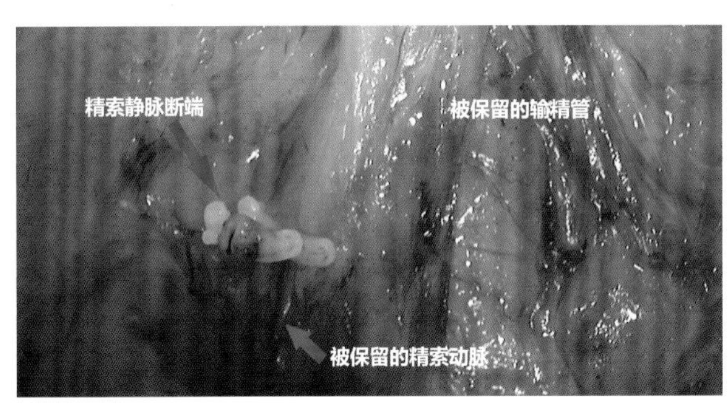

图 11-2-17　手术结束时镜下所见

十六、图 11-2-18 示伤口缝合后表现。

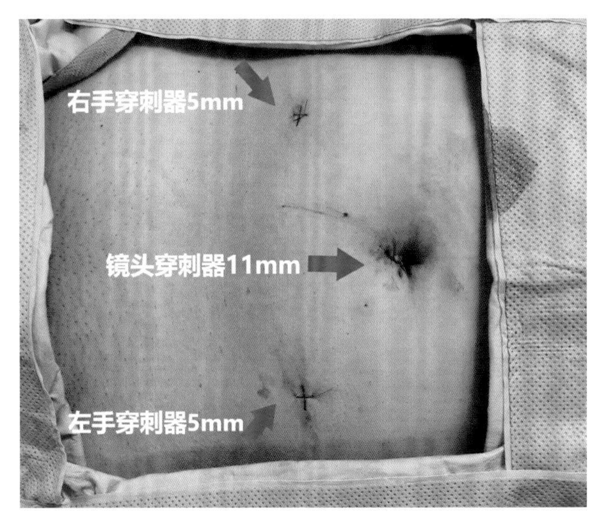

图 11-2-18　伤口缝合后表现

视频40

（刘茁　张洪宪　陈纪元　编写）

（陈纪元　视频制作）

第十二章　隐睾手术学习笔记

第一节　隐睾行睾丸下降固定术的心得体会

一、病例介绍：患儿男性，1 岁 10 个月，主因“发现左侧阴囊空虚 1 年余”就诊。阴囊及腹股沟 B 超提示阴囊空虚，左侧睾丸位于腹股沟处，诊断考虑左侧隐睾。患儿行全麻下左侧睾丸下降固定术。

二、对于隐睾患者，通常建议出生 6 个月后给予绒毛膜促性腺激素，如不能下降可考虑手术治疗。手术时机适宜在 1 至 2 岁前。

三、图 12-1-1 示男性睾丸发育过程中从腹腔下降至阴囊过程。

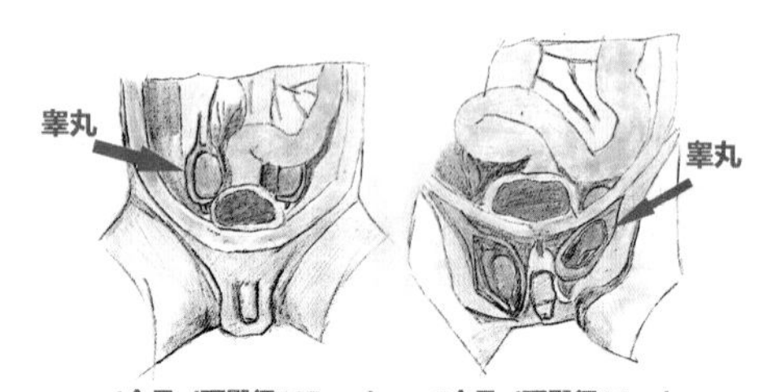

图 12-1-1　男性睾丸发育过程中从腹腔下降至阴囊过程

四、选择左侧腹股沟切口。切口起点位于左侧耻骨结节的外上方；止点位于腹股沟内环外侧，其中内环位于腹股沟韧带中点上方一横指处。依次切开皮肤、皮下脂肪，切开腹外斜肌腱膜（图 12-1-2）。

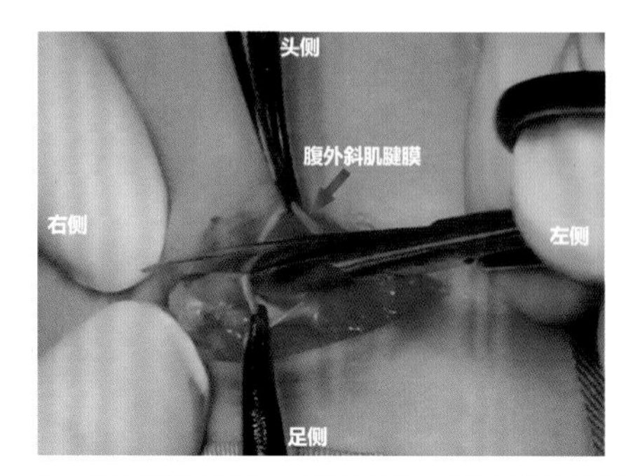

图 12-1-2　依次切开皮肤、皮下脂肪，切开腹外斜肌腱膜

五、睾丸为腹膜外位器官，实际应在疝囊之外；而由于腹膜包绕了睾丸和精索，因此形式上似乎在疝囊内。如图 12-1-3 所示，切开腹外斜肌腱膜后可见疝囊。图 12-1-4 为疝囊示意图。

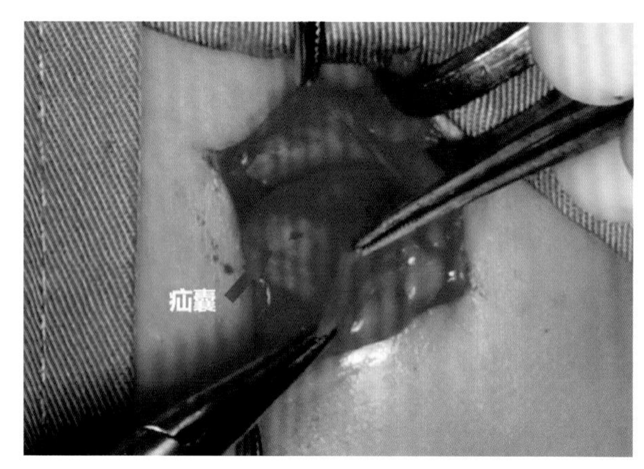

图 12-1-3　切开腹外斜肌腱膜后可见疝囊

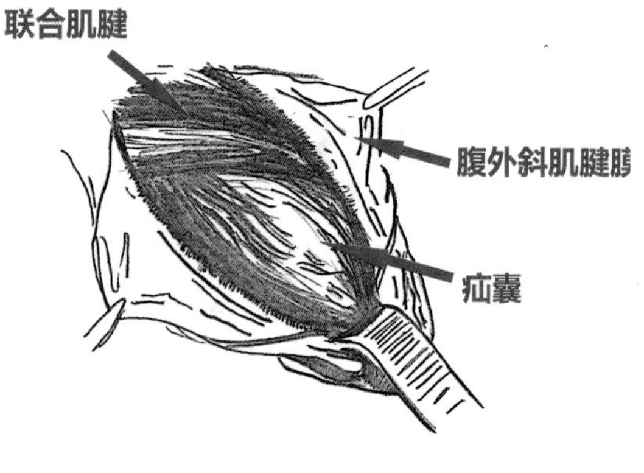

图 12-1-4　疝囊示意图

六、图 12-1-5 的横断面图显示了隐睾与疝囊（鞘状突）的关系。部分患者由于疝囊的存在，在增加腹压时，睾丸可被挤入到疝囊内。

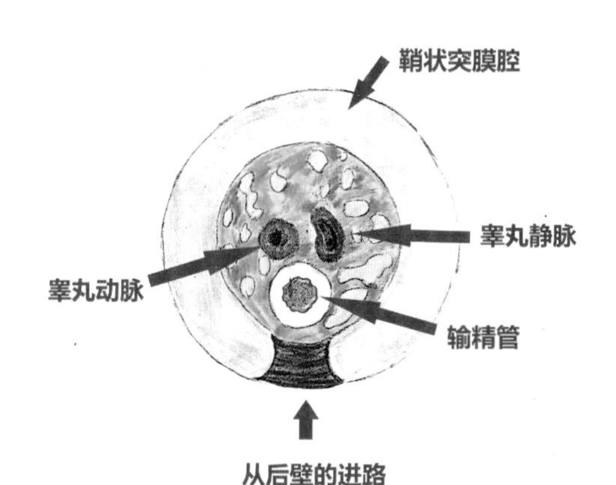

图 12-1-5 隐睾与疝囊（鞘状突）的关系

七、切开疝囊后，可以看到精索及睾丸（图 12-1-6）。示意图见图 12-1-7。

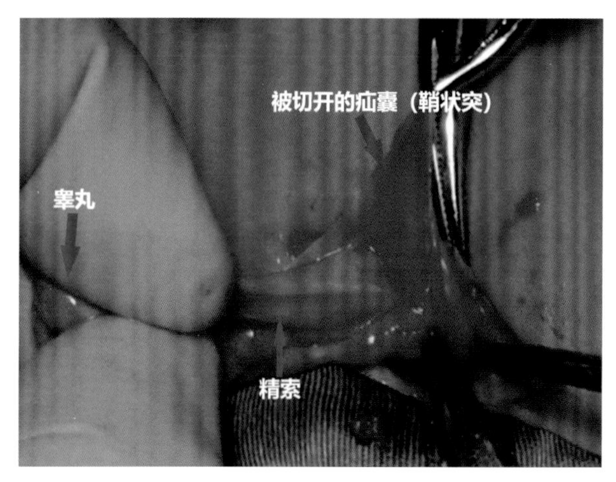

图 12-1-6 切开疝囊后，可以看到精索及睾丸

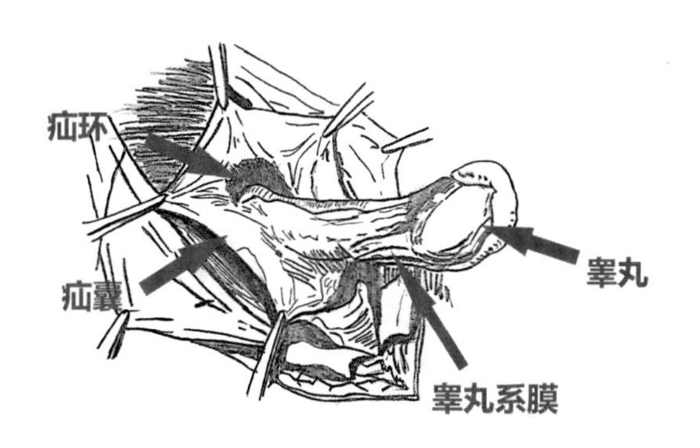

图 12-1-7 示意图切开疝囊后，可以看到精索及睾丸

八、将精索与疝囊分离。在疝囊的高位横断疝囊，用丝线缝扎或荷包缝合结扎（图 12-1-8）。示意图见图 12-1-9。

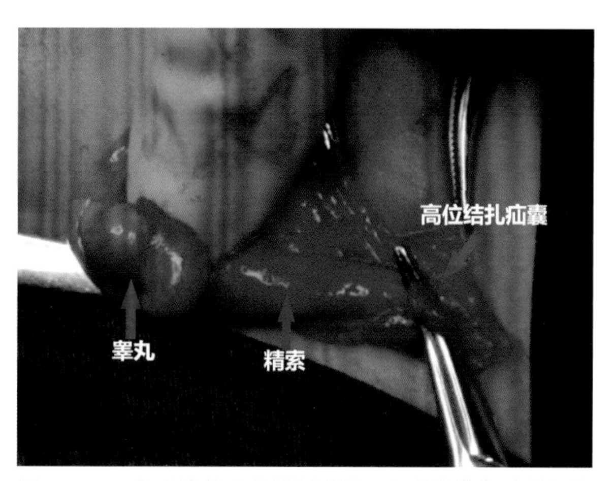

图 12-1-8 在疝囊的高位横断疝囊，用丝线缝扎或荷包缝合结扎

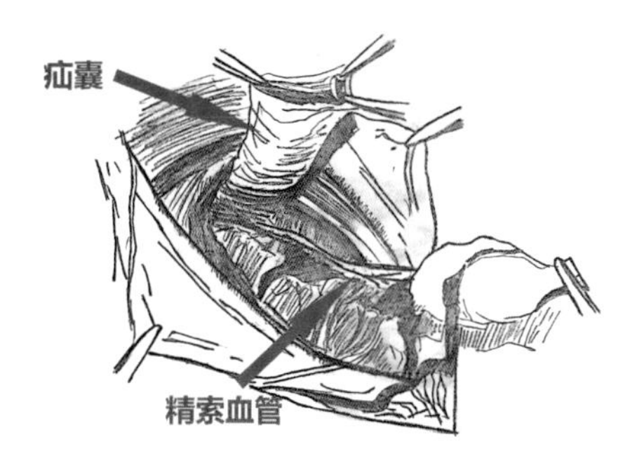

图 12-1-9 示意图用丝线缝扎或荷包缝合结扎

九、将腹股沟处的睾丸下降固定在阴囊，手术的难点在于游离出足够长度的精索。在切断睾丸引带（图 12-1-10）后，要尽量将精索“骨骼化”，在完整暴露输精管和精索血管避免其损伤的基础上，尽量切除周围的结缔组织。保证精索无明显张力。

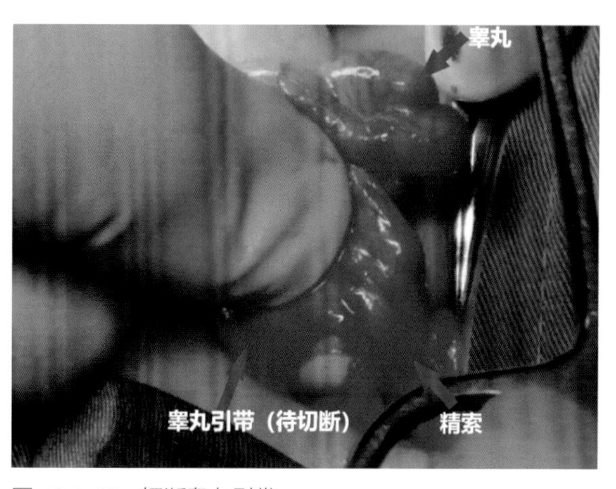

图 12-1-10 切断睾丸引带

十、术中需要辨认睾丸引带和精索，避免误扎精索。睾丸引带内只含有结缔组织和细小的血管。如条索内有质硬管状结构（输精管）、较大血管（精索血管），则为精索。术中需要切断睾丸引带（图 12-1-11）。示意图见图 12-1-12。

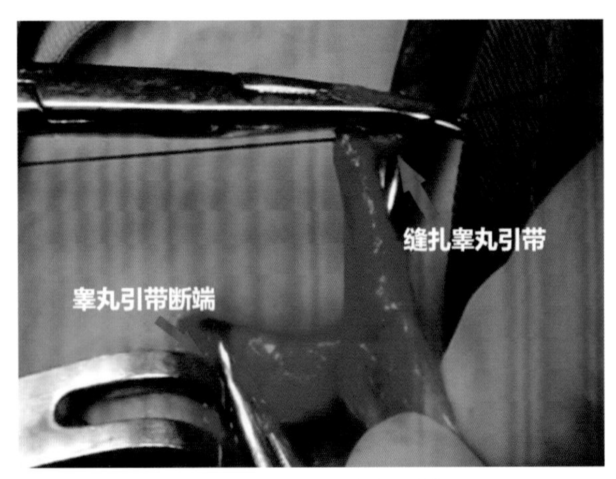

图 12-1-11　术中需要辨认并切断睾丸引带

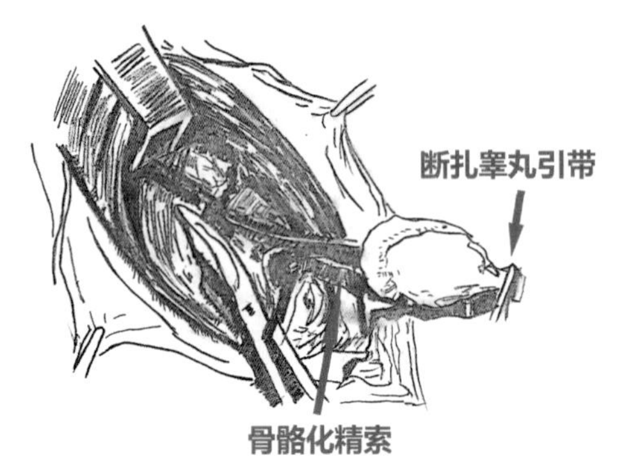

图 12-1-12　示意图术中需要辨认并切断睾丸引带

十一、在阴囊底部做一个小的皮肤切口，如图 12-1-13。

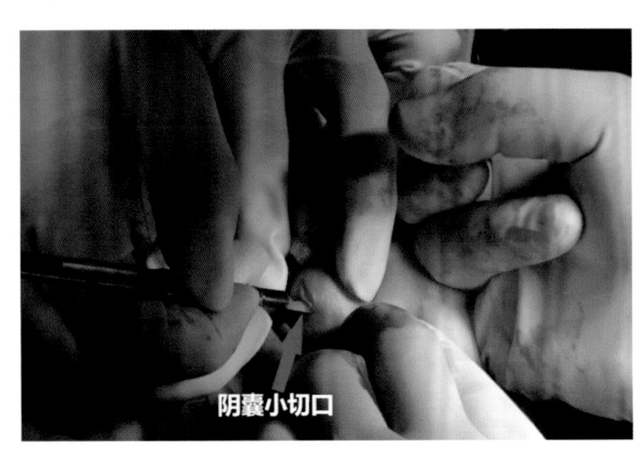

图 12-1-13　在阴囊底部做一个小的皮肤切口

十二、在皮肤与肉膜之间，用血管钳钝性分离出一个足够的空间，其大小允许容纳睾丸，如图 12-1-14。

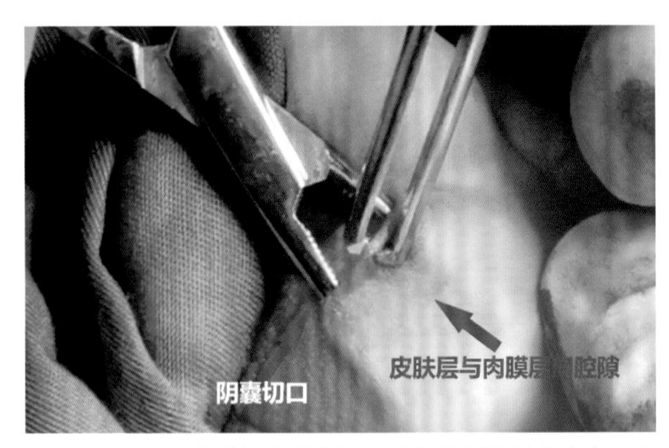

图 12-1-14　在皮肤与肉膜之间，用血管钳钝性分离出一个足够的空间，其大小允许容纳睾丸

十三、将血管钳由阴囊腔隙，钝性突破肉膜层，达到腹股沟切口的腔隙。血管钳夹持睾丸处的引带断端（图 12-1-15）。示意图见图 12-1-16。

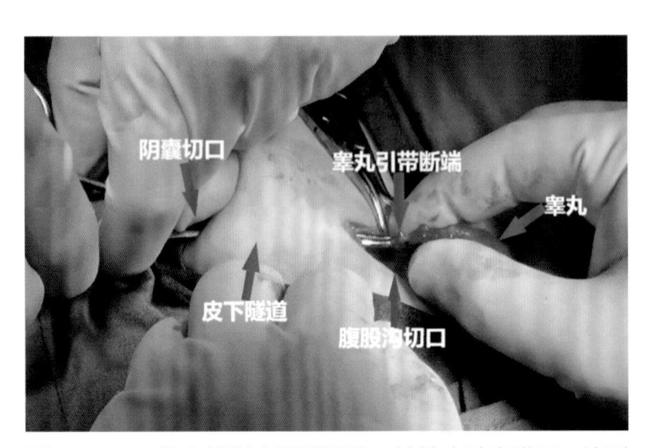

图 12-1-15　将血管钳由阴囊腔隙，钝性突破肉膜层，达到腹股沟切口的腔隙

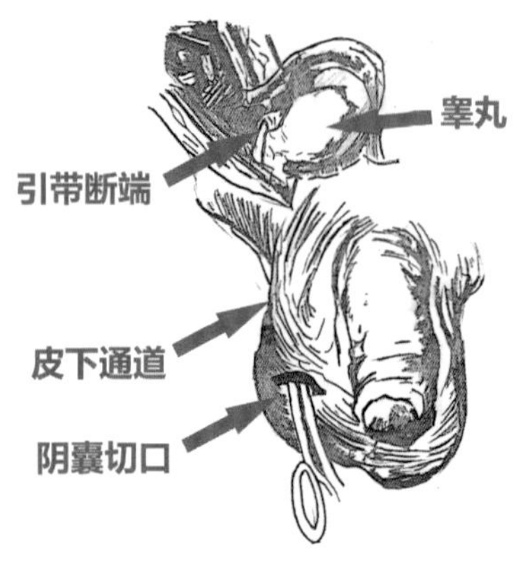

图 12-1-16　示意图将血管钳由阴囊腔隙达到腹股沟切口的腔隙

十四、将睾丸精索通过前文中皮肤与肉膜之间的腔隙这一通道拉入阴囊腔，并拉出阴囊切口之外（图 12-1-17）。示意图见图 12-1-18。

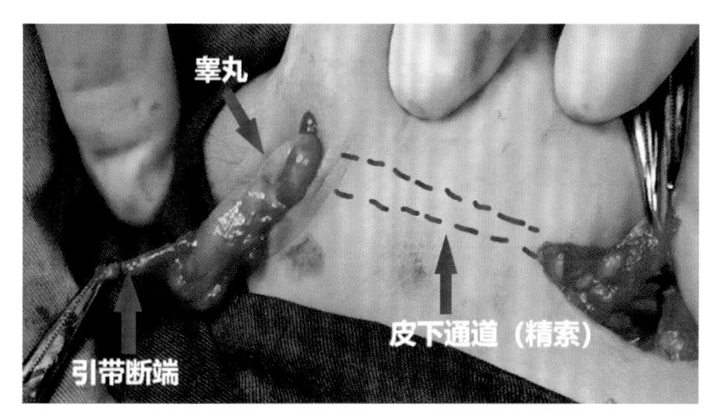

图 12-1-17　将睾丸精索通过皮肤与肉膜之间的腔隙这一通道拉入阴囊腔，并拉出阴囊切口之外

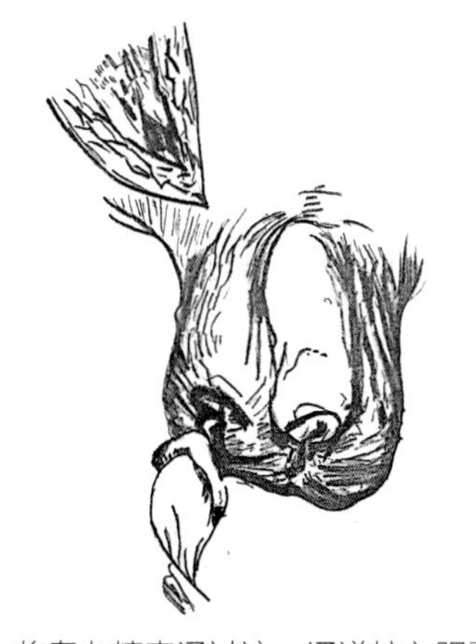

图 12-1-18　将睾丸精索通过这一通道拉入阴囊腔

十五、用丝线将睾丸白膜与周围肉膜缝合固定两针，留置皮片引流，缝合切口（图 12-1-19）。

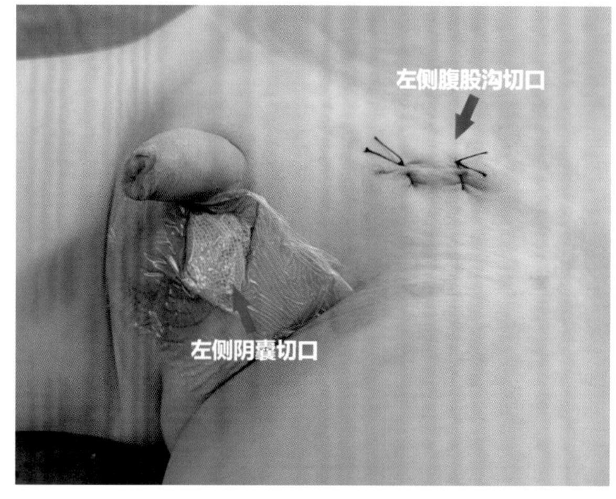

图 12-1-19　缝合切口

（刘茁　强亚勇　王丹　编写）

第二节　隐睾扭转行右侧隐睾切除术 1 例

一、病例介绍：患者 36 岁男性，主因“右侧下腹部疼痛 5 天”就诊。既往右侧隐睾病史。查体右侧阴囊空虚，右侧腹股沟区近髂前上棘水平压痛，不伴随反跳痛和肌紧张等。行 B 超提示右侧阴囊空虚，右侧腹股沟近腹腔内可见一大小 4.2 cm × 1.6 cm 极低回声（似睾丸），边界清晰，彩色多普勒血流显像（CDFI）示其内未见明显血流信号。右侧腹股沟区可见范围约 6.5 cm × 1.6 cm 梭形无回声区，边界清。诊断考虑右侧隐睾合并扭转，右侧精索鞘膜积液。

二、对于隐睾患者，通常建议出生 6 个月后给予绒毛膜促性腺激素，如不能下降可考虑手术治疗。手术时机适宜在 1 岁后至 2 岁前。本例患者年龄较大，且有扭转可能，行右侧隐睾切除术。本章第一节图 12-1-1 示男性睾丸发育过程中从腹腔下降至阴囊过程。

三、患者采取椎管内麻醉。在右侧腹股沟韧带中点上方一横指处（内环），向耻骨联合方向做 4 cm 斜行切口。切开皮肤层，切开皮下脂肪层。图 12-2-1 示切口位置（皮肤缝合后）。

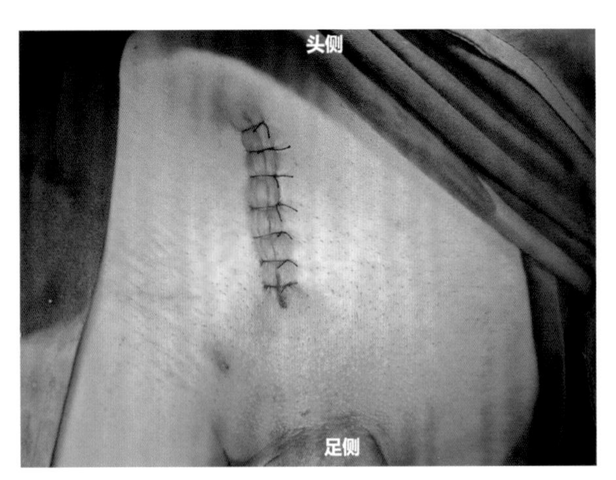

图 12-2-1　切口位置

四、切开腹外斜肌腱膜（腹股沟管前壁），可见深方的提睾肌。切开提睾肌，暴露出深方的条索状组织（后证明为睾丸导带）。游离条索状组织深方套入阻断带后向上提起阻断带，向上下游离条索状组织。将条索状组织向足侧牵拉暴露出右侧隐睾，大小约 2 cm × 1.5 cm。

如图 12-2-2 所示，本例患者切开提睾肌后，首先找到的条索状结构为睾丸导带。睾丸导带内只含有结缔组织和细小血管。沿此条索向上即可找到睾丸。如果条索内有较大血管，则为精索血管。有时附睾尾和精索血管被睾丸导带引入阴囊上方，而睾丸则停留在内环之上。

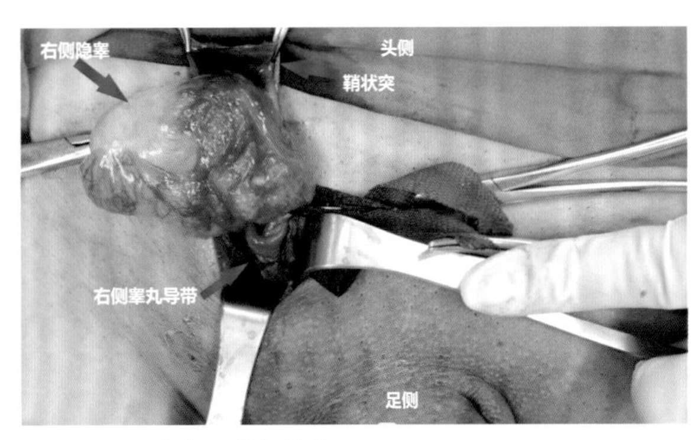

图 12-2-2　睾丸导带与隐睾

图 12-2-3 示隐睾三种分型，本例患者睾丸导带的终着位置位于阴囊，为 I 类分型。

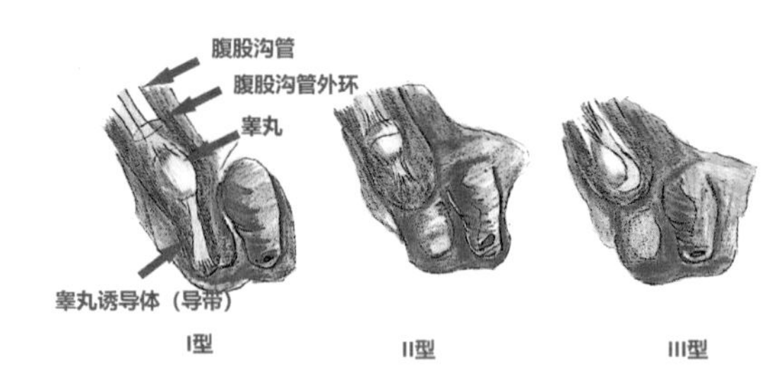

图 12-2-3　隐睾的三种分型

五、将右侧睾丸导带充分游离，分束缝扎睾丸导带。

六、向内环方向游离精索，将精索血管及输精管分束缝扎。

七、鞘状突未闭，上端与腹腔相通，采用“内荷包法”封闭鞘状突，再采用多重“8 字”缝合加固。

八、在操作手法上，采用“内荷包法”封闭鞘状突，再采用多重“8 字”缝合加固。如图 12-2-4。

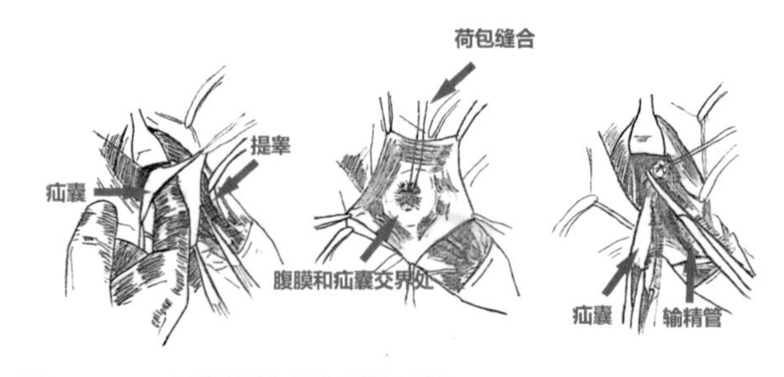

图 12-2-4　封闭鞘状突的操作手法

九、充分止血。依次关闭提睾肌、腹外斜肌腱膜。冲洗伤口后缝合皮下脂肪层、皮肤。

十、切除的右侧隐睾如图 12-2-5 所示。

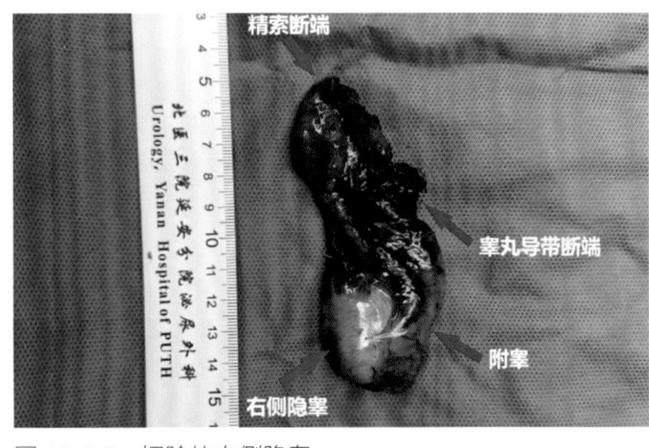

图 12-2-5　切除的右侧隐睾

（刘茁　郭巍　拓鹏飞　宗有龙　王丹　编写）

第三节　原发性睾丸淋巴瘤的“知识串讲”：从个案分析到系统学习

一、病例介绍：患者 30 岁男性，主因“发现右侧阴囊肿物 3 年”就诊。3 年前无意间触及右侧阴囊肿物，质硬，直径约 1 cm，不可活动，不伴随疼痛、红肿、血精、脓精、发热等。此后阴囊肿物进行性增大。3 个月前出现阴囊坠胀感。既往体健，已婚未育。

二、盆腔 MRI 提示右侧睾丸、附睾、精索不规则团块，恶性可能性大，建议活检。1 个月前行 B 超引导下右侧睾丸肿物穿刺活检术，病理提示为侵袭性大 B 细胞淋巴瘤。就诊于血液科，行腰椎穿刺和鞘内注射（阿糖胞苷 50 mg + 地塞米松 5 mg + 甲氨蝶呤 12.5 mg）。

三、经过多学科综合治疗协作组（multidisciplinary team，MDT）讨论，制订治疗方案：先行右侧睾丸肿瘤根治性切除术，再行生育力保存，后行序贯放化疗。

四、专科查体可见右侧睾丸肿物（图 12-3-1），约鸡蛋大小，质硬无压痛，透光试验阴性，左侧睾丸未见明显异常。双侧腹股沟未触及肿大淋巴结。主要诊断：右侧睾丸淋巴瘤，侵袭性大 B 细胞淋巴瘤。

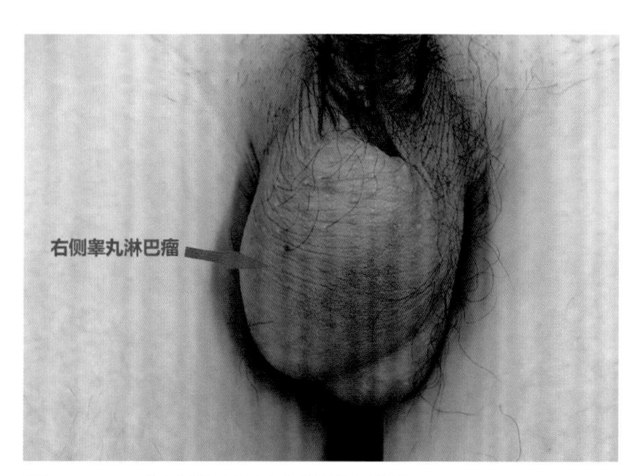

图 12-3-1　专科查体可见右侧睾丸肿物

五、盆腔 MRI 提示右侧睾丸、附睾、精索不规则团块（图 12-3-2 和图 12-3-3），大小 4.8 cm × 3.4 cm × 8.5 cm。诊断考虑右侧睾丸、附睾、精索区占位，恶性可能性大，伴随右侧阴囊积液，建议活检。

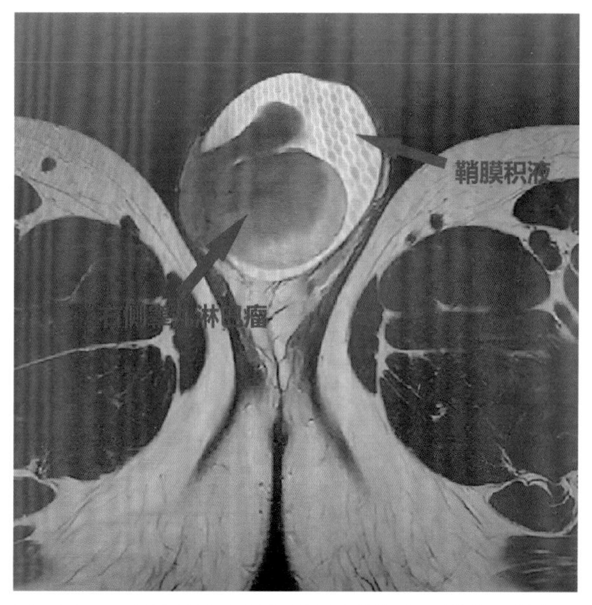

图 12-3-2　盆腔 MRI 水平位提示右侧睾丸、附睾、精索不规则团块

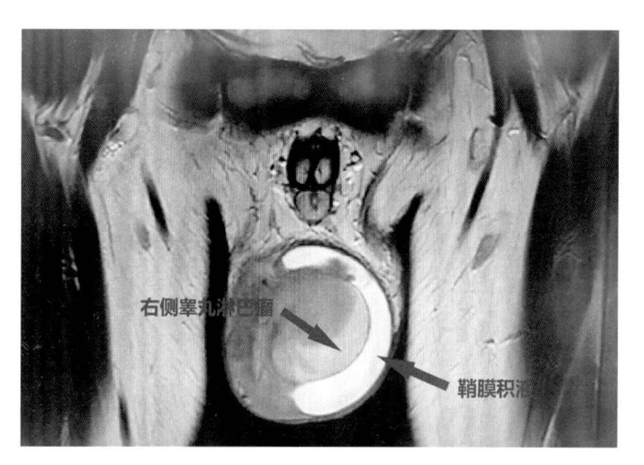

图 12-3-3　盆腔 MRI 冠状位提示右侧睾丸、附睾、精索不规则团块

六、行 PET / CT 提示右侧睾丸、附睾、精索区占位性病变伴高代谢，符合淋巴瘤表现（图 12-3-4），继发右侧阴囊积液。

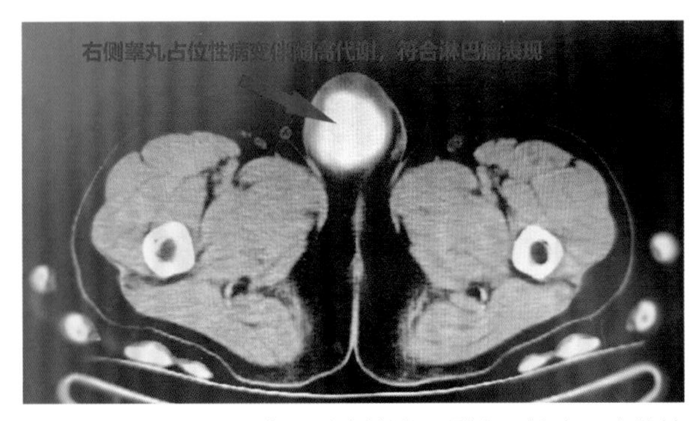

图 12-3-4 PET / CT 提示右侧睾丸、附睾、精索区占位性病变伴高代谢，符合淋巴瘤表现

七、选择右侧腹股沟切口（图 12-3-5）。其起点是耻骨结节，终点是腹股沟内环口。内环口的体表位置判断方法如下图所示：术者左手拇指处为右侧髂前上棘，中指处为耻骨结节，两点连线中点上方 1 cm（术者示指处）为内环口。

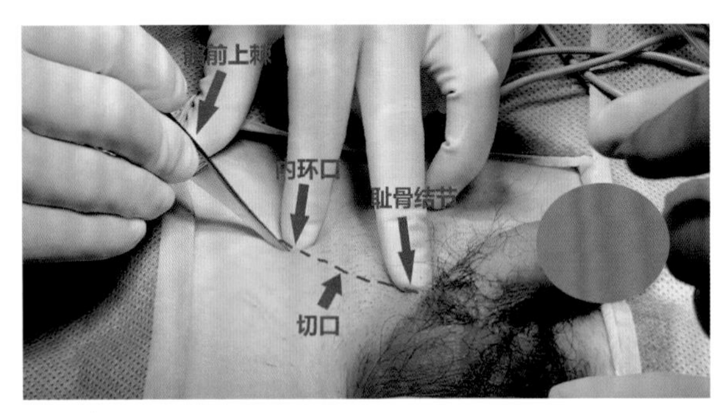

图 12-3-5 右侧腹股沟切口

八、逐层切开皮肤、皮下组织，达到腹外斜肌腱膜层。如图 12-3-6 所示可见白色的腹外斜肌腱膜，是腹股沟前壁的重要解剖结构。在这一层次上，偏足侧为显露的外环口；偏头侧为遮蔽的内环口（需要切开腹外斜肌腱膜才可暴露内环口）。

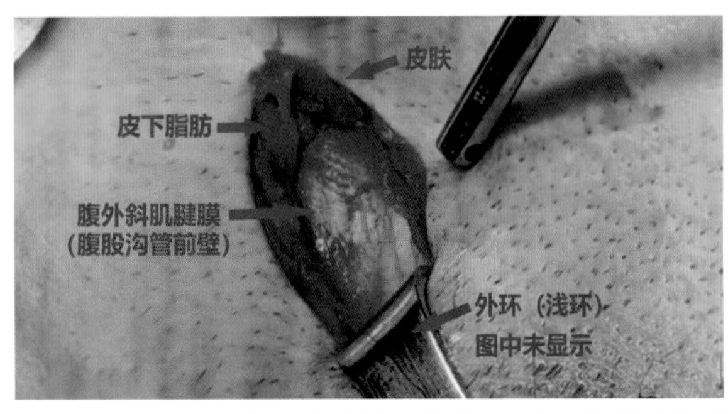

图 12-3-6 可见白色的腹外斜肌腱膜，是腹股沟前壁的重要解剖结构

九、切开腹外斜肌腱膜后将会暴露出精索，钝性游离精索后采用自制阻断带向上提起悬吊。用手指钝性游离精索外筋膜的右侧睾丸，将右侧睾丸经过腹股沟切口取出，如图 12-3-7 所示切断睾丸引带。在这一步骤中，需要警惕避免损伤阴囊皮肤。当右侧睾丸从腹股沟切口取出时，引带连接着睾丸和阴囊皮肤。在切断引带前，阴囊皮肤受到牵扯。从切口外可以看到右侧阴囊皮肤因为牵扯而产生的凹陷，其深方是阴囊皮肤。此时切割要贴近睾丸一侧，而非阴囊皮肤侧，以避免将牵扯的阴囊皮肤切穿，形成孔洞。

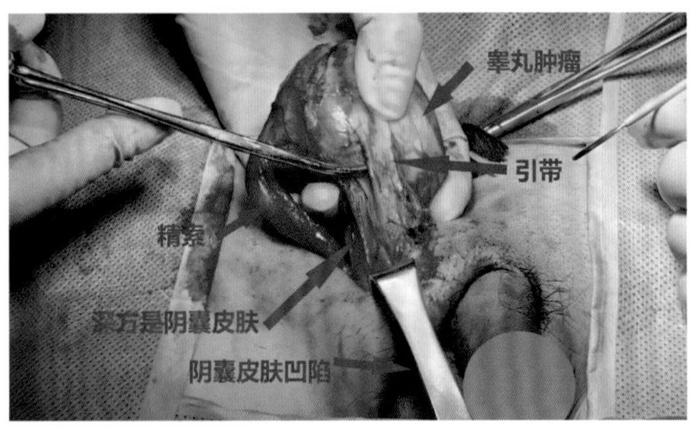

图 12-3-7 切断睾丸引带

十、睾丸引带切断后，睾丸得到充分游离。如图 12-3-8 所示，将右侧睾丸完全从切口取出，仅保留精索相连。在到达内环口处，用两把血管弯钳夹闭精索。在两把弯钳之间用组织剪剪断。

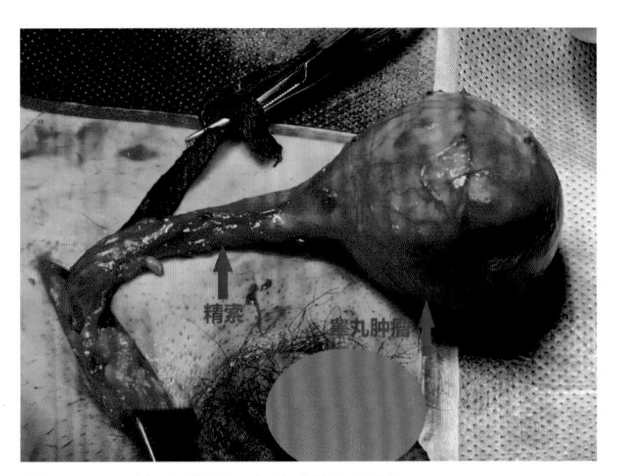

图 12-3-8 将右侧睾丸完全从切口取出

十一、用圆针和丝线缝扎精索断端（图 12-3-9）。

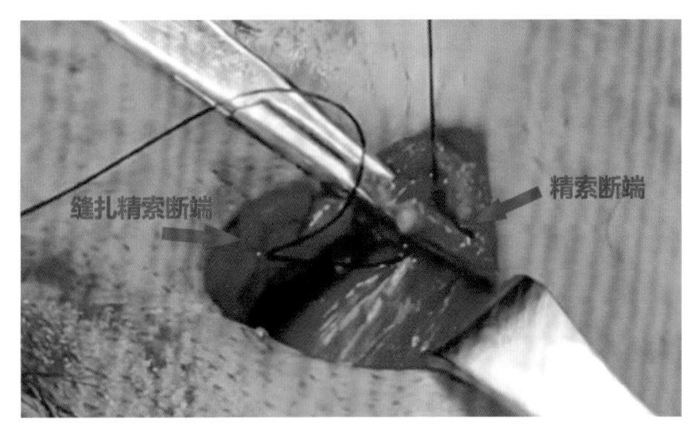

图 12-3-9 用圆针和丝线缝扎精索断端

十二、重新修复腹股沟管解剖结构（图 12-3-10），将腹外斜肌腱膜间断缝合。缝合时钩带下方的腹横筋膜，以避免形成死腔。

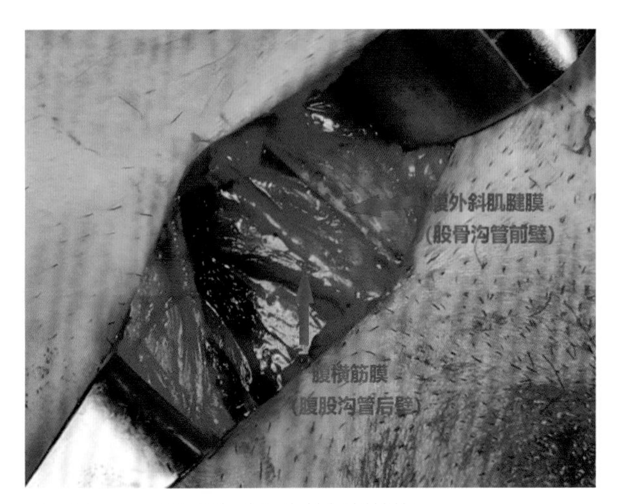

图 12-3-10 重新修复腹股沟管解剖结构

十三、冲洗伤口后缝合切口。图 12-3-11 示切口缝合后表现。

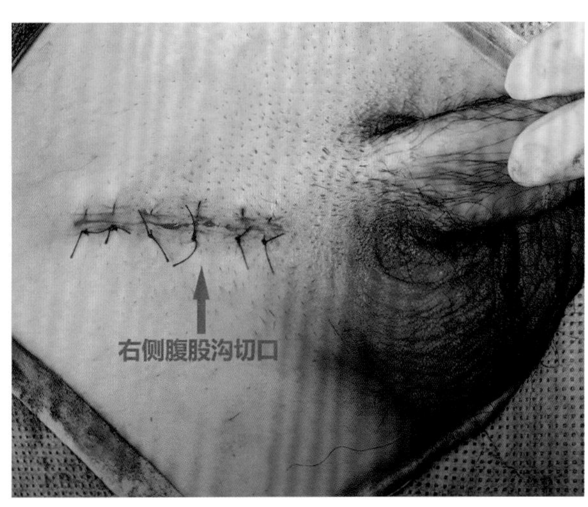

图 12-3-11 切口缝合后表现

十四、图 12-3-12 ~ 图 12-3-15 示大体标本及剖开图片。剖开后可见右侧睾丸及附睾的白色鱼肉样的淋巴瘤组织，在其外侧有黄色的偏向正常的睾丸组织。

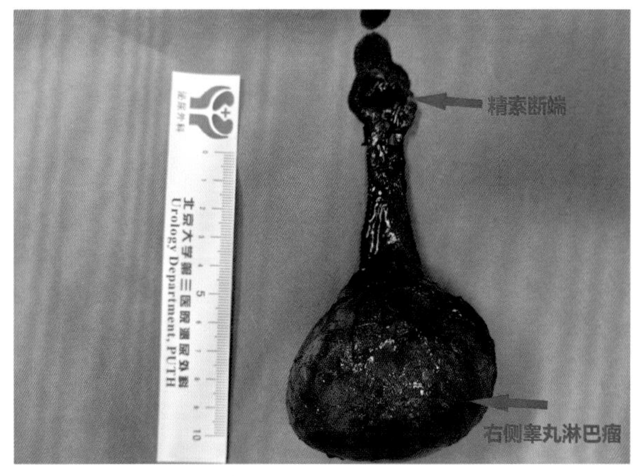

图 12-3-12 大体标本

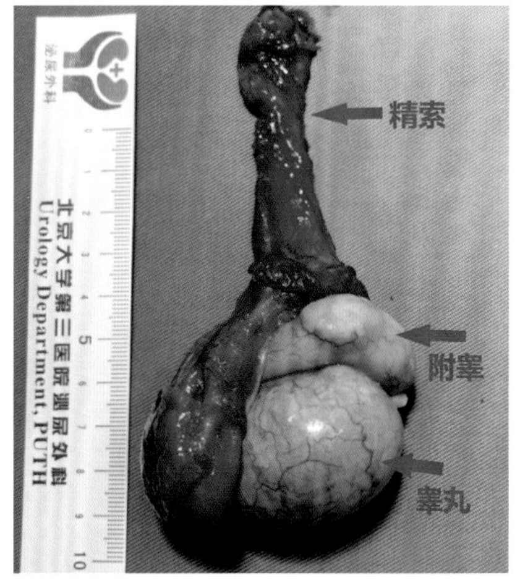

图 12-3-13 大体标本及剖开图片

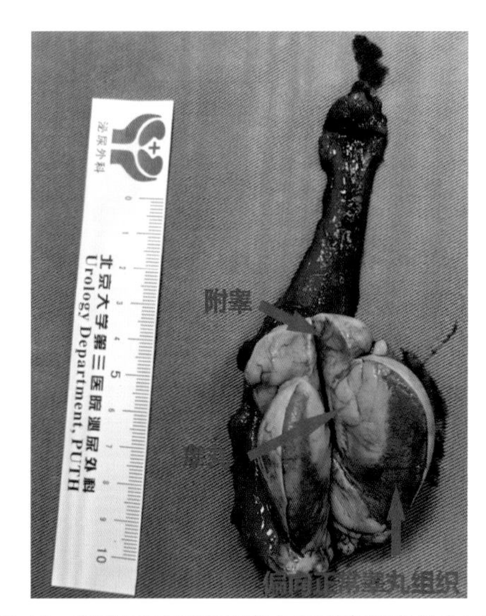

图 12-3-14 剖开后可见右侧睾丸及附睾的白色鱼肉样的淋巴瘤组织

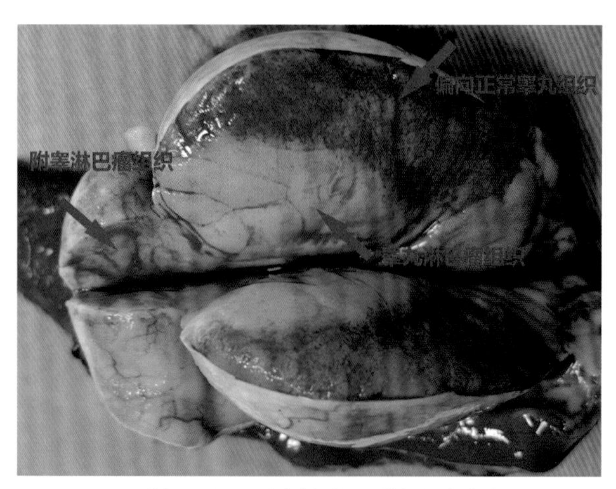

图 12-3-15　剖开后可见右侧睾丸及附睾的白色鱼肉样的淋巴瘤组织及外侧黄色正常睾丸组织

十五、淋巴瘤是一种起源于淋巴造血系统的恶性肿瘤，可分为非霍奇金淋巴瘤和霍奇金淋巴瘤。**原发性睾丸淋巴瘤**是一种少见的结外的**非霍奇金淋巴瘤**。本例中病理类型为**弥漫大 B 细胞淋巴瘤**，是睾丸淋巴瘤最常见的组织病理学类型，约占 80% ~ 90%。

十六、**好发年龄**：睾丸淋巴瘤好发于 **60 岁**以上男性，本例患者年龄 30 岁，不是典型年龄段。

十七、临床表现：睾丸淋巴瘤最常见的临床症状是单侧睾丸无痛性肿胀。本例患者符合此特点。40% 的患者合并鞘膜积液，6% ~ 10% 伴有双侧睾丸同时受累，少数患者伴有阴囊剧痛。

十八、**恶性程度和预后**：原发性睾丸淋巴瘤具有明显向结外器官浸润的倾向，最常累及**对侧睾丸**和**中枢神经系统**，也可能向其他部位播散，如皮肤、肺、胸膜、软组织及咽淋巴环等。因此，与其他类型非霍奇金淋巴瘤相比，原发性睾丸淋巴瘤的疗效通常较差且病情**进展迅速，侵袭性强**，患者**预后不良**。

十九、**治疗方法**：目前推荐的一线治疗方案为**根治性睾丸切除术** + R-CHOP × 6 至 8 疗程 + **对侧阴囊预防性放疗**（25 ~ 30Gy），同时鉴于中枢神经系统高复发的倾向，建议进行**中枢神经系统预防治疗**，包括鞘内注射甲氨蝶呤 ± 阿糖胞苷和大剂量甲氨蝶呤化疗。其中 **R-CHOP 化疗方案**是指利妥昔单抗 + 环磷酰胺 + 多柔比星 + 长春新碱 + 泼尼松。对于复发难治的原发性睾丸淋巴瘤患者也可根据二代测序结果选择相应的靶向药物如 BTK 抑制剂、PD-1 单抗或应用嵌合抗原受体 T 细胞免疫疗法（CAR-T）等。

二十、**手术治疗的意义**：根治性睾丸切除术是原发性睾丸淋巴瘤重要的诊疗手段，不仅可以获取足够的病理进一步明确诊断，而且可以消除血睾屏障，增加睾丸组织内的药物浓度，增强化疗疗效。但采用单纯的根治性睾丸切除术治疗复发率极高，即便临床分期较早，大部分患者在接受手术后 1 至 2 年内会发生远处复发转移，最常见的转移部位为对侧睾丸及中枢神经系统。

（刘茁　刘磊　彭冉　阿布都热依木江 · 艾力　编写）

第十三章　泌尿外科体表肿物手术学习笔记

第一节　鉴别泌尿外科的一些皮肤囊肿

一、病例介绍：患者33岁男性，主因“发现会阴区皮下多发包块1年”就诊。查体左侧阴囊上方可触及4 cm包块，凸出于皮肤表面，光滑且活动度高，与周围组织无明显粘连，平卧或用手不可还纳，与左侧睾丸、附睾、精索无关联；另可触及右侧阴囊上方2.5 cm包块，其形态性质同前。初步诊断考虑双侧表皮样囊肿。盆腔MRI平扫（水平位）可见右侧表皮样囊肿，见图13-1-1。术中所见如图13-1-2，术后大体标本如图13-1-3，标本剖开后如图13-1-4。

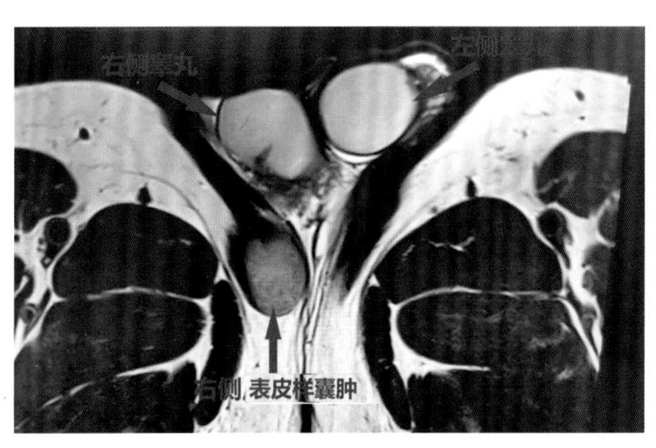

图13-1-1　盆腔MRI平扫（水平位）可见右侧表皮样囊肿

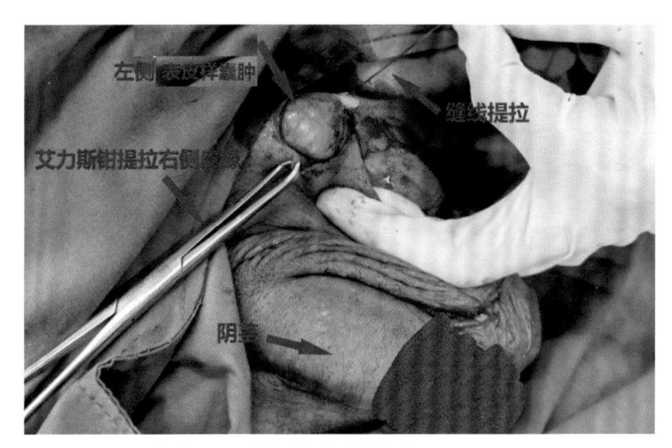

图13-1-2　术中所见右侧表皮样囊肿

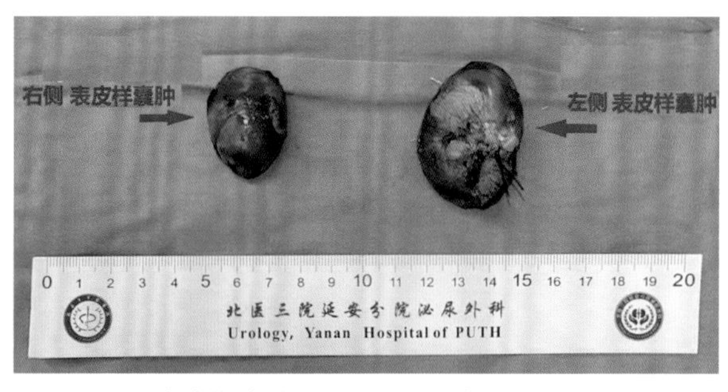

图13-1-3　表皮样囊肿的术后大体标本

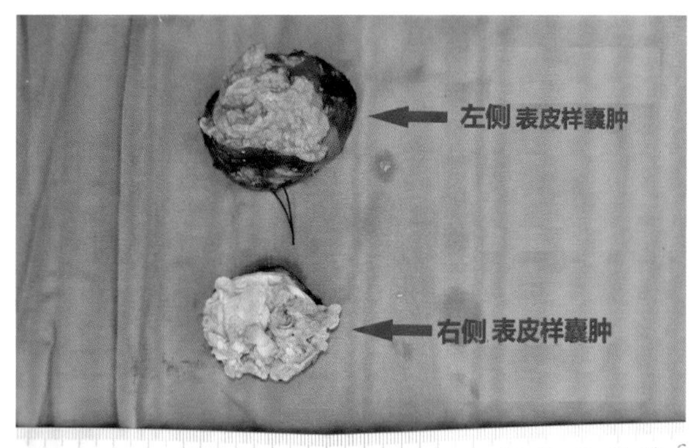

图13-1-4　表皮样囊肿的剖开后表现

二、术后病理示：①送检“左侧阴囊肿物”：带皮不整形组织1块，大小4 cm×4 cm×3 cm，皮肤面积1.8 cm×0.8 cm，皮表灰白，皮下见一囊肿，最大径4 cm，内外壁光滑，壁厚0.2 cm，内含豆渣样物。②送检“右侧阴囊肿物”带皮不整形组织1块，大小3.5 cm×3.5 cm×2.8 cm，皮肤面积1.2 cm×0.5 cm，皮表灰白，皮下见一肿物，腔最大径3.5 cm，内外壁光滑，壁厚0.2 cm，内含豆渣样物。诊断：（左侧阴囊、右侧阴囊）表皮样囊肿。

三、病例介绍：患者28岁男性，主因“发现阴茎肿物10年，增大3天”就诊。患者10年前发现阴茎系带处有一球状新生物，大小为0.5 cm×0.5 cm（图13-1-5），未予特殊治疗。3天前肿物增大，大小约2.0 cm×2.0 cm，不伴随明显疼痛、瘙痒、排尿困难、尿频、尿痛等。既往体健。诊断考虑包皮中线囊肿、包皮过长。行手术治疗。术中剥离囊肿，见图13-1-6，考虑为阴茎中线囊肿。囊肿剖开后有乳白色液体，见图13-1-7。

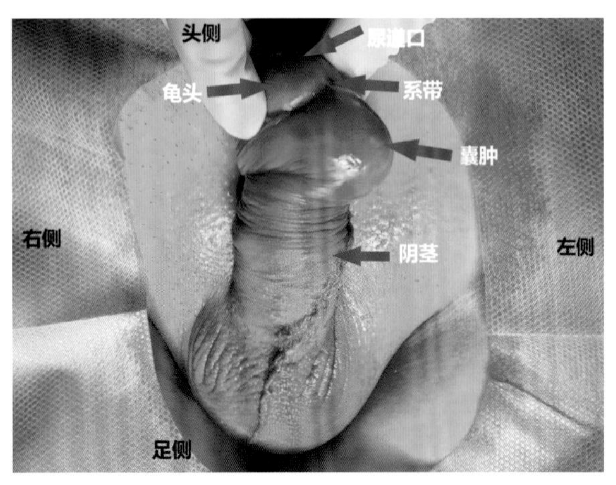

图13-1-5 阴茎系带处球状新生物

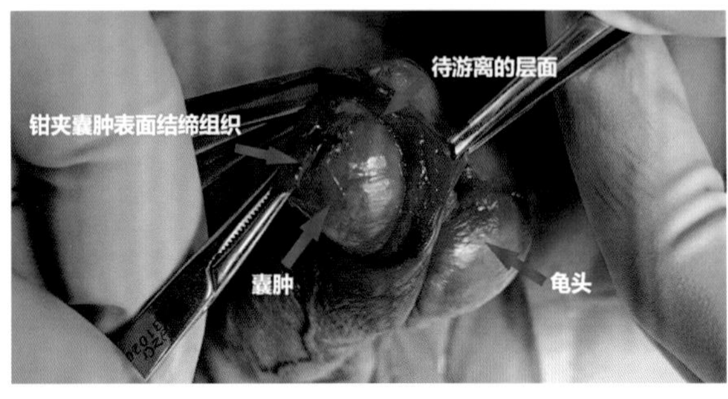

图13-1-6 术中剥离囊肿考虑为阴茎中线囊肿

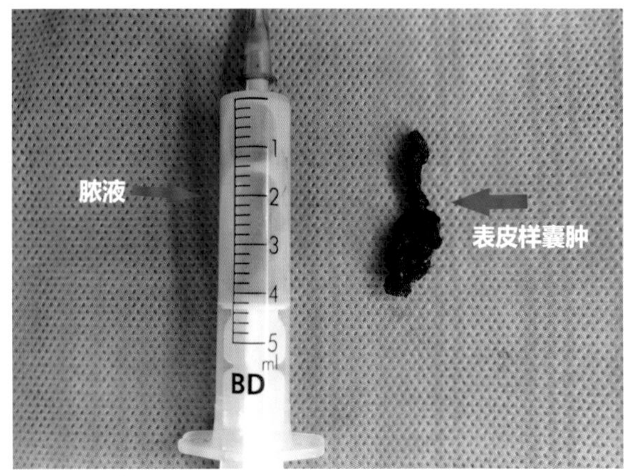

图13-1-7 囊肿剖开后有乳白色液体

四、术后病理示：送检“阴茎囊肿壁”：灰褐囊壁样组织1块，大小3.2 cm×1 cm×0.5 cm，囊壁厚0.1～0.2 cm。诊断形态符合阴茎中线囊肿，伴继发感染。

五、总结

（一）泌尿外科常见皮肤囊肿——表皮样囊肿（epidermoid cyst）。表皮样囊肿因起源于毛囊漏斗部又被称为毛囊漏斗部囊肿（infundibular cyst），是最常见的皮肤囊肿。

1．病因：可为原发性，也可起源于破坏的毛囊结构或外伤植入性上皮（表皮“包涵”囊肿）。

2．临床表现：可发生于皮肤任何部位。常见于面部和躯干上部，为境界清楚的真皮结节，皮损上可见孔样结构，代表其起源于毛囊。直径可从数毫米至数厘米，表浅微小表皮样囊肿称为“粟丘疹”。阴囊多发性囊肿，可通过异常钙化而出现阴囊钙质沉着。无炎症时通常无症状，挤压囊肿时可挤出难闻气味的囊内容物，囊壁破裂可诱导剧烈炎症反应。

3．病理：囊壁为复层鳞状上皮，与毛囊漏斗部上皮相似，由基底细胞、棘细胞和颗粒细胞组成；囊内容物为网篮状或板层状角质物。连续切片可见囊壁与表皮相连。

4．注意：许多非皮肤科医生将表皮样囊肿或毛发囊肿称为“皮脂腺囊肿（sebaceous cyst）”，错误地认为许多有上皮性囊壁的囊肿中含水的白色角化物来自皮脂腺。唯一的真性皮脂腺囊肿是脂囊瘤（steatocystoma）。由于容易引起混淆，“皮脂腺囊肿”最好避免使用。阴囊和肛周的皮肤中含有大量附有皮脂腺的终毛，因此该部位可称为表皮样囊肿的发生部位；而阴茎远端、包皮、龟头无毛，理论上不会出现原发性的表皮样囊肿。

（二）泌尿外科常见皮肤囊肿——外根鞘囊肿（tricholemmal cyst），又称毛发囊肿（pilar cyst），在临床上不能与表皮样囊肿鉴别，但其发生率低于表皮样囊肿，90%外根鞘囊肿发生于头皮。

1．病理：囊肿位于真皮内；囊壁外层为呈栅状排列的基底样细胞；棘层细胞间桥不明显，近囊腔处细胞较大，有丰富淡染的胞质，无颗粒层；囊腔内容物为均一红染、致密排列的角质物，有的病例囊腔内容物可发生钙化。

2. 注意：囊肿来源于毛囊峡部上皮，既往有病理医生将囊壁淡染的细胞误认为是皮脂腺细胞，故将此囊肿称为“皮脂腺囊肿”或“粉瘤”，其实是不对的。

（三）泌尿外科常见皮肤囊肿——皮样囊肿（dermoid cyst），又称毛囊漏斗部－皮脂腺导管囊肿（infundibular-sebaceous duct cyst），是沿胚胎闭合线由分离的表皮细胞形成的囊肿。

1. 临床表现：与表皮样囊肿相同，可能在出生时已存在，较表皮样囊肿少见。好发于上眼睑、枕骨中线、颈中线、鼻根部、前额、乳突区和头皮，也可发生于胸部中部，骶骨、会阴和阴囊。可缓慢增大，也可突然增大，感染时较为严重，因为可并发中枢神经系统感染。

2. 病理：囊肿位于真皮或皮下；囊壁为复层鳞状上皮，部分与毛囊漏斗部上皮相似，部分与皮脂腺导管相似，后者表面有一层薄层致密排列的角质层，轻度向腔内突起，囊壁有成熟皮脂腺结构。囊肿内容物为稀疏排列的角质层，内含毛发，囊肿内容物不发生钙化。

（四）泌尿外科常见皮肤囊肿——中缝囊肿（median raphe cyst），也称为中线囊肿，通常认为是尿道生殖褶和伴有尿道上皮异位残体的尿道板在腹侧中线上异常融合的结果，囊肿不与尿道相连。

1. 临床表现：通常为单发性，直径数毫米至 1 厘米，也可呈线状扩展至数厘米，常见于年轻男性阴茎腹侧，常见于龟头或临近部位，无症状结节，有时为半透明状，有文献报道多个小的表皮样囊肿沿阴囊中线到肛环线状排列。很少复发。

2. 病理：囊壁多样，多由假复层柱状上皮构成，1～4 层细胞，有时可见耐淀粉酶的 PAS 阳性的黏液细胞和复层鳞状上皮。偶可见到化生性纤毛囊肿样损害和混合的杯状细胞。囊壁细胞 CK7 和 CEA 阳性，CK20 阴性。

（胡丹辰　刘茁　郭巍　编写）

第二节　包皮上长出的“大疙瘩”——阴茎中线囊肿的手术技巧

一、病例介绍：患者 28 岁男性，主因“发现阴茎肿物 10 年，增大 3 天”就诊。患者 10 年前发现阴茎系带处有一球状新生物，大小为 0.5 cm × 0.5 cm，未予特殊治疗。3 天前肿物增大，大小约 2.0 cm × 2.0 cm，不伴随明显疼痛、瘙痒、排尿困难、尿频、尿痛等。既往体健。诊断考虑阴茎中线囊肿、包皮过长。图 13-2-1 示囊肿侧面观，图 13-2-2 示囊肿正面观。

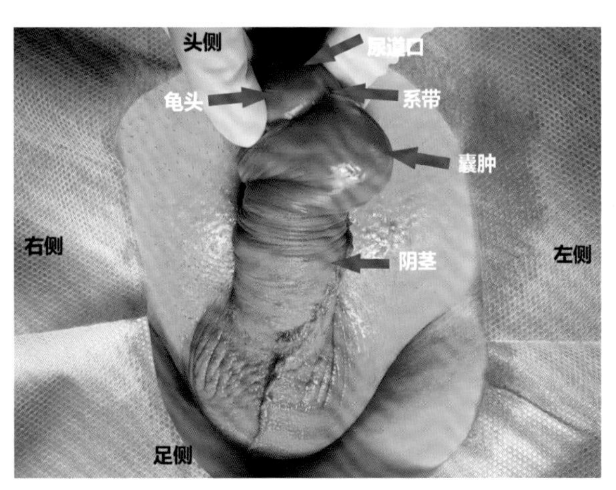

图13-2-1　囊肿侧面观

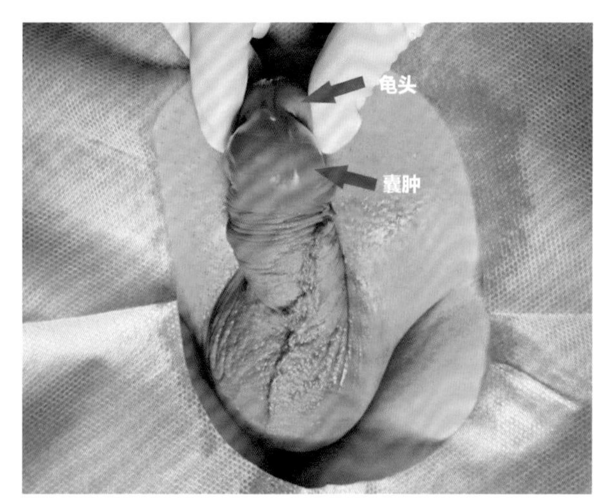

图13-2-2 囊肿正面观

二、彩色多普勒超声示：阴茎皮下可见一大小约 2.0 cm × 1.3 cm 的囊性回声（图 13-2-3），边界清，形态规则，其内部未见明显血流信号，而周边可见血流信号（图 13-2-4）。诊断印象为：阴茎皮下囊性包块。

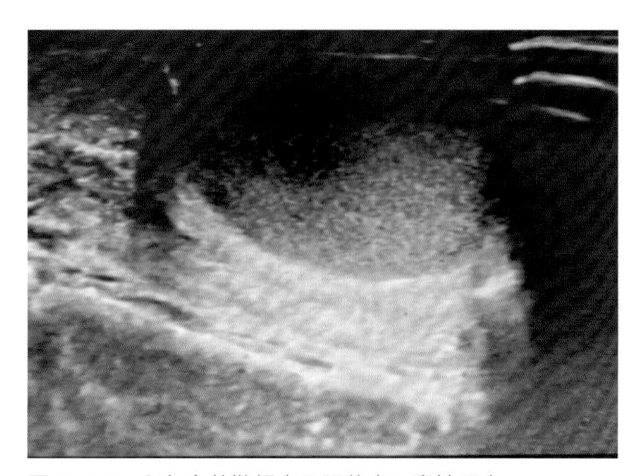
图13-2-3 彩色多普勒超声示阴茎皮下囊性回声

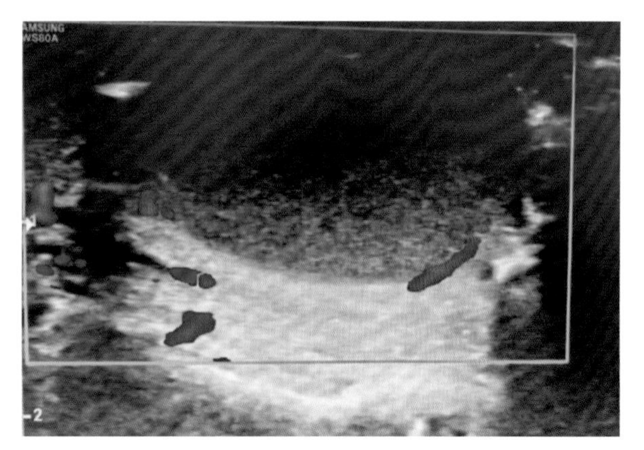

图13-2-4 囊肿内部未见明显血流信号，而周边可见血流信号

三、患者选择平卧位，常规消毒铺巾，于阴茎根部行局部麻醉。切口选择囊肿下方（近端）横行切口（图 13-2-5）。横行切口为顺皮纹方向，伤口张力小。另外远离尿道口，以避免损伤。

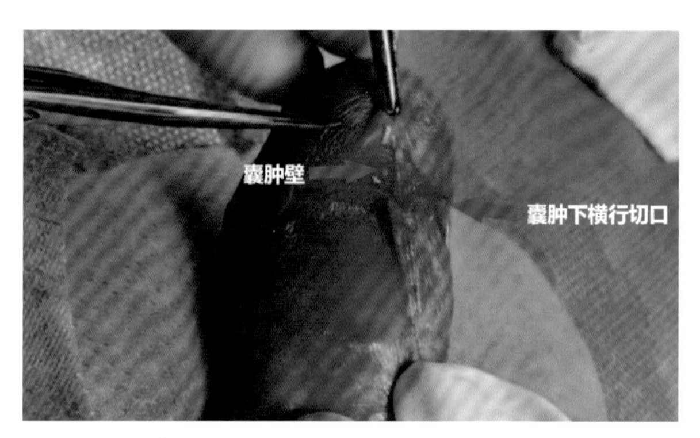

图13-2-5 横行切口

四、切开皮肤后，在囊肿与皮肤之间存在结缔组织。采用电刀锐性切开，直至暴露出白色囊壁（图 13-2-6）。

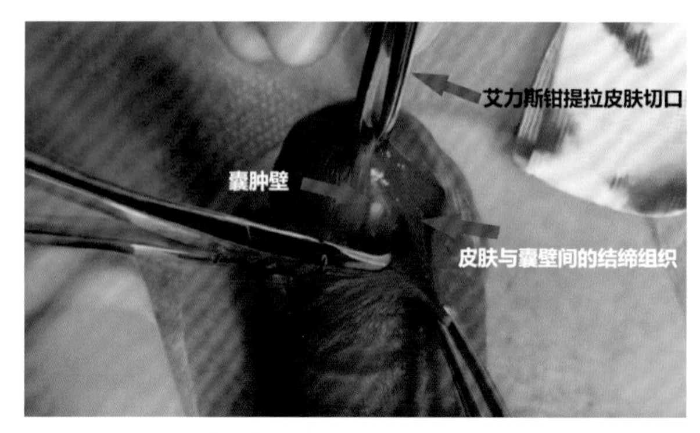

图13-2-6 采用电刀锐性切开，直至暴露出白色囊壁

五、图 13-2-7 示切开结缔组织后暴露出部分囊肿壁。

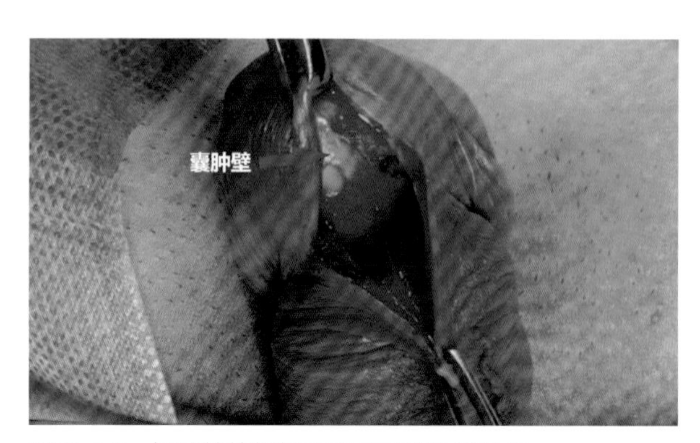

图13-2-7 切开结缔组织后暴露出部分囊肿壁

六、图 13-2-8 示沿着暴露出的部分囊肿壁表面向周围游离。

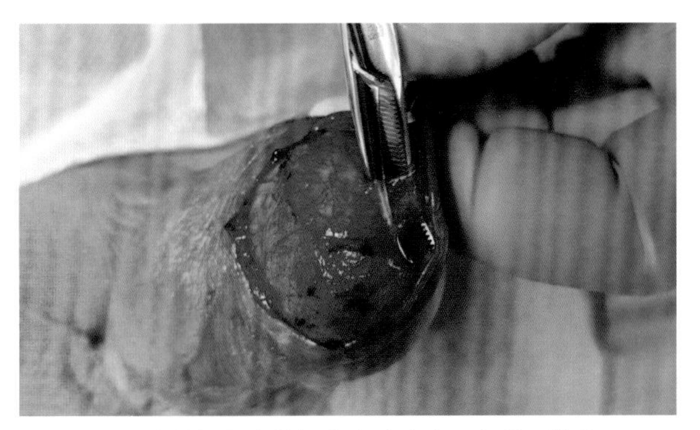

图13-2-8　沿着暴露出的部分囊肿壁表面向周围游离

七、在囊肿表面保留部分结缔组织，用血管钳夹持结缔组织并向外提拉，以制造张力。采用艾力斯钳或牙镊提拉皮肤边缘，以制造张力。沿囊肿表面层面逐渐游离。俯视观如图 13-2-9。

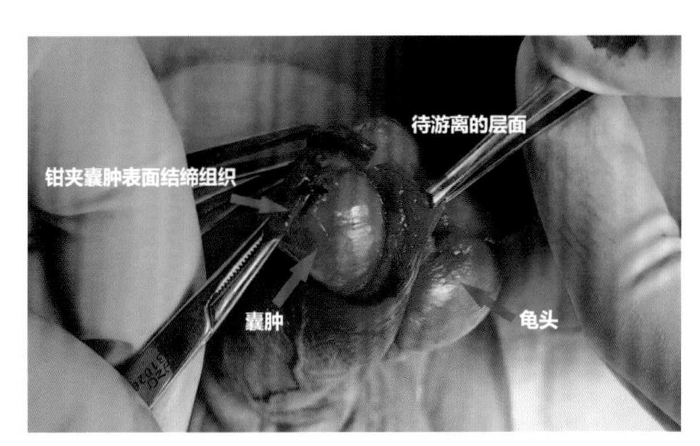

图13-2-9　沿囊肿表面层面逐渐游离

八、在采用电刀锐性游离囊肿过程中，需要注意切割的深度，避免将包皮切穿。侧面观如图 13-2-10。

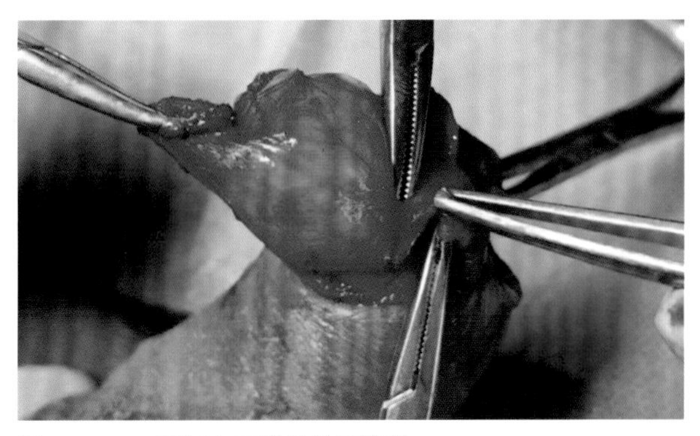

图13-2-10　采用电刀锐性游离囊肿

九、囊肿的深部紧邻尿道，靠近尿道处改电刀为冷刀锐性切开（图 13-2-11），以避免对尿道黏膜的热损伤。

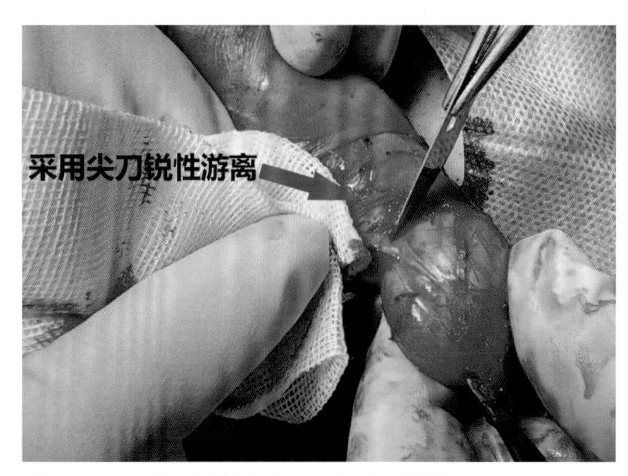

图13-2-11　靠近尿道处改电刀为冷刀锐性切开

十、游离囊肿直至其与龟头正常组织的连接处（图 13-2-12）。连接处位置较为深在，为了明确囊肿是否与泌尿道直接相通（尿液囊肿），决定主动破囊。采用注射器将囊液吸出，囊壁塌陷。囊液呈脓白色，考虑阴茎中线囊肿继发感染。组织剪切开囊壁并采用过氧化氢溶液和生理盐水溶液反复冲洗囊腔内部。

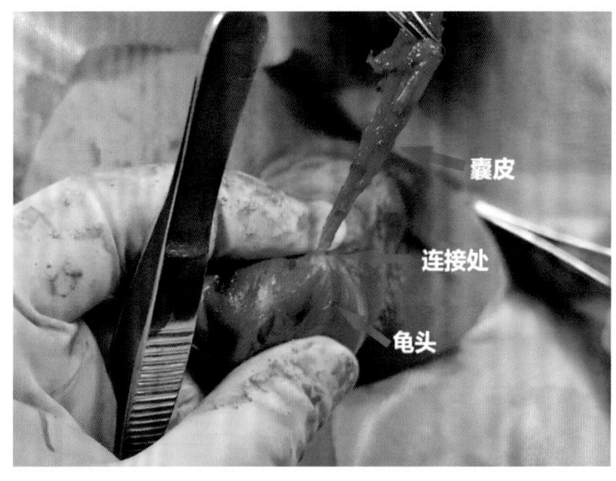

图13-2-12　游离囊肿直至其与龟头正常组织的连接处

十一、采用纹式钳的尖部探查囊壁底部为封闭状态，其与泌尿道不相通（图 13-2-13）。遂采用冷刀切断囊肿与龟头正常组织的连接。

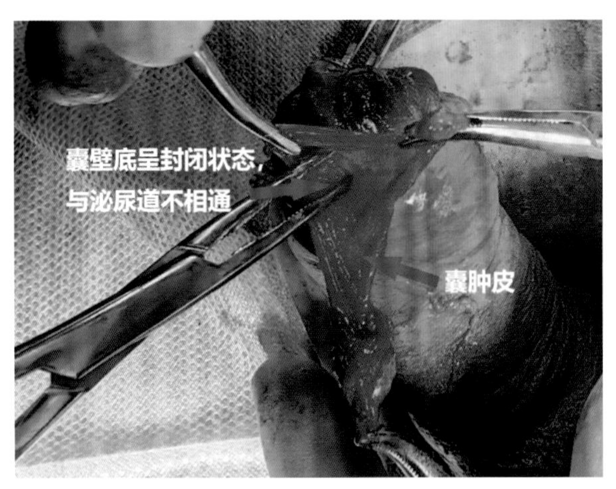

图13-2-13 采用纹式钳的尖部探查囊壁底部为封闭状态，其与泌尿道不相通

十二、图 13-2-14 示阴茎中线囊肿（剖开后）和穿刺出的脓液。

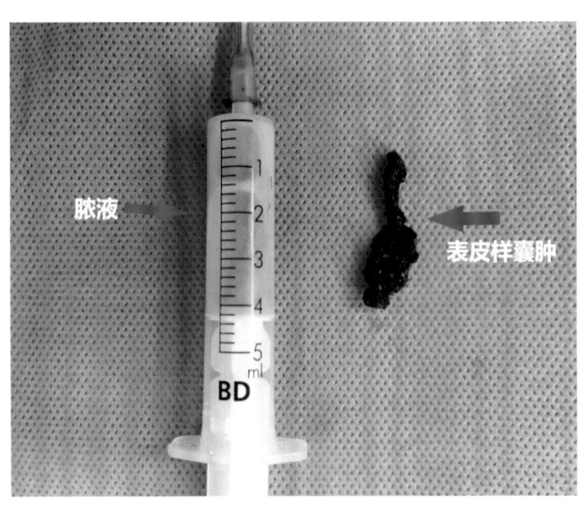

图13-2-14 阴茎中线囊肿（剖开后）和穿刺出的脓液

十三、囊肿切除后，采用碘伏反复消毒伤口。采用可吸收缝线缝合伤口后，采用包皮环切吻合器切除多余包皮。术后表现如图 13-2-15。

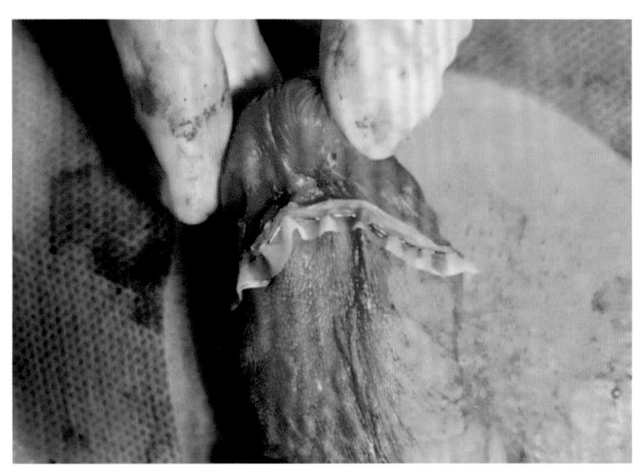

图13-2-15 术后表现

（刘茁 强亚勇 陈纪元 编写）

第三节　阴囊旁边长出的“鸡蛋”——会阴区表皮样囊肿的手术技巧

一、病例介绍：患者33岁男性，主因“发现会阴区皮下多发包块1年”就诊。既往臀部表皮样囊肿术后1年。查体左侧阴囊上方可触及4 cm包块，凸出于皮肤表面，光滑且活动度高，与周围组织无明显粘连，平卧或用手不可还纳，与左侧睾丸、附睾、精索无关联；另可触及右侧阴囊上方2.5 cm包块，其形态性质同前。初步诊断考虑双侧会阴区表皮样囊肿。

二、表皮样囊肿应和脂肪瘤鉴别诊断：表皮样囊肿是由于皮脂腺排泄管受到阻塞，皮脂腺囊状上皮被逐渐增多的内容物膨胀所形成的潴留性囊肿。表皮样囊肿多分布于头部、躯干或生殖器的皮肤或皮下组织内，和附近组织有粘连，可被推动。囊内有白色豆渣样分泌物。表皮样囊肿突出于皮肤表面。

三、脂肪瘤是间叶组织来源的软组织良性肿瘤，多发生于皮下。瘤周有一层薄的结缔组织包囊，内有被结缔组织束分成叶状成群的正常脂肪细胞。好发于肩、背、臀部及大腿内侧、头部等。肿瘤质软有弹性，可有假性波动感。肿瘤不与表皮粘连，皮肤表面完全正常，基部较广泛。检查时以手紧压脂肪瘤基部，可见分叶形态。皮肤可出现“橘皮”状。

行盆腔MRI平扫示双侧阴囊上方可见两个卵圆形等T1稍长T2信号影，T2压脂序列呈高信号。较大者位于左侧，大小约3.4 cm × 2.8 cm，边界清晰，信号均匀。双侧睾丸及附睾形态及信号未见明显异常。诊断考虑双侧阴囊上方表皮样囊肿。图13-3-1示盆腔MRI平扫（水平位）可见右侧表皮样囊肿，图13-3-2示盆腔MRI平扫（水平位）可见左侧表皮样囊肿，图13-3-3示盆腔MRI平扫（冠状位）可见左侧表皮样囊肿，图13-3-4示盆腔MRI平扫（水平位）可见右侧表皮样囊肿。

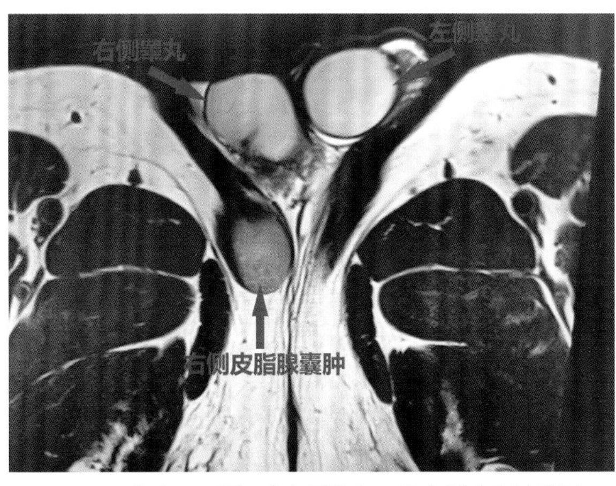

图13-3-1　盆腔MRI平扫（水平位）可见右侧皮脂腺囊肿

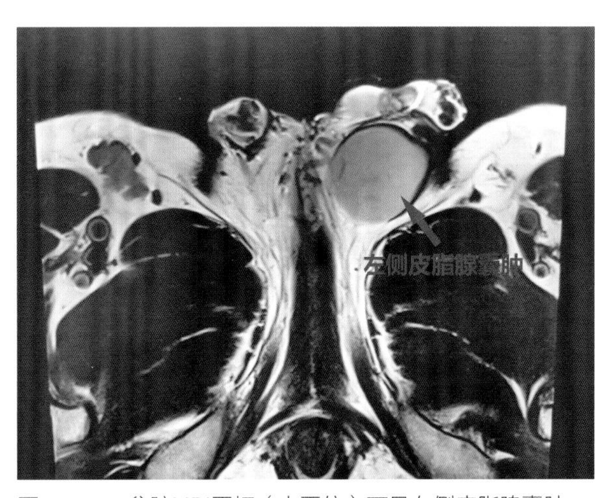

图13-3-2　盆腔MRI平扫（水平位）可见左侧皮脂腺囊肿

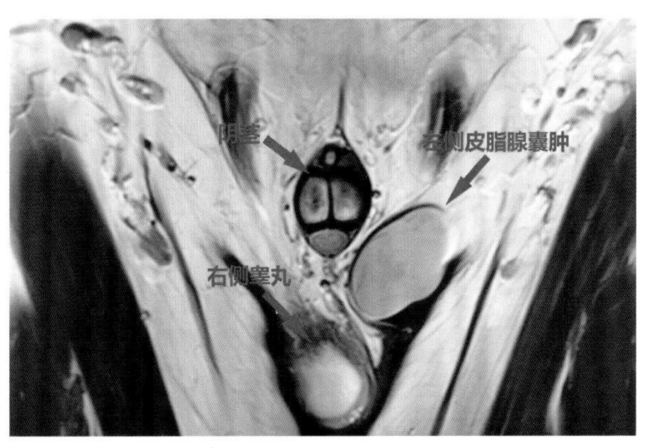

图13-3-3　盆腔MRI平扫（冠状位）可见左侧皮脂腺囊肿

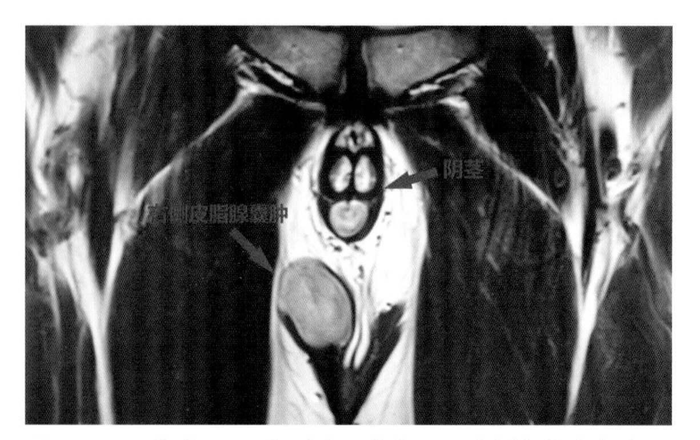

图13-3-4 盆腔MRI平扫（水平位）可见右侧皮脂腺囊肿

四、脂肪瘤 MRI 表现：肿瘤边界清楚，T1、T2 加权像均呈高信号，与皮下脂肪信号一致；脂肪抑制序列肿块呈低信号。

五、本例患者会阴区表皮样囊肿位于阴囊两侧。术前嘱患者清洁身体以避免感染。

六、以左侧表皮样囊肿为例，囊肿位于左侧腹股沟与阴囊之间。切口位置选择偏向阴囊一侧。一方面阴囊侧皮肤较为松弛，避免切口张力增高；另一方面避免腹股沟区摩擦增加疼痛。切口方向沿囊肿长轴切开。

七、切口形状选择梭形切口。用大刀切开皮肤后，梭形切口的皮肤呈长椭圆形，采用艾力斯钳夹持梭型皮肤，起到制造张力的作用。

八、寻找正确的囊肿包膜层面是本例手术的要点、难点。表皮样囊肿位于皮下脂肪层内，皮肤与囊肿间的脂肪组织菲薄。采用大刀切皮时不宜过深，防止切穿菲薄的脂肪组织，损伤囊肿包膜造成内容物外溢。图 13-3-5 示找到正确的囊肿包膜层面。

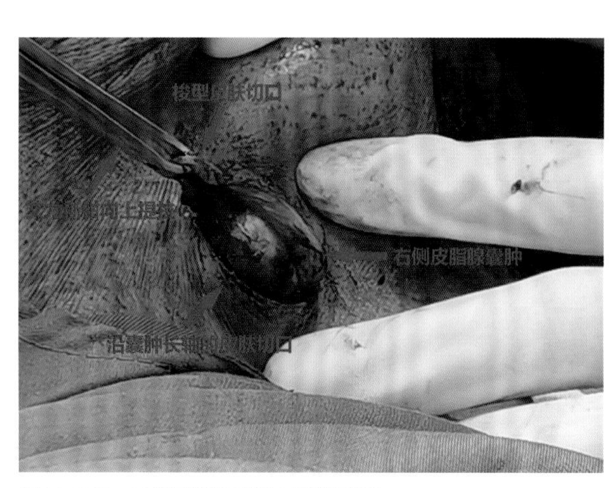

图13-3-5 找到正确的囊肿包膜层面

九、游离层面过深可能损伤囊肿包膜，而游离层面过浅则会增加手术中锐性分离比例，另可损伤皮肤血供，增加皮缘缺血坏死风险。表皮样囊肿表面有薄层的黄色包膜，在包膜外有疏松结缔组织。如层面正确，术中可以采用血管弯钳钝性扩张（钳头钝性撑开）。如果层面过浅，则会遇到脂肪与囊肿包膜间的致密结缔组织，增加锐性游离比例。

十、在游离囊肿时，先在一个点找到正确的已知层面（直视到囊肿表面黄色包膜），再从已知层面向周围的未知层面延伸。

十一、在切开皮肤后游离囊肿浅层脂肪时最容易损伤囊肿。囊肿损伤可能造成内容物外溢，造成污染；另囊肿损伤后囊肿张力降低，增加游离难度。如术中出现囊肿损伤，可采用丝线“8”字缝合囊皮破口。吸引器吸除外溢的内容物。囊肿切除术后用双氧水（过氧化氢）和生理盐水反复冲洗避免感染。图 13-3-6 示术中游离囊肿。

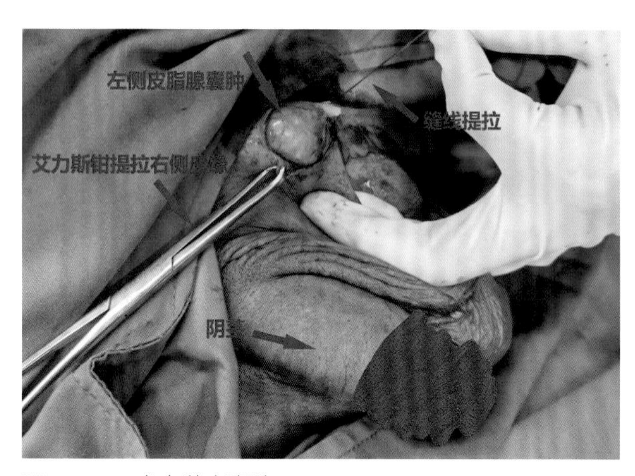

图13-3-6 术中游离囊肿

十二、在游离囊肿深方组织时，需要做睾丸、附睾、精索触诊，以避免损伤。囊肿血运来自囊肿深方，采用电刀慢档切断其深方的组织连接。

十三、囊肿完整切除后，对于囊肿床充分止血。皮下脂肪组织缝合时要避免残留空腔；另外缝针缝线避免牵勾精索。采用垂直褥式缝合法缝皮。

十四、图 13-3-7 示表皮样囊肿标本。

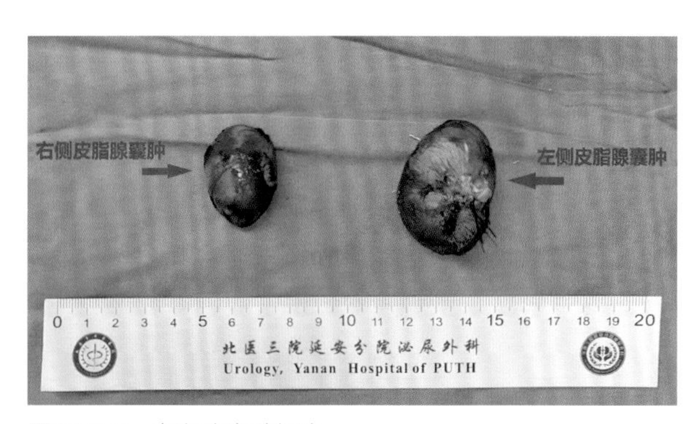

图13-3-7　皮脂腺囊肿标本

十五、图 13-3-8 示表皮样囊肿被剖开，可见豆渣样内容物。

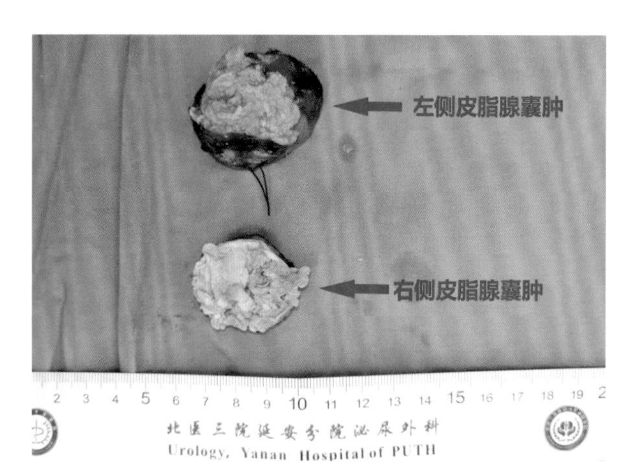

图13-3-8　皮脂腺囊肿内容物

（刘茁　强亚勇　王帅帅　陈纪元　编写）

第四节　一例尿道旁腺囊肿行手术治疗的手术经验和心得体会

一、病例介绍：患者 50 岁女性，主因“体检发现尿道口肿物 1 年”就诊。既往阑尾炎术后 10 年。诊断考虑尿道口肿物，尿道旁腺囊肿可能。行尿道旁腺囊肿切除术。

二、患者采用腰麻截石位，常规消毒铺巾，消毒后留置 F14 号双腔导尿管。采用 7 号丝线将两侧小阴唇向两侧悬吊以充分暴露尿道旁腺囊肿。如图 13-4-1 所示，尿道口与阴道口之间有直径 1.5 cm 囊肿。

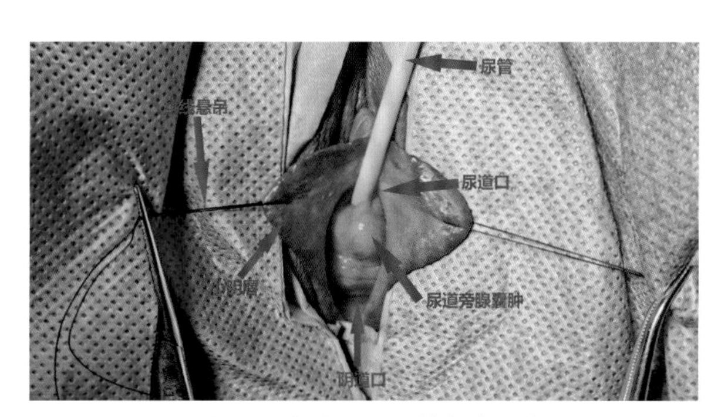

图13-4-1　悬吊小阴唇充分暴露尿道旁腺囊肿

三、切口选择囊肿表面的纵行切口，切开时避免损伤尿道口黏膜。切口如图 13-4-2 所示。

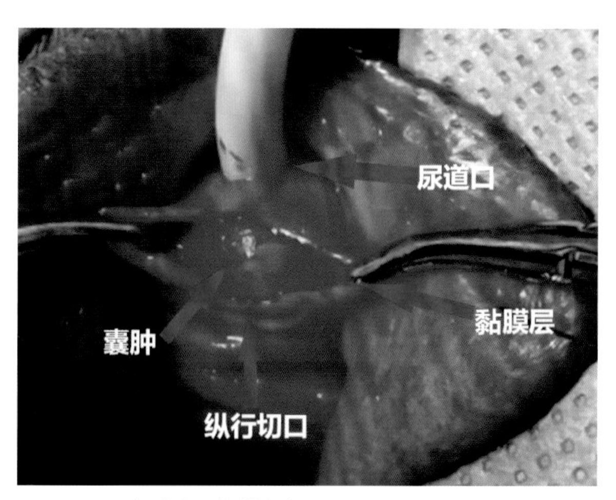

图13-4-2　囊肿表面行纵行切口

四、采用血管弯钳撑开切口协助暴露，如图 13-4-3 所示，采用尖刀向下延长切口以充分暴露深方的囊肿。

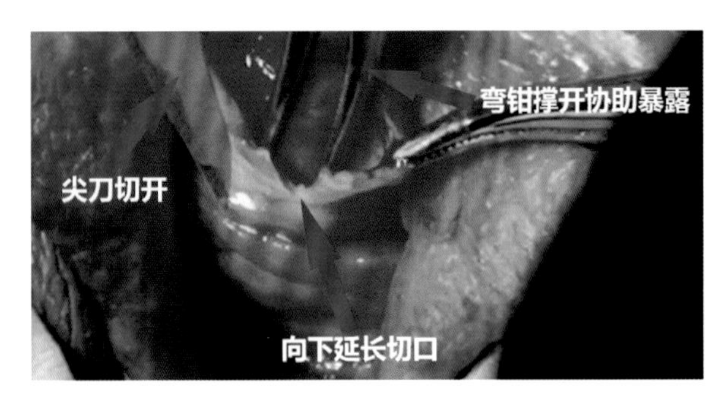

图13-4-3　血管弯钳协助暴露后延长切口

五、逐层切开到囊肿外壁，沿囊肿壁采用冷剪刀锐性游离。尿道旁腺囊肿没有明显的包膜，其囊壁与周围组织粘连紧密，无明显层次。在冷剪刀游离过程中，向上需要小心避免损伤尿道黏膜，向下需要小心避免损伤阴道壁。如图 13-4-4 所示，采用血管弯钳或艾利斯钳夹持囊壁，协助提拉暴露，采用冷剪刀游离囊肿。

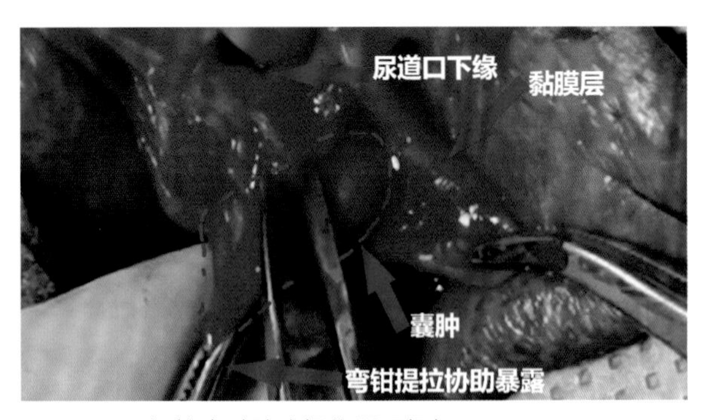

图13-4-4　提拉囊壁防止损伤周围组织

六、在游离过程中囊肿破裂，有脓液留出，诊断考虑为尿道旁腺脓肿（尿道旁腺囊肿合并感染）。采用生理盐水的冲洗球反复大量冲洗。如图 13-4-5 所示：切开囊壁后，从内部探查囊肿的最深处，将囊皮完整切除。

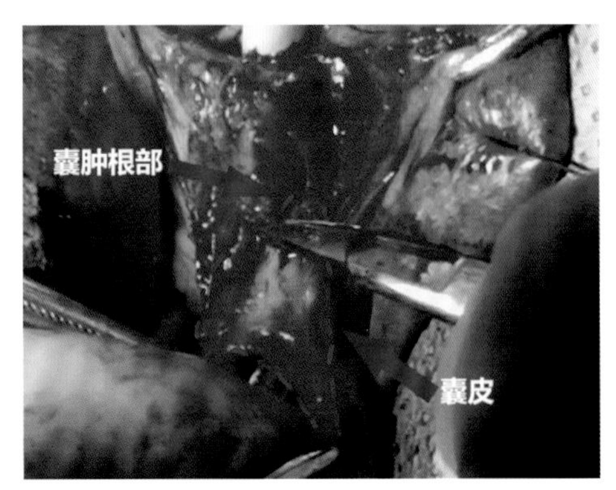

图13-4-5　探查囊肿内部

七、采用生理盐水再次反复冲洗囊肿床，采用电刀电凝充分止血，避免热损伤尿道及阴道。采用 3-0 可吸收缝合线缝合囊肿床，避免形成死腔。外层黏膜采用可吸收缝线间断缝合，注意黏膜对黏膜的对合。最后，进行阴道指诊观察指套无染血，判断无阴道损伤。在伤口处涂抹红霉素膏预防感染。手术结束。术后采用醋酸氯己定溶液冲洗。图 13-4-6 示缝合后表现。

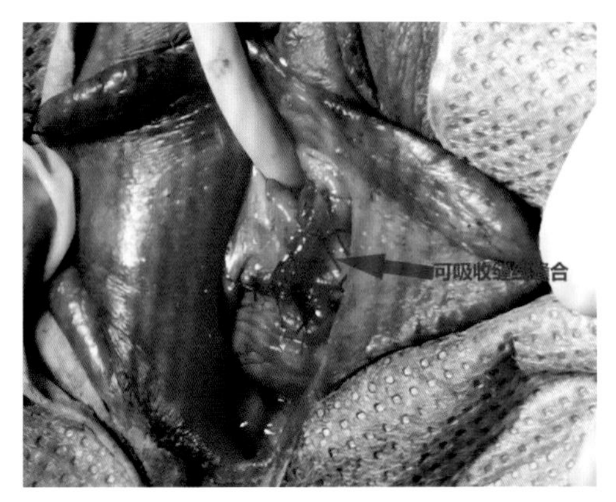

图13-4-6　缝合后表现

八、手术心得：①尿道旁腺囊肿解剖位置位于尿道口与阴道口之间，术中需要注意尿道口和阴道壁的保护。②手术需要台上留置导尿管。③切口可选择纵行切口，以避免缩窄尿道口与阴道口的距离。④尿道旁腺囊肿没有明显包膜，继发炎症感染时与周围组织间层次不清，单纯钝性游离困难。锐性游离选择冷剪刀，避免电刀对尿道口或阴道的热损伤。⑤尿道旁腺脓肿破裂需要大量生理盐水冲洗以避免伤口感染。⑥游离过程中紧贴囊壁游离，避免向上损伤尿道黏膜，向下损伤阴道壁。囊肿深部位置游离时需格外注意。

（刘茁　张洪宪　陈纪元　编写）

第十四章　泌尿系感染学习笔记

第一节　由布鲁氏杆菌导致的附睾炎——小心！谨防落入误诊的陷阱

一、病例分析：患者49岁男性，主因“右侧阴囊疼痛1天”就诊。1天前无明显诱因出现右侧阴囊疼痛，伴随发热、寒战。既往体健。查体发现体温39.5℃，精神萎靡，右侧阴囊皮温增高，右侧睾丸附睾体积增大，睾丸与附睾分界不清，睾丸和附睾触痛明显，透光试验阴性，左侧睾丸、附睾未见明显异常。初步诊断考虑右侧附睾炎、右侧睾丸炎。

二、查B超提示右侧睾丸较左侧体积增大、血流丰富，如图14-1-1。

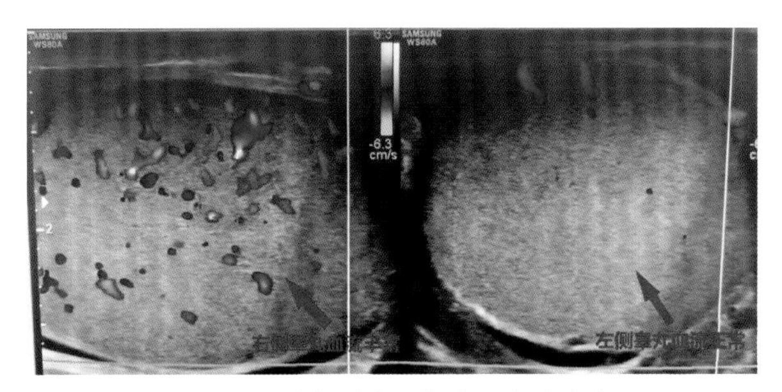

图14-1-1　右侧睾丸较左侧体积增大、血流丰富

三、右侧附睾体积增大、血流丰富，考虑炎症改变如图14-1-2。

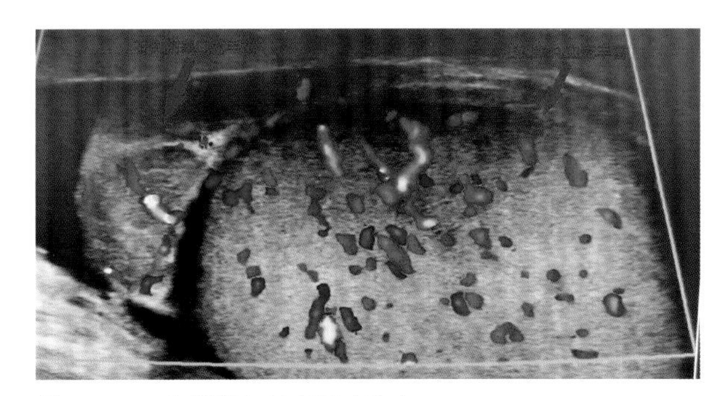

图14-1-2　右侧睾丸考虑炎症改变

四、实验室检查提示：①尿常规：尿白细胞（阴性）、镜下白细胞计数3.1［正常值（0～10.1/μL）］。②血常规：白细胞10.32［正常值（3.5～9.5）$\times 10^9$/L］，中性粒细胞绝对数7.3［正常值（1.8～6.3）$\times 10^9$/L］，单核细胞绝对数0.94［正常值（0.1～0.6）$\times 10^9$/L］；③C反应蛋白30.84 mg/L（正常值≤5 mg/L）；④降钙素原0.054（正常值0～0.052 ng/ml）。睾丸癌相关肿瘤标记物为阴性。

五、男性生殖系统核磁增强提示：右侧睾丸及附睾体积增大，平扫期可见睾丸内信号不均匀，见大小约1.8 cm×3.0 cm的T2低信号，边界清晰；增强后可见睾丸内病灶及右侧附睾头呈明显均匀强化。左侧睾丸未见明显异常。诊断印象为右侧附睾炎、睾丸炎。图14-1-3示矢状位平面可见右侧睾丸、附睾增大并呈明显均匀强化。图14-1-4示横断面可见右侧睾丸增大。

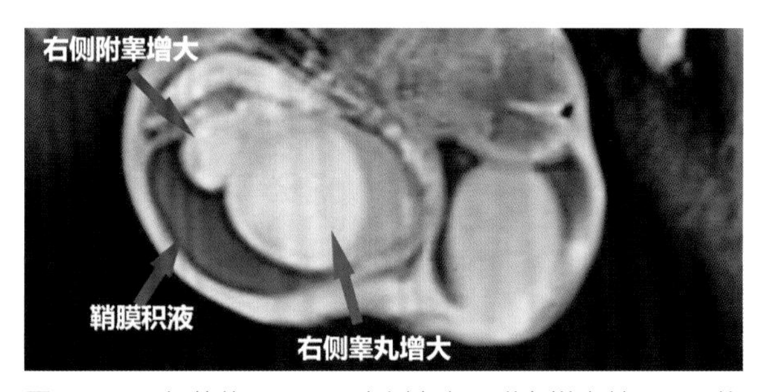

图14-1-3　矢状位平面可见右侧睾丸、附睾增大并呈明显均匀强化

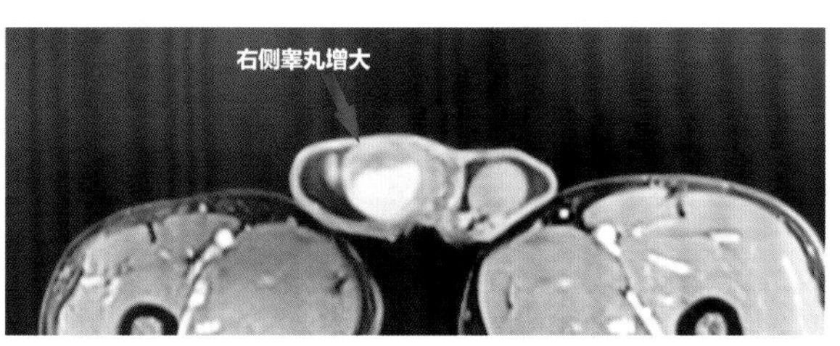

图14-1-4　横断面可见右侧睾丸增大

六、诊断考虑右侧附睾炎。考虑大肠埃希氏菌为主的革兰氏阴性杆菌更为常见，给予哌拉西林钠他唑巴坦钠抗感染治疗，退热降温、卧床休息、垫高阴囊、补充饮水等。治疗效果不佳。

七、追问病史患者有羊接触史。行布鲁氏杆菌检测为阳性。诊断考虑布鲁氏杆菌感染、右侧睾丸炎、附睾炎。采用左氧氟沙星治疗，后改为采用多西环素 0.1 g 每日两次，利福平 0.6 g 每日一次，治疗疗程为 6 周。图 14-1-5 示本例患者的病原检查结果。

姓　名：　科　室：　标本：静脉血清　送检时间：
病 历 号：　床　号：　费别：　采样时间：
性　别：男　年　龄：49岁　诊断：　备　注：

序	代号	项目名称	单位	结果	参考范围
1	RBPT	虎红平板凝集试验		阳性	阴性
2	SAT	布氏杆菌病试管凝集试验1:50		阳性（++++）	阴性
3	SAT	布氏杆菌病试管凝集试验1:100		阳性（++++）	阴性
4	SAT	布氏杆菌病试管凝集试验1:200		阳性（+++）	阴性

试剂：公司布鲁氏菌抗体检测试剂盒
虎红平板凝集法试剂批号：
公司布鲁氏菌抗体检测试剂盒
试管凝集法试剂批号：

判定依据：依据WS269-2019布鲁氏菌病诊断标准，试管凝集试验中滴度1:100++及以上或病程一年以上者滴度为1:50++及以上为阳性。

送检医生　报告时间：　检验者：　审核者：
注：本报告仅对本次检测的标本负责

图14-1-5　本例患者的病原检查结果

八、患者热型图见图 14-1-6。治疗第 5 天后体温正常。

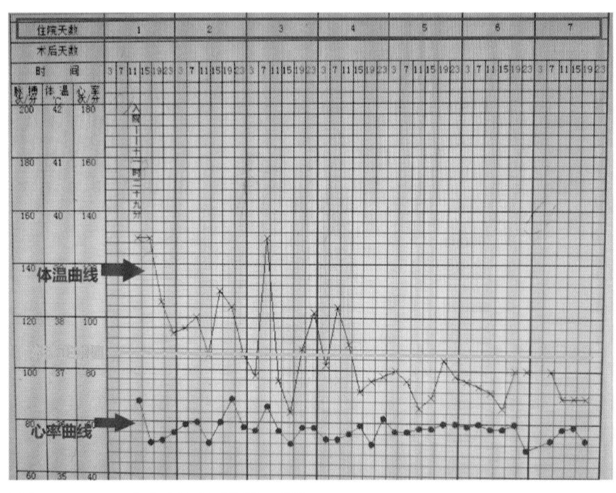

图14-1-6　本例患者的热型图

九、临床痛点与科学问题：①由于布鲁氏杆菌感染临床表现多样，而且无特异性，因此容易引起误诊误治。患者可能被误诊为上呼吸道感染、腰椎间盘突出、关节炎、睾丸炎、肝炎、风湿热等各种疾病。②因布鲁氏杆菌为胞内寄生菌，不易被机体清除，若误诊误治，极易转为慢性。③附睾炎常见病原菌为以大肠埃希氏菌为主的革兰氏阴性杆菌，在临床症状上与布鲁氏杆菌引起附睾炎有类似表现，在疾病早期容易误诊或漏诊，导致治疗效果不佳。

十、病原菌介绍：布鲁氏杆菌病是一种由布鲁氏杆菌（Brucellosis）引起的人畜共患传染病。1886 年，英国军医 Bruce 在马尔他岛首先发现。发生马尔他热的士兵死后，从其脾脏中发现一种细菌，通过细菌培养得到一种球状细菌，起初命名为马耳他球菌，后更名为布鲁氏杆菌（布鲁氏菌）。

十一、关于传染源：传染源是患病或带菌的动物，例如羊、牛、猪等，尤其以处于妊娠期的母畜传染性最强。流行地区为牧区，例如我国西北、东北、青藏高原、内蒙古等。

十二、关于传播途径：传播途径为多种，主要通过皮肤或黏膜直接接触传播，其中皮肤黏膜可以是损伤的，也可以是未损伤的完整皮肤黏膜。消化道传播，例如食用没有经过杀菌的乳制品，或者食用没有煮熟的肉类。呼吸道传播，例如大量吸入含有布鲁氏杆菌的空气。通常不会在人与人之间传播，极少数情况可以通过性传播、输血传播、母婴传播、移植传播。

十三、关于病程：布鲁氏杆菌病根据病程长短可以分为急性期和慢性期。病程小于等于 6 个月为急性期，大于 6 个月为慢性期。

十四、发病机制：布鲁氏杆菌自皮肤或黏膜侵入人体，通过淋巴液回流进入淋巴结。布鲁氏杆菌被吞噬细胞吞噬。如吞噬细胞未能将菌杀灭，则细菌在胞内生长繁殖，形成局部原发病灶。此阶段称为淋巴源性迁徙阶段，相当于潜伏期。细菌在吞噬细胞内大量繁殖，导致吞噬细胞破裂，随之大量细菌进入淋巴液和血循环形成菌血症。在血液里细菌又被血流中的吞噬细胞吞噬，并随血流带至全身，在肝、脾、淋巴结、骨髓等处的单核－吞噬细胞系统内繁殖，形成多发性病灶。

十五、临床症状：

1．睾丸炎或附睾炎（泌尿系统症状）：阴

囊疼痛，可伴随大腿根部、腹股沟区放射痛。睾丸肿大、附睾肿大。

2. 发热。表现为高热与症状矛盾，即发热时神志清醒，症状轻，而退热后症状加剧。热型可以表现为弛张热、波状热、不规则热。其中，弛张热发生率最高，具体表现如下：①体温常在39℃以上；②波动幅度大，24小时弛张范围常大于2℃；③最低体温大于37.3℃。波状热发生率为5%至20%，具有特征性，具体表现如下：①体温可达到39℃以上，但为逐渐增高；②数天后可以下降至正常水平，体温小于37.3℃；③反复多次，体温正常持续数天后又逐渐增高。不规则热表现如下：①体温波动范围不规则；②持续时间不规则；③体温可以波动在38℃左右，或波动于37℃至40℃之间。

3. 多汗。夜间明显，出汗量大，常可湿透衣裤，甚至虚脱（因此应该及时纠正水电解质紊乱）。

4. 游走性关节痛：大关节疼痛，关节疼痛不固定，疼痛由一处游走至另一处关节，疼痛程度较为剧烈，可导致活动受限，严重者丧失劳动能力。

5. 淋巴结肿大。

6. 其他非典型症状：纳差、大汗、乏力、头痛、腹泻、便秘、咳嗽等。严重者可以引起毒血症、血小板减少、心内膜炎等。

十六、辅助检查

1. 血清学检查：①血清凝集试验：试管凝集试验（SAT）或虎红平板凝集试验（RBPT），主要检测特异性IgG；②补体结合试验（CFT）：用已知抗原检测相应抗体或用已知抗体检测相应抗原。对慢性患者有较高的特异性；③抗人球蛋白试验（Coomb's）检测血清中的布鲁氏杆菌不完全抗体；④酶联免疫吸附试验（ELISA）检测特异性Ig水平，敏感性及特异性较SAT强，可鉴别布病急性期和慢性期。

2. 阴囊B超：睾丸及实质内丰富血流信号。

3. 病原菌培养：血液（或骨髓、脑脊液等）均可做病原菌培养。急性期培养阳性率较慢性期高。分离培养出布鲁氏杆菌是诊断该病的金标准，但培养阳性率低。

十七、诊断标准：根据我国疾病控制中心（CDC）布病诊断标准：①具有流行病学接触史；②临床症状和体征除外其他疑似疾病；③实验室检查：病原分离、试管凝集试验、补体结合试验、抗人球蛋白试验阳性。

同时具备1、2项和3项中的任何1项检查阳性可确诊为布鲁氏杆菌病。

（刘茁　郭巍　陈纪元　编写）

第二节　HoLEP术后感染中毒性休克的诊治心得

一、病例介绍：患者67岁男性，主因“进行性排尿困难5年，加重1个月”就诊。患者5年前出现进行性排尿困难，表现为排尿费力、尿线细、尿后滴沥，夜尿2～3次。伴随尿频、尿急，伴随肉眼血尿、尿流中断。口服坦索罗辛规律治疗但效果不佳。1个月前症状加重并出现急性尿潴留，当地医院予导尿治疗，尝试拔管两次但仍无法排尿。既往脑出血3年，行钻孔引流术。继发性癫痫3年，口服丙戊酸钠规律治疗，癫痫每年发作2至3次。高血压5年。初步诊断：前列腺增生、膀胱结石、尿潴留、脑出血后遗症、癫痫、高血压。

二、住院后完善相关检查：

1. 泌尿系统：①泌尿系B超提示前列腺增

生，体积约 37 ml；膀胱内可探及直径 3.0 cm 强回声光团，后伴声影；膀胱腔内可见导尿管球囊回声。诊断印象：前列腺增生、膀胱结石、尿管留置。②泌尿系 CT 平扫提示膀胱腔内较大同心圆样高密度影，大小为 3.3 cm × 3.5 cm，CT 值为 530HU。图 14-2-1 示 CT 提示膀胱腔内可见结石与尿管球囊。图 14-2-2 示 CT 冠状位可见膀胱结石。③尿常规提示尿白细胞 3 +，尿红细胞 3 +，诊断考虑泌尿系感染。④血总 PSA 及游离 PSA 未见明显异常。⑤尿动力学检测提示膀胱出口梗阻，充盈期膀胱顺应性良好，排尿期逼尿肌收缩力正常，但尿流率低。⑥ IPSS 评分 28，QOL 评分 6。

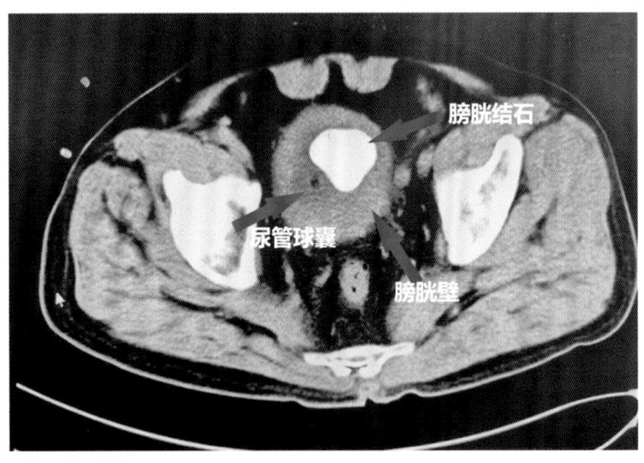

图14-2-1　膀胱腔内可见结石与尿管球囊

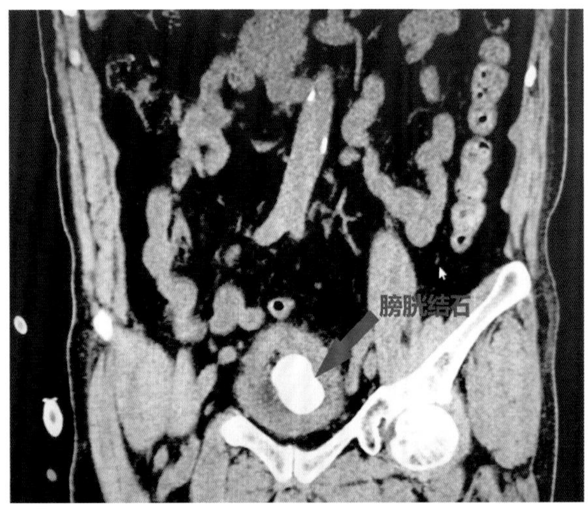

图14-2-2　冠状位可见膀胱结石

2．呼吸系统：①术前查胸部 CT 平扫提示左肺下叶背段支气管扩张；双肺支气管炎；主动脉壁及冠状动脉壁钙化；左侧胸膜肥厚伴随钙化。②肺功能及血气分析提示Ⅱ型呼吸衰竭。

3．中枢神经系统：头颅 CT 平扫提示左侧丘脑、基底节区及额叶多发软化灶；右侧基底节区腔隙性脑梗死；脑白质脱髓鞘改变；脑萎缩。

4．内分泌系统：住院后检测血糖增高，血糖化血红蛋白增高，诊断 2 型糖尿病。

三、诊断：前列腺增生、膀胱结石、尿潴留、复杂泌尿系感染、脑出血后遗症、陈旧性脑梗死、癫痫、支气管扩张、2 型糖尿病、高血压。

四、术前准备：①泌尿系感染：保证尿管通畅，维护尿管护理，采用头孢噻肟钠抗感染治疗。②中枢神经系统：采用丙戊酸钠规律服用治疗癫痫；采用降压药物积极控制血压降低脑血管事件发生风险；采用阿托伐他汀降脂、稳定斑块治疗；③呼吸系统：针对Ⅱ型呼吸衰竭、支气管扩张，避免油烟刺激、预防上呼吸道感染、吸氧治疗；④糖尿病：围手术期采用胰岛素控制血糖。

五、麻醉评估：ASA 麻醉分级为 3 级（有严重系统性疾病，日常活动受限，但未丧失工作能力）。

六、手术日（14：00）行经尿道钬激光前列腺剜除术、组织粉碎术，开放途径下耻骨上膀胱切开取石术。手术顺利，手术历时 88 分钟，前列腺切除质量为 22 g，术中出血约 50 ml。术后采用头孢噻肟钠抗感染治疗。

七、第一阶段：术后第一天（10：05）突发癫痫发作，意识不清，全身抽搐，牙关紧闭。紧急处理：协助头偏向一侧以避免误吸；采用开口器以防止舌咬伤。患者短时间内多次癫痫发作。处理措施：开放多重静脉，静脉补液；完善血常规、生化、降钙素原、C 反应蛋白、动脉血气分析等检查。采用咪达唑仑镇静治疗。患者出现舌后坠、血氧降低，有呼吸困难表现，痰鸣音明显。予间断吸痰、面罩吸氧，采用口咽通气道。在疾病第一阶段，患者体温 37.6 ~ 37.8℃；脉搏 108 ~ 162 次 / 分；呼吸 19 ~ 20 次 / 分；血压 147 ~ 156/74 ~ 86 mmHg。

八、知识点

1．徒手开放气道方法有仰头举颏法、仰头拉颌法。本例患者使用了仰头拉颌法。具体如下：抢救者在患者头侧，双肘位于患者背部同一水平上，用双手抓住患者两侧下颌角，向上牵拉，使下颌向前。同时，使头部后仰，两手拇指可将下唇下推，使口腔打开，如图 14-2-3。

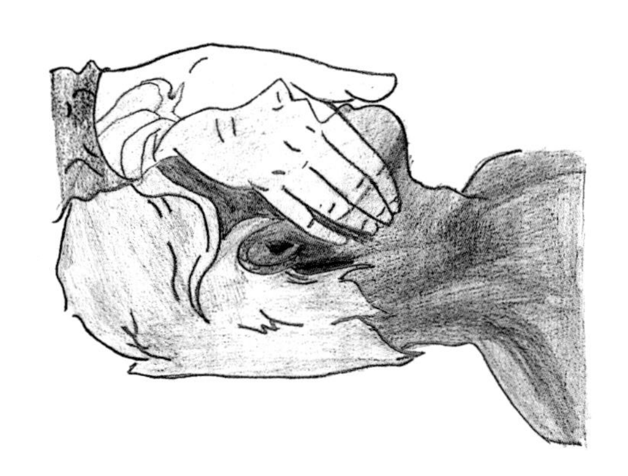

图14-2-3　仰头拉颌法手法示意图

2．人工气道的建立：本例患者采用了口咽通气管，主要适用于由于舌后坠、分泌物、呕吐物、血凝块或其他异物如义齿脱落等机械因素引起的上呼吸道部分或完全梗阻，而又不能长时间坚持徒手开放气道步骤，病情上不适宜气管内插管，更无必要行气管切开的患者。步骤为：首先清除口腔异物及分泌物，徒手开放气道，保持头后仰并偏向一侧，然后放入口咽通气管，如图 14-2-4。

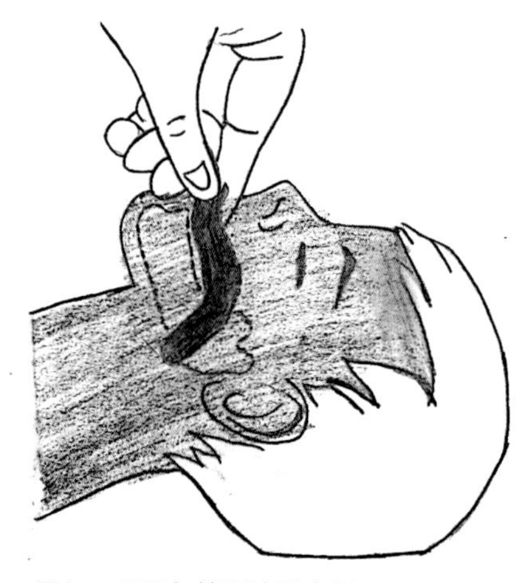

图14-2-4　置入口咽通气管手法示意图

九、第二阶段：术后第一天（11：25）发生血压降低。采取静脉补液；抗生素升级为头孢哌酮钠舒巴坦钠。间断吸痰、呼吸道护理。在疾病第二阶段，患者体温 37.8℃；脉搏 92 ~ 132 次 / 分；呼吸 16 ~ 25 次 / 分；血压 85 ~ 112/61 ~ 70 mmHg。

十、第三阶段：术后第一天（16：00）。患者出现发热，采用物理降温。持续氧气吸入，间断吸痰。在疾病第三阶段，患者体温 38.4℃，脉搏 107 ~ 109 次 / 分，呼吸 18 ~ 25 次 / 分，血压 120 ~ 136/81 ~ 82 mmHg。

十一、第四阶段：术后第一天（21：58）。患者出现血压降低、心率增快。诊断考虑感染中毒性休克。采用 5% 葡萄糖 250 ml + 多巴胺 200 mg 输注，速度为 10 ml/h。完善相关实验室检查。持续氧气吸入，间断吸痰，保持呼吸道通畅。对于发热采用物理降温及对乙酰氨基酚栓药物退热治疗。积极纠正低钠血症的电解质紊乱。在疾病第四阶段，患者体温 38.2 ~ 38.5℃，脉搏 134 次 / 分，呼吸 28 次 / 分，血压 71 ~ 99/39 ~ 56 mmHg。

十二、知识点

1．感染性休克诊断标准：①临床上有明确的感染灶。②有全身炎性反应综合征（systemic inflammatory response syndrome，SIRS）的存在。③收缩压低于 12.0 kPa（90 mmHg）或较原基础值下降的幅度超过 5.33 kPa（40 mmHg）。经液体复苏至少 1 小时不能恢复，或血压依赖输液或药物维持。④有组织灌注不良的表现，如少尿（＜ 30 ml/h）超过 1 小时，或有急性意识障碍。⑤可能发现血培养有致病微生物生长。

2．全身炎症反应综合征诊断标准：临床上符合以下两条或两条以上者：①体温＞ 38℃或＜ 36℃；②脉搏＞ 90 次 / 分；③呼吸频率＞ 20 次 / 分或 $PaCO_2$ ＜ 4.3kPa（32mmHg）；④白细胞＞ 12×10^9/L 或未成熟细胞＞ 10% 等。

3．动脉血气分析是判断患者是否存在低氧血症的主要依据。PaO_2 的正常参考值随年龄而变化，参考经验公式：PaO_2=100 -（0.33 × 年龄）± 5 mmHg。青年人 PaO_2 ＞ 90 mmHg，老年人（年龄＞ 60 岁）约 80 mmHg，并随年龄增加而有所下降，但不能低于 70 mmHg。血气诊断呼吸衰竭的标准：海平面状态下，平静呼吸室内空气，排除心内解剖分流因素，PaO_2 ＜ 60 mmHg。单纯 PaO_2 ＜ 60 mmHg，为 Ⅰ 型呼吸衰竭；合并

$PaCO_2 \geq 50$ mmHg，则为Ⅱ型呼吸衰竭。

十三、感染性休克的诊疗流程如图 14-2-5 所示。

【感染性休克诊疗流程图】

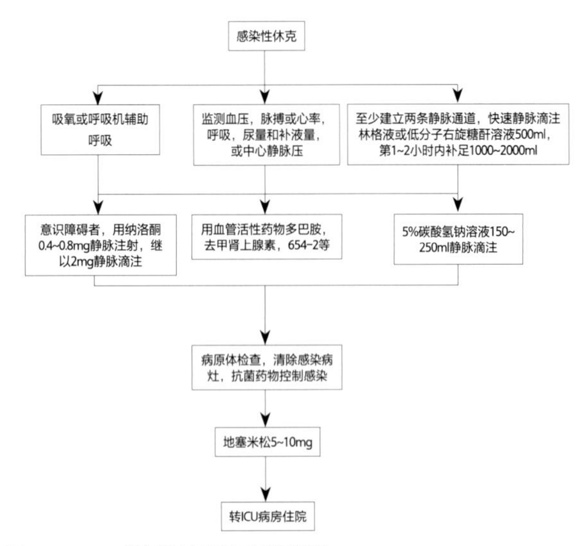

图14-2-5　感染性休克诊疗流程图

十四、第五阶段：术后第二天（03:00）。在局麻下置入右侧锁骨下肾静脉置管，置入深度为 12 cm。休克治疗：采用 5% 葡萄糖注射液 46 ml + 去甲肾上腺素注射液 16 mg，速度为 5 ml/h 泵入。多巴胺逐渐减少并停药。癫痫治疗：暂停咪达唑仑更换为丙戊酸钠微量泵泵入。在疾病第五阶段，患者体温 38.5 ~ 38.7℃，脉搏 117 ~ 131 次 / 分，呼吸 21 ~ 32 次 / 分，血压 104 ~ 106/56 ~ 67 mmHg。

十五、知识点：中心静脉通路适应证。

①严重创伤、休克以及急性循环衰竭等危重患者的抢救。②需长期输液或静脉输注抗生素治疗而周围静脉已无法利用者。③需经深静脉进行全肠外营养治疗者。④监测中心静脉压。⑤用于肺动脉插管监测肺动脉压、肺动脉楔压及安置心内电极、心脏临时起搏器等特殊目的。

本例患者符合第 1 条适应证，为后续静脉泵入去甲肾上腺素升压药物创造条件。

十六、知识点：

去甲肾上腺素静滴方法。

① 10 mg 加入生理盐水或 5% 葡萄糖 250 ml，15 ~ 30 ml/h，每分钟滴入 4 ~ 10 μg［0.1 ~ 0.2 μg/（kg · min)］，根据病情调整用量。② 10 mg 加入生理盐水或 5% 葡萄糖至 50 ml，3 ~ 6 ml/h。

十七、知识点：多巴胺的应用方法。

开始时剂量每分钟按体重 1 ~ 5 μg/kg，10 分钟内以每分钟 1 ~ 4 μg/kg 速度递增，以达到最大疗效。0.5 ~ 2 μg/（kg · min)，为肾剂量，主要作用于 DA1 与 DA2 受体，扩张肾、肠系膜血管；2 ~ 5 μg/（kg · min)，为强心剂量，主要作用于 β 受体，心肌收缩力增强；> 5 μg/（kg · min)，兴奋 α 受体作用明显；> 7 ~ 10 μg/（kg · min)，兴奋 α 受体作用更明显，血管强烈收缩，并失去 DA 及 β2 受体的有益扩血管作用。具体用法如下：① 100 mg 加入生理盐水或 5% 葡萄糖 250 ml，30 ~ 40 ml/h［4 μg/（kg · min)，根据病情调整用量。②［体重（kg）× 3］mg 加入生理盐水或 5% 葡萄糖至 50 ml，1 ml/h 相当于 1 μg/（kg · min)，根据病情调整用量。

十八、第六阶段：术后第二天（10:00）。患者意识由镇静转为清醒。血压趋于稳定，去甲肾上腺素逐渐减低，速度为 3.5 ml/h。在疾病第六阶段，患者体温 38.2 ~ 38.5℃，脉搏 121 ~ 131 次 / 分，呼吸 21 ~ 23 次 / 分，血压 116 ~ 122/69 ~ 73 mmHg。此后患者病情逐渐趋于稳定。体温降低，血压、心率恢复到正常。患者于术后第六天出院，术后两周拔除尿管，排尿顺畅。患者病程中白细胞计数、中性粒细胞百分比、C 反应蛋白、降钙素原变化规律如图 14-2-6 ~ 图 14-2-9 所示。

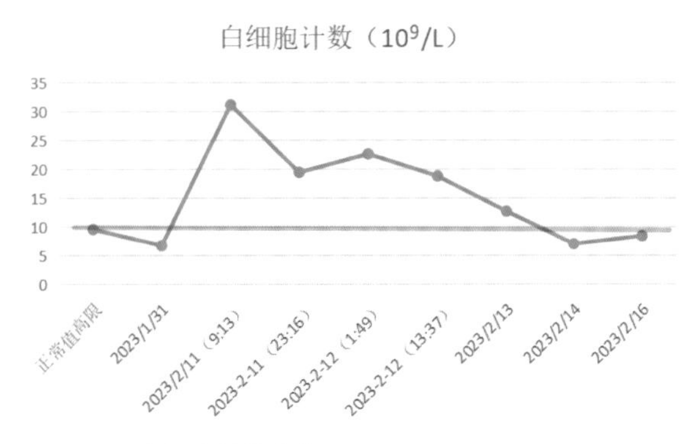

图14-2-6　白细胞计数变化

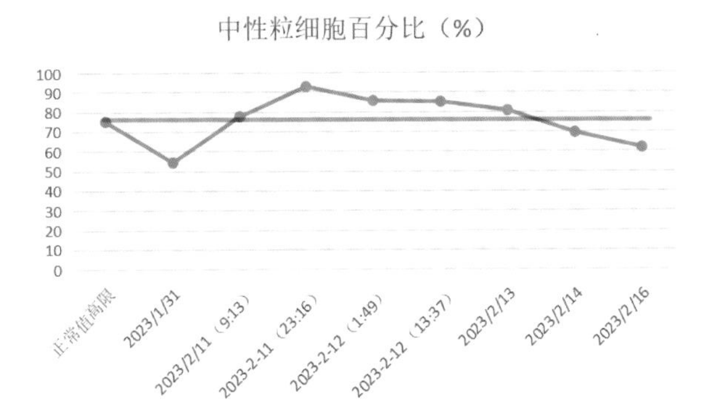

图14-2-7　中性粒细胞百分比变化

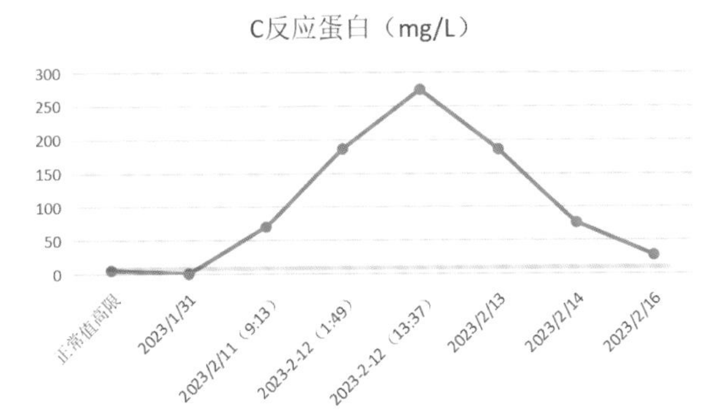

图14-2-8　C反应蛋白变化

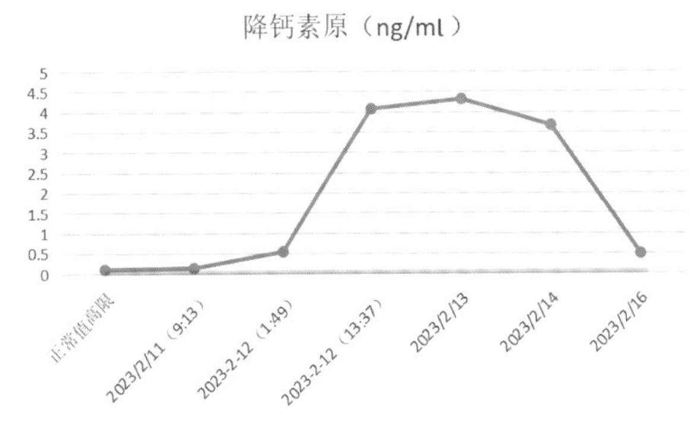

图14-2-9　降钙素原变化

十九、知识点——C-反应蛋白（CRP）：细菌性感染常常导致CRP浓度升高，而病毒感染时其血清浓度变化不大或基本保持不变，且CRP浓度增高的程度与细菌感染程度成正比，而不受性别、年龄、贫血、妊娠、体温等因素的影响，因此可用于鉴别诊断细菌或病毒感染的首选指标。动态观察其变化，可作为判断抗生素疗效和预后的一项指标，还可作为选用抗生素的一项依据。

二十、知识点——降钙素原（PCT）：严重全身性细菌、真菌和寄生虫感染时，PCT异位生成，水平异常升高，且升高的程度与感染严重度及预后相关。在全身性细菌感染和脓毒症辅助和鉴别诊断、预后判断、疗效观察方面有很高的临床价值。

（刘茁　郭巍　刘余庆　郝一昌　编写）

第十五章　其他泌尿外科相关学习笔记

第一节　一例膀胱尿道异物取出术的手术经验

一、病例介绍：患者男性，20岁，主因“尿道内置入异物1天”就诊。既往体健。

二、查体可见尿道外口链条状异物，长度约10 cm。包皮水肿，尿道口可见少量渗血，如图15-1-1所示。首先尝试采用手法取出失败，考虑异物膀胱部分盘旋成结。

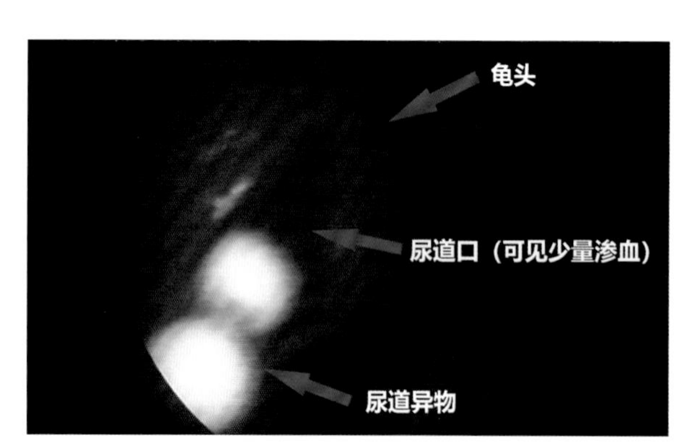

图15-1-1　尿道外口链条状异物

三、行盆腔CT平扫，如图15-1-2 ~ 图15-1-4所示。可见自尿道至膀胱连续的链条状异物影，膀胱腔内部分呈盘曲状。诊断考虑尿道、膀胱内异物。

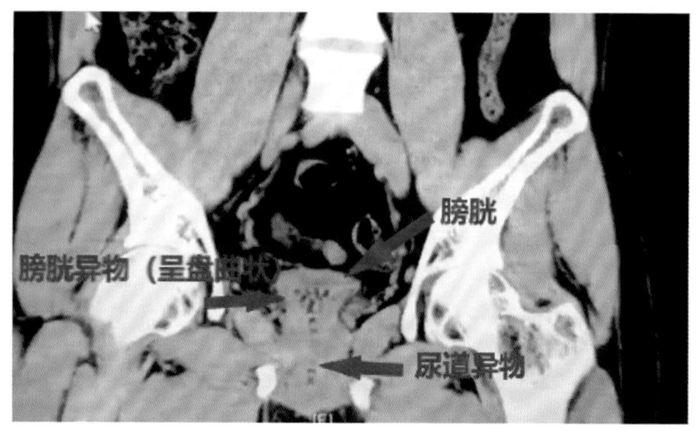

图15-1-2　CT冠状位可见自尿道至膀胱连续的链条状异物影

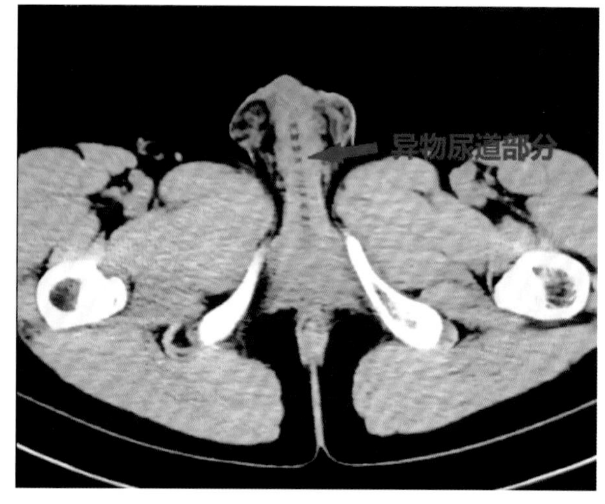

图15-1-3　CT水平位可见尿道链条状异物影

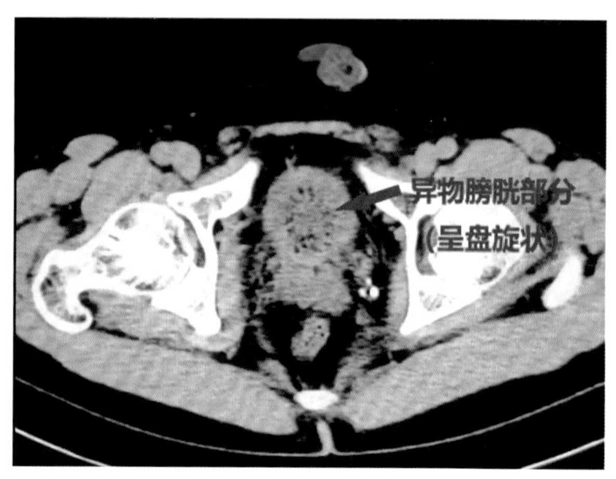

图15-1-4　CT冠状位可见膀胱的链条状异物影

四、尝试采用局麻膀胱镜下取出异物。患者采用截石体位，碘伏消毒会阴区。用无菌剪刀剪断尿道口外的异物，用膀胱镜的闭孔器将尿道内部残余的异物推顶入膀胱。采用斜面为0°的尿道镜探查。如图15-1-5所示，可见尿道黏膜轻度损伤，有少量渗血。

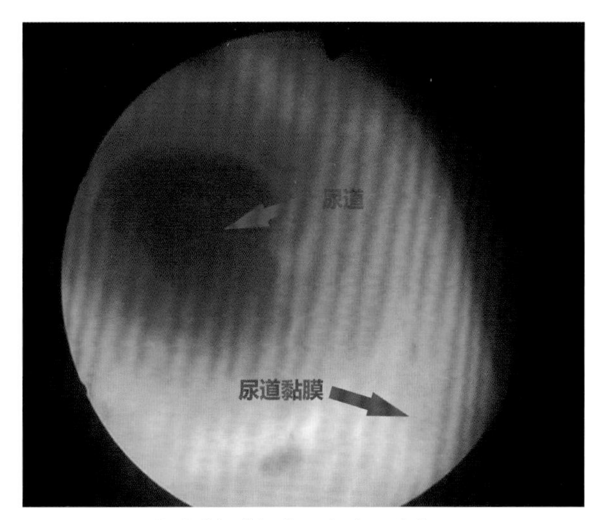

图15-1-5　尿道黏膜轻度损伤，有少量渗血

五、尿道镜进入膀胱后，更换为斜面为70°的膀胱镜探查，可见膀胱部分的链条状异物已经盘旋成结。单纯局麻膀胱镜下取出困难，留置F14号双腔尿管。

六、本例患者的异物呈现链条状，因膀胱腔内部分较长，盘旋成结，如图15-1-6所示。单纯取出困难。我们认为治疗的重要原则是避免二次医源性尿道损伤。尿道损伤可能造成尿道黏膜撕裂，形成瘢痕造成尿道狭窄，严重影响患者生活质量，并给后续治疗带来更大难度。为了避免直接拉扯异物造成的损伤，治疗决策上考虑采用钬激光击碎膀胱腔内成结的异物。

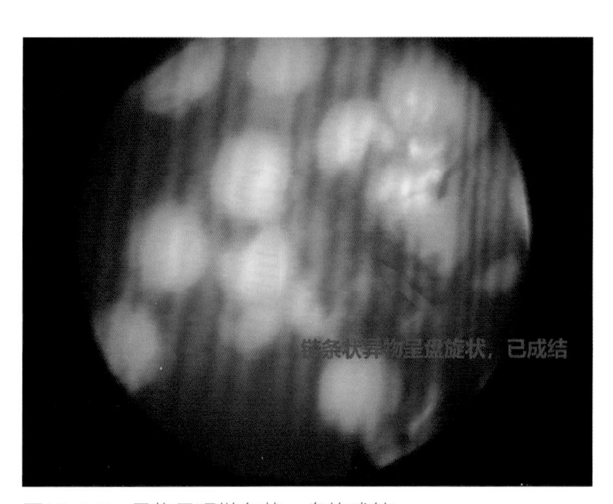

图15-1-6　异物呈现链条状，盘旋成结

七、为方便操作，减少患者痛苦，采用单次腰麻下完成手术。操作器械上我们选择了带有外鞘的肾镜。肾镜成功进入膀胱后可见盘旋的链条状异物，如图15-1-7所示。与普通膀胱镜或尿道镜相比，肾镜的金属外鞘可以有效避免器械或异物进出造成的尿道损伤。

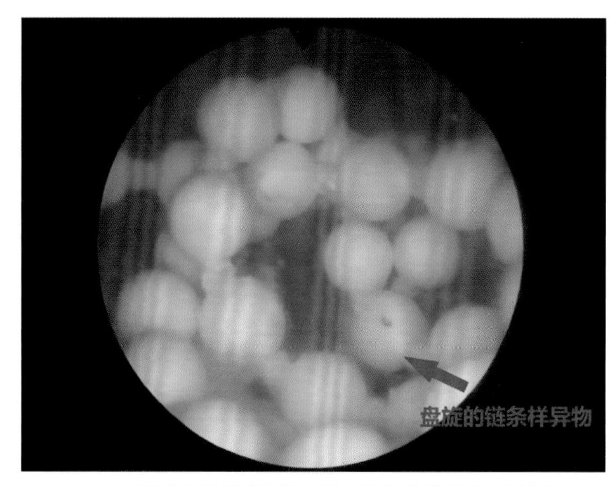

图15-1-7　肾镜成功进入膀胱后可见盘旋的链条状异物

八、在成结处使用肾镜下异物钳（鳄鱼嘴钳）尝试将结松解。用鳄鱼嘴钳夹持异物的头端，如图15-1-8所示。

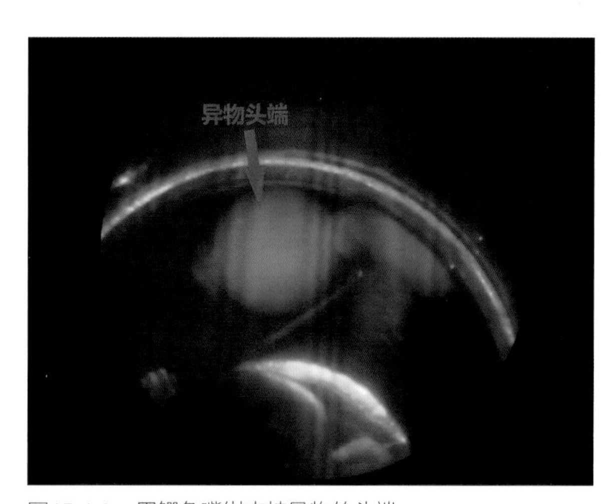

图15-1-8　用鳄鱼嘴钳夹持异物的头端

九、采用鳄鱼嘴钳加持异物珠的头端后尝试通过肾镜的金属外鞘拔出，如图15-1-9所示，但有阻力，拔出失败。此时需要注意鳄鱼嘴钳的使用手法。因金属外鞘腔内的空间狭窄，当鳄鱼嘴钳夹持异物时，无法进一步在外鞘腔内张开钳口松开异物珠，需要连同异物珠推顶到膀胱腔内才可松开。

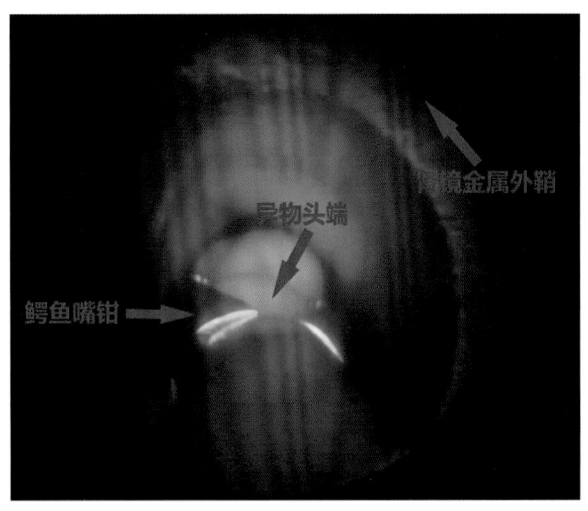

图15-1-9　采用鳄鱼嘴钳加持异物珠的头端后尝试通过肾镜的金属外鞘拔出

十、引入钬激光光纤，能量选择高能高频，本例选择 2 J 能量，20 Hz 频率，共 40 W。高能量增加击碎的力量，高频率增加效率。激光的目标靶点选择成结处两枚异物珠之间的连接麻绳（图 15-1-10），以避免直接击碎异物珠造成塑料碎片残留。

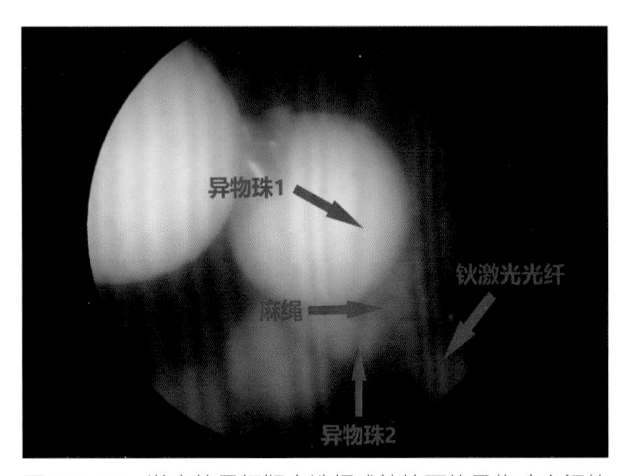

图15-1-10　激光的目标靶点选择成结处两枚异物珠之间的连接麻绳

十一、在操作上存在一定困难。为保持视野清晰，肾镜需要向膀胱内入水，水流可能冲击异物造成涡流，使激光靶点移动。此时可以适度减低或减停冲水速度。可以用激光光纤推顶异物到膀胱黏膜壁，作为激光做功的反作用力（图 15-1-11）。但需要警惕膀胱黏膜的误损伤，尤其注意避免双侧输尿管口的损伤。将长度约 20 cm 成结的链条状异物打断成长短的两节。

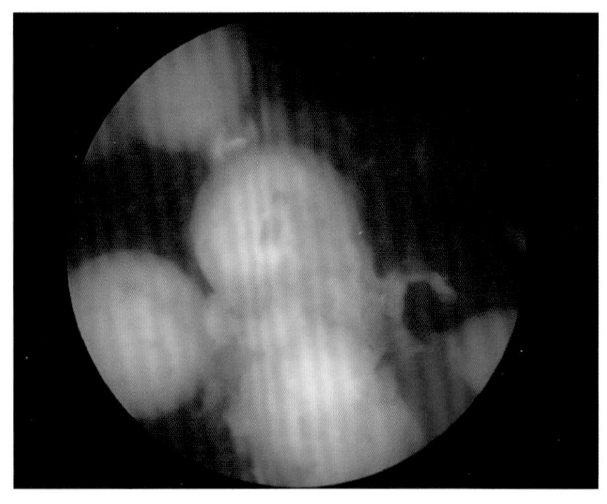

图15-1-11　用激光光纤推顶异物到膀胱黏膜壁，作为激光做功的反作用力

十二、采用鳄鱼嘴钳将异物珠的一个断端夹持后通过金属外鞘取出（图 15-1-12）。

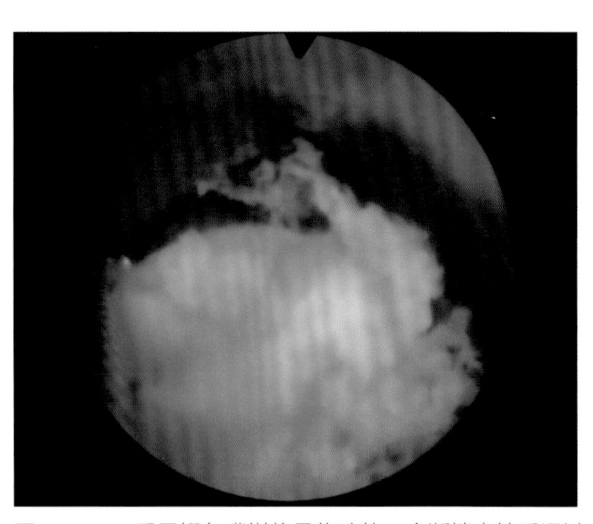

图15-1-12　采用鳄鱼嘴钳将异物珠的一个断端夹持后通过金属外鞘取出

十三、采用生理盐水反复多次大量冲洗膀胱，完全清除膀胱腔内的可疑异物碎片（图 15-1-13）。探查无残余异物后撤出肾镜。

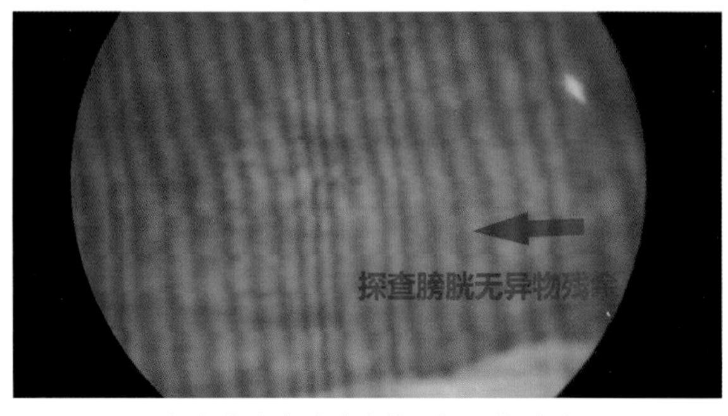

图15-1-13　完全清除膀胱腔内的可疑异物碎片

十四、在撤出肾镜时需要观察尿道黏膜情况。如图 15-1-14 所示，无尿道黏膜损伤。留置 F14 号尿管，手术结束。

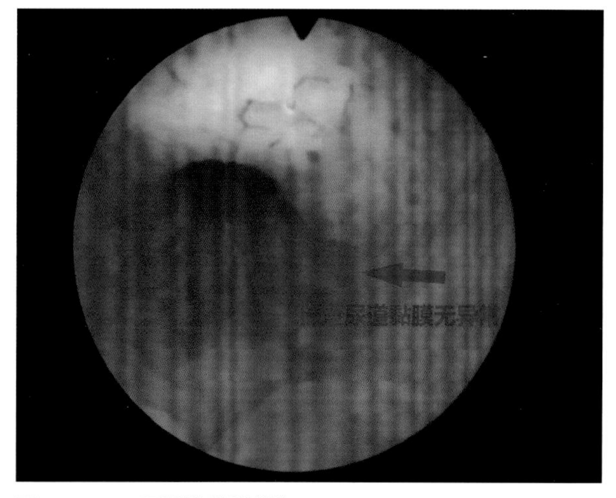

图15-1-14　无尿道黏膜损伤

十五、如图 15-1-15 所示为取出体外的尿道、膀胱异物。

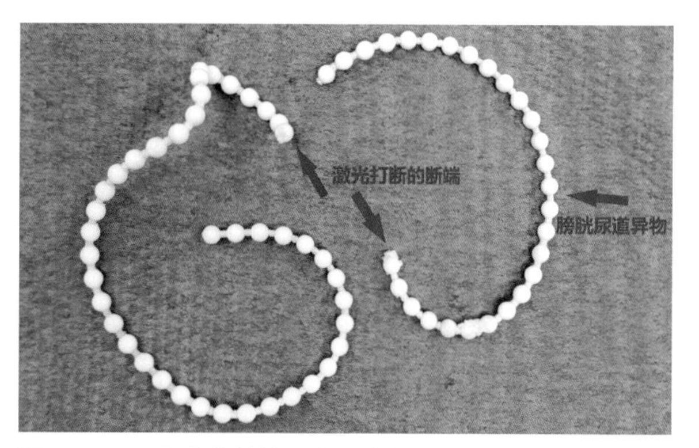

图15-1-15　取出体外的尿道、膀胱异物

十六、写在最后：本例尿道膀胱异物手术顺利完成。但是尿道膀胱异物的发生在临床屡见不鲜，不是个别现象。除了外科手术以外，其相关的性心理学、心理辅导、性教育等依然十分重要，而这些工作恰恰是弱点和空白，我们的工作在未来还有很大提升空间。

（刘茁　刘磊　编写）

（刘茁　视频剪辑）

视频41

第二节　腹膜透析管拔除术：一项简单却易被遗忘的手术方式

一、病例介绍：患者 34 岁男性，主因“尿毒症 3 年，肾移植术后 2 个月”就诊。3 年前因肾小球肾炎发现血肌酐升高。10 个月前血肌酐明显增高，最高＞ 1200 μmol/L。于外院行腹膜透析管置入术，每天腹膜透析 3 次。2 个月前于我院行同种异体肾移植术，术后定期复查血肌酐恢复正常。现为进一步拔除腹膜透析管住院。在麻醉下进行腹膜透析管拔除术。

二、腹膜透析利用了腹膜的半渗透膜特性。将配制好的透析液规律、定时经导管灌入患者的腹膜腔。腹膜面积大、毛细血管丰富，腹膜毛细血管腔内的血液与透析液进行广泛的物质交换。通过腹腔透析液更换，达到清除代谢产物及纠正水电解质紊乱目的。腹膜两侧存在溶质的浓度梯度差。高浓度一侧的溶质向低浓度一侧移动（即弥散作用）。水分从低渗一侧向高渗一侧移动（即渗透作用）。

三、腹膜透析管拔除术是泌尿外科相对简单、手术难度较低的手术方式，但是由于手术数量较少，手术步骤及技巧容易被遗忘。本文介绍一例腹膜透析管拔除术，以熟悉这个简单却相对少见的手术方式。

四、图 15-2-1 为患者术前腹盆腔 CT 平扫的水平位图像。根据影像学特点可以了解腹膜透析管（以下简称“腹透管”）在患者体内的位置特点。腹透管根据所在位置不同分为三段：体外段、皮下隧道段、腹腔内段。在体外段和皮下隧道段之间，有一个包埋在脂肪层的涤纶套。这个涤纶套在材质上表面粗糙，在放入人体组织后促进粘连形成。其作用在于：涤纶套封闭了皮肤入口到腹腔的缝隙，使细菌没法进入腹腔内部，感染概率减少；另外固定较牢固不易移动，使用时间延长。在拔管过程中，需要锐性切除涤纶套及其表面粘连的少量组织。

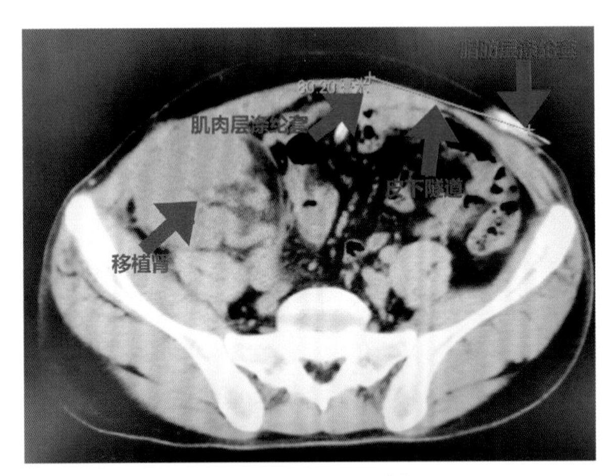

图15-2-1　水平位可见透析管的三段结构

五、皮下隧道段放置于皮下脂肪层次，长约 8 cm，作用是防止透析管移位作用。在皮下隧道段和腹腔内段之间也有一个涤纶套，涤纶套位于腹直肌的肌层内，起到内固定作用。图 15-2-2 示皮下隧道段与肌肉层涤纶套。

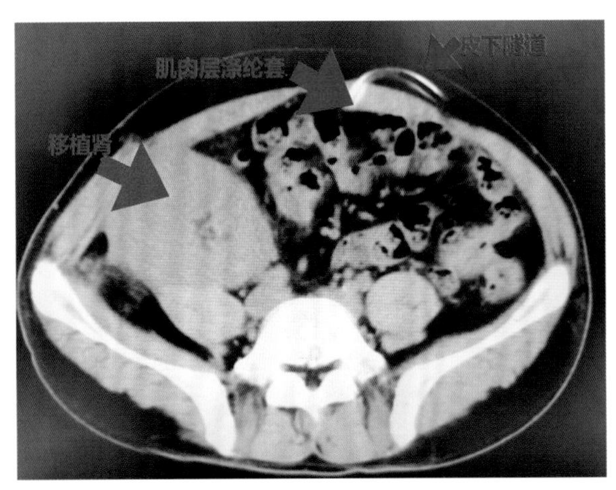

图15-2-2　皮下隧道段与肌肉层涤纶套

六、腹腔内段位于腹膜腔内。腹透管末端的最佳位置是膀胱直肠窝，此处为腹腔最低位，大网膜较少，不易被包绕。图 15-2-3 示腹盆腔 CT 平扫水平位下腹透管末端位置。

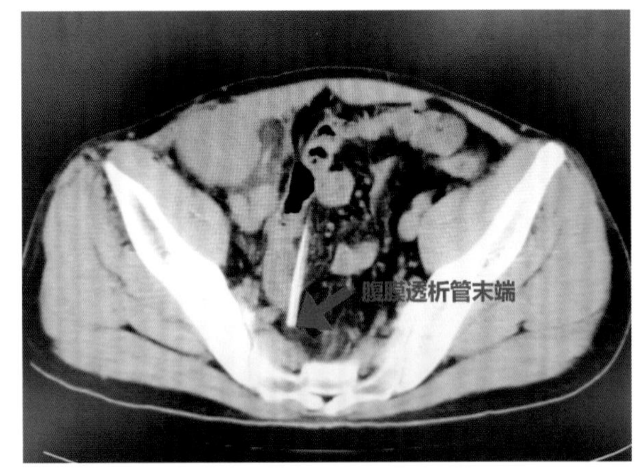

图15-2-3　水平位下腹透管末端位置

七、图 15-2-4 示腹盆腔 CT 平扫矢状位下腹透管末端位置。

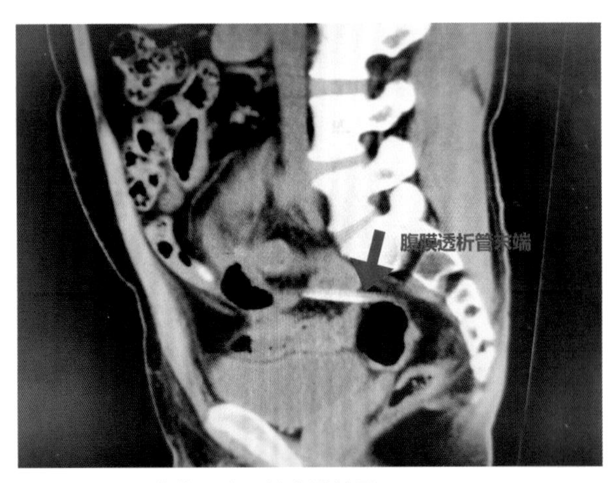

图15-2-4　矢状位下腹透管末端位置

八、图 15-2-5 示患者在手术前腹部瘢痕和腹透管结构位置。患者腹部有三处手术瘢痕。右下腹为肾移植手术瘢痕，其下方右侧髂窝处为移植肾位置。下腹部腹直肌左侧瘢痕为腹透管肌层包埋处对应的体表投影。左下腹髂嵴内上方的瘢痕为腹透管引出体外位置，且是腹透管脂肪层包埋处对应的体表投影。在两处瘢痕之间为皮下隧道，腹部触诊可触及管腔样结构。腹透管末端有连接器，用于连接腹透液。

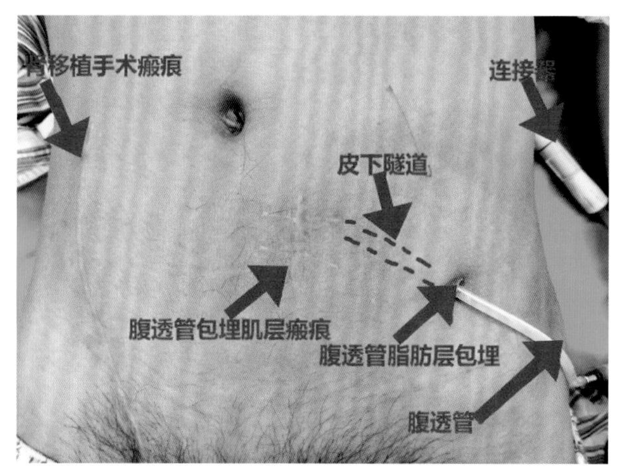

图15-2-5　术前腹部瘢痕和腹透管结构位置

九、消毒采用碘酒酒精消毒。因腹透管为非无菌区域，术前先予以切除。在腹透管近皮肤处采用 7 号丝线双重结扎腹透管，以封闭空间，避免外部细菌通过腹透管进入腹腔（图 15-2-6）。结扎后用剪刀剪断腹透管。

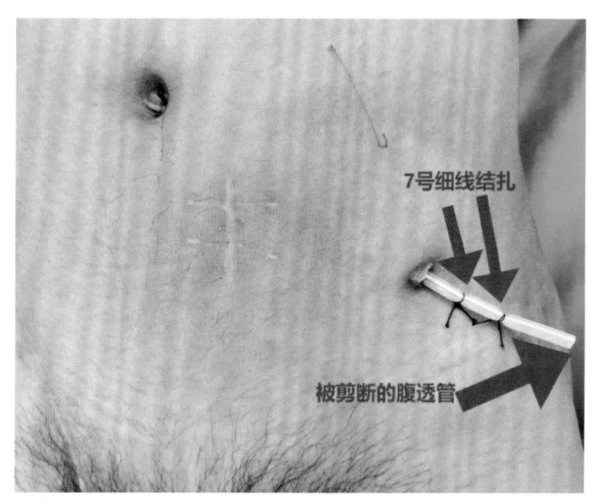

图15-2-6　双重结扎腹透管

十、采用大刀沿着腹透管周围皮肤行梭形切口，梭形切口长轴平行于皮肤横纹。涤纶套与周围脂肪组织粘连。左手用艾力斯钳夹持腹透管断端，右手采用电刀紧贴腹透管切开皮下脂肪组织。此步骤避免暴力拔除，以避免组织损伤。在腹透管根部切断，取走腹透管断端。图 15-2-7 示皮下隧道段处理方式。

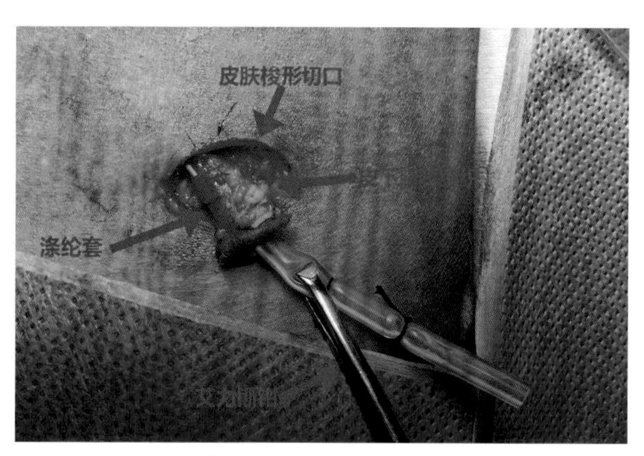

图15-2-7　皮下隧道段处理方式

十一、沿原腹直肌左侧瘢痕切开皮肤，电刀切开皮下脂肪组织寻找到腹透管断端。腹透管涤纶套与腹直肌间形成粘连。采用血管弯钳夹闭腹直肌前鞘，在电刀切除过程中需要避免损伤下方的腹膜及肠管。图 15-2-8 示切除肌肉层粘连。

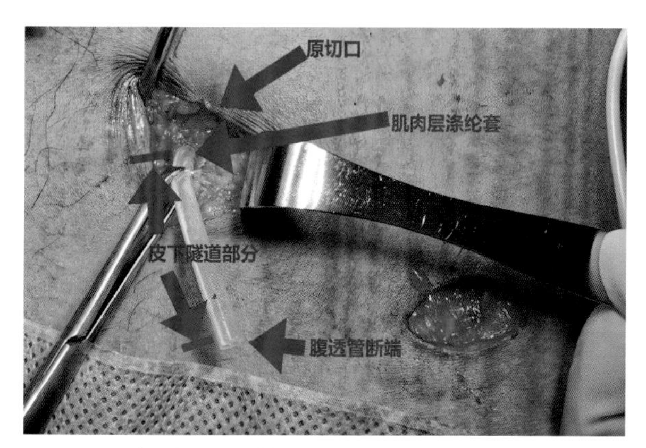

图15-2-8　切除肌肉层粘连

十二、完整拔除腹透管。图 15-2-9 中钳夹处为腹直肌前鞘，腹膜破口较小。

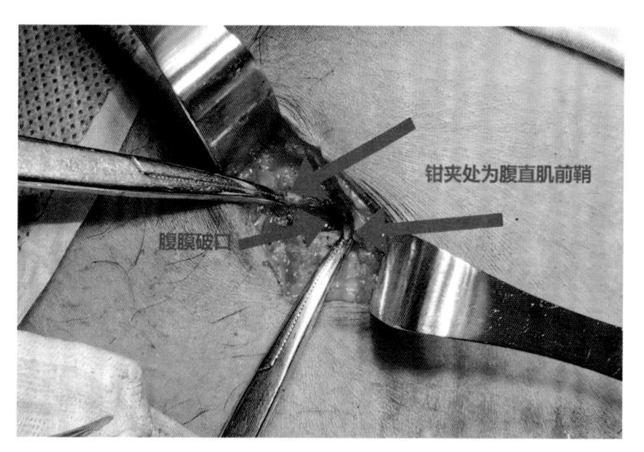

图15-2-9　拔除腹透管

十三、双把弯钳夹持两边的腹直肌前鞘，向上提拉，使腹膜破口与下方的肠管分开层次。用八分之五弧度针的可吸收缝线“8”字缝合腹直肌前鞘与腹膜破口（图 15-2-10），随后逐层关闭皮下脂肪层和皮肤，手术完毕。

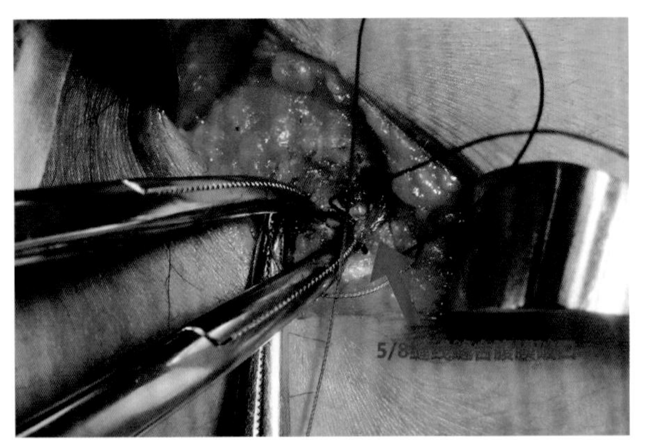

图15-2-10 “8”字缝合腹直肌前鞘与腹膜破口

十四、图 15-2-11 示腹透管全长，腹透管完整。图 15-2-12 见两处涤纶套表面有组织粘连，刀片剖开可见涤纶套表面粗糙。

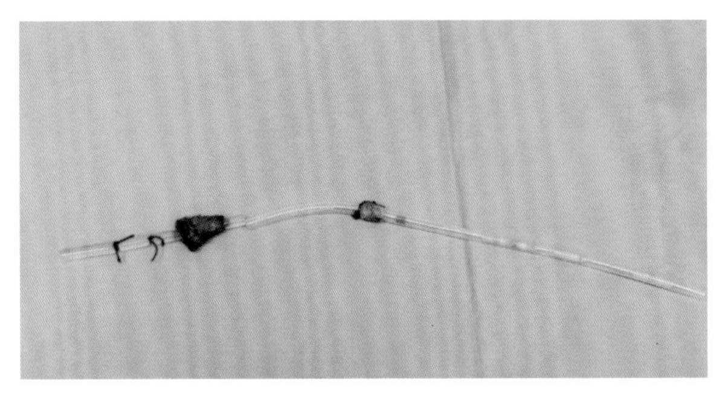

图15-2-11 腹透管完整

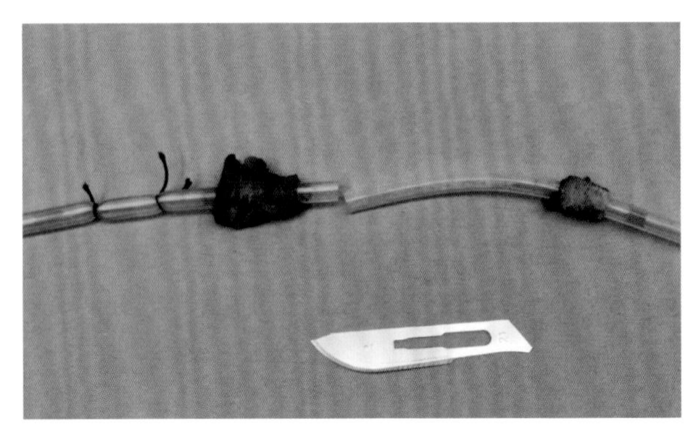

图15-2-12 涤纶套表面有组织粘连

（刘茁　张洪宪　张静　任燕群　编写）

第三节　脐尿管囊肿采用经腹腔途径的腹腔镜手术

一、病例介绍：患者40岁男性，主因“体检发现膀胱前肿物 1 周”就诊。既往高血压病史。B 超提示膀胱前方低回声病变，直径 3.2 cm × 1.4 cm，边界清晰，未见明显血流信号。本例患者术前先行膀胱镜探查发现膀胱顶部呈现外压性改变，而黏膜未见明显占位。

二、泌尿系增强 CT 提示膀胱前壁局部见类圆形低密度影（图 15-3-1），边界清晰，直径约 2.1 cm，增强扫描未见明显强化，诊断考虑为膀胱前上壁囊性灶，脐尿管囊肿?

三、泌尿系 MRI 提示膀胱前上壁见类圆形长 T1 长 T2 信号影（图 15-3-2），边界清晰，直径约 3.1 cm × 1.7 cm × 1.5 cm。诊断考虑为膀胱前上壁囊性病变，脐尿管囊肿?

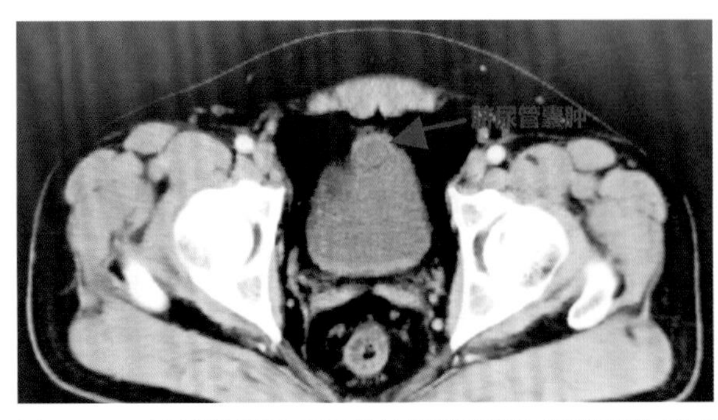

图15-3-1 泌尿系增强CT可见边界清晰且不伴强化的低密度影

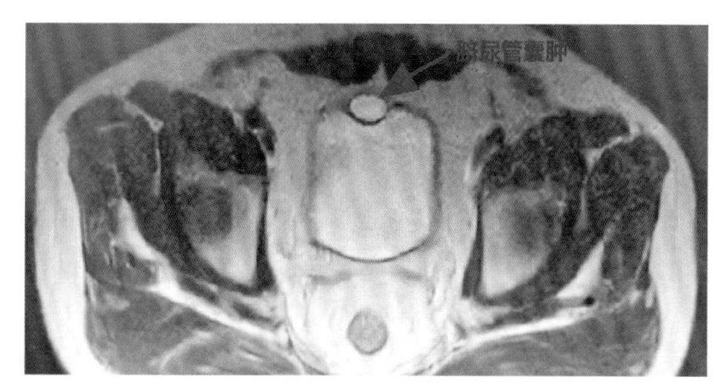

图15-3-2　泌尿系MRI可见长T1长T2信号影

四、穿刺器位置选择方面，镜头孔选择脐环上缘纵行切口。采用经腹腔途径手术。置入气腹针建立气腹，随后置入 10 mm 的金属穿刺器。在直视下置入左手和右手穿刺器，位置位于脐部下缘 2 横指，正中线旁开 4 指位置。右手为优势手，穿刺器直径选择 12 mm，左手为辅助手，穿刺器直径选择 5 mm。图 15-3-3 示经腹腔途径手术的穿刺器位置。

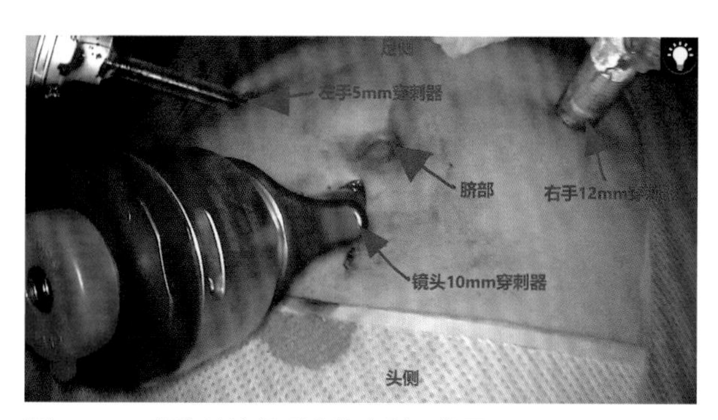

图15-3-3　经腹腔途径手术的穿刺器位置

五、首刀位置选择前正中襞，切口位置尽量靠近头侧。一方面避免残余的前正中襞脂肪遮挡视野，增加后续囊肿切除和膀胱缝合的难度。另一方面，切开更薄层的脂肪接近腹壁肌层。图 15-3-4 示镜下见前正中襞。

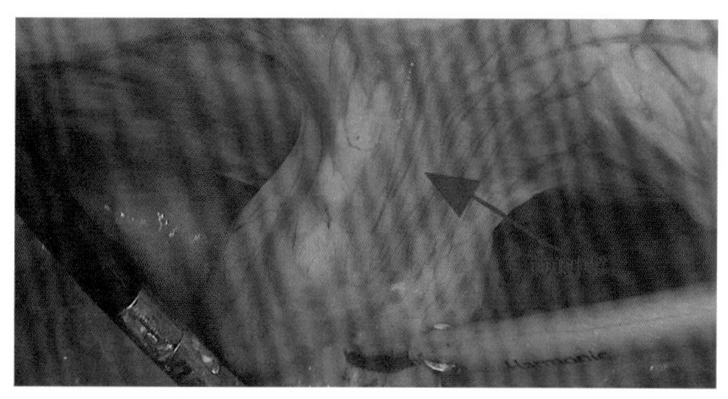

图15-3-4　镜下见前正中襞

六、切开前正中襞脂肪和腹膜外脂肪达到腹壁肌层。将膀胱从悬吊在“天花板”的位置游离下来，这一步骤类似于膀胱癌行经腹腔途径根治性膀胱切除术中膀胱前壁的游离方法。图 15-3-5 示游离悬吊的膀胱。

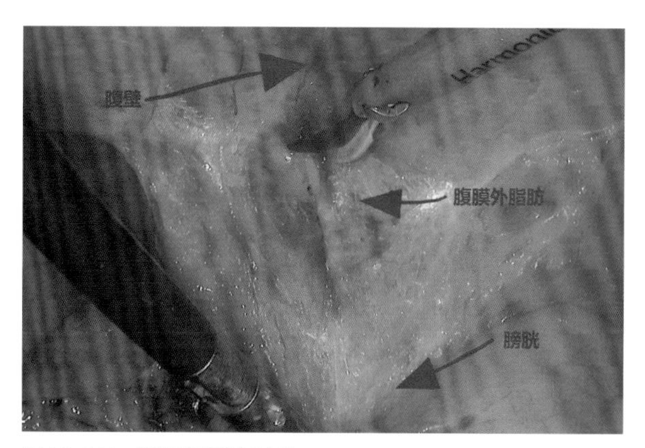

图15-3-5　游离悬吊的膀胱

七、在游离的深层，遭遇脐尿管，游离出脐尿管（图 15-3-6），在靠近腹部的一侧切断脐尿管（图 15-3-7）。

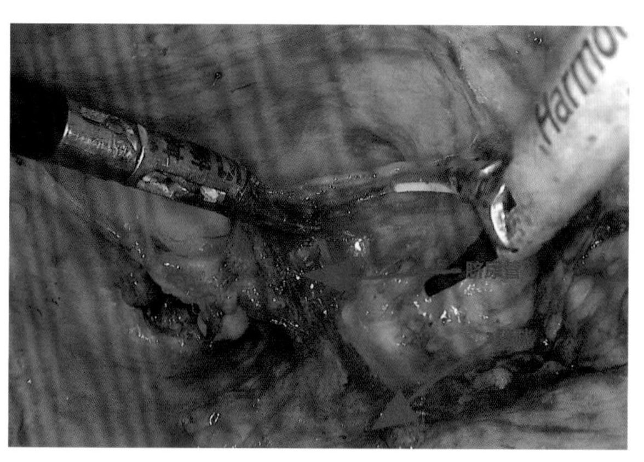

图15-3-6　游离出脐尿管

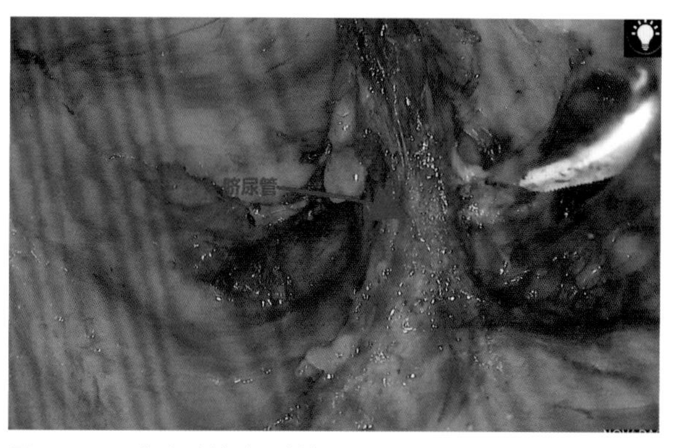

图15-3-7　自腹壁将脐尿管切断

八、采用冲洗球经尿管向膀胱内注入约200 ml 生理盐水。结合术前影像学检查，在腹腔镜下定位脐尿管囊肿的位置（图 15-3-8）。

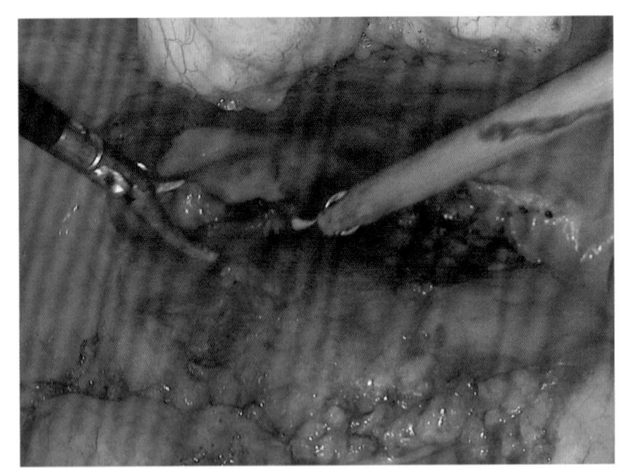

图15-3-8 向膀胱内注入生理盐水以显示囊肿

九、切除部分膀胱前脂肪组织，游离暴露脐尿管囊肿的表面（图 15-3-9）。游离脐尿管囊肿与膀胱之间的层次（图 15-3-10），采用钝性和锐性相结合的方式。脐尿管囊肿与膀胱黏膜层相连，切开膀胱肌层。

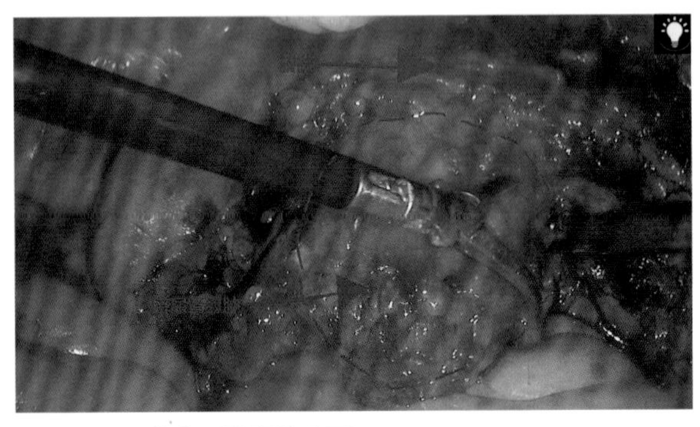

图15-3-9 游离暴露囊肿表面

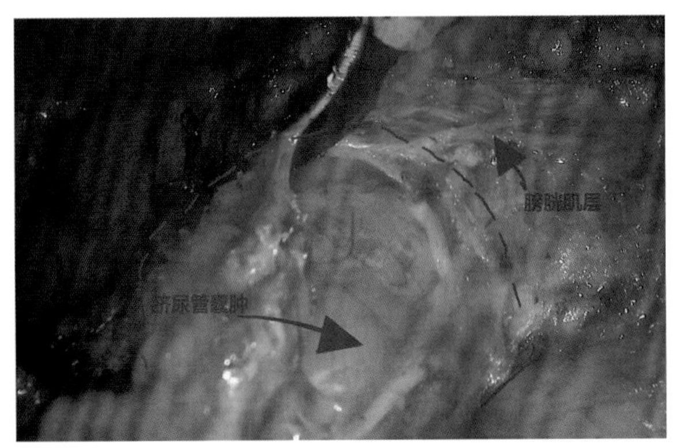

图15-3-10 游离脐尿管囊肿与膀胱之间的层次

为了完整切除脐尿管囊肿，术中需要切除部分膀胱壁（图 15-3-11）。开放尿管，释放尿液和生理盐水，切开膀胱黏膜层，用吸引器吸除残余液体。继续切除脐尿管囊肿与膀胱间的连接（图 15-3-12）。

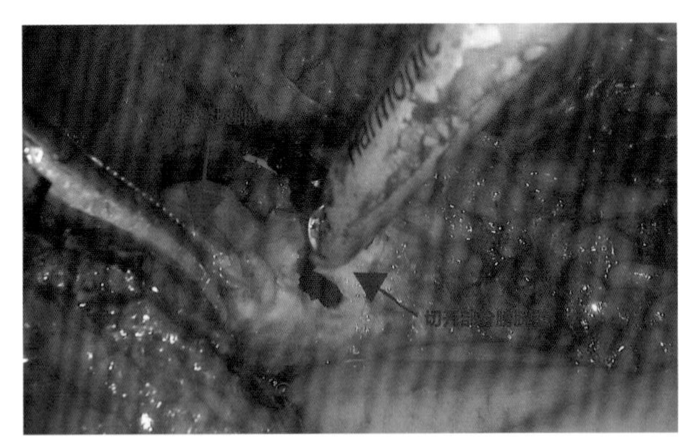

图15-3-11 切除部分膀胱壁

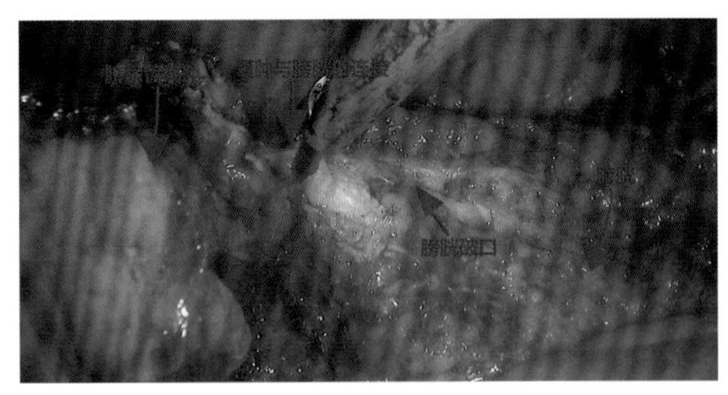

图15-3-12 切除囊肿与膀胱间的连接

十、暴露膀胱开口（图 15-3-13）。采用 2-0 的可吸收倒刺缝线连续缝合膀胱开口的全层，随后做浆膜层的包埋缝合。在缝合手法上，从膀胱开口的左侧入针，从左向右反针缝合。右手反针缝合膀胱开口的前后两层后，左手提拉缝线，以方便第二针缝合。完成从左向右的反针缝合后，右手采用正针手法再从右向左做浆膜层的包埋缝合。图 15-3-14 示从膀胱开口反针缝合。

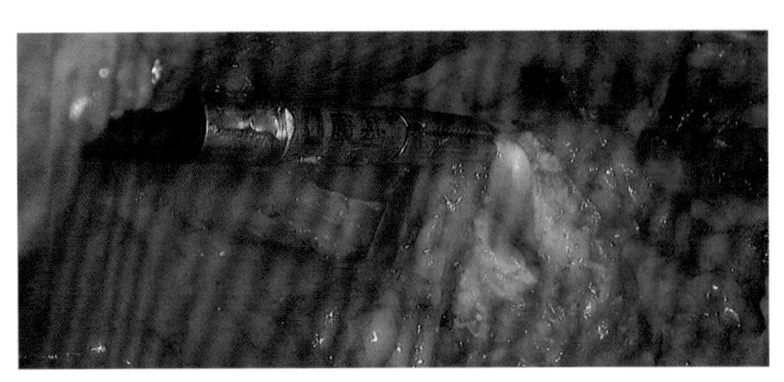

图15-3-13 暴露膀胱开口

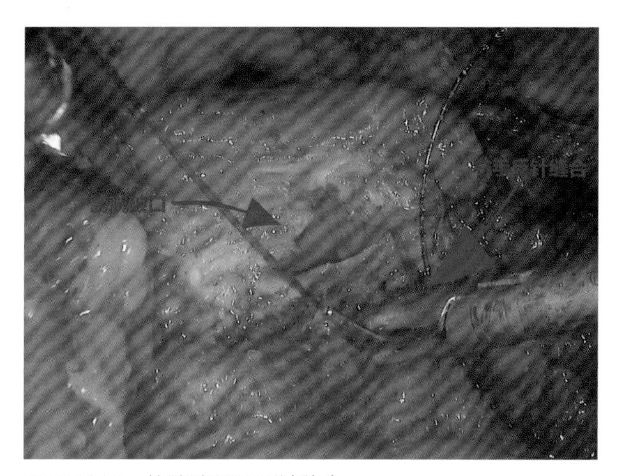

图15-3-14　从膀胱开口反针缝合

十一、右手正针从右向左缝回，缝合结束后需要更换新的 F18 号导尿管。进行注水试验观察膀胱密闭性，如出现漏水需要加固缝合。图 15-3-15 示右手反针缝合第一针，图 15-3-16 示右手正针从右向左缝回。

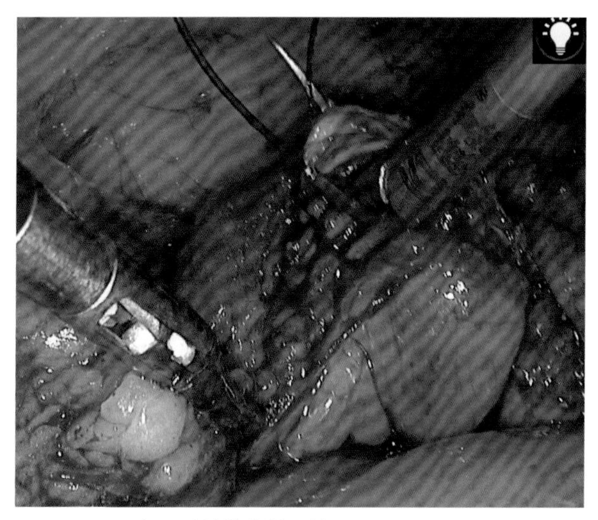

图15-3-15　右手反针缝合第一针

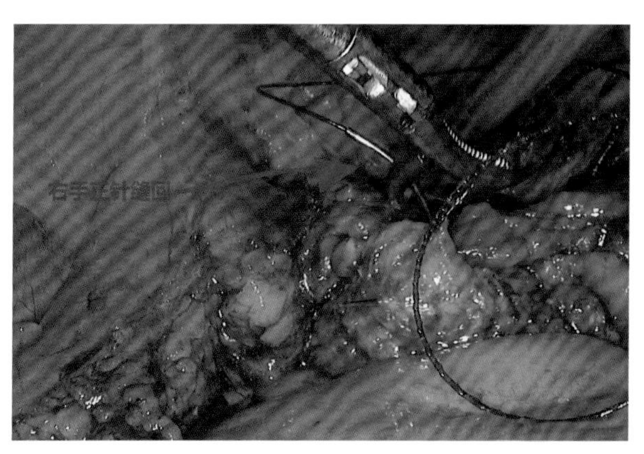

图15-3-16　右手正针从右向左缝回

十二、缝合膀胱外脂肪（图 15-3-17）。最后将膀胱固定在腹壁（图 15-3-18），尽量恢复到正常解剖结构。

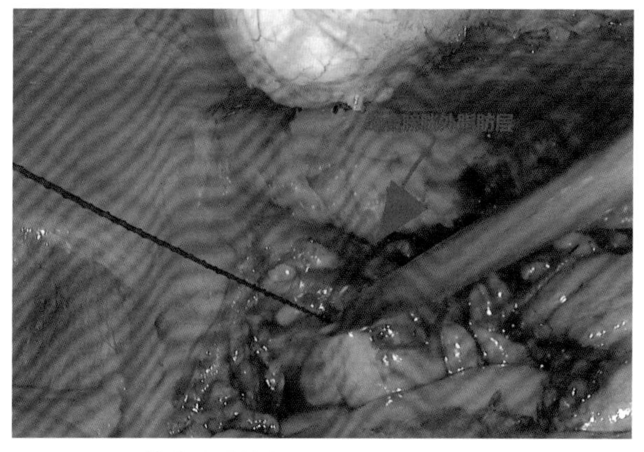

图15-3-17　缝合膀胱外脂肪

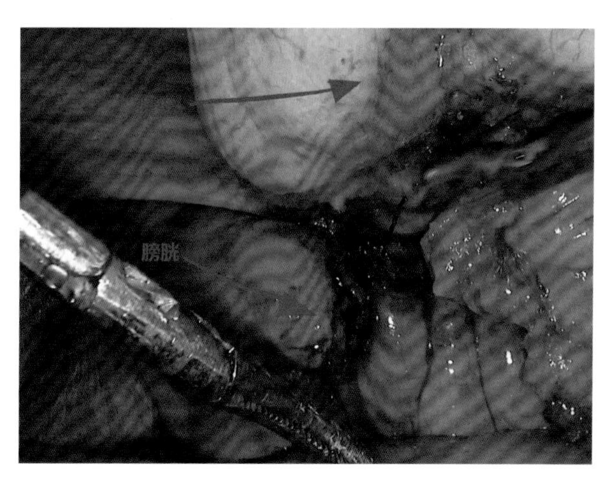

图15-3-18　将膀胱固定在腹壁

十三、图 15-3-19 示切除后的囊肿照片。

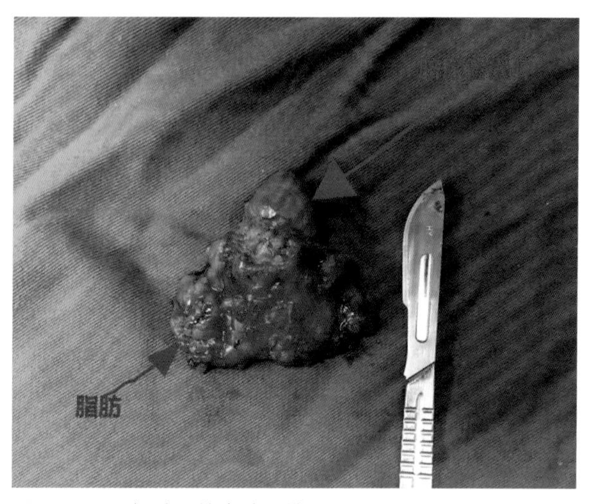

图15-3-19　切除后的囊肿照片

十四、总结心得体会：①脐尿管囊肿的术中定位是难点。囊肿表面有厚层脂肪覆盖，不易被发现。术前应该仔细阅片，判断囊肿与膀胱的相对位置关系；术中需要切除部分表面脂肪以协助暴露；必要时使用术中B超协助定位。②脐尿管囊肿与膀胱壁有连接，完整切除囊肿需要切除极小部分的膀胱壁。③膀胱开口的缝合是手术难点。手术操作区域位置较深远，腹腔镜针持持针后不易与膀胱开口垂直。术中需要正手反手配合，存在技术难度。④膀胱开口全层缝合后需要更换新尿管，以避免缝针误伤尿管球囊可能。更换尿管后需要进行注水试验检测膀胱密闭性。

视频42

（刘茁　张洪宪　刘春霞　陈纪元　编写）

第四节　飞流精选：1例膀胱憩室破裂的诊治经验

一、病例介绍：患者男性78岁，主因“排尿困难1周后突发腹部膨隆”就诊。1周前憋尿后出现排尿困难，突发腹部膨隆。随后出现呼吸障碍及意识障碍。既往前列腺增生病史。查体患者呼吸及意识障碍，腹部膨隆，尿管引流不畅。初步诊断为呼吸衰竭、意识障碍、急性肾功能不全。

二、发病前：腹盆腔CT平扫检查示膀胱充盈可，腔内未见明显异常密度影，膀胱前上方可见类圆形低密度影（图15-4-1），大小为3.9 cm × 3.8 cm，边界清，与膀胱关系密切。前列腺增生，部分凸向膀胱后壁。诊断印象为膀胱前上方低密度影，脐尿管囊肿可能性大（后诊断为膀胱憩室）。

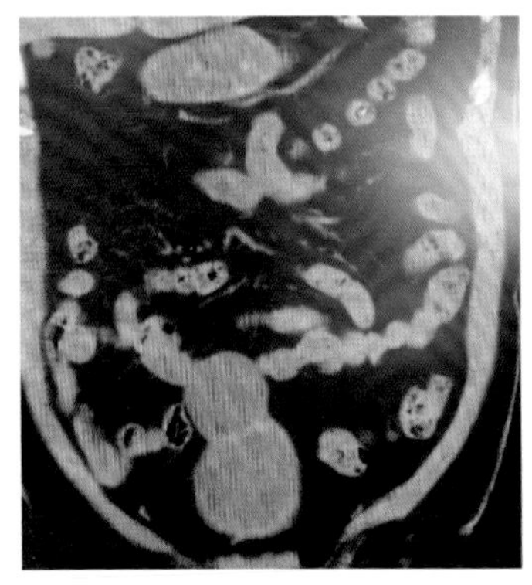

图15-4-1　腹盆腔CT平扫见膀胱前上方低密度影

三、发病后：腹盆腔CT平扫提示腹盆腔大量积液（图15-4-2）。膀胱可见导尿管置入。膀胱前上方见类圆形低密度影，大小为3.9 cm × 3.8 cm，边界清，与膀胱关系密切。前列腺增生。诊断印象为腹盆腔大量积液、渗出，膀胱导尿管置入，脐尿管囊肿可能（后诊断为膀胱憩室）。

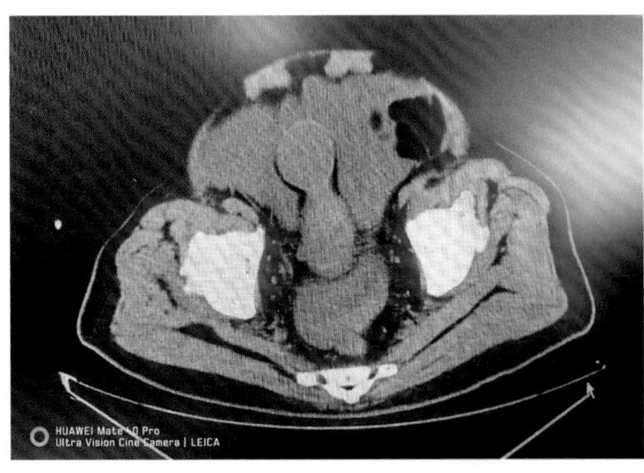

图15-4-2　腹盆腔CT平扫提示腹盆腔大量积液

四、急诊处理：行腹腔穿刺并留置腹腔引流管，引出大量淡黄色液体。查腹腔引流液肌酐明显升高。行美蓝实验即从尿管注入美蓝可从腹腔引流管流出，考虑腹膜内型膀胱破裂。结合患者无外伤史，考虑为自发性膀胱破裂，脐尿管囊肿破裂可能，膀胱憩室破裂可能。

五、手术治疗：选择平卧位，在脐部下方至耻骨联合行正中切口（图 15-4-3）。逐层切开皮肤、皮下脂肪、白线、腹横筋膜、腹膜外脂肪、腹膜。开腹探查，明确为膀胱憩室自发性破裂。膀胱憩室破口小，直径约 2 mm。

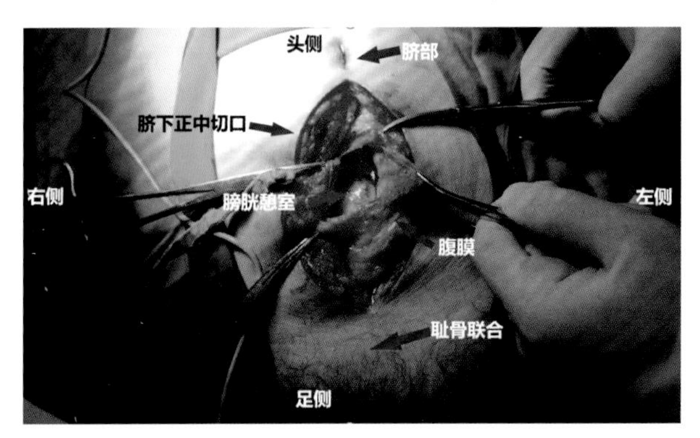

图15-4-3　在脐部下方至耻骨联合行正中切口

六、术中留置无菌尿管，当膀胱内压力低时无液体漏出，向膀胱内注入生理盐水可见液体漏出（图 15-4-4）。

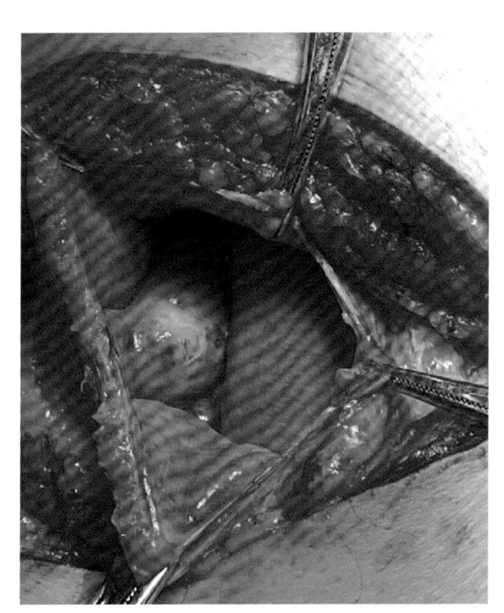

图15-4-4　向膀胱内注入生理盐水可见液体漏出

七、术中切除膀胱憩室，采用 2-0 可吸收线缝合膀胱。术中出血 10 ml。

八、大体标本可见灰白灰红不整形组织（图 15-4-5），大小为 5 cm × 3 cm × 2 cm，一面光滑，一面粗糙。组织中央可见一管腔，直径为 0.3 cm，长约 1 cm。另见灰白囊壁样组织一块，大小为 5 cm × 3.5 cm × 0.5 cm，囊内外壁光滑，壁厚 0.3 cm。病理提示送检囊壁组织被覆尿路上皮，周围缺乏固有肌层，考虑膀胱憩室。

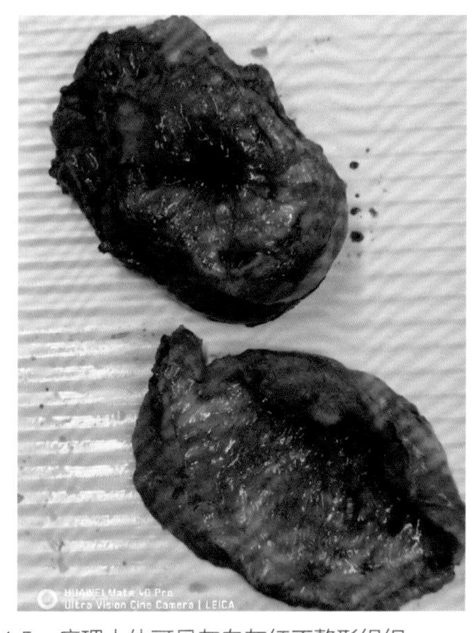

图15-4-5　病理大体可见灰白灰红不整形组织

九、患者术后入 ICU，后逐步恢复意识，脱机拔管，肾功能恢复正常。

十、回顾发病过程：患者长期前列腺增生→慢性尿潴留→自发膀胱憩室破裂→尿液漏入腹腔→呼吸及意识障碍、感染。

十一、膀胱破裂属于泌尿外科少见急症，常见原因有 4 种：①闭合性外伤：膀胱充盈状态下受到外力撞击（喝啤酒后摔倒，骨盆骨折）；②开放性外伤（锐器、弹片）；③自发性膀胱破裂（病变膀胱如结核、放疗后，过度膨胀）；④医源性损伤：膀胱镜检查、经尿道内镜手术、妇科手术、无张力阴道吊带（TVT）手术等。

十二、膀胱损伤多为复合伤，80%～94% 患者出现明显非泌尿外科损伤，死亡率 8%～44%，多与非泌尿外科伤有关。骨盆骨折最常见，与 83%～85% 膀胱损伤有关，但骨盆骨折患者中仅 5%～10% 发生膀胱损伤。

十三、膀胱憩室的自发性破裂是罕见的，迄今为止文献中仅报道了 14 例。尽管有正常膀胱自发性破裂的病例，但本例患者很可能患有无症状的先天性膀胱憩室，合并慢性尿潴留，该憩室变薄，腹腔内压力增加导致破裂。

十四、膀胱憩室病因：膀胱憩室是通过膀胱肌壁突出的尿路上皮衬里突起。由膀胱壁先天性或后天性缺陷引起，后者占所有病例的大多数。先天性膀胱憩室常见于男性，与后天性膀胱憩室相比通常更大、更孤立，并可能与结缔组织疾病（如 Ehlers-Danlos 综合征）相关。患者可能在婴儿期或儿童期早期出现憩室自发性破裂、复发性尿路感染、梗阻性尿路症状或无症状，并在成年后期出现临床症状。获得性膀胱憩室通常是多发性的，并与膀胱出口梗阻、感染和医源性原因（如导管插入术）有关。膀胱出口梗阻可能是由于后尿道瓣、良性前列腺增生、尿道狭窄或神经性膀胱功能障碍引起。

十五、膀胱破裂的类型分为：①腹膜内型：膀胱破口与腹腔相通，尿液漏入腹腔；②腹膜外型：腹膜完整，膀胱破口与腹腔不通，尿液漏入腹膜外间隙。在处理原则上，腹膜外型：所有的开放型损伤所致的腹膜外膀胱破裂都需要手术探查，而对闭合性损伤所致的腹膜外膀胱破裂，则需根据损伤程度进行处理。破口不大，尿外渗不多者，也可采取保守治疗，留置尿管 7 ~ 10 天。腹膜内型：所有开放性损伤和大部分闭合性损伤所致的腹膜内型膀胱破裂都需要手术探查和修补膀胱。图 15-4-6 示膀胱破裂的类型。

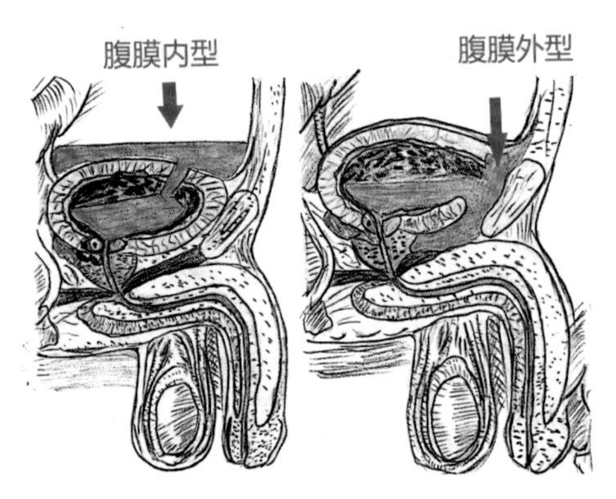

图15-4-6　膀胱破裂的类型

十六、膀胱憩室破裂　①症状：非特异性症状（耻骨上区或腹痛）、排尿困难和血尿、腹膜炎。②体征：耻骨上区压痛、下腹部瘀斑、肌肉保护及僵硬、肠鸣音减弱、尿瘘、休克。③辅助检查：（导尿）注水试验，如果尿道外口溢血或导尿管置入困难，可考虑行逆行尿路造影（10% ~ 29% 患者存在膀胱尿道复合损伤）；膀胱造影：了解裂口大小和位置。CT 检查可能会漏诊膀胱憩室破裂。Itoh 和 Kounami 等学者认为在腹盆腔 CT 中，膀胱并不总是膨胀到足以引起造影剂通过膀胱裂伤渗出。逆行膀胱造影的 CT 在诊断膀胱穿孔时更为敏感，在可疑病例中应进行 CT 检查以帮助及时诊断。可考虑通过留置导管将 300 ~ 350 ml 稀释的造影剂注入膀胱，进行 CT 逆行膀胱造影。

十七、膀胱憩室破裂的治疗　①紧急处理：抗休克、抗感染、输液、输血、镇静及止痛。②保守治疗：对于轻度的膀胱闭合性挫伤和膀胱镜检、经尿道手术不慎引起的膀胱损伤，插入尿管持续引流膀胱，保持尿流通畅，预防感染。腹膜外型膀胱破裂，破口不大，尿外渗不多者，也可采取保守治疗。③手术治疗：总处理原则是闭合膀胱壁缺损，通畅引流尿液，充分引流外渗的尿液。

（王凯　赵磊　编写）

后　记

2023 年 7 月首部《泌尿手术学习笔记》出版以来，目前已经售出超过 3000 册。读者来自全国各个省市，最远售卖到新加坡。该书出版以来，得到广大同道和朋友的支持与鼓励。我也收到了很多读者朋友的来信，下面分享给大家。

上海市第一人民医院泌尿外科陈磊医生：作为一名刚刚有机会动手的泌尿科新人，手术前往往很焦虑。很多手术书籍以文字描述为主，配图大多是手绘或者不清晰的术中图，很难理解其中的意思。而手术视频大多是静音版本，没有讲解的手术视频对于新手来说也是收获不多。刘老师的手术笔记，很多是以新手的角度去剖析手术过程。还记得学习后腹腔手术的时候，肥胖患者的腹膜外脂肪的游离技巧，刘老师十分详细地描述了左右手如何使用分离钳及超声刀配合，我在手术时也利用这一技巧，发现确实实用安全。另外，刘老师也分享了很多其他手术技巧。建议泌尿新手们好好读，细细体会，能少走很多弯路。刘老师笔记的特点是以术者视角，用通俗易懂的语言，配上关键的图片，让读者能够很好地理解手术的关键步骤。我建议刘老师团队在接下来的更新中，在视频中配以详细讲解，关键步骤及关键解剖画面暂停，配上文字标注，另外难懂的地方，配上动画，让学习者能够更好地理解。最后，祝愿《泌尿手术学习笔记》系列能够出更多教学精品，获得更多泌尿同道关注。

北京大学 2016 级临床八年制医学生李宇轩博士：作为一名泌尿外科研究生，刚开始接触泌尿外科这个专业时有很多泌尿外科专业名词让我感到混淆。这些手术术中应该怎么做，我的心里一直没底。跟随着《泌尿手术学习笔记》，能将一台手术的病例摘要、术前影像学、术中情况、术后标本一系列完整地学下来，每个章节对我都有很大的启发。学习笔记的形式很适合像我这种初学者，与大专家写的专著不同，这本书更多的是从年轻医生的角度去看待一台手术，让我收获满满。

北京大学第三医院泌尿外科唐世英医生：众所周知，泌尿外科的学习除了书本上的知识以外，更需要进入临床后的进一步学习提高。这种临床学习包含与书本知识的融会贯通，手术技术技巧的学习和最新文献学习等。这就需要大量的时间和精力进行上述内容的总结，而且在学习的过程中会有一些知识出现无人可教的情况。《泌尿手术学习笔记》总结了这些有用的知识点，使学习更加高效，同时也会提高对知识的理解和记忆。《泌尿手术学习笔记》涵盖了大多数泌尿外科手术的教学，在手术之前可以通过学习相关知识对将要进行的手术过程和围手术期管理进行复习，相当于一本携带方便的“手术学”。从基础的“后腹腔镜囊肿去顶术”

到泌尿外科高难度的“肾癌癌栓手术”都有讲解。阅读《泌尿手术学习笔记》对于我这类的青年医师来说是一个很好的起点。通过它我可以学习到一些重要的知识，如疾病讲解、手术技术、术后护理等等。

北京大学2019级临床八年制医学生陈纪元博士：作为一名刚刚开始实习的住院医生，我从茁哥的《泌尿手术学习笔记》中收获颇丰。手术技术是外科医生最看重的能力之一，也是外科医学生最感兴趣的内容。但对于刚步入见习或实习阶段的医学生而言，一方面，时间往往被学习、工作与科研占据，接触各类手术的机会并不多，对于罕见疑难的病例更是如此；另一方面，虽然通过手术学教材和配套视频能够系统性地自学，但往往仅适用于相对典型的病例，并且通过文字学习比较费时费力。总而言之，专科知识内容庞杂，不是通过课本一朝一夕就能够掌握的，需要不断地积累和广泛地涉猎。而《泌尿手术学习笔记》则为我提供了一个易得易懂、涉猎广泛的泌尿外科知识与手术技术学习途径。《泌尿手术学习笔记》配有丰富的手术图片和视频，加之风趣生动的文字说明，阅读体验极佳，在午后犯困时也能轻松读下去；同时，对于临床实际工作中需要注意、警惕的地方，文章也会加以特别说明，对于临床经验不足的医学生有着重要的学习价值。

北京大学第三医院泌尿外科医生王凯博士：万丈高楼平地起。我作为一个刚完成外科系统规培回科的低年资住院医师，迫切希望从基础开始，回顾夯实泌尿外科的基本功。然而，带教教授已属于“高阶玩家”，平时忙于门诊、手术、科研、教学等任务，难以从基础开始对我们进行系统详细指导。书本上相关内容的介绍也比较生硬，与临床实践还是存在较大距离。刘茁师兄创办的“刘茁手术学习笔记”微信公众号成为了我学习进步强有力的帮手，推文中结合实际病例，对各种泌尿外科手术及研究深入浅出的介绍让我对基础知识有了迅速的把握。站得高，看得远。茁哥作为科里高年资主治医师，多年的临床及科研经历使他能够快速抓住每个病例的重点难点，手术的技巧点，研究的关键点，失败的改进点，并及时转化为图文资料向大家分享。这些“点”对于高年资教授或许习以为常，而对于经验不足的低年资医师则弥足宝贵。茁哥曾到延安支持工作，通过书籍我们也熟悉了不同医院的疾病谱特点、不同中心的经验教训，不然真的变成了“何不食肉糜”的脱节医生。这些内容帮助读者开阔了视野，总结了经验教训。北医三院泌尿外科以泌尿系肿瘤，尤其以肾肿瘤为特色，在历届教授领导下能完成各种复杂手术，在业界获得广泛认可，这是我们宝贵的资源。但庞大的患者数量，让大多数医生每天都满负荷运转。茁哥在每天繁重临床工作之余，还能抽出时间总结经验见闻，查阅文献及手术资料，“吾日三省吾身”，长期坚持，成就了一名临床及科研双丰收的优秀医师。这种精神值得学习借鉴！

北京大学第三医院泌尿外科医生葛力源博士：“麻利劲儿”：茁哥身上的这种麻利劲儿用当下管理学流行语来说就是执行力。从他第一次跟我聊起公众号的创意到第一篇推文发出，前后不超过一个月的时间。对于很多有现代顽疾“拖延症”的人来说，如果身边有茁哥这样的一个朋友、兄弟、同事，拖延症绝对能治愈！“狠劲儿”：尽管茁哥看起来很威猛，他留上胡子加入“梁山水浒天团”，怕也得是另一个“美髯公”。但他的狠劲儿其实是对业务的钻研。茁哥在临床中发现问题，总结经验，产出了很多临床SCI文章。其实做好这些就已经是一名优秀的大夫了，但他还能够发现工作中器械的不足，申请专利、基金来不断优化。他身上这种追求业务精进的劲儿，也时刻影响着我们身边这帮兄弟。最后来聊聊希望，其实从公众号创作到新书出版开始，我就鼓动苗哥学习很多视频博主讲电影的方式，给大家来讲讲手术视频，然而因为种种原因没能够实现。希望后续时光苗哥能够出镜开启新板块“苗说泌术”！

北京大学第三医院秦皇岛医院泌尿外科朱国栋医生：刘苗是我的同学、同事、邻居、朋友，是一个很有想法的人。他喜欢评论时事，关心国家大事，熟悉党的历史，能从伟人身上学到东西并与别人分享。无论在工作中，还是周末的登山活动中，他总有一些新的想法，我在其中更多充当倾听者、鼓励者的角色，当然，也会提出一部分辩证性的批判。在科研工作中，刘苗能够组织科研团队，撰写相当数量的文章。他总能把每个人安排妥当，做适合他们去完成的部分。在临床工作中，他是我背靠背的战友，相互帮助、相互支持。当然，他也有缺点——总是把事情安排得太满，导致精神长期紧绷，缺乏适当调整。“刘苗手术学习笔记”公众号以及《泌尿手术学习笔记》一书是刘苗历经两年科研回归临床时的一个创意，为的是更好地记录青年医生的手术心得以及临床体会，为青年医师提供帮助及参考。最后，希望刘苗精彩的想法得以实现，我也将一如既往地提供自己的力量来支持他。

《泌尿手术学习笔记Ⅱ》内容丰富，视频、图片等可视化素材体量大。其内容选自 2022 年 7 月至 2024 年 2 月这一段时期，是在第一部《泌尿手术学习笔记》成功的基础上编写的全新版本。《泌尿手术学习笔记Ⅱ》与第一部《泌尿手术学习笔记》名字虽然相似，但不是第一部的再版，两部书的主题、病种几无重复。与第一部书籍相比，《泌尿手术学习笔记Ⅱ》的素材时间跨度更大，内容体量更加丰富。当我写完书稿最后一个字，不是如释重负，而是依依不舍。这不是一个终点，而是一个不断前进的征途，是一个逼自己系统学习归纳整理的工程，也注定是一个旷日持久的工程。事实证明，这是一个辛苦并快乐的征程。当我细细品味手术过程，我感受到的是让人痴迷的外科艺术。

学习笔记的学习对象是北医三院泌尿外科老大夫。感谢马潞林老师、张树栋老师、肖春雷老师、张洪宪老师、刘磊老师等老大夫的无私帮助，尤其对不计其数的手术问题的耐心解惑。感谢陈纪元、陈克伟、朱国栋等兄弟对文字、视频的编辑整理工作。感谢张海姣女士的蕙质兰心及我的父母给我的持续支持动力，让我作为精神饱满的攀登者，没有后顾之忧。感谢我的小女儿星原，她虽然对书籍没有直接贡献，但我在工作上投入时间多一点，陪她的时间就少一点。最后，我要感谢我的恩师金杰教授的严谨校阅，慨然作序，让我的前行多了一份自信和底气。

“作始也简，将毕也巨。”这句话出自《庄子・内篇・人间世》，意思是一个事物开始时单纯细微，临近结束时变得纷繁巨大。引申为任何具有远大前程的事业，尽管在初创之时微不足道，等到将要完成的时候就一定会发展得非常巨大。希望在所有作者和读者的共同努力下，推动我们所钟爱的泌尿外科事业向前不断发展。

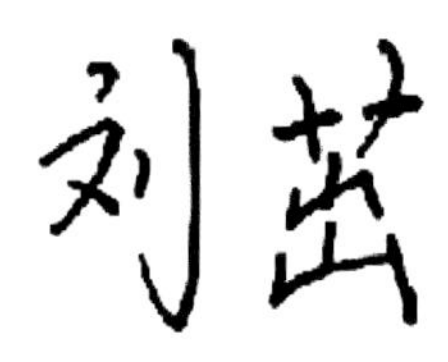

2024年2月11日于北京